# Musculoskeletal Imaging
## The Core Requisites

原著第 5 版

# 肌骨影像学
# 核心知识必读

原 著 者　[美]戴维·A.梅（David A. May）

　　　　　[美]威廉·B.莫里松（William B. Morrison）

　　　　　[美]杰弗里·A.贝莱尔（Jeffrey A. Belair）

特约作者　[美]B.J.马纳斯特（B.J. Manaster）

　　　　　[美]戴维·G.迪斯勒（David G. Disler）

主　　审　夏瑞明　邵国良　徐秀芳

主　　译　张联合　徐雷鸣　丁忠祥　张建军

副 主 译　崔　凤　赵振华　舒锦尔　赵志新

ELSEVIER

江苏凤凰科学技术出版社·南京

**图书在版编目（CIP）数据**

肌骨影像学: 核心知识必读: 原著第5版 / (美) 戴维·A. 梅, (美) 威廉·B. 莫里松, (美) 杰弗里·A. 贝莱尔著; 张联合等主译. —南京: 江苏凤凰科学技术出版社, 2023.10

ISBN 978-7-5713-3663-9

Ⅰ.①肌… Ⅱ.①戴… ②威… ③杰… ④张… Ⅲ.①肌肉疾病—影像诊断 Ⅳ.①R685.04

中国国家版本馆 CIP 数据核字 (2023) 第 135902 号

江苏省版权局著作合同登记号　图字：10-2023-217 号

**肌骨影像学：核心知识必读（原著第5版）**

| | |
|---|---|
| 原 著 者 | [美] 戴维·A. 梅（David A. May） |
| | [美] 威廉·B. 莫里松（William B. Morrison） |
| | [美] 杰弗里·A. 贝莱尔（Jeffrey A. Belair） |
| 主　　译 | 张联合　徐雷鸣　丁忠祥　张建军 |
| 策　　划 | 傅永红　高爱英 |
| 责 任 编 辑 | 李　鑫　赵晶晶　杨　淮 |
| 责 任 校 对 | 仲　敏 |
| 责 任 监 制 | 刘文洋 |

| | |
|---|---|
| 出 版 发 行 | 江苏凤凰科学技术出版社 |
| 出版社地址 | 南京市湖南路 1 号 A 楼，邮编：210009 |
| 出版社网址 | http://www.pspress.cn |
| 印　　刷 | 徐州绪权印刷有限公司 |

| | |
|---|---|
| 开　　本 | 889 mm×1194 mm　1/16 |
| 印　　张 | 45.75 |
| 插　　页 | 4 |
| 字　　数 | 1 300 000 |
| 版　　次 | 2023 年 10 月第 1 版 |
| 印　　次 | 2023 年 10 月第 1 次印刷 |

| | |
|---|---|
| 标 准 书 号 | ISBN 978-7-5713-3663-9 |
| 定　　价 | 298.00 元（精） |

图书如有印装质量问题，可随时向我社印务部调换。

# ELSEVIER

Elsevier (Singapore) Pte Ltd.
3 Killiney Road
#08-01 Winsland House I
Singapore 239519
Tel: (65) 6349-0200
Fax: (65) 6733-1817

### 注 意

本书承载着我对 Julie 的爱，
对导师 John Tampas, Col.Tom Johnson 和 BJ Manaster 的感谢。
希望本书有助于实习医生的学习，加油！
—— DM


感谢家人们对我工作的支持，容忍我花太多的时间待在办公室里。
谢谢 Jeanne，Michael，Bobby，Louis 和我的母亲 Dorothy！
同时感谢合著者：猫咪 Binx 和 Boots，它们很享受踩键盘，
如果有排印方面的错误，它们将感到十分抱歉。
—— WM


感谢我的妻子 DeAnna 无私的爱和无尽的耐心。
感谢我的父母 Al 和 Kathy 在我的一生中给我机会。
感谢我的许多导师、同事和朋友，
你们的指导、支持和鼓励给我巨大的力量。
—— JB

# 译者名单

主　审　夏瑞明　邵国良　徐秀芳
主　译　张联合　徐雷鸣　丁忠祥　张建军
副主译　崔　凤　赵振华　舒锦尔　赵志新
译　者（按姓氏笔画排序）

丁忠祥　浙江大学医学院附属杭州市第一医院

丁海军　浙江省皮肤病医院

毛　杰　东阳市人民医院

王建萍　绍兴市人民医院

王　路　浙江医院

尹冰心　杭州市中医院

石鑫森　浦江县人民医院

叶芮研　浙江医院

刘　雪　金华市人民医院

刘义平　浙江省嵊州市人民医院

朱翰林　杭州市第九医院

朱含笑　浙江医院

李思瑢　浙江医院

李伟伟　杭州市中医院

李志强　浙江医院

陈奋扬　浙江省中医药大学第四临床学院

陈敏霞　浙江医院

陈嘉珊　浙江医院

陈爽尔　宁波市奉化区中医医院

陈喜花　浙江医院

陈　文　杭州市中医院

陈　尧　浙江医院

何剑星　武警浙江总队医院

何筱妍　金华市人民医院

邵国良　浙江省肿瘤医院

吴浣茜　浙江省诸暨市妇幼保健院

吴赤球　武警浙江总队医院

张丹妮　上海交通大学医学院附属第六人民医院

张加辉　杭州市第三人民医院

张建军　浙江医院

张联合　武警浙江总队医院
张路平　杭州市中医院
张梅花　杭州市第九医院
张敏伟　徐州医科大学徐州临床学院
张太娟　青岛市中医医院
张永胜　杭州市中医院
张子秋　徐州医科大学徐州临床学院
金　平　杭州市中医院
罗朝干　浙江省平湖市第一人民医院
杨丙奎　杭州市中医院
宗　飞　绍兴市人民医院
郑屹峰　湖州市中心医院
郜璐璐　浙江医院
赵才勇　杭州市中医院
赵志新　杭州市第三人民医院
赵振华　绍兴市人民医院
陶元萍　杭州市中医院
徐辉景　杭州市中医院
徐雷鸣　浙江大学附属第二医院
徐刘惠　永康市人民医院
徐文杰　浙江医院
徐秀芳　杭州医学院
夏秀梅　金华市中心医院
夏瑞明　绍兴文理学院附属医院
顾晓丽　上海中医药大学附属光华医院
唐　新　杭州市五云山医院
曹佑军　杭州市中医院
崔　凤　杭州市中医院
盛能洲　浦江县人民医院
葛宇曦　江南大学附属医院
蒋弘阳　浙江省人民医院
程永娜　义乌市中心医院
傅颖颖　浦江县中医院
舒定波　绍兴市人民医院
舒锦尔　金华市人民医院
雷贞妮　杭州市中医院
翟天旭　徐州医科大学徐州临床学院
颜　兵　上海全景医学影像诊断中心
魏剑锋　绍兴市中医院

# 译者前言

随着影像技术的持续快速发展，肌骨系统的解剖细节、生理生化、病理状态显示越来越清晰精准，对肌骨影像学医师的要求也越来越高，不仅需要扎实的基础知识和基本功，而且需要不断充实、更新。年轻医师如何在较短的时间内打好专业基础？高年资医师如何紧跟专业发展步伐？一本好书是必不可少的。

《Musculoskeletal Imaging：The Core Requisites》第 5 版由托马斯·杰斐逊大学肌骨放射学主任 Bill Morrison 和他的同事 Jeff Belair 和 David May 编写，在第 4 版的基础上作了大量更新，采用大纲格式论述每个主题最重要的知识点和概念，易于读者阅读和记忆。书中有大量肌骨放射学诊断要点，也有 CT、MRI、US 和 PET-CT、PET-MRI 诊断和介入治疗的最新知识及当前的临床实践。本书涵盖了放射科医师所需的核心知识，有大量丰富详尽的插图，使人见之难忘。每个章节首先用清晰的图像和详细的标注介绍正常解剖影像，然后采用要点式结构介绍主要疾病的特点，最后简单列举治疗方法。

原书作者们的思路有条不紊，文笔清晰流畅，使读者既能够学到具体的诊断知识，又能掌握读片方法，既像教科书，又像实战宝典。无论是应考还是临床实践，相信这本书会成为您的良师益友，特别是年轻的放射科医师、骨科医师和相关学科的临床医师。

刚接到这本书的翻译任务时，心中有些忐忑、有些犹豫，能否担此重任？我们试着先读了几章，读着读着，读了还想继续读下去，感觉像是老师在面前娓娓道来，原先困扰自己的一些难题迎刃而解。我们心中豁然开朗，这本书值得读，也值得翻译，于是我们迎难而上。

我们 60 多人说干就干，有关一起闯，有难题一起讨论，有争论一起查资料。翻译过程是最好的精读、吸收过程，我们在翻译过程中学到许多，也许这就是翻译书的最大意义。

尽管我们所有参与翻译和出版的同志都竭尽全力，希望最后呈现在大家面前的是一部尽可能完美的作品，但限于能力和精力，一定有欠妥不当之处，请大家批评指正。

张联合　徐雷鸣　丁忠祥　张建军

2022 年 11 月 11 日

# 原著序

　　我们很高兴地介绍《肌骨影像学：核心知识必读》，作者是托马斯·杰斐逊大学肌骨放射学主任 Bill Morrison 和他的同事 Jeff Belair 和 David May。本书在第 4 版的基础上作了大量更新。在系列丛书编辑 James Thrall 的指导下，格式也作了修改。大部分文本都用项目符号的形式显示，章节会适时使用特定的模板。内容更加侧重于美国放射学委员会（ABR）核心考试。因此，ABR 学习指南中没有的深奥难懂的话题被删去或一带而过。我们希望这个新版本能在准备 ABR 核心考试的放射科医师中受欢迎，同时也能成为骨科、风湿科的培训医师、放射科执业医师和临床医师的有价值的参考书。

# 原著前言

祝贺 May 博士、Morrison 博士、Belair 博士出版《肌骨影像学：核心知识必读》，这是《核心知识必读系列》重新设计之后的第二本书。已经成功地从传统的知识叙述分享转变为大纲格式，即提出每个主题最重要的知识点和概念。大纲格式易于读者阅读，这是教科书的关键属性，也是重新设计核心系列的主要目标。

《肌骨影像学：核心知识必读》站在了先前优秀版本的肩膀之上，最近的是由McMaster 博士、May 博士和 Disler 博士编写的第 4 版。第 5 版的章节布局为首先介绍各自区域的肌骨正常解剖影像，然后是主要疾病类别，最后是肌骨系统相关治疗的讨论。这种布局可以快速找到所需的信息。

回顾放射学的亚专科领域，在过去的几十年里，肌骨放射学一直在发展变化，这是其他亚专科难以相提并论的，因此更新版本明显是一个挑战。肌骨放射学 50 年前几乎完全是平片诊断，而今拥有了多种新的成像技术，包括 CT、MRI、US 和 PET-CT，诊断和介入治疗也蓬勃发展，是最具活力的分支之一。在《肌骨影像学：核心知识必读》一书中，May 博士、Morrison 博士、Belair 博士介绍了这些快速发展的最新知识，并将它们应用于当前的临床实践。

虽然本系列丛书格式与传统的核心系列有很大的不同，但本质仍然不变——打造涵盖放射科医师所需核心知识的系列书籍，从首次作为住院医师在不同亚专科领域的主题材料、委员会考试材料，到后来作为在临床实践的参考资料。我们希望放射科医师、骨科和风湿病学相关领域的培训医师和临床医师，无论是在培训还是临床中，都能觉得这些书很有用。核心系列延续了既往实用的丰富插图。丛书的目的是实用，而非包罗万象。

再次感谢 May 博士、Morrison 博士、Belair 博士，为更新核心系列丛书做出的杰出贡献。放射学核心系列丛书在各个阶段的放射科医师中享誉 30 余年，希望这本书以及该系列接下来的书能收获同样的喜爱。

James H. Thrall，医学博士
马萨诸塞州总医院放射科名誉主席
哈佛医学院放射学杰出教授
波士顿马萨诸塞州

# 致　谢

前一版作者 B. J. Manaster 和 Dave Disler 并没有直接参与本书撰写，但本书中有他们的一些工作和病例，在此我们表示感谢。本书包含了由医学博士、放射学家 James Snyder 和 Elsevier 的艺术工作人员的新艺术作品。我们一如既往地感谢提供病例的同事和熟练完成病例检查的技术人员。特别感谢 Meghan Andress，Erika Ninsin，Kayla Wolfe，Melanie Tucker 以及 Aparna Venkatachalam 和她在 Elsevier 的制作团队，感谢 Spring Hollow 出版社的 Jeannine Carrado 在本书的编辑和布局中的耐心巧妙的指导。

# 目 录

# 第 1 章  肌骨影像学概述

## 第一部分：骨骼

### 解剖

　　骨由矿物质（羟磷灰石）沉积于基质（骨样组织）构成，基质的主要成分是胶原蛋白。外部较厚的骨皮质围绕着内部骨小梁网。

- 同义词：
  □ 皮质骨＝骨密质　结构致密而结实，占骨的大部分重量。
  □ 松质骨＝骨小梁＝海绵状骨。
- 骨皮质和骨小梁均由板层骨构成，均与骨骼强度相关。
- 编织骨是板层骨的前体。
  □ 结构不整齐，类骨质紊乱，矿物质较少。

□ 最初形成于胚胎期，骨折愈合时也可以出现，之后重塑为成熟的板层骨。

□ 编织骨也见于高转换性骨病、Paget 病和甲状旁腺功能亢进等（第 13 章）。

## 长骨（图 1.1）

- 骨骺位于两端。
- 骨干位于中间。
- 干骺端位于两者之间，移行于相对较窄的骨干和较宽的骨骺之间，通常呈凹形轮廓。
- 骨干 - 干骺端：骨干和干骺端之间的过渡。
- 生长中儿童的长骨至少有一个骨骺板（生长板、骨骺生长板），主要由软骨组成，横向位于干骺端与骨骺之间。

  □ 发育过程中，骨骺板使骨变长。

  □ 与周围的骨组织相比，生长板较脆弱，是儿童骨折的常见部位。

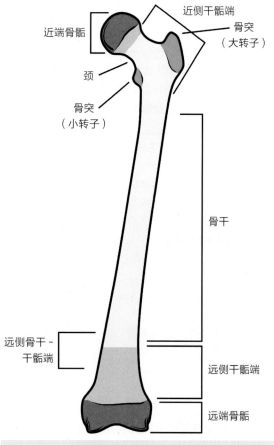

图 1.1　长骨解剖

（图中标注）
近端骨骺
颈
骨突（小转子）
近侧干骺端
骨突（大转子）
骨干
远侧骨干 - 干骺端
远侧干骺端
远端骨骺

## 骨髓腔

- 含有骨小梁和细胞、脂肪含量不同的骨髓。
- 正常造血部位。

## 骨膜

- 覆盖在关节骨端之外的骨表面。
- 由坚韧的纤维外层和具有成骨功能的内层（成骨细胞层或生发组织层）构成，内层在需要时可以成骨，生长过程中（某种程度上来说，是整个生命周期中）骨直径增加，骨折时成骨加快。
- 成人骨膜紧贴于骨表面，而儿童骨膜只有在骨骺板处紧贴骨表面，其余部位较疏松。
- 皮质骨内有微小管网，包括贯穿骨皮质的哈弗斯管。肿瘤和感染通过哈弗斯管离开骨髓腔到达骨膜下并使骨膜抬高。

　　关节周围的关节软骨连同关节囊和韧带覆盖了大部分骨表面。

## 胚胎学

- 妊娠前三个月，骨开始生长。
- 中胚叶分化成生骨节（最终形成骨）、生肌节（肌肉）、生皮节（皮肤）。
- 妊娠前三个月，间充质细胞聚集形成肢芽，随后变成骨、关节、肌肉和肌腱。

### 骨形成

　　骨形成有膜内化骨和软骨内化骨，两者都涉及骨取代结缔组织的过程。

### 膜内化骨

- 原始间充质直接转化为骨。
- 大部分颅骨、下颌骨、大部分面骨、部分锁骨和耻骨通过膜内化骨而形成。
- 有助于大部分骨折愈合。
- 骨膜可通过膜内化骨和软骨内化骨形成新骨。

### 软骨内化骨

- 成骨分两个过程。

  1. 软骨细胞形成软骨雏形。

  2. 成骨细胞取代软骨细胞，将软骨雏形转化为骨。

- 形成四肢、颅底、脊柱和骨盆的大多数骨骼。
- 出生前后，儿童长骨的骨骺板（生长板）通过软骨化骨形成骨。本章第 3 部分将详细讨论骨骺板。
- 大部分骨折通过软骨内化骨愈合。

　　两种成骨最初都形成未成熟的编织骨，随后编织骨在破骨细胞和成骨细胞的协调作用下重塑成更坚硬、成熟的层状骨。

　　整个生命过程中，破骨细胞的骨吸收和成骨细胞的成骨之间的协调是必不可少的。

- 在生长发育过程中：骨通过重构（重塑）形成成人骨构形。
- 一生中：细微骨折后变脆弱的旧骨不断被新骨替换，以维持骨强度。这就是骨转换。

骨生长和骨转换受多重因素影响：

- 激素，包括生长激素和性激素。
- 遗传。
- 新陈代谢。
- 机械应力。
  □ 沃尔夫定律（Wolff's law）：骨应力增加使骨破坏 / 骨形成的平衡偏向于骨形成，因此皮质增厚，骨小梁增厚、增多。相反，骨负荷减少导致骨破坏（用进废退）大于骨形成。如果不干预，将会导致骨量减少、皮质变薄、骨小梁丢失（图 1.2）。

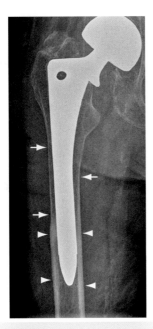

图 1.2　沃尔夫定律（Wolff's law）：废用导致骨质丢失。髋关节置换术后，人工股骨干组件比股骨近端更坚实，因为股骨近端规避了正常应力，导致的骨丢失表现为皮质变薄（箭）。相比之下，因为压力集中在人工股骨的尖端，其周围的骨负荷增加，导致新骨形成，表现为皮质增厚（箭头）。骨质丢失原因有很多，这里所示的应力遮挡只是其中之一

## 病理生理学：骨折

- 骨是一种活跃的组织，在生物力学、钙平衡和正常造血过程中起着重要作用。下面主要讨论骨创伤。

### 骨生物力学基础知识

- 正常的成熟骨骼是强壮而坚硬的。如果施加足够的力，正常成人的骨骼就会断裂，而不是永久变形。
- 因某些疾病，如骨软化或骨质疏松，使儿童的骨骼变得柔软，可以持续变形而不是断裂成两部分，这种变形是许多微骨折累积的结果。这种情况在成人较少见。

　骨损伤有三种主要的力量：压缩力、拉伸力和剪切力。

- 压缩力是将一块骨的两部分挤压在一起的力。
- 拉伸力与压缩力相反，指将一块骨的两部分分开的力。
- 剪切力是指将骨的两部分向不同方向滑动的力。

　这些力量同时作用于大体层面和微观层面。任何材料——无论是金属、木材还是骨骼——都有一个特定的阈值，受力超过阈值，材料会发生断裂（发生在骨骼时为骨折）。

- 骨骼和关节是各向异性的（在每个方向上都不相同），具体地说，骨的抗压缩力更强，抗拉伸力和剪切力较弱。
- 骨折可以由三种基本机械力中的一种或多种组合引起。
- 单纯拉伸力引起骨折的例子：髌骨的横形骨折。股四头肌的剧烈收缩使髌骨处于极度拉伸状态，该拉伸力造成的髌骨骨折为横形骨折（图 1.3）。
  □ 这个例子说明了由拉伸力引起骨折的一般规律：骨折线通常垂直于施加力的方向。
- 另一种常见的拉伸力引起的骨折是骨皮质撕脱性骨折，常因附着的韧带拉伸所致。

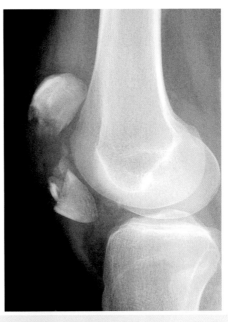

图 1.3　股四头肌剧烈收缩产生拉伸力，引起髌骨横形骨折

单纯的压缩力通常会导致长骨发生斜形骨折（图1.4）。

- 在脊柱中，单纯的压缩力会导致椎体的压缩性或爆裂性骨折（图1.5）。

剪切力常导致斜形骨折。大多数骨折中的剪切力体现在微观层面，因为骨小梁排列是多向性的，所以不管主要是压缩力还是拉伸力，都有一些骨小梁受到剪切力。

许多骨折是由这三种基本机械力某种程度的组合造成的。

- 例1：骨弯曲。弧形的长骨受到压缩力会发生弯曲，拉伸力作用于皮质的凸缘，压缩力作用于皮质凹缘。

相较于拉伸力，骨能更好地承受压缩力，因此骨的凸缘更容易骨折，比如儿童的单纯塑性弯曲骨折和青枝骨折（图1.6）及成人的粉碎性骨折（图1.7）。

- 例2：扭转或旋转损伤时，扭转力分布作用于骨周径上。这种机制结合了压缩力、拉伸力和剪切力，会造成螺旋骨折（图1.8）。

骨另一个重要的生物力学特性是骨折阈值与负荷施加的速率成反比。

- 换句话说，相对于快速施加的力，骨骼更容易承受施加速度慢的力。

- 相对于更强但缓慢施加的力，快速剧烈的冲击，如子弹或对骨头的直接打击，更容易造成骨折。

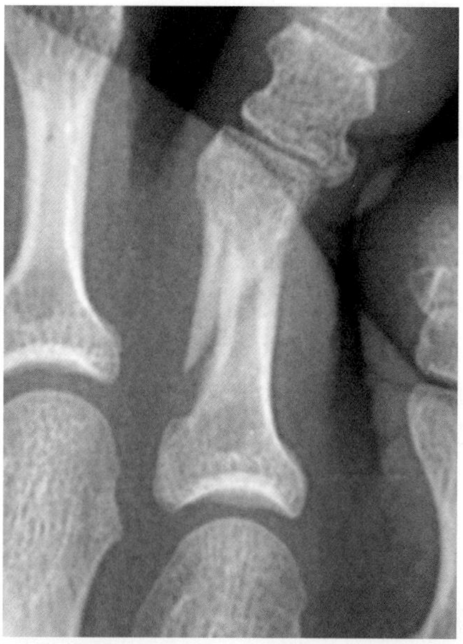

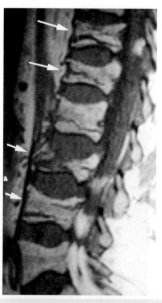

图1.5　T1WI 矢状位 MR 图像。骨质疏松症患者多发腰椎椎体压缩性骨折（箭），椎体内不规则的横向低信号线为骨折线

图1.4　第 4 趾近节趾骨的斜形骨折

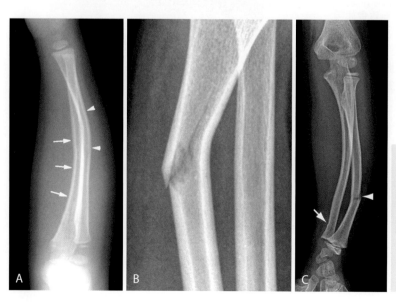

图1.6　儿童弯曲骨折。（A）5 岁儿童前臂单纯塑性弯曲骨折。尺骨向外侧弯曲（箭），桡骨向背侧弯曲（箭头）。尺桡骨在这两个方向有正常的轻度弯曲，需结合弯曲的程度、跌倒史和前臂疼痛来确定诊断。（B）桡骨远端青枝骨折。（C）尺桡骨的塑性弯曲畸形。注意桡骨几乎完全骨折（箭头）以及尺骨远端轻微隆突样骨折（箭）

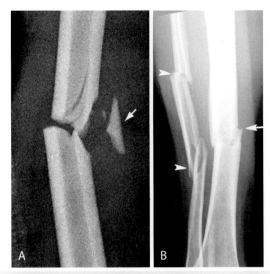

图 1.7　粉碎性骨折。（A）成人型弯曲骨折：蝶形粉碎性骨折，箭所指是肱骨干中段骨折的蝶形碎片。（B）节段性骨折。腿部侧位片显示腓骨有两处骨折（箭头）之间为正常骨节段，胫骨骨折线接近横形，本例属于高强度的暴力造成

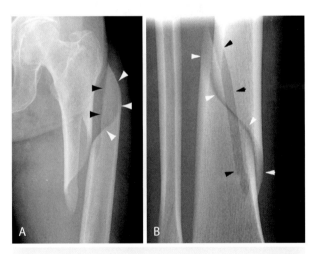

图 1.8　螺旋骨折。骨折向外侧移位（A）和轻度移位（B）。注意螺旋骨折（白箭头）和直线形纵向骨折（黑箭头）的典型组合

- 另一方面，骨能承受更强的、缓慢施加的力，随着能量累积，如果最终发生骨折，则会造成更严重的损伤。
- 快速施加的力也更容易导致软组织损伤，这就是为什么高速枪伤产生的冲击波会对软组织造成巨大的损伤。

## 骨创伤影像检查技术
### 平片
- 首选，通常也是最佳且唯一需要的检查。
  - 主要例外：脊柱（CT 更佳）。
- 需要相互垂直的投照体位来评估骨折和畸形。

- 单一的平片作为筛查手段会降低敏感性，因此不提倡。
- 有电离辐射。
- 平片可能无法提供足够的骨折特征来指导治疗。

### CT
- 当前 CT 的多平面重组具有极高的灵敏度。
- 比平片敏感度高。适用于平片阴性但临床高度怀疑骨折的情况，尤其是平片敏感度较低的某些部位，如足中部和脊柱。
- 清晰显示骨折碎片。
- 有助于显示复杂骨折，如关节内粉碎性骨折和制订手术计划。三维重建优势明显。
- 速度快，随时可检查。
- 双能 CT 扫描可以识别骨髓水肿，提高骨质疏松患者非移位性骨折的敏感性。
- 有电离辐射。
- 对骨质疏松患者非移位性骨折的敏感性较低。
- 骨科内固定伪影的限制。

### MRI
- 因为高灵敏度和特异性，非常适用于其他检查为阴性的急性创伤。
  - 其他检查无法显示的隐匿性骨折的 MRI 表现：如反转恢复或脂肪抑制的 $T_2$ 加权图像等液体敏感序列上发现骨髓水肿，低信号骨折线在 $T_1$ 加权上显示最佳（图 1.9）。
- 较大的骨折碎片显示佳。
- 可显示儿童未骨化软骨的骨折。
- 可显示软组织损伤。
- 没有电离辐射。
- 运动和金属伪影会降低图像质量。
- 幼儿需要服用镇静剂。
- 与许多电子植入物（心脏起搏器、人工耳蜗植入物）不兼容。

### 放射性核素骨扫描
- 对急性骨折不敏感，大约 3 天后才因愈合反应呈阳性。
- 可全身显像。
- 适用于关节置换或其他金属植入物在 CT 或 MRI 上产生伪影的情况。
- 适用于疑诊应力性骨折的检查，阴性可排除。
- 适用于疑诊儿童虐待的检查。
- 敏感度低于 MRI。
- 有电离辐射。
- 幼儿需要服用镇静剂。

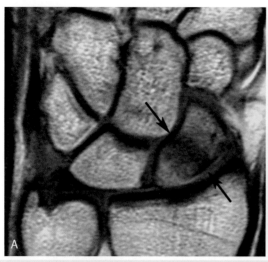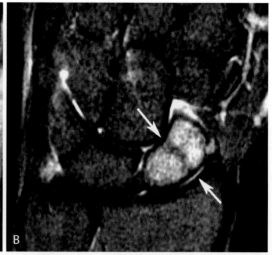

图 1.9　隐匿性骨折的 MRI 图像。年轻患者有鼻烟壶压痛，平片正常。冠状面 $T_1$ 加权（A）和反转恢复（B）图像显示舟骨腰部骨折（箭），（B）的弥漫性高信号表示骨髓水肿

## 骨折描述术语

准确的描述是极其重要的，我们需要正规的术语来更好地交流影像学表现。

### 骨折部位

- 哪块骨头？
- 骨头的哪个部分（骨干、干骺端等）？
  □ 长骨干骨折：将骨干按长度分成 3 份。将骨折定位在近侧 1/3，近中 1/3 连接处，中间 1/3，中远 1/3 的连接处或远侧 1/3。
  □ 具有特定解剖结构的骨骼（颈部、转子等），使用特定术语。
- 骨折是否累及关节面（关节内）？
- 儿童：骨折是否累及骺板？第 3 部分讨论了骨骺板骨折及其分型。

### 开放性骨折与闭合性骨折

- 闭合性骨折：骨性断端没有突破皮肤表面。
- 开放性骨折：开放性骨折伴有皮肤破裂和骨断端暴露（图 1.10）。
- 由于感染的风险，开放性骨折属于急症，需要伤口灌洗和手术复位。

### 完全骨折与不完全骨折
#### 完全骨折
- 2 个及以上的骨断端。
- 横形骨折：垂直于骨长轴或与骨长轴成角不超过 30° 的骨折。
- 斜形骨折：与长骨轴成角超过 30°。

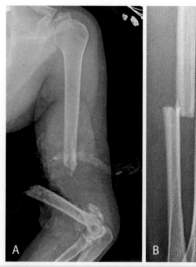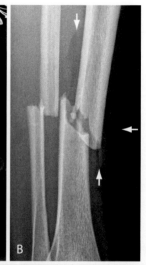

图 1.10　开放性骨折。（A）有些开放性骨折很明显，（B）大部分开放性骨折开放的征象不明显。注意胫骨骨折附近软组织见少量低密度气体（箭）提示为开放性骨折

- 螺旋骨折：弯曲的斜向和纵向骨折的组合。
- 粉碎性骨折：至少有 2 块骨折碎片（有时才提及）。
  □ 节段性骨折：同一块骨 2 个不同的部位骨折，2 个骨折点之间有一段完整的骨（图 1.7B）。
  □ 蝶形粉碎性（楔形）骨折：可见 1 块楔形的蝶形碎骨（图 1.7A），有骨坏死的风险，常需要硬件固定。

#### 不完全骨折
- 骨皮质没有完全中断。
- 常见于儿童，如前所述，儿童和成人骨的机械力学性能不同。
- 隆突样骨折：轴向负荷导致的皮质局部压缩（图 1.11；参见图 1.1～图 1.5）。

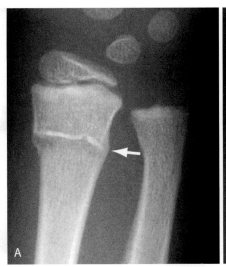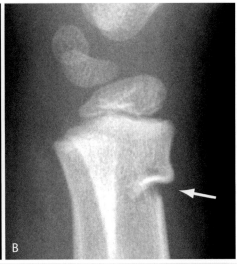

图 1.11　儿童隆突样骨折。正位（A）和侧位（B）平片显示桡骨远侧干骺端背外侧隆突样骨折（箭）

- □ 隆起骨折：圆周形隆突样骨折。
- □ 青枝骨折：弯曲力引起骨皮质凸侧的拉伸断裂（图 1.6B）。
- □ 单纯塑性弯曲畸形（塑性畸形）：骨弯曲不伴明显的骨折线（图 1.6A），这种损伤代表了较长骨段上无数的微骨折。
- □ 学步幼儿骨折：通常是刚学会走路的婴幼儿的无移位的下肢骨折，在平片上很难发现（图 1.12）。
- ■ 成人的不完全骨折少见，通常不发生移位。这种骨折可能损伤机制特殊，或者可能发生在骨质疏松或骨质软化的骨（图 1.13）。

**骨折移位**

　　按照惯例，移位是由骨折远端相对于近端的位置来描述的。

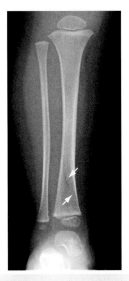

图 1.12　学步幼儿骨折。正位平片显示胫骨远端斜形骨折（箭），这种非移位性骨折很细微，通常平片复查时出现了骨膜反应才被发现，胫骨最多见

图 1.13　成人的不完全骨折。（A）T₁ 加权矢状位 MR 图像显示胫骨远端后部线状低信号（箭），表示非移位、不完全小梁骨折，本例是压缩力所致。（B）枪伤引起的成人不完全胫骨骨折（箭），金属碎片表示的是弹道

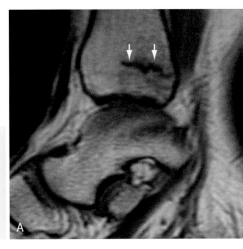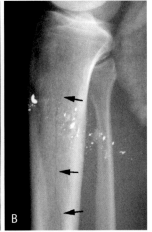

**平移（对位）**

- 向前 / 后方、向内 / 外侧、向近 / 远侧。
- 向前 / 后方、向内 / 外侧移位程度可以用骨干的百分比描述。
- 如果移位超过骨干的 100%，肌肉拉力会导致骨折断端相互滑动（覆盖、重叠或刺刀样重合）。
- 分离指骨折断端的纵向分离，可能是由肌肉拉伤或插入软组织所致。

　　**成角畸形（对线）**。骨折远端长轴相对于骨折近端长轴的方向变化，有以下两种描述方式：

1. 骨折断端成角尖的方向。
2. 骨折远端相对于骨折近端的成角方向。

　　骨科医师经常使用第 2 种描述。

- 向内侧成角（内翻）：与骨折近端相比，骨折远端更靠近身体中轴，相当于"角尖向外成角畸形"。
- 向外侧成角（外翻）：与向内侧成角相反，骨折远端相对近端更远离身体中轴，相当于与"角尖向内成角畸形"相同。
    □ 向前、后成角相似。
    □ 类似的描述：向掌侧 / 背侧成角、向桡侧 / 尺侧成角。
- 报告成角畸形的角度。

　　**旋转或扭转**。骨折远端断端相对于近端，围绕骨长轴的扭转。

- 平片很难诊断。
- 常采用临床评估。
- 诊断困难时可选用 MRI 或低剂量 CT（图 5.33）。

### 其他的骨折描述

#### 嵌顿性骨折

- 常伴局部粉碎性骨折。

#### 关节内骨折

- 累及关节表面的骨折。
- 关节内骨折通常需要手术干预，恢复正常形态可能性小（图 1.14）。
- 常规平片表现细微，需要特殊的拍摄体位或 CT 或 MRI 来明确诊断。
- 关节积血可提示诊断，但不是特异性的。
    □ 水平位平片或 CT 上的液 - 液平面。
    □ 细胞层位于底部，顶部为低密度血清。
- 特异性脂 - 液平面。
    □ 由骨髓脂肪通过关节骨折进入关节间隙所致。
    □ 可以看到三层：最顶层的脂肪、血清、底层的细胞（图 1.15）。
- 关节劈裂性骨折是指关节面分裂成 2 块或 2 块以上。

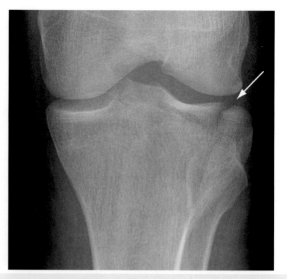

图 1.14　关节内骨折。膝关节轻度前后斜位平片显示胫骨平台侧面骨折（箭）伴轻微分离和外侧塌陷

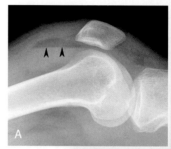
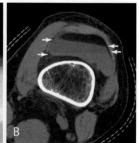
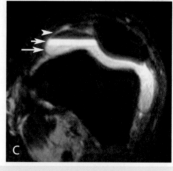

图 1.15　创伤性关节积液伴液平面。（A）胫骨平台骨折患者的膝关节侧位水平投照平片。注意脂 - 液平面（箭头），上面是低密度脂肪层，下面是血液。（B）另一患者股骨远端关节内骨折（此图未显示）的 CT 轴位图像显示三层（箭），顶部为低密度脂肪，中间为致密的血清层，底部为密度更高的血清和血细胞。图像中，这些层面并不完全平行，这是现代高速 CT 扫描仪所能看到的一种暂时现象，与扫描前患者的运动和不同的液体黏度有关。（C）MRI 显示的关节积脂血症。胫骨平台骨折患者膝关节压脂 $T_2$ 加权轴向 MR 图像显示与（B）有相同的分层。由于脂肪抑制，脂肪层为低信号。如果没有脂肪抑制，脂肪呈高信号。由于细胞内血红蛋白的磁敏感性伪影，细胞层信号比血清层（中层）稍低，另请参见图 6.6

- Die-punch 骨折。
  - 关节面碎片进入骨骺端或干骺端。
  - 碎片可以旋转或倾斜。
  - 常见于桡骨远端和胫骨平台骨折（图 1.16）。

**骨软骨骨折**

- 软骨下骨的压缩或剪切骨折，局限于骨骺的周围部分。
- 现在也使用"骨软骨损伤"，意义相同。
- 剪切损伤可以导致骨软骨碎片移位。碎片可以保持或者接近原来的位置，也可以移位到关节腔中（图 1.17）。

  关节内骨折最严重的并发症之一是创伤性骨关节炎。关节面局部塌陷或裂隙超过 2 mm 与创伤性骨关节炎的发生率显著相关。因此，一份完整的报告需要测量关节表面所有的裂隙和局部塌陷。

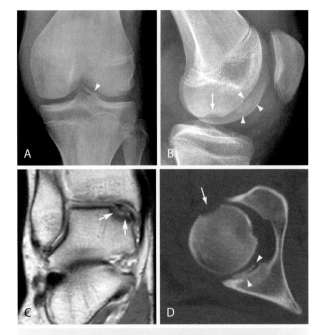

图 1.17 骨软骨骨折。（A 和 B）膝关节骨软骨碎片移位（箭头），是骨软骨骨折片典型表现，碎片较薄、皮质下骨清晰可见（在平片上无法显示软骨）。侧位片显示股骨外侧髁上的碎片剥离位置（箭）。（C）$T_2$ 加权 MR 冠状位图像显示距骨穹顶内侧轻微移位的骨软骨碎片（箭）。注意碎片和距骨之间的 $T_2$ 高信号。（D）髋关节脱位后髋关节内骨软骨碎片（箭头）和游离体剥离位置（箭）

**撕脱性骨折**

- 由肌腱或韧带的拉伸（牵引力）引起（图 1.18）。
- 碎片骨折有时可以描述为任何皮质小骨折碎片，但更准确地说，它是指局部撞击或剪切伤引起的骨折，而不是撕脱。
- 撕脱性骨折更有意义，因为其常伴有关节不稳定。
- 了解正常韧带附着部位有助于区分撕脱性骨折和意义不大的碎片骨折。

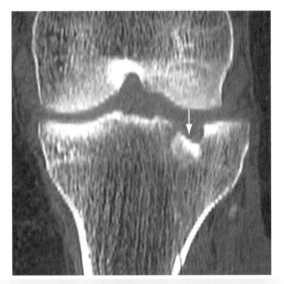

图 1.16 Die-Punch 骨折。胫骨平台骨折的 CT 冠状位重建图像，显示外侧平台凹陷的骨折片（箭）

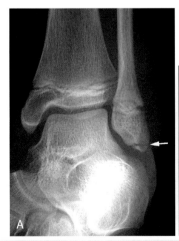
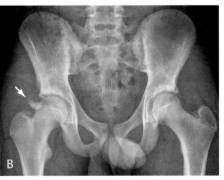

图 1.18 撕脱性骨折。（A）踝关节旋后损伤导致的外踝尖（箭）撕脱性骨折。（B）右髂下棘（AIIS）撕脱性骨折，骨碎片（箭）被股直肌牵拉向远端移位

### 脆性骨折

- 骨质疏松、骨软化、成骨不全及其他全身疾病导致骨变脆，这时摔跤或类似轻微外伤引起骨折。
- 常见的部位包括股骨近端、肱骨近端和桡骨远端。

### 病理性骨折

- 正常应力作用于异常骨骼所引起的骨折。
- 脆性骨折和稍后讨论的机能不全性骨折严格来说属于病理性骨折，但日常工作中，病理性骨折仅用于描述因肿瘤（图 1.19）、骨髓炎或其他局灶性病变而导致的骨折。
- 病理性骨折多为横向骨折。骨干横向骨折需要特别注意潜在的溶骨性病变。

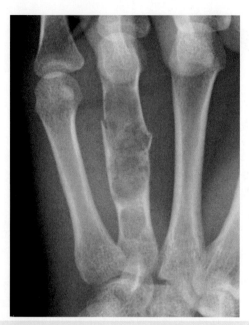

图 1.19　第 4 掌骨干内生软骨瘤伴病理性骨折

### 骨小梁骨折

- 骨折仅限于骨小梁。
- 可能是不完全性和非移位性骨折，或轻微移位。
- 常见于骨质疏松。
- 典型的部位是软骨下和干骺端。
- 在平片表现为硬化带。
- MRI：$T_1W$ MRI 上可见低信号骨折线，周围可以有广泛骨髓水肿。

### 骨挫伤

- 直接击打导致的水肿、出血和骨小梁微骨折。
- MRI：液体敏感序列可以看到骨髓水肿。

### 报告范例

- 肱骨近侧骨干螺旋形骨折。骨折远端向内移位超过骨干直径，与骨折近端重叠 3 cm、内翻 15°。

- 胫骨中段骨干斜形骨折。骨折远端向内侧移位约半个骨干宽度的距离，顶端向前内侧成角 20°。邻近的软组织积气符合开放性骨折。
- 桡骨远侧骨干 - 干骺端交界段背侧隆突样骨折，背侧成角 30°。
- 股骨骨干近端溶解性病变伴横向骨折，高度怀疑恶性肿瘤。

## 骨折的治疗

- 理想目标是达到解剖复位。
- 然而，为了达到最佳结果常作出妥协。
- 许多因素决定了复位后骨折断端的位置。
  - 最大可能达到愈合。
  - 最小的并发症风险。
  - 维持附近关节的功能是重要目标。
- 长骨骨干骨折成角通常不够理想，但与附近关节运动处于同一平面可以接受。例如，胫骨骨折中，内外翻或旋转几乎难以接受，因为踝关节和膝关节都是矢状平面铰链关节，无法予以补偿。活动度大的肩关节能够更好地补偿邻近的畸形。
  - 关节内骨折伴塌陷或分离大于 2 mm 可显著增加发生创伤性骨关节炎的风险。

  当行骨折复位术时，骨科医师会对抗导致骨折的力量。例如，Colles 骨折是由桡骨远端背侧受压引起的，骨科医生予以复位时必须在桡骨背侧施加牵伸力，即通过牵引和使腕部向掌侧屈曲来实现。

### 闭合复位术

- 手法改善对位对线。
- 用石膏或夹板来保持改善后的对位对线。

### 切开复位术

- 可通过切开手术处理骨折。
- 协助复位，尤其是关节内骨折。
- 使用内固定器械。
- 使用内固定器械来维持改善后的对位对线。
- ORIF ＝切开复位内固定（open reduction with fixation）。

### 内固定术

- 螺钉固定斜形骨折，横向螺钉固定骨表面钢板，环扎线环绕，或钉或棒髓内固定（图 1.20～图 1.22）。

### 外固定术

- 经皮肤用钢针或线固定远离骨折部位的骨骼。
- 钢针或线在体外相互固定（图 1.23）。
- 适用于骨折部位可能感染，以及在少见情况下用于骨端骨折。

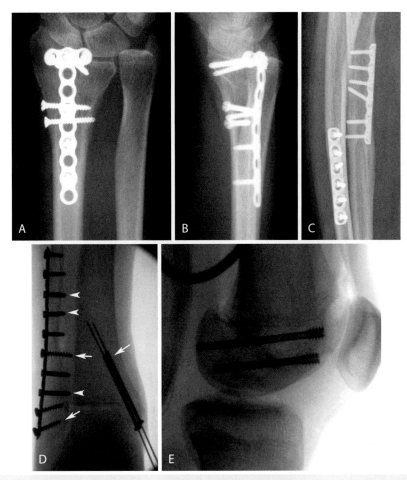

图 1.20　用钢板和螺钉进行内固定。前后位（A）和侧位片（B）显示桡骨远端骨折背侧 T 形钢板以及两枚内外方向的横向螺钉。（C）成人前臂骨折用皮质加压钢板固定。螺钉头的插槽设计旨在使骨折断端向钢板中心移位，这样增加了骨折端的对位，促进愈合。（D）螺钉类型。细螺纹（箭头）使其能够稳定固定在皮质，更宽螺纹（箭）则可以牢固固定于更柔软的小梁骨。内踝可见滞后螺钉。（E）差动螺纹螺钉。儿童股骨髁冠状面骨折，螺钉从前路置入，注意两头的螺纹差异：螺钉前端（更靠股骨后部）的螺纹间距更宽。当两种螺纹共同作用使前后骨折断端被压缩在一起。一种较小的类似的螺钉被称为赫伯特螺钉，常被用于治疗舟状骨腰部骨折

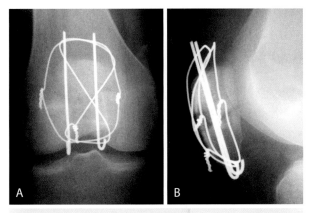

图 1.21　克氏针及钢丝环扎内固定。与图 1.2 同一患者的膝关节前后位片（A）和侧位片（B），显示髌骨骨折的加压钢丝内固定

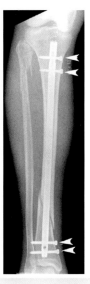

图 1.22　髓内钉内固定。胫骨正位平片显示髓内钉与锁定螺钉（箭头），用以预防复位后的旋转和缩短

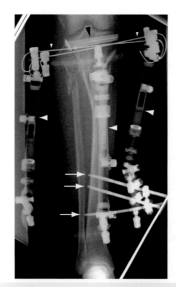

图1.23 外固定术。外固定术用交叉钢丝（白色小箭头）和钢针（白箭）分别固定胫骨近端骨折片、胫骨远端骨折片，同时使用可调节的外固定装置（白色大箭头）。胫骨平台骨折固定用两颗横向螺钉固定（黑色箭头）

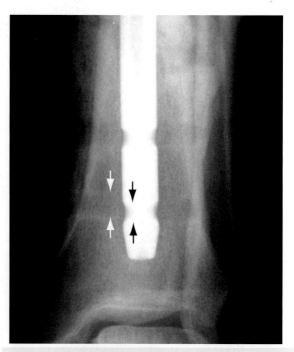

图1.24 动态调整的髓内钉固定。愈合后期的胫骨远端骨折。骨折最初用髓内钉以及近端、远端锁定螺钉固定，骨折开始愈合并部分稳定后，取出远端锁定螺钉，使骨折远端可以沿髓内钉向近端滑动，与骨折近端完全嵌压吻合，从而使胫骨的螺钉孔道（白箭）相对于髓内钉上的螺钉孔道（黑箭）更靠近近端

施加压缩力可以改善骨折断端之间的接触，促进愈合，降低骨不连的风险。有很多技术可以实现加压（图1.23、图1.21）。

- 另一方面，需要合理控制压缩力。
  - 例如长骨粉碎性骨折如果受压会发生缩短，可以通过皮质表面的钢板或近端和远端联锁螺钉的髓内钉（棒）固定来控制骨长度（图1.22）。

动态固定指允许骨折断端能在一个方向上运动，而其他方向受到限制。

- 动态髋螺钉（在第5章进一步讨论）。
- 动态联锁髓内钉。胫骨或股骨干骨折部分愈合到足以抵抗压缩力后，可以通过拆除联锁螺钉一端的钉子改善骨的对位。这使得骨折断端可以沿着钉子滑动并相互碰撞（图1.24），从而促进了骨的对位和愈合。

### 报告范例

- 股骨干粉碎性骨折，交锁髓内钉固定，达到解剖复位。
- 桡骨远端关节内粉碎性骨折经手术复位，掌侧钢板及多颗螺钉固定。

## 骨折的愈合

此处是指继发性骨折愈合，发生于大多数骨折的愈合（图1.25）。紧密对位的骨折可以愈合，不形成骨痂（原发性愈合）。

### 过程

#### 炎症反应

- 最初在骨折部位形成血肿，这提供了生长因子的来源，并刺激了新血管的生成。
- 骨折部位形成肉芽组织。
  - 含有部分来自骨外膜和骨内膜的成纤维细胞和干细胞。
- 平片表现：最初没有任何表现（除骨折本身外）。随后，可观察到骨折边缘模糊或软化，局部去矿化。

#### 修复

- 骨折周围形成初级骨痂组织（未成熟、柔软的）。
  - 含有成纤维细胞和产生软骨的成软骨细胞。
- 接下来，初级骨痂组织通过软骨内化骨形成坚硬的骨痂组织（成熟的）。
  - 编织骨（未成熟）。
- 请注意，骨折部位的运动增加了骨痂组织的形成。
- 平片表现：
  - 间隙愈合：骨折部位间隙由骨痂组织填充。
  - 骨痂进行性钙化。
  - 被血肿抬高的骨膜会产生薄壳样的新生骨，在平片上表现为细线状（骨膜新骨形成也被称为骨膜反应或骨膜炎）。血肿最终转化为骨（图1.25）。

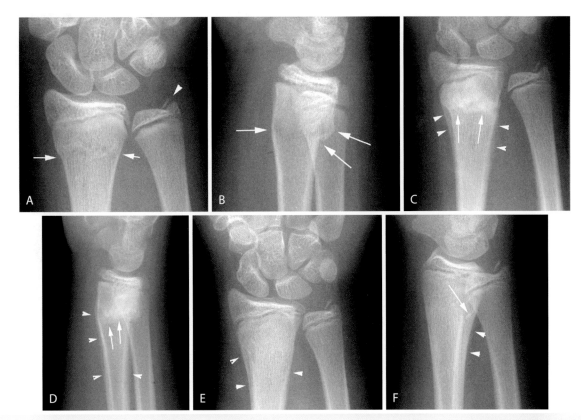

图 1.25 儿童骨折的愈合。后前位片（A）和侧位片（B）显示急性桡骨远端隆起性骨折（箭）和尺骨茎突撕脱性骨折（A中箭头）。3 周后的复查图像（C 和 D）显示骨小梁愈合，表现为沿骨折线的密度增加（箭头）。还能观察到骨膜新骨（箭）。儿童的骨膜在骨骺板处与骨表面紧密附着，其余部位附着疏松。儿童骨折形成的血肿常引起骨膜抬高，被抬高的骨膜在短时间内就开始形成新骨。5 周后的复查图像（E 和 F）显示骨膜新骨进一步成熟和重塑（箭头），骨折处皮质进一步重塑（图 F 中箭）。在随后的复查图像（未展示），骨进一步重塑，恢复解剖对位，没有留下骨折的痕迹

**重塑**

- 骨痂被重塑为成熟的板层骨（图 1.25）。
- 生物力学稳定性恢复后，继续重塑很长时间，以恢复骨折前的结构，常达数月至数年。
- 平片表现：无定形骨痂被具有骨皮质和骨小梁结构的成熟骨取代。

   骨折愈合受多个因素的影响，包括：

- 血供。
  - 局部骨和软组织失活的程度。
  - 骨折部位。
- 患者年龄。
  - 儿童愈合最快，老人最慢。
- 骨折位置。
  - 干骺端的血供最佳。
  - 众所周知：胫骨骨干骨折愈合缓慢、需数月，而大多数骨折愈合需 6~8 周。
  - 多段骨折的愈合较差。
- 复位后骨折端的固定和对位程度。
  - 骨折部位的小范围活动可加速愈合。

- 活动度过大或过少（非常紧密的内固定）会减慢愈合。
  - 过多的活动也与大量骨痂组织形成相关。
- 抽烟减慢愈合速度。
- 营养不良。
  - 维生素 D 缺乏。
  - 胃旁路术后导致钙吸收减少。
  - 全身性营养不良会延迟愈合。
- 药物。
  - 皮质类固醇减慢愈合，并可产生大量骨痂组织（框 1.1）。
  - 非甾体抗炎药（NSAIDs）会干扰早期愈合过程。
- 骨折部位并发感染或肿瘤、骨坏死等。
- 骨折片之间填充软组织可以延迟或阻碍愈合。

   促进骨折愈合的干预措施：

- 电刺激器（"骨刺激器"）。
- 超声波（US）。
- 切开复位时，将某些可以促进骨折的愈合生物材料（其中一些是不透 X 线的）置于骨折处。

**框 1.1　过量形成骨痂组织**

皮质类固醇激素（外源性、库欣综合征）

神经性关节病

先天性疼痛不敏感

瘫痪

成骨不全

肾性骨营养不良

烧伤患者

坏血病骨膜下出血

**普通骨折的影像学随访**

- 只需要平片复查。
  - 如有疑问，用 CT 进一步检查（图 1.26）。
- 骨折对位对线：报告对位对线与前片有无改变，如有变化，应具体描述。
- 内固定物（如果存在）：报告与前片有无改变。寻找螺丝和其他内固定物周围的透亮带，这是松动或感染的证据。下文将详细讨论这个问题。
- 评估骨折愈合的成熟度。
  - 最早期：骨折线变模糊。
  - 骨痂组织最初出现于骨折 2 周后。
  - 成熟中的骨痂组织。
  - 最早在 3 周时，儿童的骨痂组织就可转化为成熟骨骼（骨皮质和骨小梁）。
  - 晚期阶段：重塑（可能会持续数年）。

**报告范例**

- 第 5 掌骨远端骨折对位对线未见变化，骨折线已模糊，骨折周围可见少量骨痂形成。

**骨折愈合与并发症的影像学**

**延迟愈合**

- 6 个月左右骨折仍未愈合。
- 延迟愈合是一种临床诊断，因为有些延迟愈合的因素平片是无法显示的，包括：
  - 营养状况。
  - 饮酒。
  - 类固醇激素。
  - 抽烟。
  - 患者年龄。
  - 代谢状态。
  - 软组织损伤。
  - 缺血。
  - 特定的受累骨骼。
- 放射科医师应该谨慎使用术语，以防误用于那些过程缓慢但愈合良好的骨折。

**不愈合**

- 愈合过程已终止，骨仍未连接。
- 影像学诊断。
- 没有骨桥连接骨折片（图 1.27）。
- 分增生性和萎缩性。
  - 增生性：硬化并伴有过多的新骨形成。
  - 萎缩性：伴有脱矿。

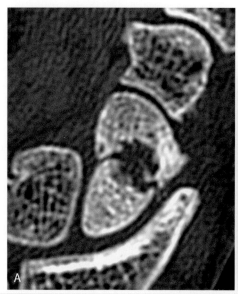
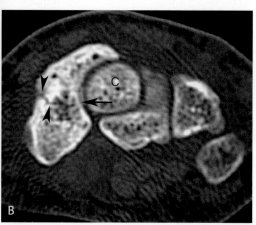

图 1.26　用于评估骨折愈合的 CT。（A）腕部舟状骨骨折未愈合。10 周前舟骨骨折，CT 斜冠状位重建，在这张图像及其他图像上均未发现通过骨折线的骨桥。（B）部分愈合的舟状骨骨折。另一患者舟状骨骨折几周后，轴位 CT 图像显示骨折部分愈合，沿着内侧骨皮质表面出现了骨桥（箭），但大部分的骨折线仍然可见（箭头）。C，头状骨

- 骨折断端圆钝或皮质化（"新皮质"）。
- 可能形成假关节。
- 不完全愈合可以用百分比表示，如"30% 骨折愈合"（图 1.26）。

　　有些病例中，即使使用 CT 重建，骨折不愈合或不完全愈合的影像鉴别也存在困难。

- 粉碎性骨折是多发骨折。许多骨折片可能愈合良好，但仔细观察可发现最近端和最远端骨折片之间没有或只有少量骨桥连接。
- 固定物可能会掩盖平片上的骨折线，在 CT 上形成伪影。
  - 可能需要使用更高的 CT 剂量来获得诊断图像。
  - 用双能 CT 和其他策略来减少伪影、清晰显示。

### 畸形愈合

- 骨折愈合成角或对位不良。
- 可能形成肢体不等长或肢体畸形，导致肢体功能受限或疼痛。
- 正如在骨折复位的讨论中所述，成角畸形位于邻近关节运动平面上时比较容易耐受。
- 随着时间的推移，儿童向前或向后成角畸形可以随着骨骼正常生长、重塑而得到纠正。
- 但是儿童向内或向外成角畸形往往重塑较差，旋转畸形几乎无法重塑。
- 影像学表现通常直观清晰。CT 或 MRI 可以更好地显示关节面畸形。

### 骨坏死（缺血性坏死，AVN）

- 潜在的骨折并发症。

- 最常见的部位是血液供应容易受损的骨骼或骨骼的一部分。
  - 如舟状骨近端（图 1.28）、距骨顶和股骨头，这些骨骼的共同特点是有大范围关节软骨覆盖，致使血管入骨的通道受限。
- 骨折后的最初几天和几周内所拍摄的平片，有时可以观察到骨血供减少。
  - 失去血供的骨比周围有血供的骨更致密。
  - 实际上，并不是骨折后失去血供的骨骼真的比骨折前密度增高，而是周围有血供的骨因充血而使得骨量减少。
- 虽然骨折片密度增高是 AVN 的表现，但不具特异性。
  - 例如，腕舟骨骨折近端轻度硬化可能是愈合过程中的正常表现。
- 骨折合并 AVN 时，治疗可能需要骨移植或手术切除。
- AVN 将在第 13 章中进一步讨论。

### 骨髓炎

- 特别好发于开放性骨折。
- 并发于骨科植入物手术的风险比较小（图 1.29）。
- 注意寻找软组织内气体、肿胀、骨质吸收和其他骨髓炎的影像学征象。
- 与螺钉放置相关的骨髓炎常见表现为螺钉周围出现骨质溶解，或者螺钉取出后的钉道在影像学复查时扩大。
- 骨髓炎将在第 14 章中进行更详细的讨论。

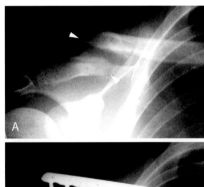
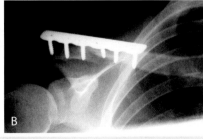
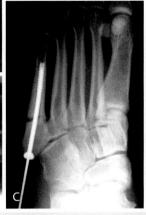
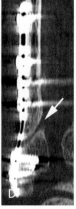

图 1.27　骨折不愈合。（A 和 B）锁骨骨折的萎缩性不愈合。注意光滑、渐细的骨折端（A 中箭头）。选择手术固定（B）。第 5 跖骨骨干近段骨折不愈合（C）。注意光滑、硬化的骨折端。该平片也展示了放置空心拉力螺钉的技术。透视导引下，放置导针，随后通过导针引导置入螺钉。因为只有螺钉的顶端有螺纹（"拉力"螺钉），所以拧紧螺钉会将碎片挤压在一起。（D）腓骨骨折内固定术后不愈合（箭）

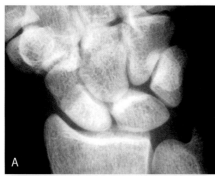

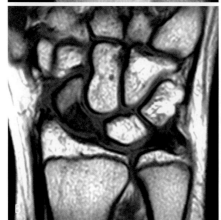

图 1.28　创伤后缺血性坏死。（A）腕舟骨骨折后的腕部前后位片显示骨折没有移位，由于愈合过程中，舟骨近段没有反应性充血而表现为密度增高。（B）另一患者的 $T_1$ 冠状位图像显示了腕舟骨近段由于缺血性坏死，导致了正常脂肪信号的消失

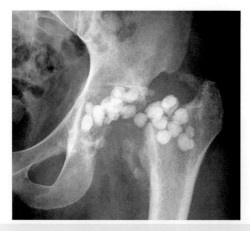

图 1.29　抗生素浸泡过的甲基丙烯酸甲酯珠。患者全髋关节置换术后，植入物感染而被取出。长期的抗生素治疗下，允许髋关节处于"漂浮"状态，直到下一次髋关节置换。理论上，这些珠子可以在局部产生很高的抗生素浓度

### 骨科固定物松动和故障

　　潜在的原因有很多，部分原因如下：

- 骨折复位不充分，使固定物承受过大的负荷。

- 固定物选择不恰当。

- 患者依从性较差，在骨折愈合前，使骨折部位及内固定承受过大的负荷。

- 如果骨折无法愈合，即使是最坚固的内固定，最后也会出现故障。

- 影像学表现。
  □ 松动：可观察到螺钉和固定物周围的骨质吸收（图1.30）。
  □ 固定物断裂（图 1.31）。
  □ 螺钉脱落。

### 应力集中点

- 骨骼的小缺损，如骨科螺钉孔道或者血管穿透皮质的孔，应力可在这个点上放大。

- 应力集中可以显著降低长骨骨干的骨折阈值，一些骨折起始于应力集中点（图 1.32）。

- 骨科内固定的断裂也经常发生在应力集中处。

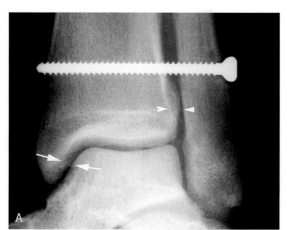

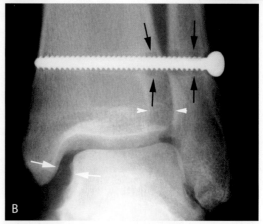

图 1.30　内固定物松动。（A）踝关节初次前后平片显示远侧胫腓关节分离术后，联合螺钉完好。注意观察远侧胫腓关节（箭头）和踝关节内侧间隙（箭）的正常对位。（B）数周后复查平片，显示螺钉外段周围的透亮影，以腓骨和胫骨外侧为著（黑箭）。注意：远侧胫腓关节（箭头）和踝关节内侧间隙（白箭）增宽，可见于感染或机械性松动

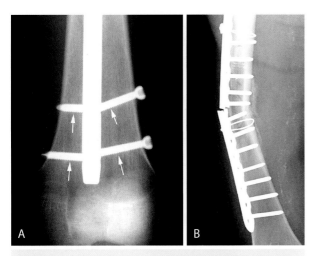

图 1.31　内固定物故障。（A）股骨干骨折的前后位片，带锁髓内钉固定。患者未遵医嘱，提前负重，锁定螺钉承受的剪切力使远侧螺钉损坏（箭）。（B）内固定物断裂。股骨近端骨折内固定物（加压钢板和螺钉）断裂

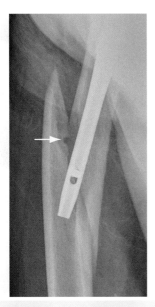

图 1.32　应力集中点骨折。股骨干上段的斜行骨折，位于髋部骨折髓内固定物远端附近。骨折线通过远端锁定螺钉的螺孔，也可能骨折就是起源于此

**复杂区域疼痛综合征（又称为反射性交感神经营养不良或创伤后骨萎缩）**

- 人们对神经系统改变引起局部充血、疼痛、骨质疏松、软组织营养变化和温度变化的机制知之甚少。
- 通常由骨折或其他创伤引起。
- 将在第 13 章中进一步讨论。

**骨折相关的软组织损伤**

- 软组织损伤在骨折中常见，尤其是伴明显错位的骨折或伴关节脱位的骨折。

- 动脉损伤是紧急血管造影的指征，通常使用 CT 血管造影。
- 尽管骨折愈合良好，但是神经或韧带的损伤可导致肢体功能不良。
- 创伤后软组织损伤的其他形式将在第 2 部分中进行讨论。

## 应力性骨折

- 疲劳性骨折是由于对正常骨骼施加了异常的应力。
- 机能不全性骨折是指全身疾病（如骨质疏松）所致强度减弱的骨骼承受了正常的应力。
- 应力性骨折这个术语通常用于疲劳性骨折，但没有得到普遍认同。许多学者认为疲劳性骨折和机能不全性骨折都是应力性骨折。
- 在某些情况下，疲劳性骨折和机能不全性骨折之间的区别是模糊的。例如，一名年轻女性跑步运动员出现下肢应力性骨折，该运动员具备女运动员三联征的特点：膳食紊乱、闭经或经量减少、骨质疏松。这类应力性骨折同时具有疲劳性骨折和机能不全性骨折的特点。
- 应力性损伤是一个总称，广泛涵盖从轻微损伤到完全骨折的临床和影像学诊断的范围。

### 疲劳性骨折

- 当对正常骨骼施加异常应力时发生，通常是多次和频繁重复的正常应力。
- 相关因素：
  □ 肌肉、肌腱和韧带正常情况下将施加于骨关节上的力量重新分布，长时间运动时肌肉疲劳会减少这种保护作用。
  □ 骨负荷的增加可刺激一个正常的适应过程，使得新骨形成（沃尔夫定律）。转向更明显的成骨需要激活成骨细胞和破骨细胞。不幸的是，这个过程通常先激活破骨细胞，因此诸如体力活动增加导致的骨负荷增加，在最初几周使骨骼变得脆弱，之后才变得强壮。这就产生了一个脆弱的窗口期，其间，已经存在于骨骼中的微骨折可以融合成明显的骨折。

### 应力性骨折演变过程

- 最初是出现骨表面的微裂纹，该阶段在影像学无法显示。
- 最初的愈合过程，出现骨皮质吸收，可能刺激骨膜反应。这个阶段有时称作应力性反应，位于胫骨时称作胫痛症候群或外胫夹（shin splint），但是这是一个不规范的术语。

□ 这个阶段的平片是正常的，或许可以发现轻微的皮质吸收。

□ MRI 表现为骨膜水肿，程度可以很轻微。骨髓信号正常。

□ 骨扫描：骨皮质纵向摄取示踪剂。

■ 随着损伤的进展，应力性反应作用下的骨节段出现多发微骨折，可能使局部骨强度迅速下降。在重复负荷作用下，该脆弱节段成为骨变形的突破点，因为它比邻近骨更难以抵抗变形。集中出现在脆弱骨节段的微观变形可以引起两个重要后果。

□ 首先，如果作用于骨骼其他部分的应力得到缓解，有助于这些部分骨骼的修复。

□ 其次，脆弱骨节段中的微骨折容易发生更大的变形，更容易进展。

□ 这个阶段的平片常表现为骨膜反应（新骨形成）和骨皮质脱矿。

□ MRI：骨外膜和骨内膜水肿。

□ 骨扫描：局灶性地摄取示踪剂。

■ 如果损伤进一步加重，骨折进一步穿透皮质进入骨髓腔。

□ 这个阶段的平片显示皮质骨丢失。

□ MRI：骨髓水肿更广泛，也可以看到皮质水肿。

□ 骨扫描：局部示踪剂浓聚。

■ 骨折进一步的进展使得可在平片上看到骨折线（可怕的黑线）。骨折线可能不是很明显，但无论如何，从术语角度，这就是一个真正的应力性骨折（图 1.33～ 图 1.39）。

如果不治疗，应力性骨折可进展为完全性骨折。

■ 骨受拉伸部位发生的应力性骨折称为拉伸性应力性骨折，例如，在弯曲的负重长骨的凸面，如胫骨前缘、股骨颈上缘和股骨干近端，发生完全性骨折的风险较高。

■ 骨受压缩部位发生的应力性骨折称为压缩性应力性骨折，例如，股骨颈下缘发生完全性骨折的风险较低。

**应力性损伤的影像学检查**

■ 平片不敏感，也不能准确地评估损伤的严重程度。然而，平片常作为一线检查手段，部分原因是用以排除其他病变，如溶骨性病变。

■ CT 在显示骨折、骨膜抬高、骨内外骨痂方面比平片更敏感。

■ 使用双膦酸盐（$^{99m}$Tc 标记）的放射性核素骨扫描灵敏度高，结果阴性时具有很高的阴性预测值。但特异度比较低。

■ 应力性损伤和骨折伴有骨髓、骨膜和（或）皮质水肿，所以 MRI 敏感性很高；MRI 显示骨折线是对诊断骨折具有高低特异性。MRI 也能显示邻近组织的损伤，如肌肉拉伤，其与应力性骨折的临床表现十分相似。MRI 还有一个优势就是没有辐射。需要检查单个部位或邻近部位时，如双侧胫骨，常采用 MRI 检查而不是骨扫描。

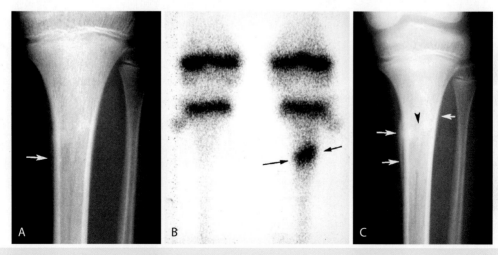

图 1.33 胫骨近段应力性骨折。（A）平片显示了胫骨骨干近段内侧面边界不清的层状骨膜新生骨（箭）。（B）骨扫描显示胫骨近段横向斜行的应力性骨折（箭）。（C）3 周后的胫骨正位平片显示了骨膜新生骨逐渐形成（箭）和应力性骨折部位出现了轻度硬化线（箭头）

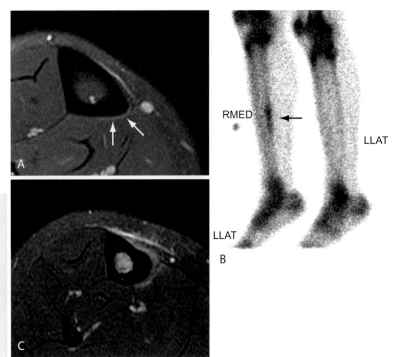

图 1.34　长跑运动员的胫痛症候群进展为应力性骨折。（A）最初的 $T_2$ MR 轴位图像显示在胫骨骨干后缘有轻微的骨膜水肿（箭）。（B）第二天的骨扫描证实了典型的应力性反应，表现为胫骨皮质后缘纵向摄取示踪剂（箭）。尽管有这些表现，患者仍坚持跑步。（C）3 周后，用同样的序列 MRI 复查，表现为明显骨髓和骨膜水肿，符合应力性骨折

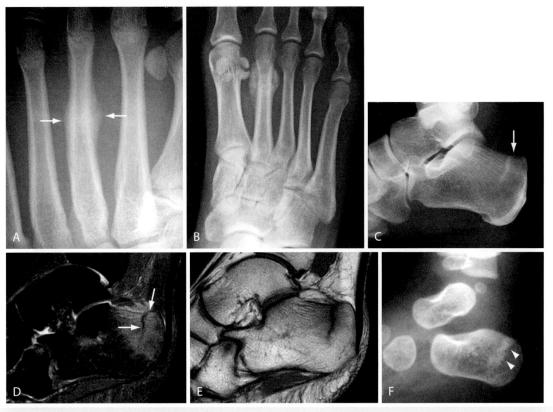

图 1.35　足部应力性骨折。（A）跖骨应力性骨折（"行军骨折"）。跖骨的骨膜新骨形成（箭）以及跖骨骨折愈合反应所致的轻微硬化。（B）跖骨应力性骨折愈合中。3 周前的平片是完全正常的，但 MR 诊断为应力性骨折，并进行石膏固定。（C~E）跟骨应力性骨折。（C）可见不全性骨折的致密线（箭）。（D）在矢状位 $T_2$ MR 抑脂图像显示低信号的骨折线及周围明显的骨髓水肿。（E）在矢状位 $T_1$ MR 图像显示低信号骨折线。（F）幼儿跟骨应力性骨折。跟骨后部可见硬化区（箭头），可以归为学步儿骨折的一种

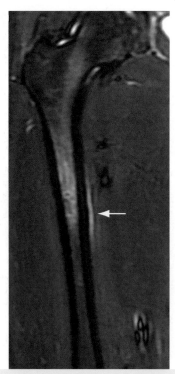

图 1.36　股骨骨干应力性骨折。IR 序列冠状位图像显示内侧骨膜水肿（箭）和骨髓水肿

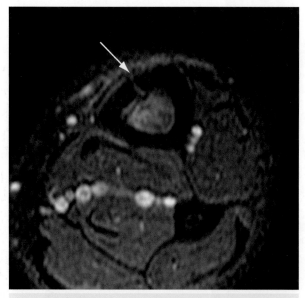

图 1.37　有些应力性骨折线为纵向。T₂ 抑脂轴位图像可见胫骨前缘骨皮质中断（箭），这种征象出现在多层连续图像上。平片表现正常

应力性骨折几乎可以发生在任何承受应力的骨骼。以下是一些典型部位：

- 股骨颈。
- 胫骨骨干。
- 跖骨（行军骨折：见图 1.35A 和 B）。
- 股骨骨干。

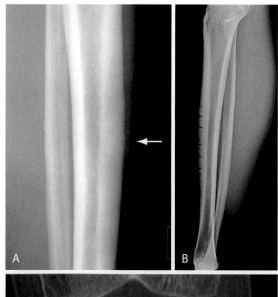

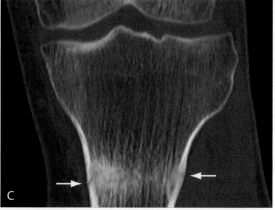

图 1.38　严重的胫骨应力性骨折。（A）侧位平片可见胫骨骨皮质前缘增厚，内有横行的裂纹（箭）。（B）一个罕见病例：胫骨前缘皮质可见多发应力性骨折。（C）冠状位 CT 重建显示近侧干骺端 - 骨干的完全性应力性骨折、无错位（箭）

- 腓骨骨干。
- 跟骨。
- 跗舟骨。
- 强烈过伸运动造成的腰椎峡部裂。
- 第 1 跖趾关节的某些分裂籽骨属于应力性骨折。
- 某些不常见部位的应力性骨折常有特定的原因：
  □ 钩骨：常见于高尔夫球、棒球和网球运动员。
  □ 耻骨内侧：常见于足球运动员和体操运动员。
  □ 闭孔环、儿童腕部：常见于体操运动员。
  □ 肱骨近端和肘部周围：常见于儿童棒球投手。
  □ 肋骨：常见于赛艇运动员。

### 类似应力性骨折的疾病

- 骨样骨瘤有疼痛、骨膜新生骨并伴骨髓水肿。
- 其他骨肿瘤。
- 骨髓炎，尤其是儿童的骨髓炎。

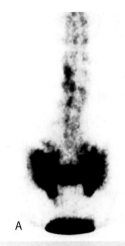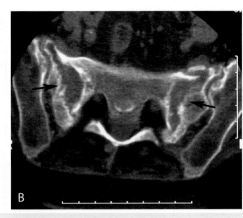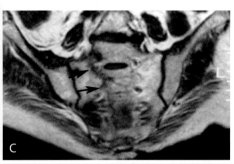

图 1.39　骶骨机能不全性骨折。（A）放射性核素骨扫描显示骶骨 H 形浓聚区，这是骶骨机能不全性骨折的典型表现。（B）同一患者轴位 CT 图像显示两侧骶骨的慢性骨折（箭），骨折线两侧的硬化表明这是慢性机能不全性骨折。（C）另一患者的 T₁ 自旋回波序列斜冠状面显示骶骨翼右侧机能不全性骨折的低信号骨折线（箭）

## 应力性骨折的治疗

- 休息，严重时需要制动。
- 极度严重时需要内固定。
- 保守治疗的成功需要患者配合。
  - 许多应力性骨折常常是自残式的过度疲劳造成的，患者对有损伤风险的运动（见图 1.34）过度热情，而忽略了警示征象。早期干预能促使更快愈合，或许能让受伤的患者休息，使骨折得以愈合。

## 机能不全性骨折

- 作用于骨骼上的应力正常，而骨骼强度已经由于全身性疾病而减弱，如骨质疏松。
- 也可见于骨软化症、甲状旁腺功能亢进、使用皮质类固醇药物、Paget 病及许多其他减弱骨强度的疾病。
- 与疲劳性骨折一样，机能不全性骨折常通过临床病史来诊断，影像学检查可进一步确认和评估其严重程度。
- 与疲劳性骨折一样，拉伸应力所致骨折发生完全骨折的概率高于压缩应力所致骨折。
- 最常见的部位是骨小梁含量高的部位，因为骨质疏松症使得骨小梁不均匀地丢失。
- 常见位置：
  - 椎体骨质疏松性压缩性骨折（图 1.5）。
  - 负重长骨骨端。
  - 骨盆环。
  - 骶骨。

- 骶骨翼矢状方向骨折。
- 骶骨中上部横向骨折。
- 可能融合成 H 型表现。

- 股骨干近端外侧，与长期使用双膦酸盐治疗骨质疏松有关。骨折线常可以看到向外侧呈喙状的隆起。这些骨折可以是双侧的。

## 机能不全性骨折的影像学检查

- 平片检查不敏感。由于骨质减少，没有移位的机能不全性骨折在平片上难以显示。约 80% 骨折在早期平片表现为阴性。
- CT 敏感性高于平片检查，但不如骨扫描或 MRI。CT 表现包括低密度骨折线、皮质中断、畸形、小梁骨密度增加（骨小梁骨折的愈合反应）、皮质旁模糊骨痂。双能 CT 扫描可以检测到骨质疏松中的骨髓水肿，提高了诊断的敏感性。
- 放射性核素骨扫描很敏感，但是缺乏特异性，除非发现特定的示踪剂摄取形式，如骶骨机能不全性骨折 H 型摄取（图 1.39）。
- MRI 对骨折高度敏感，并且比放射性核素成像更具特异性，因为 MRI 通常可以显示骨折线。

## 机能不全性骨折的治疗

- 休息。
- 某些情况需内固定。
- 急性椎体和骶骨骨折（椎体成形术、椎体后凸成形术、骶骨成形术）需要注射甲基丙烯酸甲酯。
- 治疗基础疾病（通常为骨质疏松）。

# 第二部分：关节及软组织

本节是对肌骨及软组织的正常解剖及其创伤的影像学表现的概述，其中许多综合性知识和具体损伤将在后面章节详细讨论。

## 关节基础知识

- 连接相邻骨骼的结构。
- 功能：运动。

  关节分为三种类型：

### 滑膜关节（可动关节）

- 大部分四肢关节、脊柱小关节及骶髂关节下部。
- 可大范围自由运动。
- 三个基本组成部分：
  - 覆盖骨端的关节软骨。
    - 缓冲保护骨骼并使关节运动时几乎无摩擦。
  - 柔韧且具滑膜内衬的纤维关节囊。
    - 滑膜产生滑液，润滑和滋养关节软骨。
  - 起稳定作用的韧带。

### 软骨性关节

- 脊柱的椎间盘及耻骨联合。
- 活动范围有限。
- 关节骨端被纤维软骨覆盖。
- 无滑膜内衬。
- 通常有关节盘。

### 纤维性关节

- 颅缝及骶髂关节上部。
- 最坚固的关节类型。
- 几乎不可活动，骨骼之间仅有纤维组织。

## 关节病理学术语（部分）

### 外翻

- 远端骨骼远离中线向外成角，如膝外翻（X 型腿）。
- 该术语使用时不可断章取义，因为成人膝和肘有一定程度外翻属正常。

### 内翻

- 远端骨骼比正常情况更靠近中线，如膝内翻（O 型腿）。
- 该术语使用时不可断章取义，因为正常儿童膝关节存在一定程度的内翻。

### 脱位

- 关节面之间完全失去接触。

### 半脱位

- 关节面之间部分失去接触。
- 原因：
  - 急性或慢性韧带损伤（图 1.40）。
  - Ehlers-Danlos 综合征等全身性疾病导致的松弛（详见第 15 章）。
  - 关节炎导致关节软骨变薄。

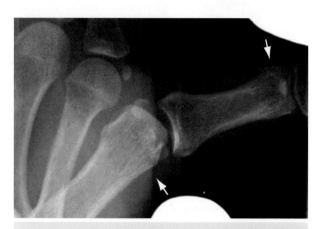

图 1.40　与慢性尺侧副韧带撕裂相关的拇指掌指（MCP）关节不稳定。非应力位平片表现正常（未显示）。检查者戴防护手套在患者拇指掌指关节上施加外翻应力（箭）导致关节外翻

### 分离

- 微动关节（如肩锁关节或耻骨联合）的分离或变宽。
- 术语"diastasis，分离"也用于描述关节内骨折的关节表面碎片之间的间隙。

### 关节内紊乱

- 正常关节解剖的破坏。
- 通常也用于关节疼痛和（或）功能受限。
- 例如，肩袖撕裂，膝关节半月板撕裂。

### 滑膜炎

- 滑膜炎症。
- 许多潜在原因，包括感染、自身免疫、关节内出血和外伤。
- 滑膜可能增厚并充血（图 1.41）。

### 关节影像学

- 平片：评估关节对位、关节内骨折、关节积液、退行性病变。
- CT：同平片，但对关节积液和关节内骨折更为敏感。
- US：评估积液、滑膜增生、某些韧带损伤。

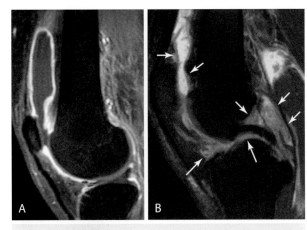

图 1.41　滑膜炎。（A）化脓性关节炎患者，矢状位脂肪抑制 T₁ 加权 MR 增强膝关节图像，滑膜均匀增厚、显著强化。（B）另一新发炎症性关节炎患者，矢状位脂肪抑制 T₂ 加权 MR 膝关节图像显示大量滑膜增生，与关节液的高信号相比，增厚的滑膜表现为中等信号（箭）

- MRI：作用等同于 CT 结合 US，并可以更好地显示一些软组织损伤（图 1.42）。
- CT 及 MR 造影：更好地显示某些关节内紊乱，如盂唇或半月板损伤、关节软骨缺损等。也有助于术后影像学检查。

### 关节内游离体

- 可能导致关节疼痛和关节绞锁（图 1.43；见图 1.17）。
- 常来源于移位的关节软骨碎片，或者膝关节内移位的半月板碎片。

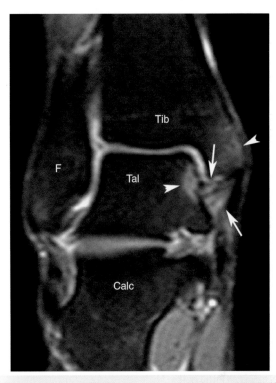

图 1.42　踝关节韧带拉伤。30 岁女性患者，右踝关节内翻损伤，冠状位脂肪抑制 T₂ 加权 MR 图像显示三角韧带水肿（箭之间），同时发现韧带附着处内踝和距骨骨髓水肿（箭头）。Calc，跟骨；F，腓骨；Tal，距骨；Tib，胫骨

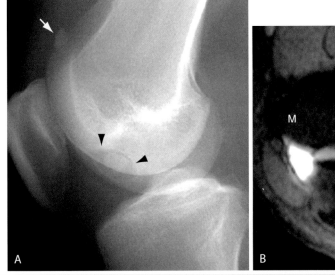

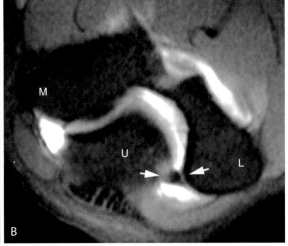

图 1.43　关节内游离体。（A）膝关节侧位片显示上隐窝有一小骨碎片（箭）。还要注意这一小骨碎片来自剥脱性骨软骨炎，即股骨内侧髁缺损区（箭头）。（B）MR 关节造影显示肘关节内游离体。脂肪抑制 T₁ 加权轴位 MR 关节造影图像，尺骨和肱骨之间、鹰嘴窝外侧可见小的充盈缺损（箭之间）。该游离体在伸肘时引起疼痛，故摘除。L，外上髁；M，内上髁；U，尺骨

- 并非所有关节游离体都真正游离，有许多固定在滑膜上。
- 随着时间的推移，可以生长、变形、钙化或骨化。

### 关节内游离体影像学检查

- 平片和 CT：
  - 显示钙化或骨化的游离体。
  - 急性移位的骨软骨碎片的骨成分也可显示。
  - CT 关节造影可显示低密度游离体。
- US 可以显示游离体，但不是首选检查。
- MRI：所有序列的信号通常都很低。骨化游离体可能含有骨髓脂肪。

## 韧带基础知识

- 由高度有序的胶原纤维组成的牢固的、柔韧的纤维组织带或索。
- 各向异性（每个方向都不一样）。
- 骨与骨之间的连接。
- 功能：通过抗牵拉维持关节稳定性。
- 大多数韧带与关节囊相邻。
  - 有些例外值得注意，膝关节的前交叉韧带和后交叉韧带位于关节囊内（尽管它们严格来说是关节外的，因为它们被滑膜与关节腔隔开）。

### 附着点

- 韧带或肌腱与骨骼的连接部位。
- 两种类型：
  - 纤维性（最常见）。
    - 钙化的胶原纤维（Sharpey 纤维）形成骨内根部。
  - 纤维软骨性。
    - 复杂的解剖结构允许应力分布于更大的体积上。
    - 例如，肩袖。

### 韧带损伤

- 因牵拉张力而发生。
- 简化的分级系统：
  - 1 级：无肉眼撕裂的损伤。
  - 2 级：部分撕裂。
  - 3 级：韧带完全中断。
- 撕脱性骨折：
  - 韧带及其附着点骨片撕脱，韧带完整或部分完整（图 1.18A）。
  - 撕脱的骨片通常很小，在平片上难以识别，在 MRI 上不可见。
  - 了解韧带在骨骼的附着点是有帮助的。

- 短暂的关节半脱位或脱位通常会伴有韧带完全撕裂或撕脱。
- 外伤性脱位有残留半脱位或关节牵张，常意味着严重韧带损伤，可能会存在慢性关节不稳定。

### 韧带损伤影像学
#### 平片和 CT

- 难以直接显示。
- 间接征象。
- 错位（图 1.40）。
- 细微撕脱性骨折碎片。
- 邻近软组织水肿和肿胀、关节积液。

#### US

- 非常适合表浅的韧带。
- 可以区分部分撕裂和完全撕裂。
- 实时负荷成像提高灵敏度。
- 可以检测到 MRI 无法显示的微小撕脱骨片。

#### MRI

大多数正常韧带和肌腱在所有 MRI 序列上都是黑色的，因为它们具有高度有序、各向异性的超微结构。这将在"正常肌腱成像"一节中进一步讨论。

- 液体敏感序列显示扭伤的严重程度。
  - 轻度扭伤（1 级）：水肿但纤维完整（图 1.42）。
  - 部分撕裂（2 级）：水肿，并且一些韧带纤维表现为松弛、波浪状或明显中断。常伴有周围水肿和出血。
  - 完全韧带撕裂（3 级）：可能表现为明显的中断或水肿伴所有纤维松弛。周围伴不同程度水肿和出血，可以较广泛。
  - 韧带附着点撕脱性骨折的 MRI 表现可能与完全韧带撕裂相似，韧带明显与骨骼分离。撕脱点下方的骨髓水肿通常很轻微，而与因撞击引起的骨挫伤的明显广泛的水肿形成鲜明对比。有时小的撕脱骨皮质在 MRI 表现为薄的线形或弧形低信号。请注意，虽然影像学检查在评估韧带损伤中起重要作用，但对疼痛和稳定性的临床检查是金标准。

## 肌腱基础知识

- 肌腱连接肌肉和骨骼。
- 功能：让肌肉收缩作用于骨骼。
- 在结构和生物力学上类似于韧带。
  - 外科医师通常利用这种相似性，用肌腱来替换受损韧带。

- 一些肌腱被滑膜内衬的腱鞘包围。
  - 例如，手、腕、脚和脚踝的大部分肌腱。
  - 允许肌腱在拐角处和狭窄空间（如腕管）以及骨突（如内外踝）周围无摩擦地滑动。
  - 容易发生磨损（血液供应不足）和撕裂伤（浅表和外周位置）。
- 部分肌腱没有鞘。
  - 例如，股四头肌、髌腱、跟腱。
  - 肌腱周围有松散的脂肪组织（腱旁组织）。
    - ◇ 更好的血液供应，愈合良好。
  - 附着处和肌肉 - 肌腱交界处容易受伤。
  - 肌腱附着于骨骼：
- 称为附着点，就像韧带附着点一样。
- 有时称为肌腱足迹。
- 概括来说，整个关节运动中，骨骺或骨突上肌腱附着点具有大范围的角向运动。
  - 因此更容易受到过度使用和磨损伤害。
  - 例如，肩袖、二头肌远端肌腱、跟腱。
- 相反，附着在长骨干骺端或骨干上的肌腱通常附着点角度较小。
  - 附着点不易受伤。
  - 例如，肱骨的三角肌附着。

## 正常肌腱与韧带影像学

> **关键概念**
>
> **正常肌腱**
>
> US：有回声，平行纤维、均匀分布
>
> MRI：在所有序列上通常呈黑色
>
> 例外：
>
> 1. 特定区域的正常表现，通常是肌腱呈扇形散开或合并的区域
> 2. 魔角。解决方案：使用 $T_2$ 加权图像评估肌腱

### US

- 非常适用于浅表肌腱。
- 易显示正常肌腱的平行纤维。
- 肌腱回声取决于换能器的角度。
  - 如果换能器与正常肌腱完全垂直，由于平行肌腱纤维的镜面反射，肌腱会出现高回声（图 1.44）。
  - 无法诱发这些镜面回波可能表明肌腱病变。

### MRI

- 正常的肌腱和韧带在所有 MRI 序列上都是黑色的，因为它们具有高度有序的各向异性超微结构（图 1.45）。说明：肌腱和韧带的高度有序、各向异性的

超微结构导致 $T_2$ 信号衰减非常快，$T_2$ 加权图像上的信号强度显著降低。换句话说，MRI 上韧带和肌腱的正常低信号可以被认为是一种伪影，尽管它是一种非常有用的伪影。

- 肌腱或韧带的中等或高信号通常意味着正常高度有序、各向异性超微结构的丧失，即肌腱损伤。

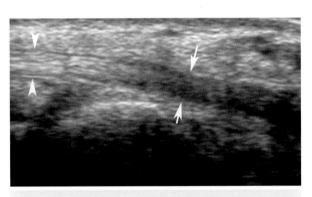

图 1.44　正常肌腱 US。足部正常的拇长屈肌腱。注意垂直于换能器的正常肌腱的正常高回声（箭头之间）和与换能器不垂直的肌腱的低回声（箭之间）

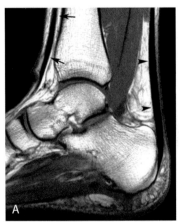

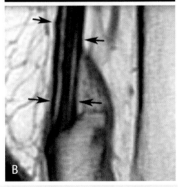

图 1.45　正常肌腱 MRI。（A）正常肌腱在所有 MRI 序列上都呈低信号强度，有某些特定的例外。踝关节和后足的 $T_1$ 加权 MR 矢状位图像显示正常的跟腱（箭头）和胫骨前肌肌腱（箭）。（B）如该 $T_1$ 加权 MR 矢状位图像所示，一个例外是股四头肌远端肌腱，它由三层的四块肌肉组成（箭）

- 重要例外：
  - 一些肌腱通常在附着点及其附近或肌腱呈扇形散开或与其他肌腱合并处具有中等信号。这些部位的肌腱纤维各向异性较小，因此通常不是低信号。如：附着于胫骨近端的半膜肌腱。
  - 股四头肌远端肌腱在矢状面图像上经常出现条纹，这是正常的，这反映了股四头肌腱由四块肌肉的肌腱共同形成的解剖特点。
  - 魔角：这是 MRI 物理中的奇异现象，正常韧带或肌腱与主磁场（$\beta_0$）55°相交时，梯度回波、$T_1$ 或质子密度加权等短回波时间（TE）序列上呈中等或高信号，这被称为魔角效应或现象（图 1.46）。魔角效应发生在围绕内外踝的踝部肌腱以及绕过肱骨头的冈上肌腱。增加 TE 会降低魔角效应，因此在对肩袖和踝进行成像时，$T_2$ 加权图像是必不可少的。

### 平片和 CT

- 肌腱密度比关节液体和肌肉高。

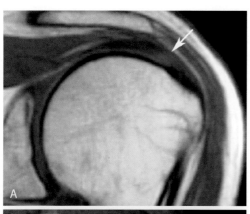
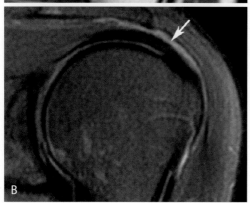

图 1.46 魔角效应。（A 和 B）斜冠状位 $T_1$ 加权（A）和脂肪抑制的快速自旋回波 $T_2$ 加权（B）（有效回波时间，60 ms）MR 图像显示冈上肌腱在肱骨头上方的正常弯曲过程。图像是在头足侧 $\beta_0$ 方向的高场强磁体中获得的。注意 A 中的肌腱信号增高，而 B 中呈正常低信号，肌腱与 $\beta_0$ 相交约 55°（箭）

## 肌腱损伤及相关影像学表现（框 1.2）

急性或慢性超负荷、外在压迫（如撞击）、撕裂、腱鞘炎、感染、晶体沉积和肿瘤都可损伤肌腱。肌腱供血差，所以肌腱损伤往往愈合不良，尤其是四肢的带腱鞘的肌腱。微小的损伤可能会累积多年，肌腱强度逐渐减弱。因此，20 多岁和 30 多岁患者有临床表现的肌腱损伤往往属于急性高强度损伤，而老年患者的肌腱损伤常见于轻微创伤或过度使用之后。

---

**框 1.2　肌腱损伤类型**

**完全撕裂**

MRI
　显示肌腱中断
　$T_2$ 高信号（液体或肉芽）填充于肌腱断端之间
　有或无回缩
　慢性撕裂：肌肉萎缩伴脂肪浸润

US
　显示肌腱中断
　无回声或低回声的液体可能填充于肌腱断端之间
　断端单独移动
　有或无回缩

**部分撕裂**

类似于完全撕裂，但肌腱部分完整

**慢性部分撕裂**

肌腱信号正常，但太厚或太薄

**肌腱变性**

由于肌腱退变、肌腱炎、部分撕裂、修复引起的一系列异常表现

太厚

太薄

异常信号 / 回声

**腱鞘炎**

腱鞘内液体增多和（或）滑膜肥大

**狭窄性腱鞘炎**

MRI 和 US
　局部肌腱增厚或腱鞘附近纤维化
　US 可以实时显示肌腱栓系
　腱鞘内液局部包裹或消失
　腱鞘周围可能出现纤维化

**钙化性肌腱炎**

平片：不定型钙化

MRI：所有序列均呈低信号

US：高回声伴声影

---

注：MRI，磁共振成像；US，超声波。

**肌腱撕裂**

- 可能是完全的或部分的。
- 肌腱内撕裂是指不延伸到肌腱表面的部分撕裂。
  - 一些肌腱内撕裂的亚型（有不同的命名）：
    - 间质撕裂：沿肌腱走向的纵向撕裂。
    - 层状撕裂或劈裂撕裂：扁平肌腱（如肩袖）中的薄片状间质撕裂。

**影像学表现**

平片

- 对肌腱的直接评估受限。
- 平片显示的一些损伤可以提示肌腱撕裂。
- 例如：髌腱撕裂可以表现为明显髌骨高位，股四头肌腱撕裂表现为髌骨低位。

US 和 MRI

- 完全中断的肌腱通常在断端之间有液体或肉芽组织，呈很高的 $T_2$ 信号，或在 US 上呈低回声（见图 1.47）。

- 部分肌腱撕裂可表现为局灶性缺损或肌腱变薄，但并非所有的部分撕裂都容易显示。
- 一些慢性局部撕裂仅表现为肌腱增厚、变薄和（或）伸长。

**肌腱变性**

- 泛指肌腱的慢性撕裂和修复。
- 组织学上，正常胶原纤维被黏液样组织、肉芽或纤维化所替代。
- 肌腱可能变粗或变细，或厚度不一。
- 失去正常高度有序的超微结构和肌腱水肿。
  - US：正常镜面回波消失，回声减弱。
  - MRI：液体敏感序列信号不同程度地增高，但通常低于液体信号（图 1.48）。
- 肌腱炎是一个临床术语，是指肌腱脆弱、疼痛。肌腱炎常与肌腱变性的影像学表现有关。

**撞击**

- 组织异常受压。
- 运动医学中，该术语最常用于关节内或附近软组织因特定运动或活动而发生的短暂病理性压迫，这种压迫可能引起疼痛并导致更严重的损伤。
- 例如，肩部冈上肌肌腱容易受到肱骨头和肩峰的撞击，尤其是在诸如扔球等头上活动时。
- 撞击是一种临床诊断。
- 常见。
- 大多数影像学检查可能无法直接显示关节运动过程中一过性的撞击；而是显示相关的解剖特征和组织损伤模式。

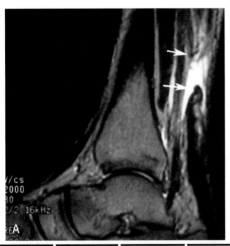

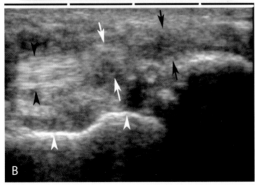

图 1.47　**肌腱完全撕裂。**（A）跟腱断裂的 MR 图像。$T_2$ 加权自旋回波矢状位图像显示跟腱与肌肉交界处完全撕裂。注意由于远侧肌肉纤维（箭）的收缩而导致的宽大、充满液体的间隙。（B）足部胫后肌腱完全撕裂的超声图像。注意近端正常的肌腱（图像左侧的黑箭头），而撕裂的肌腱边缘（白箭）回声减低，远侧腱鞘内空虚（黑箭）呈低回声。注意观察距骨的内侧皮质（白箭头）

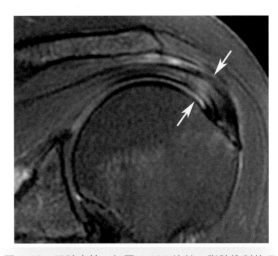

图 1.48　**肌腱变性。**与图 1.46B 比较。脂肪抑制的 $T_2$ 加权快速自旋回波冠状位 MR 图像显示肩袖信号增高（箭）。这是一个轻度肌腱变性的例子，更严重的病例可能显示肌腱增厚或变薄

- US 声有可能直接观察某些类型的撞击。
- 影像学表现取决于具体部位，本书后面将对此进行讨论。

### 肌腱半脱位和脱位

许多肌腱在关节处绕行骨结构时，位于相邻骨沟内并被支持带覆盖，从而使其保持在适当位置。如果骨沟畸形或支持带松弛或缺乏，肌腱可能暂时或持续地从其正常位置半脱位或脱位。

示例：

- 尺骨茎突处的尺侧腕伸肌（ECU）。
- 外踝处的腓骨长肌和短肌。
- 内踝处的胫骨后肌。
- 肩胛下肌腱撕裂，肱骨结节间沟内的肱二头肌长头肌腱半脱位或脱位。
- 复发性半脱位可能导致肌腱退化、功能障碍和疼痛。

影像学：肌腱移位，也可能因相关损伤而出现异常外观。

### 钙化性肌腱炎

- 羟磷灰石沉积在退化的肌腱内。
- 可能极其疼痛。

#### 影像学检查

- 钙沉积在平片上通常呈均匀高密度（见图 1.49），US 上呈高回声并伴后方声影，所有 MRI 序列上均呈低信号（征象可能较轻微或易混淆，需要结合平片）。
- MRI 上受累的肌腱通常明显水肿，钙沉积在所有序列上都呈低信号。

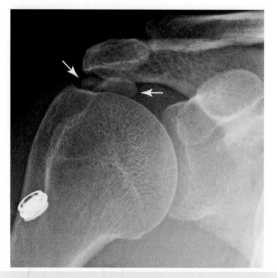

图 1.49 **钙化性肌腱炎。**左肩前后位平片显示典型的肩袖钙化性肌腱炎的均匀钙化（箭）

- 钙化性肌腱炎将在第 2 章中进一步讨论，因为肩袖是典型的发病部位。框 1.3 列出了软组织钙化的众多原因。

---

**框 1.3　软组织钙化**

1. 外伤
   - a. 异位骨化：最常见于外伤或手术后。也见于脑或脊髓损伤，臀部特别好发
   - b. 骨化性肌炎：异位骨化的特殊亚型。形成有一定的时间特点，成熟时周边钙化
   - c. 烧伤：常伴有挛缩和肢端骨质溶解
   - d. 冻伤：拇指通常不受累；肢端骨质溶解
2. 肿瘤
   - a. 滑膜细胞肉瘤
   - b. 脂肪肉瘤
   - c. 纤维肉瘤和恶性纤维组织细胞瘤
   - d. 软组织骨肉瘤
   - e. 血管性肿瘤中的静脉石
   - f. 软组织肿瘤可能伴营养障碍性钙化
3. 胶原血管疾病
   - a. 硬皮病：通常位于皮下，伴有肢端骨质溶解等其他改变
   - b. 皮肌炎：肌肉或筋膜平面的片状钙化，但也可见其他类型的钙化
   - c. 系统性红斑狼疮：钙化不常见，但可能发生，尤其是下肢；有缺血性坏死时应考虑
   - d. CREST 综合征：皮肤钙质沉着症、雷诺现象、食管运动功能障碍、硬皮病和毛细血管扩张症
   - e. 皮肤钙质沉着症
4. 关节炎
   - a. 焦磷酸钙沉积病：三角纤维软骨复合体、半月板、耻骨联合、透明软骨
   - b. 羟磷灰石沉着病：尤其是钙化性肌腱炎、滑囊炎、关节旁
   - c. 痛风：痛风石通常在关节附近
   - d. 滑膜软骨瘤病：关节内
5. 先天性
   - a. 肿瘤样钙质沉着症：关节周围
   - b. 进行性骨化性肌炎：通常靠近身体中线区，在胸廓骨间形成骨桥
   - c. 假性甲状旁腺功能减退症、假假性甲状旁腺功能减退症
   - d. 早衰
   - e. Ehlers-Danlos 病

6. 代谢紊乱

   a. 甲状旁腺功能亢进（原发性或继发性）

   b. 甲状旁腺功能减退

   c. 肾透析后遗症：关节周围

7. 感染性疾病

   a. 肉芽肿：结核病、布鲁菌病、球孢子菌病

   b. 脓肿中的营养障碍性钙化

   c. 麻风病：指神经线状钙化

   d. 囊虫病：肌肉中的小卵圆形钙化体

   e. 棘球绦虫感染：通常位于肝脏或骨骼，但偶尔在软组织中

8. 药物

   a. 维生素 D 过多症

   b. 乳碱综合征

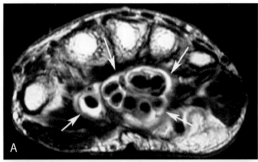

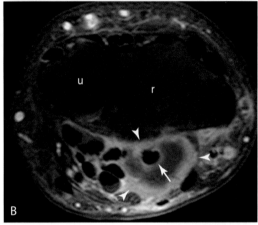

图 1.50　腱鞘炎。（A）过度使用导致的腕管腱鞘炎。$T_2$加权快速自旋回波横轴位 MR 图像显示腕管肌腱鞘积液扩张（箭）。（B）感染性腱鞘炎。远端尺桡关节平面的脂肪抑制增强 $T_1$ 加权横轴位 MR 图像，显示腱鞘扩张、强化（箭头），拇长屈肌腱（箭）周围的低信号液体。本例腱鞘内的未强化的液体是金黄色葡萄球菌感染引起的脓液。r，桡骨；u，尺骨

## 腱鞘炎

■ 腱鞘的炎症。

■ 腱鞘炎可能与更广泛的滑膜炎（如类风湿性关节炎）有关，也可能是肌腱退化、炎症、撕裂、过度使用或腱鞘损伤或感染所致的局部改变。

■ 可能存在滑膜积液和（或）增厚和充血。

■ 影像学：US 和 MRI 显示腱鞘积液和（或）滑膜增厚（图 1.50）。

## 狭窄性腱鞘炎

■ 肌腱与周围腱鞘的异常摩擦。

■ 可见于局部肌腱增厚或腱鞘变窄。

■ 举例：

   □ 扳机指，通常发生在环指长屈肌腱

   □ 拇长展肌和拇短伸肌腱（腕第 1 伸肌间隙）德奎尔万腱鞘炎。

■ 也称为肌腱卡压。

### 骨折端之间的肌腱卡压

■ 不同于狭窄性腱鞘炎。

■ 骨折或骨折复位后，肌腱可能被卡压于骨折端之间，尤其是踝关节处。

■ 由于其密度相对较高，CT 上可见被卡压的肌腱。

■ 需要仔细观察所有肌腱是否都在原位。

## 滑囊

■ 滑膜内衬潜在囊腔，可减少韧带或肌腱之间或与骨骼之间相互滑动时的摩擦。

■ 在皮肤和骨突处间也常见。

■ 除了许多正常出现的滑囊外，可能在异常剪应力区域新形成滑囊（偶发性滑囊），如花样滑冰运动员的踝关节周围。

### 滑囊炎

■ 滑囊炎症。

■ 原因：外伤、钙盐沉积（钙化性滑囊炎）、感染或类风湿关节炎等全身性滑膜炎症。

■ 正常滑囊在影像学检查中几乎不可见，滑囊炎症时因为存在液体、滑膜增厚和（或）钙化而容易显示（图 1.51）。

## 骨骼肌基础知识

■ 功能：通过收缩进行运动。

■ 由规则排列的肌肉纤维束及其筋膜鞘组成。

■ 有血管、淋巴管和神经供应。

■ 通过肌腱附着于骨骼。肌腱通常延伸到肌腹深处。

   □ 肌腱交界处是肌腱和肌肉相连处。

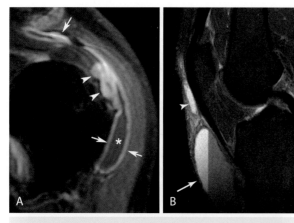

**图 1.51　滑囊炎。**（A）滑囊炎患者，静脉注入钆对比剂后的脂肪抑制 T₁ 加权左肩矢状位 MR 图像，肩峰下三角肌下滑囊（箭）可见滑膜强化、囊液（﹡）不强化；注意冈上肌腱撕裂处肉芽组织（箭头）可见强化。（B）脂肪抑制 T₂ 加权矢状位 MR 图像，髌下滑囊（箭）的血性积液伴液 - 液平面，髌前滑囊内有少量积液（箭头）

## 正常骨骼肌影像学

- 平片：软组织密度。
- CT：肌肉密度低于肌腱。肌纤维间可以见到脂肪，特别是肥胖患者或慢性损伤的肌肉。静脉注射对比剂对评估某些疾病很有用，如肌肉脓肿。
- US：正常多束解剖结构的显示极佳。
- MRI：T₁W 表现为中等信号、T₂W 表现为低至中等信号（图 1.52）。与 CT 一样，可以见到肌内脂肪。
- 神经和血管可以显示，可以用 US、CT 和 MRI 进行评估。

## 肌肉病理学及相关影像学表现

- MRI 是评估大多数类型肌肉损伤最敏感的方法。
- 与 MRI 相同，US 可以显示许多浅表肌肉的损伤，但对比度较低。
- 平片和 CT 可显示肌内钙化，这可能是多种肌肉损伤后的亚急性或晚期表现。平片和 CT 还可用于评估钙化模式，如骨化性肌炎的周边钙化或多发性肌炎的条状、片状钙化。

### 肌肉拉伤

- 由肌肉自身产生的内在力造成的内源性肌肉损伤（与挫伤或刺伤等外源性损伤相反）。
- 拉伤最常见于收缩时伸长的肌肉（离心收缩），如腘绳肌和二头肌。
- 拉伤通常在肌肉肌腱交界处，由负荷下的强力收缩引起，最初为微小的肌纤维撕裂。较严重的拉伤包括肌肉肌腱连接处撕裂，更严重时会延伸到肌腹。

**影像学表现**

- 由于高对比度，MRI 成像最为敏感（框 1.4）。US 可以有许多相同表现，尤其是较严重的拉伤，但这些表现相对较难观察。
- 轻度（1 级）拉伤：肌纤维间羽毛状水肿，通常以肌肉肌腱交界处为中心（见图 1.53）。
- 中度（2 级）拉伤：更广泛的水肿和积液（见图 1.54）。
- 重度（3 级）拉伤：有肌肉肌腱交界处的断裂和肌肉功能的丧失。MRI 和 US 图像均显示肌腱断裂、积液和广泛的局部水肿（框 1.4）。

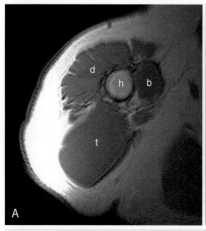
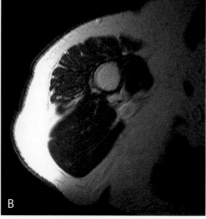
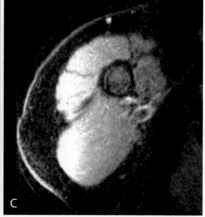

**图 1.52　正常肌肉和脂肪。**（A~C）右上臂近端获得的轴向 MR 图像。T₁ 加权（A）、T₂ 加权（B）和反转恢复（C）图像。所有序列上肌肉呈中等信号强度。脂肪信号比肌肉高得多，反转恢复序列（C）除外，因为该序列利用 1.5T 下 140 ms 的反转时间消除了脂肪信号。选择性预饱和脉冲可以实现相同的效果。使用 110~130 ms 的较短反转时间反转恢复序列可以抑制脂肪信号但无法消除，这样获得的图像使读片更容易。本文中的大多数反转恢复图像都使用这种较短的反转时间。由于靠近接收线圈，出现了 A 和 B 中的脂肪信号和 C 中的肌肉信号在外侧高得多的假象。b，二头肌；d，三角肌；h，肱骨；t，三头肌

**肌肉肌腱交界处局部积液**

拉伤

任何部位

血肿

脓肿

肌坏死

- 肌坏死原因
  - □ 严重创伤
  - □ 筋膜室综合征
  - □ 感染
  - □ 自身免疫性疾病
  - □ 糖尿病

**水肿不伴积液**

弥漫性

过度使用［迟发性肌肉酸痛（DOMS）］

亚急性去神经（2~4 周后）

放射治疗

局灶性

肌肉肌腱交界处：

　□ 拉伤

任何部位：

　□ 创伤

　□ 早期肌坏死

　□ 无脓肿的感染

　□ 肿瘤

**萎缩伴脂肪浸润**

瘫痪、慢性去神经

慢性肌腱撕裂

自身免疫性疾病终末期

肌营养不良

长期使用皮质类固醇

**肌肉钙化**

肿块伴周边钙化：骨化性肌炎

片状：自身免疫性疾病

小结节：寄生虫

肿瘤：各种模式

　　**外在肌肉损伤**　由外伤引起，包括挫伤或穿透伤，如刀伤。可能导致肌肉内血肿。

- 肌肉挫伤会产生肌内水肿和少量积液，通常以受伤部位为中心。
- 肌内血肿可能包含液 - 液平面和（或）由于高铁血红蛋白而在 $T_1$ 加权图像上呈高信号（图 1.55）。较旧的血肿边缘因为含铁血黄素而呈低信号，所有

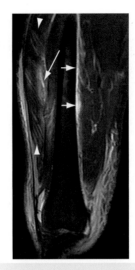

图 1.53　肌肉拉伤。反转恢复［短反转时间恢复（STIR）］右大腿冠状位 MR 图像显示股四头肌拉伤。注意沿着股外侧肌纤维的水肿（箭头间），肌肉肌腱连接处撕裂处少量液体聚集（长箭），股中间肌骨附着处严重水肿（短箭）。股骨骨髓信号正常

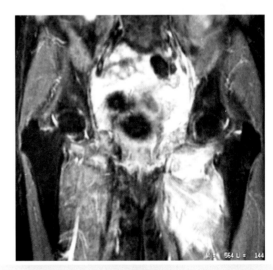

图 1.54　老年患者摔倒导致肌肉拉伤。反转恢复 MR 冠状图像显示左髋内收肌群呈高信号（经 May DA, Disler DG, Jones EA 等人许可，Abnormal signal within skeletal muscle in magnetic resonance imaging: patterns, pearls, and pitfalls. Radiographics. 2000; 20: S295–S315.）

MRI 序列上均有明显信号丢失，梯度回波图像更为明显。

**异位骨化**

- 软组织中形成骨（图 1.56）。
- 常见部位包括关节置换术后的髋关节或膝关节周围，或股骨髓内钉放置术后的髋关节周围。肘关节周围软组织特别容易出现异位骨化（HO）。

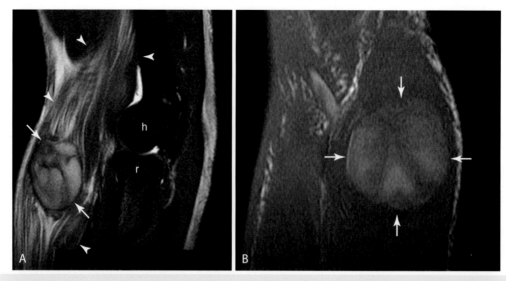

图 1.55　肌肉撕裂和血肿。肱肌损伤患者的 MR 图像。脂肪抑制 $T_2$ 加权 MR 矢状图像。（A）显示肱肌纤维之间的水肿高信号（箭头），位于中断的肌肉纤维之间可见混杂信号的肿块样血肿（箭）。$T_1$ 加权冠状位图像。（B）显示血肿高信号的高铁血红蛋白（箭）。h，肱骨远端；r，桡骨近端

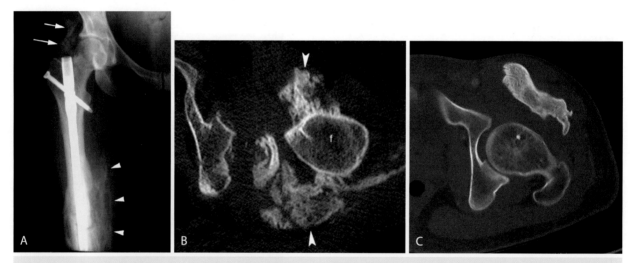

图 1.56　创伤后异位骨化。（A）右髋和大腿的前后位平片显示股骨颈上方（箭）和大腿内侧（箭头）的成熟骨。（B）长期脱位的左髋周围的异位骨化（箭头）。（C）左股骨近端前方的异位骨化。f，股骨近端

- 也见于活动明显受限的关节，如因脊髓或脑损伤而瘫痪的患者。
- 也有罕见的遗传性的进行性骨化。
- 最初的表现是疼痛并有相应病史。晚期表现是无痛、活动度缩小。
- 异位骨可以限制邻近关节的活动，极端情况下可以有效地融合关节。
- 早期治疗使用消炎痛或其他非甾体抗炎药。
- 髋关节置换术前或术后放疗用以预防异位骨化。这种疗法仍有争议。
- 早期 HO 影像学表现：
  - 平片：出现症状后 3~4 周形成软组织钙化。
  - 骨扫描可获得更早期的诊断。

- US 也可以在平片之前发现钙化：回声界面和有限的后方声影。
- 晚期 HO 影像学表现：具有皮质、小梁和骨髓的成熟骨。

**骨化性肌炎**

- 一种独特且知之甚少的异位骨化形式，发生于钝伤的肌肉或肌内血肿（图 1.57）。
- 创伤引发局部细胞转化为成骨细胞和软骨细胞。
- 骨形成最早可在 2 周内通过骨扫描或超声发现。US 最初显示低回声肿块，周围有轻微的高回声及有限的后方声影。骨扫描最初在血流和血池相上表现为浓聚，随着病变成熟，延迟相上浓聚更明显。

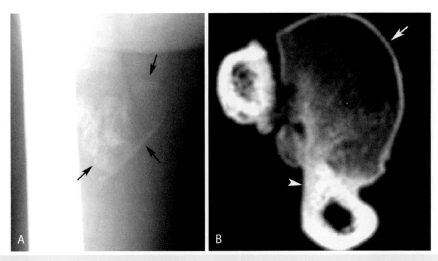

图 1.57 骨化性肌炎。注：因第三方版权问题仅显示原版英文，后同。(A) AP radiograph of the right midthigh shows calcifi cation that is densest at the periphery (arrows). （B）另一前臂骨化性肌炎患者的轴位 CT 图像，显示成熟的骨化有皮质和骨小梁（箭）与尺骨（箭头）融合（A 经 May DA, Disler DG, Jones EA 等人许可。Abnormal signal within skeletal muscle in magnetic resonance imaging: patterns, pearls, and pitfalls. Radiographics. 2000; 20: S295-S315. B 由 William Pommersheim 提供）

- 在 3~4 周，甚至更晚，平片上可见软组织钙化。
  □ 最初是未定形钙化。
- 大约 8 周后，软组织钙化演变为特征性的成熟外周钙化，揭示了其真实的良性性质。
- 相邻长骨可有骨膜新骨形成，但未见骨破坏。
- 数周至数月后，软组织骨可能会消退或减少，向相邻骨迁移并最终与相邻骨融合，或保持不变。
- MRI 可能具有误导性，表现为肌肉内肿块样病变，其影像学表现和活检均可能误诊为侵袭性肉瘤。仔细评估病史等，可能会减少对活检结果的误诊。
- 第 12 章将更详细地讨论骨化性肌炎。

### 关键概念

**MRI 评估不明原因肌病**
轴位 $T_1$ 用于评估脂肪浸润（常提示非特异性终末期）。
轴位液体敏感序列，如脂肪抑制或反转恢复的 $T_2$ 用于评估水肿。
两侧比较可能有助于诊断。
如果怀疑有坏死或脓肿，使用钆增强剂。
没有脂肪浸润的水肿区适合活检。

### 去神经支配
- 失去正常神经支配的肌肉会退化和萎缩。
- MRI 对肌肉去神经支配高度敏感，可提供预后信息（图 1.58）。
- 在去神经支配后 2~4 周内，肌肉信号正常。

- 2~4 周后，去神经支配的肌肉弥漫性均匀性水肿，液体敏感序列图像上信号增高。
- 如果神经支配在几周内恢复正常，肌肉在临床和 MRI 上都恢复正常。
- 然而，持续数周至数月的去神经支配会导致不可逆的肌肉萎缩，表现为脂肪性萎缩。
  □ CT 和 MRI 显示肌肉体积减少伴脂肪浸润（肌肉脂肪性萎缩）。慢性完全性肌腱撕裂导致类似表现，但可能还伴有肌肉和肌腱收缩。
  导致肌肉脂肪萎缩的其他原因：
- 长期使用大剂量皮质类固醇，特别好发于躯干和四肢近端肌肉。
- 退行性神经肌肉疾病（如肌肉营养不良）。
- 自身免疫性炎症（如皮肌炎或多发性肌炎）也可能由疾病活跃期的水肿发展至终末期不可逆性脂肪性萎缩。病变分布可能斑片状或不规则。
- 怀疑这些疾病时，MRI 可以指导活检，代表炎细胞浸润的活动性炎症的水肿区应该是最佳活检部位，而不应是非特异性终末期脂肪性萎缩区。
- 晚期皮肌炎或多发性肌炎可表现为条纹状或片状钙化。
- 这些疾病将在第 9 章中进一步说明和讨论。
  肌肉感染可引起弥漫性或局灶性水肿。
- 由化脓性微生物引起的感染性肌炎可导致肌肉内脓肿（图 1.59）。这种情况在热带地区是众所周知的，但也存在于温带气候。最好发于免疫功能障碍患者。
- 肌内脓肿与身体其他部位脓肿表现相似，中央液体被强化边缘包围。

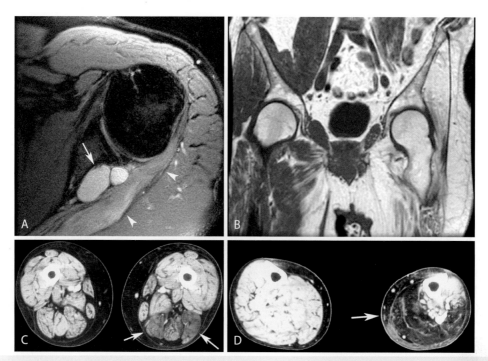

图 1.58 肌肉去神经支配。（A）急性肌肉去神经支配。由神经压迫引起的急性冈下肌去神经支配。脂肪抑制 $T_2$ 加权轴位 MR 图像显示冈下肌（箭头）信号弥漫性增高，是由冈盂切迹处的盂旁囊肿（箭）压迫肩胛上神经所致。$T_1$ 加权图像（未展示）未见脂肪浸润，表明肌肉损伤是可逆的。（B）肌肉慢性去神经支配，儿童时期患脊髓灰质炎的成人冠状位 $T_1$ 加权 MR 图像，显示左侧骨盆和大腿肌肉严重脂肪性萎缩。（C 和 D）坐骨神经损伤。大腿（C）和小腿（D）的轴位 CT 图像，显示腘绳肌（C）和屈踝肌群（D）脂肪性萎缩（箭）。脂肪萎缩表示肌肉损伤不可逆

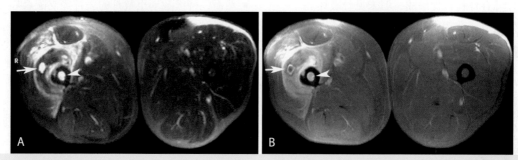

图 1.59 Infectious myositis, intramuscular abscess, and osteomyelitis. Axial fat-suppressed T2-weighted (A) and contrast-enhanced fat-suppressed T1-weighted (B) MR images show small abscess in the right vastus intermedius (arrow) with surrounding muscle edema and enhancement, and femur midshaft marrow edema and enhancement (arrowheads) due to Staphylococcus aureus infection. (Reprinted with permission from May DA, Disler DG, Jones EA, et al. Abnormal signal within skeletal muscle in magnetic resonance imaging: patterns, pearls, and pitfalls. Radiographics. 2000;20:S295–S315.)

- 肌肉内气泡提示微生物具有高侵袭性，如梭状芽孢杆菌，属于外科急诊，需及时清创。
- 第 14 章将进一步讨论肌肉感染。

**坏死性筋膜炎**
- 沿筋膜平面的感染可以是极具进展性和高度致命的。
- 一旦怀疑，就没有时间进行影像学检查，应该直接进手术室广泛清创。
- 如果进行影像学检查，可以发现沿筋膜平面的积液，有或无强化。可能存在气泡。

**肌坏死**
- 影像表现各不相同：平扫 CT 和 MRI 可以类似肿块。
- 静脉注入对比剂增强，非急性肌梗死表现与脓肿相似，中心为水肿或积液、周边强化。
- 结果也各不相同，从永久性肌肉丧失到完全恢复。
- 潜在原因包括：
  - 镰状细胞贫血病。
  - 横纹肌溶解。
  - 严重钝性创伤。
  - 毒蛇咬伤。

□ 筋膜室综合征（本章后面讨论）。

□ 糖尿病性肌坏死。

◇ 影像学表现类似于严重感染性肌炎，机理未完全明了（图 1.60）。

◇ 非感染性，无需抽吸、抗生素治疗或手术引流，有剧痛。其他诊断依据包括糖尿病控制不佳以及白细胞计数正常或接近正常。

### 急性骨筋膜室综合征

■ 腿部和前臂掌侧的肌肉，以及四肢的其他几个部位被无法伸展的筋膜包裹。

■ 骨折、钝性或尖锐创伤、外科手术或其他损伤可导致肌肉肿胀或出血，极端情况下可导致筋膜室内压力增加、缺血、更严重的水肿和肿胀，压力进一步升高的恶性循环，最终导致组织缺血性坏死。

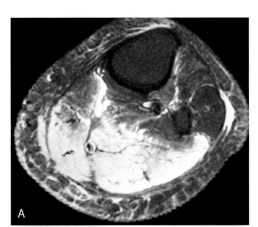

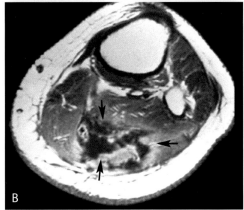

图 1.60　Diabetic myonecrosis. Axial fat-suppressed T2-weighted (A) and contrast-enhanced T1-weighted (B) MR images show intense edema in the left soleus in A and heterogeneous enhancement and an irregularly shaped muscle infarct (arrows in B). (Reprinted with permission from May DA, Disler DG, Jones EA, et al. Abnormal signal within skeletal muscle in magnetic resonance imaging: patterns, pearls, and pitfalls. Radiographics. 2000;20:S295–S315.)

■ 如果未被发现，筋膜室内容物，包括肌肉、神经，会出现萎缩和瘢痕，伴有挛缩以及不可逆的功能完全丧失。为了避免这一毁灭性后果，早期诊断至关重要。

■ 急性骨筋膜室综合征采用筋膜切开术减压治疗。

■ 当怀疑有急性骨筋膜室综合征时，直接测量腔室内压力是合适的。不应被 MRI 或其他影像学检查延误。如果进行了 MRI 检查，可显示肌肉水肿。

### 劳累性骨筋膜室综合征

■ 可逆性肌肉缺血，表现为运动时疼痛重现。

■ 跑步运动员。

■ 腿部前筋膜室是一个常见部位。

■ 有时可以通过 MRI 诊断。患肢可在引发症状的运动进行时或之后即刻接受扫描。受累肌肉常表现为轻微的、一过性的水肿。

■ MRI 的主要作用是排除其他病变。

亚急性骨筋膜室综合征和慢性骨筋膜室综合征是不太精确的术语，有时用作轻度骨筋膜室综合征（图 1.61）或劳累性骨筋膜室综合征。有些患者可能仍然需要筋膜切开术。

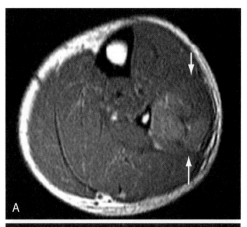

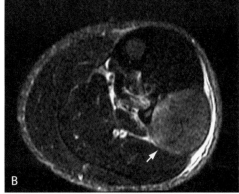

图 1.61　慢性骨筋膜室综合征。$T_1$ 加权（A）和反转恢复（B）轴位 MR 图像显示小腿近端腓骨长肌肿大（箭）。（B）中水肿信号和（A）中轻度升高的 $T_1$ 信号提示出血

由于石膏固定后肢体肿胀，石膏固定过紧可产生骨筋膜室综合征样症状。处理方法很简单：校正石膏固定或简单地纵向将其剖成两部分（双瓣石膏，呈蛤壳样），并用弹性绷带包裹。这使得软组织膨胀时无需更换石膏。

### 放射治疗

- 在整个放射野中产生长时间存在的软组织水肿。
- MR 图像通常显示受到辐射的水肿组织和邻近正常组织之间分解非常清楚（图 1.62）。这种表现有助于鉴别放射治疗相关性水肿和其他原因引起的肌肉和邻近软组织水肿。

### 肌筋膜缺损

- 表现为肌肉表面的肿块或突出，通常在小腿。
- 经肌筋膜缺损的肌肉膨出所致（图 1.63）。

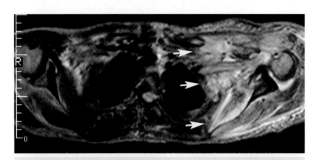

图 1.62　Radiation therapy. Axial T2-weighted MR image of the upper chest in a patient previously treated with radiation therapy to the left shoulder and axilla region shows diffuse edema in the radiated soft tissues. Note sharp, straight margin between the radiated and normal tissues (arrows). (Reprinted with permission from May DA, Disler DG, Jones EA, et al. Abnormal signal within skeletal muscle in magnetic resonance imaging: patterns, pearls, and pitfalls. Radiographics. 2000;20:S295–S315.)

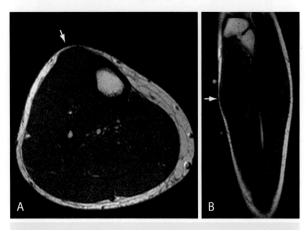

图 1.63　肌筋膜缺损。患者 25 岁，右小腿前部近端触及肿块，T₁ 加权轴位（A）和冠状位（B）MR 图像显示肌肉轻微向前突出（箭）

- 通常偶然发现，因误认为肿瘤而引起关注；偶尔会在运动时出现症状。
- 部分病灶可在肌肉收缩时再现，US 或快速 MRI 在肌肉放松或收缩时可显示肌肉通过缺损处膨出。
- 有症状的缺损，MRI 上偶尔表现为肌肉水肿。
- 更常见的情况是，MRI 成像完全没有显示。无肿块和水肿是偶发性肌筋膜缺损的主要表现。

## Morel-Lavallée 病变

- 由闭合性剪切（"脱套"）损伤引起的皮肤和皮下脂肪与深部肌肉筋膜分离。
- 供应肌肉表面的脂肪和皮肤的血管和淋巴管中断。
- 淋巴、血液和有时来自更表层组织的坏死 / 液化脂肪使潜在间隙扩大而阻碍愈合。这种液体通常很复杂，可能含有脂肪小球（图 1.64）。
- 厚度从几毫米到几厘米不等。
- 可能形成厚或薄的假包膜。
- 液体可能继发感染。
- 覆盖的皮肤容易坏死。
- 可能对邻近肌肉产生压迫，但肌肉没有其他异常。
- 最常见的部位：大腿近端外侧和髋关节，其次是骨盆和膝关节周围。
- CT、US 或 MRI 显示大腿外侧、髋关节或骨盆周围或膝关节处的肌肉浅筋膜之间积液。

## 关节软骨基础知识

- 关节软骨覆盖在滑膜关节的骨端。
- 功能：对骨端起缓冲作用，使关节几乎无摩擦运动。
- 由复杂的胶原基质、蛋白聚糖大分子、软骨细胞和由氢键结合的水组成。
- 关节软骨解剖学的简化模型由 4 层组成，以胶原纤维的方向来区分（图 1.65）。
  □ 最浅层（浅层）：这层很薄，主要是平行于软骨表面的胶原纤维。
  □ 中间层（移行层）：当纤维从垂直向平行于软骨表面转变时，胶原纤维的排列总体上相对随机。蛋白聚糖浓度中等。
  □ 深层（放射层）：胶原纤维呈放射状分布，即主要垂直于软骨下骨。高蛋白聚糖浓度。
  □ 钙化层：起到锚定放射层的作用，通过钙化的胶原蛋白将放射层锚定于软骨下骨。
- 关节软骨没有血液、淋巴或神经供应，必须依赖于滑液中营养物质的扩散，小部分来自软骨下骨的细胞外间隙。

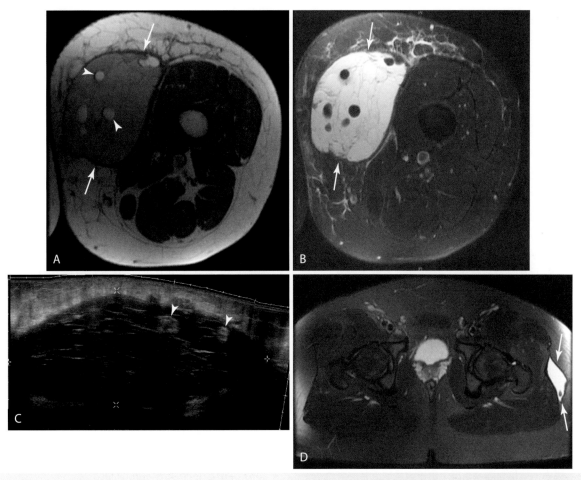

图 1.64　Morel-Lavallée 病变。（A）T$_1$ 加权和（B）脂肪抑制 T$_2$ 加权轴位 MR 图像和（C）长轴位超声。该病变不同程度地呈现了 Morel-Lavallée 病变的许多特征，包括低信号假包膜（箭）、内部难以计数的细分隔、病变内的脂肪小球（箭头），以及对邻近肌肉的占位效应。注意病灶典型位置，位于皮下脂肪和肌肉浅筋膜之间。该病变位于大腿内侧相对不典型，大多数发生在外侧。（D）另一患者的病灶较小，位于左髋关节外侧

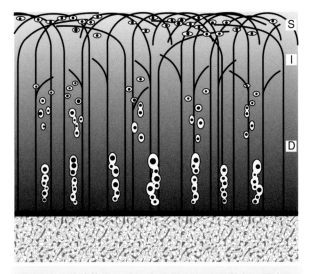

图 1.65　关节软骨。该示意图显示了胶原蛋白和蛋白聚糖纤维在浅层、中间层和深层的主要方向。图中夸大了表层的厚度，其实非常薄。钙化软骨将深层固定在下面的骨骼上。D，深层；I，中间层；S，浅层

　　□ 正常负荷下的关节运动可以驱赶滑液中营养物质进入软骨，帮助软骨获取营养。

### 关节软骨影像学
#### MRI

- 关节软骨影像学检查的金标准。
- 轻度 T$_2$ 加权（中等）快速自旋回波。
  - □ 最广泛使用的序列。
  - □ 最佳 TE 约为 45 ms。
  - □ 通常获取抑制脂肪图像。
    - ◇ 脂肪抑制增加了动态范围，减少了化学位移伪影。
  - □ 正常的关节软骨在该序列上具有低至中等的信号强度（图 1.66A）。
  - □ 深层软骨层由于其各向异性的超微结构，其信号强度可能略低。
- 脂肪抑制的三维扰相梯度回波序列（3D SPGR、FLASH）。

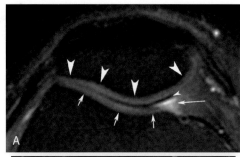

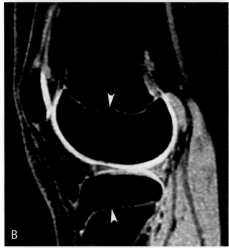

图1.66　正常关节软骨。（A）脂肪抑制$T_2$加权快速自旋回波（回波时间45 ms）髌骨层面的轴位MR图像，显示髌骨（大箭头）和股骨滑车（短箭）软骨。仔细观察可见中间层信号强度略高（由于该层缺乏各向异性）。髌骨和滑车软骨之间的黑线（小箭头）是磁敏感伪影。正常关节软骨的整体中等信号与关节液的高信号（长箭）形成对比。软骨缺损表现为高信号区。（B）脂肪抑制三维扰相梯度回波矢状位MR图像（重复时间60 ms；回波时间5 ms；翻转角度40°）显示正常的膝关节软骨。股骨远端和胫骨近端的正常生长板（箭头）表现为类似信号。透明软骨在这个成像序列上呈高信号，软骨缺损呈低信号

□ 空间分辨率比快速自旋回波序列更高。
□ 正常软骨在该序列呈高信号（见图1.66B）。
□ 缺点：成像时间长，无助于评估其他组织，只能显示软骨形态。因此应用不如快速自旋回波广泛。
　　许多其他的脉冲序列已经被开发并用于关节软骨成像。更先进的技术示例：
■ $T_2$ mapping。
□ 关节软骨损伤会使游离水流入，从而延长$T_2$值。
□ 提供高分辨率的软骨$T_2$值的定量或半定量评估。
□ 可以比快速自旋回波序列更早检测到软骨变性。
□ 3T扫描仪效果最好。

□ 除了研究，临床应用也越来越广泛。
　　其他影像学检查方法：CT和MRI关节造影检查关节软骨表面缺损的分辨率极高。

## 平片

■ 敏感性差。
■ 明显的软骨丢失时，透亮的软骨间隙或关节间隙变窄。
□ 平片出现这些变化时，软骨丢失往往是广泛的。

### 关节软骨缺损

■ 目前关节软骨评估的金标准是关节镜。
■ 关节镜下，正常的关节软骨光滑、牢固、发亮。
■ 外科医师寻找关节软骨缺损，并用探条寻找软骨异常软化。

### 软骨软化症（软骨变软）

■ 最早手术检测到的软骨异常形式是关节镜下金属探条发现的软骨变软。软骨可以肿胀。
■ 更严重的软骨缺损可按缺损的大小和深度进行分类。
■ 最严重的是软骨全层缺损、软骨下骨裸露。
　　有些软骨缺损具有特殊的表现，需要其他术语。
■ 裂缝：软骨表面深度不同的裂缝。
■ 纤丝化：部分厚度的软骨缺失，表面不规则，呈蟹肉样。
■ 剥离：软骨与软骨下骨分离。
□ 如果浅层软骨完好无损，关节镜下表现可能轻微或隐匿。
□ 极有可能发展成全层缺损。
□ MRI显示关节软骨深部有液体信号（图1.67）。
■ 瓣状撕裂：软骨剥离的裂隙在一侧或多侧延伸到软骨表面。
□ 被撕裂的软骨可以部分离开骨骼并抬起。
■ 骨软骨骨折（病变、缺损）：包括软骨和软骨下骨（图1.68）。

---

**关键概念**

**描述关节软骨缺损**

缺损大小、程度、位置

可出现的其他特征：裂缝、瓣状撕裂、剥离、骨软骨损伤

软骨下骨：水肿、硬化、囊肿

相关病变，如滑膜炎、半月板撕裂

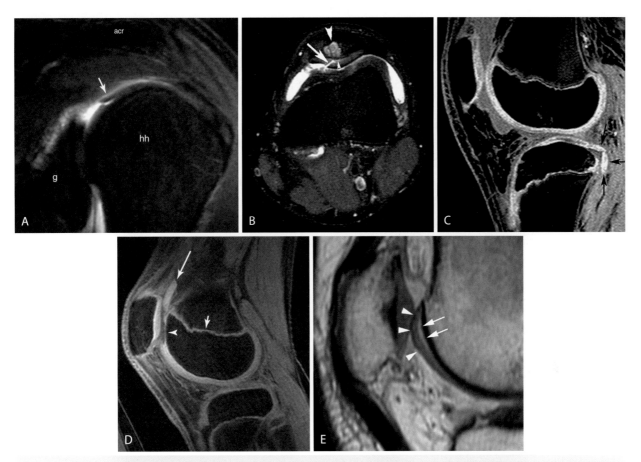

图 1.67　关节软骨缺损：瓣状撕裂和剥离。（A）肱骨头的小瓣状撕裂。脂肪抑制快速自旋回波 T₂ 加权斜矢状位 MR 图像，显示高信号关节液衬托下的瓣状撕裂（箭）。（B）伴有瓣状撕裂和部分剥离的裂隙。左膝疼痛患者，脂肪抑制快速自旋回波 T₂ 加权轴位 MR 图像（回波时间，60 ms）显示髌骨内侧小面斜行裂缝（箭）向外侧延伸（小箭头），同时可见邻近的髌骨软骨下囊肿（大箭头）。（C）胫骨后外侧平台软骨剥离（箭）。脂肪抑制扰相梯度回波（SPGR）矢状位 MR 图像，该青少年患者同时伴有前交叉韧带撕裂。（D）移位的全层软骨碎片。脂肪抑制三维 SPGR 序列，这个序列上软骨呈高信号。注意股骨滑车的软骨缺损（箭头）和向上移位的软骨碎片（长箭）。注意，骨骺板（生长板）具有类似的高信号（短箭），为正常表现。（E）轻微的剥离。股骨滑车软骨（箭头）与软骨下骨（黑色条纹）被薄层高信号液体分离（箭）。acr，肩峰；g，关节盂；hh，肱骨头

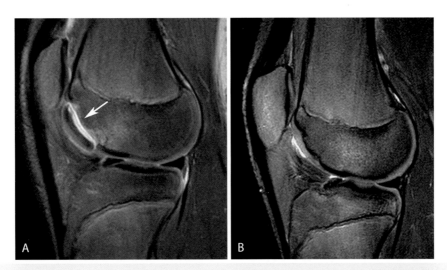

图 1.68　骨软骨骨折修复成功。（A）脂肪抑制轻度 T₂ 加权快速自旋回波矢状位 MR 图像（回波时间，约 45 ms）显示股骨外侧滑车骨软骨病变（箭）。（B）软骨碎片手术复植几个月后，随访 MR 检查显示修复成功，与骨愈合，关节软骨轮廓光滑

## 关节软骨缺损影像学

- 膝关节最容易、效果最佳。
  □ 膝关节软骨最厚，髌骨软骨厚度可达 5 mm。
  □ 相比之下，以踝关节为例，每个关节面的软骨仅约 1.5 mm，更难分解。
    局灶性软骨缺损的 MRI 评估：
- 软骨缺损可表现为局部 $T_2$ 信号增高或软骨厚度减少。
- 经验表明，借鉴关节镜分级并轻微修改可以建立可重复的、可靠的关节软骨缺损 MRI 分类系统。
- 评估包括缺损的信号强度、深度以及大小和软骨下骨的信号变化。
- 最常用的一些方法借鉴了 Outerbridge 描述的关节镜分级系统并进行修订。其中，国际软骨再生与关节保护协会（前身为国际软骨修复学会）采用的系统 ICRS 可能最常用（框 1.5 和图 1.69；参见图 1.67）。
  □ 1 级缺损：
    ◇ MRI 上软骨表面轻度不规则和（或）$T_2$ 信号增高。
    ◇ 最常见的原因是软骨表面退变或软骨表面深层的软骨基质的微结构被破坏。受损的软骨可能会吸入关节液内的游离水。
  □ 2 级缺损：
    ◇ 深度超过 1 级，但延伸至小于 50% 的软骨厚度或局部软骨水肿和肿胀。
  □ 3 级缺损：
    ◇ 厚度大于 50%，但不是全层。
  □ 4 级缺损：
    ◇ 全层缺损。
- 对 ICRS 分级系统的修订常见。例如：
  □ 有人认为，任何伴有软骨下囊肿或水肿的都属于 4 级缺损，无论在 MR 图像上缺损的深度如何。
  □ 也有 ICRS 系统的简化版，将 1、2 级或 2、3 级合并为单级，3 级为全层缺损，而 1 级和 2 级程度相应较轻。
- 简单地描述缺损。
  □ 报告举例："12 mm × 7 mm 50% 厚度的关节软骨缺损位于股骨外侧髁负重区后部，软骨下骨髓信号正常"。

### 框 1.5 关节软骨缺损的磁共振分级

0 级：正常
1 级：浅表水肿和（或）表面不规则
2 级：厚度小于 50% 的缺损
3 级：厚度大于 50% 的缺损
4 级：全层缺损

全球联合评估系统，如 WORMS（全器官核磁共振成像评分）和 MOAKS（膝关节骨关节炎 MRI 成像评分）把关节软骨丢失与其他膝关节病理改变结合起来，如骨赘、关节内游离体、积液、韧带和半月板撕裂等。这些分级系统是作为研究工具开发的，用于监测非手术疗法对骨关节炎的可能疗效，特别是在膝关节，但理论可以修订后用以评估任何关节。

## 关节软骨缺损的治疗

关节软骨是肌肉骨骼系统中少数不能再生的组织之一。

关节软骨损伤的最终后果是骨关节炎。骨关节炎是西方最常见的致残性疾病，给社会带来巨大的直接和间接负担，不仅是医疗成本，还因为损失劳动力而造成经济损失。理想的治疗是阻止或逆转关节软骨的丢失。

- 软骨剥离有时会成功地被重新粘贴到软骨下骨上。然而，最终可能脱落或在诊断时被切除，导致全层缺损。
- 骨软骨骨折碎片成功复位的可能性更高（见图 1.68），因为骨与骨之间的愈合要比软骨与任何物体之间的愈合好得多。

### 微骨折技术、钻孔技术及相关手术

- 对全层关节软骨缺损的软骨下骨钻孔，允许多潜能细胞从骨髓到达裸露的软骨下骨表面。
- 这引起细胞因子介导的修复反应，在缺损区产生纤维软骨。纤维软骨不如关节（透明）软骨，但比没有软骨好。
- 患者可以减少疼痛，提高活动水平。

### 骨软骨自体移植术 [OATS，镶嵌成形术或自体骨软骨移植术（AOTS），图 1.70A]

- 从关节的非承重部分获取的圆柱形骨软骨栓并移植到软骨或骨软骨缺损部位。
- 由生物材料制成的同种异体移植物也可使用。
- 目前，这种技术限用于 $2\,cm^2$ 左右或更小缺损，也有些外科医师将其用于更大的病变。

### 同种异体骨软骨移植术

- 用于大型关节软骨和骨软骨病变。
- 需要仔细匹配供体外形与缺损的轮廓。
- 来自尸体的移植物效果不佳。
- 带有活细胞的移植物效果较好，但取材受限，并有传播疾病的风险。

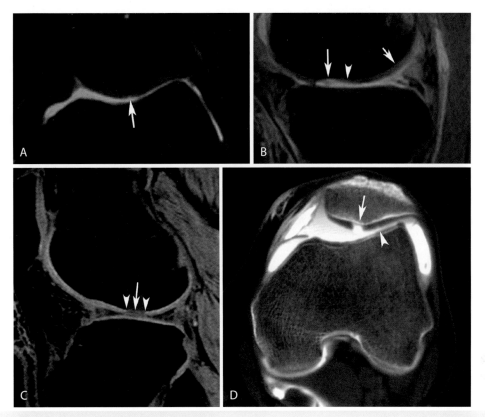

图 1.69　关节软骨缺损。（A）脂肪抑制快速自旋回波 $T_2$ 加权轴位 MR 图像（回波时间，42 ms）显示髌骨正中脊 1 级或浅 2 级缺损（箭）。（B）膝关节脂肪抑制快速自旋回波 $T_2$ 加权矢状位 MR 图像（回波时间，60 ms）显示股骨外侧髁 4 级（长箭）和 2 级（箭头）缺损。将其与后方的正常软骨（短箭）比较。（C）脂肪抑制扰相梯度回波矢状位 MR 图像显示股骨外侧髁 4 级缺损（箭）。箭头所指为软骨缺损的锐利边缘。（D）左膝关节造影轴位 CT 显示髌骨内侧小面 4 级缺损（箭），注意髌骨外侧小面的 1 级缺损（箭头）

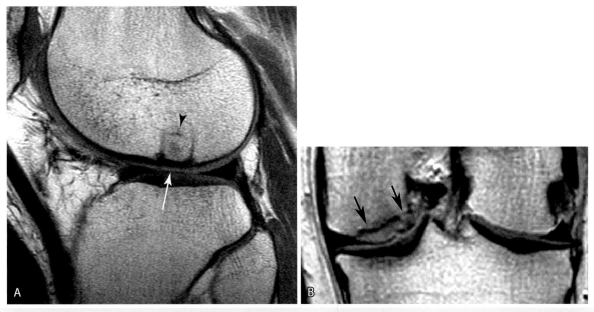

图 1.70　软骨修复技术。（A）自体骨软骨移植术（OATS）。质子密度矢状位 MR 图像。箭头标记的是圆柱形骨软骨栓的顶部，6 个月前该栓取自股骨内侧滑车上部，用以修补高级别外侧髁关节软骨的缺损。该栓子边缘表现为垂直于关节面的平行低信号线。正常的移植软骨（箭）与相邻的正常软骨平滑融合。（B）自体软骨细胞植入术（ACI）。质子密度快速自旋回波冠状位 MR 图像，显示股骨内侧髁骨软骨缺损修复成功。注意中等信号的新软骨（箭头）填补缺损。关节面轻度不规则和凸起被认为是可接受的

### 自体软骨细胞植入术（ACI）

- 从患者身上获取软骨细胞并进行体外培养。
- 将培养的软骨细胞植入关节软骨缺损处，用骨膜片保护（参见图 1.70B）。
- 新的软骨需要数月才能成熟，需要长期的承重保护。
- 需要两次手术。

### 基质相关 ACI

- 与 ACI 一样，获取软骨细胞并在体外培养。
- 培养的细胞被埋入胶原支架，后者黏附填充于软骨缺损处。
- 需要两次手术。

## 其他关节软骨病变

### 急性软骨溶解

- 关节软骨突然弥漫性均匀性缺失。
- 罕见。
- 可能发生在创伤（包括股骨头骨骺滑脱）或关节镜检查后。
- 也见于瘫痪的患者。
- 最常见于髋关节，也见于肩关节和肘关节。
- 病因尚不确定。可能原因：
  □ 关节镜检查时关节内压力增加和（或）关节内镇痛药浓度高。
    ◇ 盐酸布比卡因及其相关镇痛剂在体外对软骨细胞有毒性。
  □ 用于治疗肩关节松弛的热力关节囊收紧术。
  □ 正常走动产生的周期性负荷可以提供软骨营养，瘫痪患者缺乏这种负荷。
- 主要鉴别诊断：感染，同样表现为均匀、快速的关节软骨变薄和关节间隙变窄。大量关节积液提示感染。需要结合实验室和临床进行鉴别。

### 软骨钙质沉着症

- 软骨钙化。
- 可与以下疾病相关：
  □ 甲状旁腺功能亢进症中的高钙血症。
  □ 晶体沉积性关节病，尤指焦磷酸钙沉积症（CPPD）。
  □ 血色素沉着症。
  □ 各种罕见的先天性代谢缺陷。
  □ 老年人退行性改变，或者偶然发现。

## 神经基础知识

- 周围神经由称为神经束的神经纤维组成。

- 四肢的一些主要神经是神经血管束的一部分，后者由神经、动脉和（或）静脉组成。

## 正常神经影像学

- 神经鞘内的髓鞘影像表现类似于脂肪。
  □ CT：神经的密度低于肌肉或水。
  □ MRI：$T_1$ 和没有脂肪抑制的 $T_2$ 加权 MR 图像表现为高信号。在脂肪抑制或翻转恢复的 MR 图像上，神经信号强度明显下降。
  □ 高分辨率 CT、MRI 和 US 能够显示周围神经内的神经束。

## 周围神经损伤

　　周围神经容易受到直接创伤、压迫、拉伸、肿瘤、自身免疫性疾病、感染、辐射和各种神经病变引起的损伤。

- 直接创伤可来自外部，如刀伤或骨折后的骨碎片。
  □ 例如，上臂的桡神经沿肱骨后缘走行，容易被肱骨干骨折撕裂或移位。外科医师可能不对肱骨中段骨折手法复位，以避免骨碎片损伤神经的风险。
- 周围神经卡压是指神经在相对狭窄的解剖空间内受压而引起的神经功能障碍综合征（框 1.6；参见图 1.71）。

---

**框 1.6　周围神经卡压综合征**

**正中神经**

腕部：腕管综合征

　原因：先天性腕管狭窄、过度使用、滑膜炎（如类风湿性关节炎）、肿块、甲状腺功能减退、骨折、特发性

前臂近端：旋前圆肌综合征

　原因：旋前圆肌内受压

上臂远端：Struthers 韧带

　原因：解剖变异，髁上突

**桡神经**

前臂近端：骨间后神经卡压综合征

　原因：深支受压于旋后肌内

上臂中部：肱骨干骨折造成的压迫或损伤

腋窝：睡眠性麻痹

　原因：侧卧时压迫

**尺神经**

肘部：肘管综合征

　原因：神经半脱位、肿块、创伤、炎症

腕部：Guyon 管综合征

　原因：肿块、创伤、炎症

---

**腋神经**

四边孔综合征

　　原因：纤维束带、肿块

**肩胛上神经**

肩胛上切迹综合征

　　原因：冈盂或肩胛上切迹的肿块或炎症

**胫后神经**

跗管综合征

　　原因：神经半脱位、肿块、创伤、炎症

**坐骨神经**

梨状肌综合征

**股外侧皮神经**

"感觉异常性股痛"

　　原因：神经受压迫于邻近髂前上棘的腹股沟韧带

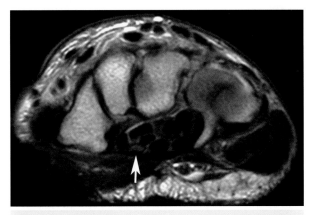

图 1.71　正常神经。腕关节 $T_2$ 加权快速自旋回波轴位 MR 图像，显示腕管内中等信号的正中神经（箭），与低信号的腕管内肌腱形成对比

- □ 最常见的是腕管综合征，其中正中神经在腕管内受到肿块或其他占位的压迫，例如，类风湿性关节炎引起的腱鞘肿胀（见第 4 章）。
- ■ 肿瘤可压迫或包埋神经。一些肿瘤如神经纤维瘤或神经鞘瘤发生于神经本身。注意肿瘤附近神经的状态是评估是否选择手术的重要因素。神经和神经鞘肿瘤在第 12 章讨论。
- ■ 神经炎可能由周围神经感染引起，尤其是通过病毒。或是免疫介导性炎症，这种炎症常继发于全身病毒感染。
- □ 损伤或神经炎可伴有水肿、强化或肿胀。
- □ 在 3T 扫描仪中使用混合反转恢复序列的 "MR 神经成像"，可以比低场强扫描仪的传统技术更好地显示神经水肿和肿胀。
- □ 损伤的运动神经支配的肌肉 MRI 可见去神经支配

的表现（见图 1.58）。
- □ 肌电图在评估神经损伤或功能障碍方面通常优于影像学研究，但只能用于浅表神经。

## 异物影像学

- ■ "异物"一词既包括外科植入物，又包括意外进入体内的物体，如直接刺入的金属或木屑。
- ■ 平片发现包括玻璃碎片在内密度足够高的异物（图 1.72）。
- □ 在异物的皮肤入口放置标记物有助于定位。
- ■ US 有助于浅表异物的定位（图 1.73）。

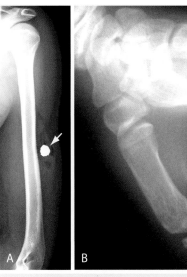

图 1.72　平片显示异物。（A）上臂软组织中的子弹。（B）较小且密度较低的异物在平片上可能显示不够清晰。手斜位平片显示在拇指内侧的软组织内存在线状异物（箭）。这是铅笔的石墨芯。与周围组织密度类似的异物，如大多数木材碎片，在平片上无法显示

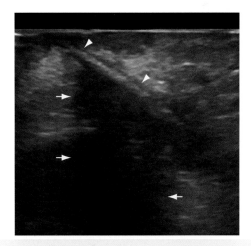

图 1.73　US 显示异物。小腿的 US 图像显示木屑回声（箭头），注意后方声影（箭）

- 异物组成不同，MRI 表现各异。
  - 关节镜检查后，微小的金属碎片很常见，如果使用钻孔或旋锉，数量会有很多。这些碎片太小，平片或 CT 检查都无法显示。然而，它们会引起磁化率伪影和局部磁场的不均匀，MR 图像上很明显，尤其是在梯度回波图像上，表现为小范围的低信号区。使用快速自旋回波序列和其他技术可以使这种伪影最小化（框 1.7）。
  - MR 图像常难以显示木屑。若可见，则常在所有序列上表现为低信号。
  - 异物周围常形成 T₂ 高信号的肉芽、无菌液体或脓液，使病变在 MRI 上容易显示（图 1.74 和图 1.75；另请参见图 1.75）。

| 框 1.7　磁共振成像技术对金属伪影的影响 |
| --- |
| **适用** |
| 增加接收带宽 |
| 选用快速自旋回波，而不是传统的自旋回波 |
| 增加矩阵 |
| 频率编码方向平行于金属物体长轴 |
| 使用低场强磁共振扫描仪 |
| **禁用** |
| 梯度回波 |
| 化学脂肪抑制 |

注：金属伪影受金属合金类型的影响较大。钴铬钢合金往往比钛和氧化锆合金有更大的伪影。

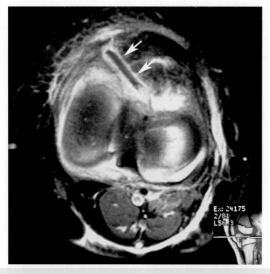

图 1.74　MRI 可以显示平片无法显示的异物。儿童患者，2 周前左膝前部被树枝刺伤，膝关节间隙水平（见图像右下角的定位像）T₂ 加权 MR 轴位图像显示线性低信号木片，周围有高信号肉芽组织（箭）。MRI 对小的非金属异物不敏感，但 MRI 可以发现异物反应，包括水肿和肉芽形成

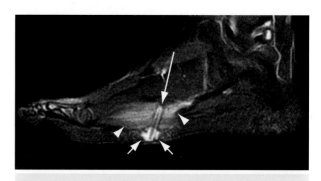

图 1.75　MRI 显示平片无法显示的异物。足部 T₂ 加权自旋回波矢状位 MR 图像显示细长的低信号异物（长箭）伴邻近软组织水肿（箭头）和异物足底端周围的少量积液（短箭）。异物被证明是木片

# 第三部分：儿童肌骨损伤的特殊影像诊断

## 概述

儿童骨骼的生物力学与成人不同。

- 儿童的骨骼更"柔韧"（可塑性更强），尤其是年幼的儿童，可以持久变形而不会断裂成碎片。这种可塑性随着年龄的增长而降低。可以把骨头看成百吉饼。新生儿骨骼就像一个新鲜的百吉饼，柔软而容易弯曲，对外部"皮质"的破坏程度很小。随着孩子的成长，骨头变得越来越强壮，同时也变得越僵硬——就像一个被放在厨房柜台上好几天的百吉饼，这时百吉饼变硬，但仍然可以被折弯，但外部皮层出现多个裂缝和外缘破坏。成人的骨头就像一个已经被放在厨房的柜台上好几周的百吉饼，这样的百吉饼足够结实，可以支撑一堆烹饪书，但它不能折弯，至少不会明显折弯。如果施加足够的弯曲力，百吉饼就像成年人的骨头一样，会裂成单独的碎片，而不能持续弯曲（感谢已故儿科放射学家罗伯特·威尔金森提出的这个类比）。
- 承受剪切力或张力时，骨骺板（生长板）比相邻骨弱，因此骨折通常累及骨骺板。
- 未成熟骨骼的骨折，在后期生长过程中具有更大的重塑潜力（见图 1.32）。骨折后解剖学上的重塑潜力取决于：
  - 孩子的年龄（越小越好，进一步的成长过程中，有更多的时间恢复正常）。
  - 位置（干骺端为最佳，有最丰富的血供）。
  - 有成角畸形时，成角的方向。
    - 与垂直成角相比，与相邻关节运动平面平行的成角畸形重塑效果更好。
    - 例如，与矢状位（向前或向后）成角的胫骨干

骨折相比，冠状位成角（外翻或内翻）骨折的
重塑往往较差。这是不幸的，因为膝和踝关节
可以部分代偿矢状位成角畸形，而不能代偿冠
状位成角畸形。

- 儿童骨骼的骨膜松散地附着在骨骼表面，但在骨骺
板处附着非常紧密。这使得血液、脓液或肿瘤可以
在骨膜、干骺端和（或）骨干的骨皮质之间积聚，
而不会延伸到软组织中。
  - 骨膜反应（骨膜炎、骨膜新骨形成）：被肿瘤、血
    肿或脓液推离皮质的骨膜形成新骨。病变将骨膜
    抬高、随后停止，那么最初由移位的骨膜形成的
    新骨最早在平片上表现为大致平行于骨干的细线
    状或弧形钙化（图 1.76，另见图 1.32）。如果骨膜
    持续被推移，如进行性增大的肿瘤，那可以出现
    不同的骨膜反应类型，是诊断潜在病变的重要线索。
    这将在第 11 章进一步讨论。

## 长骨生长和重塑

纵向生长发生于骨骺板。

### 更详细的骨骺板知识

- 也称为生长板，初级骨骺板，骨骺生长板。
- 软骨内化骨的特殊部位，允许长骨纵向生长（图 1.77）。

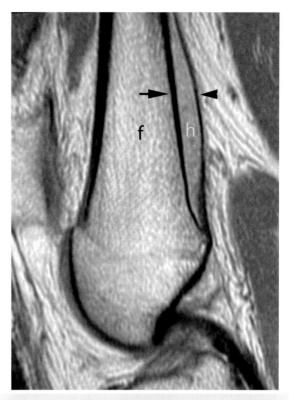

图 1.76　外伤性血肿导致骨膜抬高。青少年患者，股骨
远段（f）的 PD 加权矢状位 MR 图像显示股骨后方皮质
（箭）和抬高的骨膜（箭头）之间有血肿（h）

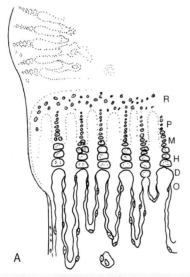
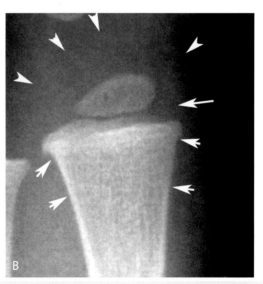

图 1.77　骨骺板。（A）图中显示了骨骺板的组织学结构。邻近骨骺的静止区（R）包含小簇的软骨细胞。增殖区（P）
为纵向排列的分裂和扩大的软骨细胞。在成熟区（M），细胞分裂停止，但软骨细胞在继续扩大。肥大区（H）的细胞快
速增大，周围的软骨开始钙化（称为临时钙化，因为它还不是骨）。软骨细胞在软骨变性区（D）退化并死亡，并被成骨
细胞所取代。在成骨区（O），成骨细胞开始了将钙化的软骨转化为骨的过程。这个区域标志着从骺板到干骺端的转变。
术语"骨皮"有时用来描述骨骺板的外缘，偶尔会钙化，在平片上表现为从干骺端远端延伸的小骨刺。（B）儿童桡骨远
端的平片显示相应的放射学解剖。长箭表示骨骺板。干骺端的轮廓（短箭）是破骨细胞和成骨细胞骨重塑的结果。如果破
骨细胞活性降低，则不会产生该凹形轮廓（管状化不足；见文本和图 1.79）。箭头标记了骨骺的真正边缘，在幼儿期主要
是由软骨组成

- 骨骺板的功能就像一条滚动装配线，通过多步程序形成新骨，同时将骨骺推离骨化的干骺端和骨干。

### 新骨形成的多步程序总结

- 软骨细胞位于骨骺板的骨骺侧（静止区）。
- 这些软骨细胞增殖并产生一个软骨板。
- 该软骨板钙化（临时钙化带，在平片上可见，是一些疾病的观察标志）。
- 软骨细胞死亡，钙化的软骨随后被成骨细胞侵入。这一步必须有完好的干骺端血供。
- 成骨细胞将骨骺板干骺侧的钙化软骨转化为骨。
  - 骨骺板的干骺侧形成的新骨是未成熟（编织）骨，经过广泛的重塑，成为成熟层状骨的皮质和小梁。
  - 骨骺板的骨骺侧产生新软骨的速度与干骺侧转化为骨的速度相同。这种平衡使正常骨骺板在整个生长过程中宽度均匀。

### 次级骨骺板

　　允许次级生长中心的生长，次级生长中心包括骨骺和骨骺对等结构，即骨突和腕、足的小骨。

- 组织学上与初级骨骺板相似。
- 不是像初级骨骺板那样的线性板，而是在骨骺或骨骺对等结构的骨化中心周围的圆形薄壳。
- 引起放射状增长而不是线性增长。
- 大多数出现于出生后。
- 平片上无法显示，但高分辨率 $T_2$ 加权 MRI 上可表现为骨骺骨化部分周围薄层高信号带。

### 纵向生长率

- 依赖于血液循环中的激素，特别是生长激素，以及维持骨骼匀称生长的局部因素。
- 四肢骨骼最快的纵向生长发生在股骨远端，此处新骨形成速度高达每年 1~1.5 cm。

### 长骨纵向生长的停止

　　骺板静止区的软骨细胞停止分裂，因此，没有新的软骨形成，纵向生长停止。随着骺板的闭合，剩余的软骨转化为骨。

- 平片上表现为致密的横线，有时被称为骨骺板痕迹，标志着骨骺板的最终位置。
  - 这条线可能持续到成年，但最终因正常的成人骨重塑而消失。

　　不同部位的骨骺闭合的时间也有所不同。

- 女孩 14 岁、男孩 16 岁左右，大多数骨骼停止纵向生长。
- 锁骨内侧骨骺板属于最后闭合的，约在达到成年身高后几年，通常在 20~30 岁。

### 生长障碍线

- 也被称为生长恢复线、Park 线、Harris 线或应力线。
- 平行于骨骺板的横行跨过干骺端的致密细线。
  - 均匀、清晰的直线。
  - 不靠近骨骺板。
- 与儿童时期的应力有关，如疾病、受伤或固定。形成于此类事件的恢复阶段。
- 就像树木的年轮一样，随着时间的推移，骨骺板会渐渐远离生长障碍线。
- 通常生长障碍线为单个，但受到反复损伤时可以是多个（图 1.78）。
- 通常会持续到成年，但最终通过骨骼正常重塑而消失。

　　相比之下，横向干骺端带更宽，境界欠清楚，并且紧邻骨骺板。

- 仅在承重骨中发现时，致密横向干骺端带可视为正常表现。出现在所有骨骼时则属异常，为重金属中毒所致（见图 13.53）。
- 低密度横向干骺端带可见于佝偻病、白血病和转移性神经母细胞瘤。

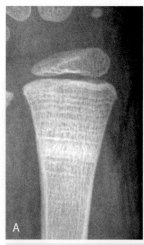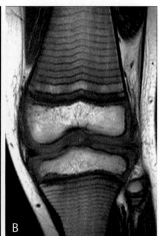

图 1.78　生长障碍线（PARK 线、HARRIS 线）。（A）患者，5 岁，桡骨远端前后位平片显示多条清晰的细线平行于骨骺板。（B）另一患者的膝关节 $T_1$ 加权冠状位 MR 图像可见类似的表现，特别明显。该患儿罹患成骨不全，定期接受双膦酸盐治疗。生长障碍线是治疗过程中破骨细胞功能受损而形成的。股骨生长障碍线的间隔比胫骨更广，因为股骨生长更快

### 长骨横向生长和重塑

- 骨膜产生骨，使骨的直径增加。
- 管状化：随着骨的纵向生长，干骺端转化为管状骨干。
  - 管状化是由破骨细胞和成骨细胞的协调完成的。

- 管状化障碍会导致干骺端变宽（管状化不足，锥形烧瓶畸形；图 1.79 和框 1.8；见图 15.80）或狭窄的管状干骺端（过度管状化；图 1.80 和框 1.9）
- 例如，石骨症的破骨细胞活性降低和贮蓄性疾病的骨髓内堆积会导致管状化不足。
- 过度管状化最常见于负重缺失或减轻的神经肌肉疾病，如脑瘫。

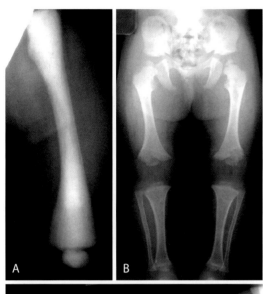

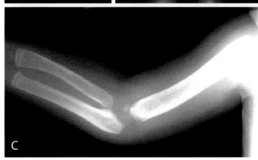

图 1.79　管状化不足。（A）石骨症。破骨细胞功能障碍导致干骺端变宽。（B）软骨发育不全。骨骼短而粗，干骺端增宽。（C）Hurler 综合征（黏多糖病 1H 型）。骨髓中充满了异常代谢物，导致骨干和干骺端的扩张。另见图 15.80（图 B 由 Stephanie Spottswood 博士提供）

### 框 1.8　管状化不足的常见原因

骨骼长度正常
　　佝偻病
　　石骨症
　　纤维结构不良
　　多发性骨软骨瘤
骨骼短而粗
　　侏儒症（多种类型，软骨发育不全最常见）
　　贮蓄性疾病
　　多发性骨软骨瘤

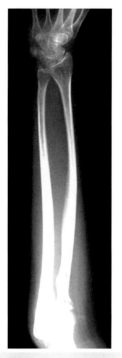

图 1.80　过度管状化。患儿，成骨不全，前臂骨骼从骨骺到骨干移行段长度小，骨干长而窄。这种整体外观通常被描述为"骨骼纤细"，最常见于慢性无负重的神经肌肉疾病，如脑瘫

### 框 1.9　过度管状化的常见原因（骨骼细长）

神经肌肉疾病（如脑瘫、脊髓脊膜膨出）
成骨不全症
幼年特发性关节炎
马方综合征
高胱氨酸尿症
关节挛缩

### 关键概念

**管状化**

长骨骨干重塑为正常构形的过程。

过度管状化：骨干的圆柱形部分太长，干骺端短而窄（例如，没有负重，神经肌肉疾病）。

管状化不足：骨干的圆柱形部分太短，干骺端宽而长（例如，石骨症、Gaucher 病）。

## 骨骺板骨折

　　骨骺板对剪切力和扭转力的抵抗比邻近骨骼弱，但抗压缩力并不弱。横穿或延伸至骨骺板的骨折占儿童所有骨折的 15%。这一比例并不高，因为大多数儿童骨折是由跌倒造成的压缩力引起的。

### 骨骺板骨折的 Salter-Harris 体系（图 1.81）

### Salter-Harris Ⅰ型

- 仅涉及骨骺板，骨骺相对于干骺端移位。
- 位移可能极小或在平片无法显示。与对侧比较和（或）随访平片可作出诊断。
- 必要时，MRI 可以确诊。

### Salter-Harris Ⅱ型

- 累及部分骺板和部分干骺端。
- 最常见的类型，占骨骺板骨折的 85%。

### Salter-Harris Ⅲ型

- 累及骨骺板和骨骺。因此，属于关节内骨折。

### Salter-Harris Ⅳ型

- 累及骨骺、骨骺板和干骺端。

### Salter-Harris Ⅴ型

- 骨骺板的挤压伤，最初可能类似 Salter-Harris Ⅰ型骨折或漏诊。
- 非常少见。

    一些学者把不累及骨骺板，仅累及干骺端和骨骺的骨折加入 Salter-Harris 体系，但这些扩展版的 Salter-Harris 类型没有广泛应用。

### 骨骺板骨折的影像学诊断

### 平片

- 一线检查。

### CT

- 主要用于一些青少年骨折的术前规划。

### MRI

- 高敏感性。
- 可以显示未骨化的骨骺软骨骨折。
- 年幼儿童需要使用镇静剂。

### US

- 可显示未骨化的骨骺软骨骨折。
- 可显示骨皮质断裂和血肿抬高骨膜。

### 骨扫描

- 示踪剂在骨骺板的强烈摄取，影响显示。针孔成像和与对侧的仔细比较可以提高骨闪烁扫描的准确性，但不如 MRI 和超声，并且有电离辐射。

### 骨骺板损伤并发症

    对骨骺板的直接创伤可导致跨越骨骺板的骨性愈合（骨桥）或者软骨细胞的损伤，这些软骨细胞是产生软骨雏形所必需的。这两种并发症都可导致生长停滞或生长畸形（图 1.82～图 1.85）。

### 跨越骺板的骨桥

- 跨越骨骺板并连接骨骺和干骺端的骨。
- 可大可小。
    - 大：生长停滞。
    - 小：骨桥仅累及骨骺板的一部分，导致杯状或成角畸形。

    骨桥发生发展的主要危险因素：

- 纵向骨折。
    - 纵向的 Salter-Harris Ⅳ型骨折。
    - 沿着骨折仅有几毫米的位移可以使干骺端碎片与骨骺碎片直接接触并愈合。

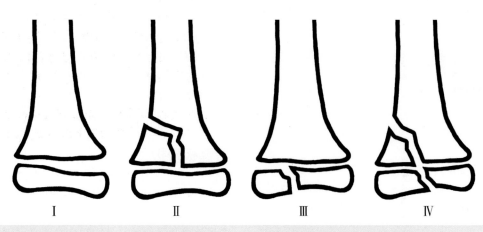

图 1.81　儿童骨骺板骨折 Salter-Harris 分类系统。Salter-Harris Ⅴ型是骨骺的一种挤压性损伤

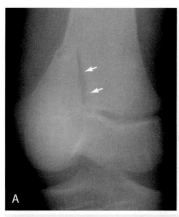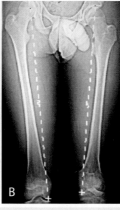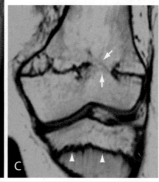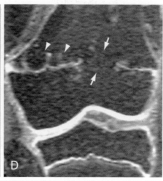

图 1.82　股骨远端骨骺骨折后骨骺板生长停止。（A）受伤时正位平片显示左股骨远端 Salter-Harris Ⅱ 型骨折（箭）。（B）3 年后 CT 定位图显示左侧股骨缩短，即既往骨折的部位。两侧股骨的虚线显示了左侧缩短的程度。（C）$T_1$ 加权冠状位 MR 图像显示股骨远端骨骺板明显不规则，骨骺板局部消失（箭）。注意胫骨近端光滑整齐的骨骺板（箭头）。（D）Coronal fat-suppressed three-dimensional spoiled gradient-echo MR image (repetition time, 60 msec; echo time, 5 msec; fl ip angle, 40 degrees) shows cartilaginous irregularities of medial aspect of distal femoral physis (arrowheads) and focal absence of growth plate cartilage (arrows). Note smooth contour of proximal tibial physis. (D adapted and reproduced, with permission, from Disler DG. Fat-suppressed three-dimensional spoiled gradient-recalled MR imaging: assessment of articular and physeal hyaline cartilage. AJR. 1997;169:1117–1123.)

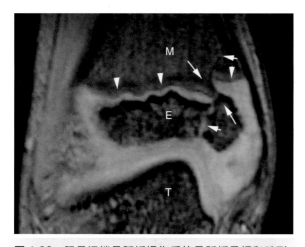

图 1.83　胫骨远端骨骺板损伤后的骨骺板骨桥和畸形。脂肪抑制三维扰相梯度回波冠状位 MR 成像显示骨桥（长箭）、陈旧性 Salter-Harris Ⅳ 型骨折线（短箭）和骺板（箭头）。注意距骨圆顶（T）和远端胫骨骨骺（E）之间的成角畸形。M，干骺端

- 具有正常波浪状轮廓的骨骺板。
  - □ 胫骨远端和股骨是最常见的生长停滞部位。
  - □ 这些部位的骨骺板呈波浪状，轻微的骨折移位就可以使干骺端和骨骺骨相接触。

**疑似骨桥的影像学检查**

平片

- 跨越骺板的明显骨桥和生长停滞或畸形是晚期表现。
- 早期诊断：注意观察生长恢复线。
  - □ 由骨折引起的生长恢复线应在随后的平片上与骨

骺板之间均匀分离。
  - □ 如果存在局部的骨骺板损伤，生长恢复线可能与骨桥融合（图 1.85）。
- 骨骺板中心的骨桥导致生长停滞而没有成角，但可能导致杯中球的外观。
- 因为未受伤的骨骺板继续生长，更靠周围的骨桥会导致成角畸形（见图 1.85）。

MRI

- 可以比平片更早更好地确诊或排除骨桥。
- 成熟的骨桥。
  - □ 在 $T_1$ 图像上有连续的骨髓脂肪信号跨越骨骺板。
  - □ 特异性征象，但并不总是存在。
- 早期诊断。
  - □ 脂肪抑制 3D SPGR（FLASH），与关节软骨成像用的序列相同。
    - ◇ 关节软骨和骨骺板软骨在这个序列上信号都很高。
    - ◇ 骨桥表现为正常骨骺板高信号的中断（图 1.82 和图 1.83）。
    - ◇ 能做到骨桥的精准定位（图 1.82 和图 1.83）（关于 MRI 对骨骺板损伤术前规划的精彩讨论，参见 Ecklund 和 Jaramillo，2002 年）。

**骨桥的治疗**

- 目的是防止畸形的发生发展。
- 如果骨桥范围小于 50% 的骺板，可用钻头从干骺端斜向切除骨桥以挽救骨骺板的生长。

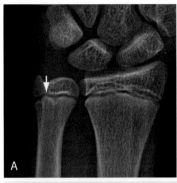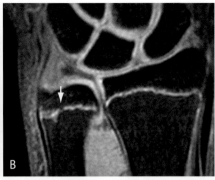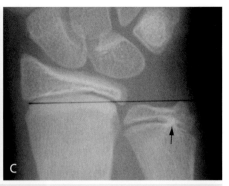

图 1.84　尺骨骨骺板骨桥。（A）平片显示尺侧生长板轻微狭窄，怀疑存在骨桥。（B）4 周后的脂肪抑制三维扰相梯度回波冠状位 MR 图像显示，高信号骨骺板被小骨桥隔断。病变得到及时治疗，没有导致发育障碍。（C）另一患者，类似的病变发现较迟。注意由于骨桥（箭）导致尺骨缩短，无其他畸形

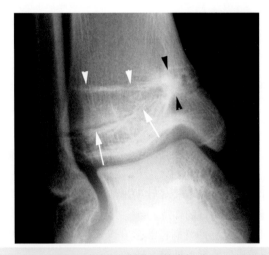

图 1.85　胫骨远端骨骺板损伤后的生长畸形。胫骨远端骨折石膏固定数月后愈合，前后位平片如图。注意跨越骨骺板内侧的骨性愈合，在干骺端和骨骺之间形成一个连续的骨桥（黑箭头），同时还发现胫骨远端干骺端的生长恢复线，这是由骨折形成的（白箭头）。骨折后，外侧正常生长，内侧由于骨桥对骨骺板的限制而无法生长。结果，生长恢复线在骨桥处与骨骺板（白箭）融合

　　□ 术前 MRI 脂肪抑制 3D SPGR 可以精确定位骨桥（图 1.82 和图 1.83）。
　　□ 此手术适用于生长潜力较大的年幼儿童。
■ 骺骨干固定术。
　　□ 骨骺板融合、阻止所有的生长，防止成角畸形。
　　□ 可能导致两侧腿长不对称。
　　□ 对侧骺骨干固定术可以保证肢体等长或相差最小。
　　□ 另外，也可以进行患侧肢体的骨延长手术。
　　□ 这将在第 15 章进一步讨论。

### 生长停滞的其他原因

　　产生软骨雏形的软骨细胞受损伤：
■ 直接创伤（Salter Ⅴ 型骨折）。热损伤（骨样骨瘤或

成骨细胞瘤热消融术）。
■ 为软骨细胞供应血液的骨骺的损伤。
　　□ 创伤。
　　□ 局部感染。
　　□ 弥散性血管内凝血（DIC），可能由脑膜炎球菌血症引起（图 1.86）。
　　　　◇ 截肢是脑膜炎球菌血症的常见后遗症，但如果儿童四肢完好，生长畸形可能在随后的几个月变得明显。
　　　　◇ 弥散性血管内凝血的生长停滞通常开始于每个骺板的中心部分，可能是因为血液供应更脆弱，导致骺板呈杯状。

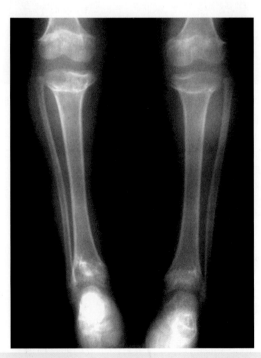

图 1.86　脑膜炎球菌血症所致的生长停滞。平片显示所有骨骺板不规则、过早融合

- 完整的干骺端血液供应到骺板对于将软骨雏形转化为骨是必不可少的。
  - 创伤、感染或者其他损伤对于干骺端血液供应的损害可能导致局部或者广泛的骺板增宽，因为新生的软骨不能转化为成骨。可能会导致生长障碍和畸形。

## 骨骺板应力性损伤

- 可以认为是慢性 Salter-Harris Ⅰ 型损伤。
- 平片：骨骺板增宽、不规则。
- MRI：骨骺板增宽、不规则和邻近骨髓水肿，尤其见于干骺端。
- 训练强度高的儿童和青少年运动员的过度使用性损伤。
  - 体操运动员：尺桡骨远端（图 1.87）。
  - 棒球投手：肱骨近端、肱骨内上髁。
  - 跑步者：下肢。
- 这些损伤常采取保守治疗。

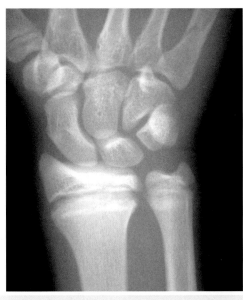

图 1.87　一名年轻女性体操运动员桡骨远端慢性 Salter-Harris Ⅰ 型损伤。注意骨骺板周围的硬化和不规则

---

### 关键概念

#### 剥脱性骨软骨炎（OCD）
年龄较大的儿童和青少年骨软骨损伤的特定形式
软骨下应力性损伤
可能出现伴或不伴畸形的愈合，或者碎片在原位呈松动状态或进入关节

---

## 生长软骨

- 年龄较小的儿童其未骨化骨骺（和骨突）软骨，位于表浅关节软骨和骨骺骨化中心（骨化核）之间。
- 主要为纤维软骨。
- 生长软骨的 MRI 表现。
  - T$_2$ 加权图像上，生长软骨的信号强度低于关节软骨。
  - 高度血管化，注入钆剂后增强。
  - 增强扫描无强化是受伤或感染的征象。
- 未骨化生长软骨的骨折，平片无法显示。
- 未骨化软骨骨折的诊断需要 MRI、US 以及术中关节造影（用于关节内骨折）。

## 剥脱性骨软骨炎

- OCD 与骨软骨病变或 OCL 重叠但不完全相同。
- 年龄较大的儿童和青少年的特定类型的骨软骨损伤。
- 可能病因为慢性 / 重复性剪切应力损伤，是对次级骨骺板的特定损伤，继而出现软骨内化骨障碍。晚期病例出现碎裂并累及关节软骨。
- 因为更年幼儿童高水平运动参与度的增加，年幼儿童中发病更常见。
- 以持续数月或更长时间的关节痛就诊。
- 更晚期的病例表现为关节疼痛、肿胀、弹响和绞锁。
- 到目前为止，膝关节是 OCD 最常见的部位，尤其是在股骨内侧髁的外侧。
  - 助记符：LAME（lateral aspect of the medial femoral（epi）condyle），股骨内（上）髁的外侧（图 1.88）
  - 其他部位列举在框 1.10。

　　OCD 的病程和影像学表现在所有部位中相似，但大多数文献仅关注膝部。

　　OCD 发病过程：

- 开始为软骨下损伤，表面关节软骨正常。
  - MRI 最初只表现为未骨化的软骨下软骨水肿，水肿被视为良性一过性表现，是非特异性的（图 1.89）。
  - T$_2$WI 上，在邻近软骨 - 骨交界处未发现次级骨骺板正常薄层高信号，可能提示次级骨骺板损伤，这与病变进展相关。
- 如果病变在年龄较小的儿童中发展：
  - 未骨化的生长软骨和（或）骨骺骨的碎裂。
  - 最终延伸至表面的关节软骨，形成碎片。
  - 碎片移位。
- 如果病变在年龄较大的儿童中发展，则呈典型的 OCD 表现：
  - 次级骨骺板损伤导致未骨化软骨增厚。

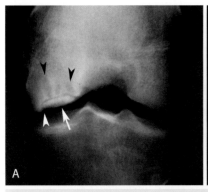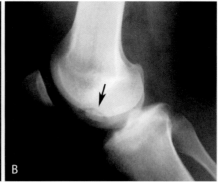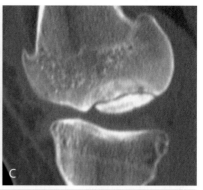

图 1.88　剥脱性骨软骨炎（OCD），膝。（A 和 B）典型平片表现。前后位片（A）和侧位片（B）显示剥脱性骨软骨炎位于股骨内侧髁外侧的经典位置。注意骨软骨碎片（箭）及其与底部骨骼之间低密度线影、邻近骨骼的囊状透亮区（A 中黑箭头），这表明骨碎片不稳定。骨软骨碎片和底部骨骼不能完全对齐吻合（A 中白箭头）也提示碎片不稳定。（C）另一患者的 CT 矢状位重建图所见相似：OCD 硬化碎片与底部骨骼之间为软组织密度，可能为液体、肉芽组织或纤维软骨结缔组织

### 框 1.10　剥脱性骨软骨炎：部位

膝（最常见部位）：

　　股骨内侧髁外侧（助记词：LAME）

　　相对少见：髌骨，股骨髁的任何表面

肘：肱骨小头远侧

肩：肱骨头

踝：距骨圆顶，最常见于内侧

---

□ 骨骺小梁出现微骨折，并可能融合成软骨下骨折线，大致平行于软骨下皮质（图 1.90～图 1.92）。

□ 骨折可局部延伸至关节面（图 1.91，图 1.92）。

□ 这可能发展为骨软骨碎片完全分离。碎片可能仍

在原位（"在原位松动"或"原位的松动"）（图 1.92～图 1.95），或可能进入关节腔（图 1.96）。

### 剥脱性骨软骨炎的影像学诊断

#### 平片

■ 特定部位的软骨下骨折（框 1.10）。

■ 髁间窝位，即膝关节弯曲 40° 的前后位，显示最佳。

■ 碎片和（或）相邻骨骺可能出现硬化（与较差预后相关）。

■ 年龄较小儿童股骨髁后部的某些明显的骨骺碎裂可能是正常变异（稍后将进一步讨论）。

■ MRI 表现为软骨下骨髓水肿和未骨化软骨增厚、软骨下骨折和碎裂以及骨软骨碎片移位。

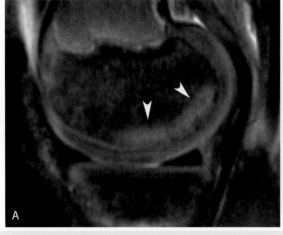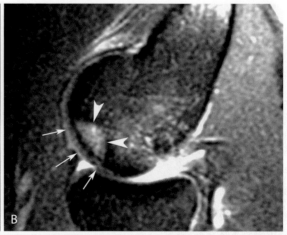

图 1.89　早期剥脱性骨软骨炎（OCD）。（A）非常早期 OCD。脂肪抑制 $T_2$ 加权矢状位 MR 图像显示股骨内侧髁的软骨下骨髓水肿（箭头）。这种水肿不是特异性的并可能消退。这个患儿随后出现典型的 OCD，疼痛性软骨下碎裂。（B）肱骨小头的早期 OCD（Panner 病）。静脉注射造影剂和肘部运动后，脂肪抑制 $T_1$ 加权矢状位 MR 图像显示 OCD 病变（箭头）强化，这表明血供完整，因此很可能自愈而不会进一步发展。注意表面软骨完整（箭）。该图像还展示了间接关节造影技术，该技术通过滑膜扩散将钆输送到关节

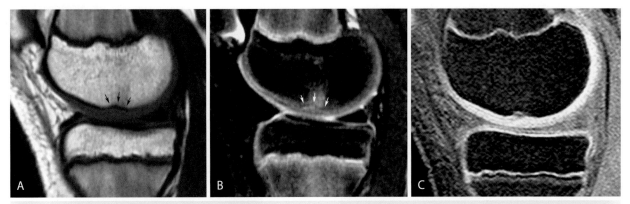

图 1.90　早期剥脱性骨软骨炎，表面关节软骨完整。T$_1$ 加权（A）、脂肪抑制 T$_2$ 加权（B）和脂肪抑制扰相梯度回波矢状位 MR 图像（C）显示软骨下不规则低信号线（箭）伴邻近骨髓水肿。注意表面关节软骨完整、信号正常，图 C 显示最佳。这可能是软骨下嵌顿性骨折伴早期剥脱性骨软骨炎

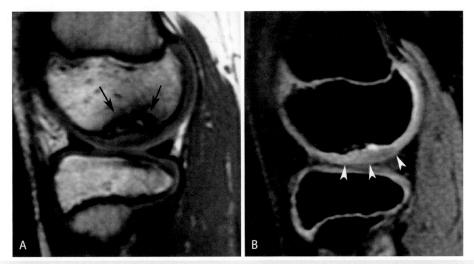

图 1.91　剥脱性骨软骨炎，表面关节软骨完整。（A 和 B）T$_1$ 加权（A）和脂肪抑制扰相梯度回波（B）矢状位 MR 图像显示骨软骨骨折线（A，箭）。表面关节软骨完好（B，箭头）

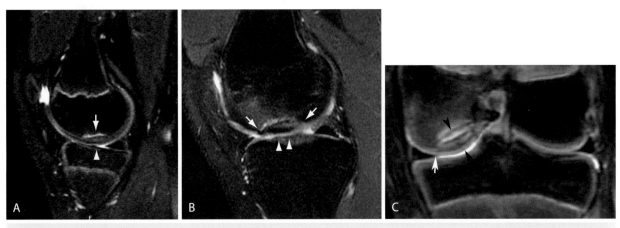

图 1.92　剥脱性骨软骨炎（OCD）进展，出现原位碎片松动。（A）脂肪抑制 T$_2$ 加权矢状位 MR 图像显示软骨下骨小梁出现不完全横向骨折（箭），表面关节软骨（箭头）完整。（B）同一患者 7 年后已成为青年，OCD 病变已出现原位碎片松动。水肿将患者骨与 OCD 碎片及表面的关节软骨（箭）完全分离。变性的软骨碎片中可见水肿（箭头）。（C）另一患儿，左膝脂肪抑制质子密度冠状位 MR 图像显示股骨内侧髁 OCD 碎片（长箭）及其与底部股骨之间的高 T$_2$ 信号（箭头），该征象提示碎片松动，尽管表面关节软骨是完整的（白箭）

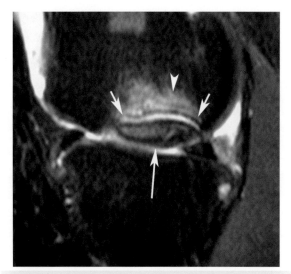

图 1.93　剥脱性骨软骨炎（OCD）伴原位碎片松动。脂肪抑制 $T_2$ 加权矢状位 MR 图像显示股骨内侧髁 OCD 碎片（长箭）及其周围均匀高信号的液体（短箭）。注意邻近股骨明显的骨髓水肿（箭头）。这与图 1.88C 是同一患者

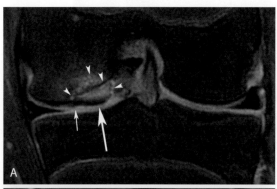

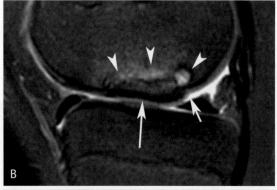

图 1.94　剥脱性骨软骨炎（OCD）伴原位碎片松动。松动碎片的 MRI 表现并不是总像图 1.93 所示那样一目了然。左膝脂肪抑制质子密度冠状位（A）和脂肪抑制 $T_2$ 加权（B）矢状位 MR 图像显示股骨内侧髁 OCD 碎片（长箭）伴邻近高信号小囊性灶以及 OCD 碎片与局部骨边缘处骨髓水肿（箭头），需注意其后方关节面的小错位（短箭）。这些征象高度提示为碎片松动，但正在愈合的碎片可能具有相似的表现。需要应用关节镜检查以确认是否为原位碎片松动

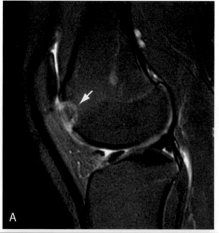

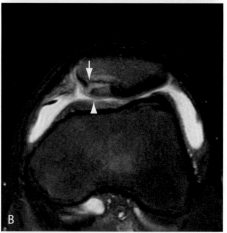

图 1.95　髌股关节的剥离性骨软骨炎（OCD）。（A）脂肪抑制 $T_2$ 加权矢状位 MR 图像显示股骨外侧滑车 OCD 病变（箭）。（B）另一患者关节内注射盐水后获得的 $T_2$ 加权自旋回波轴位 MR 图像显示部分移位的髌骨 OCD 碎片（箭头）。注意碎片和髌骨（箭）之间呈中等信号，其信号强度低于关节液。该组织可以是肉芽、纤维组织、软骨或混合组织。关节液未进入碎片和底部骨组织之间。关节镜发现碎片固定在原位

- MRI 的主要适应证是评估骨软骨碎片的稳定性。容易移位的碎片通过外科手术处理。
- 相较于成人骨软骨损伤，OCD 中不稳定（"原位松动"）碎片的影像学表现欠明确。
  - 围绕碎片的高 $T_2$ 信号（可能是关节液、肉芽或水肿性纤维组织，鉴别并不重要）。这种表现对于诊断成人的碎片松动具有高度特异性，但在 OCD 并非如此。
  - 邻近骨骺骨内的囊样改变。
- 偶尔需要 MRI 关节造影或高分辨率 CT 关节造影，对比剂围绕部分或整个碎片是不稳定碎片的依据。
- 晚期 OCD 的其他表现。
  - 碎片信号多变，但常有 $T_1$ 信号减弱，CT 表现为硬化。

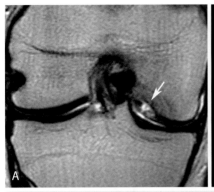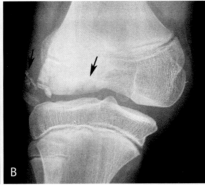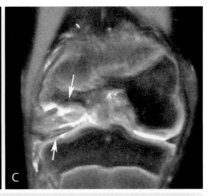

图 1.96　剥脱性骨软骨炎（OCD）伴碎片移位。（A）右膝 T$_2$ 加权冠状位 MR 图像显示股骨内侧髁 OCD 缺损（箭），由于液体充盈，碎片移位到关节中。（与图 1.88A 属同一患者）另一患者的正位平片（B）和脂肪抑制质子密度冠状位 MR 图像（C）显示股骨内侧髁严重碎裂（箭）

- 碎片可能会轻微移位，导致关节面轮廓呈台阶样。
- 表面关节软骨可以完好、碎片边缘断裂和（或）变薄、T$_2$ 信号增高等变性表现。
- 在静脉注入对比剂出现早期增强表示愈合潜力较大。

### OCD 治疗

- 以 OCD 病变的稳定性为依据。
- 稳定的病灶禁止负重，预后良好。
- 不稳定的病变需要手术治疗。
  - 用销钉或螺钉固定碎片。
  - 碎片清理或切除。
  - 骨软骨移植。

- 不太严重的病变可以通过碎片钻孔进入底部骨组织，这会刺激纤维软骨的生长并可能刺激骨组织生长，使碎片充分稳定。
- OCD 的不稳定病变的预后优于成人骨软骨病变。

### 重要的 OCD 鉴别诊断

- 骨骺骨化的正常变异可能与 OCD 影像学表现重叠（图 1.97）。
- 平片常显示 3~6 岁儿童股骨髁骨化中心边缘不规则。MR 图像常显示年幼儿童股骨髁后部未骨化生长软骨中的 T$_2$ 信号升高。
- 在 10~13 岁的儿童中，股骨髁后部轻度碎裂样表现可视为正常变异。

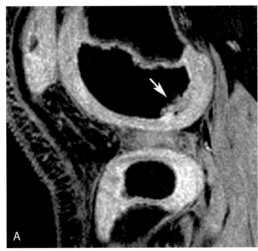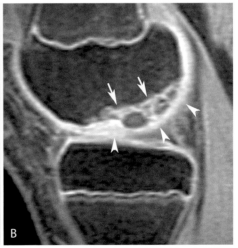

图 1.97　类似于剥脱性骨软骨炎（OCD）的改变。软骨下骨不规则或碎裂是儿童股骨髁后部常见表现。（A）脂肪抑制扰相梯度回波矢状位 MR 图像显示相应的软骨下骨不规则改变，缺损处有软骨填充。注意表面关节软骨的正常轮廓。此外，液体敏感序列未发现骨髓水肿，这也提示为良性表现。（B）另一儿童显示更广泛的碎裂（箭），这种情况有可能发展为 OCD。注意完整的表面软骨（箭头）。其他序列显示正常的骨髓信号，该儿童只有轻微的症状。这些相当极端的表现可通过限制孩子的活动得到解决

- 常偶然发现，双侧对称且无症状，MRI 上表面软骨完整、无水肿。
- 然而，这种正常变异偶尔会发展为 OCD，尤其是在碎裂较广泛、关节有疼痛以及儿童保持高水平活动的情况下。MRI 显示在碎片和未骨化软骨内发现水肿。

## 儿童虐待

- 伤害或非意外创伤、受虐儿童综合征、摇晃婴儿综合征、创伤。
- 儿童虐待的影像学表现是儿科影像的放射科医师必须掌握的。
- 本讨论简要回顾了儿童虐待最特异的骨骼系统的表现。其他器官系统，尤其是中枢神经系统，也可能有儿童虐待相对特有的伤害。

### 儿童虐待的影像学评估
### 技术

- 平片骨骼筛查：
  - 2 岁以下儿童的首选检查。
  - 美国放射学会推荐全套高质量平片检查全身（框 1.11）。
  - 增加四肢侧位片检查会提高骨折检出率，但会增加辐射。
  - 需要显示高细节的设备。
  - 拍摄这些平片非常耗时，需要技术精湛、善于沟通的技师。
  - 2 岁以下儿童，2 周后复查能发现原来隐匿性骨折出现愈合征象，有助于诊断。

---

**框 1.11　儿童虐待平片体位**

颅骨 AP 位和侧位，必要时增加其他体位

颈椎 AP 位和侧位

胸部 AP 位和侧位

肋骨斜位可选，但建议加拍

腰骶椎侧位

骨盆 AP 位

两侧肱骨 AP 位

两侧前臂 AP 位

双手 PA 位

双侧股骨 AP 位

双侧胫骨 AP 位

双足 PA 或 AP 位

　AP，前后位；PA，后前位。

---

- 对于年龄较大的儿童，可以根据"疼痛部位"进行检查，但某种程度的全身检查可能仍是合适的。
- 骨显像
  - 用于骨骼平片筛查的补充。
  - 提高骨膜反应和肋骨、脊柱、骨盆和肩峰骨折的灵敏度。
  - 当骨骼平片为阴性，临床仍高度怀疑时使用，就诊时可以检查，2 周后更好。
  - 正常的生长板示踪剂摄取影响了邻近骨折的诊断。针孔准直器成像提高了灵敏度。
- CT 提高了对肋骨和脊柱骨折的检出，但辐射增加，并可能需要镇静剂。
- MRI 有助于显示骨髓和骨膜下水肿。
- MRI 和 US 都可以发现平片阴性的未骨化的骺软骨骨折。

### 影像学表现

- 与儿童虐待相关的最特异的骨折汇总在框 1.12 中。其他骨折虽不够特异，但仍可能是虐待所致。
- 经典型干骺端损伤（CML）也称为干骺端角部骨折和桶柄样骨折。这些其实是相同的损伤（图 1.98A 和 B），只是观察角度不同。
  - CML 在平片上类似于 Salter-Harris II 型骨折，但横行损伤延伸到干骺端远端的未成熟骨，而不是像真正的 Salter-Harris II 型骨折那样穿过软骨性骨骺板。
  - 损伤机制是扭转和牵引力的综合作用，当孩子被猛烈摇晃或肢体被猛烈牵拉和扭转时，就会发生这种情况。
- 婴儿胸部的骨折，尤其是肋骨后段，由成人双手用力挤压胸部所致（图 1.98C）。
  - 儿童虐待非常特异的损伤。
  - 婴幼儿心肺复苏不会导致后肋骨骨折。

---

**框 1.12　高度提示虐待的骨折**

典型干骺端损伤

肋骨骨折，尤其是肋骨后段骨折

肩胛骨骨折

棘突骨折

胸骨骨折

颅骨骨折复杂或涉及顶骨以外的骨骼

多个骨骼区域的多发性骨折

新旧不同的骨折

---

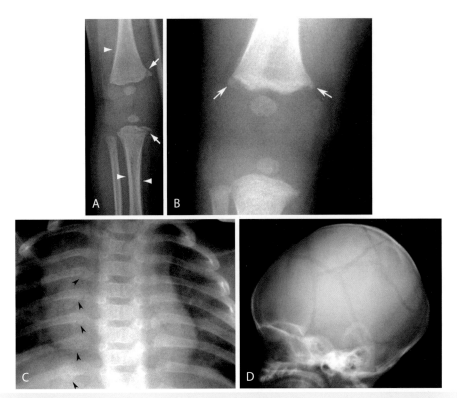

图 1.98　儿童虐待，骨骼系统影像学表现。（A 和 B）典型干骺端损伤（箭）。注意 A 中还可见骨膜新生骨形成（箭头）。（C）肋骨后段骨折。未显示骨折线，但骨痂表明有骨折（箭头）。这些损伤在当时可能无法检出，这说明平片复查的价值。即使在复查平片上，这种细微骨折仍然可能非常隐匿，必须仔细观察。（D）多处颅骨骨折。与典型的干骺端损伤和后肋骨骨折相比，这一表现对诊断儿童虐待的特异性较低

## 骨折时间的判断

多发新旧不同的骨折应该高度怀疑儿童虐待。此外，精确的骨折时间判断是重要的法医证据。

- 因此，放射科医师经常被要求判断愈合中的骨折发生于何时。
- 平片：通常在 7~14 天内首次显示骨痂，但最早 4 天即可。
- 对具体的骨折个例而言，其他一般规律多数不可靠，未经固定治疗时更是如此。因此，以下内容应仅供参考。
- 未成熟骨内骨痂在骨折处形成，因此 10~14 天内密度增加，2~3 周最明显。
- 骨内骨痂成熟，随后在骨折后 7~13 周通过重塑消除。
- 对畸形的重塑从 3 个月开始，最长可能需要 2 年。
- 反复受伤会延长所有这些时间段。

## 儿童虐待的鉴别诊断

- 产伤
  □ 通常与肩部难产或臀位阴道分娩有关。
  □ 可引起锁骨和肋骨骨折以及四肢 CML。
  □ 回顾分娩史和临床随访常能够排除虐待。
- 对残疾儿童进行剧烈的物理治疗会导致骨折，包括

CML。
- 其他类型的骨折常见于儿童虐待，但不特定（图 1.98D）。
- 佝偻病。
  □ 具有特征性的平片表现和特征，如串珠肋和干骺端扩张，详见第 13 章。
  □ 肋骨骨折在佝偻病中很少见。
- 早产儿代谢性骨病。
  □ 基本上是佝偻病。
  □ 极低出生体重，出生时钙、磷和维生素 D 储备不足，出生后口服给药初始药量不足。
  □ 出生后 6~12 周最明显。
- 成骨不全症（OI），这将在第 15 章讨论。
  □ 95% 的 OI 儿童有蓝色巩膜。
  □ 相关突变的遗传评估。

在没有真正虐待的情况下，其他极其罕见的综合征的表现也可能类似儿童虐待，包括 Schmid 型干骺端软骨发育不良、Langer 型脊椎骨骺发育不良、Caffey 病（在第 15 章讨论）、Menkes 综合征（铜代谢异常导致骨骼脆弱）和先天性痛觉丧失。

儿童骨膜抬高可能与创伤有关，但还有许多其他潜在原因（框 1.13）。

### 框 1.13　儿童骨膜新生骨形成

感染 / 炎症

骨折愈合中

骨膜下血肿愈合中

代谢性疾病（坏血病、维生素 A 和维生素 D 过多症、戈谢病等）

幼年类风湿性关节炎

生理性改变（快速生长阶段，对称性改变）

实体瘤（通常为侵袭性骨膜反应）

白血病

早产（前列腺素 E、生理性、早产儿代谢性骨病）

Caffey 病（第 15 章）

蜡油样骨病（第 15 章）类似于骨膜新生骨的形成

与佝偻病相似，先天性感染（如梅毒）和坏血病的表现也可能与儿童虐待相似。临床和实验室检查和（或）骨骼检查常能够诊断或排除这些情况。其他疾病，如"脆性骨病"和由于维生素 D 缺乏引起的放射学上的隐匿性佝偻病等，已有相关假说，但未被普遍接受。

## 骨骼成熟度测定

- 许多儿科疾病诊断和治疗的基本信息。
  - 重要示例：
    - 生长激素或性激素缺乏或过多。
    - 儿童生长障碍或脊柱侧弯的手术时机。
- 骨骼成熟往往遵循有序进程，即使在内分泌疾病、营养缺乏或其他疾病状态加速或延迟的情况下也是如此。
- 因此，只对部分骨骼进行评估就足以替代整体骨骼。

### Greulich-Pyle 图谱法

- 在美国被广泛用作判断 1 岁以上儿童骨骼年龄的参考标准。
- 发育中左手的参考图像图谱。
- 源自 20 世纪 30 年代北欧克利夫兰地区的生活条件良好的健康儿童的纵向研究。
  - 这可能不代表一个最佳数据集，但目前对电离辐射潜在危害的意识使得在其他种族或民族群体中进行类似研究的可能性不大。
- 这本图谱的准确性已被证实，至少适用于欧洲血统的儿童。
- 提供骨龄和标准偏差。在骨龄的两个标准差以内的生理年龄被认为是正常的。

- 已有自动化评估版本。
- 一般来说，非洲裔儿童的骨骼发育比白种人儿童快。女孩比男孩成熟得更快，而且这种差异随着他们的成长而增大。

### Tanner-Whitehouse 方法

- 评估手和腕。
- 基于 20 世纪 50 年代和 60 年代的英国儿童数据集。
- 这种方法在欧洲更常用。
- 可以说比 Greulich 和 Pyle 方法更精确，但手动完成时耗时长。
- 无论使用哪种技术，人工智能的应用都可以将分析时间缩短到几秒钟。

### Sontag、Snell 和 Anderson 方法

- 适用于 Greulich 和 Pyle 方法之外的更小的婴幼儿。
- 对一侧上肢和一侧下肢的平片评估，以确定已开始骨化的次级生长中心（骨骺、骨突和小圆骨）的数量。
- 取决于每个次级生长中心是否存在明确的可见骨化（表 1.1）。
  - Elgenmark 方法与此类似，但它仅使用单侧腕骨和跗骨。

### 表 1.1　婴儿骨龄：Sontag、Snell 和 Anderson 方法

特定年龄段的身体左侧骨化中心的平均总数

| 年龄（月） | 男性 | | 女性 | |
|---|---|---|---|---|
| | 平均数 | 标准差 | 平均数 | 标准差 |
| 1 | 4.11 | 1.41 | 4.58 | 1.76 |
| 3 | 6.63 | 1.86 | 7.78 | 2.16 |
| 6 | 9.61 | 1.95 | 11.44 | 2.53 |
| 9 | 11.88 | 2.66 | 15.30 | 4.92 |
| 12 | 13.96 | 3.96 | 22.40 | 6.93 |
| 18 | 19.27 | 6.61 | 34.10 | 8.44 |

### Risser 技术

用于评估脊柱侧弯青少年脊柱的骨骼成熟度。
- 基于髂嵴骨突的平片表现。
- 髂嵴骨突按由外到内的顺序有序骨化，在脊柱发育完成时或不久之后，髂嵴骨突与髂嵴融合。
- 将在第 15 章的脊柱侧弯治疗部分进一步讨论。

## 样例报告

病史：身材矮小

对比：6 个月前

孩子的时间年龄是 9 岁 4 个月

按照 Greulich 和 Pyle 的标准，孩子的骨龄是 8 岁 5 个月，标准差为 8 个月

上次检查的骨骼年龄为 8 岁

印象：骨骼发育正常

## 参考文献和推荐阅读

Adamsbaum C, Méjean N, Merzoug V, Rey-Salmon C. How to explore and report children with suspected non-accidental trauma. Pediatr Radiol. 2010;40(6):932–938.

American College of Radiology ACR Appropriateness Criteria® Suspected Physical Abuse–Child. https://acsearch.acr.org/docs/69443/Narrative/.

Beaman FD, Bancroft LW, Peterson JF, et al. Imaging characteristics of bone graft materials. RadioGraphics. 2006;26:373–388.

Beaty JH, Kasser JR, Shaggs DL, et al., eds. Rockwood and Green's Fractures in Children. Philadelphia: Lippincott-Raven; 2009.

Beck BR, Bergman AG, Miner M, et al. Tibial stress injury: relationship of radiographic, nuclear medicine bone scanning, MR imaging, and CT severity grades to clinical severity and time to healing. Radiology. 2012; 263(3):811–818.

Brittberg M, Winalski CS. Evaluation of cartilage injuries and repair. J Bone Joint Surg Am. 2003;85-A(Suppl 2):58–69.

Bucholz RW, Court-Brown CM, Heckman JD, Tornetta P, eds. Rockwood and Green's Fractures in Adults. Philadelphia: Lippincott-Raven; 2009.

Christian CW, States LJ. Medical mimics of child abuse. Am J Roentgenol. 2017;208(5):982–990.

Crema MD, Roemer FW, Marra MD, et al. Articular cartilage in the knee: current MR imaging techniques and applications in clinical practice and research. Radiographics. 2011;31(1):37–61.

Deshmukh S, Carrino JA, Feinberg JH, et al. Pins and needles from fingers to toes: high-resolution MRI of peripheral sensory mononeuropathies. AJR Am J Roentgenol. 2017;208(1):W1–W10.

Disler DG. Articular cartilage in the knee: current MR imaging techniques and applications in clinical practice and research. Invited commentary. Radiographics. 2011;31(1):61–62.

Ecklund K, Jaramillo D. Patterns of premature physeal arrest: MR imaging of 111 children. AJR Am J Roentgenol. 2002;178:967–972.

Gold GE, Chen CA, Koo S, et al. Recent advances in MRI of articular cartilage. AJR Am J Roentgenol. 2009;193(3):628–638.

Gorbachova T, Melenevsky Y, Cohen M, Cerniglia BW. Osteochondral lesions of the knee: differentiating the most common entities at MRI. Radiographics. 2018;38:1478–1495.

Guermazi A, Roemer FW, Alizai H, et al. State of the art: MR imaging after knee cartilage repair surgery. Radiology. 2015;277(1):23–43.

Hu H, Zhang C, Chen J, et al. Clinical value of MRI in assessing the stability of osteochondritis dissecans lesions: a systematic review and metaanalysis. AJR Am J Roentgenol. 2019;213:147–154.

Jaimes C, Jimenez M, Shabshin N, et al. Taking the stress out of evaluating stress injuries in children. Radiographics. 2012;32:537–555.

Jarraya M, Hayashi D, de Villiers RV, et al. Multimodality imaging of foreign bodies of the musculoskeletal system. Am J Roentgenol. 2014;203(1): W92–W102.

Jo S, Sammet S, Thomas S, et al. Musculoskeletal MRI pulse sequences: a review for residents and fellows. Radiographics. 2019;39:2038–2039.

Joint ACR/Society for Pediatric Radiology/Society of Skeletal Radiology guidelines. https://www.acr.org/-/media/ACR/Files/Practice-Parameters/Scoliosis.pdf.

Kleinmann P, ed. Diagnostic Imaging of Child Abuse. 3rd ed. Cambridge: Cambridge University Press; 2015.

Laor T, Zbojniewicz AM, Eismann EA, Wll EJ. Juvenile osteochondritis dissecans: is it a growth disturbance of the secondary physis of the epiphysis? AJR Am J Roentgenol. 2012;199(5):1121–1128.

Lonergan GJ, Baker AM, Morey MK, Boos SC. From the archives of the AFIP. Child abuse: radiologic-pathologic correlation. Radiographics. 2003;23:811–845.

Marshall RA, Mandell JC, Weaver MJ, et al. Imaging features and management of stress, atypical, and pathologic fractures. Radiographics. 2018; 38:2173–2192.

May DA, Disler DG, Jones EA, et al. Abnormal signal within skeletal muscle in magnetic resonance imaging: patterns, pearls, and pitfalls. Radiographics. 2000;20:S295–S315.

McCarthy EF, Sundaram M. Heterotopic ossification: a review. Skeletal Radiol. 2005;34:609–619.

Miller TT, Reinus WR. Nerve entrapment syndromes of the elbow, forearm, and wrist. AJR Am J Roentgenol. 2010;195(3):585–594.

Narayanasamy S, Krishna S, Sathiadoss P, et al. Radiographic review of avulsion fractures. Radiographics. 2018;38:1496–1497.

Nguyen JC, Markhardt BK, Merrow AC, et al. Imaging of pediatric growth plate disturbances. Radiographics. 2017;37:1791–1812.

Offiah A, van Rijn R, Perez-Rossello JM, Kleinman P. Skeletal imaging of child abuse (non-accidental injury). Pediatr Radiol. 2009;39(5):461–470.

Outerbridge RE. The etiology of chondromalacia patellae. J Bone Joint Surg Br. 1961;43-B:752–757.

Pathria MN, Chung CB, Resnick DL. Acute and stress-related injuries of bone and cartilage: pertinent anatomy, basic biomechanics, and imaging perspective. Radiology. 2016;280:21–38.

Peterfy CG, Guermazi A, Zaim S, et al. Whole-organ magnetic resonance imaging score (WORMS) of the knee in osteoarthritis. Osteoarthritis Cartilage. 2004;12(3):177–190.

Sargar KM, Singh AK, Kao SC. Imaging of skeletal disorders caused by fibroblast growth factor receptor gene mutations. Radiographics. 2017;37: 1813–1830.

Schulze M, Kötter I, Ernemann U, et al. MRI findings in inflammatory muscle diseases and their noninflammatory mimics. AJR Am J Roentgenol . 2009;192(6):1708–1716.

Smitaman E, Flores DV, Mejía Gómez C, Pathria MN. MR imaging of atraumatic muscle disorders. Radiographics. 2018;38:500–522.

van Vucht N, Santiago R, Lottmann B, et al. The Dixon technique for MRI of the bone marrow. Skeletal Radiol. 2019;48:1861.

Vassalou E, Zibis AH, Raoulis VA, et al. Morel-Lavallée lesions of the knee: MRI findings compared with cadaveric study findings. AJR Am J Roentgenol . 2018;210(5):W234–W239.

White CL, Chauvin NA, Waryasz GR, et al. MRI of native knee cartilage delamination injuries. Am J Roentgenol. 2017;209(5):W317–W321.

Winalski CS, Rajiah P. The evolution of articular cartilage imaging and its impact on clinical practice. Skeletal Radiol. 2011;40(9): 1197–1222.

Wooten-Gorges SL, Soares BP, Alazraki AL, et al. ACR appropriateness criteria: suspected physical child abuse. Expert Panel on Pediatric Imaging. J Am Coll Radiol. 2017;14:S338–S349.

## 解剖

### 骨

　　肩关节的主要骨性结构包括肩胛骨、肱骨近端和锁骨，它们由周围的肌肉和结缔组织支撑。肩关节主要包括盂肱关节和肩锁关节（AC）。正常肩关节 X 线解剖如图 2.1 和图 2.2 所示。本章也简要地讨论了胸壁的解剖，包括胸锁（SC）关节。阅读本章时，参考解剖学图谱可能会有帮助。

- 肩胛骨由体部、肩胛冈、肩峰、肩胛颈、关节盂和喙突组成。肩胛颈附近的两个重要标志是后上方的冈盂切迹和上方的肩胛上切迹。
- 肩胛上神经通过这些切迹，支配冈上肌和冈下肌。
- 这个区域的肿块、腱鞘囊肿或移位的骨折碎片可压

迫神经血管束，引起肌无力，表现与肩袖损伤相似。
　　肩胛骨由多个骨化中心发育而成，在儿童、少年和青年时期与骨折相似。

- 喙突尖端、肩峰、肩胛盂边缘、肩胛体部下角和肩胛体的脊柱缘有独立的骨化中心。
- 肩峰骨化中心未融合时形成肩峰小骨。

　　肱骨近端由关节面或肱骨头（以解剖颈为分界）、大结节和小结节、大小结节之间垂直方向走行的结节间（肱二头肌腱）沟和肱骨干近端组成。

- 解剖颈是指肱骨近端骨骺生长板的痕迹，将骨骺和关节面与干骺端和肱骨结节分开。
- 外科颈是骨折常见部位，是肱骨头和肱骨干近端横行交界处，没有明确境界，位于大结节和小结节的下方，这个部位的骨折可能会导致以下结构的损伤：

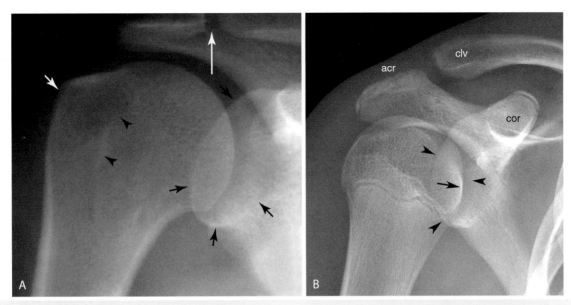

图 2.1　正常肩部 X 线解剖。（A）成人外旋前后位片显示大结节（短白箭）、肩胛盂缘（短黑箭）、肱二头肌沟（黑箭头）和肩锁关节（长白箭）。（B）儿童内旋前后位片显示关节盂缘（箭头）、小结节（箭）、肩峰（acr）、锁骨远端（clv）和喙突（cor）

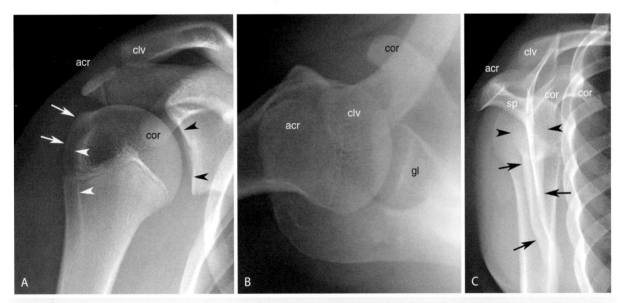

图 2.2　肩关节 X 线解剖。（A）Grashey 位（真正前后位），相对水平面倾斜 40°，使 X 线束与关节盂（黑箭头）平行，盂肱关节间隙清晰显示，本例中肱骨处于外旋位，可见肩峰、锁骨、喙突和大结节（箭）和小结节（白箭头）。大小结节之间是肱二头肌沟。（B）腋窝位，臂外展，X 线束垂直穿过肩关节拍摄。注意正常盂肱关节的对位关系以及锁骨远端、喙突尖端、肩胛冈和肩峰。（C）肩胛骨 Y 位，患者的手放于对侧肩部，转动身体使其与 X 线束呈 45° 夹角，这时 X 线束与肩胛骨平行对齐。"Y"形由后部的肩胛冈、前部的喙突和肩胛骨体部（箭）组成。肱骨头位于 Y 中心的肩胛盂（黑箭头）上方，同时可见肩峰和锁骨远端。acr，肩峰；clv，锁骨；cor，喙突；gl，关节盂；sp，肩胛冈

□ 腋神经（支配三角肌和小圆肌）。
□ 旋肱后动脉（供应小圆肌、大圆肌、三角肌和肱三头肌长头）。
■ 大结节位于肱骨头关节面外侧，是冈上肌、冈下肌和小圆肌肌腱的附着点。
■ 小结节位于肱骨头关节面前下方，是肩胛下肌肌腱

的附着点。
■ 结节间沟（肱二头肌沟）位于结节之间，肱二头肌长头腱（LHBT）走行其中。
■ 肱骨干近段外侧表面见宽大的三角肌粗隆（图 2.3）。
锁骨为 S 形长骨，其内侧半局部向前凸。

- 锁骨内侧与胸骨柄构成关节，外侧与肩胛骨肩峰构成关节。
- 菱形窝是锁骨内侧下表面的凹陷，形态各异、常表现为不规则形，位于第一肋软骨上方，且多见于男性（图 2.4）。
  - 正常变异；不要误认为是骨溶解和侵蚀性病变。

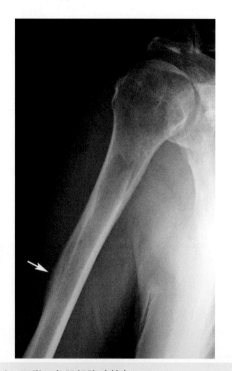

图 2.3　正常三角肌粗隆（箭）

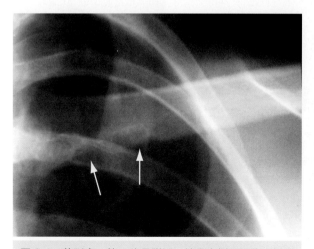

图 2.4　菱形窝。第一肋骨附近、锁骨内侧下面的不规则缺损（箭）

## 盂肱关节

　　盂肱关节是由肱骨头和关节盂组成，是一个滑膜性球窝关节。盂肱关节是人体最灵活、且最不稳定的一个大关节，因此是疼痛和功能障碍的常见部位。盂肱关节解剖结构如图 2.5 至图 2.7 所示（脚注 * 解释了这些图中使用的缩写）。

- 关节盂的关节面大致垂直于肩胛骨体部，微凹，正面观呈梨形（下方较宽），形成盂肱关节的"窝"。
  - 肩胛盂软骨下骨几乎是平的，中央轻度凹陷。
  - 肩胛盂表面关节软骨中心部最薄，使关节窝的凹度略有加深。
  - 解剖结构导致球窝较浅，活动性极强，但内在稳定性差。
  - 当从正面观察时，关节盂窝可类似于时钟正面，总是 12：00 在上方，3：00 在前方，6：00 在下方，9：00 在后方（图 2.8）。
    - 钟面定位常被骨科医师使用，推荐用于影像报告，如用于描述盂唇撕裂的位置。
- 肱骨头关节面为圆形，形成盂肱关节的"球"。
  - 关节面呈半球形，朝向肱骨轴上方内侧，并略靠后方。

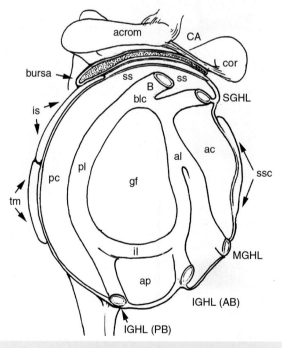

图 2.5　盂肱关节解剖。该示意图为肱骨头移除后的关节盂正面像。根据骨科医师的惯例，观察者的右边定义为前方。本章的 MR 图像，观察者的左侧为前方，这是放射科医生的习惯*

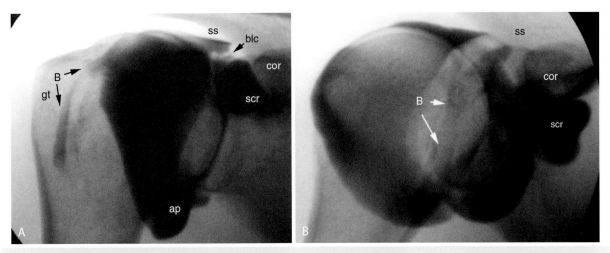

图 2.6　盂肱关节：正常的关节造影解剖。（A）AP 外旋位。（B）AP 内旋位 *

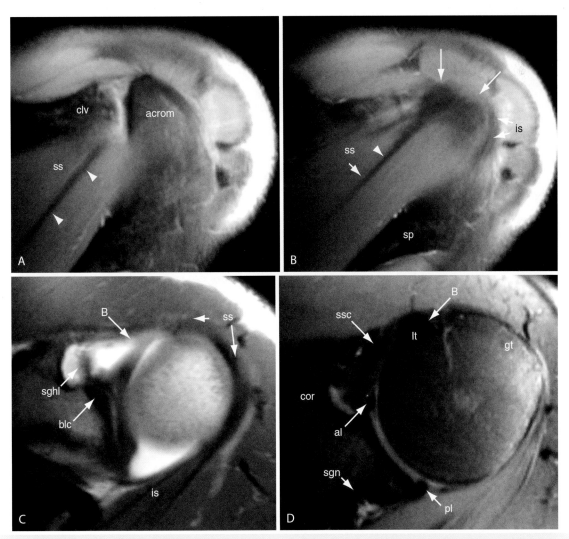

图 2.7　盂肱关节：正常 MRI、CT 解剖。轴位（A~I）：（A）通过肩锁关节的脂肪抑制质子图像。最上方层面应该包括这个关节，以评估肩峰小骨和前方骨刺。注意冈上肌腱的中央腱束（箭头），斜冠状位扫描时应与其平行。（B）图像 A 下方的层面，注意冈上肌腱在远端逐渐变宽，如同袖口（长箭）。（C）关节造影轴位 MR 图像，通过肱骨头顶部层面与冈上肌腱垂直，因为冈上肌腱在该处环绕肱骨头附着于大结节，因此，冈上肌腱远端撕裂可以在轴位图像得到最佳显示。（D）喙突基底部平面的脂肪抑制质子图像

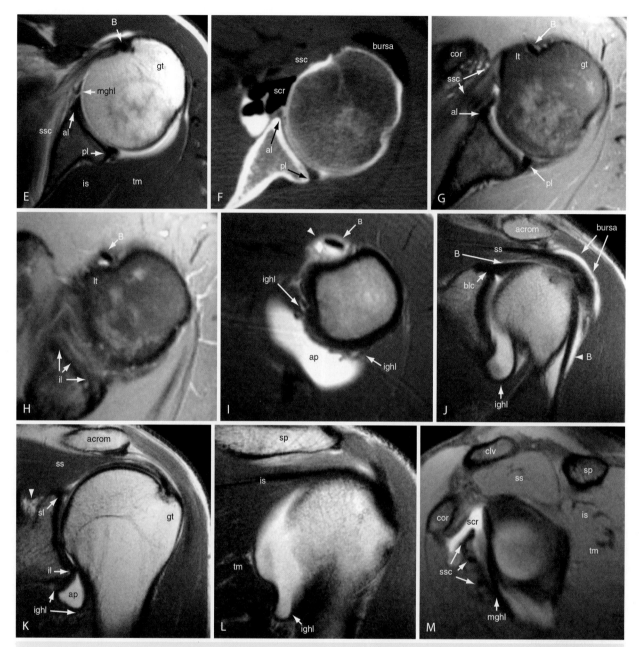

图2.7续 （E）约9：00～3：00水平的T$_1$加权MR关节造影图像。肩胛下肌肌腱和肌肉信号强度的增加是由于对比剂经关节外溢和穿刺过程中直接注射对比剂的结果，无临床意义。（F）另一患者的空气-对比剂CT关节造影图像，与E的层面大致相同。三角肌下滑囊内的气体是由于肩袖撕裂所致（未显示）。（G）大约在4：00～8：00水平的脂肪抑制质子图像。（H）通过关节盂下部的脂肪抑制质子密度图像。（I）通过腋囊获得的T$_1$加权MR关节造影像。注意对比剂填充肱二头肌腱鞘（箭头），这是正常的表现。（J～L）斜冠状面图像。所有图像均为来自同一患者的从前向后的T$_2$加权关节造影图像。（J）前方图像、（K）中间图像和（L）后方图像。注意肩胛上切迹（箭头），它包含肩胛上神经，支配冈上肌和冈下肌。斜矢状位图像（M～P），所有图像均为关节造影T$_1$加权MR图像，但并非来自同一患者。（M）关节盂稍内侧层面

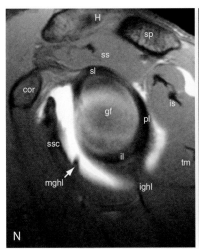 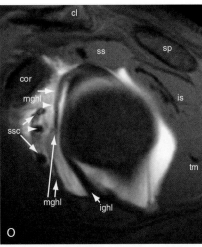 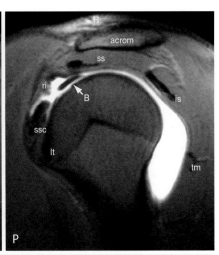

**图2.7 续**　（N）为关节盂层面、（O）在关节窝外侧层面和（P）通过肱骨头中心层面 *

\* 图2.5～图2.7的主要缩写，骨骼: acrom, 肩峰; clv, 锁骨; cor, 喙突; gt, 大结节; lt, 小结节; sgn, 冈盂切迹（肩胛颈后部）; sp, 肩胛冈; ssn, 肩胛上切迹（肩胛上颈）。肌肉和肌腱: B, 肱二头肌长头; is, 冈下肌; ri, 肩袖间隙; ss, 冈上肌; ssc, 肩胛下肌; tm, 小圆肌。韧带: CA, 喙肩峰韧带; IGHL, 盂肱下韧带; IGHL（AB）, 盂肱下韧带前束; IGHL（PB）, 盂肱下韧带后束; MGHL, 盂肱中韧带; SGHL, 盂肱上韧带。关节囊: ac, 前关节囊; ap, 腋囊; pc, 后关节囊; scr, 肩胛下隐窝或囊（喙突下隐窝）。盂唇: al, 前盂唇; blc, 肱二头肌盂唇复合体; bursa: 肩峰三角肌下滑囊; gf, 关节盂; il, 下盂唇; pl, 后盂唇

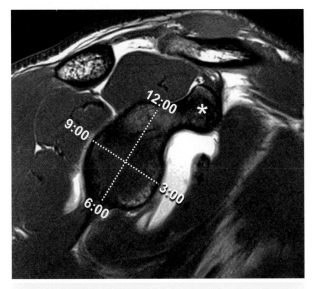

**图2.8　关节盂的钟面方位图。**关节盂的时钟位置如下: 12:00为上方，3:00为前方，6:00为下方，9:00为后方。喙突可以作为解剖学标志，因为它总是指向前方（\*）。请注意，如此例所示，肩胛盂可能在矢状位上略有倾斜

## 盂唇、关节囊和韧带

关节盂唇是一个纤维软骨"吸盘"，围绕在关节盂边缘，加深了关节窝，增加了关节接触面积。盂唇的形状和在关节盂上的固定方式各有不同。

- 横切面上最常见的盂唇形状为三角形，但后唇外缘常呈圆形轮廓。

- 一般固定在关节盂骨膜和深面的关节软骨上。
- 几种较常见的盂唇变异:
  - 盂唇下孔是指1:00和3:00位置之间，盂唇未附着于关节盂（图2.9A）。
  - 盂唇下隐窝或沟是上盂唇和关节盂之间的一个裂隙（图2.9B）。
  - Buford复合体是前上盂唇缺失和增厚的、索状的盂肱中韧带（MGHL），形似盂唇分离（图2.10）。
- 变异可能类似上盂唇撕裂，即SLAP（上盂唇前后方向）撕裂。
  - 注意: 前上象限（12:00~3:00）之外的盂唇缺如或分离常是病理性的。
- 后盂唇肥大可被看作是过顶投掷运动员的一种适应性反应。
  - Bennett病变（图2.11）是关节盂边缘的一圈钙化，这与此类运动员的慢性后关节囊撕脱性损伤有关。

    除非关节囊因关节积液或关节内造影剂（直接关节造影）而扩张、膨胀，否则影像学检查很难评估盂肱关节囊。
- 后关节囊解剖结构相当简单和固定。
  - 后关节囊内侧附着在关节盂唇和邻近的关节盂骨膜上，并被肩袖覆盖。
  - 偶尔，后关节囊内侧附着较靠内，附着于关节盂缘内侧（图2.12）
- 前关节囊比较复杂多变。

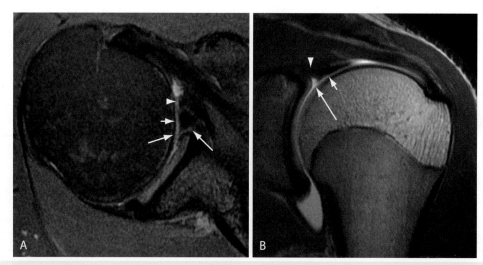

图 2.9　常见的前上盂唇变异。（A）盂唇下孔。T$_2$ 加权轴位 MR 图像显示前唇（短箭）与关节盂之间狭窄的高信号带（长箭）。这一正常变异只出现在 1：00 和 3：00 点之间。注意盂肱中韧带（箭头），这也可能是盂唇撕裂，但在这个部位正常变异的可能性更大。（B）盂唇下沟。T$_1$ 加权关节造影冠状位图像。注意半月板似的上盂唇（短箭）附着于肱二头肌长头腱近端（箭头）之间的平滑间隙（长箭）。盂唇下沟为正常变异，走行向上向内指向肩锁关节，而多数上盂唇撕裂常向上向外指向三角肌

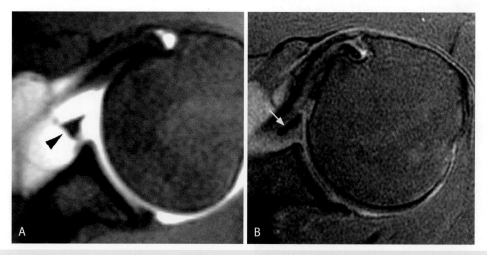

图 2.10　Buford 复合体。（A）关节造影 MR 图像。可见前上盂唇缺失和增粗的盂肱中韧带（箭头）。（B）脂肪抑制 T$_2$ 加权轴位图像。可见增厚的盂肱中韧带（箭）和盂唇的缺失

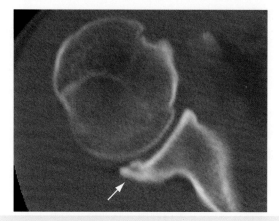

图 2.11　棒球投手的 Bennet 损伤。可见关节盂后下边缘钙化（箭）

- □ 前关节囊内侧可以附着在关节盂边缘或者更靠内侧的肩胛骨。
- □ 这种附着点内移可能是正常变异，也可能是既往肩关节前脱位所致的关节囊和骨膜关节盂陈旧性撕脱。
- ■ 盂肱关节囊的松弛程度不同。
  - □ 关节囊需要一定程度的松弛程度，以允许正常的活动范围。
  - □ 关节囊过于松弛可能导致肩关节不稳定、脱位、肩袖退行性变和撕裂，以及盂唇撕裂。
  - □ 关节囊过紧，如炎症（粘连性关节炎，图 2.13）或为矫正肩部不稳定而进行的外科"收紧"手术，可能导致关节疼痛和活动范围受限。

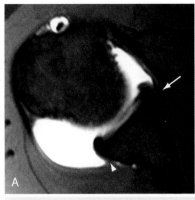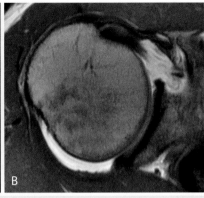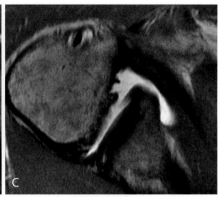

**图2.12　关节囊附着位置变异。**不同患者的关节造影轴位 MR 图像。（A）外旋位。关节囊前部附着点（箭）相对靠外侧，关节囊后部附着点（箭头）比正常更靠内侧。（B）关节囊后部附着点正常，与盂唇相邻，见于绝大多数患者，图中未显示关节囊前部附着点。（C）内旋位。关节囊前部附着点相对靠内、关节囊后部附着点正常。将这些图像与图 2.7F 进行对比，图 2.7F 是一名既往有肩关节前脱位患者的关节造影 CT 图像，其伴有关节囊前部和骨膜从关节盂撕脱。在图 2.7F 中，关节囊前部与前关节盂的夹角陡峭、锐利，而不是图 C 所示的平滑的、圆弧状移行

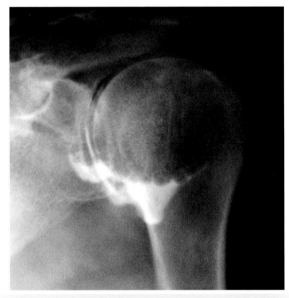

**图2.13　粘连性关节囊炎（"冻结肩"）。**关节造影后摄片显示一个极低容量的关节囊

- □ 影像学检查对关节囊松弛度的评估是主观的，因此有人认为，除非征象极度明确，否则不做这种评估。
- ■ 从盂肱滑膜囊延伸出来的正常滑膜隐窝或滑囊，包括前上方鞍状的肩胛下肌隐窝和下方的腋隐窝（见图 2.6 和图 2.7）。
  - □ 喙突下滑囊是不同于肩胛下肌隐窝的一个独立的潜在囊腔，通常不与盂肱关节相连。
  - □ 喙突下滑囊积液反映喙突下滑囊炎或与盂肱关节异常交通，通常发生在肩袖前部撕裂或肩袖间隙创伤性病变。
  
  盂肱韧带是位于关节前部和下部的厚纤维束，是维持前部肩关节稳定的重要结构。

- ■ 盂肱下韧带（IGHL）。
  - □ 是最厚、最重要的盂肱韧带。
  - □ 从下盂唇延伸至肱骨干近端，前束和后束组成"吊索状"结构，连接前后束之间的薄膜样关节囊称为腋囊。
  - □ 当上臂内收时，盂肱下韧带呈松弛状态，形成正常腋隐窝（见图 2.6 和图 2.7）。
  - □ 上臂外展时，盂肱下韧带拉紧，是盂肱关节的主要静态稳定结构。
- ■ 盂肱中韧带（MGHL）。
  - □ 起源于前上盂唇或者附近的肩胛盂颈部，附着于肱骨小结节的基底部，常与肩胛下肌的深层纤维融合。
  - □ 厚度不一，偶尔成对出现；大约 25%～30% 的人有缺如。
  - □ 前上盂唇缺如和增厚的索状 MGHL 组成 Buford 复合体，是一种正常变异（见图 2.10）。
- ■ 盂肱上韧带（SGHL）。
  - □ 位于 MGHL 的上部，起源于前上盂唇、关节盂和喙突。
  - □ 远端附着于肱骨小结节上方、肱二头肌肌腱沟内侧缘。
  - □ 帮助稳定肱二头肌长头腱（LHBT）。
- ■ MGHL 和 SGHL 有助于维持盂肱关节前部的稳定性，但不像 IGHL 那样重要。
- ■ CT 或 MR 关节造影使关节囊扩张，盂肱韧带显示最佳。

## 肩袖

肩袖的肌肉内侧起源于肩胛骨，肌腱呈宽大薄片

状、附着于肱骨头。肩袖帮助上肢运动，也是肱骨头保持在关节窝内的动态稳定结构。肩袖肌肉使肩关节运动，主要作用如下：肩胛下肌使肩关节内旋，小圆肌和冈下肌使其外旋，冈上肌使其外展。冈上肌、冈下肌和小圆肌腱附着于大结节，而肩胛下肌肌腱附着于小结节。

- 冈上肌。
  - 肌肉起源于肩胛骨背侧的冈上窝，位于肩胛冈的上方。
  - 支配神经：肩胛上神经。
  - 肌腱附着于肱骨大结节的最高小面，在冈下肌腱的前面。
- 冈下肌。
  - 肌肉起源于肩胛骨背侧的冈下窝，位于肩胛冈的下方。
  - 支配神经：肩胛上神经。
  - 肌腱附着于肱骨大结节的中间小面，在冈上肌腱的后面。
- 小圆肌。
  - 肌肉起源于肩胛骨外侧缘的背面，构成后部肩袖最下面部分。
  - 支配神经：腋神经后支。
  - 肌腱附着于肱骨大结节的下部小面，冈下肌腱的后下方。
- 肩胛下肌。
  - 宽大、三角形的多羽肌，起源于肩胛骨前面肩胛下窝。
  - 最大的肩袖肌肉；大约等于冈下肌和小圆肌总和。
  - 支配神经：上肩胛下神经、下肩胛下神经。
  - 肌腱附着于肱骨小结节的形式比较复杂。
    - 与盂肱韧带和喙肱韧带关系密切。
    - 肱骨横韧带是肩胛下肌肌腱纤维的延续，它越过肱二头肌沟至大结节，帮助将肱二头肌长头腱固定在结节间沟内。
    - LHBT 脱位通常表明肩胛下肌撕裂或肩胛下肌肌腱从肱骨小结节撕脱。
    - 主要作用是使上臂内收和内旋。

肩袖的主要功能是作为盂肱关节的动态稳定结构；也就是说，在肩关节运动时防止发生盂肱关节半脱位。

- 肩关节外展时，三角肌的有力收缩对肱骨头上方施加了较大的力，如果没有力量对抗此压力，将导致肱骨头和喙肩弓之间的冈上肌、冈下肌肌腱的直接撞击。
- 肩袖的肌肉对盂肱关节施加压力，帮助维持正常的关节结构。

中央肩袖是指肩袖的中央区域，由冈上肌后部和冈下肌前部肌腱纤维组成，两者形成一个大的联合肌腱附着于肱骨大结节。

- 这是退行性肩袖撕裂的常见部位。

肩袖索较常见，是冈上肌和冈下肌肌腱易损区的增厚部分，由其下表面的横向纤维组成。

- 可分散作用于肩袖的力量，可能导致某种有趣的大撕裂：冈上肌和冈下肌肌腱几乎完全性撕裂，仅保留冈上肌肌腱前部和冈下肌腱后部。
- 这些肌腱撕裂的部分可明显回缩，从上面看形成新月形撕裂，但如保持良好的功能，可能无需手术。

## 肩袖间隙

肩袖间隙是一个小的、三角形间隙，位于冈上肌腱的前缘和肩胛下肌肌腱的上缘之间，位于分离上述两块肌肉的喙突的外侧。

- 肩袖间隙顶部由片状的喙肱韧带（CHL）和盂肱上韧带（SGHL）组成。
- 肱二头肌长头腱（LHBT）的关节内部分位于肩袖间隙内，喙肱韧带（CHL）和盂肱上韧带（SGHL）是其主要稳定结构。
- 创伤性肩袖间隙病变导致这些韧带的损伤，从而导致肱二头肌肌腱或盂肱关节不稳定。
- 正常肩袖间隙脂肪的水肿和浸润、CHL 增厚和腋囊（下关节囊）增厚，与粘连性关节囊炎有关（本章稍后讨论）。

## 肱二头肌肌腱

顾名思义，肱二头肌有两个头。肱二头肌短头与喙肱肌肌腱均起源于喙突。肱二头肌长头起源于盂上结节和 12：00～1：00 方向的上盂唇（称为肱二头肌盂唇复合体），在关节囊内弓形斜看越过肱骨头，通过肩袖间隙，然后向下达到关节外、进入结节间沟。

- 肱二头肌滑车由盂肱上韧带、喙肱韧带和肩胛下肌肌腱远端浅层纤维组成，是一种"吊索"样结构，在肱二头肌沟近端水平固定肱二头肌长头腱。
- 肱二头肌长头腱向远处移行时，会遇到第二个固定结构，包括近端的肱骨横韧带和远端的胸大肌肌腱。
- 肱二头肌长头腱阻止肱骨头向前、向上移位，从而有助于盂肱关节的稳定。
- 肱二头肌长头腱的滑膜鞘与盂肱关节相通。
- 肱二头肌长头腱的病变较短头更常见。

## 肩锁关节

肩锁关节是锁骨远端和肩峰之间的一个平面型滑膜关节。

- 周围结缔组织紧密附着，导致关节牢固但活动度受限。
- 附近强壮的喙锁韧带增加了肩锁关节的稳定性。
- 肩锁关节为滑膜关节，易患骨关节炎；从肩锁关节向下突出的骨刺会使肩峰下间隙变窄，引起肩袖撞击。
- 肩锁关节创伤（肩锁关节分离）可根据临床和影像学表现进行分级。

### 胸锁关节

- 胸锁关节是位于锁骨内侧与胸骨柄外上侧之间的一个鞍状滑膜关节。
- 关节表面覆盖纤维软骨，并含有小的纤维软骨盘。
- 由于结构重叠，故平片很难评估。
- 最佳的影像学检查方案为屏气下 CT 扫描或俯卧位 MR 扫描，这些方法可以固定胸骨，并减少呼吸伪影。

## 影像检查技术

### 平片

平片是肩关节疼痛、尤其是创伤后疼痛的首选检查方法。平片可以显示脱位、骨折、盂肱关节骨关节炎、肩袖撞击和肩袖关节病后遗症相关的骨改变、肩锁关节异常、钙化性肌腱炎、关节内钙化或骨化游离体、骨骼疾病以及其他急性和非急性病变。常规平片检查体位包括：

- 前后内旋位——将大结节影像重叠于肱骨头，使肱骨头呈圆形（见图 2.1）。
- 前后外旋位——大结节投影与外侧，关节面在内侧，小结节位于肱骨头中心。
- Grashey 位（真正前后位）——X 线束由内向外呈 40°，与盂肱关节平行，清楚显示盂肱关节侧面投影（见图 2.2A）。
- 腋窝位——手臂外展，X 线束从下向上投照（见图 2.2B），有助于定位肱骨头和关节盂，从而可以发现有无盂肱关节脱位；也可识别肩峰小骨。
- 肩胛骨 Y 位——调整 X 线束角度，使其与肩胛骨平行（见图 2.2C），有助于显示盂肱关节脱位，且不需要对肩部进行操作；也可以观察肩胛骨骨折。

### MRI

MRI 已成为肩关节软组织和隐匿性骨损伤的主要检查手段。虽然不同医疗机构的检查方案可能不同，但常规的肩关节磁共振检查包括冠状位和矢状位（分别平行于肩袖和肩胛盂）和轴位（垂直于肱骨干长轴）成像。成像序列包括 $T_1WI$、STIR 和 PD 像或脂肪抑制 $T_2WI$。序列的选择在很大程度上取决于个人喜好和所用的 MRI 扫描仪的功能。

- 每次检查都应包括具有长回波时间（TE）的快速自旋回波（FSE）序列，PD 或 $T_2WI$，在冠状位和矢状位上评估肩袖肌腱内的异常信号。
- 中等 TE 值（50~60 ms）已经足够长，可以避免魔角效应，也可以评估关节软骨缺损。
- 脂肪抑制更加容易检出与液体信号相等的肩袖撕裂，以及软组织和骨髓水肿。
- 作者单位常规使用的肩关节 MRI 扫描方案：横轴位 PD 脂肪抑制、斜冠状 STIR 或脂肪抑制 $T_2WI$、斜冠状位 $T_1$、斜矢状位 $T_2$ 序列和斜矢状位 PD 脂肪抑制或 $T_1WI$ 序列。

  关节内注射钆对比剂后进行 MRI 扫描（直接 MR 关节造影）是影像学评估盂唇的金标准。
- 有关技术，请参阅第 16 章肌肉骨骼检查方案和技术。
- 造影剂使关节囊扩张，勾勒出关节内结构，有助于盂唇撕裂、关节囊韧带损伤和肩袖下表面撕裂的检出。
- 适当浓度的钆剂在 $T_1WI$ 表现为高信号，因此肩关节 MR 关节造影在冠状位和横断面扫描时应增加 $T_1$ 加权脂肪抑制序列。
- 斜轴位成像垂直于肩胛盂的轴线，以便更好地显示盂唇。
- 作者常规使用的肩关节 MR 关节造影扫描方案：横轴位 $T_1$ 脂肪抑制、斜冠状位 $T_1$ 脂肪抑制、斜冠状位 PD 脂肪抑制和斜矢状位 $T_1$ 像。
  - 为了更好地评估盂唇，可选择的序列包括：ABER（外展和外旋）$T_1$ 脂肪抑制序列或与关节盂轴平行的斜横轴位 $T_1$ 脂肪抑制序列。

  间接 MR 关节造影可以在没有放射科医师进行关节内注射对比剂的情况下进行。
- 静脉注射造影剂，然后活动关节。
- 静脉注射后延迟 15~20 分钟再进行成像，使钆剂从滑膜弥散进入关节。
- 比直接关节内造影术创伤更小，但将造影剂送入关节的可靠性较低，而且无法扩张关节囊。

  当评估肌肉拉伤、隐匿性肋骨损伤、胸大肌撕裂或胸锁关节疾病时，专门的胸壁 MRI 检查方案是可行的。
- 胸壁 MRI 方案通常包括：用 $T_1WI$ 和液体敏感序列进行三个解剖平面的扫描。
- 大视野（FOV）胸部成像以进行左右对比，病变侧采用小视野成像。
- 胸大肌专用 MRI 扫描方案，冠状位和矢状位成像应分别平行和垂直于胸大肌。
  - 作者常规使用的胸大肌 MRI 扫描方案：轴位 $T_1$、

轴位 STIR、轴位 $T_2$、斜冠状位 STIR 和斜矢状位 $T_2$ 脂肪抑制序列。

### US

肩关节是肌骨超声最适用的关节之一，因为超声显示肩袖非常清楚。超声可以可靠地诊断大多数肩袖撕裂、LHBT 病变和关节积液。虽然肩关节超声对操作者经验要求较高，且比 MRI 需要更多的检查时间，但许多患者更喜欢超声而不是 MRI。在一些地区，肌肉骨骼超声的使用已经超过 MRI，普遍应用于肩关节诊断。肩关节介入手术通常在超声的引导下进行，如关节注射、肩峰下 / 三角肌下滑囊注射、钙化性肌腱炎的往返注射术和盂唇旁囊肿穿刺抽吸术。

### CT

CT 可用于显示骨折、脱位、肩胛盂和肱骨头的形态、软组织钙化（如钙化性肌腱炎）的特征。如果临床怀疑骨折延迟愈合，CT 也可用于显示骨桥。

关节内注射碘对比剂后进行 CT 扫描（CT 关节造影术）可用于有 MRI 检查禁忌证或因金属植入物的磁敏感伪影而不能进行 MRI 检查者。

- 使用最新一代的多层 CT 扫描仪，CT 关节造影术可以在常规进行冠状位、矢状位和轴位的多平面重组，是有效的 MRI 替代方法。
- CT 关节造影术也可用于评估肩关节置换术后的假体松动。

## 病理生理学

### 盂肱关节不稳定

盂肱关节的稳定性取决于静态和动态机制的结合。

- 静态稳定结构包括盂唇、关节囊和盂肱韧带，以及关节面接触区域的负压。
- 动态稳定结构包括肩袖和肱二头肌长头肌腱、肌肉。

肩关节不稳定，更准确地说是盂肱关节不稳定，是指肱骨头半脱位或脱位的倾向。盂肱关节不稳定可以发生在任何方向，但最常见于前部。

- 前部不稳定常见于肩关节前脱位破坏了前部稳定结构时（见本章前文）。
- 复发性前脱位是前部不稳定的典型表现，但并非前部不稳定均有脱位病史。
- 前部不稳定通常采用手术，旨在修复或加强受损结构来恢复正常的解剖。

相比之下，肩关节后部不稳定相对少见，可能既往有后脱位或半脱位病史。

- MR 表现为后盂唇的破坏、关节囊后部的松弛、

IGHL 后束的撕裂。

- 治疗采用外科手术。

多向不稳定是由关节囊松弛造成的盂肱关节松弛；肩袖肌肉的不协调运动往往会加重多向不稳定。

- 年轻人、双侧多见；可能有全身关节普遍松弛。
- 肱骨头半脱位可导致疼痛、盂唇损伤和肩袖撞击。
- 虽然盂唇结构小，关节囊松弛 / 冗余，但影像学常无异常；直接关节造影可见宽大的关节囊。
- 治疗包括肩袖强化训练；有时需要关节囊收紧手术。

关节盂发育不良或关节盂发育不全，是肩胛颈和肩胛盂的一系列发育畸形（图 2.14）。

- 程度不同，从轻到重的肩关节不稳。
- CT 或 MRI 横轴位显示最佳，典型表现为关节盂后部发育不全和关节盂后倾。
- 伴有肩关节后部不稳、后唇撕裂和后唇肥大。
- 严重者可伴有肩峰或肱骨头畸形。

许多盂唇撕裂伴有肩关节脱位或不稳定，但盂唇撕裂也见于无肩关节不稳定患者。

例如，只有 20% 的上盂唇撕裂与肩关节不稳定有关。

### 肩袖撞击

肩峰下间隙是肱骨头和喙肩弓之间的间隙。

- 肩峰下间隙内容物，由浅至深：肩峰下滑囊→冈上、冈下肌腱→盂肱关节囊。
- 肩峰下滑囊与更外侧的三角肌下滑囊相通，因此被认为是同一个滑囊（肩峰下 / 三角肌下滑囊；图 2.15）。
- 这个滑囊可以让肩袖在喙肩弓和三角肌下面滑动。

肩峰和喙肩韧带形成喙肩弓（图 2.16），是肩峰下间隙顶部。喙肩韧带厚度可变，大约 2～5 mm，MR 图像可以很好地显示，在连续的冠状位或矢状位图像上表现为肩峰前部和喙突之间的低信号结构。喙肩弓通过限制肱骨头向上移位来稳定肩关节，但这也是肩袖撞击的一个主要因素。

- 任何使肩峰下间隙变窄的病变都有可能压迫肩袖和该间隙内其他软组织。
- 与撞击相关的肩峰特征包括肩峰下骨刺、肩峰小骨、肩峰下表面呈前钩状（3 型肩峰，见表 2.1）、肩锁关节下方骨刺（图 2.17）或关节囊肥大、肩峰外端向下倾斜。
  □ 肩峰下骨刺是喙肩韧带肩峰附着处或其附近的牵拉性骨刺（韧带骨赘）。
    ◇ 平片或 MRI（斜矢状位或冠斜状位）可显示。

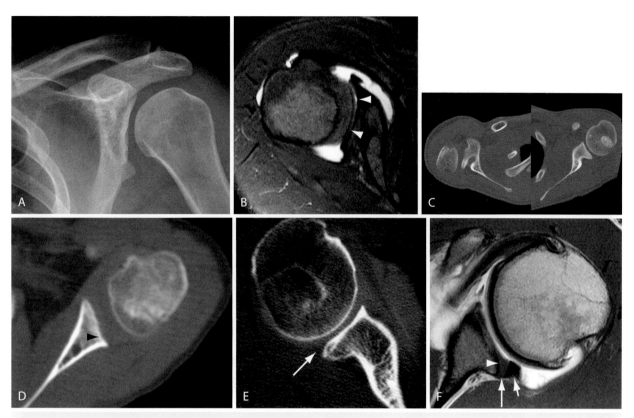

图 2.14　关节盂发育不良。（A）特发性，前后位片显示肩胛颈缺损和肱骨头轻度扁平，右肩也有相同的表现。（B）不同患者的生理盐水关节造影脂肪抑制 T$_2$ 加权轴位图像可见类似的表现。宽阔的肩胛盂关节面与矢状位平行（箭头）。（C）成年右侧 Erb 麻痹患者的 CT 组合图像，出生以来，出现右肱骨头和关节盂废用性发育不良、体积小。（D）麻痹患儿，发育不良不太严重，CT 图像显示关节盂后部缺损（箭头）。（E 和 F）轻度发育不良的 CT 图像。（E）显示关节盂后部向内倾斜（箭），许多学者认为是关节盂发育不良，这种轻度发育不良可能与后部不稳定和盂唇后部撕裂有关。（F）另一患者的 MR 关节造影图像可见相似的骨改变（箭头），后部的关节软骨（长箭）和盂唇（短箭）代偿性肥大

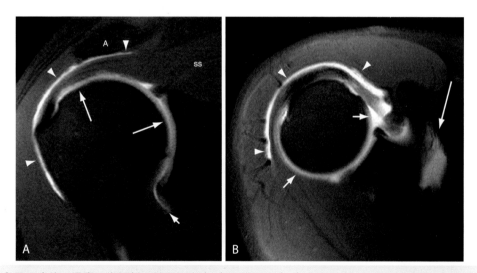

图 2.15　三角肌下肩峰下滑囊正常解剖。斜冠状位（A）和横断位（B）T$_1$ 加权 MR 关节造影图像，滑囊（箭头）和盂肱关节（箭）同时注入造影剂。（A）注意冈上肌（ss）及其靠外侧的肌腱将滑囊和关节腔分开，也可见腋囊或隐窝（短箭），此图中未见扩张。（B）注意肩胛下肌隐窝（长箭），它是肩关节的一部分

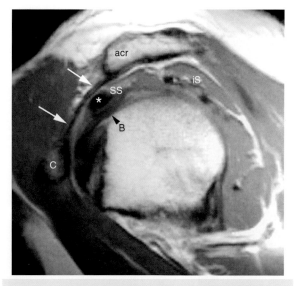

图 2.16　喙肩弓。斜矢状位 MR，恰好在一张图像上包含了整个喙肩韧带（箭）。请注意冈上肌肌腱位于喙肩韧带的深部，这常常是导致冈上肌撞击的一个原因。本例冈上肌肌腱局部增厚，呈低信号（*），原因是钙质沉积。也要注意冈下肌肌腱和肱二头肌长头腱。acr，肩峰；c，喙突；is，冈下肌肌腱；SS，冈上肌肌腱

框 2.1　修订版 Bigliani 分类系统

| 类型 | 形态 | 特征 |
|---|---|---|
| 1 | 平坦型 | |
| 2 | 弧型（凹型） | 最常见类型 |
| 3 | 前钩型 | 与肩袖撞击有关 |
| 4 | 反弧型（凸型） | 最少见类型 |

◇ 从肩峰前部向前向下延伸（图 2.18A）。
◇ MRI 检查可与喙肩韧带鉴别，喙肩韧带在所有序列上均为黑色结构，而肩峰下骨刺含有骨髓脂肪（图 2.18B）。

- 肩峰小骨（见图 2.58）与肩袖撞击和肩袖撕裂有关。
  - 由于三角肌向下的拉力，不稳定的肩峰小骨可能会使肩峰下间隙缩小。
  - 肩峰小骨软骨联合的退行性骨质增生同样可使肩峰下间隙变窄。
- 肩峰下表面的轮廓可导致肩袖撞击。
  - 冈上肌出口位显示肩峰下表面轮廓最佳，也可在斜矢状位 MR 图像上看到（图 2.19）。
  - 在一定程度上取决于图像的方向和选择的层面。
  - 只使用斜矢状位最外侧两幅图像。
  - 改良 Bigliani 分类法用于描述肩峰下表面形态（表 2.1）。
- 肩峰坡度是一个独立的形态学因素，斜冠状位图像显示最佳。
  - 尽管还没有令人信服，但仍有部分学者认为肩峰外侧向下倾斜与肩袖撞击有关。

撞击相关性疼痛是由肩袖肌肌腱和肩峰下／三角肌下滑囊在肱骨头和喙肩弓之间受到挤压所致。

- 肩袖撞击综合征更常见于老年患者，但也可见于年轻人。
- 主要特征是进行过顶动作时（肩关节外展）的反复疼痛。
- 更常见于反复进行过头活动的人，比如投掷运动员或某些工人。
- 撞击综合征是一种临床诊断，尽管影像学可以显示导致肩袖撞击的解剖因素和撞击所致的改变。
  - MRI 和超声表现包括肩峰下／三角肌下滑囊炎、肩袖肌肌腱病和肩袖撕裂。
  - 冈上肌肌腱是最常受累的肩袖肌腱，因为其位于肩峰前部和肱骨头之间，是最常发生撞击的部位。
    - 喙肱撞击是肩袖撞击的一个少见原因，是喙肱间隙狭窄导致肩胛下肌肌腱受压所致。

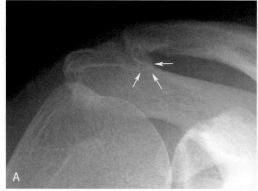
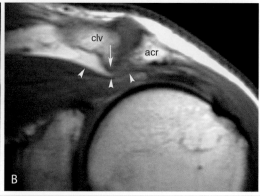

图 2.17　肩锁关节骨刺。（A 和 B）不同患者的前后位平片（A）和斜冠状位 T$_1$ 加权 MRI（B）显示肩锁关节骨刺向下突出（箭）和 B 图中的冈上肌腱变形（箭头）。acr，肩峰；clv，锁骨

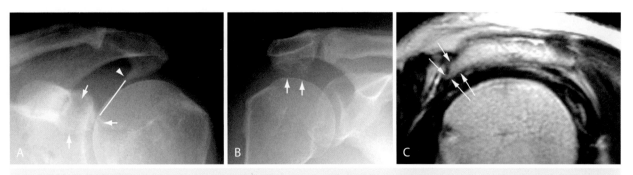

图 2.18　肩峰前部骨刺。（A）前后位平片显示起源于肩峰前部的特别长的韧带骨赘（箭头）。白线代表喙肩韧带的位置。箭指的是喙突，重叠在关节盂上。（B）另一患者，轻度向足侧倾斜投照的前后位平片，显示肩峰前部骨刺（箭）。前弓位平片能更好地显示肩峰前部骨刺。（C）T₂ 加权斜矢状位 MR 图像显示喙肩韧带附着处骨刺（箭）。注意：骨刺含有骨髓，在 MR 图像上可与喙肩韧带区分开来，因喙肩韧带在所有序列上都表现为低信号结构

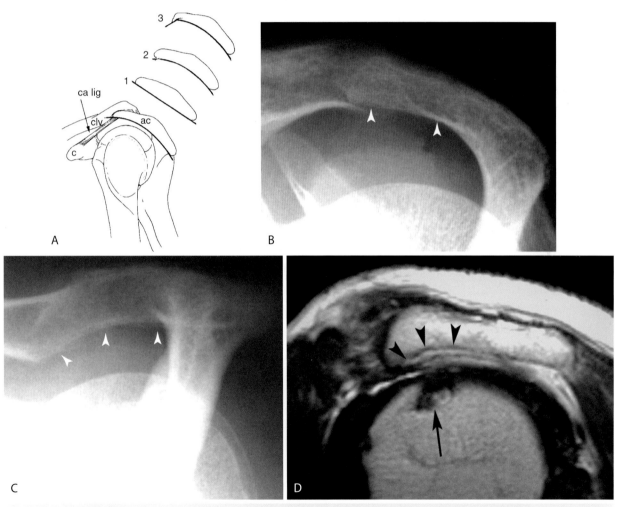

图 2.19　肩峰下表面形状的 Bigliani 分类。（A）左侧定义为前方的示意图显示 1 型（平坦形）、2 型（弧形）和 3 型（前钩形）。（B）1 型，出口位显示扁平的肩峰下表面（箭头）。（C）2 型，出口位显示弧形凹陷的肩峰下表面（箭头）。（D）3 型，T₂ 加权斜矢状位 MR 图像显示前钩（箭头）。同时可见慢性撞击所致的肱骨头骨髓信号变化（箭）。肩峰下间隙很窄，是由肩袖完全撕裂伴回缩所致（未显示）。ac，肩峰；c，喙突；ca lig，喙肩韧带；clv，锁骨

- 当采用 MRI 或 CT 成像时，在横断面图像上进行距离测量。
- 肱骨头前部和喙突后缘之间的距离，正常约 8~11 mm，女性略窄。
- 喙肱间隙小于 7 mm 时，可能导致肩胛下肌肌腱卡夹于肱骨头前部和喙突之间。
- US 有助于显示喙肱间隙的狭窄程度和肩关节内收内旋时肩胛下肌肌腱受到的动态撞击。

内部撞击是另一种形式的肩袖撞击，见于过头投掷运动员，特别是棒球投手。

- 在投掷的制动末期 / 加速早期阶段，肩袖后上关节盂撞击性疼痛。
- 伴有冈上肌肌腱后部和（或）冈下肌肌腱前部下面（关节面）的撕裂，肱骨头后上部囊性变和（或）骨髓水肿，以及后上盂唇的撕裂。

### 骨关节炎

一般来说，骨关节炎是一种由"磨损"而引起的慢性退行性过程，关节表面受损。肩关节骨关节炎是中老年人出现症状的常见原因，但发病率低于负重关节，如膝关节。肩关节骨关节炎常见的病因包括以下几点：

- 慢性不稳定——关节盂唇和（或）关节囊韧带结构的慢性撕裂导致盂肱关节的不稳定，加速了软骨磨损和损伤。
- 肩袖关节病——肩袖撕裂，特别是较大且严重的肩袖撕裂，会使盂肱关节不稳定（由于三角肌的向上力量失去对抗），表现为肱骨头向近端移位，加速了盂肱关节骨关节炎的发生。

- 创伤性骨关节炎——创伤可导致关节软骨的直接损伤，如关节内骨折或骨软骨损伤（OCLs），骨折还可能导致关节面不协调或骨骼畸形，改变了正常的生物力学结构，加速骨关节炎的发生。

### 疾病

#### 骨折

肩关节常发生骨折，可累及肱骨近端、锁骨或肩胛骨。Neer 系统是一种广泛应用于成人肱骨近端骨折的分类系统，根据解剖部位、骨折"碎片"数量和骨折碎片移位情况，提供预后信息，并帮助制订治疗计划。肱骨颈骨折是成人最常见的肱骨近端骨折，在老年骨质疏松患者中尤为常见（图 2.20A）。

- 由于肱骨头的血液供应通常保留通畅，因此大多数外科颈骨折预后良好。
- 解剖颈骨折较少见，且预后差，肱骨头的血液供应受到损害，导致愈合不良、肱骨头缺血性坏死和继发性骨关节炎。

儿童肱骨近端骨折的发生率远低于成人。

- 外科颈和肱骨骨干近侧隆起骨折最常见（图 2.21）。
- 肱骨头和肱骨大结节由独立的骨化中心形成，并于儿童时期融合，形成倒 V 形联合骨骺板，平片上类似骨折线（见图 2.21）。
- Salter-Harris 骨折在 5 岁以下儿童中最常见的为 I 型（图 2.22），青春期前为 II 型。
- 肱骨近端骨骺板损伤的 Salter I 型损伤（骨骺分离）可见于年龄较大儿童，因过度使用肩关节所致（典型的如棒球投手），本质上是一种应力性骨折，称为少年棒球肩（见图 2.22D）。

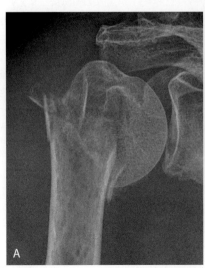
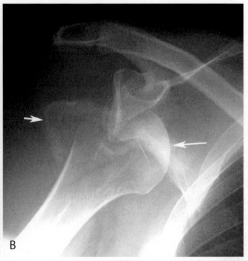

图 2.20　成人肱骨近端骨折。（A）外科颈骨折。（B）骨折脱位，肱骨头（长箭）前脱位。大结节（短箭）被分离，从肱骨近端向外侧移位

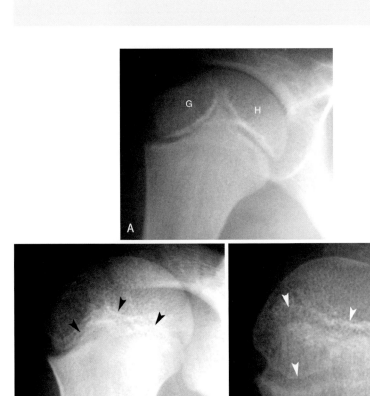

图 2.21　儿童肱骨近端骨折。(A) 外旋位，正常表现。注意肱骨头和大结节独立的骨化中心形成倒 V 形骨骺板。(B) 干骺端骨折患儿的外旋位片。注意正常骨骺 (箭头) 和较远侧骨折 (箭)。(C) 另一儿童干骺端骨折的内旋位片。内旋导致骨骺板表现复杂 (箭头)，勿与骨折相混淆。注意干骺端骨折 (箭)。G, 大结节；H, 肱骨头

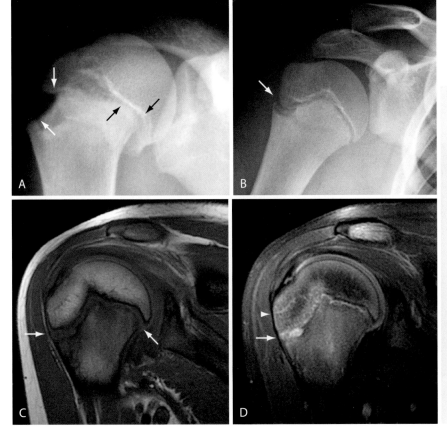

图 2.22　肱骨近端 Salter-Harris Ⅰ型骨折。(A) 骨折远端向外移位并内翻，成对的白箭和黑箭表示对应移位点。(B 和 C) 这些骨折可能非常细微。(B) 为另一患儿的平片，显示骨骺板处略呈阶梯状改变 (箭)，骨干近端轻微侧移。此与对侧肩关节略微不对称。(C) T₁ 加权斜冠状位 MR 图像显示骨骺增宽 (箭)，T₂ 加权像 (未展示) 可见邻近的水肿。(D) 肱骨近端骨骺板应力性骨折，也被称为少年棒球肩，患者为一名 13 岁的棒球投手。脂肪抑制 T₂ 加权图像斜冠状位显示沿着骨骺板外侧的高信号水肿 (箭) 和骨骺外侧部的水肿 (箭头)。本例平片正常，但有时表现为骨骺板增宽和邻近骨硬化

　　不同肌肉在肱骨上的附着点不同，据此可以预测肱骨干骨折因肌肉牵拉而发生移位的模式（图 2.23）。

- 外科颈骨折可因肩袖牵拉而导致骨折近端外展。
- 胸大肌和三角肌附着点之间的骨折，胸大肌牵拉使骨折近端内收。
- 三角肌止点远侧骨折，三角肌牵拉使骨折近端外展（图 2.24）。

　　肱骨骨折（或试图闭合复位肱骨骨折）可能会损伤邻近神经。

- 腋神经围绕肱骨外科颈。
- 桡神经沿肱骨干后部走行。

　　根据肱骨骨折的位置和严重程度，可采用手臂吊带、石膏固定或手术治疗。

- 肩关节的高度活动性可以补偿一些旋转和成角畸形，大多数患者对没有达到解剖对位的骨折耐受性很好。
- 内固定通常用于严重或复杂的骨折，如多节段性或关节内骨折，或伴有相关神经血管损伤的病例。
- 严重肱骨头骨折也可采用关节置换术，特别是在老年患者或明显粉碎性骨折并累及关节面时；可以采用肱骨侧半肩关节置换术或全肩关节置换术。

　　在儿童和成人中，大多数锁骨骨折是由于手伸出时摔倒造成的，而且大多数骨折发生在中间 1/3 处。

- 由于胸锁乳突肌向上牵拉骨折近端，手臂的重量向下牵拉骨折远端，所以骨折常有移位（图 2.25）。

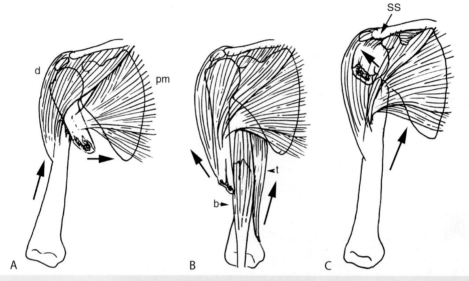

**图 2.23　肱骨骨折移位。**（A）胸大肌和三角肌附着点之间的骨折，骨折近端被胸肌牵拉内收。（B）三角肌止点远端骨折，骨折近端被三角肌牵拉外展（可见图 2.24）。如图所示，骨折断端可能重叠，骨折远端被肱二头肌和三头肌向近侧牵拉、被胸大肌向内侧牵拉。（C）外科颈骨折移位与（B）类似，骨折近端被冈上肌牵拉外展，骨折远端向近端移位。b，肱二头肌；d，三角肌；pm，胸大肌；ss，冈上肌肌肉；t，肱三头肌

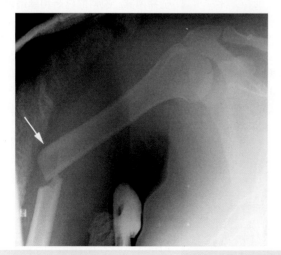

**图 2.24　肱骨骨折。**三角肌粗隆远侧骨折（箭），近端碎片外展

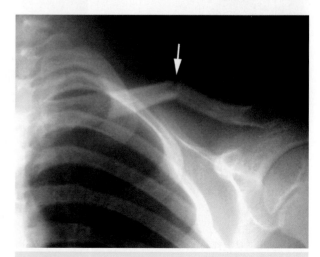

**图 2.25　儿童锁骨骨折（箭）。**和成人一样，骨折近端被胸锁乳突肌向上牵拉

- 连接肩关节与胸壁的肌肉，如胸大肌和背阔肌，常牵拉骨折远端向内移位，导致骨折端重叠。
- 尽管如此，大多数锁骨骨折愈合迅速、没有并发症，只需要简单固定。
- 儿童锁骨骨折可能为不完全性骨折（见图 2.25）。
- 锁骨骨折的手术固定常用于开放性骨折、高级别运动员骨折、延迟愈合或不愈合病例（见图 1.27A），以及伴有肩锁或喙锁韧带断裂的锁骨远端骨折。

肩胛骨骨折通常是直接高冲击力外伤所致。由于解剖结构和医疗监护设备的重叠、并发其他骨折等因素，急性创伤患者的肩胛骨骨折在平片上很难识别（图 2.26）。

- 必须掌握损伤机制并仔细观察肩胛骨。
- 肩胛骨体部骨折通常采用固定治疗。

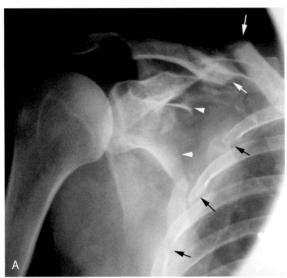

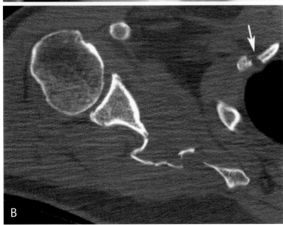

图 2.26　肩胛骨骨折。（A）平片显示肩胛骨骨折（白箭头）。还要注意肋骨骨折（黑箭）和锁骨骨折（白箭）。（B）另一患者轴位 CT 显示典型的肩胛骨体部粉碎性骨折。也要注意上部肋骨骨折（箭）。肩胛骨骨折常发生在高能量损伤，如车祸抛出，常伴有其他相关骨折

- 关节盂、肩胛颈和喙突骨折常需要手术复位和固定。
- 在肩胛骨骨折的有无及其特征，肩胛盂关节面有无受累等方面，CT 特别有帮助（见图 2.26B）。

## 盂肱关节脱位

肩关节是最常发生脱位的关节。盂肱关节脱位几乎可以发生在任何方向，但大多数（95%）为前脱位（图 2.27），后脱位远不如前脱位常见。当采用正确的摄片体位，如 Y 位、腋窝位或穿胸位时，平片具有诊断意义。前、后方向以外的其他脱位不常见。一种特殊形式的向下方脱位称为垂直脱位，肱骨强力外展后，导致上臂外展固定（图 2.28）。

### 前脱位

- 机制：上臂被迫过伸、外展、外旋；或向前牵拉或者直接打击肩后部。
- 平片上，肱骨头向前内侧、略低于肩胛盂。
- 肱骨头后上部与前下关节盂缘撞击，可导致楔形肱骨头嵌顿性骨折，称为 Hill-Sachs 病变（图 2.29）。
  - Hill-Sachs 病变可能非常轻微，只有复位后才能在平片上看到。
  - 骨折位于后外侧，因此内旋位平片对发现病变较敏感。
  - CT 和 MRI 对发现 Hill-Sachs 病变高度敏感。
  - 急性 - 亚急性期（损伤后 6~8 周内），MRI 常可见骨髓水肿。
  - 应注意 Hill-Sachs 病变的大小（宽度和深度）；较大的病灶常继发盂肱关节前部不稳定，并可能与关节盂相碰撞（脱轨病变）。
  - 潜在误诊陷阱：外科颈上方肱骨头后外侧有一个正常的凹痕，可能类似 Hill-Sachs 病变。
  - 轴位图像上，此凹痕在喙突水平以下，而 Hill-Sachs 病变在喙突水平或以上。
- 前脱位也会损伤肩关节的前部结构。
  - Bankart 损伤为前下盂唇撕裂或分离，有时伴有邻近的关节盂缘骨折（骨 Bankart 损伤或 Bankart 骨折）（图 2.30~图 2.32）。
  - 可见多种类型的前盂唇撕裂（见图 2.31）。
    - Perthes 病变——无移位的前下唇撕裂伴有肩胛盂边缘骨膜撕脱（见图 2.31）。
    - ALPSA 病变（前唇韧带骨膜袖撕脱）——前下盂唇从关节盂脱离，骨膜剥离更广泛，撕裂的盂唇向内侧移位（见图 2.31）。
    - GLAD 病变（关节盂盂唇软骨撕裂）——前下盂唇撕裂伴邻近软骨病变（见图 2.31）。

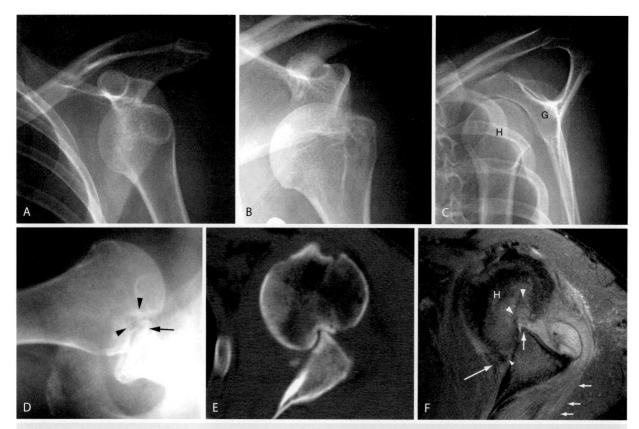

图 2.27　不同患者的肩关节前脱位。（A）前后位显示肱骨头位于喙突内下方。（B）另一患者的 Grashey 位（AP 位），也显示肱骨头内移位于喙突下方。（C）Y 位，显示肱骨头（H）在肩胛盂（G）前方。（D）腋窝位，显示与关节盂前部（箭）撞击嵌压引起的 Hill-Sachs 病变（箭头）。（E）轴位 CT 扫描表现相似。（F）脂肪抑制质子轴位 MR 图像，显示前脱位的肱骨头（H）与关节盂前缘（短箭）撞击形成 Hill-Sachs 病变（大箭头）。前盂唇向内侧移位（小箭头）。注意前关节囊撕脱（长箭）以及冈下肌水肿和小圆肌肌腹拉伤水肿（小箭）

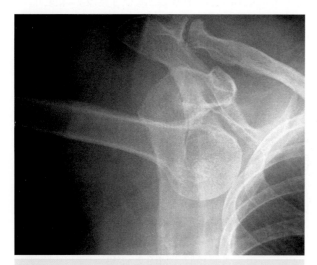

图 2.28　垂直脱位。正位片显示肱骨头向下脱位，肱骨锁定于外展位

- □ 相关的软组织损伤包括盂肱韧带撕裂、CHL 撕裂或撕脱、肩胛下肌撕裂（伴有 / 不伴有肱二头肌长头腱半脱位）、小结节撕脱骨折（图 2.33）和关节囊前部撕脱。
- □ Bankart 骨折，或"骨性 Bankart"，平片可能不易发现，但 CT 或 MRI 较易识别（图 2.30B）。
  - ◇ Bankart 骨折可导致骨折碎片移位或前下关节盂缘嵌顿。
  - ◇ 肩胛盂骨髓水肿提示骨性 Bankart 病变处于急性或亚急性期。
- ■ Bankart 损伤和相关的软组织损伤是肩关节前脱位最重要的后果，因为它们破坏了盂肱关节前部的稳定结构。
  - □ 导致肩关节不稳定并可能反复脱位，特别是在青少年和年轻人。
  - □ 除非关节囊因积液或注入对比剂而扩张，常规 MR 很难发现相关的软组织损伤。
  - □ 通常在术前进行 MR 关节造影，以充分评估软组织损伤。

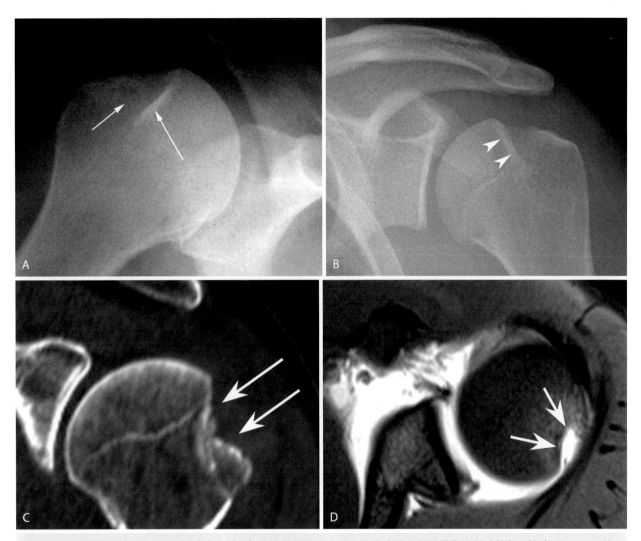

图 2.29　不同患者的 Hill-Sachs 病变。（A）内旋前后位片，显示肱骨头后上部凹槽样缺损（箭）。（B）Grashey 位，显示 Hill-Sachs 病变（箭头）。（C）CT 冠状面重建图像，显示类似缺损（箭）。（D）T₁ 加权关节造影轴位 MR 图像，显示凹槽样缺损。注意：Hill-Sachs 病变位于喙突基底部水平。更低平面的凹痕本质上是正常结构，不应与 Hill-Sachs 病变混淆

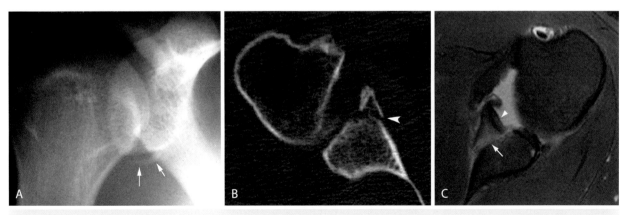

图 2.30　不同患者的 Bankart 骨折。（A）平片显示关节盂下方一个细微的骨折碎片（箭）。（B）CT 显示关节盂前下部骨折（箭头）。（C）脂肪抑制 T₁ 加权轴位 MR 关节造影图像，显示 Bankart 骨折（箭）伴向内侧移位的大碎片（箭头）

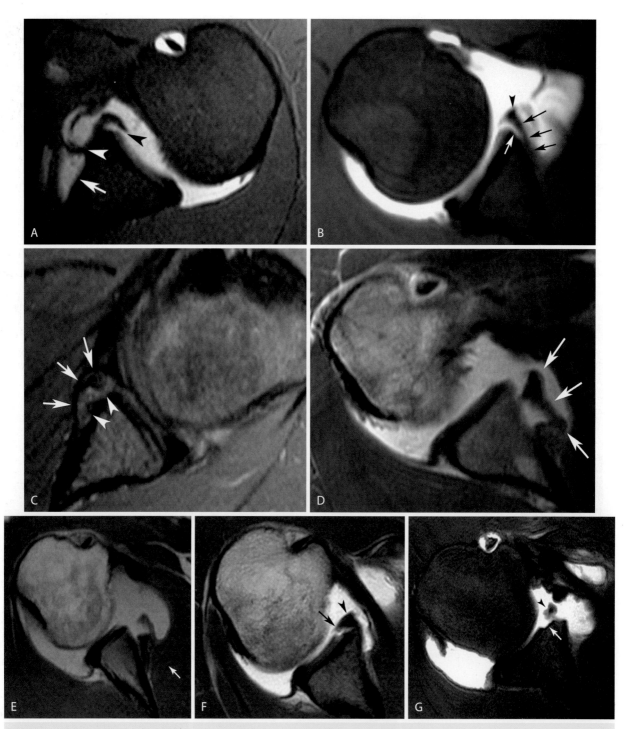

图 2.31　不同患者的 Bankart 损伤。（A）脂肪抑制 T_1 加权 MR 关节造影显示前下盂唇撕裂（黑箭头）。该患者关节囊前部附着正常（白箭头），无骨膜剥离。箭示对比剂溢出关节囊。（B）盂唇撕裂伴骨膜剥离（Perthes 损伤）。T_1 加权 MR 关节造影轴位图像显示，前下盂唇（箭头）和关节盂骨膜（黑箭）从关节盂分离。这种损伤，盂唇仍附着在骨膜上，骨膜从关节盂前缘剥离。注意关节盂与剥离的骨膜 - 盂唇之间的对比剂的高信号（白箭）。（C）另一例 Perthes 损伤的平扫脂肪抑制 T_2 加权序列图像。剥离的关节囊和盂唇（箭）与肩胛骨之间被中等信号物（箭头）充填，关节镜下该中等信号物为肉芽组织和血液。（D）前盂唇韧带骨膜袖状撕脱（ALPSA 损伤）。该损伤（箭）可视为内侧移位的 Perthes 损伤。盂唇、下盂肱韧带前束和剥离的骨膜一起向内侧移位。这种类型损伤与前方不稳定和复发性肩关节脱位高度相关。（E）另一例 ALPSA 损伤（箭）。（F）前下盂唇关节软骨损伤（GLAD 损伤）。前下盂唇（箭头）和下方关节软骨碎片（箭）作为一个整体与关节盂分离。（G）另一例 GLAD 病变。前下盂唇和下方的关节软骨碎片作为一个整体（箭头）与关节盂完全分离。注意软骨缺损（箭）

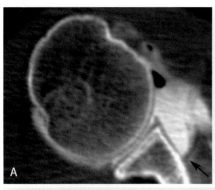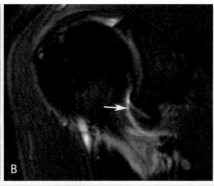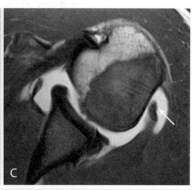

图 2.32　肩关节前脱位合并前部软组织损伤。（A）前关节囊剥离，CT 关节造影显示囊前部边缘向内侧移位；关节囊前部与肩胛骨形成锐角（箭），与图 2.31A 中的钝角进行比较。（B）盂肱下韧带肱骨侧撕脱（HAGL）。脂肪抑制 T₂ 加权冠状位 MR 成像显示下盂肱韧带（GHL）外侧附着点撕脱（箭），弯曲成 J 形。（C）另一患者的关节造影轴位 MR 图像显示下盂肱韧带后束位置异常（箭）。盂肱韧带撕裂常见于脱位后，下盂肱韧带撕裂临床意义最大

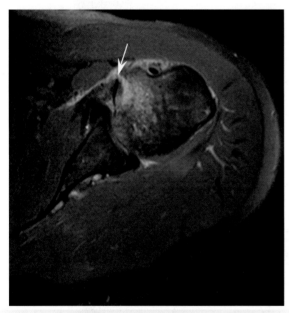

图 2.33　小结节撕脱性骨折。脂肪抑制质子密度轴位 MR 图像显示小结节在肩胛下肌附着点急性撕脱（箭），肱骨头前内侧有明显的骨髓水肿

□ MR 关节造影上，有一些诊断陷阱可能被误判为关节囊前部损伤。
　　◇ 创伤性关节囊剥离与先天变异 - 非创伤性内侧关节囊附着点内移鉴别困难。
　　◇ 关节囊的影像学表现取决于关节内液体量和肱骨位置。
　　◇ 既往剥离的关节囊可能以锐角与肩胛骨连接，而非创伤性的正常变异 - 关节囊附着点内移时通常形成钝角（见图 2.31，图 2.32 和图 2.12）
　　◇ 注射的对比剂可能会沿肩胛骨前内侧 "渗出"，

造成关节囊剥离的假象（图 2.31A）；这种外渗的造影剂通常会进入肩胛下肌中而形成特殊表现（见图 2.7E）。
　　◇ 正常的肩胛下肌隐窝和腋窝隐窝不应被误认为是病理性关节囊冗长。
　　◇ 正如解剖部分所述，盂唇变异常见于前上象限（12：00 到 3：00）。
　　◇ 正常滑膜皱襞或注射对比剂时偶然进入的气泡，可能在 MR 关节造影类似关节内游离体。

**后脱位**

■ 发病机制：强有力的肌肉收缩（癫痫发作或触电），上臂屈曲和内收时摔倒，或肩部前方受到直接暴力打击。
　　□ 癫痫发作和触电可导致双肩脱位。
■ 肱骨头通常直接向后脱位，锁定于内旋位。
■ 前后位平片可能具有误导性，因为该投照体位上，后脱位肱骨头位置没有变化。
■ 肩关节 Y 位或腋窝位具有诊断价值（图 2.34）。
■ 肱骨头前部撞击关节盂后缘，这可以导致肱骨头前部嵌顿骨折（反 Hill-Sachs 损伤）。
　　□ 在前后位平片上，反 Hill-Sachs 损伤可表现为垂直方向的条状凹陷（水槽征，图 2.35；图 2.34 A 和 C）
■ 相关的骨和软组织损伤正好与前脱位相反。
　　□ 后关节囊从关节盂上撕脱，常合并后唇撕裂。
　　　　◇ 结果导致肩关节后方不稳定，患者容易出现复发性后脱位。
　　□ 也可能看到关节盂后缘骨折（反 Bankart 骨折；见图 2.34C）。

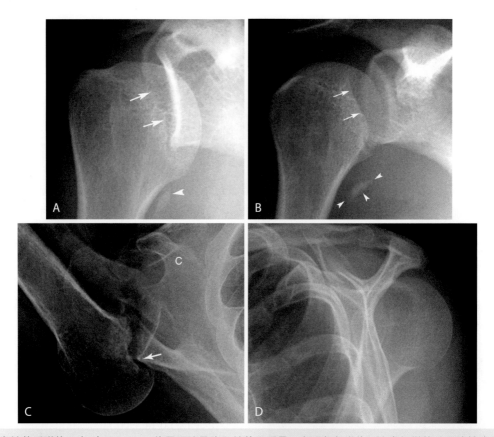

图 2.34 肩关节后脱位。（A）Grashey 位显示肱骨头和关节盂重叠，表明存在脱位。注意细微的肱骨头撞击骨折（箭），称为水槽征，和小的反 Bankart 骨折（箭头）。（B）复位后前后位片显示水槽征（反 Hill-Sachs 骨折）（箭）。同时注意反 Bankart 骨折块（箭头）。（C）另一患者的腋位投照显示为反 Hill-Sachs 骨折（箭）。请注意，脱位方向与喙突（C）相反。（D）另一例后脱位患者的 Y 位投照。需与图 2.27C 相比较

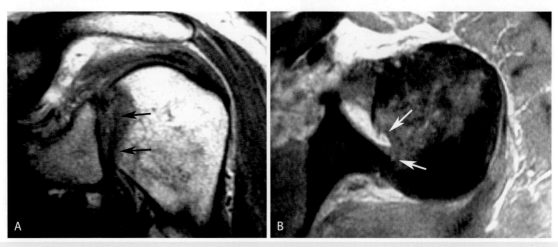

图 2.35 MRI 显示肩关节后脱位。（A 和 B）$T_1$ 加权冠状位（A）和脂肪抑制 $T_2$ 加权轴位（B）MR 图像显示后脱位伴嵌顿性骨折（箭）和邻近骨髓水肿

## 盂唇撕裂

　　盂唇形状和附着位置的变异增加了盂唇撕裂的影像学诊断难度，正如前面解剖部分所述，前上盂唇更加复杂。盂唇撕裂可能导致肩部疼痛、无力、机械性症状（绞锁、摩擦或卡住），尤其是年轻患者和运动员。

随着年龄的增长，可能会出现以撕裂或磨损为特征的上盂唇退化；中老年人的上盂唇异常通常无需手术治疗。MRI 是评价盂唇结构的最佳方法。

- 正常盂唇在所有 MRI 序列上均为低信号。
- 当盂唇与主磁场成 55° 时会造成魔角效应，此效应

导致在短 TE 序列上盂唇信号增高。

- PD 或 T₂ 加权 MR 图像显示线样或不规则高信号，提示盂唇撕裂（图 2.36）。
- 直接 MR 关节造影（和 CT 关节造影）提高了清晰度和敏感性，诊断盂唇撕裂优于常规 MR。
  - □ MR 关节造影发现 T₁ 高信号对比剂进入盂唇内部可诊断盂唇撕裂，但需警惕前上盂唇的正常变异。
- 将手臂外展外旋（ABER）位可对前下盂唇韧带复合体施加拉张力，前下盂唇撕裂的显示（见图 2.36C 和 D）有所改善。
- 潜在的盂唇撕裂可以出现盂唇旁囊肿。
  - □ 盂唇撕裂发挥单向阀作用，允许关节液通过撕裂流出但不能反流，形成充满液体的囊性肿块。
  - □ 如果位于冈盂切迹、肩胛上切迹或四边形空间，可能导致压迫性神经病变（见图 2.64）。
- 当描述盂唇撕裂时，报告中需要描述几个方面的征象。
  - □ 位置和范围（同时用解剖学和钟面进行描述，以避免混淆）。

- ◇ 示例："上唇和前唇广泛撕裂，从后上方 11：00 延伸至前下方 4：00"。
  - □ 有无盂唇瓣或移位碎片。
  - □ 有无盂唇旁囊肿，包括大小和位置。
  - □ 邻近结构（二头肌肌腱锚点、盂肱韧带）。
- 盂唇撕裂的常见诊断陷阱：
  - □ 正常盂唇变异。
    - ◇ 盂唇下孔、沟或隐窝——此类变异边缘光滑，几乎总是位于 12：00 和 3：00 之间。
    - ◇ Buford 复合体——前上盂唇缺失，中盂肱韧带索样增厚（MGHL）。
  - □ 盂唇 - 软骨交界处，关节盂和盂唇之间的正常关节软骨。
    - ◇ 光滑、逐渐变薄、中等信号强度的透明软骨紧邻盂唇，后者为低信号纤维软骨。
  - □ 魔角效应。
  - □ 老年患者的盂唇撕裂通常属于偶然发现，不具有临床意义。

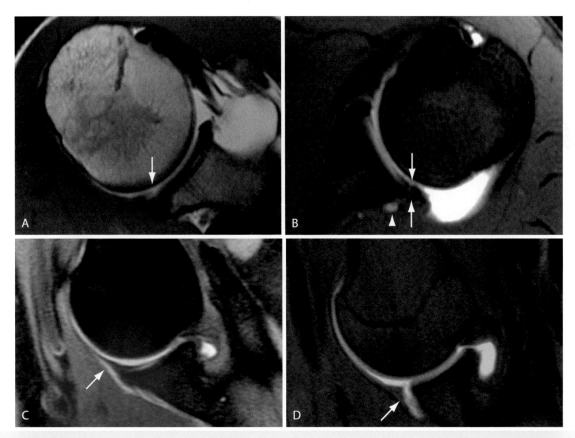

**图 2.36**　盂唇撕裂。（A）棒球投手，关节内撞击。脂肪抑制 T₁ 加权关节造影轴位 MR 图像显示后盂唇撕裂（箭）。（B）另一患者的 MR 关节造影图像显示后盂唇轻微撕裂（箭之间），出现关节内对比剂开始填充相邻的盂唇旁囊肿（箭头）可以证实这个小撕裂。（C 和 D）肩关节外展外旋（ABER）位置，可以更好地显示前盂唇撕裂。（C）正常 ABER 位图像。脂肪抑制 T₁ 加权关节造影 ABER 位 MR 图像，显示完整的下盂唇和下盂肱韧带（箭）。（D）关节造影 ABER 位 MR 图像显示前下盂唇撕裂（箭）。另见图 2.31A

SLAP 撕裂是较常见的亚型，总是累及上盂唇，常需要 MR 关节造影（图 2.37）。

- 二头肌肌腱近端和二头肌盂唇附着处（二头肌肌腱锚点）的受累程度不同。
- 许多 SLAP 撕裂发生在被动拉伸损伤后或跌倒时手臂快速外展时。
- SLAP 撕裂也发生在投掷头顶的减速阶段，因此是投掷运动员（如棒球投手）的职业性损伤。
- SLAP 撕裂使用以下分类系统：
  - Ⅰ 型：退行性上盂唇磨损，肱二头肌长头腱（LHBT）正常。
    - ◇ Ⅰ 型撕裂在斜冠状位 MR 图像上表现为上盂唇信号无定形增高。
    - ◇ 这可能是老年患者的"正常"表现，特别是慢性高骑肩，如慢性肩袖撕裂的患者。
  - Ⅱ 型：上盂唇撕裂伴二头肌肌腱锚点受累。
  - Ⅲ 型：上盂唇桶柄样撕裂，二头肌肌腱锚点完整。
  - Ⅳ 型：上盂唇桶柄样撕裂，延伸至 LHBT（见图 2.37）。

SLAP 撕裂可延伸超过上盂唇和相邻肱二头肌，进入前盂唇、后盂唇或盂肱韧带。对于这些更广泛的撕裂，关节镜分类系统也在不断发展。

- SLAP 撕裂（Ⅰ 型除外）显示上盂唇从前向后延伸的明确的缺损，必须与前文的正常变异 - 盂唇下沟相鉴别（见图 2.9B）。
  - 盂唇下沟从外下方向内上方延伸（指向患者头侧）。
  - 相比之下，许多（但不是所有）SLAP 撕裂的方向是上外向内下延伸（指向患者肩峰）。
  - 盂唇下沟不应延伸到肱二头肌肌腱锚点后方，通常不延伸到 11：00 后方。
  - 上盂唇和关节盂之间的间隙宽度大于 2~3 mm 通常表示 SLAP 撕裂，而不是盂唇下沟。

年轻患者有临床症状的盂唇撕裂常通过关节镜修复。使用缝线将撕裂的盂唇重新缝合固定在关节盂的缝线锚上。不规则或松散的盂唇边缘的修整也可以在关节镜下进行。盂唇术后影像学检查有特殊的注意事项。

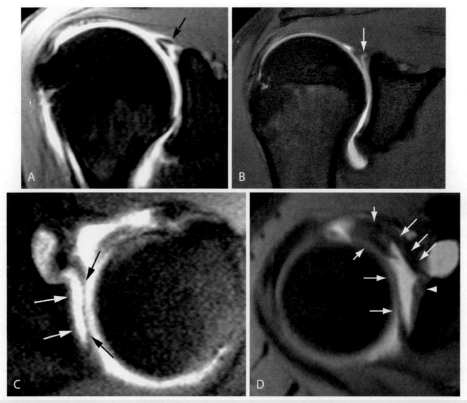

图 2.37　不同患者上盂唇前后（SLAP）撕裂。（A）脂肪抑制 $T_1$ 加权关节造影斜冠状位 MR 图像显示上盂唇内高信号，指向肩峰（箭）。（B）更细微的 SLAP 撕裂（箭）。（C）上盂唇层面的 $T_2$ 加权生理盐水关节造影轴位图像显示盂唇（黑箭）和关节盂（白箭）之间液体信号，盂唇和关节盂的分离大于 2~3 mm 并向后延伸至 10：00 位置，这些征象提示为 SLAP 撕裂而不是盂唇下沟。（D）Ⅳ 型（桶柄样）SLAP 撕裂。脂肪抑制 $T_1$ 加权关节造影轴位 MR 图像。注意回缩的肱二头肌盂唇复合体（短箭之间），肱二头肌长头连接到关节盂（箭头）处只显示对比剂充盈。部分分离的盂唇（长箭）将撕脱的二头肌盂唇复合体连接到关节盂，形似桶柄

- 直接 MR 关节造影在评估术后关节盂唇方面具有非常大的价值（图 2.38）。
- 盂唇磨损和变钝可以是正常的术后修复表现，因为盂唇通常需要经过修整。
- 盂唇内部异常信号可能代表术后肉芽组织或纤维化。
- 当修复的盂唇下方完全充填对比剂，缝线锚裸露，或盂唇移位时，诊断为盂唇再撕裂。

## 骨软骨损伤

- 肩部的骨软骨损伤包括已经讨论过的骨性 Bankart 和反 Bankart 骨折，以及 GLAD 损伤（见图 2.31F）。
- 虽然肩关节不是承重关节，但在外展过程中，肩关节会承受相当大的负荷，可能会导致骨软骨损伤（OCL）或关节软骨损伤。
- 大多数关节软骨缺损发生在骨性关节炎背景下。但年轻人，尤其是高强度训练的运动员可以出现单独发生骨软骨损伤（图 2.39）。

## 关节囊韧带损伤

- 盂肱关节囊和盂肱韧带损伤可发生于肩关节脱位，可以表现为单纯性损伤或合并盂唇撕裂。
- IGHL 损伤可以发生在内侧（关节盂）或外侧（肱骨）附着点。
  - IGHL 从肱骨附着点撕脱时称为 HAGL 损伤（图 2.32B 和 C）。
  - IGHL 从关节盂附着处撕脱时称为 GAGL 损伤。

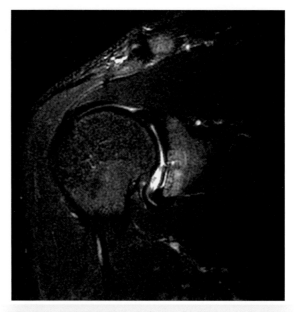

图 2.39　关节盂软骨损伤（OCL）。冠状位 STIR MR 图像显示关节盂下部 OCL，骨软骨碎片深部见液体信号，符合不稳定碎片。可见少量盂肱关节积液

- MR 关节造影显示 IGHL 不规则和（或）撕裂，对比剂从关节囊向下渗入腋窝软组织。
- 肩袖间隙损伤包括关节囊、肱二头肌滑车、喙肱韧带（CHL）或盂肱上韧带（SGHL）的损伤。
  - MR 可显示肩袖间隙脂肪水肿和浸润，类似于粘连性关节囊炎。
  - MR 关节造影通过扩张关节囊，更好地显示肩袖间隙的结构。

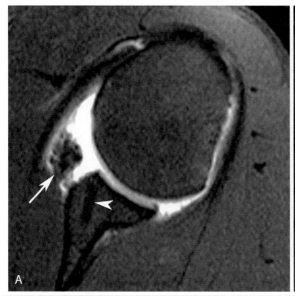

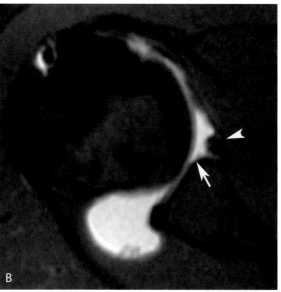

图 2.38　Bankart 修复失败。MR 关节造影轴位。（A）分离的 Bankart 碎片（箭）。注意：关节盂内缝线锚表现为隐约可见的线状低信号（箭头）。（B）另一例复发性 GLAD（前下盂唇关节软骨损伤，箭头），伴有前部关节软骨缺损（箭）。注意肱骨头的向前半脱位

## 盂肱关节骨性关节炎

　　通常根据平片来诊断盂肱关节骨性关节炎，老年人的 MRI 中也常遇到。

- 盂肱关节骨性关节炎的可能原因是慢性不稳定、肩袖功能不全或创伤。
- 与其他关节的骨性关节炎相似，MRI 结果包括关节软骨丢失、软骨下改变（囊性变、骨髓水肿、硬化）和边缘骨赘（见第 9 章关节炎）。
- 严重的骨性关节炎，通常有肱骨头和关节盂的重塑，可能伴有关节隐窝或肱二头肌长头肌腱（LHBT）鞘内游离体。

　　当保守治疗失败时，针对疼痛性关节炎进行全肩关节成形术。肩关节成形术主要有两种类型：解剖型和反置式。

- 如果肩袖功能良好，通常会进行解剖型全肩关节成形术。
- 如有较大的肩袖撕裂或其他原因导致肩袖功能不全，一般行反置式全肩关节置换术。
  □ 关节盂部分置换成"球"，肱骨头部分置换成"窝"，肩关节的旋转中心向内下方移位。
  □ 通过增强三角肌功能改善关节稳定性和活动性。
- 终末期骨关节炎手术前通常要进行 MRI 检查，以评价肩袖的完整性。

## 肩袖肌腱变性

　　反复撞击引起肌腱水肿和出血，可导致肌腱炎、纤维化和退行性变。肌腱炎是用于急性肌腱疼痛的临床术语，但这种命名并不准确，有疼痛症状的肌腱内的炎症细胞浸润通常并不明显。因此，用更为广义的肌腱病或肌腱变性可能更合适。

- 肌腱内自由水增加，MRI 上表现为 $T_1$ 和 $T_2$ 加权序列上信号强度增加（图 2.40）。
- 肌腱病也通常表现为异常肌腱增厚（肥大性肌腱病），尽管最终可能发生肌腱变薄（磨损性肌腱病）。
- 愈合是可能的，但受到肌腱血液供应不足的限制；肩袖的薄弱区（大结节内侧约 1 cm）是动脉血供的分水岭。
- 肌腱变性的严重程度可以估计，但缺乏标准化，易受观察者之间的差异影响。
- 持续的肌腱撞击可能最终发展为部分和全层肩袖撕裂。

　　肩袖撞击的手术治疗常采用肩峰下间隙减压术（图 2.41）。

- 肩峰成形术可适用于慢性肩袖撞击，或者在肩袖修复手术中进行，以纠正肩袖撕裂的原因。
- 切除肩峰前外侧的下表面以及任何相关的肩峰下骨刺、前钩或肩锁关节骨赘。
- 可以通过切除锁骨远端（Mumford 手术）或整个 AC 关节（见图 2.41）来解决肩锁关节的增生。
- 喙肩韧带可进行修整、切除或在其与肩峰连接处进行松解。
- 目前倾向于放置肩峰下囊内的关节镜进行该手术，该手术被称为关节镜肩峰下减压术。

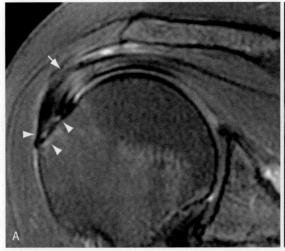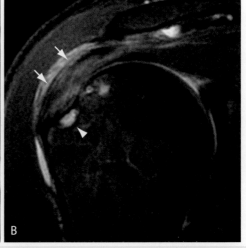

图 2.40　肩袖肌腱变性（肌腱病）。（A）轻度，脂肪抑制 $T_2$ 加权斜冠状 MR 图像显示肩袖肌腱信号增高（箭），但没有提示撕裂的很高信号的区域。还应注意附着点肌腱的高信号区域和轻度骨髓水肿（箭头）。关节镜检查未见撕裂，信号改变是由于肌腱变性所致。（B）显示另一患者更严重的肌腱变性。注意冈上肌肌腱增厚和水肿（箭），邻近大结节（箭头）和肱骨头外侧的皮质下囊性变

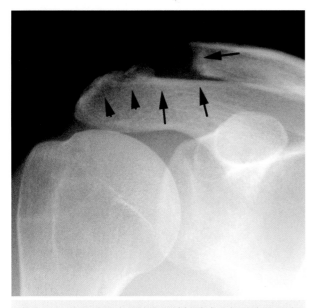

图 2.41　肩峰成形术和锁骨远端切除术。切除肩峰下表面（箭头）、锁骨远端和肩锁关节（箭）以及增生骨刺，以减轻肩袖撞击。与图 2.18 A 和 B 进行比较

## 肩袖撕裂

如果存在前面讨论的一个或多个解剖因素，持续的肌腱撞击可导致部分厚度的肩袖撕裂。

- 肩袖部分厚度撕裂的 MRI 表现可能类似于肌腱变性，或表现为一种局限性缺损，其信号强度通常高于肌腱退变（图 2.42 和图 2.43）。
- 液体敏感 MRI 序列上表现为局灶性高信号影接近液体，应考虑撕裂而不是肌腱变性。
- 调节窗宽窗位以及交叉对照不同平面的图像有助于确定细微的撕裂。

- US 检查也可以准确地诊断肩袖撕裂（图 2.44），越来越多地被用作首选检查。

　　肩袖撕裂的描述标准：

- 分型。
  - 肩袖部分撕裂可能发生在滑囊侧、关节侧、肌腱组织内（肌腱内撕裂），或某些组合。
  - 一些肩袖撕裂是在肌腱内发生的，并沿肌腱长轴延伸（分层撕裂），有时可 / 未达到肌腱表面（见图 2.43）。
    - 肌腹内充满液体的肌内囊肿与这类肩袖撕裂有关，通常发生在远端肌腱肌肉交界处。
- 定位。
  - 应描述某一肌腱撕裂的位置,例如在附着处( 足迹 )或在附着处的内侧（例如，易损的薄弱区）。
  - 撕裂可能涉及多个肌腱和（或）蔓延到邻近的肌腱。
  - 肩袖前上撕裂是一种常见的情况，其中冈上肌前缘撕裂穿过肩袖间隙，累及肩胛下肌肌腱上缘。
  - 退行性肩袖撕裂常发生在中央袖或冈上肌肌腱后部和冈下肌肌腱前部形成的联合肌腱处。
  - 冈上肌肌腱前缘撕裂也常见，通过肌腱前缘的冠状位和矢状位显示最佳。
- 分级。
  - 根据临床经验，高级别部分肩袖撕裂累及超过 50% 的肌腱厚度。
  - 不到 50% 肌腱厚度的撕裂称为低级别肩袖撕裂，其可进一步细分为低度（<25%）和中度（25%～50%）部分肩袖撕裂。

　　全层撕裂是指从关节面延伸至滑囊面的肩袖撕裂，大小（受累宽度）可能不同。

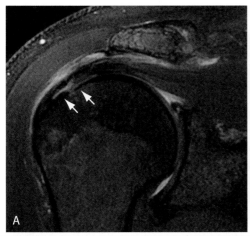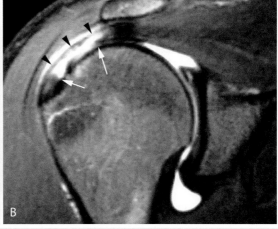

图 2.42　肩袖部分撕裂。（A）脂肪抑制 T$_2$ 加权斜冠状位图像显示肩袖下表面小的部分厚度的撕裂（箭）。（B）冈上肌肌腱广泛的部分厚度撕裂（箭）。T$_2$ 加权关节造影冠状位 MR 图像显示广泛的部分厚度撕裂，仅剩一层菲薄但完整的肌腱（箭头）。注意没有肌肉回缩。肩峰下滑囊内液体是由于冈下肌微小穿孔造成的（未展示）

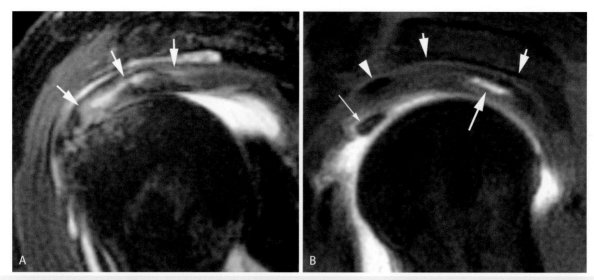

图 2.43　肩袖内部层状撕裂。（A）脂肪抑制 T₂ 加权像斜冠状位图像显示冈上肌肌腱（箭）内纵向高信号。这种撕裂的另一个术语是肌腱内层状撕裂。（B）另一患者的脂肪抑制关节造影斜矢状位 MR 图像显示对比剂位于冈下肌肌腱内（长箭），对比剂从肌腱远端下表面的裂口进入。注意肩峰下表面（短箭）、冈上肌肌腱（箭头）和肱二头肌长头腱（细箭）

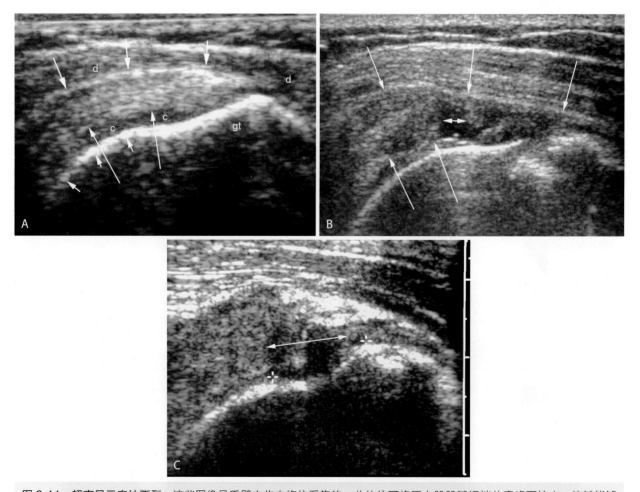

图 2.44　超声显示肩袖撕裂。这些图像是手臂内收内旋位采集的，此体位可将冈上肌肌腱远端从肩峰下拉出，使其能够通过超声观察。（A）正常冈上肌肌腱的纵向图像（长箭）。正常肌腱呈轻度均匀高回声。注意大结节（gt）、三角肌（d）、肱骨头软骨下骨皮质（短箭）和关节软骨（C）。（B）冈上肌肌腱下表面部分厚度撕裂（双箭），表现为肌腱内的低回声缺损（箭）。（C）完全撕裂（双向箭）

- 肌腱完全撕裂（全层厚、全宽度撕裂）为某一肌腱完全断裂的特征表现。
- 全层撕裂未累及整个肌腱时，测量撕裂宽度，即冈上肌、冈下肌肌腱测量撕裂的前后径，而肩胛下肌肌腱撕裂测量上下径。
- 解剖部位描述也提供了有价值的信息，如"冈上肌肌腱前缘全层撕裂"或"肩胛下肌肌腱上 1/3 全层撕裂"。
- 常规 MRI 和 MR 关节造影能可靠地诊断全层撕裂。
  - MRI 平扫显示全层肌腱撕裂呈积液样高信号影，撕裂区填充关节腔积液或肉芽组织，两者在 $T_2$ 加权像上均呈高信号（图 2.45）。
    - 肩峰下滑囊内液体增多是一种常见相关表现，但特异性不强，可能只是单纯的滑囊炎。
  - MR 关节造影显示对比剂通过全层的撕裂口进入肩峰下 / 三角肌下囊。
- 大的全层撕裂和完全撕裂会存在不同程度的肌腱回缩；这种情况应该在报告中体现，因为回缩超过 3~4 cm 会降低手术修复的成功率。

- 慢性撕裂可能伴有肌腹的脂肪性萎缩，手术修复效果较差，特别是当脂肪信号已取代 50% 或更多的正常肌肉信号时（Goutallier 3 或 4 级）。
  - 常用 Goutallier 系统对肩袖肌肉萎缩进行分级。
    - 0 级——肌肉正常。
    - 1 级——脂肪条纹，无肌肉体积损失。
    - 2 级——脂肪性萎缩伴小于 50% 的肌肉体积损失。
    - 3 级——脂肪性萎缩伴大约 50% 的肌肉体积损失。
    - 4 级——脂肪性萎缩伴大于 50% 的肌肉体积损失。

　　肩袖撕裂最常发生在冈上肌肌腱，通常位于大结节附着点的前缘，又称为边缘撕裂或附着处撕裂。撕裂也常发生在肌腱的危险区，即其远端止点内侧约 1 cm 处。

- 危险区位于血供的分水岭。
- 因血供不良，该区域最容易发生慢性肌腱病变和撕裂。

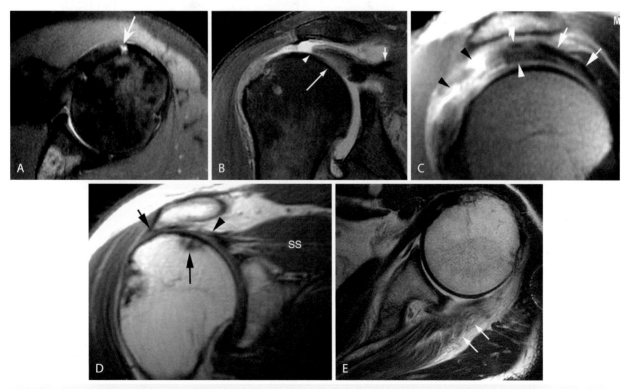

图 2.45　冈上肌肌腱全层撕裂和完全撕裂。（A）小穿孔。脂肪抑制的 $T_2$ 加权轴位 MR 图像显示在冈上肌肌腱止点前部有一个小撕裂（箭）。（B）完全撕裂并回缩。注意回缩肌腱游离缘（箭头）和肌腹肌腱连接处（短箭），回缩的肌腱肿胀、不规则（长箭）。描述撕裂时，测量游离缘的回缩和离开正常肌腱的距离对手术很有帮助。（C）大撕裂而非完全撕裂。另一患者的脂肪抑制 $T_1$ 加权关节造影的斜矢状位 MR 图像显示冈上肌肌腱前部撕裂（黑箭头）、后部完整（白箭头），冈下肌肌腱完整（箭）。（D）完全撕裂。另一患者的斜冠状位 $T_1$ 加权 MR 图像显示冈上肌肌腱完全撕裂并回缩，但没有冈上肌萎缩（SS）。注意回缩的肌腱边缘（箭头），因撞击肩峰而导致的肱骨头上部信号改变（长箭），以及肩峰外侧骨刺（短箭）。这位患者的肩袖撕裂被成功修复。（E）男性，32 岁，严重癫痫发作，$T_2$ 加权轴位 MR 图像显示冈下肌肌腱完全撕裂并有回缩（箭）。对侧肩发现相同的撕裂（未显示）

由于肩胛下肌附着处解剖结构复杂，故其撕裂难以理解和描述（图 2.46）。

- 肩胛下肌肌腱主要附着于小结节，但也有表层纤维跨越结节间沟附着于大结节，参与形成肱骨横韧带。
- 来自 CHL（喙肱韧带）和 SGHL（盂肱上韧带）的纤维参与构成肱骨横韧带的上部及其具有重要意义的内上部，后者是肱二头肌滑车的组成部分，肱二头肌长头肌腱在滑车处从垂直转为水平。
- 肩胛下肌撕裂可伴有二头肌长头半脱位和脱位（见图 2.46B 和 C）。

巨大全层肩袖撕裂（累及一个以上肌腱）最常始于冈上肌肌腱前部，向后延伸累及冈下肌肌腱、向前下累及肩胛下肌肌腱上缘。

- 伴有冈上肌和（或）冈下肌肌腱回缩的慢性巨大全层肩袖撕裂导致肱骨头上移（图 2.47）。
  - □ 平片常显示肩峰下间隙明显变窄（6 mm 或更小）。

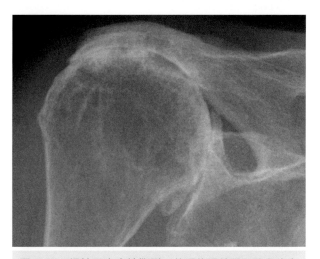

**图 2.47　慢性巨大肩袖撕裂。**前后位平片显示肱骨头向上半脱位，在肱骨头长期撞击下，肩峰下缘弧形凹陷，两者互相吻合。无需进一步影像学检查就可以诊断肩袖巨大撕裂

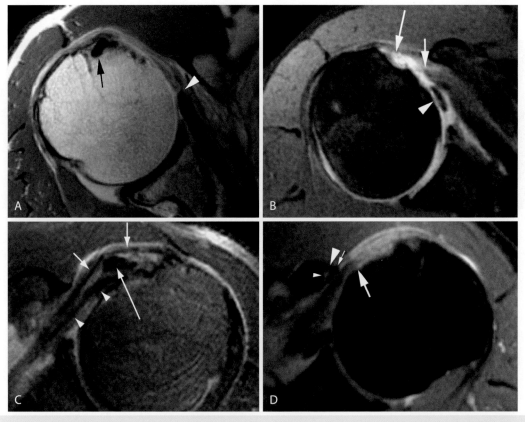

**图 2.46　肩胛下肌撕裂。**四个不同患者的 $T_1$ 加权关节造影轴位 MR 图像。（A）撕裂伴回缩。注意撕裂的肌腱（箭头）。肱二头肌长头腱位置正常（箭）。（B）完全撕裂伴回缩（短箭）。注意肱二头肌肌腱向内侧脱位（箭头）和肱二头肌肌腱沟空虚（长箭）。（C）部分撕裂伴二头肌长头肌腱脱位进入肩胛下肌（长箭）。肩胛下肌肌腱前部（中箭）与小结节分离，但与大结节相连。肩胛下肌肌腱后部（箭头）与小结节相连。（D）喙肱撞击伴肩胛下肌肌腱撕裂、回缩（大箭）。注意喙突尖（大箭头）和肱骨之间的狭窄间隙。还要注意喙突尖端的小骨刺（小箭）和邻近的囊肿（小箭头），这是与肱骨机械撞击造成的

□ 肩峰下表面显示骨性重塑，呈弧形凹陷与肱骨头吻合，此重塑与肱骨头慢性撞击和机械磨损有关。

MRI 诊断肩袖撕裂时需要考虑的重要因素（即临床医师想了解的）包括：

■ 撕裂：有或没有。

■ 如果存在撕裂：部位（如附着点、危险区）、部分或全层，受累肌腱。

■ 部分撕裂：范围包括大于或小于 50% 的肌腱厚度的撕裂。

■ 回缩。

■ 肌腹的萎缩。

■ 肱二头肌长头肌腱的状态。

■ 有无大结节囊性改变（可能影响缝线锚的放置）。

■ 肩峰 - 肱骨间隙的表现。

□ 改良的 Bigliani 分型（见框 2.1）。

□ 肩峰下骨刺或肩锁关节（AC）骨赘。

□ 肩峰小骨。

□ 滑囊积液。

肩袖撕裂常见鉴别诊断：

■ 魔角效应。

■ 相邻肌腱纤维重叠。

■ 肌腱层的正常组成表现。

■ 肩袖间隙的缺口。

其他疾病患者的临床表现可能与肩袖撞击和撕裂相似。影像学检查可以排除肩袖疾病，并可以确定症状的真正病因。

■ 肩胛上神经损伤或神经炎（MRI 显示去神经支配的肌肉信号变化；可显示病因）。

■ 无移位的大结节撕脱性骨折（平片可能为阴性；MRI 可以显示骨折；图 2.48）。

■ 滑囊炎（MRI 或 US 显示滑囊积液或滑膜增厚）。

既往肩袖修复采用开放式和小切口手术，目前几乎普遍采用关节镜技术。用缝线将撕裂的肌腱重新固定到骨上，缝线锚钉置于肱骨头。传统的肌腱 - 骨连接术无法修复的巨大肩袖撕裂，可以采用肌腱转移或移植物重建。移植物用于修补明显肌腱向内回缩的大型撕裂，可以采用异种、同种异体移植和合成补片。

■ 高级别的部分撕裂和全层肩袖撕裂通常需要肩袖修复术。

■ 低级别撕裂可以通过肩袖修整和针对撞击的病因进行手术，如肩峰下减压术。

肩袖修复术后 MR 表现为肌腱形态和信号的改变、修复后肌腱缩短。

■ 术后肌腱内的中等信号可能代表肉芽组织或纤维化。

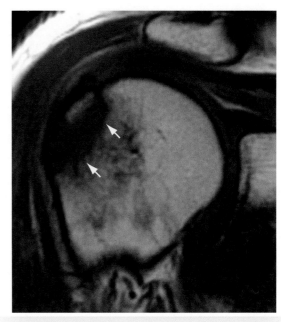

图 2.48　大结节骨折。平片（未展示）没有发现骨折。$T_1$ 加权斜冠状位 MR 图像显示低信号骨折线（箭），骨折无移位。肩袖完整

■ 根据修复肌腱的质量，可能表现为肌腱增厚或纤维化，或肌腱变薄、不规则。

■ 通常情况下需要行术后影像检查以评估肩袖再撕裂，其特征表现是肌腱局部缺损、缝线锚钉裸露或再次全层撕裂所致的肌腱回缩（图 2.49）。

■ 有时修复的肌腱可能在新位置撕裂，如在危险区修复部位的内侧。

■ 关节内对比剂（MR 关节造影）可能有助于诊断肩袖再撕裂，但对比剂进入肩峰下 / 三角肌下滑囊并不总是代表再次全层撕裂，因为修补并不总是完全密闭的。

■ 其他肩袖（和盂唇）修复的术后并发症包括对生物可吸收缝线锚钉的肉芽肿反应和缝线锚钉移位（图 2.50）。

## 羟基磷灰石沉积病（钙化性肌腱炎）

羟基磷灰石沉积病（HADD）是一种以关节周围软组织中羟基磷灰石钙晶体异常沉积为特征的疾病，最常见于肌腱内，临床上称为钙化性肌腱炎。肩袖肌腱是 HADD 最常见的部位。HADD 的病理生理学仍不清楚，但似乎与局部肌腱创伤或缺血导致的细胞介导过程相关。

■ 最初，可能会出现小的无症状钙沉积（"无症状期"）。

■ 如果钙沉积物扩大，则出现肩峰下间隙撞击，症状的严重程度各有不同（"机械损伤期"）。

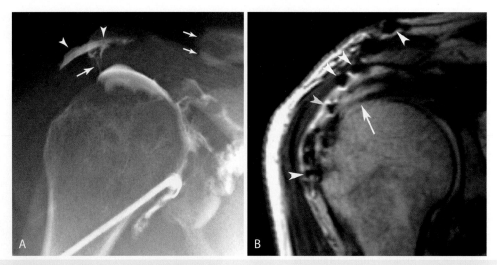

图 2.49 肩袖修复后再次撕裂。（A）肩关节造影，点片显示对比剂通过肩袖小撕裂（大箭）到达肩峰下 / 三角肌下滑囊（箭头）。注意锁骨远端被切除（小箭）和肩峰成形术。（B）T₁ 加权关节造影冠状位 MR 图像显示层状撕裂伴回缩（箭）。注意多个低信号的术后伪影（箭头）

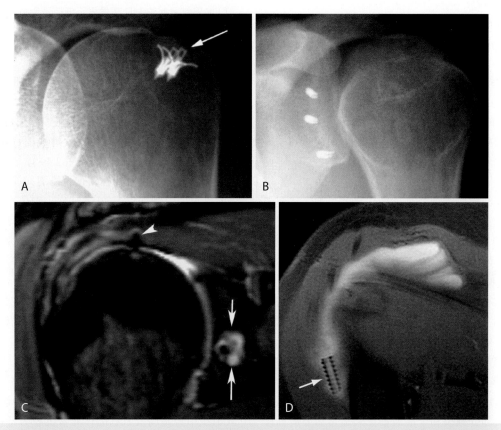

图 2.50 缝合锚和钉。（A）肩袖修复，大结节处金属缝线锚（箭）。缝线锚给撕裂的冈上肌肌腱提供缝合部位。（B）关节囊前部修复。缝线锚置于前关节盂，以便剥离的关节囊前部和关节盂唇复位缝合。（C）关节囊前部修复后缝线锚钉并发症。脂肪抑制 T₂ 加权矢状位 MR 图像显示围绕低信号缝线锚（箭）周围的液体信号，代表肉芽肿反应。金属锚钉已被各种可透 X 线的、生物可吸收的聚合物替代，其中一些聚合物容易发生肉芽肿反应。注意肱骨头上方有移位的缝线锚钉，部分在肩袖内（箭头）。（D）另一患者的脂肪抑制 T₁ 加权关节造影斜冠状位 MR 图像显示生物可吸收缝线锚钉（箭）位于肩峰下 / 三角肌滑囊后下部

- 随后钙结晶可能从肌腱中进出，并挤入肩峰下 / 三角肌下滑囊、关节间隙、关节周围软组织，甚至挤入骨皮质下。
  □ 破裂进入滑囊引起急性滑囊炎的临床综合征，有炎症反应和剧烈疼痛。
  □ 钙化性沉积物可能反复发生进发，直到肌腱内此类沉积物完全清除。
- 病变晚期可能会合并滑囊纤维化。

  影像学报告中必须特别提及钙化性滑囊炎和钙化性肌腱炎。虽然这两种情况可能同时出现，但滑囊炎通常继发于肌腱炎，是肌腱炎典型进展的部分表现（图 2.51）。
- 钙化性肌腱炎和滑囊炎通常使用平片来诊断（见图 2.51A）。
- MRI 典型表现是所有序列上均可见球形低信号灶（见图 2.51B）。

  HADD 中的钙沉积物通常随时间推移自然消退，常需要数月或更长时间。

- 钙沉积物可通过 US 引导下经皮穿刺抽吸和灌洗（往复抽吸法）进行治疗，通常使用 18 号或 20 号针头（图 2.52）。

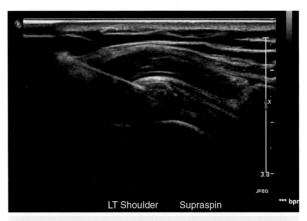

图 2.52　钙化性肌腱变性经皮抽吸和灌洗（往复抽吸法）。术中 US 图像显示针位于冈上肌肌腱大的钙沉积物内

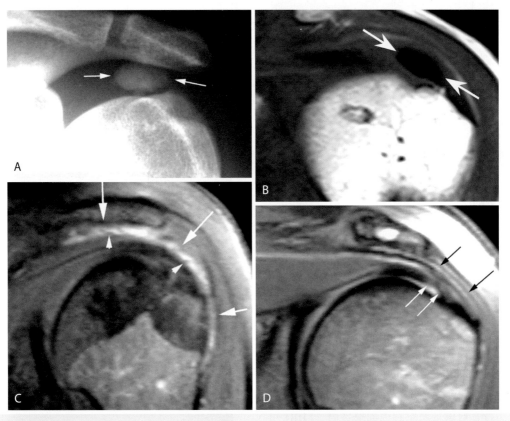

图 2.51　钙化性肌腱炎。（A 和 B）机械损伤期。前后位平片（A）显示在冈上肌肌腱走行区出现典型的均匀钙化（箭）。质子密度加权斜冠状位 MR 图像（B）显示冈上肌肌腱增厚，钙化区域信号强度极低（箭），所有 MR 序列上，肌腱钙沉积物具有相似的低信号。患者随后接受了手术清理，症状显著改善。（C）4 个月后随访，脂肪抑制 $T_2$ 加权斜冠状位 MR 图像显示肌腱外观较正常（箭头）。平片（未展示）也显示钙沉积物消失。但发现滑囊液体（箭）内有微小的低信号充盈缺损，被认为是残留的羟基磷灰石晶体和其他碎片。患者仅有轻微症状。（D）2 个月后的脂肪抑制 $T_2$ 加权斜冠状位 MR 图像仅显示肩峰下滑囊内有少量液体（黑箭）和轻度冈上肌肌腱变性（白箭）。钙化性肌腱炎的晚期可能并发滑囊纤维化，但该患者临床上未出现此类纤维化

- □ 通过反复有节奏的推注生理盐水进入钙沉积物（通常为混悬液）。
- □ 有些在肩峰下/三角肌下滑囊内注射皮质类固醇进行灌洗。
- 如果保守治疗或灌洗法失败，则选择手术切除。

### 肩峰下/三角肌下滑囊炎

肩峰下滑囊炎常与肩袖撞击相关。

- 滑囊受到反复机械压迫导致滑囊增厚和滑囊内液体增加。
  - □ MRI 显示滑囊内液体增加（图 2.53）。
  - □ US 还可能显示滑囊增厚和（或）充血。
- 滑囊增厚也会导致肩袖撞击，例如，类风湿性关节炎导致的滑囊增大，从而缩小肩峰下间隙。
- 注意：出现与盂肱关节贯通的全层肩袖撕裂的情况下，肩峰下/三角肌下囊内积液没有特异性。

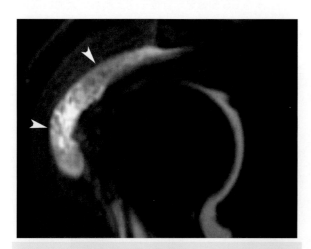

图 2.53　肩峰下/三角肌下滑囊炎。脂肪抑制 $T_2$ 加权关节造影斜冠状位 MR 图像显示肩峰下/三角肌下滑囊充满液体而扩张（箭头），其内可见低信号的增生滑膜。$T_1$ 加权图像显示滑囊内无钆剂，因此关节和滑囊之间没有交通，表明滑囊积液原因是滑囊炎而不是肩袖撕裂

### 肱二头肌肌腱脱位

CHL（喙肱韧带）、横韧带和（或）肩胛下肌肌腱撕裂时出现 LHBT 向内半脱位或明显脱位。

- 关节内脱位：在肩胛下肌肌腱全层或深面撕裂的情况下，LHBT 可能脱位进入关节（见图 2.46B）。
- 肌腱内脱位：肩胛下肌肌腱内部撕裂时，LHBT 可能脱位至肩胛下肌肌腱内部（见图 2.46C）。
- 在横韧带撕裂和（或）浅表（滑囊侧）肩胛下肌肌腱纤维撕裂的情况下，LHBT 可能脱位到肩胛下肌肌腱前方。
- 从起点到上臂追踪 LHBT，可以鉴别肱二头肌肌腱是从结节间沟半脱位或脱位还是断裂。

### 肱二头肌肌腱撕裂

如前所述，LHBT 起源于盂上结节和上盂唇 12:00—1:00 位置上（称为肱二头肌锚或肱二头肌盂唇复合体）。

- 上唇撕裂可能涉及肱二头肌锚，甚至累及到关节内 LHBT 近端。

LHBT 的关节内段容易受到撞击、退变和撕裂，其机制与肩袖撞击相同（图 2.54）。

- 重度肱二头肌肌腱变性或部分撕裂可通过肱二头肌肌腱固定术进行手术治疗，如达到手术指征，通常在肩袖修复的同时进行修复。
  - □ 肌腱固定术包括切除肌腱的病变部分，并使用带线软锚将肌腱重新连接到肱骨近端。

LHBT 的关节外段也可能出现肌腱病、撕裂或相关的肱二头肌腱鞘炎。

- LHBT 的关节外段在轴位 MRI 上显示最佳。
- 应评价 LHBT 有无增粗、内部信号异常、部分或全层撕裂、周围积液与关节液不成比例、游离体和内侧半脱位。
  - □ 注：完整的肌腱的腱鞘内液体可能代表盂肱关节内液体的正常延伸或腱鞘炎。
- 偶见正常变异 - 重复 LHBT，表现为肱二头肌肌腱沟内主肌腱前方有一个扁平的副肌腱。
  - □ 可能难以与纵向劈裂肌腱撕裂区分，但如果 LHBT 外观正常，则可认为变异。

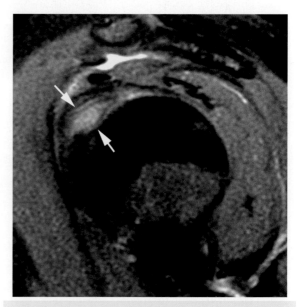

图 2.54　肱二头肌长头腱肌腱变性。脂肪抑制 $T_2$ 加权斜矢状位 MR 图像显示肱二头肌长头腱粗大、水肿（箭之间）

□ 肱二头肌副长头腱可能来自肩袖或盂肱关节囊前部。

仅含有液体的结节间沟空虚征表示 LHBT 脱位（见前文）或肌腱完全断裂伴远侧回缩。

- 完全肌腱断裂通常发生在 LHBT 起始处，关节内段消失。
- 先天性 LHBT 缺失是极罕见的变异，通常合并其他先天性变异。

## 粘连性关节囊炎

粘连性关节囊炎俗称"冻结肩"，病因不明，其特征为肩关节疼痛和进行性活动受限。

- 症状发作可能是特发性的，与既往创伤、反复轻微创伤、既往手术有关，或见于有糖尿病或风湿病的患者。
- 通常发生在中老年患者，女性更常见。
- 病理生理学涉及盂肱关节囊滑膜炎，具有典型的 MRI 成像特征（图 2.55）。
  □ 肩袖间隙脂肪的水肿和浸润有 / 无 CHL 增厚。

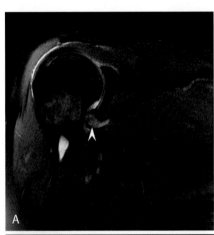

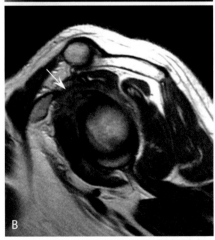

图 2.55　粘连性关节囊炎。（A）STIR 冠状位 MR 图像显示关节囊下部明显增厚、水肿（箭头）。（B）T₂ 加权矢状位 MR 图像显示肩袖间隙脂肪的广泛浸润（箭）

□ 盂肱下关节囊 / 腋窝增厚（通常 <4 mm）。
  □ 关节造影显示关节囊容量减小（见图 2.13）。

- 治疗方案包括物理治疗、盂肱关节类固醇激素注射或肩关节液体扩张术、麻醉下肩关节闭合手法松解或关节镜下关节囊松解。

## 肩峰小骨

正常肩峰由多个骨化中心发育而来，通常在 22～26 岁时融合（图 2.56）。肩峰骨化中心融合失败可形成肩峰小骨，它几乎总是发生在中部肩峰骨骺和后部肩峰骨骺的交界处。在发育过程中，肩峰骨骺板的重复性微创伤可能起到一定作用，这一过程称为肩峰骨骺不愈合（图 2.57）。2%～3% 的人群存在肩峰小骨，60% 的病例为双侧存在。腋窝位平片和肩部 CT 或 MRI 很容易诊断肩峰小骨。

- 轴位是最佳观察位置，但如果扫描范围设置得过低，可能会漏诊。
- 在矢状位或冠状位成像中，由于存在多余的软骨结合（位于真正的肩锁关节后方），肩峰小骨会出现"双"肩锁关节征象。
- 肩峰小骨与肩峰骨折的区别在于前者光滑、硬化的边缘并且垂直于肩峰轴线（图 2.58）。

肩峰小骨与肩袖撞击和撕裂相关，所以肩峰小骨的识别与报告十分重要。

- 不稳定的肩峰小骨可以作为支点，三角肌收缩时可以向下移位，使肩峰下间隙变窄。

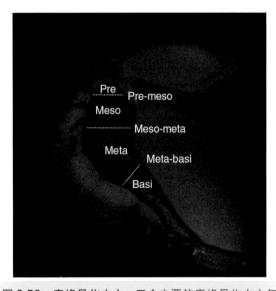

图 2.56　肩峰骨化中心。三个主要的肩峰骨化中心包括前部肩峰、中部肩峰和后部肩峰。相邻的肩峰基底部位于肩胛骨外侧。肩峰骨骺不愈合和肩峰小骨形成几乎总是发生在肩峰中 - 后部交界处。Basi，基底肩峰；Meso，中部肩峰；Meta，后部肩峰；Pre，前部肩峰

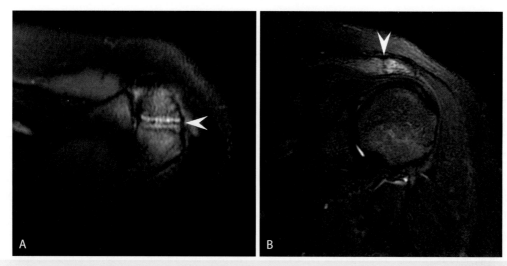

图 2.57　女性，14 岁，肩峰骨骺不愈合。质子密度脂肪抑制轴位（A）和 STIR 冠状位（B）MR 图像显示骨髓水肿跨越中 – 后肩峰骨骺板（箭头）

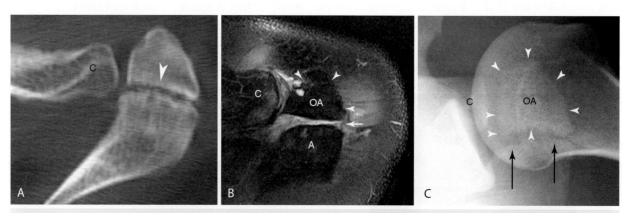

图 2.58　肩峰小骨。（A）轴位 CT 显示典型的横跨肩峰直线形裂缝，边缘轻度硬化（箭头）。C 为锁骨。（B）另一患者脂肪抑制 T$_2$ 加权 MR 图像和腋窝位平片（C）也显示了肩峰小骨 [OA（白箭头）]。注意，肩峰小骨和肩胛骨（箭）之间的裂缝形态各异，但多为直线形。A，肩峰；C，锁骨远端

- 肩峰小骨的软骨结合可发生退行性变化，MRI 上表现为边缘骨赘、囊性变和骨髓水肿。
- 软骨结合处的退行性骨赘可能会使肩峰下间隙缩小。
- 没有发现的肩峰小骨是造成肩袖修复失败的原因。

## 肩锁关节脱位

　　肩锁关节（AC）脱位可能发生在直接外伤或跌倒时肩膀着地，最常见于接触性体育运动。创伤性损伤首先撕裂相对较弱的 AC 韧带，然后是较强的喙锁韧带，其损伤模式可以预测，并采用标准分级系统进行描述。

- 影像学检查的首选是平片。
- 正常表现包括 AC 关节处肩峰和锁骨下缘呈连续直线或弧线，左右对称。
  □ 肩锁关节分离损伤的特征是肩锁关节不对称增宽有/无锁骨远端移位，喙突–锁骨距离增宽（图 2.59）。
    ◇ 肩锁关节间距一般等于或小于 5 mm，左右相差

不超过 2~4 mm。
    ◇ 喙突锁骨距离正常为 11~13 mm。
  □ 常规平片不明显的 AC 损伤，通常通过手腕上负重使上臂被动向下牵引，可以显示 AC 损伤或提升 AC 损伤的级别。
- MRI 可充分评估损伤程度（框 2.2）。
- AC 损伤的治疗因严重程度而异。
  □ 1 级和 2 级 AC 损伤采用保守治疗。
  □ 3 级损伤可采用保守治疗或手术治疗。
  □ 4 级及以上损伤采用手术治疗，包括钩钢板内固定、锁骨远端切除和（或）喙锁韧带重建。
- 陈旧性 AC 损伤愈合后可能存在永久性错位，受伤的韧带可能会钙化或骨化。
- 平片上 AC 关节增宽的鉴别包括 AC 关节分离、锁骨远端骨溶解（DCO）、类风湿性关节炎引起的侵蚀、甲状旁腺功能亢进或感染。

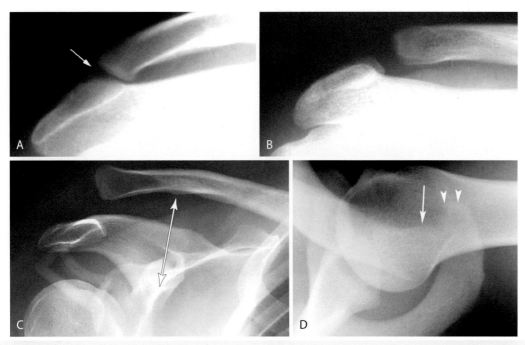

图 2.59　肩锁关节损伤。（A 和 B）2 级肩锁关节（AC）扭伤。无牵引（A）和有牵引时（B）的前后位平片对比，AC 关节（A，箭）在 B 中增宽。（C）3 级 AC 扭伤。AC 关节脱位，喙突锁骨距离增宽（箭）。（D）4 级 AC 分离。前后位平片（未展示）未见明确异常。腋窝位显示锁骨远端（箭）相对于肩峰（箭头）向后移位

---

**框 2.2　肩锁关节分离 MRI 分级**

- 1 级损伤
  - 关节囊、AC 韧带扭伤或部分撕裂
  - 肩锁关节未增宽
- 2 级损伤
  - AC 韧带完全断裂
  - 喙锁（CC）韧带扭伤或部分撕裂，包括斜方和锥状部分。
  - 肩锁关节可以增宽
- 3 级损伤
  - AC 和 CC 韧带完全断裂
  - AC 关节增宽伴锁骨远端上移位，CC 距离增加
  - 可以有三角肌近端、斜方肌远端（锁骨附着）的扭伤 / 低级别撕裂
- 4 级损伤
  - 3 级损伤 + 锁骨远端后移并呈纽扣孔样插入斜方肌（见图 2.59 C）
- 5 级损伤
  - 3 级损伤 + 三角肌和斜方肌广泛撕裂
  - 胸锁乳突肌无阻力的向上牵拉导致锁骨显著的上移和喙锁距离增加
- 6 级损伤
  - 由于上方暴力导致 AC 韧带完全撕裂、锁骨下移
  - 合并锁骨和肋骨骨折、臂丛神经损伤

## 肩锁关节骨性关节炎

- AC 关节骨性关节炎可能是疼痛或肩袖外源性撞击的病因。
- MRI 表现包括关节囊肥厚、关节积液、软骨下骨髓水肿或囊性改变，以及骨增生性改变。
- AC 关节骨性关节炎通常累及关节两侧，这可能有助于与锁骨远端骨溶解的鉴别（详见下文）。

## 锁骨远端骨溶解

- 锁骨远端骨溶解（DCO）是一种以锁骨远端吸收为特征的疼痛性疾病。
- 可见于创伤后或重复性微小创伤（常见于举重运动员）。
- 平片可能显示 AC 关节周围的软组织肿胀、锁骨远端骨密度减低、皮质缘消失和 AC 关节增宽。
- MRI 表现为锁骨远端明显的骨髓水肿，伴有骨吸收和周围软组织水肿（图 2.60）。
- 通常采用保守治疗，包括非甾体抗炎药（NSAIDs）和制动；难治性病例可考虑锁骨远端切除术。
- 治疗后锁骨远端可能复原，或者 AC 关节仍然增宽。

## 胸锁关节脱位

- 胸锁（SC）关节由强壮的关节囊韧带支撑。
- 在车祸或类似的暴力伤害中，胸锁（SC）关节可能脱位（图 2.61）。

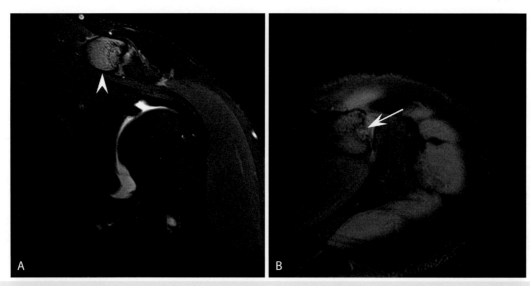

图2.60　锁骨远端骨溶解。（A）脂肪抑制质子密度冠状位图像（MR关节造影的一部分）显示锁骨远端有明显的骨髓水肿（箭头）伴有邻近的关节囊水肿。（B）脂肪抑制$T_1$加权序列轴位图像显示锁骨远端骨质不规则和吸收（箭）

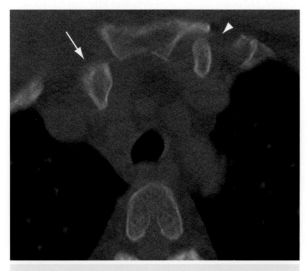

图2.61　胸锁关节后脱位。轴位CT图像显示右胸锁关节后脱位（箭）。左侧锁骨内侧头（箭头）位置正常

- 锁骨内侧端可以向各个方向脱位。
  - 平片可以诊断上脱位。
  - 平片难以诊断后脱位（可能导致大血管或气管的压迫/损伤），最好通过CT评估。
  - 脱位导致关节盘损伤和胸锁关节创伤性关节炎。
- 误诊陷阱：年轻成人锁骨内侧骨折。
  - 锁骨内侧骨骺18~20岁开始骨化，直到大约25岁才与锁骨的其余部分融合。
  - Salter-Harris Ⅰ或Ⅱ型骨折可能会被误诊为胸锁关节脱位，反之亦然。

  - 钙化骨骺边缘光滑，而骨折片边缘不规则，CT上仔细观察可以避免误诊。

## 胸锁关节骨性关节炎

- 胸锁关节最常见的病变是退行性骨关节炎。
- 胸锁关节骨性关节炎在老年人中相当常见，通常是偶发性的，但可能出现疼痛。
- 查体时，突出的骨赘可能类似于胸壁肿块。

## 关节感染

- 化脓性关节炎可以累及肩部的任何关节，包括盂肱关节、肩锁关节和胸锁关节。
- 感染可以是细菌直接进入，常见原因有关节注射或手术，或者血行播散，特别是通过静脉注射吸毒、免疫缺陷和菌血症等患者。
- 平片表现可能不明显，包括关节周围骨质减少（由于血流增加）、关节间隙狭窄和骨侵蚀。
- MRI有以下特征性表现：
  - 关节积液，滑膜增厚和明显强化（如果使用对比剂），以及骨侵蚀。
  - 反应性软骨下骨髓水肿和（或）邻近骨髓炎。
  - 广泛的关节周围软组织水肿，包括肌内水肿，有时伴邻近脓肿（图2.62）。
- 关节抽吸术是诊断的金标准，应尽早进行。
- 原发性化脓性关节炎属于急症，需要静脉注射抗生素和紧急手术干预（关节镜冲洗/引流，清创）。

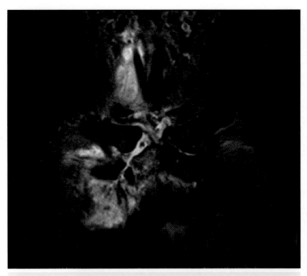

图 2.62　化脓性胸锁关节炎。前胸壁 STIR 冠状位图像显示明显的右侧化脓性胸锁关节炎伴关节积液、胸骨右侧骨髓水肿、周围广泛的蜂窝织炎 / 脓肿延伸至右上纵隔和右颈部

## 胸大肌撕裂

- 胸大肌肌肉肌腱损伤最常见于举重运动员和高水平运动员。
- 胸大肌是由 3 个肌头（锁骨、胸骨和腹壁）组成的扇形肌肉，汇聚形成短肌腱，附着于肱骨近端的肱二头肌沟外侧嵴。
  - 部分撕裂多见于肌肉肌腱连接处（最常累及胸骨头）。
  - 完全断裂多见于肌腱远端附着处。
- MRI 胸大肌扫描方案可以准确地显示损伤部位、撕裂程度（部分与完全）、回缩和伴随的血肿（图 2.63）。

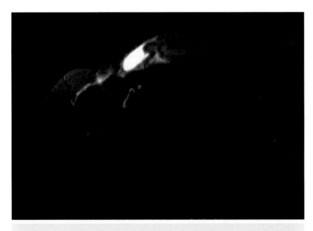

图 2.63　胸大肌肌腱完全断裂。右胸壁 STIR 轴位图像显示胸大肌肌腱完全断裂，远端肌肉肌腱连接处向内侧回缩，回缩肌腱残端周围有积液 / 血肿

## 冈盂切迹和肩胛上切迹卡压

- 肩胛上神经容易被卡压于冈盂切迹和邻近的肩胛上切迹。
  - 肩胛上切迹位于冈盂切迹前方并与之相连续。
  - 盂旁囊肿、软组织肿块或移位骨折可引起卡压。
- 在冈盂切迹水平的卡压导致冈下肌去神经支配（图 2.64）。
- 肩胛上切迹水平的卡压导致冈上肌和冈下肌的去神经支配。
- 肩胛上切迹水平的撞击导致冈上肌和冈下肌同时去神经支配。肩胛上神经功能障碍可引起冈上肌和（或）冈下肌去神经支配综合征，临床症状类似于肩袖撕裂。
  - 去神经支配初次发生约 2~4 周后，出现弥漫性肌内水肿。
  - 慢性去神经支配导致不可逆的脂肪浸润和肌肉萎缩。

## 四边孔综合征

- 四边孔上缘是小圆肌、下缘是大圆肌、外缘是肱骨，内缘是肱三头肌。
- 腋窝神经穿行于四边孔时容易受纤维束带、肿块、骨折压迫或手臂外展时被卡压。
- 这种卡压可引起三角肌后部和小圆肌失神经支配。
  - MRI 可显示三角肌和小圆肌失神经的改变（肌内水肿、脂肪浸润、肌肉萎缩），如果有肿块，可显示肿块。
- 当仅有小圆肌萎缩而没有四边孔卡压的表现时，认为是纤维束或粘连压迫支配小圆肌的神经（腋神经的分支）所致（图 2.65）。

## 臂丛神经炎

- 臂丛神经炎，也被称为 Parsonage-Turner 综合征，可引起选择性神经功能障碍和伴随的肌肉去神经改变（图 2.66）。
  - 特发性，可能是病毒后或免疫介导的疾病，男性较常见。
  - 大多数病例几个月后自愈。
  - 几乎所有病例均累及肩胛上神经；可合并累及其他神经。
- 肩胛上神经的牵拉损伤可能导致相似的 MRI 表现，应结合外伤病史进行鉴别。

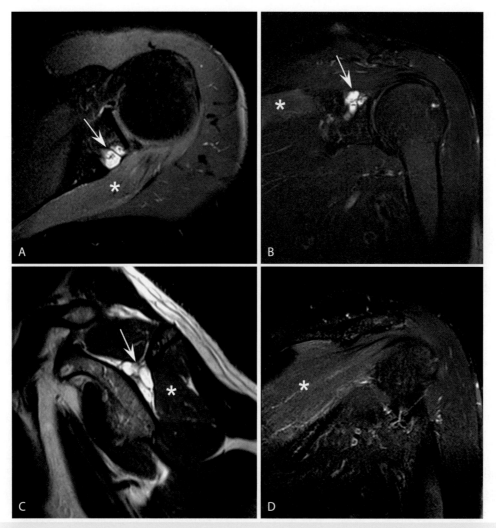

图 2.64　冈盂切迹处的肩胛上神经卡压。脂肪抑制质子密度轴位（A）、冠状位 STIR（B）、矢状位 T₂（C）和冠状位 STIR（D）MR 图像显示冈盂切迹处多房性腱鞘囊肿（箭），伴有冈下肌广泛轻度去神经支配性水肿（＊）

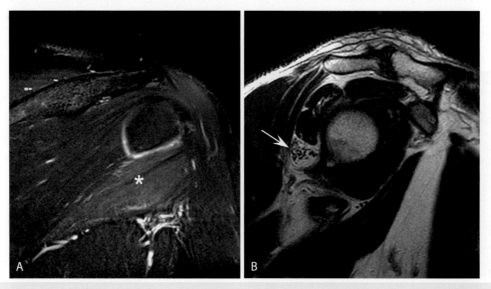

图 2.65　孤立性小圆肌失神经支配和萎缩。（A）患者既往有牵拉损伤，STIR 序列冠状位 MR 图像显示小圆肌内早期的去神经水肿（＊）。（B）另一患者的 T₂ 加权矢状位 MR 图像显示孤立性小圆肌严重脂肪型萎缩（箭）。两位患者的四边孔中均未发现肿块

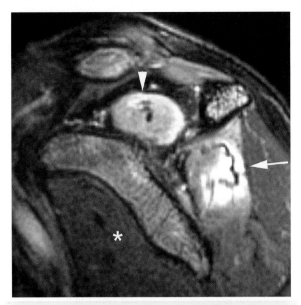

图 2.66　Parsonage-Turner 综合征。脂肪抑制 T$_2$ 加权序列斜矢状位 MR 图像显示冈上肌（箭头）和冈下肌（箭）有水肿，请比较相邻肌肉，如肩胛下肌（*）的正常信号。患者近期有病毒性疾病史；没有发现肿块，也没有创伤病史

## 结构化报告

### 报告技巧和建议

- 由于模板结构，相关的表现报告描述部分可能被分开，但应该综合考虑得出诊断结论。
- 例如，近期肩关节前脱位的表现可能既有骨结构异常（Hill-Sachs 损伤、骨性 Bankart 损伤），又有软组织损伤（盂唇撕裂、关节囊韧带损伤）。
- 影像学表现在报告正文中详细描述，诊断意见应该是对影像学表现的总结，避免直接复制和粘贴影像学表现作为诊断结果。
- 关注临床医师关注的表现，如肩袖撕裂的肌腱回缩或肌肉萎缩情况。
- 根据临床重要性来排列诊断意见。
- 诊断意见中直接回答具体的临床问题。

#### 正常肩部报告模板范例

检查类型：肩部 MRI 平扫

检查日期和时间：日期和时间

检查适应证：临床病史

比较：既往检查资料

初步诊断：初步诊断

检查技术：某侧肩关节 MR 平扫，MR 扫描仪类型，扫描层面包括轴位、矢状位、冠状位

影像学表现：

肩袖：冈上肌肌腱、冈下肌肌腱、肩胛下肌肌腱和小圆肌肌腱完好无损，未见肌腱变性或撕裂，未见部分或全层肩袖撕裂

骨性结构：解剖对位正常。未见急性骨折或骨挫伤。未见 Hill-Sachs 畸形或骨性 Bankart 缺损

盂唇和盂肱关节：盂唇：平扫 MRI 显示未见盂唇撕裂

盂肱关节：未见关节积液。未见局部软骨缺损或骨性关节炎。未见关节内游离体

肱二头肌长头腱：走行于肱二头肌腱沟内，未见半脱位，未见肌腱变性或撕裂，未见腱鞘炎

肌肉：肩袖肌肉体积未见异常，未见水肿或萎缩

肩峰和肩锁关节：未见肩锁关节骨关节炎，未见肩峰下骨刺，未见肩峰小骨

肩峰下 / 三角肌下滑囊：未见肩峰下 / 三角肌下滑囊炎

其他：肩袖间隙的脂肪存在。在冈盂切迹、肩胛上切迹或四边孔未见占位。未见软组织水肿

### 参考文献和推荐阅读

Aina R, Cardinal E, Bureau N, et al. Calcifi c shoulder tendinitis: treatment with modifi ed US-guided fi ne-needle technique. Radiology. 2001;221: 455–461.

Beaty JH, Kasser JR, Shaggs DL, et al. eds. Rockwood and Green's Fractures in Children. Philadelphia: Lippincott-Raven; 2009.

Bergin D, Parker L, Zoga A, et al. Abnormalities on MRI of the subscapularis tendon in the presence of a full-thickness supraspinatus tendon tear. AJR Am J Roentgenol. 2006;186:454–459.

Bucholz RW, Court-Brown CM, Heckman JD, et al. Rockwood and Green's Fractures in Adults. Philadelphia: Lippincott-Raven; 2009.

Cook TS, Stein JM, Simonson S, Kim W. Normal and variant anatomy of the shoulder on MRI. Magn Reson Imaging Clin N Am. 2011;19(3):581–594.

Drakos MC, Rudzki JR, Allen AA, et al. Internal impingement of the shoulder in the overhead athlete. J Bone Joint Surg Am. 2009;91(11):2719–2728.

Fritz J, Fishman EK, Small KM, et al. MDCT arthrography of the shoulder with datasets of isotropic resolution: indications, technique, and applications. AJR Am J Roentgenol. 2012;198(3):635–646.

Gondim Texeira PA, Balaj C, Chanson A, et al. Adhesive capsulitis of the shoulder: value of inferior glenohumeral ligament signal changes on T2-weighted fat-saturated images. AJR Am J Roentgenol. 2012;198(6): W589–W596.

Ha AS, Petscavage-Thomas JM, Tagoylo GH. Acromioclavicular joint: the other joint in the shoulder. AJR Am J Roentgenol. 2014;202(2):375–385.

Harper K, Helms C, Haystead C, Higgins L. Glenoid dysplasia: incidence and association with posterior labral tears as evaluated by MRI. AJR Am J Roentgenol. 2005;184:984–988.

Helms CA, Major NA, Anderson MW, Kaplan PA. Musculoskeletal MRI. 2nd ed. Philadelphia: Saunders; 2008.

Jacobson JA, Miller B, Bedi A, Morag Y. Imaging of the postoperative shoulder. Semin Musculoskelet Radiol. 2011;15(4):320–339.

Jacobson JA. Shoulder US: anatomy, technique, and scanning pitfalls. Radiology. 2011;260:6–16.

Jamadar DA, Robertson BL, Jacobson JA, et al. Musculoskeletal sonography: important imaging pitfalls. AJR Am J Roentgenol. 2010;194(1):216–225.

Kassarjain A, Torriani M, Ouellette H, Palmer W. Intramuscular rotator cuff cysts: association with tendon tears on MRI and arthroscopy. AJR Am J Roentgenol. 2005;185:160–165.

Kim YJ, Choi JA, Oh JH, et al. Superior labral anteroposterior tears: accuracy and interobserver reliability of multidetector CT arthrography for diagnosis. Radiology. 2011;260:207–215.

Kon DS, Darakjian AB, Pearl ML, Kosco AE. Glenohumeral deformity in children with internal rotation contractures secondary to brachial plexus birth palsy: intraoperative arthrographic classifi cation. Radiology. 2004;231:791–795.

Krief OP. MRI of the rotator interval capsule. AJR Am J Roentgenol. 2005; 184:1490–1494.

Kwong S, Kothary S, Poncinelli LL. Skeletal development of the proximal humerus in the pediatric population: MRI features. AJR Am J Roentgenol . 2014;202(2):418–425.

Massengill AD, Seeger LL, Yao L, et al. Labrocapsular ligamentous complex of the shoulder: normal anatomy, anatomic variations, and pitfalls of MR imaging and MR arthrography. Radiographics. 1994;14:1211–1223.

Mohana-Borges AVR, Chung C, Resnick D. MR imaging and MR of the postoperative shoulder: spectrum of normal and abnormal fi ndings. Radiographics. 2004;24:69–85.

Mohana-Borges AVR, Chung C, Resnick D. Superior labral anteroposterior tear: classifi cation and diagnosis on MRI and MR arthrography. AJR Am J Roentgenol. 2003;181:1449–1462.

Morag Y, Jacobson JA, Miller B, et al. MR imaging of rotator cuff injury: what the clinician needs to know. Radiographics. 2006;26(4):1045–1065.

Morag Y, Jacobson JA, Shields G, et al. MR arthrography of rotator interval, long head of the biceps brachii, and the biceps pulley of the shoulder. Radiology. 2005;235:21–30.

Morag Y, Jamadar DA, Boon TA, et al. Ultrasound of the rotator cable: prevalence and morphology in asymptomatic shoulders. AJR Am J Roentgenol. 2012;198:W27–W30.

Morag Y, Jamadar DA, Miller B, et al. The subscapularis: anatomy, injury, and imaging. Skeletal Radiol. 2011;40(3):255–269.

Park S, Lee DH, Yoon SH, et al. Evaluation of adhesive capsulitis of the shoulder with fat-suppressed T2-weighted MRI: association between clinical features and MRI fi ndings. AJR Am J Roentgenol. 2016;207(1): 135–141.

Polster JM, Schickendantz MS. Shoulder MRI: what do we miss? AJR Am J Roentgenol. 2010;195(3):577–584.

Rhee RB, Chan KK, Lieu JG, et al. MR and CT arthrography of the shoulder. Semin Musculoskelet Radiol. 2012;16(1):3–14.

Robinson R. Sonography of common tendon injuries. AJR Am J Roentgenol. 2009;193(3):607–618.

Roedl JB, Morrison WB, Ciccotti MG, et al. Acromial apophysiolysis: superior shoulder pain and acromial nonfusion in the young throwing athlete. Radiology. 2015;274(1):201–209.

Ropp AM, Davis DL. Scapular fractures: what radiologists need to know. AJR Am J Roentgenol. 2015;205(3):491–501.

Shah N. Imaging signs of posterior glenohumeral instability. AJR Am J Roentgenol. 2009;192(3):730–735.

Sheah K, Bredella MA, Palmer WE. Transverse thickening along the articular surface of the rotator cuff consistent with the rotator cable: identifi cation with MR arthrography and relevance in rotator cuff evaluation. AJR Am J Roentgenol. 2009;193(3):679–686.

Tuite MJ, Cirillo RL, De Smet AA, et al. Superior labrum anterior-posterior (SLAP) tears: evaluation of three MR signs on T2-weighted images. Radiology. 2000;21:841–845.

Vinson EN, Wittstein J, Garrigues GE, et al. MRI of selected abnormalities at the anterior superior aspect of the shoulder: potential pitfalls and subtle diagnoses. AJR Am J Roentgenol. 2012;199(3):534–545.

Yanny S, Toms AP. MR patterns of denervation around the shoulder. AJR Am J Roentgenol. 2010;195(2):W157–W163.

# 第 3 章　肘关节

## 解剖

### 骨骼

　　肘关节由三块骨头组成，分别是肱骨远端、桡骨近端和尺骨近端。肘关节正常的 X 线解剖见图 3.1。

　　肱骨远端内、外侧增宽形成肱骨内、外侧髁。

- 肱骨外上髁是腕伸肌群的共同起点。
- 肱骨内上髁是腕屈肌群和旋前圆肌（PT）的共同起点。

　　肱骨髁外侧为圆形的肱骨小头，与桡骨形成关节，内侧为 V 形的滑车，与尺骨形成关节。

- 肱骨髁相对于肱骨上髁位置偏前。
- 在 X 线侧位片上，沿着肱骨皮质前缘画一条直线，为肱骨前线，正常应该穿过肱骨小头的中间三分之一（图 3.2）。
  □ 如果此线偏离这个位置，提示肱骨髁上骨折。
- 肱骨远端前后面均有凹陷。
  □ 在肘关节屈曲时，前面浅的冠状窝用于容纳尺骨冠状突。

  □ 在肘关节伸展时，后面较深的鹰嘴窝用于容纳尺骨鹰嘴。
  □ 冠状窝和鹰嘴窝之间有孔相通属于正常变异。

　　桡骨粗隆位于桡骨干近端内侧，它是肱二头肌肌腱的附着点。

- 肱二头肌肌腱附着在桡骨内侧，除了有屈曲肘关节的作用，它还发挥着类似腕旋后肌的作用（使手掌向前）。
- 平片上，桡骨结节的正面投影可以类似囊性病变（图 3.3）。
  □ 特征性的部位和切线位上凸出的轮廓可以证实这是一个正常结构。

　　尺骨鹰嘴为尺骨近端一个大的骨性突起，肘关节伸展时位于鹰嘴窝内。

- 它是远端肱三头肌及其肌腱的主要附着点。

　　肘关节提携角是肘关节伸展位时冠状面上由肱骨和尺骨形成的角度。

- 正常肘关节完全伸展时，呈外翻排列，约 165°。女性略大，男性略小。

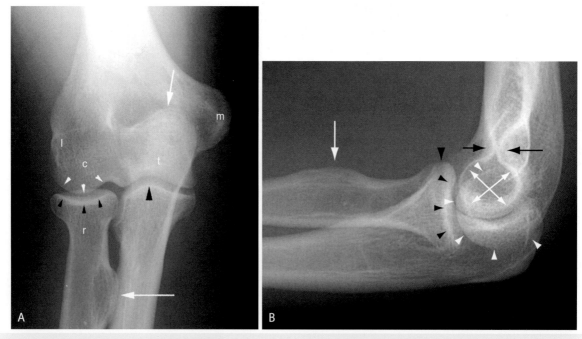

图 3.1　肘关节正常的 X 线解剖。（A）前后位，（B）侧位。小黑箭头代表桡骨头关节面；小白箭头代表肱骨小头关节面；大黑箭头代表尺骨冠状突；短白箭代表尺骨鹰嘴；长白箭代表桡骨粗隆（肱二头肌的附着点）；短黑箭（仅见于 B 图）代表冠状窝；长黑箭（仅见于 B 图）代表鹰嘴窝；白双头箭（仅见于 B 图）代表肱骨滑车。c，肱骨小头；l，外上髁；r，桡骨颈；m，内上髁；t，肱骨滑车（重叠在尺骨鹰嘴上）

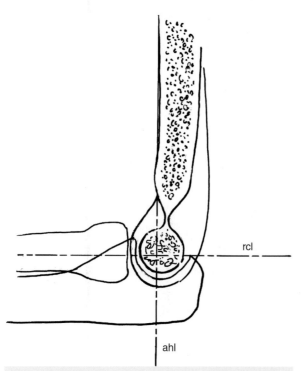

图 3.2　桡骨肱骨小头线和肱骨前线。肱骨前线是指沿着肱骨干前缘皮质画一条直线，如果这条线不能穿过肱骨小头的中间，那可能存在骨折。桡骨肱骨小头线是沿着桡骨干中心画一条直线，如果这条线不能平分肱骨小头，提示桡骨头脱位或半脱位。这张示意图也表明了滑车（剖面）和尺骨的正常关系。注意肱骨小头关节面相对于滑车略前突。ahl，肱骨前线；rcl，桡骨肱骨小头线

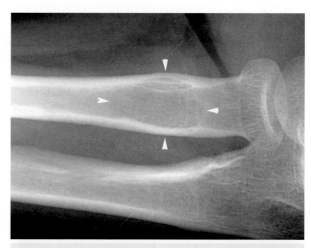

图 3.3　桡骨近端假病灶（箭头所示），是桡骨粗隆正常的重叠投影表现

肱骨髁上突，或叫"禽刺"，是少见的发育异常（发生率为 1%），以肱骨干前内侧的骨性赘生物（图 3.4）为特征。

- 肱骨髁上突指向肘关节，而骨软骨瘤背向相邻关节生长。
- 它可以作为遗留结构 Struthers 韧带的附着点，形成肱骨髁上管。
  - 正中神经或肱动脉在此管中穿行，如果压迫神经或动脉可以引起症状。

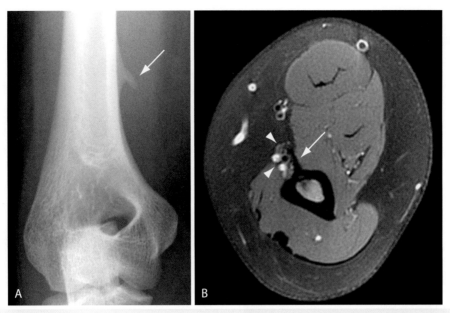

图 3.4　肱骨髁上突（禽刺）。（A）平片。这一正常变异的骨性赘生物（箭）从肱骨干远段向前、略向内突出。（B）T$_2$ 压脂横断位 MR 图像显示低信号的骨刺（箭）。注意紧邻骨刺的神经血管束（箭头），包含正中神经

　　了解肘关节骨化中心的正常发育过程，对于诊断儿童骨突撕脱性损伤非常重要。
- 肘关节六个骨化中心在平片上的出现顺序可用助记符 CRITOE 帮助记忆（图 3.5）。
- 肱骨小头大约 1 岁时开始骨化，3 岁开始是桡骨头，内上髁骨化约为 4~5 岁，滑车约为 7~8 岁，尺骨鹰嘴约为 8~10 岁，最后的外上髁约为 9~13 岁。
- 每一个骨化中心在女孩中出现的时间要早于男孩 1 岁或 2 岁。
- 骨化中心出现的准确年龄变异较大，没必要去死记硬背；知道骨化中心的出现顺序更重要。

## 肘关节

　　肘关节由单个滑膜腔围成，包括桡骨头与肱骨小头关节（肱骨小头桡骨或肱桡关节）、近侧尺骨与肱骨滑车关节（滑尺或肱尺关节）和近侧尺桡关节。
- 肱骨小头桡骨关节（肱桡关节）。
  □ 圆柱形的桡骨头与圆形的肱骨小头形成关节。
  □ 经过桡骨中心画一条直线，称为桡骨肱骨小头线，在任何投照位置上观察都应该平分肱骨小头（见图 3.2）。
    ◇ 桡骨肱骨小头线不能平分肱骨小头提示桡骨头脱位或半脱位。
- 滑尺关节（肱尺关节）。
  □ 近侧尺骨，包括后方的鹰嘴突和前方的冠状突，形成滑车切迹，与肱骨滑车形成广泛的关节接触。
- 近侧尺桡关节。

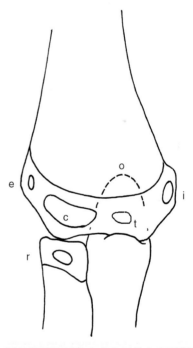

图 3.5　肘关节周围骨化中心在平片上出现顺序的示意图（CRITOE）。c，肱骨小头；r，桡骨头；i，内上髁；t，滑车；o，鹰嘴；e 外上髁

  □ 是桡骨头与凹形的尺骨切迹形成的车轴关节，可以旋前和旋后。
　　正常情况下，可以见到肘关节关节软骨小的切迹样假性缺损，不要误认为是软骨缺损或骨软骨缺损。
- 冠状突基底部的滑车切迹（图 3.6）。
- 肱骨小头背侧（图 3.7）。

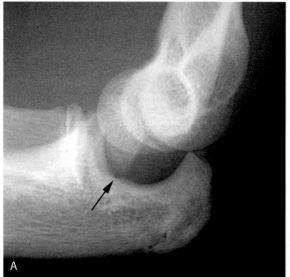

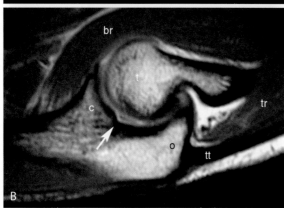

图 3.6　尺骨冠状突基底部滑车沟内正常的假性缺损。(A) 肘关节脱位患者的 X 线侧位片显示冠状突基底部软骨下骨小的切迹样缺损（箭）。(B) 关节造影 T₁ 矢状位 MR 图像也显示这一正常变异 - 假性缺损（箭）。图中显示了正常的解剖结构。br，肱肌；c，冠状突；o，尺骨鹰嘴；t，滑车；tr，肱三头肌；tt，肱三头肌肌腱

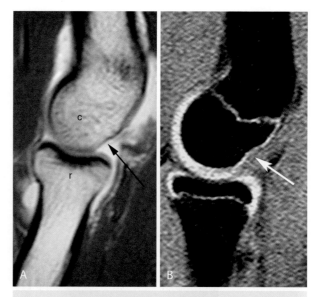

图 3.7　肱骨小头背侧正常的假性缺损。(A) 关节造影 T₁ 矢状位 MR 图像和图 3.6A 来自同一患者，显示肱骨小头背侧浅的凹陷样缺损（箭）。(B) 另一个儿童的压脂扰相梯度回波序列矢状位图像显示相同表现（箭）。这一正常的变异不要与骨软骨病灶混淆。c，肱骨小头；r，桡骨头

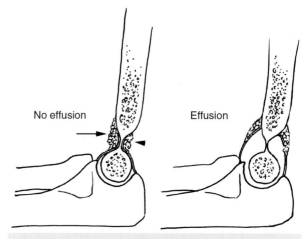

图 3.8　脂肪垫征。示意图显示扩张的肘关节囊如何将后脂肪垫推移出鹰嘴窝（箭头），这样 X 线侧位片上就能显示；同时使前脂肪垫变形（箭），向前凸出就形成"帆征"

肘关节内滑膜外正常可见前后脂肪垫。

- 后方脂肪垫位于鹰嘴窝内，肘关节屈曲 90° 的 X 线侧位片上正常不显示，因为它重叠于肱骨远端。
  - □ 关节积液、积血或其他使关节囊扩张的疾病，如滑膜炎或色素沉着绒毛结节性滑膜炎，都可以将这一脂肪垫向后推离鹰嘴窝。
  - □ X 线侧位片上会出现后脂肪垫征（图 3.8 和图 3.9）。
- 前脂肪垫位于肱骨远端前缘，正常在 X 线侧位片上就能看到。
  - □ 正常的前脂肪垫前缘平直。
  - □ 关节积液或其他滑膜疾病都可以使前脂肪垫向前凸出，形成帆征（见图 3.8）。

- 如果肘关节外伤后没有明确的骨折，但是后脂肪垫征或帆征阳性，提示可能存在放射学隐匿性骨折（成人考虑桡骨头骨折，儿童考虑肱骨髁上骨折）。

## 韧带

　　肘关节最主要的韧带是尺侧或内侧副韧带（UCL）复合体，和桡侧或外侧副韧带（RCL）复合体。内外侧韧带结构见图 3.10～图 3.12。桡侧副韧带复合体和围绕桡骨头的环状韧带融合在一起。

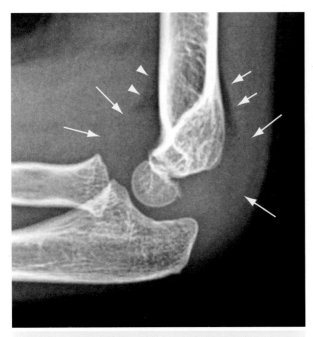

图 3.9　儿童无移位肱骨髁上骨折的脂肪垫征。X 线侧位片显示积血所致的后（短箭）和前（箭头）脂肪垫征。长箭显示了扩张的关节囊轮廓

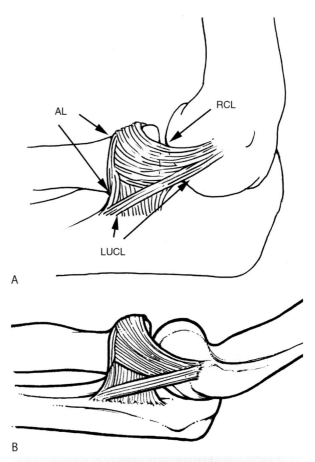

图 3.11　肘关节外侧韧带示意图。（A）肘关节屈曲位、（B）肘关节伸展位。AL，环状韧带；LUCL，外侧尺副韧带；RCL，桡侧副韧带（注意，RCL 混入环状韧带）

## 内侧韧带

尺侧副韧带（UCL）复合体（见图 3.10）由三个独立的部分组成，最容易识别、功能最重要的是前束。后束和横束薄，而且紧贴在滑车和尺骨上，以至于应用高分辨率 US 或 MRI 都很难清晰显示这些结构。

- 前束。
  - 呈条索状，近端附着在肱骨内上髁，远端附着在高耸结节。
  - 功能上分为前后两部分，MRI 无法区分。
  - 主要功能是限制外翻，因此容易受到急性或慢性外翻力的损伤。
  - 在肘关节伸展的冠状位 MR 图像上显示最佳（见图 3.12B 和 C）。
  - 正常的前束边界锐利，在所有序列上均为低信号。
- 后束。
  - 呈扇形，近端附着在肱骨内上髁，远端附着在尺骨滑车切迹内侧缘。
  - 肘关节屈曲时的次要稳定因素。

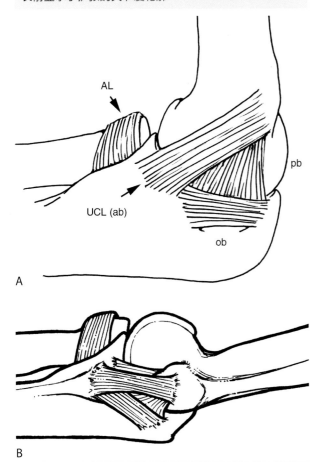

图 3.10　肘关节内侧韧带示意图。（A）肘关节屈曲位。（B）肘关节伸展位。AL，环状韧带；UCL（ab），尺侧副韧带前束或带（UCL 最强壮、最重要的一束）；ob，UCL 的斜束（横束）；pb，UCL 的后束

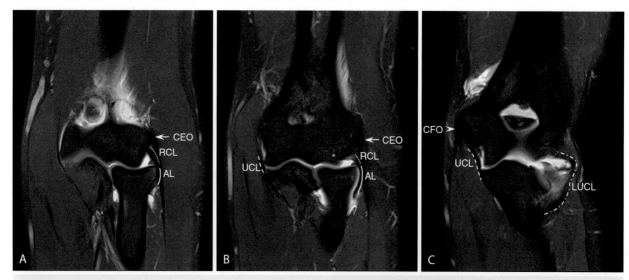

图 3.12　肘关节内外侧结构。肘关节 MR 造影压脂质子序列三个连续的冠状位图像（A~C，从前往后）显示内外侧主要的韧带和肌腱结构。AL，环状韧带（实线）；CEO，伸肌总腱起点（箭）；CFO，屈肌总腱 - 旋前圆肌腱起点（箭头）；LUCL，外侧尺副韧带（点虚线）；RCL 桡侧副韧带（点线）；UCL，尺侧副韧带（虚线）。图像经 Sulcus 公司允许后修改

- 横束。
  - 近端附着在尺骨鹰嘴上，远端附着在尺骨冠状突前束附着点的后方。
  - 在肘关节内侧的稳定中作用最小。

**外侧韧带**

　　桡侧副韧带（RCL）复合体（见图 3.11）包括 RCL 本身和外侧尺副韧带（LUCL），两者均和环状韧带融合在一起。

- 桡侧副韧带。
  - 呈扇形伸展，近侧起于肱骨外上髁，远端附着在环状韧带上（见图 3.12A 和 B）。
  - 主要的外侧稳定因素，限制内翻。
  - 肘关节伸展位时在 MR 冠状位上显示最佳。
  - 位于伸肌总腱的起点深面；因此，RCL 的异常常伴有伸肌总腱的慢性病变（即外上髁炎）。
- 外侧尺副韧带。
  - 起于肱骨外上髁 RCL 起点的后面，沿着桡骨头颈的后面向内并向远侧延伸，远端附着在尺骨后外侧面（见图 3.12C）。
  - 在近侧起点处，它完全与 RCL 融合在一起，MRI 不能将两者分辨开。
  - 于桡骨头后面形成吊索样结构，对肘关节后外侧的稳定起重要作用。
  - 肘关节伸展位时在 MR 冠状位上显示最佳。
  - 肘关节后脱位或半脱位时易受损伤，引起后外侧旋转不稳（PLRI）。

- 环状韧带。
  - 附着在尺骨近端的桡骨切迹上，水平方向包裹住桡骨头（见图 3.12A 和 B；参见图 3.13B）。
  - 围绕桡骨头呈项圈样结构，稳定桡骨头，防止它在旋前和旋后时脱位。
  - 它是 RCL 的远侧附着点，也是旋后肌浅头的起点。
  - 在成人中，其最容易因桡骨头脱位而撕裂。

**伸肌总腱起点**

　　外上髁是腕关节伸肌总腱的起点（见图 3.12A 和 B）。

- 伸肌总腱起点的肌腱包括：
  - 桡侧腕短伸肌（ECRB）。
  - 指伸肌总腱（EDC）。
  - 尺侧腕伸肌（ECU）。
  - 小指伸肌（EDM）。
- ECRB 和 EDC 共同起于肱骨外上髁最前上面，也是伸肌总腱病变发生最主要的点（临床称为肱骨外上髁炎）。
  - 要注意的是，在 MR 图像上很难分辨出伸肌总腱的各个起点。
- 肱桡肌和桡侧腕长伸肌（ECRL）起于肱骨髁上嵴，位于伸肌总腱起点的前方浅面。
- 肘肌起于肱骨外上髁的后缘。
- 旋后肌起于肱骨外上髁的前缘。

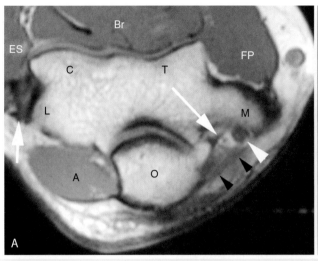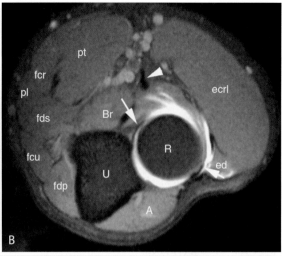

**图 3.13 正常的肘关节 MR 解剖：横轴位。**（A）经过肱骨上髁远端的 T₁WI 横轴位。白箭头，尺神经；黑箭头，肘管支持带；短箭，伸肌总腱；长箭，由尺侧副韧带横束和后束形成的肘管底壁。（B）比 A 图更远侧，桡骨头层面的 T₁W 压脂关节造影 MR 图像。箭头，肱二头肌肌腱；箭，环状韧带。肌肉：A，肘肌；Br，肱肌；ecrl，桡侧腕长伸肌；ed，指伸肌；ES，伸肌 - 旋后肌群；fcr，桡侧腕屈肌；fcu，尺侧腕屈肌；fdp，指深屈肌；fds，指浅屈肌；FP，屈肌 - 屈前肌群；pl，掌长肌；pt，旋前圆肌。骨骼：C，肱骨小头；L，外上髁；M，内上髁；O，鹰嘴；R 桡骨头；T 滑车；U，尺骨

## 屈肌总腱 - 旋前肌起点

肱骨内上髁的体积大于外上髁，它是腕屈肌 - 旋前肌肌群（在骨科文献中通常被称为屈肌 - 旋前肌团）的起点（见图 3.12C）。

- 屈肌 - 旋前肌群的结构（从桡侧到尺侧）包括：
  □ PT。
  □ 桡侧腕屈肌（FCR）。
  □ 掌长肌（PL）。
  □ 指浅屈肌（FDS）。
  □ 尺侧腕屈肌（FCU）。
- PT 和 FCR 共同起于内上髁前缘，也是屈肌总腱病变发生最主要的点（临床上称为肱骨内上髁炎）。

## 肱二头肌肌腱

- 肱二头肌的主要功能就是屈曲肘关节和使前臂旋后。
- 肱二头肌有两个头：
  □ 长头起于肩关节盂上结节和上盂唇。
  □ 短头起于喙突。
- 两个头在距离远侧附着点 7 cm 处汇聚成一个总腱，跨越肘关节并附着于桡骨粗隆。
  □ 肌腱头两个组分在桡骨粗隆上有独立的附着点。
  □ 长头组分位于短头组分的后方，长头组分在桡骨粗隆的附着点位于短头的内上方。
- 肱二头肌桡骨滑囊位于肱二头肌肌腱和桡骨结节之间，通常处于萎陷状态。

- 远侧肱二头肌肌腱没有腱鞘；位于完整的远侧肱二头肌肌腱旁的液体是典型的肱二头肌桡骨滑囊积液。
- 肱二头肌腱膜是远端肱二头肌肌腱肌肉交界处向内侧广泛的延伸所形成。
  □ 行向内下，覆盖肱动脉和正中神经，然后和前臂屈肌肌群深筋膜融合。
  □ 肱二头肌肌腱完全断裂时，完整的肱二头肌腱膜可以限制肌腱的回缩，使临床上误以为肌腱是完整的。

## 肱三头肌肌腱

- 肱三头肌是肘关节主要的伸肌（肘肌对肘关节的伸展仅起到配合作用）。
- 肱三头肌包括三个独立的头：
  □ 长头起于肩胛骨盂下结节。
  □ 外侧头起于肱骨干后方、桡神经沟上方。
  □ 内侧头起于肱骨干后方、桡神经沟下方。
- 肱三头肌远端在尺骨鹰嘴上的附着范围广泛，有两个不同的附着点：
  □ 后面附着部分为厚的肌腱，由外侧头和长头的肌腱组成。
  □ 前面主要是肌肉附着部分，主要由内侧头的肌肉附着。
- 鹰嘴滑囊位于肱三头肌附着点和尺骨鹰嘴的表面。

## 肘管

- 尺神经位于肱骨内上髁后方、尺骨鹰嘴内侧的小沟内，称为肘管（图 3.13A）。
  - 位置表浅，使得尺神经易受直接创伤。
  - 肘关节屈伸时，尺神经自肘管内反复半脱位，可以引起尺神经病。
  - 相邻的尺侧副韧带（UCL）和屈肌 - 旋前肌肌群损伤可以伴发尺神经病。
- 尺侧副韧带（UCL）的后束和横束组成肘管的底部，紧靠着尺神经。
- 肘管支持带（又称 Osborne 韧带）连接肱骨内上髁到鹰嘴，组成肘管的顶部。
- 肘管近侧，尺神经沿着肱三头肌内侧头和内侧肌间隔之间向下走行。
- 肘管远侧，尺神经沿着尺侧腕屈肌（FCU）的深浅头之间进入前臂。

## 影像学技术

### 平片

平片是肘关节疼痛的首选影像学检查方法，尤其是外伤。平片可以显示骨折、脱位、骨性关节炎、钙化性肌腱炎、钙化性或骨化性关节内游离体、骨骼病变和其他急性或非急性病变。

- 肘关节平片至少要包括前后位（AP）和侧位片，侧位片在肘关节屈曲 90° 时拍摄，用于评估关节腔积液。
- 前后斜位片可以有助于发现细微的骨折。
- 疑似桡骨头骨折时，桡骨头斜位片对诊断很有帮助（见图 3.14C）。

### MRI

MRI 对于肘关节软组织结构的评估非常有用，尤其是韧带、肌肉、肌腱和神经。MRI 对于骨髓水肿也特别敏感，可以发现平片上的隐匿性骨折。

- MRI 检查时肘关节完全伸展。
- 应用表面线圈，在患者身侧扫描肘关节，增加患者舒适度，且远离磁体中心。
- 如果上述偏心扫描失败，可以选择将上臂充分外展（把肘关节置于头顶）。

不同医疗机构的肘关节扫描方案会有变化，但常规 MRI 包括冠状位、矢状位和横断位，以肱骨内外上髁作为解剖定位标志。扫描序列有 $T_1WI$、STIR（短反转回复序列）、PD（质子加权序列）或 $T_2WI$ FS（脂肪抑制 $T_2$ 加权序列）。

- 前后间室结构在矢状位和横断位上观察最好。

- 内外侧组织结构在冠状位和横断位上观察最好。
- 我们实际操作中常规用的肘关节 MR 扫描方案包括：横断位 $T_1$、横断位 STIR、冠状位 $T_1$、冠状位 PD 压脂和矢状位 PD 压脂序列。

有一个检查肱二头肌远端肌腱的特殊扫描位置叫屈曲外展旋后位（FABS）。方法是上臂置于头顶，屈曲 90°。指定肱骨远端冠状位为成像平面，与桡骨近段垂直，采用压脂和不压脂 PD 或 $T_2W$ 序列。

关节腔内注入钆对比剂后进行 MRI 检查（直接 MR 关节造影）是评估运动员侧副韧带损伤的优选技术，也常用于评价关节软骨和骨软骨缺损。

- 成像的原则与第 2 章肩关节讨论的类似。
- 扫描方案依赖于 $T_1$ 压脂和 PD 或 $T_2$ 压脂，可最佳地显示关节软骨和韧带。
- 常规使用的肘关节 MR 关节造影扫描方案为横轴位 $T_1$、横轴位 PD 压脂、冠状位 $T_1$ 压脂、冠状位 PD 压脂和矢状位 $T_1$ 压脂序列。

### US

肘关节的骨骼肌肉超声最好用作针对性的检查，以解决特定解剖结构的具体问题。US 用于评估以下问题：

- 肱二头肌和肱三头肌远端肌腱附着点的肌腱病和撕裂。
- 屈肌总腱和伸肌总腱起点病（内、外侧上髁炎）。
- 桡侧和尺侧副韧带的完整性。
- 肘管和尺神经异常。
- 关节积液、滑膜炎和尺骨鹰嘴滑囊炎。

相比于 MRI，US 最主要的优势就是可以实时评估组织结构的动态状态，如尺神经半脱位或外翻负荷时内侧关节间隙增宽（UCL 功能不全）。

US 也常用于超声引导下肘关节介入治疗，如关节抽吸术、皮质类固醇激素注射和经皮针刀肌腱切开术。

### CT

CT 对于显示关节内复杂骨折和创伤后并发症（如关节内游离体、骨折碎片偏移和骨赘）有帮助。CT 也可以发现肌腱或韧带等软组织内的钙化或骨化。如果 MRI 检查有禁忌，CT 关节造影对诊断关节内游离体和软骨缺损有帮助。

## 病理生理学

### 上髁炎

上髁炎是伸肌总腱在外上髁起点或屈肌总腱 - 旋前肌腱在内上髁起点的慢性损伤。上髁炎这个名词其实使用不当，因为这个病被证实是肌腱病和（或）肌腱撕裂，并不是炎症。然而，内上髁炎（或叫高尔夫肘）和外上髁炎（或叫网球肘）仍然在文献和临床实践中被广泛应用。

- 反复的微创伤导致肌腱胶原纤维的微撕裂和崩解，随后纤维母细胞和肉芽组织长入，称为血管纤维母细胞性肌腱变性。
- 血管纤维母细胞性增生这个词用以描述慢性反复创伤的肌腱内所发生的组织学改变：
  □ 正常的胶原结构因纤维母细胞的浸润、不成熟的血管反应和不完全的修复过程而被破坏，急性或慢性炎性细胞很少。
  □ 最终重塑失败，导致肌腱退变、微撕裂和（或）钙化。
- MRI 上的表现包括肌腱增厚、肌腱内信号增高和（或）肌腱撕裂。

## 疾病

### 创伤

肘关节平片是外伤后首选的影像学检查方法。正常肘关节平片观察顺序见框 3.1。肘关节骨折常发生于摔倒用手撑地的情况或是直接高强度冲击伤。儿童的髁上骨折和成人的桡骨头骨折常见。

### 成人骨折

- 桡骨头和桡骨颈骨折。
  □ 摔倒后用手撑地是成人此类骨折最常见的原因（图 3.14）。

| 框 3.1 正常的肘关节平片解剖结构观察项目 | |
| --- | --- |
| **前后位（AP）片观察项目** | **侧位片观察项目** |
| ■ 桡骨头与肱骨小头对位 | ■ 脂肪垫征（积液） |
| ■ 尺骨与滑车对位 | ■ 桡骨头与肱骨小头对位 |
| ■ 桡骨头与尺骨关节 | ■ 肱骨前线与肱骨小头的中三分之一相交 |
| ■ 正常外翻角（提携角）大约 165° | ■ 尺骨与滑车对位良好 |
| ■ 在儿童：骨化中心正常位置 | |

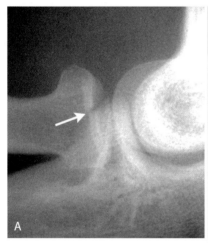
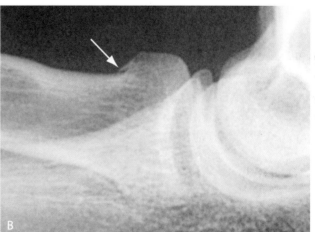
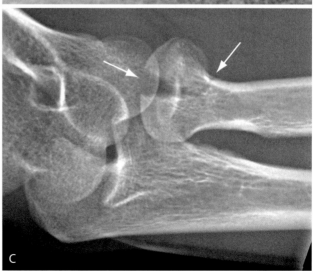

图 3.14 成人桡骨头骨折。（A）穿过桡骨头的线样骨折（箭）。（B）轻微的桡骨头嵌顿性骨折（箭），关节面完整。这类骨折可保守治疗。（C）桡骨头骨折移位（箭）。这种骨折需要手术内固定治疗或切除向前移位的骨折碎片

- □ 正常肘关节外翻角使得轴向负荷集中在外侧；桡骨头和桡骨颈是成人最薄弱环节。
- □ 平片上，桡骨头骨折可以不移位或仅轻微移位，但是通常会伴有关节积液。
  - ◇ 加照桡骨头位或斜位片可以显示骨折。
  - ◇ MRI 或 CT 能诊断这些模棱两可的病例；如果怀疑隐匿性骨折，建议进一步检查（图 3.15）。
- □ 桡骨头关节面常遭受撞击。
  - ◇ 骨折移位导致关节面局部塌陷 2 mm 或更多，与后期继发性的关节炎相关。

- ◇ 切开内固定复位术可以恢复关节面的完整性。
- □ 桡骨头和桡骨颈严重的粉碎性或移位性骨折通常是由严重的撞击伤造成的。
  - ◇ 在这些病例中，还能见到其他的骨折、肘关节脱位和伴随的软组织损伤。
- □ Essex-Lopresti 骨折是指桡骨头和颈粉碎性骨折、前臂骨间膜撕裂以及远端尺桡关节脱位（图 3.16）。
- ■ 尺骨鹰嘴骨折。
- □ 尺骨鹰嘴关节内骨折可以由直接创伤或远端肱三头肌肌腱撕脱引起（图 3.17A）。

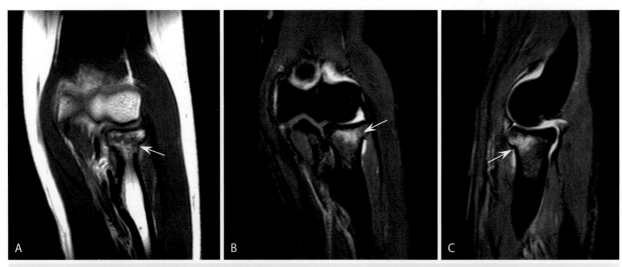

图 3.15　平片上正常的桡骨头隐匿性骨折，MRI 得以诊断。冠状位 $T_1W$ 图像（A）显示急性非移位性桡骨头骨折（箭），平片未显示。冠状位（B）和矢状位（C）$T_2W$ 脂肪抑制图像显示高信号的骨髓水肿（箭）。注意关节腔积液

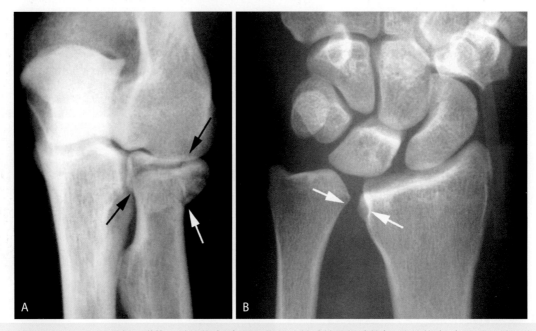

图 3.16　Essex-Lopresti 骨折 - 脱位。肘关节（A）显示桡骨头粉碎性骨折（箭）。腕关节（B）显示远端尺桡关节脱位，表现为关节间隙增宽、尺骨向远侧移位（箭）。主要的损伤是前臂骨间韧带的急性撕裂。这是不稳定性骨折，需要骨科处理

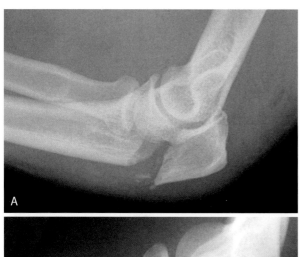

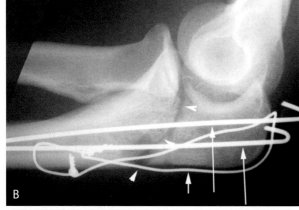

图 3.17　尺骨鹰嘴撕脱性骨折。（A）肱三头肌撕脱所致横行骨折。（B）另一患者术后的表现。内固定可以用长螺钉，本例用克氏针（长箭）和 8 字形的张力带（短箭）。箭头示骨折线

◇ 肱三头肌的牵拉使得骨碎片向近侧移位，可能导致明显分离。

◇ 这种骨折的处理是手术内固定。

■ 肱骨远端骨折。

□ 常见于老年骨质疏松的患者，单纯横形骨折多见。

□ 在年轻人中，这类骨折通常包括一纵行关节内部分，呈 Y 形或 T 形骨折。

◇ 这种关节内骨折线通常会穿过滑车，需要应用内外侧钢板及穿髁螺钉行外科手术内固定。

◇ 复杂的关节内骨折手术，为了扩大术野靠近骨折碎片需要行尺骨鹰嘴切开术。

■ 前臂骨折。

□ 警棍骨折。

◇ 直接打击前臂造成的尺骨干孤立性骨折，比如当举臂抵挡棍棒打击时遭受的损伤。

□ Galeazzi 骨折。

◇ 桡骨干骨折并尺骨远端脱位（图 3.18）。

◇ 远侧尺桡关节损伤，可以导致慢性关节不稳。

□ Monteggia 骨折。

◇ 尺骨干近段骨折伴有桡骨头脱位（图 3.19）。

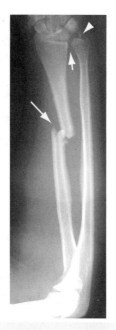

图 3.18　Galeazzi 骨折。示桡骨干骨折（长箭）和尺骨远端脱位（短箭），另外可见尺骨茎突骨折（箭头）

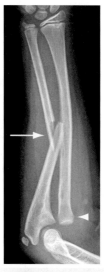

图 3.19　Monteggia 骨折脱位。前臂侧位片显示桡骨头前脱位（箭头）和尺骨近段骨折（箭）

□ 最常见的前臂骨干骨折是尺桡骨双骨折。

◇ 儿童尺桡骨双骨折通常行石膏外固定，因为儿童能快速愈合、愈合后继续塑形。

◇ 成人尺桡骨双骨折通常采用尺桡骨同时内固定治疗。

□ 前臂骨折时，前臂前方（掌侧面）肌肉易出现骨筋膜室综合征。

◇ 早期发现非常重要，最好直接测量骨筋膜室内压力来诊断，而不是通过影像学。

◇ 急性骨筋膜室综合征的治疗是筋膜切开减压术。

◇ Volkmann 挛缩是前臂掌侧骨筋膜室综合征的毁损性结果，由于前臂肌肉坏死纤维化，手指和腕关节出现进行性固定屈曲畸形。

### 儿童骨折

- 肱骨髁上骨折。
  - 大部分儿童肘关节骨折是由摔倒时手撑地并受轴向作用力导致肘强制过度伸展所致。
  - 过度伸展使得尺骨撬动远端肱骨后方，引起肱骨髁上横行骨折，称为肱骨髁上骨折（图 3.20）。
  - 肘关节骨折常见于儿童。
  - 平片上骨折可以明显，也可以轻微，有两个最重要的征象：
    ◇ 后脂肪垫征。
    ◇ 肱骨小头相对于肱骨前线向后移位。
  - 前后位片上肘关节的排列也要评估，寻找肘外翻或肘内翻的证据，这些发现有可能改变治疗方法。
    ◇ 测量 Baumann 角，这是肱骨干和肱骨小头骨骺板的夹角。
    ◇ 有时需要与正常侧肘关节比较，两侧角度相差 5° 或更多被认为有意义。
- 外侧髁骨折。
  - 肱骨外侧髁骨折在儿童肘关节骨折中第二常见。
  - 外侧髁骨折是由内翻应力所致，包括打击前臂外侧或儿童侧方摔倒时手臂着地。
  - 内翻应力沿着肘关节形成分离的力量，进而导致

撕脱样的骨折，可以是完全性的或不完全性的。
- 通常，这些骨折沿着或穿过肱骨远端骨骺板，常伴有干骺端小碎片（图 3.21）。
- 骨折远端的范围可以是完全性的或不完全性的，然而鉴别这两者却很困难，因为通常受累及的区域有很大一部分未骨化，在平片上无法显示（图 3.22）。
  ◇ MRI 或术中关节造影进一步检查有助于两者的鉴别。

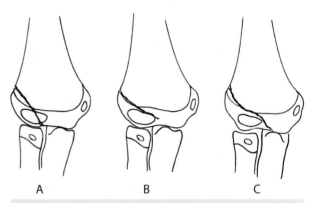

图 3.21　儿童肱骨外侧髁骨折示意图。（A）真正的 Salter-Harris Ⅳ 骨折，肱骨小头骨化中心骨折。（B）不完全骨折，骨折线延伸入髁软骨。骨折线也可以终止于骨骺板而不延伸入髁软骨。（C）完全性骨折，穿过髁软骨。这种骨折在平片上很难诊断。这种类型比 A 中的骨折更常见，也可能是不稳定的

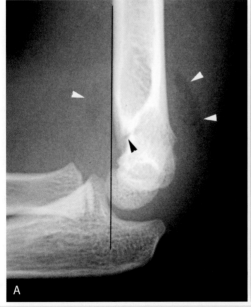
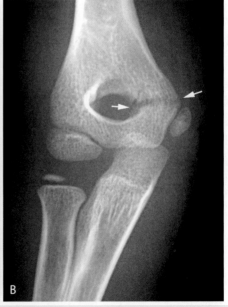

图 3.20　移位的肱骨髁上骨折。（A）侧位片显示移位的前、后脂肪垫（白箭头）和相对于肱骨前线向后移位的肱骨小头骨化中心。部分骨折线隐约可见（黑箭头）。（B）前后位片显示骨折线的外侧部分（箭）。肱骨髁上骨折在前后位片上常无法显示。仔细观察侧位片上的脂肪垫征和骨结构的排列是诊断所必须的

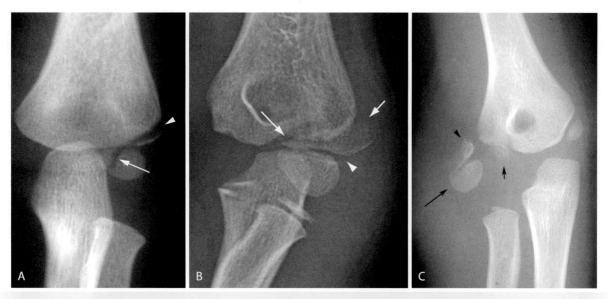

**图 3.22　肱骨外侧髁骨折。**（A）Salter-Harris Ⅳ 骨折。前后位平片显示骨折线穿过远端干骺端外侧（箭头）和肱骨小头骨化中心（箭），与图 3.21A 相似。（B）完全性骨折移位。注意肱骨小头骨骺板（箭头）近侧的骨折线（长箭），骨碎片（短箭）向外侧移位。骨折线向远端和内侧延伸，穿过没有骨化的滑车软骨，类似于图 3.21C。（C）完全性骨折。骨碎片向外侧移位并旋转。注意看小的干骺端碎片（箭头）和肱骨小头骨化中心（长箭）。尽管肱骨小头骨化中心在这个位置上看起来是完整的，但是短箭所示为没有移位的肱骨小头碎片。也要注意外侧弥漫的软组织肿胀（感谢 L.Das Narla 医学博士的图 C）

□ 如果是不完全性骨折，骨折线没有穿透骨骺板；或者骨折线经过骨化的肱骨小头，或更常见的是经过肱骨小头的未骨化软骨内侧，延伸入肱骨外侧髁，但都未累及关节面。

□ 如果是完全性骨折，骨折线会延伸到关节面。

　◇ 肱骨外侧髁完全性骨折一般情况下是不稳定的，需要切开行内固定治疗。

■ 肱骨远端骨骺板分离性损伤。

□ 肱骨远端生长板分离性骨折（又称为经肱骨远端骨骺板骨折）代表的是一种肱骨远端移位的 Salter-Harris Ⅰ 型（或少数的 Salter-Harris Ⅱ 型）骨折。

□ 骨骺通常向内或后内移位，而成人肘关节通常向后外脱位。

□ 需要明显外力，通常伴有扭转分力。

□ 可以发生于分娩困难时，也可以与婴幼儿被虐待有关。

□ 临床和平片诊断困难，尤其是婴儿，因为移位的骨折片并未骨化，因此很难与肘关节脱位鉴别。

　◇ 在婴幼儿中，US 和 MRI 能够明确诊断。

■ 内上髁骨化中心撕脱性骨折。

□ 外翻应力可以引起内上髁撕脱性骨折（图 3.23～3.25）。

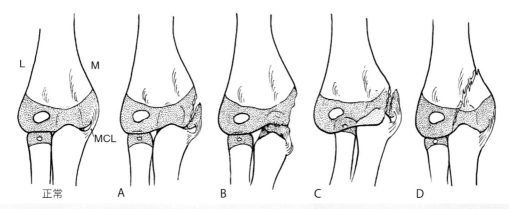

**图 3.23　儿童肱骨内上髁骨折类型示意图。**以右肘为例。（A）内上髁单纯撕脱。（B）内上髁撕脱后碎片嵌顿于尺骨和肱骨滑车间。（C）内上髁撕脱伴肘关节脱位。（D）肱骨内上髁 Salter-Harris Ⅳ 骨折。L，外侧；M，内侧；MCL，内侧（尺侧）副韧带（经 May DA, Disler DG, Jones EA, Pearce DA. Using sonography to diagnose an unossified medial epicondyle avulsion in a child. AJR. 2000; 174: 1115–1117 同意转载。经 Rogers LF. Radiology of Skeletal Trauma. New York: Churchill Livingstone; 1992, pp: 772–779 同意修改）

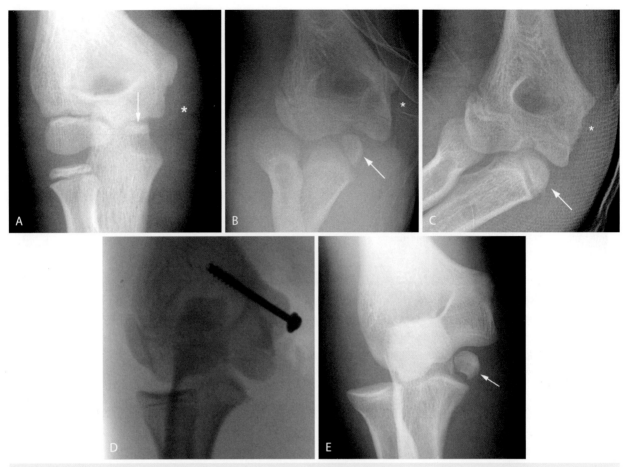

**图 3.24 儿童内上髁撕脱性损伤。**（A）肘关节一过性脱位所致的内上髁嵌顿。嵌顿的内上髁类似于正常的滑车骨化中心（箭）。内侧软组织肿胀是诊断的一个线索，但是重要征象是未见正常内上髁骨化中心（＊）。（B~D）一例较年长儿童肘关节脱位后内上髁嵌顿。（B）最初的正位平片显示肘关节脱位。正常位置内上髁缺失（＊）、向内远侧移位（箭）。（C）复位后复查平片显示内上髁嵌顿（箭），仍然不在其正常位置（＊）。这一病例的诊断相对于 A 图中的年幼儿童要容易。（D）术后平片。内上髁已复位，对这个年长的儿童，应用滞后螺钉内固定。（E）一例年长儿童肘关节脱位后自行部分复位，内上髁嵌顿（箭）。注意所有其他的骨化中心都已经融合，内上髁是最后愈合的肘关节骨化中心

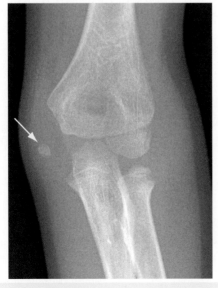

**图 3.25 内上髁撕脱性骨折。**前后位平片显示向内远侧移位的内上髁骨化中心（箭）

- 可出现急性撕脱伴明显移位，或反复牵拽导致的慢性应力性损伤（见小联盟肘）。
- 外翻应力通过强壮的 UCL 和腕屈肌 - 旋前肌肌群对内上髁造成牵拉。
- 骨突的骨骺板是最薄弱的环节，所以它先于其他结构受损伤。
- 因 UCL 和屈肌 - 旋前肌肌群的牵拉，撕脱的内上髁通常向远侧移位。
  - ◇ 平片可以显示移位的内上髁骨化中心，有时移位很轻微，需要与健侧对比。
  - ◇ 年幼儿童，MRI 或超声对于诊断未骨化的内上髁撕脱骨折有帮助。
- 只要简单地把手臂置于吊带中就能迅速愈合，恢复正常功能，但是平片上常常显示损伤的骨骺板持续增宽和不规则。

- 外科手术常用于高水平运动员、肘关节不稳定或内上髁移位超过 5 mm 的患者。
- 内上髁骨化中心撕脱的一个重要类型是内上髁关节内嵌顿（见图 3.24）。
  ◇ 内上髁撕脱时，肘关节可以一过性向后外侧脱位，内侧肘关节间隙打开，允许撕脱的内上髁碎片滑入滑车和尺骨之间，造成嵌顿。
  ◇ 快速识别这种情况很有必要，因为几周内碎片就可以与尺骨融合，导致肘关节永久性的功能障碍。
  ◇ 内上髁嵌顿的平片会导致误诊：可以没有关节积液，滑车还没有骨化时，嵌顿的内上髁骨化中心可以类似于滑车的骨化中心。
  ◇ 知道肘关节骨化中心正常的成熟顺序可以避免这一诊断陷阱（复习一下助记符号 CRITOE：见图 3.5）。
  ◇ 如果看到一个"正常"的滑车骨化中心，而正常的内上髁位置没有看到部分骨化的骨化中心，那么内上髁嵌顿的可能性较大。
  ◇ 如果对年幼儿童怀疑有内上髁嵌顿，而内上髁和滑车均未骨化，那么 US 和 MRI 对于定位内上髁有帮助。

### 儿童肘关节脱位

- 肘关节是 10 岁以下儿童最常发生外伤性脱位的关节。
- 尺桡骨完全性脱位发生于摔倒时肘关节轻微屈曲。
  □ 尺桡骨通常向后脱位，当然也会有其他方向的脱位发生。
- 如果仅有桡骨头脱位，那么就要排除尺骨近段骨折

（Monteggia 骨折）（见图 3.19）。

- 儿童肘关节脱位也可以发生于先天性疾病基础上，散发或与遗传性指甲 - 骨发育不良症相关（见第 15 章先天性和发育性疾病）。
- 保姆肘，也称为"猛拉肘"或"牵拉肘"，年幼儿童桡骨头向前半脱位或脱位，环状韧带无撕裂或部分撕裂。
  □ 前臂伸展时，作用于前臂或手上的牵引力使得桡骨头滑出环状韧带。
  □ 好发年龄是 2~3 岁，但是 6~7 岁的儿童也可以发生。
  □ 仔细地观察平片可以发现桡骨头轻微半脱位，但平片常为正常，也没有关节积液。
  □ 儿童受伤后肘关节通常保持屈曲旋前位，拒绝伸展或旋后。
  □ 这种情况通常是自限性的，可自发复位（包括当给儿童拍片摆放体位时），但是一般需要闭合复位，在肘关节屈曲状态下做旋后动作。

### 成人肘关节脱位

- 肘关节脱位在成人中比在儿童中少见。
- 与儿童一样，脱位几乎可以发生于任何方向，但桡骨和尺骨常常向后脱位。
- 常伴骨折，也常伴有重要的韧带、神经血管和肌肉损伤（图 3.26）。
- 肘关节周围肌肉内骨化性肌炎，尤其是肱肌内，是肘关节脱位的常见后遗症。
- 肘关节脱位后迅速复位可以降低外伤后异位骨化和活动受限的风险。

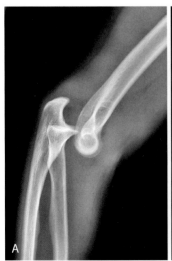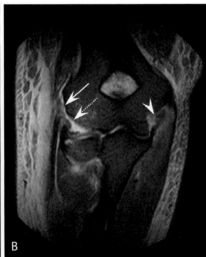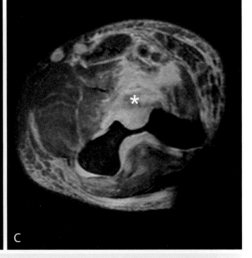

图 3.26　肘关节后脱位。（A）侧位平片显示急性肘关节后脱位。（B）冠状位脂肪抑制质子 MR 图像显示伸肌总腱（箭）和桡侧副韧带撕脱（RCL，点线箭），还有尺侧副韧带撕裂（UCL，箭头）。（C）轴位 STIR MR 图像显示肱肌广泛的撕裂和撕裂口内部积液 / 积血（＊）

### 骨软骨损伤

- 肘关节可以发生不同的骨软骨病变。
- Panner 病是一种良性的、自限性疾病，影响肱骨小头的关节软骨、未骨化软骨和软骨下骨，伴骨碎裂，常有水肿。
  - 见于 5~10 岁的儿童（常常发生在投掷运动员的优势手臂），这一时期肱骨小头骨化中心的软骨内化骨活跃。
  - 特征是肱骨小头生长中心扁平、破碎、裂隙和硬化，常常累及整个肱骨小头骨骺（图 3.27）。
  - 停止相关活动才能痊愈。
  - 通常不会出现不稳定的骨软骨碎片或关节内游离体。

- 肱骨小头剥脱性骨软骨炎（OCD）是一个独立的临床疾病，特征为骨坏死或骨软骨分离。
  - 见于大于 10 岁的人群，大部分为青少年，肱骨小头骨化中心完成骨化后。
  - 认为是急性创伤或反复微创伤引起的，加上肱骨小头骨骺相对乏血供。
    - 最常见于投掷运动员的优势手臂，尤其是棒球投手和那些需要大量运用上肢的体育运动员。
    - 发病率同其他部位的剥脱性骨软骨炎一样，但低于膝关节和踝关节。
  - 特征性的表现是肱骨小头关节软骨和骨的碎裂，软骨下骨髓水肿和囊性变，通常累及肱骨小头前外侧部分（图 3.28）。

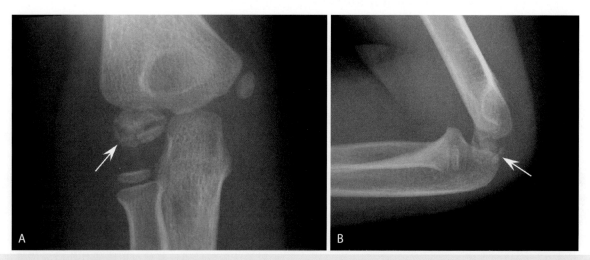

图 3.27　Panner 病（肱骨小头骨软骨病）。一个 5 岁儿童的肘关节前后位片（A）和侧位片（B）显示肱骨小头骨化中心形态不规则并呈碎裂样改变（箭）

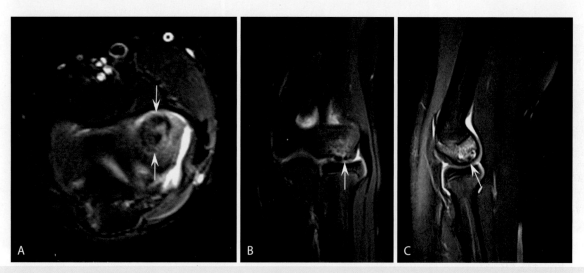

图 3.28　肱骨小头剥脱性骨软骨炎。轴位 STIR（A）和冠状位（B）和矢状位（C）脂肪抑制质子加权 MR 图像显示肱骨小头前部剥脱性骨软骨炎（箭），特征是高信号的软骨下骨髓水肿、囊变以及不规则的软骨下骨板

- □ 可以是稳定性的或出现一个或多个不稳定的骨软骨碎片，特征是碎片位于原位、其深部出现液体信号（或行关节造影时为对比剂）。
- □ 不稳定性骨软骨碎片移位到关节腔内则形成关节内游离体（图 3.29）。
- 骨软骨损伤必须与肱骨小头假性缺损相鉴别，假性缺损为正常变异，位于肱骨小头后外侧（见图 3.7）。

## 关节内游离体

- 肘关节腔内游离体最常见于关节软骨损伤、骨软骨碎片移位，或是有骨关节炎的基础。
- 可以引起疼痛和机械性症状（绞锁、卡压等），有症状的患者可行关节镜手术摘除。
- 由关节软骨损伤或骨关节炎（继发性滑膜骨软骨瘤病）引起的关节内多发游离体，必须与原发性滑膜骨软骨瘤病鉴别。
- 原发性滑膜骨软骨瘤病是一种良性特发性疾病，特征为滑膜化生引起关节内多发软骨游离体，而这些软骨游离体随时间推移可以骨化（图 3.30）。
  - □ 与继发性滑膜骨软骨瘤病相比，典型的原发性滑膜骨软骨瘤病见于相对年轻的患者（年龄 30~50岁），尽管能引起与关节软骨机械性侵蚀相关的继发性骨关节炎，但是骨关节炎的程度相对较轻。
  - □ 大量小的、大小一致的关节腔内游离体。
- 滑车上孔小骨是位于鹰嘴窝内的小骨，一般认为是正常变异。
  - □ 可以无症状，或有因伸肘时引起撞击的疼痛。
  - □ 可以与骨化的关节腔内游离体表现相同，但两者的鉴别并不重要，因为有症状的就要切除，无症状的不用处理。

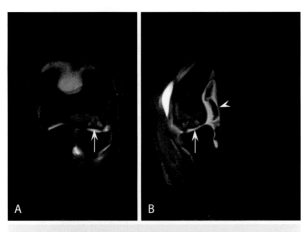

图 3.29 肱骨小头骨软骨病变并骨碎片移位。冠状位（A）和矢状位（B）脂肪抑制质子加权 MR 图像显示肱骨小头大的骨软骨缺损（箭），与缺损对应的骨软骨碎片移位到关节前隐窝内（箭头）。注意大量关节腔积液

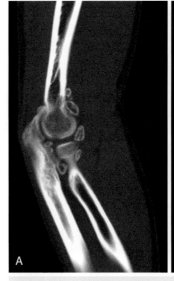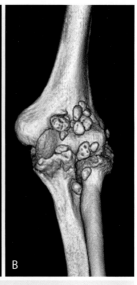

图 3.30 肘关节原发性滑膜软骨瘤病。肘关节 CT 矢状位重建图像（A）和 3D 容积再现图像（B）显示多发骨性游离体遍布肘关节腔内，符合原发性滑膜（骨）软骨瘤病

## 外上髁炎

- 外上髁炎（俗称"网球肘"）是伸肌总腱起点的一种肌腱病，即腕伸肌群附着于外上髁处（图 3.31 和图 3.32）。
- 除网球运动员外，它也是很多热爱运动的人的常见病，好发年龄为 30~50 岁。
- 腕和前臂反复伸展和（或）旋后导致使用过度损伤。
- 症状的出现通常比较隐匿，表现为肘关节外侧疼痛，可因抓握、举重和腕关节伸展而加重。
- 大部分病例保守治疗可以恢复；经皮肌腱切开术或外科清理术可以用于难治性病例中。
- 影像学检查仅用于初始保守治疗疗效不佳的患者。
  - □ 平片可能显示正常或有慢性疾病的营养不良性钙化（图 3.32A）。
  - □ 超声能显示低回声肌腱增厚、正常的纤维形态丢失、肌腱内或肌腱周边充血、肌腱钙化和肌腱撕裂。
  - □ MR 图像对损伤程度的评估有帮助，可以排除引起肘关节外侧疼痛的其他原因。
    - ◇ 伸肌总腱在冠状位 PD 或 $T_2W$ 脂肪抑制图像上最好评估，矢状位和轴位图像可做补充。
    - ◇ 伸肌总腱起点肌腱病的特征是在 PD 或 $T_2W$ 脂肪抑制图像上肌腱信号增高、肌腱增粗、肌腱周围水肿，有时会出现肌腱下外上髁骨髓水肿。
    - ◇ 更严重的病例会显示出肌腱内类似液体的高 $T_2$ 信号，代表撕裂肌腱内有液体或肉芽组织。

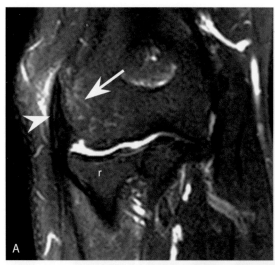

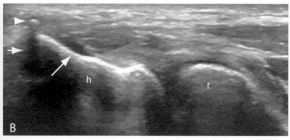

图 3.31 外上髁炎。（A）冠状位反转恢复 MR 图像显示外上髁骨髓水肿（箭）和轻度增厚的伸肌总腱周围轻微水肿（箭头）。该例症状轻微。（B）另一患者的冠状位 US 图像显示有急性和慢性的表现。注意增厚的近端肌腱内高回声的钙化（箭头）伴后方声影（短箭），符合慢性损伤。注意较远侧小的低回声急性部分撕裂（长箭）。h，肱骨外侧；r，桡骨头

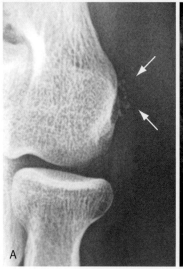

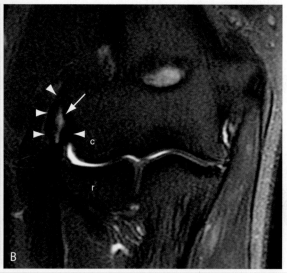

图 3.32 慢性外上髁炎。（A）平片显示退变肌腱内多发小钙化灶（箭）。（B）另一患者冠状位脂肪抑制 T$_2$W MR 图像显示增厚的肌腱（箭头）内部撕裂（箭）。C，肱骨小头；r，桡骨头

◇ 在极其严重的病例中或急性损伤中，可见伸肌总腱完全撕裂或撕脱（图 3.33，也见图 3.38C）。
■ 外上髁炎在 MR 图像上的潜在陷阱包括以下几点：
  □ 近期糖皮质激素或富含血小板血浆（PRP）注射可以导致肌腱周围软组织内液体或类水肿样信号，这种信号改变可以持续数天。
  □ MR 图像上的严重程度不总是与疼痛严重程度相关。
  □ 桡侧副韧带复合体退变或撕裂常与外上髁炎的表现同时出现，但临床意义不大，不必过分强调。

## 内上髁炎

■ 内上髁炎（俗称"高尔夫肘"）屈肌 - 旋前肌肌腱起点的肌腱病，即腕屈肌和旋前肌附着于内上髁处（图 3.34）。

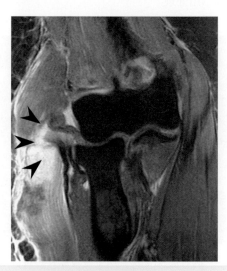

图 3.33 伸肌总腱撕裂。冠状位 STIR MR 图像显示肌腱内和周围高信号（箭头）。也可见图 3.38

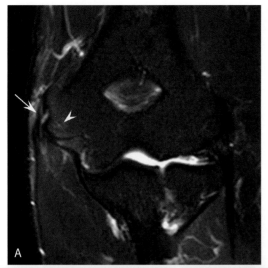

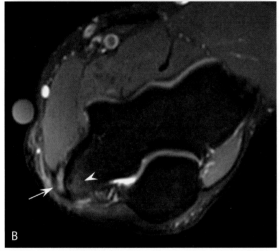

图 3.34　内上髁炎。冠状位（A）和轴位（B）T₂W 脂肪抑制 MR 图像显示屈肌总腱 - 旋前肌腱起点增厚并内部撕裂（箭）和轻微的肌腱下骨髓水肿（箭头）

- 其发生率比外上髁炎低，但是人口统计学相似。
- 这是一种过度应用损伤，反复的外翻力作用于肘关节、腕关节和前臂反复的屈曲和（或）旋前造成的。
- 影像学表现和治疗准则同外上髁炎一致。
- 可以合并 UCL 损伤和外翻伸展过负荷损伤，尤其是在投掷运动员中。
- 尺神经病变是内侧疼痛的另一个原因，内上髁炎必须和其鉴别。

## 远端肱二头肌肌腱断裂

- 远端肱二头肌肌腱病变从肌腱变性到部分或全层撕裂都有，总结在框 3.2 中。
- 慢性反复应力和损伤导致肌腱变性和变弱，增加了后期部分或全部撕裂的风险（图 3.35）。
- 最常遇到的撕裂类型是在桡骨结节附着处的完全断裂（全层撕裂），伴近侧肌腱回缩（图 3.36）。

| 框 3.2　远端肱二头肌肌腱损伤 | |
| --- | --- |
| 人口统计学 | ▪ 优势臂 |
| | ▪ 40~70 岁 |
| | ▪ 男＞女 |
| 损伤机制 | 轴向负荷力伴肘关节屈曲 90° |
| 肌腱远端附着点 | 桡骨粗隆 |
| 损伤类型 | 完全撕裂最常见 |
| MR 评估 | |
| ▪ T₂ 轴位图像 | ▪ 完全撕裂与不完全撕裂 |
| ▪ T₂ 矢状位图像 | ▪ 测量肌腱回缩的程度 |
| 陷阱 | |
| ▪ 肱二头肌腱膜 | →可以阻止撕裂的肌腱回缩，与不完全撕裂相似 |
| ▪ 肱二头肌桡骨滑囊炎 | →与肌腱病变相似 |

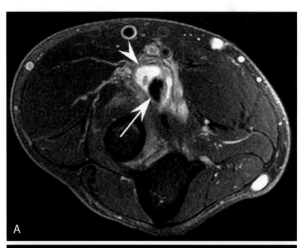

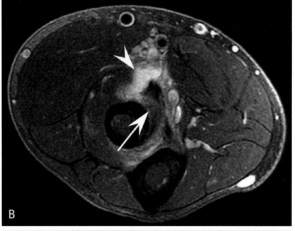

图 3.35　远端肱二头肌肌腱变性。肘关节两个连续的轴位 STIR MR 图像（A 和 B，近侧到远侧）显示严重的远端肱二头肌肌腱变性（箭），伴有肱二头肌桡骨滑囊炎（箭头）

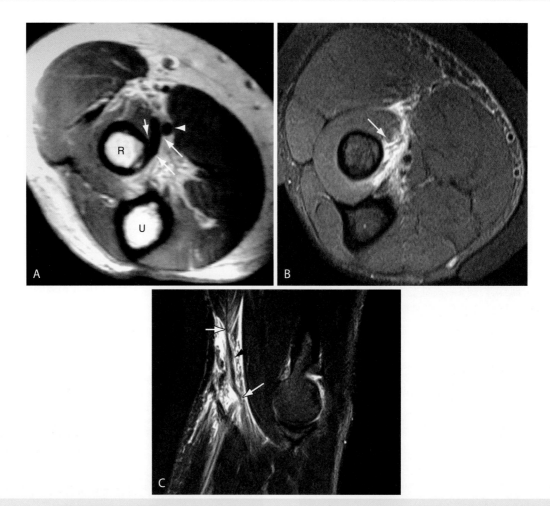

图3.36　肱二头肌肌腱附着点和撕裂。（A）正常的远端肱二头肌肌腱。轴位$T_2W$ MR 图像显示远端肌腱（长箭）附着于桡骨。大部分肌腱撕裂发生在附着点。（短箭）显示肘窝滑囊的位置，此例正常未见显示。滑囊炎症会导致局部液体积聚，临床上可以类似远端肱二头肌肌腱撕裂或肌腱变性。箭头示尺动脉。R，桡骨；U，尺骨。（B）肱二头肌肌腱附着点撕裂。轴位脂肪抑制$T_2W$ MR 图像显示原来的肌腱处明显水肿（箭）及邻近组织水肿。大部分撕裂发生于远端，需要外科手术重新锚定。（C）部分撕裂。矢状位脂肪抑制$T_2W$ MR 图像显示拉长水肿的远端肱二头肌肌腱（箭）伴有周围水肿。注意还有部分纤维完整（箭头）

□ 人口统计学和临床表现：
　◇ 撕裂最常发生于中年男性，尤其是举重者。
　◇ 局部皮质类固醇激素注射、合成代谢类固醇的应用以及类风湿性关节炎等基础疾病，增加了肱二头肌肌腱撕裂的风险。
　◇ 患者常常描述在"啪"的一声后出现急性疼痛、肿胀和肘窝瘀斑。
　◇ 体格检查可以触及肌腱缺损并看到回缩肌腹的鼓起（大力水手征）。
□ 最佳的影像学方法是肘关节 MR 检查，应该增大扫描视野（FOV）以包括肱二头肌肌腱 - 肌肉交接处。
　◇ 肱骨 MRI 通常不能充分评估肱二头肌远端桡骨粗隆附着处；肘关节以远 5 cm 成像能可靠地包括整个远端肱二头肌肌腱。

□ 轴位水敏感 MR 图像显示远端肱二头肌肌腱完全中断，附着点处缺失。
□ 矢状位水敏感 MR 图像显示撕裂、回缩的肱二头肌肌腱。
□ 特殊的冠状位 FABS 序列提供了从远端肌肉 - 肌腱结合部到附着点的纵向肌腱图像，有助于评估和测量回缩程度，但常常不是诊断所必需的。
□ 肌腱撕裂的缺损处和回缩的肌腱残端周围常可见到液体和（或）血液。
□ 如果肱二头肌腱膜完整，那么近侧回缩的程度会受到限制。
■ 退变或部分撕裂肌腱的 MRI 表现为所有序列上信号增高、肌腱增粗、肱二头肌桡骨滑囊炎和（或）肌腱周围水肿（见图 3.35）。
　□ 远端肱二头肌肌腱由长头和短头共同组成，两者有不同的附着点；撕裂可能累及其中一个更多。

- 如果肱二头肌肌腱完全（全层）或大部分（>50%肌腱受累）撕裂，一般需要外科手术。
- 要注意的是：远端肱二头肌肌腱撕裂远比近侧肱二头肌长头腱撕裂（肩部）少见。

## 远端肱三头肌撕裂

- 肱三头肌远端有两个尺骨鹰嘴附着点：后部肌腱附着点（由外侧头和长头组成），更易撕裂或损伤；而前内侧肌肉附着点（起于内侧头），撕裂相对少见。
  □ 肱三头肌远端肌腱撕裂，虽然罕见，但通常为后部肌腱鹰嘴附着点完全撕脱（全层撕裂）。
  □ 完全撕脱可以伴尺骨鹰嘴撕脱小骨片的移位。
  □ 前部肌肉部分（内侧头部分）可以仍然完整或部分完整，可以限制近侧肌腱回缩的程度。
  □ 肱三头肌远端撕裂可以伴有尺骨鹰嘴滑囊炎或出血。
- 肱三头肌肌腱退变和撕裂的诱发因素包括反复有抵抗的伸展（举重者和某些运动员，如足球边锋），还有外源性类固醇激素的应用。
- 肱三头肌全层撕裂临床很明显，MRI 和 US 有助于明确损伤的程度（图 3.37）。
- 同样，肌腱部分撕裂或肌腱变性最好用 MRI 或 US 来评估。

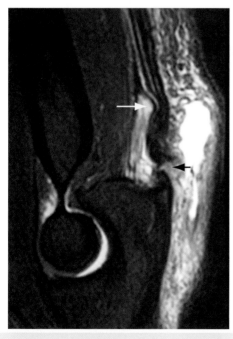

**图 3.37　肱三头肌肌腱撕裂。**脂肪抑制 T$_2$W 矢状位 MR 图像显示远端撕裂（黑箭），伴近侧纤维轻度弯曲（白箭）和周围水肿、积液。注意肌腱并未回缩，肌肉内侧附着点（未显示）是完整的（常见情况），并且完整的外侧肌腱纤维与外侧筋膜融合，也可以栓系着肌腱

- 在 MR 图像上，远端肱三头肌肌腱最好在液体敏感序列的矢状位和轴位上评估。
  □ 肱三头肌肌腱变性的表现包括所有序列上肌腱信号增高、增粗、尺骨鹰嘴反应性骨髓水肿、和（或）尺骨鹰嘴滑囊炎。
  □ 正常肌腱内含有细的纵行条纹状纤维 - 脂肪组织，使得远端肌腱呈典型的条纹状外观，不要误以为是肌腱间质撕裂。

## 尺侧副韧带撕裂

- 回想一下尺侧副韧带（UCL）前束是限制肘关节外翻最重要的力量。
  □ UCL 损伤常见于过头投掷运动员，尤其是棒球投手。
  □ UCL 在高频率投掷中易受损伤，当内侧动态稳定因素（屈肌总腱）疲劳时，传导入 UCL 的外翻力量就会增加。
- 正常的 UCL 前束在所有序列呈边界清晰的低信号；冠状位 T$_2$W 或 PD 压脂序列、或 MR 关节造影的压脂序列 T$_1$W 冠状位显示最好（见图 3.12B 和 C）。
- UCL 前束低级别扭伤的特征是韧带内信号增高、韧带增粗、韧带周围水肿，有时伴其浅层的屈肌 - 旋前圆肌肌群内水肿。
- 部分厚度韧带撕裂的特征是韧带纤维部分中断，可以发生在近端、中间或远侧部分（图 3.38）。
  □ 部分厚度韧带撕裂的 MR 关节造影，可见对比剂进入撕裂处，但是不能穿过韧带。
  □ MRI 关节造影的"T 征"：UCL 前束远端正常附着于尺骨冠突高耸结节，其下表面部分厚度撕裂时对比剂进入撕裂处即出现该征（但这种表现偶尔也属于正常变异，即附着点较远）。
  □ 在高水平运动员中，大约 50% 的 UCL 部分厚度撕裂保守治疗可以治愈，另外的 50% 需要 UCL 重建。
- 完全撕裂显示韧带纤维中断，并可能松弛，关节液体或注入的对比剂会流到关节外软组织内（见图 3.38A）。
  □ 大部分需要 UCL 重建，俗称"Tommy John 手术"（图 3.39）。
- 肘关节内侧 UCL 损伤的其他表现包括高耸结节的骨髓水肿、屈肌总腱 - 旋前圆肌起点肌腱变性、屈肌 - 旋前圆肌肌群近端拉伤，还有尺神经炎。
- 既往慢性 UCL 损伤表现为韧带内钙化或骨化，平片、CT 或 US 显示最好。
- UCL 的横束和后束很薄，而且紧贴在滑车和尺骨上，即使高分辨率 US 或 MRI 也很难看到。

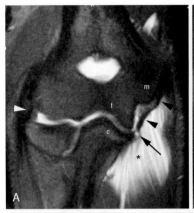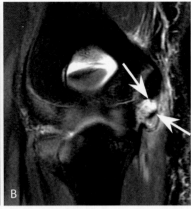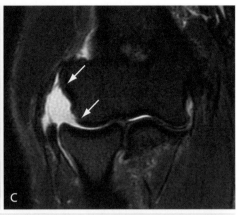

图 3.38　肘关节侧副韧带撕裂。（A）尺侧副韧带撕裂（UCL）。该患者为职业棒球投手，投掷时出现肘关节内侧疼痛，行脂肪抑制 T₂W MR 关节造影，冠状位图像显示 UCL 远端部分撕裂（黑箭），伴有对比剂扩散进入内侧肌肉（*），部分正常的 UCL 为低信号（黑箭头），正常的桡侧副韧带（白箭头）为低信号。（B）该患者为 UCL 完全撕裂。反转恢复冠状位 MR 图像显示近端撕裂（箭）。（C）该患者为外侧韧带复合体完全撕裂。脂肪抑制 T₂W 冠状位 MR 图像显示外上髁"裸露"（箭），因为外侧副韧带、外侧尺副韧带还有伸肌总腱起点均撕脱。c，冠状突；m，内上髁；t，滑车

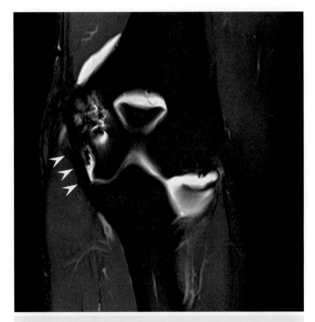

图 3.39　尺侧副韧带（UCL）重建。肘关节脂肪抑制 T₁W 冠状位 MR 关节造影图像显示 UCL 韧带重建术后移植体完整（箭头）。这个移植体很结实，没有对比剂溢入内侧软组织

　□ 如果关节内对比剂从肘关节内侧溢出，而 UCL 前束正常，那么可以推断有横束和后束的撕裂。
- 注意：在过头投掷运动员中，UCL 的代偿性增厚属于正常表现，可以伴有内上髁增生 / 隆起。

### 外翻伸展过度负荷

- 外翻伸展过度负荷（或投手肘）指的是在过头投掷运动员中见到的临床综合征，可包括一系列损伤。
- 肘关节内侧稳定结构因牵拉力所致的损伤，包括

UCL 和屈肌总腱 - 旋前肌腱起点的退变和撕裂。
- 肘关节后内侧因剪切力所致的损伤称为后内侧撞击。
　□ 特征为尺骨鹰嘴和鹰嘴窝后内侧骨赘，常伴有邻近滑膜炎（图 3.40）。
　□ 可以导致尺骨滑车关节后内侧的退行性改变和关节内游离体。
- 肘关节外侧因压缩力所致的桡骨肱骨小头关节损伤。
　□ 可导致桡骨头或肱骨小头软骨变性或骨软骨损伤。

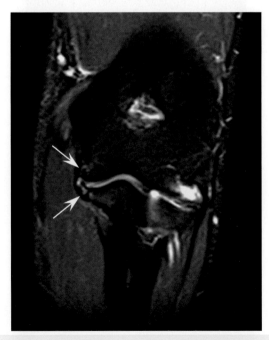

图 3.40　后内侧撞击。棒球投手的冠状位压脂质子 MR 图像显示滑车尺骨关节相对应的骨质增生骨刺和软骨下骨髓水肿（箭）

□ 可最终进展为桡骨肱骨小头关节骨关节炎，包括软骨下骨退行性改变、边缘骨赘形成或关节内游离体。
- 尺神经牵拉、压迫和半脱位损伤引起尺神经炎。
- 内上髁撕脱性骨突炎见于骨骼未发育成熟的运动员。

## 后外侧旋转不稳（PLRI）

- PLRI 是最常见的肘关节不稳，常继发于肘关节创伤或脱位后的 RCL 复合体损伤，尤其是 LUCL 的损伤。
- 也可见于韧带退变所致的慢性外上髁炎或术后患者。
- LUCL 是外侧最重要的静态稳定结构，肘关节伸展-旋后时，LUCL 功能不全使得尺骨滑车关节分离、桡骨头相对于肱骨小头向后半脱位。
- 患者通常自述肘关节疼痛、咔哒响，患臂做推离动作时肘关节不稳。
- 通常基于临床和 MRI 表现得出诊断（图 3.41）。

## 小联盟肘

- 小联盟肘是肘关节内上髁的慢性反复牵拉损伤，见于年轻棒球投手、其他的投掷运动员和曲棍球运动员。
- 因外翻负荷时极度的牵拉力所致。
- 平片常表现为内上髁移位、骨碎片或硬化（图 3.42）。
- MRI 显示内上髁骨突骨髓水肿和骨骺板不同程度的增宽。
- 因为内上髁是肘关节继发骨化中心中最后一个愈合的，故小联盟肘最晚可发生于青春期（图 3.43）。

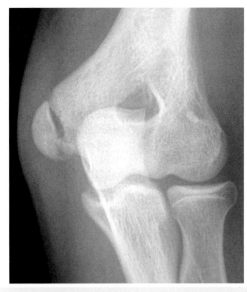

图 3.42　小联盟肘。棒球投手，17 岁，肘关节内侧慢性疼痛，前后位平片显示内上髁骨骺板增宽

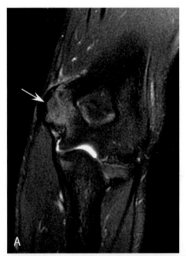

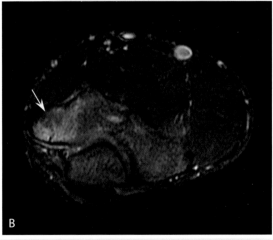

图 3.43　小联盟肘的 MRI 表现。14 岁的小联盟棒球投手，冠状位质子压脂（A）和轴位 STIR（B）MR 图像显示内上髁骨骺明显的骨髓水肿，反映这是慢性牵拉、过度应用损伤

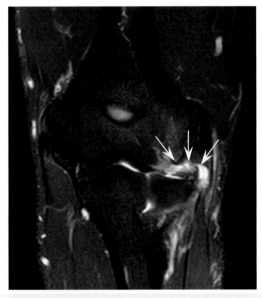

图 3.41　后外侧旋转不稳（PLRI）。临床表现为 PLRI 的患者，冠状位压脂质子 MR 图像显示外侧韧带结构高级别撕裂（箭）

## 肘管综合征

- 肘管综合征是一种尺神经病，由内上髁后方肘管内尺神经受到创伤所致。
- 肘管综合征的病因包括尺神经半脱位、牵拉伤、尺骨骨刺、腱鞘囊肿或其他肿块性病变，神经周围纤维化、骨折、炎性疾病，或其他解剖结构异常。
- 临床特征包括尺侧腕屈（FCU）肌和手的固有肌肉无力，还有前臂和手的尺侧面疼痛/麻木/刺痛。
- MRI 可以显示肘管内肿块压迫尺神经或神经周围脂肪受浸润。
- 液体敏感 MRI 上尺神经炎的特征包括神经增粗和神经内或神经周围水肿（图 3.44）。
  □ 要注意的是，肘管内或附近的尺神经内 $T_2$ 高信号独立出现时，对于尺神经病的诊断没有特异性，神经正常也可以有这种表现。

- US 可以表现为神经异常增粗、神经束明显，以及低回声改变。
- 肘关节屈伸动作时，动态 US 可以显示尺神经从肘管半脱位的动态过程。
- 治疗方法取决于病因，可保守或手术治疗。
  □ 手术方法包括通过松解上方支持带的肘管减压术（图 3.45），内上髁切除术，还有尺神经皮下或肌肉下前置术。

## 正中神经卡压

- 正中神经容易发生卡压，因为它走行于旋前圆肌（PT）的两个头之间，称为旋前圆肌综合征。
- 其他的卡压点包括肱二头肌腱膜、Struthers 韧带（它是起于异常髁上突的遗留结构，已于前述），还有指浅屈肌（FDS）的近侧弓。
- 正中神经卡压的临床特征包括桡侧三个手指的麻木和无力、鱼际肌无力，还有前臂掌侧面疼痛，特别是在应用旋前圆肌活动的时候。
- 除非有肿块存在，否则 MR 图像通常不易显示正中神经，但是可以看到正中神经支配的肌肉群内去神经水肿或萎缩。
- 前骨间神经综合征。
  □ 前骨间神经（AIN）是正中神经的一个分支，支配前臂深部肌肉。
  □ AIN 可以被压迫的情况包括：肌腱束带、旋前圆肌（PT）的深头、副肌、异常走行的桡动脉分支和骨折。
  □ 临床症状包括前臂近侧疼痛和拇长屈肌（FPL）、旋前方肌和指深屈肌（FDP）桡侧无力。

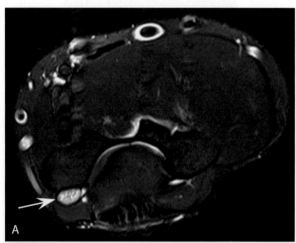

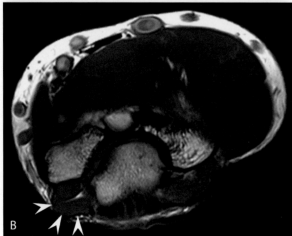

图 3.44　尺神经炎。（A）轴位 STIR MR 图像显示肘管内尺神经明显增粗、水肿（箭）。（B）轴位 $T_1W$ MR 图像显示肘管内滑车上副肘肌（箭头）造成本例的尺神经机械性压迫

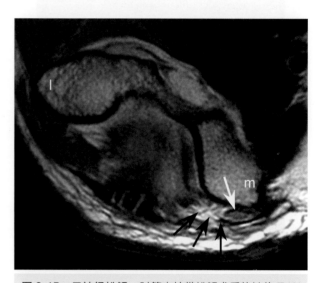

图 3.45　尺神经松解。肘管支持带松解术后的轴位 $T_2W$ MR 图像。注意经手术分离的支持带（黑箭）和尺神经，尺神经向内侧移位（白箭）。I，外上髁；m，内上髁

□ MRI 可以显示 AIN 支配的肌肉内去神经水肿或萎缩。

## 桡神经卡压

- 桡神经在走行过程中容易发生卡压性神经病，最常发生于肘关节水平或前臂近侧。
- 桡神经在肘关节近侧端分叉成桡神经浅支和桡神经深支，桡神经深支又称为后骨间神经（PIN）。
- 可能的卡压病因包括既往肘关节脱位或骨折、肿块压迫或各种解剖结构的束缚。
- 症状取决于神经卡压的部位。
- 桡神经浅支综合征（Wartenberg 综合征）。
  □ 桡神经浅支是桡神经的感觉支，它支配前三个手指（拇指、示指和中指）。
  □ 通常在前臂旋前时，在前臂远端卡压于肱桡肌和桡侧腕长伸肌（ECRL）之间。
  □ 导致前三个手指疼痛、麻木和感觉异常。
- 后骨间神经（PIN）综合征。
  □ 桡神经深支，或 PIN，是桡神经运动支，支配腕关节和手的旋后肌和伸肌。
  □ 导致伸肌无力和前臂外侧疼痛，但是无感觉缺失。
  □ MRI 显示去神经水肿或受累肌肉的萎缩（图 3.46）。
  □ 最常发生卡压的部位是在 Frohse 弓（或称旋后肌腱弓），它是旋后肌近侧的纤维缘。
  □ 其他少见的卡压部位包括桡骨头 - 肱骨小头关节纤维囊、桡动脉返支和伴行静脉（Henry 的皮带）、ECRB 肌的纤维缘和旋后肌的远侧纤维缘。
  □ 桡管综合征被认为是 PIN 综合征的早期表现，表现为前臂外侧疼痛，但是没有运动缺失，这跟外上髁炎的症状类似。
- 桡神经分叉前卡压会导致运动和感觉均缺失。

## 尺骨鹰嘴滑囊炎

- 尺骨鹰嘴皮下滑囊覆盖于尺骨鹰嘴上面，是滑囊炎最好发的部位。
- 尺骨鹰嘴滑囊炎的病因包括直接创伤、出血、炎性疾病（如类风湿性关节炎或痛风）和感染，表现为尺骨鹰嘴表面疼痛和肿胀（图 3.47）。
- 感染性（化脓性）滑囊炎占 20%，最常来源于金黄色葡萄球菌的直接种植。
  □ 通常需穿刺抽液来鉴别化脓性和非化脓性滑囊炎。
  □ 尺骨鹰嘴骨髓水肿在本质上是反应性的，化脓性滑囊炎则必须排除骨髓炎。

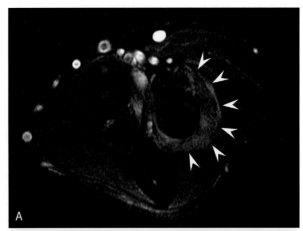

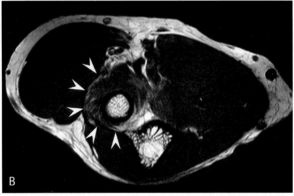

图 3.46　后骨间神经综合征。（A）轴位 STIR MR 图像显示旋后肌内弥漫性水肿（箭头），这一表现提示 PIN 综合征。（B）另一患者前臂无力，轴位 T₁W MR 图像显示旋后肌脂肪浸润（箭头），提示继发于 PIN 卡压后的慢性去神经萎缩

## 结构化报告

### 报告要点和建议

- 报告正文中详细描述影像学表现，诊断意见是对影像学表现的概括提炼。
  □ 例如，"严重的外上髁炎"可以在报告正文中详细描述为"严重的伸肌总腱起点肌腱病伴高度撕裂，撕裂累及范围约占 70% 的肌腱横断面"。
- 相关的结构，如内侧（或外侧）肌腱和韧带，可以在模板报告中分开描述，但应该同时仔细观查。
  □ 例如，上髁炎常伴有内侧或外侧副韧带复合体的退变或撕裂，但后者少有临床意义，不应该被夸大。
- 肘关节脱位常是肘关节 MR 遇到的最复杂损伤，最好用系统有条理的方式来观察和分析。
- 诊断意见按照重要性的先后顺序排列。
- 诊断意见中直接回答具体的临床问题。

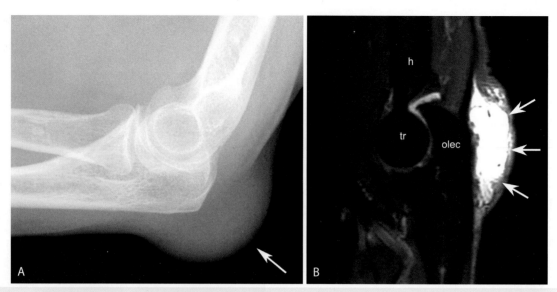

图 3.47　尺骨鹰嘴滑囊炎。（A）侧位平片显示尺骨鹰嘴表面上方软组织肿胀（箭）。本例是由于直接创伤后出血进入滑囊所致。（B）另一患者的矢状位脂肪抑制 T$_2$W MR 图像显示感染所致的充满液体的滑囊（箭）。h，远端肱骨干；olec，尺骨鹰嘴；tr，滑车

## 正常肘关节报告模板范例

检查类型：肘关节 MRI 平扫

检查日期和时间：日期和时间

检查指证：临床病史

比较对照：既往检查

印象：印象

技术：某种型号的 MR 扫描仪，患侧肘关节常规扫描序列，三个方位（横轴位、矢状位和冠状位）平扫。

影像学表现：

关节/骨：无急性骨折或骨挫伤、无肘关节腔积液、无局限性软骨缺损、无骨软骨病变。解剖结构对位正常。

韧带：

UCL：完整。

RCL：完整。

LUCL：完整。

环状韧带：完整。

肌腱：伸肌总腱起点：无肌腱变性或撕裂。

屈肌总腱 - 旋前肌圆腱起点：无肌腱变性或撕裂。

肱二头肌肌腱：无肌腱变性或撕裂。

肱肌肌腱：无肌腱变性或撕裂。

肱三头肌肌腱：无肌腱变性或撕裂。

肘管：尺神经位置、形态、信号正常。肘管内无占位或占位效应。无副肌。

肌肉：无萎缩或水肿。

软组织：无软组织水肿。无积液或软组织占位。

## 参考文献和推荐阅读

Beaty JH, Kasser JR, Shaggs DL, et al. eds. Rockwood and Green's Fractures in Children. Philadelphia: Lippincott-Raven; 2009.

Beltran LS, Bencardino JT, Beltran J. Imaging of sports ligamentous injuries of the elbow. Semin Musculoskelet Radiol. 2013;17(5):455–465.

Bredella MA, Tirman PF, Fritz RC, et al. MR imaging fi ndings of lateral ulnar collateral ligament abnormalities in patients with lateral epicondylitis. AJR Am J Roentgenol. 1999;173(5):1379–1382.

Bucholz RW, Court-Brown CM, Heckman JD, Tornetta P, eds. Rockwood and Green's Fractures in Adults. Philadelphia: Lippincott-Raven; 2009.

Bucknor MD, Stevens KJ, Steinbach LS. Elbow imaging in sport: sports imaging series. Radiology. 2016;279(1):12–28.

Demertzis JL, Rubin DA. Upper extremity neuromuscular injuries in athletes. Semin Musculoskelet Radiol. 2012;16(4):316–330.

Dunning CE, Zarzour ZD, Patterson SD, et al. Ligamentous stabilizers against posterolateral rotatory instability of the elbow. J Bone Joint Surg Am. 2001;83(12):1823–1828.

Hayter CL, Adler RS. Injuries of the elbow and the current treatment of tendon disease. AJR Am J Roentgenol. 2012;199(3):546–557.

Helms CA, Major NA, Anderson MW, Kaplan PA. Musculoskeletal MRI. 2nd ed. Philadelphia: Saunders; 2008.

Jacobson JA, Fessell DP, Lobo Lda G, et al. Entrapment neuropathies I: upper limb (carpal tunnel excluded). Semin Musculoskelet Radiol. 2010;14(5):473–486.

Jacobson JA. Fundamentals of Musculoskeletal Ultrasound. Philadelphia: Saunders; 2008.

Jamadar DA, Robertson BL, Jacobson JA, et al. Musculoskeletal sonography: important imaging pitfalls. AJR Am J Roentgenol. 2010;194(1): 216–225.

Kijowski R, DeSmet AA. MRI fi ndings of osteochondritis dissecans of the capitellum with surgical correlation. AJR Am J Roentgenol. 2005;185: 1453–1459.

Kim SJ, Hong SH, Jun WS, et al. MR imaging mapping of skeletal muscle denervation in entrapment and compressive neuropathies. Radiographics. 2011;31(2):319–332.

Konin GP, Nazarian LN, Walz DM. US of the elbow: indications, technique, normal anatomy, and pathologic conditions. Radiographics. 2013;33(4): E125–E147.

Levin D, Nazarian L, Miller T, et al. Lateral epicondylitis of the elbow: US findings. Radiology. 2005;237:230–234.

Madsen M, Marx RG, Millett PJ, et al. Surgical anatomy of the triceps brachii tendon: anatomical study and clinical correlation. Am J Sports Med. 2006;34(11):1839–1843.

Mulligan SA, Schwartz ML, Broussard MF, Andrews JR. Heterotopic calcifi cation and tears of the ulnar collateral ligament: radiographic and MR fi ndings. AJR Am J Roentgenol. 2000;175:1099–1102.

Munshli M, Pretterklleber ML, Chung CB, et al. Anterior bundle of the ulnar collateral ligament: evaluation of anatomic relationships by using MR imaging, MR arthrography, and gross anatomic and histologic analysis. Radiology. 2004:231:797–803.

Nirschl RP, Pettrone FA. Tennis elbow. The surgical treatment of lateral epicondylitis. J Bone Joint Surg Am. 1979;61(6):832–839.

Robinson R. Sonography of common tendon injuries. AJR Am J Roentgenol. 2009;193(3):607–618.

Sheehan SE, Dyer GS, Sodickson AD, et al. Traumatic elbow injuries: what the orthopedic surgeon wants to know. Radiographics. 2013;33(3): 869–888.

Sonin AH, Tutton SM, Fitzgerald SW, Peduto AJ. MR imaging of the adult elbow. Radiographics. 1996;16:1323–1336.

## 解剖

### 腕

腕部由尺桡骨远端和掌骨基底部之间的结构组成，包括：8 块腕骨、远侧尺桡关节（DRUJ）、桡腕关节、腕中关节、腕掌关节（CMC）；腕部内（或腕骨间）和外部韧带；三角纤维软骨复合体（TFCC）；屈肌和伸肌肌腱间隙；以及神经血管结构，包括正中神经和尺神经。

腕是非常复杂的关节，许多重要结构相对较小，对扫描仪和放射科医生诊断水平都具有很高的要求。正常腕部解剖结构见图 4.1 和图 4.2。正常腕部解剖排列关系见框 4.1。

### 骨和关节

- 桡骨远端。
  - 桡骨远端关节面通常向尺骨倾斜（称为桡骨倾斜）约 20°～25°，向手掌（掌侧倾斜）倾斜约 11°

（图 4.1）。
  - 这种倾斜模式改变最常见于陈旧性骨折畸形愈合，但也应考虑发育异常，如马德隆畸形。
    - 马德隆畸形通常是由桡骨远端骨骺板尺侧过早停止发育导致的桡骨缩短，尺骨阳性变异、桡骨倾斜度增加和桡腕关节掌侧倾斜增加（见图 15.74）。
  - 桡骨的关节面经常包含两个与舟状骨和月骨相对应的浅凹陷，被称为舟状窝（或关节小面）和月状窝（或关节小面）。
    - 这些是桡骨远端关节内骨折定位的有效标志。
  - 尺骨（或乙状窝）切迹是桡骨远端的凹陷，与尺骨头连接，形成远侧尺桡关节（DRUJ）。
- 尺骨远端。
  - 尺骨远端具有圆柱形横截面的轮廓，并形成尺骨头，与桡骨远端尺骨（或乙状窝）切迹相连。
    - 这正好与较小的圆柱形桡骨头和近端尺骨的凹关节面之间的肘部关系相反。

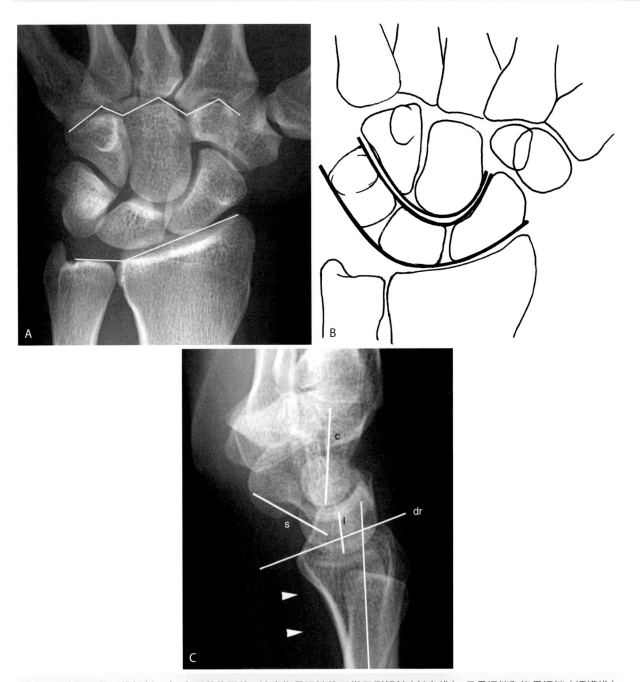

图 4.1 腕部正常 X 线解剖。（A）后前位平片。注意桡骨远端的正常尺侧倾斜（长白线），尺骨远端和桡骨远端（短横线）的大致同一平面，还要注意由腕掌（CMC）关节形成的锯齿形轮廓。（B）正常光滑腕骨弧线示意图。任一弧线的中断是韧带损伤或腕骨脱位的证据。（C）侧位片。桡骨、头状骨、舟状骨和月骨的长轴用线条标记。注意通过连接容易识别的最靠掌侧的两个投影来画出舟状骨长轴。桡骨、头状骨和月骨轴线接近。与月骨相比，舟状骨向掌侧成角约 45°。还要注意桡骨远端关节面的掌侧倾斜，旋前方肌掌侧可见正常脂肪垫（箭头）。c，头状骨；dr，桡骨远端关节面；l，月骨；s，舟状骨

- 尺骨头的远侧面与三角纤维软骨复合体（TFCC）中央的表面形成关节，TFCC 位于尺骨头与月骨和三角骨之间，将远侧尺桡关节与桡腕关节分开。
- 尺骨茎突是尺骨远端尺侧小的非关节性骨突，作为三角纤维软骨复合体外周附着点之一。
- 尺骨小窝恰好位于尺骨茎突基底部的桡侧，作为

三角纤维软骨复合体外周的另一个附着点。
- 尺骨沟是尺骨远端背侧的浅凹陷，由尺骨茎突和尺骨头形成，尺侧腕伸肌肌腱位于其内。
- 尺骨变异是指尺骨远端相对于桡骨远端的长度，规定为中性、阳性（尺骨长于桡骨）或阴性（尺骨短于桡骨）。

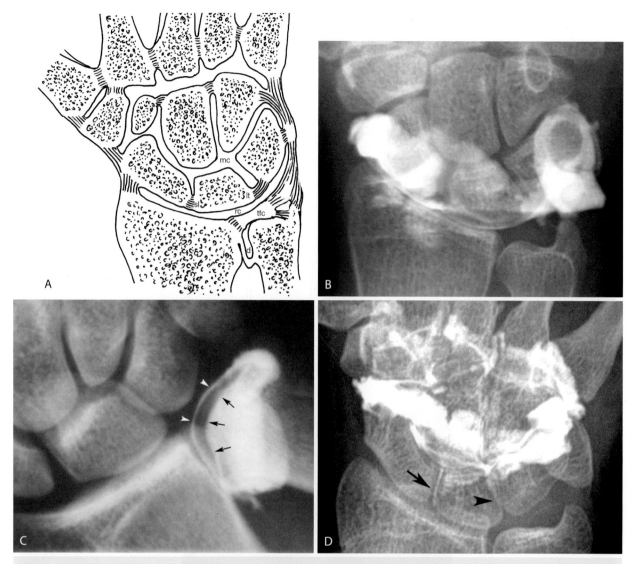

图4.2　腕关节间室解剖。（A）图显示了腕关节的滑膜间隙。注意分离间室的软组织：舟月骨（sl）和月三角骨（lt）间韧带分离桡腕骨（rc）和腕中（mc）间室。三角形纤维软骨复合体（TFCC）将桡腕关节与下尺桡关节分离（d）。注意TFCC关节盘（tfc）与桡骨、尺骨和内侧关节囊的韧带固定。（B）正常桡腕关节造影。注意，对比剂不会通过近排腕骨的骨间韧带进入腕中关节，或通过TFCC进入远侧桡尺关节。（C）正常下尺桡关节造影。注意尺骨远端透亮的关节软骨（箭）。箭头标记三角形纤维软骨的近缘。（D）腕中关节造影。对比剂在舟状骨和月骨（箭）以及月骨和三角骨（箭头）之间延伸，但受限于舟月骨间韧带和月三角骨间韧带

### 框4.1　正常腕关节排列

- 桡骨远端关节面：掌侧倾斜、尺侧倾斜
- 尺骨远端：可能比桡骨远端短几毫米，而不是更长
- 腕骨对线（腕关节处于中立位）
- 后前位片：
  - 近排和远排腕骨形成平滑的弧线
- 侧位片：
  - 舟状骨向掌侧倾斜，舟月角30°~60°
  - 月骨与头状骨成角小于10°
- 腕掌关节：后前位平片上正常呈Z形

◇ 尺骨远端通常等于或比邻近的桡骨短几毫米；与异常（阳性或阴性）尺骨变异相关的疾病将在本章后面进行讨论。

- 远侧尺桡关节。
  □ 远侧尺桡关节在解剖学和功能上与其远侧的腕骨周围的滑膜间室不同。
  □ 远侧尺桡关节与肘部近侧尺桡关节配合，使腕关节旋前、旋后。
  □ 远侧尺桡关节的容积相对较小（扩张最大时为1~2 mL），远端通过三角纤维软骨复合体与桡腕关节分开（图4.2）。

□ 远侧尺桡关节主要稳定结构是背侧和掌侧桡尺韧带（三角纤维软骨复合体的一部分）；这些结构的损伤可能会导致下尺桡关节不稳定，本章稍后将讨论。

□ 关节造影时远侧尺桡关节和桡腕间室交通表明三角形纤维软骨复合体全层缺损。

■ 腕骨。

□ 了解腕骨（即腕骨作为一个单元），要从腕骨排列开始。

□ 腕骨排列成两排：从桡侧到尺侧，近排腕骨由舟状骨、月骨、三角骨和豌豆骨组成，远排腕骨由大多角骨、小多角骨、头状骨和钩状骨组成。

□ 正常腕部的后前位（PA）平片显示腕骨排列的边缘形成的光滑弧线，称为腕骨弧线或 Gilula 弧线，以纪念已故的放射科医师 Louis Gilula（图 4.1B）。

□ 腕部侧位片大部分腕骨重叠；然而，标准的腕部中立位侧位片很有必要，易于识别桡骨、舟状骨、月骨、头状骨和第三掌骨。

◇ 腕部中立位时，桡骨、月骨和头状骨应大致共线（图 4.1C）。

◇ 腕部中立位时，相对于月骨中轴线，舟状骨长轴通常向掌侧成角约 30°~60°［称为舟月骨（SL）角］。

◇ 腕部中立位时，头状骨长轴与月骨中轴夹角（称为头月角）在 30° 之内。

□ 腕骨运动是复杂的，但可以通过理解腕骨列的概念来简化；可以简单地把腕骨列作为一个运动单元，腕部运动发生在桡腕关节和腕骨之间的腕中关节。

□ 腕关节屈伸大约 50% 发生在桡腕关节，50% 发生在腕中关节。

◇ 因此，腕部掌曲侧位平片应显示月骨相对于桡骨、头状骨相对于月骨向掌侧屈曲。

□ 冠状位（即尺偏和桡偏）的运动更为复杂（图 4.3），因为腕骨围绕头状骨近端作为中心支点而旋转。

◇ 腕部中立位时，月骨跨越桡骨和三角纤维软骨复合体（TFCC）的交界处。

□ 手指向内侧成角，腕尺偏时使近端腕骨向桡侧（外侧）滑动；此外，尺偏时舟状骨和月骨向背侧倾斜。

◇ 腕尺偏时，月骨仅与桡骨相连。

□ 手向外侧成角，腕桡偏时，近排腕骨向内侧滑动，同时舟状骨和月骨向掌侧倾斜。

◇ 腕部桡偏时仅约 30%~50% 的月骨与桡骨形成关节。

□ 正常的腕骨排列和运动模式的变化，可能是严重韧带损伤或腕骨不稳定的唯一线索（本章后面讨论）。

□ 腕骨融合是涉及 2 个或以上腕骨的先天性融合，最常发生在月骨和三角骨之间［月骨三角骨融合（LT）；见图 15.55A］。

◇ 60% 的月骨三角骨融合是双侧的。

◇ 腕骨融合更常见于女性（女性与男性比例为 2：1）以及非洲或加勒比后裔。

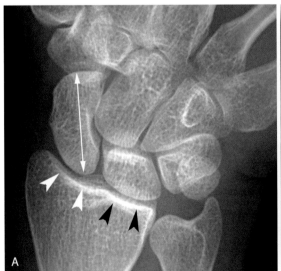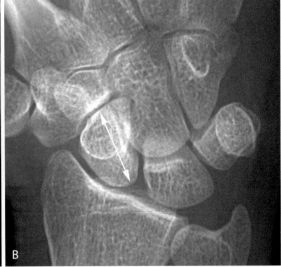

图 4.3　腕骨运动对 X 线表现的影响。尺偏（A）和桡偏（B）时正常的腕骨运动。注意近排腕骨沿桡骨滑动，桡偏时舟状骨向掌侧倾斜更多而投影缩短，尺偏时舟状骨趋于冠状位而显示拉长。舟状骨、月骨和三角骨之间的间隙在两幅图像之间仅有轻微变化。还要注意桡骨远端关节面的凹面，即正常的舟状骨窝和月骨窝，在图 A 中分别用白色和黑色箭头标记。如该患者，这些窝可能发育良好，或几乎不存在。轻微改变 X 射线束的角度也可以使这些窝显示更明显或不明显

- 桡腕关节。
  - 桡腕关节由桡骨远端与舟状骨和月骨形成关节。
  - 桡腕关节滑膜间室的远端为近列腕骨，近端为桡骨和三角纤维软骨复合体（TFCC）（图4.2）。
  - 桡腕关节间隙膨胀最大时容量约为3～5 mL。
  - 关节造影时桡腕关节和腕中关节之间的交通通常表明舟月骨（SL）或月骨三角骨（LT）骨间韧带撕裂。
    - 这种撕裂在年轻人中常有临床意义，但老年人可能表现为无症状的穿孔。
  - 桡腕关节和远侧尺桡关节（DRUJ）之间的交通表明三角纤维软骨复合体（TFCC）关节盘全层撕裂或穿孔，也可能只是在老年人中的一种偶然发现。
- 腕掌（CMC）关节。
  - 第1掌骨基底与大多角骨构成拇指的第1腕掌（CMC）关节（第1 CMC关节）。
    - 第1 CMC关节是鞍形关节，可在多个平面移动。
    - 第1 CMC关节的韧带解剖结构复杂，包括前斜韧带（AOL，或喙韧带）、后斜韧带（POL）、掌骨间韧带（IML）和背桡韧带（DRL）；这些结构的损伤不在本章讨论范围内。
  - 第2掌骨基底与小多角骨、第3掌骨基底与头状骨、第4和第5掌骨基底与钩状骨形成关节。
  - 第2～5掌骨近端基底也与相邻的掌骨基底形成关节。
  - 第2～5掌骨和远排腕骨的关节形成单个滑膜室，即第2～5腕掌（CMC）关节。
    - 该间室经常与腕中关节相通属于正常变异。

  - 手掌和手指平放在X线探测器板上的标准后前位（PA）平片上（见图4.1A），第2～5腕掌关节通常呈锯齿状。
  - 这种表现发生改变则提示脱位（图4.4）。
  - 第2～5腕掌（CMC）关节脱位通常向背侧，可为多发性，常合并小骨折片。
  - 相反，在腕掌（CMC）关节处或附近有小的骨折片提示脱位或曾经脱位。

**韧带**

腕部的韧带解剖结构极其复杂。放射科医师最为熟知且功能最重要的韧带是舟月（SL）韧带和月三角（LT）韧带（图4.2A）。其他骨间韧带连接于远排腕骨之间，很少断裂。舟月（SL）韧带和月三角（LT）韧带最好用高场强的MRI、MR关节造影或计算机断层扫描（CT）进行评估。

- 舟月韧带。
  - 舟月（SL）韧带是以SL关节近端为中心的U形结构，在解剖学上由掌侧和背侧带状成分和近端中央膜性成分组成。
  - 背侧部分是SL韧带最厚的部分，功能上对SL（和整体腕部）稳定性最重要。
- 月三角韧带。
  - 月三角（LT）韧带在结构上与SL韧带相似，以LT关节近端为中心，也由掌侧、背侧和膜性成分组成。
  - 月三角（LT）韧带的掌侧部分是最厚的，并且对于LT稳定最为重要，尽管背侧部分也起着旋转

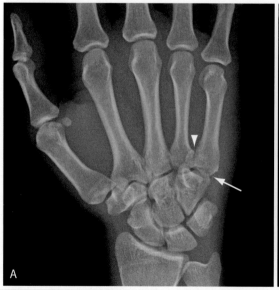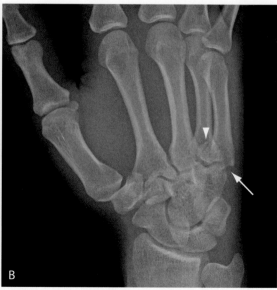

**图4.4 第五掌骨基底部骨折 - 脱位。**（A）后前位平片显示第5掌骨基底部向内侧轻微移位，腕掌关节正常的锯齿形被破坏（箭）。注意骨折片重叠于第4掌骨基底（箭头）。（B）斜位片表现相似，第5掌骨基底部也向后移位（箭）

约束的重要作用。

- 舟月（SL）或月三角（LT）韧带的中心薄膜部分穿孔可能是偶然发现，尤其是在老年患者中；这种穿孔并不表明韧带功能缺失，因此，是老年患者关节造影的潜在诊断陷阱。
- 薄层 MRI 横断面常显示这些韧带的膜部呈三角形。
- MR 图像上显示的韧带可能直接附着在关节透明软骨上或通过软骨进入骨骼。
- 月三角（LT）和舟月（SL）韧带在撕裂前都可以拉伸大约 50%~100% 的长度。

腕外部韧带是在关节囊的掌侧和背侧复杂而有序的增厚所形成（图 4.5）；这些韧带功能上非常重要，但影像学难以评估。

- 一般认为，掌侧关节囊韧带比背侧韧带更强，维持腕部稳定性方面更重要。
- 许多关节囊韧带以它们连接的骨骼来命名。
  - 主要的掌侧韧带包括桡舟头韧带、桡月三角韧带、尺三角韧带和尺侧副韧带。
  - 主要的背侧韧带包括背侧桡舟韧带和背侧桡月三角韧带以及不恒定出现的背侧腕骨间（横）韧带或从三角骨跨过头状骨到舟状骨和小多角骨的韧带。
  - 不同患者的关节囊韧带解剖可能不同；其中许多韧带有不同的名称，会使放射科医师更加困惑。
- 薄层 MRI 可以有限地显示这些韧带。MRI 可以显示某些急性损伤（图 4.5B）或可能在平片上表现为容易忽视的背侧皮质小的撕脱骨折。
- 通过观察平片上的腕骨对位和活动，可以推断腕部韧带的功能状态（图 4.11~图 4.13）。

### 三角纤维软骨复合体

- 三角纤维软骨复合体（TFCC）位于尺骨远端和近排腕骨之间（见图 4.6）。
- 三角纤维软骨复合体（TFCC）是下尺桡关节（DRUJ）的主要稳定结构，并使桡腕关节的受力分散到更大范围。
- TFCC 有几个连续融合的成分，成分之间不是互相独立的。
- TFCC 包括一个中央盘状纤维软骨部分，称为三角纤维软骨（TFC）关节盘、固有 TFC 或简称为关节盘。
- 关节盘融入厚而坚固的背侧和掌侧桡尺韧带，将关节盘外侧固定到桡骨，内侧固定于尺骨小窝和茎突（外侧附着区）。
- 尺侧腕伸肌（ECU）腱鞘和腕关节囊韧带的掌尺侧部分-尺三角韧带和尺月韧带也被认为是 TFCC 的组成部分。

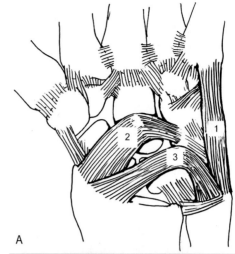

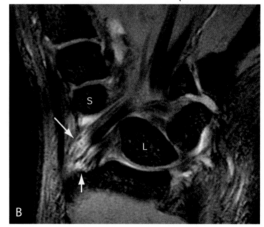

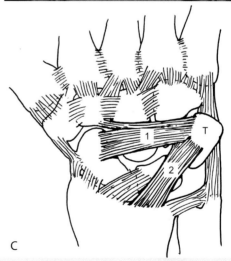

图 4.5 腕关节囊韧带解剖。（A）掌侧腕韧带示意图。最重要韧带的标记为：1，腕尺侧复合体（包括尺侧副韧带）；2，远侧弓（桡舟头韧带和头三角韧带，与 1 融合）；3，近侧弓（桡月三角韧带，也称为长桡月韧带和尺三角韧带）。（B）梯度回波 MR 冠状位图像显示与掌侧桡舟头韧带（长箭）和桡月韧带（短箭）扭伤有关的水肿。（C）腕背侧韧带示意图。最重要的韧带标记为：1，背侧腕骨间（横）韧带；2，背侧桡腕（桡月三角）韧带。请注意，两者都附着于三角骨。L，月骨；S，舟状骨远端；T，三角骨

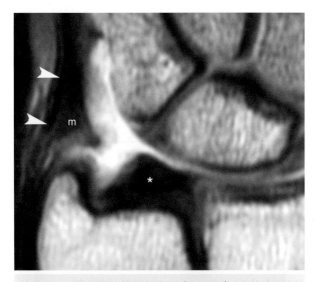

图 4.6　三角形纤维软骨复合体（TFCC）。关节造影 $T_1$ 加权 MR 冠状位图像显示三角形纤维软骨复合体（TFCC）的正常关节盘（＊），呈低信号、边缘光滑。该患者尺侧副韧带（箭头）上有"半月板同源物"附着，属于正常变异。半月板同源物部分由纤维软骨组成，呈三角形，因此而得名。m，半月板同源物（图片由 Charles Pappas，MD 提供）

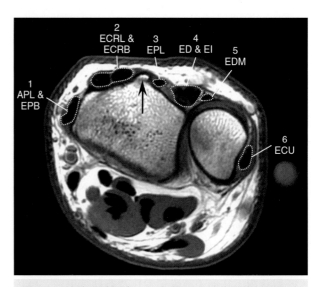

图 4.7　腕伸肌腱间室。$T_1$ 加权 MR 轴位图像显示 6 个伸肌腱间室。顺时针方向，从图像左侧（桡侧）开始：APL，拇长展肌；EPB，拇短伸肌；ECRL，桡侧腕长伸肌；ECRB，桡侧腕短伸肌；EPL，拇长伸肌；ED，指伸肌；EI，示指伸肌；EDM，小指伸肌；ECU，尺侧腕伸肌。在交叉前，第 2 和第 3 伸肌腱间室被 Lister 结节分隔（箭）

- 半月板同源物是关节盘远端内侧关节囊的楔形纤维脂肪增厚，偶尔可在腕关节造影中发现，一些学者认为其是 TFCC 的组成部分。

### 肌腱

- 手部 / 腕部的 9 条屈肌腱位于腕管内（见腕管部分）。
- 腕部的 3 个屈肌腱位于腕管外：
  □ 桡侧腕屈肌（FCR）肌腱，附着于第 2 和第 3 掌骨基底部。
  □ 尺侧腕屈肌（FCU）肌腱，附着于豆状骨、钩骨钩和第 5 掌骨基底部。
  □ 掌长肌腱，插入掌腱膜和屈肌支持带。
    ◇ 约 14% 的个体有缺失，属于解剖变异。
- 手 / 腕的伸肌腱分成 6 个间室，每个间室有各自的滑膜腱鞘（图 4.7）；从桡骨到尺骨，包括：
  □ 间室 1：拇长展肌（APL）肌腱和拇短伸肌（EPB）肌腱。
  □ 间室 2：桡侧腕长伸肌（ECRL）肌腱和桡侧腕短伸肌（ECRB）肌腱。
  □ 间室 3：拇长伸肌（EPL）肌腱。
  □ 间室 4：示指固有伸肌（EIP）肌腱和指总伸肌（EDC）肌腱。
  □ 间室 5：小指伸肌（EDM）肌腱。
  □ 间室 6：尺侧腕伸肌（ECU）肌腱。
- Lister 结节是桡骨背侧的骨性突起，分隔第二和第

三伸肌间室。
- 伸肌肌腱病最常见于第 1 伸肌间室（De Quervain's 综合征或腱鞘炎）和第 6 伸肌间室（尺侧腕伸肌肌腱异常），本章后面将讨论。

### 腕管

- 腕管是手腕掌侧的纤维骨性隧道，包含拇长屈肌肌腱、4 根指深屈肌肌腱和 4 根指浅屈肌肌腱以及正中神经（图 4.8A）。
- 腕管的边界如下：
  □ 桡骨：舟状骨和大多角骨。
  □ 尺骨：豆状骨和钩骨。
  □ 背侧：腕骨。
  □ 掌侧：腕横韧带（屈肌支持带）。

### 腕尺管（Guyon 管）

- Guyon 管是腕部掌尺侧的纤维骨隧道，包含尺神经、动脉和静脉（图 4.8B）。
- Guyon 管的边界如下：
  □ 桡侧：钩骨钩和腕横韧带（屈肌支持带）。
  □ 尺侧：豆状骨、尺侧腕屈肌（FCU）肌腱和小指展肌。
  □ 背侧：腕横韧带（屈肌支持带）、豆钩韧带和豆三角韧带。
  □ 掌侧：腕掌侧韧带和掌短肌。

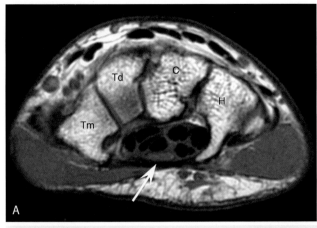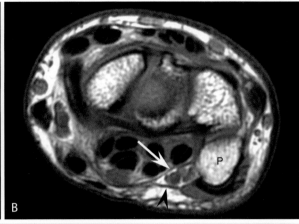

图 4.8 腕管和腕尺管（Guyon 管）。（A）远排腕骨平面，T₁ 加权 MR 轴位图像显示腕管，以腕骨和腕横韧带或屈肌支持带（箭）为界。 腕管包含拇长屈肌肌腱、4 条指深屈肌肌腱和 4 条指浅屈肌肌腱以及正中神经。（B）近排腕骨平面，T₁ 加权 MR 轴位图像显示腕尺管（Guyon 管），即钩骨钩掌尺侧的三角形间隙，包含尺神经、动脉和静脉。Guyon 管背侧以腕横韧带或屈肌支持带（箭）为界，掌侧以腕掌韧带（箭头）为界，尺侧以豆状骨为界。C，头状骨；H，钩骨；P，豆状骨；Td，小多角骨；Tm，大多角骨

## 手

手由腕掌（CMC）关节远端的结构组成，包括：5 个掌骨和第 1~5 指的指骨；掌指关节（MCP）和第 1~5 指的指间关节；关节囊和韧带；屈、伸肌肌腱（包括屈肌滑轮系统）；以及内在手部肌肉和周围软组织。与腕一样，手的解剖和功能都非常复杂。

### 骨骼

- 正常情况下有 5 指，包括拇指（第 1 指）、示指（第 2 指）、中指（第 3 指）、环指（第 4 指）、小指（第 5 指）。
- 拇指（第 1 指）由第 1 掌骨和近节及远节指骨组成；这些骨之间的关节形成第 1 掌指关节（MCP）和第 1 指间（IP）关节。
- 第 2~5 指由掌骨和近、中、远节指骨组成；这些骨之间的关节形成掌指关节（MCP）、近侧指间（PIP）和远侧指间（DIP）关节。
- 可能发生几种解剖变异：
  □ 有 5 个以上指的被称为多指畸形，并与许多综合征相关。
  □ 少于 5 指的称为少指畸形，极为罕见。
  □ 并指表现为指间融合，可为骨性或软组织；当与多指同时发生时，称为多指并指。
  □ 指间关节（或较少见的 MCP 关节）的先天性骨性融合被称为指骨融合（见图 15.56）。

### 关节囊和韧带

- 每个 MCP 关节都有一个很强的纤维囊，有条索状的

桡侧和尺侧副韧带（分别为 RCL 和 UCL），进一步细分为固有韧带和侧副韧带。
  □ UCL 和 RCL 分别抵抗外翻（外展）和内翻（内收）的力。
- 掌板是关节囊增厚，可稳定掌指关节（MCP）和指间关节掌侧，防止过度伸展。
  □ 掌骨深横韧带在冠状面延伸于掌骨头之间，连接第 2~5 掌指关节（MCP）的相邻掌板。
- 伸肌肌腱帽位于每个掌指关节（MCP）的背侧，由伸肌肌腱腱膜扩张、背侧关节囊及桡、尺侧矢状带构成。
  □ 矢状带从伸肌肌腱的两侧延伸，附着于掌板和掌骨深横韧带，稳定伸肌肌腱，防止肌腱向内或外侧半脱位。
- 指间关节的关节囊解剖结构与掌指关节（MCP）相似，由增厚的桡侧副韧带（RCL）和尺侧副韧带（UCL）以及掌板组成。
  □ 第 1 指间（IP）和第 2~5 近端指间（PIP）和远端指间（DIP）关节的背侧伸肌装置与掌指关节（MCP）不同，由各种伸肌肌腱插入形成。

### 肌腱
#### 第 2~5 指

- EDC，或简称指伸肌，肌腱支配第 2~5 指，但有解剖变异。
  □ 最常见的是，指总伸肌（EDC）肌腱供应第 2（示指）、第 3（中指）和第 4（环指）指；通常不存在单独的第 5（小指）指 EDC 肌腱。
- EDM，也称为小指固有伸肌，通常是支配第 5（小指）

指的双腱束，有第 4（环指）指的指总伸肌（EDC）的腱束加入。

- EIP，或简称示指伸肌，其肌腱支配示指，插入指总伸肌（EDC）肌腱的尺侧。

- 腱接合（或腱间连接）是连接指总伸肌（EDC）肌腱间的结缔组织带，有时与小指固有伸肌（EDM）肌腱相连，见于掌指（MCP）关节近端第 2~5 掌骨之间。

- 指总伸肌（EDC）肌腱的远端附着部位是可变的，但通常于掌指（MCP）、远侧指间（DIP）和近侧指间（PIP）关节水平的指背侧，通过腱束附着在邻近关节囊和侧副韧带。

  □ 中央（或中间）腱束附着于近侧指间（PIP）关节中节指骨基底部（图 4.9），撕裂或撕脱导致纽扣花畸形（boutonnière 畸形），表现为近侧指间（PIP）关节屈曲，远侧指间（DIP）关节伸展（图 4.31 和 4.32）。

  □ 侧腱束汇合在远侧指间（DIP）关节附着于远节指骨基底（见图 4.9），撕裂或撕脱导致锤状指，表现为远端指间（DIP）关节屈曲，无法主动伸展（图 4.30）。

- 指深屈肌（FDP）和指浅屈肌（FDS）两种独立肌腱的联合作用促进第 2~5 指屈曲。

  □ 离开腕管后，指深屈肌（FDP）和指浅屈肌（FDS）肌腱一起行进，在掌指（MCP）关节水平进入共同的腱鞘，FDP 位于 FDS 的深处。

  □ 近侧指间（PIP）关节近端，FDS 肌腱分裂成两束，以允许 FDP 肌腱通过并在该平面浅出；FDP 通过 FDS 肌腱的这种正常分裂称为指腱交叉（Camper 交叉）。

  □ 继续向远侧，FDS 两侧腱束在 FDP 深处重新合并，并以桡侧束和尺侧束附着于中节指骨基部掌侧。

  □ FDP 肌腱继续向远侧附着于远节指骨基底部掌侧。

  □ 在这种解剖结构中，FDS 肌腱控制 PIP 关节的屈曲，而 FDP 肌腱控制 DIP 关节的屈曲。

  □ FDP 肌腱从其附着点撕脱形成球衣指（jersey 指），临床表现为 DIP 关节轻微伸展，不能主动屈曲。

- 屈肌滑轮是一个由纤维带或支持带鞘组成的复杂系统，负责维持屈肌肌腱紧贴在指骨掌侧的适当位置，防止指屈曲时肌腱出现"弓弦现象"（图 4.10）。

- 每个手指（第 2~5 指）的滑轮系统由 5 个环形滑轮和 3 个交叉滑轮组成。

  □ A1、A3 和 A5 滑轮分别位于掌指（MCP）、近端指间和远端指间（DIP）关节水平。

  □ A2 和 A4 滑轮分别位于近节指骨和中节指骨干水平。

  □ C1、C2 和 C3 滑轮分别位于 A2 和 A3、A3 和 A4 以及 A4 和 A5 之间。

- A2 和 A4 滑轮对于正常手指屈曲和防止肌腱弓弦现象最关键。

- 十字滑轮在功能上不太重要，但有助于手指屈曲过程中环形滑轮的靠拢，并在结构上支撑腱鞘。

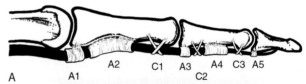

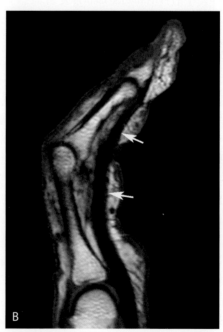

图 4.10 屈肌滑轮系统。（A）指屈肌滑轮系统示意图，该系统使指屈肌肌腱紧靠指骨掌面。与交叉滑轮（C1~C3）相比，外科医师对环形滑轮（A1~A5）更感兴趣。（B）滑轮失效。$T_1$ 加权矢状位 MR 图像显示由于远端 A2、A3 和 A4 滑轮失效，长屈肌肌腱（箭）向掌侧异常移位

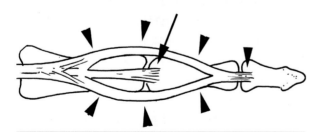

图 4.9 手指伸肌腱解剖示意图。手指背侧示意图显示中央腱束（箭）附着于中节指骨，外侧腱束（箭头）两侧汇合后附着于远节指骨（经 Manaster BJ 许可修改。Handbook of Skeletal Radiology. 2nd ed. St. Louis: Mosby; 1997.）

- 腱纽是薄的纤维带，将指浅屈肌（FDS）和指深屈肌（FDP）肌腱彼此连接，并与骨和关节囊连接，以及为屈肌肌腱输送血液。

### 拇指（第 1 指）

- 拇长伸肌（EPL）肌腱附着于第 1 指末节指骨基底部背侧。

- 拇短伸肌（EPB）肌腱位于 EPL 肌腱的桡侧，附着于第 1 指近节指骨基底部背侧。

- 拇长屈肌（FPL）肌腱通过拇对掌肌与拇内收肌斜头之间，附着于第 1 指末节指骨远端掌侧。

- 拇指屈肌肌腱滑轮系统不同于第 2~5 指，由 2 个主要环形滑轮（A1 和 A2）、1 个不恒定的环形滑轮（Av）和 1 个斜滑轮组成。

  □ A1 滑轮位于第 1 掌骨头和第 2 掌指（MCP）关节平面。

  □ Av 滑轮（如果存在）恰好位于 A1 滑轮的远端，在第 1 指近节指骨基底平面。

  □ 斜滑轮在第 1 指近节指骨干近侧倾斜走行。

  □ A2 滑轮位于第 1 近节指骨头和第 1 IP 关节平面。

- 拇短收肌肌腱的腱膜止于第 1 MCP 关节的尺侧，可能插入尺侧副韧带（UCL）撕裂边缘之间（Stener 病变），本章后面将讨论。

- 拇短展肌肌腱的腱膜止于第 1 掌指（MCP）关节的桡侧。

## 影像学检查技术

### 平片

传统平片是评价手腕部疼痛的首选检查方法。创伤时，平片可用于检查急性骨折、脱位和异物。平片对评价非创伤性手腕部疾病也很有价值。骨关节炎和其他各种关节炎可以根据关节受累模式和关节间隙狭窄、边缘骨赘、骨侵蚀、骨膜炎、半脱位和软组织钙化的特异性表现进行甄别，这些都有助于缩小鉴别诊断范围。手和腕部的标准平片拍摄体位包括：后前位（PA）、斜位和侧位。中心线对准是所有体位的要求，但腕关节侧位更是至关重要。对于手部平片，必须注意避免侧位片上的手指的互相重叠。手部和腕部的特殊摄影体位包括：

- 腕。

  □ 舟状骨体位系列——可以更好地评价舟状骨骨折；包括 PA 和尺偏成角 PA 位、外斜位和侧位。

  □ 握拳位——用于评价舟月（SL）分离；包括双手握拳时双腕 PA 位。

  □ 腕管位——沿腕管轴线的腕部轴位片，用于评估钩骨钩、豆骨和大多角骨嵴骨折。

  □ 腕骨桥位——腕部背侧切线轴位片，用于评估舟状骨、月骨和三角骨背侧骨折。

- 手。

  □ 捧球位（Nørgaard）——有助于发现炎性关节炎的早期侵蚀性变化；拍摄时双手 AP 斜位，同时内旋约 45°（类似于捧球动作）。

  □ 手指聚焦放大摄影——通常用于外伤后检查细微骨折。

## MRI

MRI 对于评估手部和腕部非常有用。液体敏感序列对于急性骨折、骨挫伤的骨髓水肿或骨关节炎或炎症性关节病相关的软骨下变化等非常敏感。其他骨异常，如骨坏死或骨侵蚀，最好通过 $T_1$ 加权和液体敏感序列进行综合评价。MRI 还可以发现累及肌腱、韧带、神经和肌肉的许多软组织病变，对软组织肿块的评价也非常有价值。手部和腕部细小的结构完善评价需要使用专用线圈和高场强扫描仪（1.5 T 或更大）获取极高质量的图像。腕部的成像序列是个人偏好的问题，但通常包括：

- 冠状位 $T_1$ 加权和液体敏感 [$T_2$ 加权脂肪抑制或短时间反转恢复（STIR）] 图像，可以评估骨髓是否存在水肿或骨折。

- 冠状位高分辨率 $T_2$ 加权或梯度回波（GRE）图像，用于评估骨间韧带和三角纤维软骨复合体（TFCC）。

- 轴位 $T_1$ 加权和液体敏感图像用于评估神经和肌腱，尤其是腕管和伸肌间室中的神经和肌腱。

- 作者常规使用的腕部 MRI 成像序列包括：冠状位 $T_1$、冠状位质子密度（PD）脂肪抑制、冠状位 2D 或 3D 梯度回波（GRE）$T_2^*$、轴位 PD 或 $T_2$ 加权脂肪抑制和矢状位 STIR 或 $T_2$ 脂肪抑制序列。

  □ 腕部应在旋前位置成像，显示最佳。

  □ 轴位成像平行于桡骨远端，扫面范围包括掌骨近端与桡骨远侧干骺端。

  □ 冠状位成像平行于尺骨茎突 - 桡骨茎突连线或钩骨钩尖端 - 大多角骨脊连线。

  □ 矢状成像平面与冠状成像平面垂直。

- 在舟状骨腰部骨折不愈合的情况下，可能需要使用静脉注射钆对比剂的动态对比增强（DCE）MRI 来评价舟状骨近端是否存活；也可能需要使用 DCE MRI 来评估炎性病变的滑膜炎，如类风湿性关节炎。

关节腔内注射钆造影剂后进行的 MRI（直接 MR 关节造影）可用于评价骨间韧带撕裂。直接 MR 关节造影是通过将对比剂注入桡腕关节腔来实现的，对比剂进入腕中关节可以诊断月三角韧带（LT）和舟月（SL）韧带的撕裂。同样，TFCC 的全层撕裂或穿孔使对比剂从桡腕关节腔延伸至 DRUJ。MR 关节造影的成像原理与前几章讨论的相似。

- 常规使用的腕部 MR 关节造影成像，序列包括：冠状位 $T_1$ 脂肪抑制、冠状位 PD 脂肪抑制、冠状位 2D 或 3D 梯度回波（GRE）$T_2^*$、轴位 PD 脂肪抑制、轴位 $T_1$ 和矢状面 PD 脂肪抑制序列。

    对手部进行整体成像来评价关节间隙，可以帮助诊断各种关节炎。如果存在损伤的临床问题，例如侧副韧带、掌板、伸肌腱帽、肌腱或屈肌滑轮撕裂，则可以对特定手指进行 MRI 靶扫描。损伤手指的 MRI 靶扫描应包括相邻的正常手指，以便比较。

- 作者常规使用的手 / 指 MRI 成像序列包括：冠状位 STIR、矢状位 $T_1$、轴位 $T_1$、轴位 PD 脂肪抑制和矢状位 $T_2$ 脂肪抑制序列。

    拇指 MRI 扫描最常用于评价 MCP 关节的侧副韧带，应进行修改，使成像平面以拇指为基轴。

- 作者常规使用的拇指 MRI 成像序列包括：冠状位 PD、冠状位 $T_2$ 脂肪抑制、轴位 $T_1$、轴位 $T_1$ 脂肪抑制和矢状位 STIR 序列。

### US

- US 最常用于风湿病检查的组成部分，以评估关节积液、活动性滑膜炎和骨侵蚀。
    - US 还可用于评估炎性关节病的治疗反应。
- US 还可用于评估各种肌腱病变，包括腱鞘炎、肌腱病和肌腱撕裂；动态 US 可能特别有助于评估弹响指和肌腱滑轮损伤。
- US 可用于定位可疑存留异物，常见于手和腕部穿透伤。

- US 可用于评价手部和腕部的软组织肿块，最常见的两种是腱鞘囊肿和腱鞘巨细胞瘤。
- 对于评估手和腕部的软组织小结构和小关节，必须使用接触面小的高频探头（如"曲棍球棒形"探头）。

### CT

- CT 用于显示手和腕部复杂关节内骨折的特征。
- CT 用于评估骨折愈合，尤其是舟状骨腰部骨折，以及潜在并发症，如畸形愈合、延迟愈合或不愈合。
- MRI 禁忌时，直接腕关节 CT 造影有助于检查固有韧带和三角纤维软骨复合体（TFCC）撕裂，以及关节软骨异常。
- CT 有助于显示肿瘤的内部基质。
- 通过对中立位、旋前位和旋后位的腕部进行动态 CT 成像来评估下尺桡关节（DRUJ）不稳定性。

### 透视

- 透视评估动态腕骨不稳定的作用已被现代先进成像方法 MRI 所取代，MRI 能够可靠地评估腕部的韧带结构，但透视仍偶尔使用。

## 病理生理学

### 腕关节不稳定

对于腕骨不稳定的认识还在不断发展，对这一复杂内容的完整讨论不在本书范围之内，可在高级教科书和综述中找到。然而，在平片可以诊断几种较常见且重要的不稳定模式，并不难学习（图 4.11；特征总结见框 4.2）。

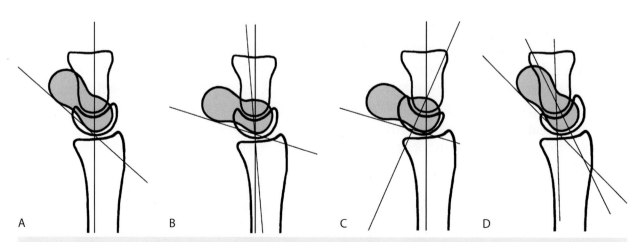

图 4.11 侧位平片显示的腕骨不稳定模式示意图。所有测量均需要标准侧位片，腕部处于中立位，而不是背屈位。（A）正常。舟月角在 30°~60°，头状骨和月骨对齐。（B）舟月骨分离。舟月角大于 60°，但头状骨和月骨大致对齐。（C）背侧嵌入段不稳定（DISI）。舟月角大于 60°，月骨向背侧倾斜，头月角大于 30°。（D）掌侧嵌入段不稳定（VISI）。舟月角小于 30°，月骨向掌侧倾斜，头月角大于 30°。请注意，这些测量必须用中立腕关节侧位片

**框 4.2　腕部常见的不稳定模式**

| 不稳定模式 | 特征 |
|---|---|
| 舟月骨分离 | ■ 舟月骨间隔增宽（>4 mm）<br>　□ 握拳位或尺偏后前位有助于发现这个征象<br>■ 舟月角增大（>60°）<br>■ 后前位片上月骨呈三角形<br>■ 侧位平片上月骨不同程度向背侧倾斜<br>■ 可能导致舟月骨进行性塌陷（SLAC）<br>■ 可能伴有背侧嵌入段不稳定（DISI） |
| 月三角骨不稳定 | ■ 通常无明显的月三角骨间隙增宽<br>■ 腕骨弧线可能轻微中断<br>■ 舟月角减小（<30°）<br>　□ 由于握拳后前位（PA）使月骨掌侧屈曲增加，可能能更好地显示这个表现<br>■ 通常见于掌侧嵌入段不稳定（VISI） |
| 背侧嵌入段不稳定（DISI） | ■ 头月角增大（>30°）<br>■ 舟月角增大（>60°）<br>■ 可能伴有舟月骨分离（韧带性DISI）<br>■ 可能伴有舟状骨骨折和SNAC<br>■ 可能伴有桡骨远端骨折 / 畸形愈合 |
| 掌侧嵌入段不稳定（VISI） | ■ 头月角增大（>30°）<br>■ 舟月角减小（<30°）<br>■ 常伴有月三角不稳定 |

注：DISI，背侧嵌入段不稳定；PA，后前部；SLAC，舟月骨进行性塌陷；SNAC，舟状骨不连进行性塌陷；VISI，掌侧嵌入段不稳定。

■ 韧带损伤和（或）桡骨远端或腕骨骨折导致不稳定。
■ 腕部韧带损伤最常见原因是创伤，但炎性关节炎（通常为类风湿性关节炎）也可能引起明显的韧带破坏。
■ 分离是同一腕骨列内腕骨之间的排列和（或）运动异常。
■ 某些腕骨不稳定是分离，如舟月（SL）分离；某些分离是一个重要（但不是唯一）特征，如背侧嵌入段不稳定（DISI）和掌侧嵌入段不稳定（VISI），在本节后面讨论。
■ 近排腕骨没有肌腱附着，其位置取决于桡骨和远排腕骨的位置。

　□ 机械工程中，近排腕骨属于嵌入段。
　□ 嵌入段不稳定模式代表腕骨排之间的不稳定；因此，背侧嵌入段不稳定（DISI）和掌侧嵌入段不稳定（VISI）是指腕骨排之间的异常对位，特别需要关注月骨和头状骨的对线。
■ 有三个腕骨柱垂直于腕骨排，主要通过中央柱将力从手传递到前臂。
　□ 中央柱：桡骨 - 月骨 - 头状骨。
　□ 尺侧柱：尺骨 - 三角骨 - 钩骨。
　□ 桡侧柱：桡骨 - 舟状骨 - 小多角骨和大多角骨。
■ 不稳定可能局限于其中一个腕骨柱。
■ 易位是指腕骨整体相对于桡骨的移位。
■ 静态腕骨不稳定产生异常腕骨对线，在腕部标准中立位平片上可见。
■ 动态腕骨不稳定要求患者在成像过程中进行应力操作，可能包括腕部 X 线透视或专门的 X 线摄影体位（如握拳位）。
　□ US、CT 或 MRI 的实时动态成像已有研究，但临床实践中很少使用。

　舟月（SL）分离（舟月不稳定、旋转性半脱位或舟状骨旋转性半脱位）是由于舟月韧带和关节囊韧带（用于稳定关节）断裂所致（图 4.12；另见图 4.11）。这是最常见的腕骨不稳定模式。
■ 腕部中立位的正常侧位平片上舟骨约向掌侧成角 45°（正常范围为 30°~60°），而月骨位于中立位。
■ 背侧和掌侧肌肉收缩产生的腕部压力迫使舟状骨进一步向掌侧屈曲，而正常的韧带固定可以抵抗。
■ 舟月（SL）分离，舟骨从月骨松解出来，可以旋转到更大的掌侧屈曲；因此，侧位片主要表现为 SL角大于 60°。
■ 月骨从正常的中立位可能向背侧倾斜，但并不总是如此。
　□ 月骨向背侧旋转改变了其在正位片上的形状，从正常的梯形变成三角形（图 4.12A）。
■ 后前位平片也可显示舟月（SL）间隙增宽，超过其正常值 2 mm；SL 间隙测量值大于 4 mm 高度提示 SL 分离（图 4.12A）。
　□ 舟状骨和月骨之间的异常增宽的间隙被称为特里 - 托马斯征（Terry-Thomas sign）（Terry-Thomas 是已故的英国喜剧演员，他的特征是牙缝增宽）。
　□ 握拳后前位或尺偏后前位可能使这个征象出现或更明显。
■ 某些舟月（SL）分离病例，后前位和侧位平片是正常的，只有通过透视或应力位平片系列才能显示异常，应力位平片系列可以再现 X 线透视所见的运动范围。

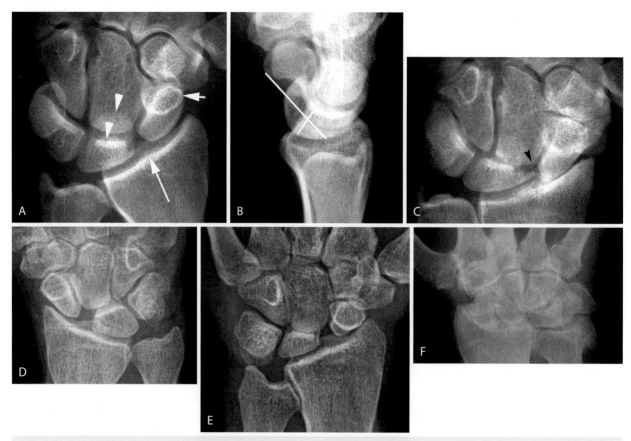

**图 4.12** 舟月骨分离、背侧嵌入段不稳定（DISI）和舟月骨进行性塌陷（SLAC）。（A）后前位平片显示舟月间隙增宽（长箭）。箭头标记月骨远端背侧和掌侧边缘，正常时正位片应该重叠，不重叠是因为月骨向背侧旋转。舟状骨向掌侧旋转，正位片上显示缩短（短箭）。这些表现提示舟月骨分离。（B）侧位片，腕关节处于中立位。请注意，通过月骨、舟状骨和头状骨长轴绘制的线显示舟月角大于 60°，表明舟月分离。此外，头月角大于 30°，表明也存在背侧嵌入段不稳定（DISI）。（C）3 年后随访正位平片显示已进展为舟月骨进行性塌陷（SLAC），头状骨塌陷进入月骨外侧和舟状骨内侧（箭头）之间，合并继发骨关节炎表现。（D）另一例舟月骨分离患者，握拳位使舟月骨间隙明显增宽。（E 和 F）另两例舟月骨进行性塌陷（SLAC）患者，F 为重度

- 与 SL 分离相关的异常运动和作用力分布，可导致舟状骨内侧和月骨外侧以及桡腕关节退行变和塌陷，称为舟月骨进行性塌陷（SLAC）或 SLAC 腕（见图 4.12）。
  - 舟状骨腰部长期不愈合的骨折可引起类似的退行性模式，称为舟状骨骨不连进行性塌陷（SNAC）。

  DISI，也称为背屈不稳定，通常但不一定与舟月（SL）分离（韧带型 DISI）相关。DISI 的其他原因包括舟状骨骨折、舟状骨不连进行性塌陷（SNAC）和桡骨远端骨折或畸形愈合。与 SL 分离一样，DISI 是腕部桡侧的错乱，常伴有桡侧症状。
- 月骨向背侧倾斜，导致头月角增加大于 30°。
- 通常存在 SL 分离，SL 角大于 60°（图 4.11 和图 4.12）。

  月三角骨（LT）不稳定是由于月三角韧带损伤所致，在概念上与 SL 分离相似，但 LT 不稳定通常不会导致内部间隙增宽。

- 可见到腕骨弧线轻微中断，舟月（SL）角可减小（小于 30°）。
- 握紧拳头动作将使舟状骨和月骨旋转呈掌屈。
- LT 不稳定孤立发生少见，通常伴发于掌侧嵌入段不稳定。

  VISI 又称掌屈不稳定，是尺侧韧带异常的结果。
- 月骨向掌侧成角，头月角大于 30°（图 4.13；另见图 4.11）。
- 比较月骨和桡骨的对线也可以减少假阳性诊断，因为月骨通常相对于桡骨掌屈至少 10°。
- 通常也存在月三角骨（LT）不稳定，因此舟月（SL）角减小（小于 30°）。
- VISI 通常与 LT 不稳定同时发生，并与尺侧疼痛相关，但偶见于韧带松弛的无症状患者。
- VISI 比 DISI 少见得多，但可见于跌倒时小鱼际着地，导致尺侧韧带损伤；也有报告，VISI 是类风湿性关节炎最常见的腕骨不稳定模式。

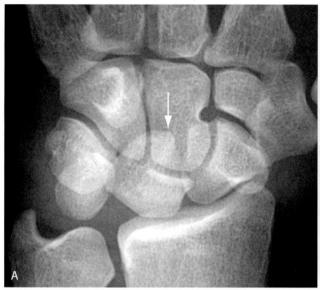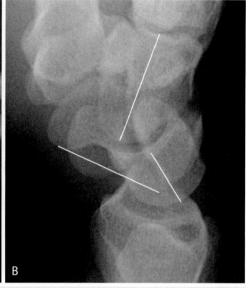

图 4.13  掌侧嵌入段不稳定（VISI）。（A）后前位平片显示腕骨弧线破坏。注意月骨呈三角形或楔形（箭），表明其旋转。（B）侧位片，通过月骨、舟状骨和头状骨长轴画线显示 VISI，舟月角小于 30°，头月角大于 30°

腕骨易位可发生于任何方向。腕骨整体尺侧易位常伴发于类风湿性关节炎。腕骨桡背侧易位与既往 Colles 骨折相关，而掌侧易位与既往反向 Barton 骨折相关。

动力性腕骨不稳更难诊断，因为平片可能无法显示异常程度，甚至可以表现正常。与静态不稳定相比，术语不够标准化。

- 三角 - 钩骨不稳定是一种累及内侧柱的动态不稳定模式。
- 头 - 月骨不稳定（Capitolunate instability pattern, CLIP 腕）是以头月关节为中心的中央柱动态不稳定模式。

## 疾病

### 前臂远端骨折

- 前臂远端骨折是最常见的肌肉骨骼损伤之一，多数是手伸展时跌倒所致。
- 患者的年龄是骨折模式的极好预测因素（框 4.3）。
  □ 年幼儿童常发生桡骨远端干骺端横行骨折，也经常发生尺骨远端骨折。
    ◇ 这些骨折通常是隆起骨折，位于骨骺板近侧（见图 1.11）。
  □ 青少年的骨骼更强壮，因此骨折几乎总是部分通过相对较弱的骨骺板，通常呈 Salter-Harris Ⅱ 型（骨骺骨折分型）。
  □ 13 岁以下儿童和青少年体操运动员也可发生桡骨远端 Salter-Harris Ⅰ 型应力损伤。

---

框 4.3  不同年龄的常见腕部和前臂远端骨折模式

- 4~10 岁：桡骨远端和尺骨横向干骺端；通常不完整（隆起骨折或环形隆起骨折）
- 11~16 岁：桡骨远端，通常是 Salter-Harris Ⅱ 型骨折；背侧移位——侧位片上显示最明显
- 17~40 岁：舟状骨，偶见三角骨或两者兼有；平片上可有隐匿性
- ≥40 岁：Colles 骨折；女性中更常见；与骨质疏松症相关

---

  ◇ 平片表现为骺板增宽，边缘不规则硬化（见图 1.87）。
  □ 青壮年骨骺板闭合后，舟状骨骨折在腕部最常见。
  □ 接近中年时，桡骨远端再次成为最常见的骨折部位。
- 儿童和青少年的骨折可能是细微的，但通常描述和治疗都比较简单，而成人骨折需要关注是否粉碎性骨折、对位对线如何、有无累及关节面和如何治疗，情况多变。
- 某些桡骨远端骨折的特有名字，在骨科和放射学词典中根深蒂固，放射科医师应该熟悉这些损伤的命名（图 4.14）。
  □ Colles 骨折——桡骨远端骨折，伴有顶端向掌侧成角和背侧嵌顿；迄今为止是中老年人最常见的腕部骨折（图 4.14A 和 B）。
    ◇ 临床上，Colles 骨折伴随的畸形有时被比喻为"倒置的餐叉"。

- Colles 骨折多见于女性，老年患者与髋部及肱骨近端骨折伴发。
- 石膏固定后，来自腕部背侧和掌侧肌腱的压力通常使背侧嵌顿加重。
- 创伤后并发症包括早期骨关节炎、获得性尺骨阳性变异导致尺骨撞击综合征以及复杂区域性疼痛综合征（以前称为交感神经反射性营养不良）。
- Colles 骨折相关并发症的发生率较高，大多数通过使用钢板和螺钉进行内固定治疗；由于掌侧钢板对肌腱刺激少于背侧，因此作为首选方案。
- 史密斯（Smith）骨折——反向 Colles 骨折，背侧顶点成角畸形，导致桡骨远端关节面向掌侧倾斜。
- 巴顿（Barton）骨折——桡骨背侧唇的不稳定关节内骨折，腕骨以及桡骨背侧骨碎片一起向背侧移位（图 4.14C）。

- 需要手术复位和固定。
- 反向巴顿（Barton）骨折——与巴顿骨折类似，但向掌侧移位（图 4.14D）。
- Hutchinson 骨折（驾驶员骨折）——桡骨茎突关节内骨折（图 4.14E）。
  - Hutchinson 骨折是由桡侧副韧带（RCL）撕脱或直接打击引起的；后者通常伴骨折 - 脱位。
  - Hutchinson 骨折伴有舟月（SL）韧带撕裂。
  - 摔倒时伸手撑地是最常见的骨折原因。
  - "驾驶员骨折"一词可以追溯到电动汽车启动器问世之前；司机必须通过转动摇柄来发动汽车发动机，如果发动机在曲柄转动过程中突然回火或启动，摇柄在司机手中将剧烈加速，将在桡骨茎突上施加巨大的负荷。

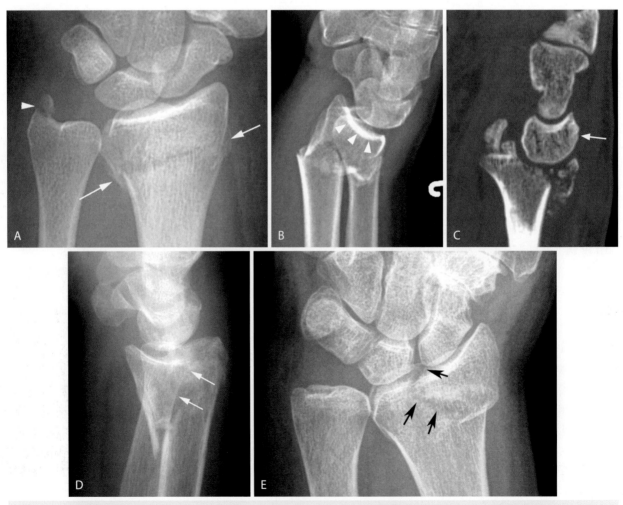

图 4.14　桡骨远端骨折。（A 和 B）Colles 骨折：不同患者的后前位（A）和侧位（B）平片，显示桡骨远端背侧嵌顿骨折，导致桡骨远端关节面背侧倾斜，正常向掌侧倾斜。（B）中箭头标记的桡骨远端关节面。（A）中可见尺骨茎突骨折（箭头）。侧位片上，正常旋前肌脂肪垫缺失。（C）Barton 骨折：CT 矢状位重建图像显示桡骨远端背侧唇粉碎性骨折。月骨（箭）向近端和背侧移位。（D）桡骨掌侧唇反向 Barton 骨折（箭），腕骨连同桡骨骨折片向掌侧半脱位，属于不稳定骨折。（E）Hutchinson（驾驶员骨折）：桡骨茎突关节内骨折（箭）

- 桡骨远端骨折有众多分类系统，各有利弊。
  - 放射科医师会觉得学习骨科医师使用的分类是有用的，有助于与骨科医师沟通。
  - 否则，建议放射诊断报告仅限于对影像学表现的明确描述，特别需要提及是否累及下尺桡关节（DRUJ）或桡腕关节、是否伴有尺骨茎突骨折。
  - 如果累及关节面，应进行测量，关节塌陷或分离 2 mm 及以上的异常容易继发创伤后骨关节炎，应作为手术复位的指征。

## 远侧尺桡关节不稳定

- 远侧尺桡关节（DRUJ）半脱位和不稳定可以单独存在，也可能是更复杂损伤的组成部分，如 Colles 骨折或 Galeazzi（见图 3.18）或 Essex-Lopresti 骨折脱位（见图 3.16）。
- 正常尺骨远端相对于桡骨略靠后；大多数 DRUJ 半脱位病例中，尺骨远端半脱位时更靠背侧（图 4.15）。
- 通过体格检查提示诊断，可用轴位 CT 或 MRI 进行确诊。
  - 推荐的扫描方案：通过 DRUJ 获得有限的轴位 CT 或 MR 图像，腕部分别处于中立位、极度旋前和极度旋后。
- 无论腕关节位置如何，尺骨远端外侧的凸关节面应与桡骨远端内侧的乙状切迹相吻合。
- 腕部旋前（拇指指向内后）通常会加重任何半脱位。
- 健侧影像检查用作比较是有帮助的，因为可能存在关节松弛的变异。

## 腕骨骨折和脱位
### 骨折

- 舟状骨是最常见的腕骨骨折（图 4.16；另见图 1.9）。

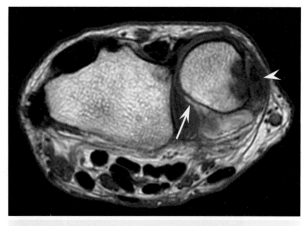

图 4.15　远侧桡尺关节（DRUJ）不稳定。DRUJ 水平 $T_1$ 加权腕部轴位图像，显示尺骨远端背侧半脱位（箭），与桡尺韧带撕裂（未展示）相关，另可见尺侧腕伸肌（ECU）肌腱变性（箭头）伴尺骨肌腱下囊性变

- 舟状骨骨折大多数发生在腰部（中部），无移位。
- 舟状骨远极具有较好的血供，通常可迅速愈合；然而，近极的血供由腰部远端进入舟状骨，并走向近端。
  - 舟状骨腰部或近极骨折很可能损伤近极的脆弱血供。
  - 由于骨折导致的血供中断，使得舟状骨近极容易发生骨坏死、延迟愈合或骨不愈合（图 4.17；另见图 1.28）。
  - 延迟固定会增加这些并发症的风险；因此，及时诊断和治疗至关重要。
- 一些舟状骨骨折在初始平片未见异常，即使是舟状骨专用体位摄影。
  - 腕部外伤伴鼻烟壶压痛但平片阴性的患者，需要制动或进一步 CT 或 MRI 成像（图 4.16C）。

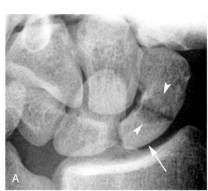
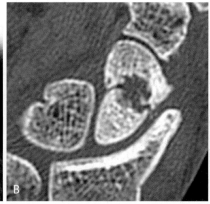
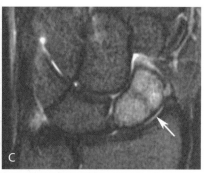

图 4.16　舟状骨骨折。（A）亚急性舟状骨骨折，注意骨折线周围的囊样骨吸收（箭头）和近极密度弥漫性增加（箭）。近极轻度硬化并不一定意味着骨坏死和预后不良。该例石膏固定后愈合良好。（B）沿舟状骨长轴斜冠状位 CT 重建，所见相似。（C）MRI 诊断，该患者跌倒后鼻烟壶肿痛，即使是回顾性阅片，平片仍未见异常。STIR 冠状位 MR 图像显示舟状骨弥漫性骨髓水肿，骨折线表现为舟状骨腰部的低信号带（箭）。另见图 1.9

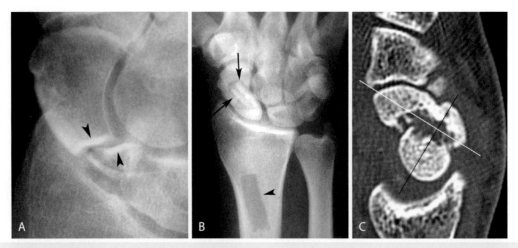

图 4.17　舟状骨骨折并发症。（A）骨不愈合，注意骨折线边缘硬化、光滑（箭头），提示为陈旧性骨折。（B）延迟愈合，植骨治疗成功。注意移植骨片（箭）和桡骨远端移植骨片供体部位（箭头）。（C）驼背畸形，沿舟状骨的 CT 斜冠状位图像显示，近端骨折块向背侧倾斜（黑线）、远端骨折块向掌侧倾斜（白线），导致"驼背"畸形，其他图像（未显示）显示该骨折已愈合。舟状骨近极骨坏死示例见图 1.28，舟状骨不连进行性塌陷（SNAC）示例见图 4.18

◇ 如果选择制动，7~10 天后复查平片，通常显示骨折周围骨吸收或轻度硬化，尽管有些骨折仍然无法显示。

□ 舟状骨腰部和近极骨折可能需要 2 年才能完全愈合。

□ 在延迟骨折愈合和骨不愈合病例中，骨折线边缘可能发生囊性变化和骨片碎裂（图 4.16）。

　　◇ 偶尔需要螺钉固定和骨移植（图 4.17B）。

□ 除了延迟愈合、骨不愈合和骨坏死等并发症外，舟状骨骨折还可能出现尖端指向背侧的畸形愈合，

称为驼背畸形（图 4.17C）。

◇ 与舟状骨长轴平行的薄层 CT 重建图像能精准显示并发症，如驼背畸形，并可以详细评估骨折是否愈合（见图 1.26 和 4.17C）。

□ 舟状骨腰部骨折慢性愈合可导致背侧嵌入段不稳定（DISI）和舟状骨不连进行性塌陷（SNAC），这是一种退行性改变，类似于舟月骨进行性塌陷（SLAC）（图 4.18）。

■ 三角骨背侧骨折是第二常见的腕骨骨折，代表关节囊背侧撕脱性骨折。

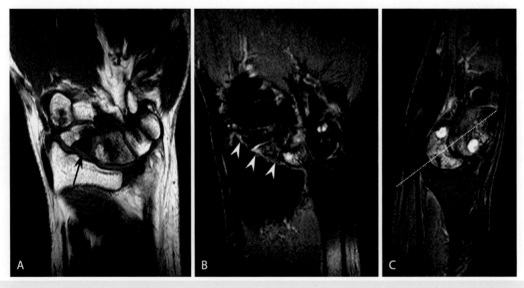

图 4.18　舟状骨骨不连进行性塌陷（SNAC）。（A）腕部 T₁ 加权冠状位 MR 图像显示舟状骨腰部慢性骨折不愈合伴近极缺血性坏死、体积缩小，$T_1WI$ 呈低信号（箭）。（B）脂肪抑制质子密度冠状位 MR 图像再次显示舟状骨慢性骨折不愈合以及桡腕关节继发性软骨炎（箭头）。（C）STIR 矢状位 MR 图像显示月骨背侧明显倾斜（虚线）伴广泛软骨下骨髓水肿，以及月骨和头状骨囊变，这些表现符合 SNAC

- 这种骨折通常仅在侧位或稍偏侧位平片上显示，表现为从三角骨撕脱的皮质小碎片，离三角骨背侧约数毫米（图 4.19A）。
- 骨折上方局限性压痛是诊断的重要线索。
- 钩骨钩是另一个常见骨折部位，常由于直接打击手掌或发生在木匠或高尔夫球运动员的应力性骨折。
  - 后前位平片上，钩骨钩呈轴位投影与钩骨中远交界处，呈致密"C"形；如果钩移位，可能看不到该"C"。

- 腕管位平片或任何专门加拍的体位可显示骨折；CT 或 MRI 通常可明确诊断（图 4.20）。
  - 钩骨钩小骨是主要的鉴别诊断，属于钩骨钩未融合的骨化中心，具有光滑的皮质边缘（图 4.20A）。
- 豌豆骨骨折可见于直接撞击后，如跌倒时伸手撑地（图 4.21）。
- 大多角骨嵴骨折发生在大多角骨的掌侧，同样的也见于直接撞击后，通常在平片上难以显示（图 4.22）。

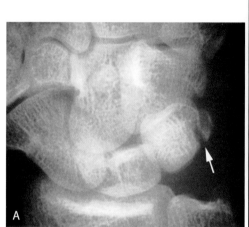
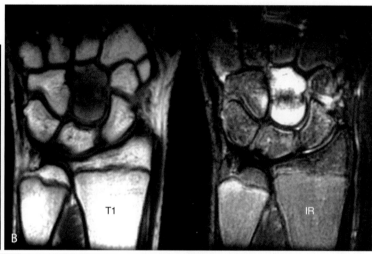

**图 4.19　细微的腕骨骨折。**（A）三角骨背侧撕脱骨折（箭）。如本示例所示，这些骨折可能在斜位片才能显示。（B）隐匿性横向头状骨骨折，MRI 很容易显示。IR，反转恢复

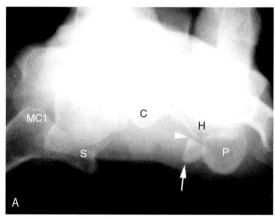
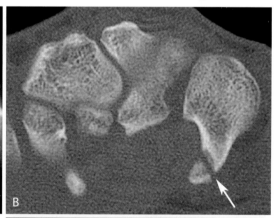

**图 4.20　钩骨钩骨折和钩骨钩小骨。**（A）腕背屈，X 射线束切线位投照获得腕管位平片。箭示钩骨钩，该患者钩骨钩（箭头）未融合，又称钩骨钩小骨。请注意，其边缘平直、光滑且有硬化边，表明可能是发育变异或不愈合的陈旧性骨折。（B）CT 图像显示急性钩骨钩骨折（箭）。（C）脂肪抑制 T₂ 加权 MR 轴位图像显示钩骨钩底部无移位性骨折（长箭）。注意大多角骨明显的骨髓水肿，符合骨挫伤（短箭）。C，头状骨；H，钩骨；MC1，拇指掌骨；P，豌豆骨；S，舟状骨和大多角骨

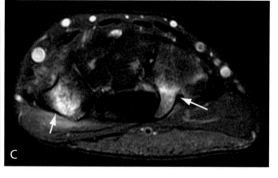

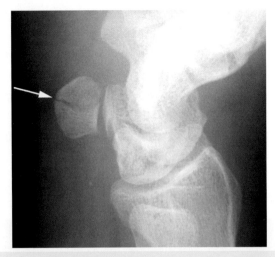

图 4.21　豌豆骨骨折。豌豆骨急性骨折（箭），由于直接撞击所致（跌倒时手掌撑在坚硬的表面上）

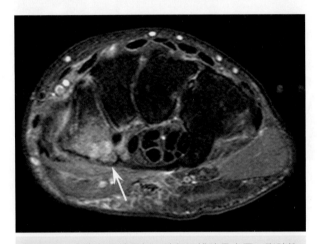

图 4.22　大多角骨嵴骨折。腕部远排腕骨水平，脂肪抑制 $T_2$ 加权 MR 轴位图像显示大多角骨嵴急性非移位性骨折（箭）伴明显的骨髓水肿。在之前的平片未见异常（未展示）

- 横跨头状骨和钩骨近端的横行骨折可以单独存在（图 4.19B），或作为复杂骨折 - 脱位的一部分。
- 月骨骨折较为罕见，通常由高能量暴力所致；月骨容易发生骨坏死（Kienböck 病），可进展为月骨破碎和塌陷，不应与急性骨折混淆。

## 脱位

- 垂直于 Gilula 弧线的集中破坏力导致大弧、小弧的创伤（图 4.23）。
- 大弧损伤延伸至桡骨茎突和舟状骨，以及头状骨近端、钩状骨、三角骨和尺骨茎突，或累及这些骨骼周围的韧带（图 4.24）。
  - □ 这解释了舟状骨、桡骨和尺骨茎突骨折及相应韧带损伤的相对发生率。

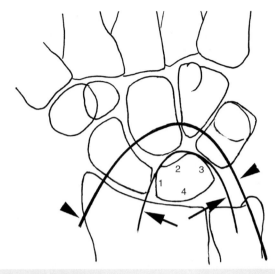

图 4.23　腕骨弧。腕骨创伤常将破坏力集中在大弧或小弧或其附近。大弧（箭头）经过舟状骨腰部，因此大弧骨折 - 脱位通常包括舟状骨腰部骨折。小弧（箭）围绕月骨，因此小弧损伤会导致一系列累及月骨的韧带损伤和脱位，严重程度可以预测。最轻的损伤（第 1 期）仅破坏舟月（SL）韧带，引起舟月分离（图 4.12）。第 2 期则相对严重，还破坏了月骨与头状骨之间的韧带。继续加重时，月骨韧带周围进一步破坏，至第 4 期时发生月骨脱位（图 4.26）

- □ 较常见大弧损伤是经舟状骨月骨周围骨折 - 脱位，损伤弧线贯穿舟状骨腰部以及将远排腕骨和三角骨固定于月骨上的韧带，同时也贯穿尺骨的茎突。
- □ 其他大弧损伤包括经舟状骨 - 经头状骨月骨周围骨折 - 脱位，以及罕见且严重的经舟状骨 - 经头状骨 - 经钩状骨 - 经三角骨骨折脱位。
- □ 这些损伤中都难以恢复正常功能。
- □ 骨骼可以正常复位，骨折也可以愈合，但相关韧带的广泛损伤，常导致腕骨运动异常以及疼痛和功能丧失。
- 小弧损伤，也称为月骨旋转半脱位，局限于月骨周围韧带的损伤。
  - □ 小弧损伤是由于鱼际隆起受到应力而使腕部猛力过伸（背屈）所致。
  - □ 根据作用力的逐渐增加，可以预测月骨周围的韧带损伤模式（图 4.25 和图 4.26）。
    - ◇ 1 期损伤是舟月（SL）韧带中断，导致舟月骨（SL）分离。
    - ◇ 2 期损伤是月骨和头状骨之间的固定松解（图 4.25）；2 期旋转半脱位的经典表现是头月骨不稳定或月骨周围脱位。
    - ◇ 3 期损伤是月骨周围的进一步损伤使固定月骨和三角骨的韧带断裂。

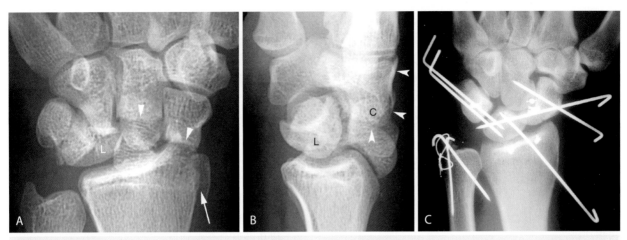

图 4.24　大弧损伤。（A 和 B）经桡骨 - 经舟状骨 - 经头状骨月骨周围骨折 - 脱位。后前位（A）显示桡骨茎突（箭）、舟状骨腰部和头状骨近端（箭头）骨折，向内侧韧带断裂，形成完整大弧损伤。侧位片（B）显示月骨与桡骨关系正常，但头状骨向背侧脱位（B 图中的箭头标记头状骨近端）。这种模式称为月骨周围脱位。（C）另一患者，经舟状骨月骨周围骨折 - 脱位，腕部手术重建。广泛的内固定说明大弧损伤相关的韧带的严重程度。C，头状骨；L，月骨

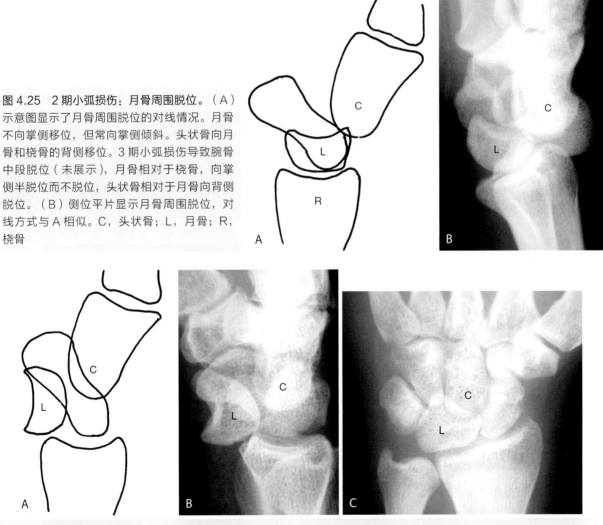

图 4.25　2 期小弧损伤：月骨周围脱位。（A）示意图显示了月骨周围脱位的对线情况。月骨不向掌侧移位，但常向掌侧倾斜。头状骨向月骨和桡骨的背侧移位。3 期小弧损伤导致腕骨中段脱位（未展示），月骨相对于桡骨，向掌侧半脱位而不脱位，头状骨相对于月骨向背侧脱位。（B）侧位平片显示月骨周围脱位，对线方式与 A 相似。C，头状骨；L，月骨；R，桡骨

图 4.26　4 期小弧损伤：月骨脱位。（A）月骨脱位示意图显示月骨向掌侧倾斜和脱位。头状骨与桡骨轴线重合。（B）侧位平片显示月骨向掌侧脱位，对线与 A 图相似。在这种脱位模式中，桡月关节和头月关节都是真正脱位。（C）后前位平片显示脱位导致腕骨弧破坏和月骨轮廓异常。C，头状骨；L，月骨

◇ 3 期损伤可表现为腕骨中段脱位，月骨向掌侧倾斜，其他腕骨相对于月骨和桡骨向背侧脱位。

◇ 4 期损伤中，固定月骨与桡骨的韧带完全中断，导致月骨向掌侧脱位（见图 4.26）。

□ 月骨周围和腕骨中段脱位的平片表现存在重叠，使得部分 2 期和 3 期的损伤难以区别。

□ 同样，腕骨中段和月骨脱位的平片表现可能也存在重叠，使得部分 3 期和 4 期的损伤区别较为困难；当然，这些损伤之间的区别并不十分重要。

## 手指骨折和脱位

### 骨折

■ 拇指损伤需要拍摄专用的平片，因为常规手部正侧位平片不是拇指真正的正侧位。

□ 第 1 掌骨的关节外骨折常保持解剖对位，因为骨干肌肉附着点可抵抗移位。

□ 拇指基底部关节内骨折可移位，常常不稳定。

□ Bennett 骨折是第 1 掌骨基底关节内两部分骨折。

◇ 损伤机制是部分屈曲的第一掌骨收到轴向负荷，常见于打架、格斗。

◇ 第 1 掌骨的掌侧韧带非常牢固，掌侧小骨碎片又称掌侧喙状骨碎片，从第 1 掌骨撕脱并保留正常位置，而较大骨折片向背侧半脱位或脱位（图 4.27）。

◇ Bennett 骨折不稳定，需要手术治疗。

□ Rolando 骨折是粉碎性 Bennett 骨折。

◇ 由于是粉碎性骨折，常无法解剖对位，因此 Rolando 骨折通常采用石膏固定或外固定牵引，而不是内固定治疗。

◇ 第 1 腕掌（CMC）关节骨关节炎或第 1 腕掌（CMC）关节旁小骨是 X 线诊断陷阱，可以与粉碎性骨折相似。

■ 拳击者骨折是由于突然的轴向负荷引起的掌骨骨折，通常发生出拳击打过程中（图 4.28）。

□ 第 5 掌骨颈部是最常见的骨折位置，许多病例第 4 掌骨也会有类似骨折。

□ 顶端背侧成角伴掌侧粉碎性骨折较为常见，这种成角畸形愈合很常见。

□ 由于受拳者牙齿的污染，拳击者骨折可能感染而变复杂。

■ 指骨的关节外骨折，特别是甲粗隆骨折，通常由钝性或锐性创伤所致（例如，用锤子、汽车门或桌锯）。

□ 骨折成角的准确评估需要真正的侧位平片。

□ 旋转畸形也很重要，但可以进行临床评估。

■ 指骨关节内骨折可发生于内、外、掌或背侧面。

□ 内侧和外侧骨折与侧副韧带撕裂相关（本章后面讨论）。

□ 中节指骨近端掌侧撕脱性骨折称为掌板骨折。

◇ 掌板是横跨近侧指间（PIP）和掌指（MCP）关节掌侧的纤维软骨结构。

◇ 过伸可使掌板在近端指间（PIP）关节的远端附着处撕脱。

◇ 侧位平片显示有一个小的撕脱碎片向近端移位，该骨碎片来源于中节指骨基底部（图 4.29）。

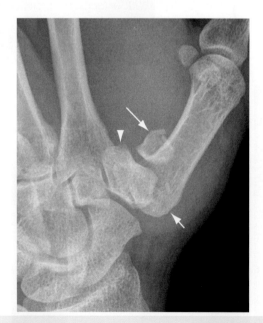

图 4.27 Bennett 骨折 - 脱位。注意拇指掌骨底部关节内的斜行骨折。掌内侧碎片又称为掌侧喙状碎片（长箭），常与大多角骨（箭头）保持正常对位，但主要的掌骨部分（短箭）向外侧和近端移位

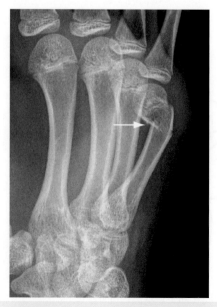

图 4.28 拳击者（Boxer）骨折。第 5 掌骨颈骨折伴顶端向背外侧成角（箭）

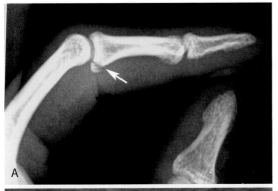

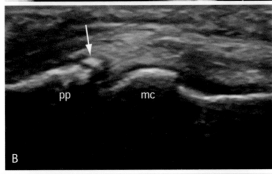

图 4.29　掌板骨折。（A）侧位 X 线片（箭示骨折）。（B）另一患者 US 显示轻微移位的骨折片（箭）位于近节指骨基底部。图像为矢状位，读者左侧为远端，探头置于手指掌侧。mc，掌骨头；pp，近节指骨

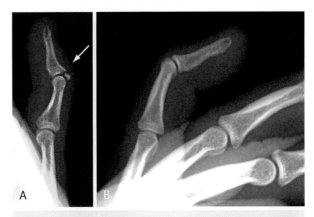

图 4.30　伸肌腱撕脱。（A）锤状指（垒球指）骨折。注意末节指骨基底背侧的小撕脱骨片（箭）。（B）肌腱损伤、无骨折。患者末节指骨无法伸展、近侧指间关节伸展，这不是自然位置，表明锤状指软组织损伤，需手术修复伸肌腱

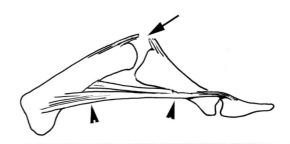

图 4.31　纽扣孔畸形示意图。侧位示意图显示伸肌腱中央腱束断裂（箭）致使近侧指间（PIP）关节屈曲、而远侧指间关节伸展。近侧指间（PIP）关节在外侧腱束（箭头）之间疝出（类似于纽扣嵌入纽扣孔），并固定在该位置（经 Manaster BJ 许可修改。Handbook of Skeletal Radiology. 2nd ed. St. Louis: Mosby; 1997.）

- 远端指间（DIP）关节在平片上发生类似的损伤，称为运动衫指，这是由于指深屈肌（FDP）肌腱从其止点撕脱到指骨远端的掌侧基底部。
  - 这种损伤是由关节屈曲时的强迫伸展引起的，如抓住一个奔跑的足球运动员的球衣时。
  - 体检发现远端指间（DIP）关节不能屈曲。
- 掌板和运动衫指损伤治疗不当，均可导致功能丧失。
- 类似的损伤，发生在中节和远节指骨的背侧缘，如果未确诊或治疗不当，同样可以致残。
  - 手指的伸肌结构，包括中央腱束附着于中节指骨的基底部、两侧束走行在中节指骨旁，并联合呈共同肌腱附着于远节指骨基底部（见图 4.9）。
  - 共同肌腱撕脱引起的末节指骨基底部背侧骨折，被称为垒球指或锤状指（图 4.30A）。
  - 处在伸展位的远端指间（DIP）关节被强行屈曲时发生这种损伤，如指尖被垒球撞打并"卡住"时就可能发生。
  - 大多数的垒球指损伤仅限于伸肌腱；平片显示无骨折，但远端指间（DIP）关节确实显示屈曲（图 4.30B）；结合远侧指间（DIP）屈曲和近侧指间（PIP）伸展的表现应考虑这一诊断。
  - 指伸肌腱中中央束撕裂或撕脱而保留伸肌结构剩余部分，可导致纽扣孔畸形（图 4.31 和图 4.32）。

  - 纽扣孔畸形是指屈曲的近侧指间（PIP）关节伴过伸的远侧指间（DIP）关节。
  - 在远侧指间（DIP）伸展时，中央束断裂导致近端指间（PIP）关节屈曲。
  - 随着时间的推移，PIP 可以穿过外侧腱束之间，类似于纽扣通过纽扣孔，并固定在该位置。

**脱位**

- 手指关节脱位与侧副韧带损伤有关，常伴有撕脱的小碎片。
  - 最常见的脱位是近端指间（PIP）关节，通常位于背侧（图 4.33）。
    - 这些脱位通常会自行复位，或在就医前由患者或非医务人员复位。
    - 软组织肿胀、轻度半脱位或小的撕脱碎片可能是既往脱位的唯一影像学证据，尽管可能伴有更为严重的骨折。

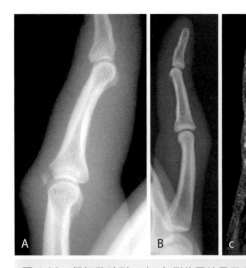

图 4.32 纽扣孔畸形。（A）侧位平片显示中节指骨基底部背侧的撕脱碎片。近侧指间（PIP）关节屈曲固定、而远侧指间关节伸展固定，引起纽扣孔畸形。（B 和 C）为另一患者的纽扣孔畸形，韧带损伤但无骨折。平片（B）显示近端指间（PIP）关节背侧异常对线和软组织肿胀。矢状位梯度回波 MR 图像（C）显示短伸肌腱回缩（短箭）和正常附着点（长箭）

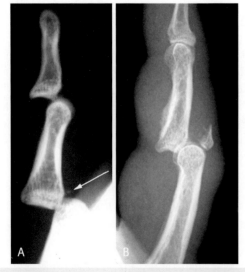

图 4.33 手指脱位。（A）拇指掌指（MCP）关节（箭）和指间关节的背侧脱位。在掌指（MCP）关节箭尖处隐约可见微小的撕脱骨片。（B）示指近侧指间关节骨折脱位。这种损伤需要手术复位和固定

◇ 近端指间（PIP）关节背侧的脱位被称为教练员指。
  □ 远端指间（DIP）或掌指（MCP）关节处的脱位较少见。
- 手和手指损伤的平片表现可能非常轻微，常易遗漏，需要敏锐的观察力，包括：
  □ 腕掌（CMC）关节脱位。

  □ 中、末节指骨基底部掌背的撕脱骨折。
  □ 第 1（拇指）掌骨基底部的骨折（如 Bennett 骨折）。

**舟月韧带撕裂**

- 回顾一下，舟月（SL）韧带有三个部分；背侧部分最厚，对舟月（SL）稳定最为重要。
- 舟月（SL）韧带撕裂可以是完全的（三束都累及），也可以是部分的。
- 创伤性舟月（SL）韧带撕裂最常发生于跌倒时手部大鱼际着地，传导的力致使背侧韧带部分撕裂或完全断裂（图 4.34）。

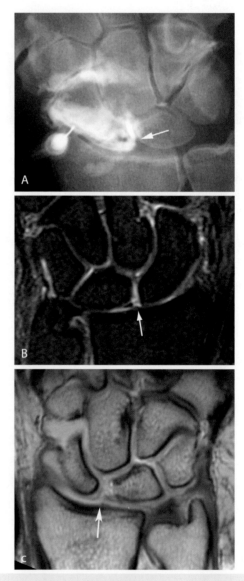

图 4.34 舟月（SL）韧带撕裂。（A）桡腕关节造影显示，对比剂通过撕裂的舟月（SL）韧带（箭）进入中腕关节。（B）另一患者，脂肪抑制 $T_2$ 加权冠状位图像显示舟月（SL）韧带撕裂（箭）。（C）桡腕关节注射对比剂后 MR $T_1$ 加权冠状关节造影，显示舟月（SL）韧带撕裂（箭）伴舟月（SL）间隙较宽

- 舟月（SL）韧带撕裂最好通过 MRI 或 MR 关节造影进行评估，尽管在平片上也可能观察到继发性改变，包括舟月（SL）间隙增宽。

- 回顾一下，舟月（SL）间隔的增宽，大于 4 mm，称为特里 - 托马斯征（Terry-Thomas 征）。

- 完全撕裂的舟月（SL）韧带和支持性关节囊韧带，导致腕骨不稳定，即舟月（SL）分离和背侧嵌入段不稳定（DISI）（见图 4.11 和 4.12）。

- 退行性撕裂或穿孔通常涉及舟月（SL）韧带的膜性成分，这可能不具有临床意义，不会导致腕骨不稳定。

### 月三角韧带撕裂

- 月三角（LT）韧带与舟月（SL）韧带相似，有三个部分；LT 韧带的掌侧部分最厚，对月三角（LT）稳定性最为重要，尽管背侧部分在限制旋转方面也发挥重要作用。

- 相较于舟月（SL）韧带，月三角（LT）韧带撕裂更为少见。

- 创伤性月三角（LT）韧带撕裂最常发生于向后跌倒时，小鱼际隆起着地，导致腕部过伸或桡偏（图 4.35）。

- MRI 可以显示月三角（LT）韧带撕裂，但 MR 或 CT 关节造影显示最佳；平片上月三角（LT）间隙增宽并不常见。

- 月三角（LT）韧带完全撕裂导致腕骨不稳定，即月三角（LT）不稳定和掌侧嵌入段不稳定（VISI）（见图 4.13）。

- 月三角（LT）韧带损伤常伴有三角纤维软骨复合体（TFCC）损伤。

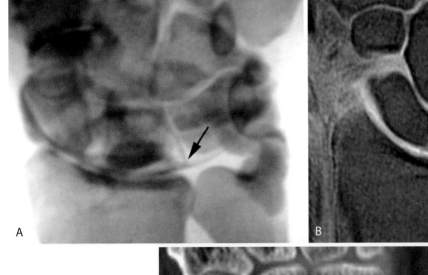
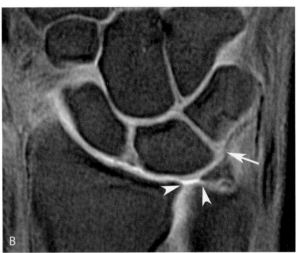
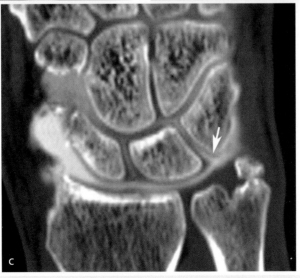

图 4.35　月三角（LT）韧带撕裂。（A）桡腕关节间室注射对比剂后尺偏位摄影，显示月三角（LT）韧带撕裂（箭），对比剂充盈中腕关节间隙。（B）桡腕关节间室注射对比剂后获得的 MR 关节造影 $T_1$ 加权冠状位图像，显示月三角（LT）韧带撕裂（箭）和三角形纤维软骨复合体（TFCC）关节盘宽大的撕裂（箭头）。（C）另一患者行 CT 关节造影重建显示月三角（LT）韧带撕裂（箭）。舟月骨（SL）韧带和三角形纤维软骨复合体（TFCC）完整

### 三角纤维软骨复合体撕裂

- 回顾三角纤维软骨复合体（TFCC）的解剖结构，TFCC 由中央关节盘、周边小凹和茎突附着点、背侧和掌侧桡尺韧带、尺腕韧带、尺侧腕伸肌（ECU）腱鞘和半月板类似体组成。
- 许多 TFCC 损伤发生在腕部骨折期间，并不会立即显现。
  - TFCC 创伤性撕裂通常会引起腕部尺侧疼痛和无力。
  - 腕部活动时的尺侧可能出现咔哒声或弹响。
- 关节造影或 MRI 可显示 TFCC 的中央关节盘缺损或桡腕关节与下尺桡关节（DRUJ）之间的交通（图 4.36；另见图 4.35B）。
- 三角纤维软骨复合体（TFCC）撕裂模式较为复杂，但通常表现为中央关节盘穿孔或关节盘在桡骨、尺骨、背侧或尺侧关节囊附着处的撕裂。
- TFCC 撕裂可以被视为尺骨阳性变异的结果，常伴发于尺骨撞击综合征。
- 无症状的中央关节盘变薄或穿孔常见于老年人，认为是老年性退变。

### 尺骨变异

- 尺骨变异是指尺骨远端相对于桡骨远端长度而言，分别为中性、正性或负性。
- 中性尺骨变异：尺骨远端与桡骨远端等长（或短几毫米）。
- 正性尺骨变异：尺骨远端较桡骨长或更向远端延伸。
  - 伸长的尺骨可撞击 TFCC 和月骨尺侧近端，称为尺骨撞击综合征（本章后面讨论）。
- 负性尺骨变异：尺骨远端比桡骨远端缩短超过几毫米。
  - 负性尺骨变异，伴有较高的 Kienböck 病发病率，该病也称为月骨软化症或月骨骨坏死（在后续章节中讨论）。

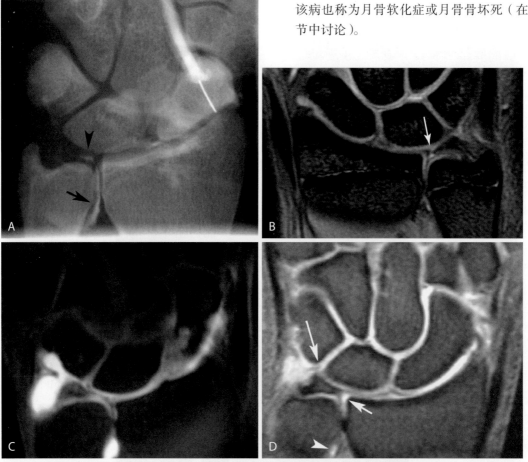

图 4.36　三角纤维软骨复合体（TFCC）关节盘撕裂。（A）桡腕关节注射对比剂时点片显示对比剂进入下尺桡关节（箭），表明三角形纤维软骨复合体（TFCC）关节盘撕裂。相当于关节盘处（箭头）的对比剂影即撕裂处。（B）脂肪抑制冠状位 MR 图像显示三角形纤维软骨复合体（TFCC）关节盘撕裂（箭）。（C）桡腕关节注射对比剂后，MR 脂肪抑制 T$_1$ 加权关节造影冠状位图像显示 TFCC 关节盘撕裂。（D）MR 关节造影显示 TFCC 关节盘从其桡骨附着处撕脱（短箭），对比剂经该缺损进入下尺桡关节（箭头）。注意腕中关节内的高信号，因为对比剂通过月三角韧带撕裂处（长箭）进入腕中关节

□ 严重的尺骨负变异可导致尺骨挤压综合征。

- 尺骨变异是相对于桡骨远端而言，出现异常的原因包括累及尺桡骨的骨折、骨骺板损伤、术后改变或先天性异常。

- 尺骨变异的准确识别需要体位正确的后前位平片，腕部和前臂处于中立位（见图 4.1A）。

  □ 如果腕背屈、手平放于 X 线探测器板上时拍摄后前位平片，背侧尺骨投影靠向远端，类似于正性尺骨变异（图 4.37）。

  □ 相对于桡骨远端，腕部旋后使尺骨缩短，腕部旋前使尺骨延长（见图 4.37）。

## Kienböck 病

- Kienböck 病是指月骨骨坏死（图 4.38），好发于 20~40 岁的青年男性和中年女性，具有双峰分布。

- 病因尚不清楚，但可能与既往创伤或阻碍血供的解剖因素有关。

- Kienböck 病与负性尺骨变异相关，负性变异增加了月骨的生物力学负荷。

- Kienböck 病的 Lichtman 分期系统（Ⅰ~Ⅳ期）可用于骨坏死的严重程度分级，从 MRI 上的骨髓水肿、平片上表现正常，继而出现月骨硬化、形态塌陷和桡腕关节和（或）腕中关节的继发性骨关节炎。

## 尺骨撞击综合征

- 尺骨撞击综合征（也称为尺骨碰撞或尺腕负荷）是尺骨远端与三角纤维软骨复合体（TFCC）和近列腕骨尺侧相碰撞。

- 正性变异将腕部的负荷从桡骨远端转移到尺骨远端。

- 慢性撞击会导致三角纤维软骨复合体（TFCC）退变和撕裂以及关节软骨损伤，常见于月骨近端尺侧、尺骨远端和（或）三角骨近端桡侧（图 4.39）。

- 平片可显示正性尺骨变异和软骨下囊肿、硬化或骨赘；MRI 所见相似，并且还可显示软骨下骨髓水肿。

- 伴随的 TFCC 变性或撕裂，MRI 或关节造影显示最佳。

- 治疗取决于正性尺骨变异的程度和临床症状；保守治疗失败的病例可采用尺骨短缩截骨手术治疗，或尺骨远端全部或部分切除。

## 尺骨挤压综合征

- 尺骨挤压综合征是明显缩短的尺骨对桡骨远侧干骺端机械性撞击，通常伴有假关节形成（图 4.40）。

- 临床特征酷似尺骨撞击综合征，但常较严重。

- 尺骨挤压是负性尺骨变异的潜在并发症，常见于尺骨生长停滞、尺骨缩短手术、引起尺骨长度变短的创伤或发育畸形。

- 长期尺骨挤压的平片表现为负性尺骨变异、桡尺骨聚拢和桡骨远端硬化、扇贝样压迹或压迫性侵蚀。

- MRI 表现相似，另可见假关节处的骨髓水肿。

## 钩月骨撞击综合征

- 大约 50% 的个体，月骨内侧有一个副关节面与钩骨近端形成关节，称为Ⅱ型月骨（Ⅰ型月骨与钩骨不接合）。

- 钩月骨撞击是一种退行性病变，发生在Ⅱ型月骨和钩骨近端之间的关节，是尺侧腕部疼痛的原因之一。

- 这种正常变异有钩骨近端出现软骨软化症和软骨下骨髓水肿/囊性改变的风险，少数出现在月骨；MRI 表现常不明显，但颇具特征性（图 4.41）。

- 主要的手术治疗是关节镜下对钩骨近端进行修整。

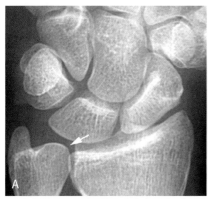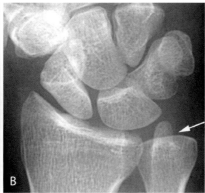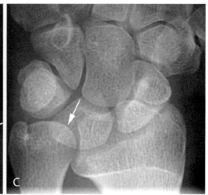

图 4.37　腕部体位对尺骨变异显示的影响。所有图像均来自同一患者。腕部处于中立位时，体位正确的后前位平片（见图 4.1A）。旋前位（A）导致尺骨延长（箭）。旋后位（B）导致尺骨缩短（箭）。手部平放在 X 线探测器板上而当肘部抬高，这样导致腕部背屈（C），会导致尺骨延长（箭）

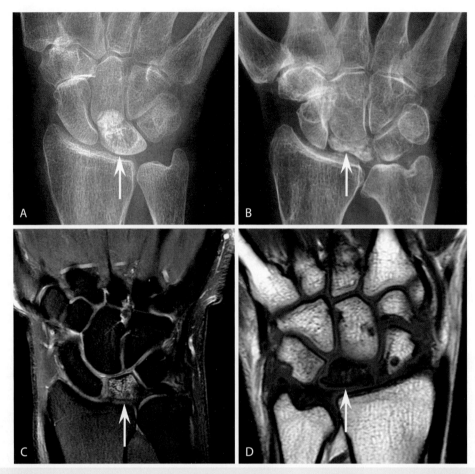

图 4.38  不同患者的 Kienböck 病。（A）腕部后前位平片显示整个月骨（箭）硬化、无塌陷，符合 II 期 Kienböck 病。（B）腕部后前位平片显示月骨硬化、明显塌陷（箭）伴腕部继发性退行性改变，符合 IV 期 Kienböck 病。（C）腕部脂肪抑制 T₂ 加权冠状位 MR 图像显示整个月骨（箭）骨髓水肿、无塌陷，符合 II 期 Kienböck 病。（D）腕部 T₁ 加权冠状位 MR 图像显示整个月骨弥漫性低信号（箭）提示骨坏死，在桡侧有早期塌陷，符合 III 期 Kienböck 病

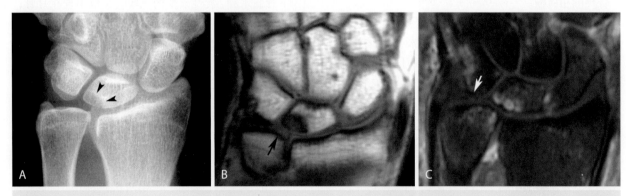

图 4.39  尺骨撞击综合征。（A）正位平片显示轻度正性尺骨变异。注意月骨近端内侧（箭头）小囊状透亮区，是因与尺骨撞击所致。冠状位 T₁ 加权（B）和 STIR（C）MR 图像显示正性尺骨变异，月骨和相邻尺骨的囊样病变即周围骨髓水肿。（B）三角纤维软骨关节盘撕裂（箭），（C）内侧小部分残留、退变（箭）

## De Quervain 综合征

- De Quervain 综合征或 De Quervain 腱鞘炎是一种过度使用综合征，累及第 1 伸肌间室的拇长展肌（APL）和拇短伸肌（EPB）肌腱。

- 患者通常表现为腕部桡侧疼痛、肿胀和拇指活动受限。
- MRI 和 US 可发现肌腱病变、腱鞘炎，有时甚至肌腱撕裂，可累及第 1 伸肌间室的 1 个或 2 个肌腱；偶尔，MRI 也能显示桡骨远端肌腱下骨髓水肿（图 4.42）。

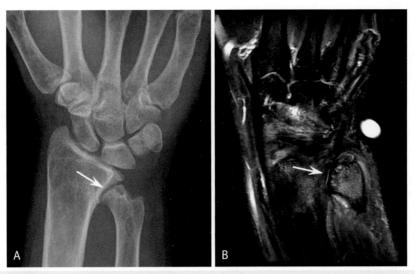

图 4.40　尺骨挤压综合征。（A）腕部后前位平片显示尺骨远端畸形伴负性尺骨变异，相邻的桡骨远端呈扇贝样压迹（箭）。（B）另一患者，腕部脂肪抑制 T₂ 加权冠状位 MR 图像显示负性尺骨变异伴桡骨远端乙状切迹重塑（箭）、下尺桡关节（DRUJ）两侧广泛骨髓水肿和尺骨远端囊性改变

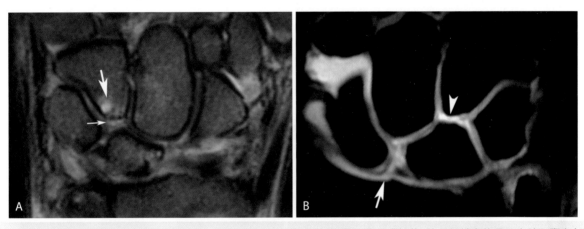

图 4.41　钩月骨撞击。（A）STIR 冠状位 MR 图像显示 Ⅱ 型月骨，与钩骨近端形成关节。钩骨近端有软骨下水肿和囊变（大箭），其表面关节软骨呈高信号（小箭），提示有软骨软化。（B）脂肪抑制 T₁ 加权关节造影冠状位 MR 图像。调整图像使关节软骨显示为灰色。注意紧贴钩骨软骨下骨板的高信号对比剂（箭头），提示局部关节软骨缺失。另见舟月骨（SL）韧带撕裂（箭）

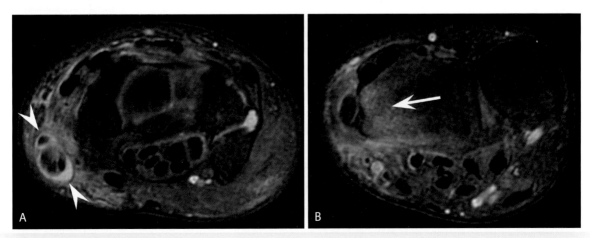

图 4.42　De Quervain 综合征。腕骨（A）和桡骨远端（B）水平的脂肪抑制 T₂ 加权轴位 MR 图像，显示第 1 伸肌腱间室腱鞘炎（A 中的箭头）伴周围软组织水肿。桡骨远端内可见肌腱下骨髓水肿（B 中的箭）

## 腕管综合征

- 腕管综合征（CTS）是腕管内压力增高引起的正中神经功能障碍。
- 常见症状包括大鱼际区域和沿着第 1 至第 4 指的疼痛、无力和麻木 / 刺痛；晚期病例可能会出现大鱼际肌肉的萎缩。
- 许多病例为特发性，但腕管综合征（CTS）的可能原因有骨折、腱鞘炎、类风湿性关节炎、痛风、淀粉样变性、结核、肿瘤、妊娠、糖尿病、肌肉的变异和其他解剖变异，以及重复应力和（或）外在挤压。
- MRI 和 US 在腕管综合征（CTS）诊断中的作用仍存在争议。
  □ 大多数支持腕管综合征（CTS）影像学诊断的研究提出，掌侧支持带轻微向掌侧凸起和（或）正中神经横截面积增大是诊断 CTS 的征象，但正常与异常之间存在重叠。
- MRI 和 US 在明确或排除可以手术治疗的疾病是有意义的，如腕管内占位性病变（图 4.43）。

## 腕尺管（Guyon's canal）综合征

- 回顾一下，Guyon 管是腕部掌尺侧的纤维骨性隧道，包含尺神经和血管，位于豌豆骨和钩骨钩之间（见图 4.8B）。
- 尺管综合征是指尺神经在 Guyon 管内受压。
- 常见症状包括小鱼际区、第 4 指尺侧和第 5 指的疼痛、无力和麻木 / 刺痛。
- 许多引起腕管内正中神经卡压的疾病，同样可累及 Guyon 管内的尺神经。

## 交叉综合征

- 交叉综合征发生在肌腱的交汇处或交叉处，与机械摩擦和刺激相关，常见于进行重复性动作的运动员或工人。
- 前臂远端和腕部可见两种交叉综合征：交叉综合征和远端交叉综合征。
- 两种交叉综合征在 MRI 或 US 上均以腱鞘炎和腱周水肿为特征。
- 交叉综合征发生在前臂远端水平的第 1 和第 2 伸肌腱间室交叉点（图 4.44）。
  □ 该区域可能超出了腕部常规 MRI 的范围；怀疑该综合征时需要扩大视野或专门进行前臂 MRI 检查。
- 远端交叉综合征发生在腕部水平的第 2 和第 3 伸肌腱间室交叉处（图 4.45）。

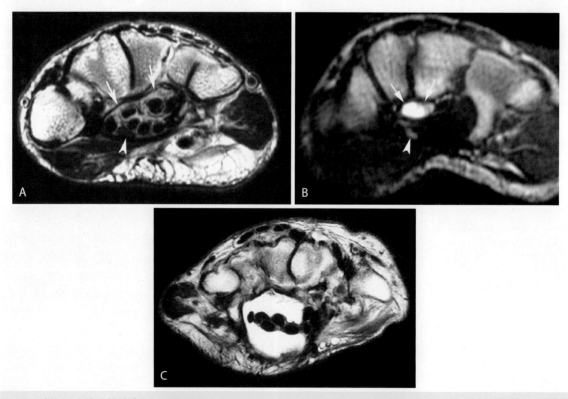

图 4.43　肿块所致的腕管综合征。所有图像均为 T$_2$ 加权轴位 MRI。（A）早期类风湿性关节炎患者的滑膜炎（箭）。箭头所指为正中神经。（B）腕部掌侧腱鞘囊肿。腕管背侧圆形、边界清楚的肿块呈均匀高信号（箭），是典型的腱鞘囊肿；注意正中神经水肿（箭头），这种表现与神经功能障碍有关。切除腱鞘囊肿，腕管综合征治愈。（C）另一腕管综合征患者，巨大腱鞘囊肿的表现与腱鞘炎相似

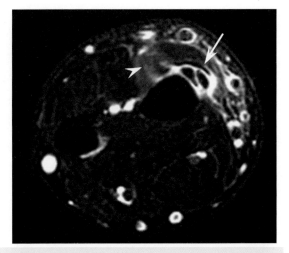

图 4.44　交叉综合征（前臂）。STIR 轴位 MR 图像显示前臂远端背外侧第 1 和第 2 伸肌间室肌腱交叉处的腱鞘炎（箭）。拇长展肌远端肌腹肌腱交界附近（箭头）可见反应性肌内水肿与轻度肌肉拉伤

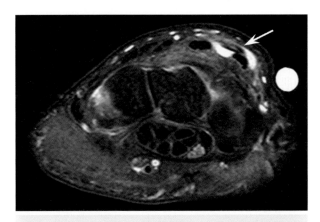

图 4.45　远端交叉综合征（腕部）。脂肪抑制 $T_2$ 加权轴位 MR 图像显示第 2、3 伸肌间室肌腱交叉处的腱鞘炎（箭）。拇长伸肌（EPL）腱内的线性高信号代表肌腱内撕裂

## 屈肌腱和滑车损伤

- 许多疾病可累及屈肌腱，包括腱鞘炎、肌腱病、肌腱撕裂、扳机指和屈肌滑车损伤。

- 腱鞘炎或肌腱滑膜炎症导致腱鞘内液体异常积聚，US 或液体敏感 MRI 序列显示最佳。

  □ 腱鞘炎可能是无菌的，与反复过度使用或潜在的炎症状况（如类风湿性关节炎）有关，或者是感染性的（如化脓性腱鞘炎）。

  □ 细菌是化脓性腱鞘炎最常见的病因，通常与穿刺伤相关（图 4.46）。

- 肌腱病或肌腱变性代表肌腱的慢性退行性改变，可能与年龄增长、慢性过度使用或重复微小创伤有关。

- 肌腱撕裂最常见的原因是急性创伤或裂伤（图 4.47），但有肌腱病基础也可能自发出现。

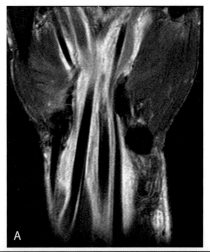

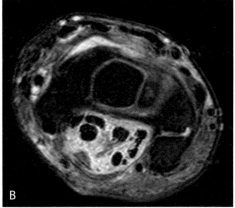

图 4.46　屈肌间室内化脓性腱鞘炎。腕部脂肪抑制 $T_2$ 加权序列冠状位（A）和轴位（B）图像显示腕管内广泛的屈肌间室腱鞘炎，向近端和远端分别延伸至前臂和手部。抽液采样发现非典型分枝杆菌感染，该病例为腕管手术后并发症

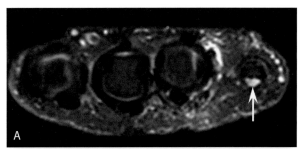

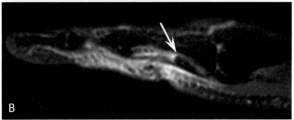

图 4.47　指深屈肌腱断裂。（A）脂肪抑制 $T_2$ 加权轴位 MR 图像显示手部第 5 指空虚的、充满液体的指深屈肌（FDP）腱鞘（箭）。（B）STIR 矢状位 MR 图像显示第 5 指回缩的肌腱残端（箭）

- □ 如前所述，指深屈肌（FDP）肌腱从其在末节指骨掌侧基底部的止点撕脱导致运动衫指（jersey指），致使远侧指间（DIP）关节不能主动屈曲；可能伴有或不伴有撕脱性骨折。
- □ 肌腱完全撕裂的特征是肌腱不连续，通常伴有回缩和肌腱裂隙。
  - ◇ 肌腱断端之间的空虚腱鞘通常充满液体，在 $T_2$ 加权图像上呈连续明显的高信号（图 4.47A）。
  - ◇ 把肌腱间隙或肌腱回缩的测量纳入报告是非常重要的，因为该信息对于手术修复至关重要。
- □ 部分厚度的肌腱撕裂表现为肌腱形态、直径或信号的局灶性改变（图 4.48）。
- ■ 扳机指的特征是屈伸时肌腱滑动受阻，常见原因是 A1 滑轮增厚，动态 US 是最佳诊断方法。
- ■ 屈肌滑轮损伤可累及任何指；拇指的滑轮系统不同于其他手指。
  - □ 如前所述，屈肌腱固定近节和中节指骨掌侧面的纤维带称为屈肌滑轮（见图 4.10A）。
  - □ 在极限负荷下（例如，攀岩运动员用单手屈曲指尖支撑其整个体重），手指反复屈曲可引起滑轮撕裂。
  - □ 这种损伤会导致屈肌腱在屈曲过程中从指骨的手掌表面移开，就像小提琴的弓弦一样，MRI 或 US 图像上，受累屈肌腱向掌侧移位（见图 4.10B）。
  - □ A2 和 A4 滑轮对于正常手指屈曲和防止肌腱弓弦样移位最为关键；多个滑车均可能损伤，A2 滑轮撕裂最为常见（图 4.49）。

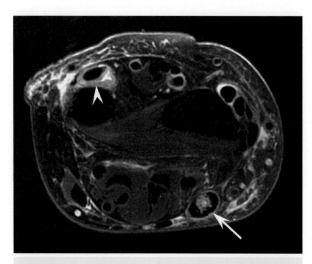

图 4.48　桡侧腕屈肌（FCR）肌腱变性和部分撕裂。腕部脂肪抑制 $T_2$ 加权轴位 MR 图像显示桡侧腕屈肌（FCR）肌腱严重的变性（箭）伴重度肌腱内撕裂，表现为肌腱内接近液体的高信号。另可见尺侧腕伸肌（ECU）腱鞘炎（箭头）

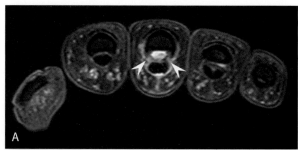

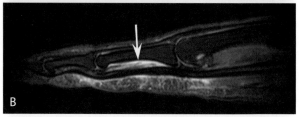

图 4.49　环形 A2 滑车撕裂。手部脂肪抑制 $T_2$ 加权轴位 MR 图像（A）和中指 STIR 矢状位 MR 图像（B）显示 A2 滑轮撕裂（A 中箭头所示）伴轻度肌腱弓弦样改变。指深屈肌（FDP）肌腱和第 3 指近节指骨掌侧面之间有液体 / 水肿（B 中箭所示）。另见图 4.10

## 伸肌腱损伤

- ■ 腕部伸肌腱容易受到过度使用和创伤性损伤，类似于屈肌腱（图 4.48）。
- ■ 如前所述，De Quervain 综合征是一种累及第 1 伸肌腱间室肌腱的过度使用综合征，远端交叉综合征发生在第 2、第 3 伸肌腱间室的交叉处。
- ■ 指伸肌腱的撕脱或撕裂可发生于远侧指间（DIP）或近侧指间（PIP）关节水平。
  - □ 如前所述，指伸肌腱中央腱束撕裂导致纽扣孔（boutonnière）畸形（见图 4.31 和 4.32），而远侧指间（DIP）关节处、外侧腱束汇合处以远的撕裂会导致锤状指（见图 4.30）。
  - □ 肌腱撕脱可以伴或不伴撕脱性骨折。
- ■ 掌指（MCP）关节处矢状带（伸肌腱帽的一部分）撕裂导致指伸肌腱不稳定，可使肌腱异常移位。
  - □ 矢状带在掌指（MCP）关节水平的 MRI 轴位上显示最佳（图 4.50）。
- ■ 尺侧腕伸肌（ECU）肌腱可以从尺骨远端的凹槽中半脱位或脱位（图 4.51）。
  - □ 尺侧腕伸肌（ECU）通常由 ECU 下鞘固定在尺骨凹槽内，下鞘可能由于急性创伤或慢性退变而撕裂。

## 掌板损伤

- ■ 掌板是关节囊的增厚，稳定掌指（MCP）和指间关节掌侧，防止过度伸展。

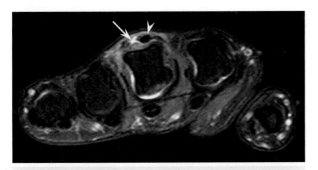

图 4.50　矢状带撕裂。手部脂肪抑制 $T_2$ 加权轴位 MR 图像显示尺侧矢状带完全撕裂（箭）伴有指伸肌腱轻微桡侧半脱位（箭头）

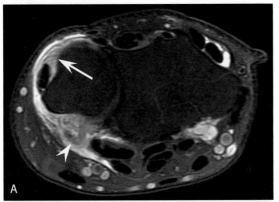

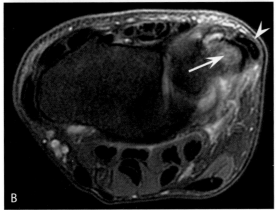

图 4.51　尺侧腕伸肌（ECU）下鞘撕裂。（A）桡腕关节内注入对比剂，脂肪抑制 $T_2$ 加权关节造影轴位 MR 图像显示对比剂外渗进入尺侧软组织和 ECU 腱鞘。ECU 下鞘在其桡背侧附着处撕裂（箭），掌侧桡尺韧带撕裂（箭头）。（B）另一患者，脂肪抑制 $T_2$ 加权轴位 MR 图像显示 ECU 下鞘撕裂导致的 ECU 肌腱尺侧半脱位（箭头）。在尺骨茎突可见肌腱下骨髓水肿（箭）

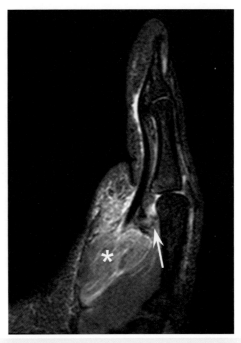

图 4.52　掌板撕裂。拇指 STIR 矢状位 MR 图像显示第 1 掌指（MCP）关节掌板在近端附着处重度撕裂（箭）。大鱼际肌肉急性拉伤（＊）

### 侧副韧带损伤

- 尺侧（内侧）和桡侧（外侧）副韧带分别稳定掌指关节（MCP）和指间关节内外侧，防止外翻和内翻。
- 这些关节的侧副韧带均可发生损伤，可以表现为韧带的拉伸、部分或完全撕裂或伴撕脱性骨折。
- 既往常使用施加外翻或内翻应力的后前位平片来诊断侧副韧带损伤，尽管理论上这可能会加重已有的部分撕裂。
  □ 与健侧比较有助于诊断，因为一定程度的侧副韧带松弛是正常的。
- 目前，手指 MRI 是诊断侧副韧带损伤的首选影像学检查，US 可以起补充作用。
  □ 侧副韧带在冠状位和轴位显示最佳；高分辨率 $T_2$ 加权（或梯度回波 GRE）图像有助于评价这些微小结构。
  □ 液体敏感（$T_2$ 加权脂肪抑制和 STIR）序列可以发现常伴发于急性损伤的软组织水肿。
  □ $T_1$ 加权序列有助于检测小的撕脱骨碎片；注意撕脱皮质碎片可能不含骨髓成分，呈现为完全低信号。
  □ 成像平面根据需要手指的轴线而设定；矢状位成像应包括相邻的"正常"指。
- 手部最常损伤的侧副韧带是拇指掌指（MCP）关节的尺侧副韧带（UCL）。
  □ 这种损伤，常称为猎场看守人拇指或滑雪者拇指，是由拇指的外翻压力引起的，常合并过伸（图 4.53）。

- 掌板损伤常见于过伸性损伤或关节脱位。
- 损伤可能伴有撕脱性骨折，最常见于远侧附着处（见图 4.29）；掌板自身撕裂更常见于近侧附着处（图 4.52）。
  □ 掌板损伤可以从轻度扭伤到完全撕裂伴关节内移位和卡压，MRI 矢状位评估最佳。

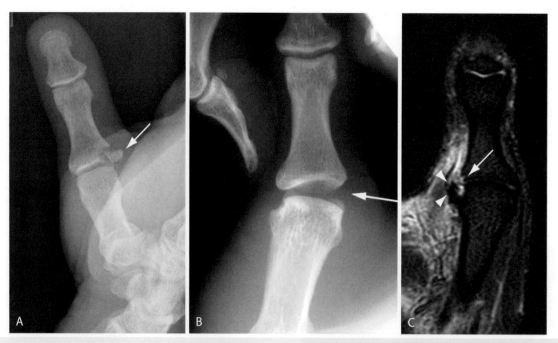

图 4.53 滑雪者（猎场看守人）的拇指。（A）拇指前后位平片显示掌指（MCP）关节尺侧副韧带（UCL）远侧止点处撕脱性骨折（箭）、位于关节内。（B）另一尺侧副韧带（UCL）损伤患者，无撕脱性骨折。应力位掌指（MCP）关节内侧间隙增宽（箭），表明 UCL 松弛或断裂。（C）MR 诊断。STIR 冠状位 MR 图像显示松弛、回缩的 UCL（箭头）。注意近节指骨的撕脱位置（箭）

◇ 猎场看守人拇指最早被认为是英国猎场看守人的职业病，他们杀死受伤兔子的方式使拇指承受外翻应力。

◇ 现在拇指掌指（MCP）处 UCL 损伤常见于滑雪者，因摔倒时握着滑雪杖的手处于伸展位，导致拇指外翻和伸展过度。

□ 大多数尺侧副韧带（UCL）扭伤和部分撕裂，以及一些轻微移位的完全撕裂或撕脱，可以通过制动进行治疗。

□ 完全撕裂通常需要手术探查来定位和重新固定撕裂的 UCL 的游离缘。

□ 拇短收肌腱膜可插入尺侧副韧带（UCL）撕裂的边缘之间，这种情况被称为 Stener 损伤（图 4.54）。

◇ 内收肌腱膜嵌入或韧带明显移位会妨碍韧带愈合，且需手术复位。

◇ 拇指的高分辨率 MRI 有助于韧带位置的识别。

◇ 成像平面应根据拇指轴线设定，而不是手部；扫描技术不当可能导致 MRI 判读不准确，需要重新扫描成像。

■ 在影像学上，桡侧副韧带（RCL）损伤类似于尺侧副韧带（UCL）损伤，发生在关节的桡侧（图 4.55）。

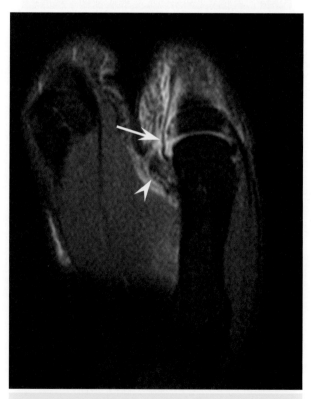

图 4.54 Stener 损伤。拇指脂肪抑制 T$_2$ 加权冠状位 MR 图像，显示第 1 掌指（MCP）关节尺侧副韧带（UCL）完全撕裂并向近侧移位（箭头）。拇短收肌腱腱膜（箭）插入 UCL 和近节指骨基底部远端附着点之间，阻止韧带愈合

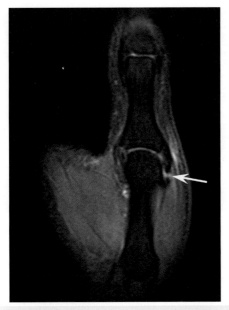

图 4.55　桡侧副韧带（RCL）撕裂。拇指脂肪抑制 T₂ 加权冠状位 MR 图像，显示第 1 掌指（MCP）关节桡侧副韧带（RCL）在其近侧附着点附近全层撕裂（箭）

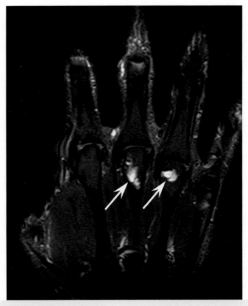

图 4.56　骨内腱鞘囊肿。手部脂肪抑制 T₂ 加权冠状位 MR 图像，偶然发现第 3、4 掌骨头的骨内腱鞘囊肿（箭），来自侧副韧带附着处

## 关节病

除退行性骨关节炎外，手部和腕部常见几种关节病包括类风湿性关节炎、侵蚀性骨关节炎、银屑病关节炎、结晶性关节病［如焦磷酸钙沉积（CPPD）关节病和痛风］、反应性关节炎、结缔组织疾病和代谢相关关节病，以及许多其他疾病。关节受累和关节间隙变窄的模式，以及有无骨赘、软骨下囊肿、骨侵蚀、骨膜炎、半脱位、关节旁骨质减少和软组织钙化或矿化等平片特征有助于缩小鉴别诊断范围。这些将在第 9 章关节炎中详细讨论。

## 骨病变

- 骨内腱鞘囊肿常见于手、腕部，常发生在韧带附着处，腕骨或掌骨头最多见（图 4.56）。
  - 发病机制仍不清楚，可能是黏液样变性或关节液疝入骨内所致。
  - 骨内腱鞘囊肿和骨侵蚀可能表现相似，必须加以鉴别，邻近滑膜炎、周围骨髓水肿和多发病灶支持骨侵蚀。
- 内生软骨瘤是最常见累及手指小管状骨的良性骨肿瘤（图 4.57）。
  - 通常在平片上偶然发现，但也可以因为肿块或骨结构薄弱导致病理性骨折而就诊。
  - 发生在手部时，平片常表现为透亮、膨胀性病变伴骨皮质内缘扇贝样压迹。显示软骨样基质的病例仅占 30%。

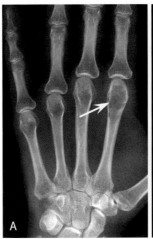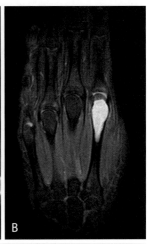

图 4.57　内生软骨瘤。（A）手部后前位平片显示第 2 掌骨远端内部透亮的膨胀性病变（箭），未见明显的软骨样基质。某些内生软骨瘤不能显示软骨样基质。（B）脂肪抑制 T₂ 加权冠状位 MR 图像，病灶显示为均匀 T₂ 高信号，伴有扇贝样压迹和皮质变薄。影像学特征和部位符合良性内生软骨瘤，未发现病理性骨折

  - 病理性骨折可能明显，也可能仅在 MRI 表现为轻度骨膜炎即邻近骨和软组织的水肿。
- 奇异性骨旁骨软骨瘤增生（BPOP，或 Nora 病变）是一种罕见的骨表面病变，好发于手（足相对少见），通常见于 20~30 岁。
  - 影像学表现具有一定的特征性，掌骨或指骨皮质出现外生性矿化性肿块（图 4.58），MRI 增强后可见强化。

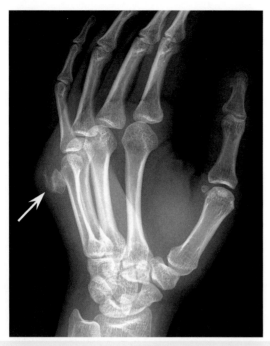

图 4.58　奇异性骨旁骨软骨瘤样增生（BPOP，或 Nora 病变）。手部斜位平片显示部分骨化的外生性病变，起源于第 5 掌骨远端背尺侧的皮质（箭）

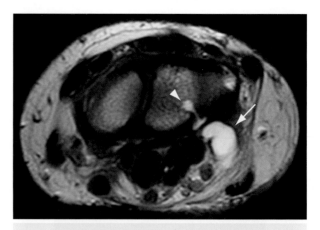

图 4.59　腱鞘囊肿。快速自旋回波 $T_2$ 加权轴位图像显示腱鞘囊肿呈明亮高信号，较小部分位于月骨内（箭头），较大部分位于掌侧软组织（箭）。在腕部，骨内和软组织腱鞘囊肿都很常见。MRI 显示的本病例那样的联合病变并不常见

□ 组织学上，由骨、软骨和纤维组织和具有增殖活性的"奇异"增大的双核软骨细胞组成，可酷似软骨肉瘤。

□ 这是一种无恶性潜能的良性病变，但局部复发频率较高。

**软组织肿块**

■ 腱鞘囊肿是腕部和手部周围最常见的"肿块"，通常用 US 或 MRI 诊断。

□ 大多数腱鞘囊肿是偶然发现的，但部分可伴有腕部疼痛，影像学表现与临床症状相结合。

□ 病变常发生于关节囊相对薄弱的区域，但有的起源于腱鞘。

□ 影像学表现具有特征性（图 4.59；另见图 4.43 和图 12.1），并在第 12 章软组织肿瘤中进一步讨论。

□ 如果颈部不同时切除，腱鞘囊肿容易复发，因此，腱鞘囊肿的来源与关节囊相关性的识别可以给外科医师提供重要的信息。

□ 描述腕部和手部的腱鞘囊肿时，神经血管结构的毗邻关系尤为重要。

■ 腱鞘巨细胞瘤（TGCT）是手部和腕部周围第二常见的软组织肿块。

□ TGCT 与局限性色素沉着绒毛结节性滑膜炎（PVNS）相同，可能是一种非恶性滑膜的肿瘤性增生，由绒毛、色素沉着（含铁血黄素）、纤维和炎性组织等各种成分组成。

□ 影像学表现具有特征性，将在第 12 章软组织肿瘤中详细讨论（见图 12.45 和 12.46）。

□ TGCT 最好发部位是手或手指掌侧的屈肌腱鞘。

■ 血管球瘤（或神经肌动脉球）是一种良性血管周围病变，由类似血管球体细胞的神经、肌肉和动脉成分组成。

□ 最常见于手指末节指骨的背侧，甲床下（甲下）。

□ 影像学表现具有特征性，将在第 12 章软组织肿瘤中详细讨论（见图 12.13）。

□ 需要手术切除；MRI 的作用是初步诊断和术后随访，因为不完全切除将会导致复发。

■ 异物可见于穿刺伤后的影像学检查（患者有时可能不记得这类病史）。

□ 异物可导致肉芽肿反应，称为异物肉芽肿，MRI 上常表现为小的、边界不清的 $T_2$ 高信号、$T_1$ 低信号的软组织肿块。

□ 平片用于检查不透 X 线的异物（金属和玻璃），但大多数木材和某些塑料是可透射线的。

□ 由于存在金属（含金属的或含添加剂的玻璃）或空气（木材），异物可能导致 MRI 上出现磁敏感伪影。

◇ MRI 上皮下组织的磁敏感伪影的主要鉴别是皮肤表面的碎屑的磁敏感伪影。

□ US 对滞留的浅表异物非常敏感，可用于异物的识别和定位及协助取出（图 4.60）。

□ 由于异物是感染的发源地，可能伴有其他表现，如蜂窝织炎、脓肿、脓毒性腱鞘炎或骨髓炎；详见第 14 章骨肌感染。

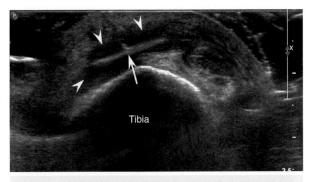

图 4.60 异物的超声表现。超声图像显示胫骨前方线状强回声木屑（箭），周围低回声代表异物肉芽肿（箭头）。后方有声影为胫骨（Tibia）

- 手掌纤维瘤病又称 Dupuytren 挛缩，是手掌部的浅表性纤维瘤病。
  - 纤维束带将手的屈肌腱拴系在一起，引起屈曲挛缩，最常见于手指内侧（见图 12.21）。
  - 常见于老年人，尤其是北欧后裔。
- 其他较少见的手部和腕部良性和恶性软组织肿块，将在第 12 章软组织肿瘤中进行讨论。

# 结构化报告

## 报告要点和建议

- 由于是结构化报告，所以在报告正文中，相互关联的影像学表现可能是分开的，但应该综合起来分析以得出诊断意见。
  - 例如，腕部类风湿性关节炎病例，其关节、骨、肌腱和软组织的表现均可能与该疾病相关。
- 提及与临床关注的表现，如关节内骨折累及关节面的程度、肌腱断裂时的回缩距离或完全韧带撕裂时的韧带移位。
- 诊断意见按重要程度排序。
- 诊断意见中直接回答任何特定的临床问题。
- 确保检查技术足以评价目标结构。
  - 针对特定的手指，必须包括高分辨率 MRI 成像，以充分评估小韧带和关节囊结构，成像平面应根据感兴趣手指的轴来设定。

### 正常腕部报告模板范例

检查类型：腕部 MRI 平扫

检查日期和时间：日期和时间

适应证：临床病史

比较：既往影像学检查

印象：印象

技术：使用标准平扫方案，在扫描仪类型系统上，三个平面（轴位、矢状位和冠状位）上进行靶侧腕 MRI 扫描

影像学表现：

骨结构：无急性骨折或骨挫伤，腕骨弧线解剖对齐，中性尺骨变异

关节：无局灶性软骨缺损，无骨侵蚀，无关节积液

韧带：TFCC（三角纤维软骨复合体）：完整的中央 TFCC 关节盘，TFCC 中心凹和茎突的周边附着完好

舟月韧带：完整的舟月韧带，舟月骨间距正常

月三角韧带：完整的月三角韧带，月三角骨间距正常

外源性韧带：完整

肌腱：屈肌腱：无肌腱变性或撕裂，无腱鞘炎

伸肌腱：无肌腱变性或撕裂，无腱鞘炎

腕管：腕管内无占位效应，正中神经形态和信号强度正常

腕尺管（Guyon 管）：腕尺管内无占位效应，尺神经形态及信号正常

软组织：无软组织水肿，无腱鞘囊肿、积液、软组织肿块

### 手／手指标准报告模板范例

检查类型：手（手指）MRI 平扫

检查日期和时间：日期和时间

适应证：临床病史

比较：既往影像学检查

印象：印象

技术：使用标准平扫方案，在扫描仪类型系统上，三个平面（轴位、矢状位和冠状位）上进行靶侧手（目标指）MRI 扫描

影像学表现：

关节／骨：无急性骨折或骨挫伤，无局灶性软骨缺损或骨关节炎，无关节积液

无半脱位

肌腱：无屈肌或伸肌肌腱撕裂，无腱鞘炎，肌腱滑车正常

肌肉：无萎缩或水肿

软组织：软组织无水肿，无积液或肿块

### 参考文献和推荐阅读

Arnaiz J, Piedra T, Cerezal L, et al. Imaging of Kienböck disease. AJR Am J Roentgenol. 2014;203(1):131–139.

Bateni CP, Bartolotta RJ, Richardson ML, et al. Imaging key wrist ligaments: what the surgeon needs the radiologist to know. AJR Am J Roentgenol. 2013;200(5):1089–1095.

Beaty JH, Kasser JR, Shaggs DL, et al. eds. Rockwood and Green's

Fractures in Children. Philadelphia: Lippincott-Raven; 2009.

Bucholz RW, Court-Brown CM, Heckman JD, Tornetta P, eds. Rockwood and Green's Fractures in Adults. Philadelphia: Lippincott-Raven; 2009.

Burns JE, Tanaka T, Ueno T, et al. Pitfalls that may mimic injuries of the triangular fibrocartilage and proximal intrinsic wrist ligaments at MR imaging. Radiographics. 2011;31(1):63–78.

Celik S, Bilge O, Pinar Y, et al. The anatomical variations of the extensor tendons to the dorsum of the hand. Clin Anat. 2008;21(7):652–659.

Cerezal L, de Dios Berná-Mestre J, Canga A, et al. MR and CT arthrography of the wrist. Semin Musculoskelet Radiol. 2012;16(1):27–41.

Cerezal L, del Piñal F, Abascal F, et al. Imaging findings in ulnar-sided wrist impaction syndromes. Radiographics. 2002;22(1):105–121.

Chiavaras MM, Jacobson JA, Yablon CM, et al. Pitfalls in wrist and hand ultrasound. AJR Am J Roentgenol. 2014;203(3):531–540.

Clavero JA, Alomar X, Monill JM, et al. MR imaging of ligament and tendon injuries of the fingers. Radiographics. 2002;22(2):237–256.

Clavero JA, Golanó P, Fariñas O, et al. Extensor mechanism of the fingers: MR imaging-anatomic correlation. Radiographics. 2003;23(3):593–611.

Goldfarb CA, Yin Y, Gilula LA, et al. Wrist fractures: what the clinician wants to know. Radiology. 2001;219:11–28.

Gupta P, Lenchik L, Wuertzer SD, et al. High-resolution 3-T MRI of the fingers: review of anatomy and common tendon and ligament injuries. AJR Am J Roentgenol. 2015;204(3):W314–W323.

Hirschmann A, Sutter R, Schweizer A, et al. MRI of the thumb: anatomy and spectrum of findings in asymptomatic volunteers. AJR Am J Roentgenol. 2014;202(4):819–827.

Jamadar DA, Robertson BL, Jacobson JA, et al. Musculoskeletal sonography: important imaging pitfalls. AJR Am J Roentgenol. 2010;194(1):216–225.

Lee CH, Tandon A. Focal hand lesions: review and radiological approach. Insights Imaging. 2014;5(3):301–319.

Manaster BJ, Roberts CC, Andrews CL, et al. Expertddx: Musculoskeletal. Salt Lake City: Amirsys; 2008.

Mohammadi A, Ghasemi-Rad M, Mladkova-Suchy N, et al. Correlation between the severity of carpal tunnel syndrome and color Doppler sonography findings. AJR Am J Roentgenol. 2012;198(2):W181–W184.

Moschilla G, Breidahl W. Sonography of the finger. Am J Roentgenol. 2002;178:1451–1457.

Nora FE, Dahlin DC, Beabout JW. Bizarre parosteal osteochondromatous proliferations of the hands and feet. Am J Surg Pathol. 1983;7(3):245–250.

Oneson SR, Scales LM, Timins ME, et al. MR imaging interpretation of the Palmer classification of triangular fibrocartilage complex lesions. Radiographics. 1996;16:97–106.

Rawat U, Pierce JL, Evans S, et al. High-resolution MR imaging and US anatomy of the thumb. Radiographics. 2016;36(6):1701–1716.

Resnick D. Diagnosis of Bone and Joint Disorders. 4th ed. Philadelphia: Saunders; 2002.

Robinson R. Sonography of common tendon injuries. AJR Am J Roentgenol. 2009;193(3):607–618.

Scalcione LR, Pathria MN, Chung CB. The athlete's hand: ligament and tendon injury. Semin Musculoskelet Radiol. 2012;16(4):338–349.

Smith DK. MR imaging of normal and injured wrist ligaments. Magn Reson Imaging Clin N Am. 1995;3:229–248.

Toms AP, Chojnowski A, Cahir JG. Midcarpal instability: a radiological perspective. Skeletal Radiol. 2011;40(5):533–541.

Vezeridis PS, Yoshioka H, Han R, et al. Ulnar-sided wrist pain. Part I: anatomy and physical examination. Skeletal Radiol. 2010;39(8):733–745.

Watanabe A, Souza F, Vezeridis PS, et al. Ulnar-sided wrist pain. II. Clinical imaging and treatment. Skeletal Radiol. 2010;39(9):837–857.

Wieschhoff GG, Sheehan SE, Wortman JR, et al. Traumatic finger injuries: what the orthopedic surgeon wants to know. Radiographics. 2016;36(4):1106–1128.

Wong SM, Griffith JF, Jui ACF, et al. Carpal tunnel syndrome: diagnostic usefulness of sonography. Radiology. 2004;232:93–99.

Yamabe E, Nakamura T, Pham P, et al. The athlete's wrist: ulnar-sided pain. Semin Musculoskelet Radiol. 2012;16(4):331–337.

## 骨盆

### 解剖

- 骨盆是由两块髋骨和一块骶骨组成的复杂解剖区域。
- 每一块髋骨都是由髂骨、耻骨和坐骨在髋臼内侧壁连接而成，在儿童时期为髋臼的三辐状软骨或 "Y" 形软骨。
  - 骨骼发育不成熟的患者，这个区域可能与骨折相混淆。
- 髋骨内侧在耻骨联合处相连，耻骨联合在胚胎学和形态学上与脊柱椎间盘相似。
- 骶骨和髂骨连接于骶髂关节，骶髂关节是一个复杂的关节，部分为滑膜关节，部分为韧带联合。
  - 真正的滑膜关节位于关节的前 1/3 和下半部分，而韧带联合的韧带牢固地附着于其后上方。
- 骨盆经 $L_5 \sim S_1$ 椎间盘与脊椎相连。
- 骨盆通过两侧球窝滑膜关节 - 髋关节与下肢相连。

- 骨盆是由两个主要的拱形构成的环状结构。
  - 大弓位于后上方，由髂翼和骶骨组成，在骶髂关节处连接。
  - 较小的弓位于前下方，由耻骨和坐骨组成，在耻骨联合处连接。
- 骨盆有三个环。
  - 最大的是连接骶骨、骶髂关节、髂骨和耻骨以及耻骨联合的环。骨盆入口是这个环的一部分。
  - 另外两个环是由耻骨和坐骨组成的闭孔。
  - 与任何环一样，环的一部分断裂通常伴随着环的另一部分断裂。
  - 断裂可能发生于骨骼或关节（即耻骨联合或骶髂关节）。
  - 当骨盆发生孤立性骨折时，通常表现为髂翼嵌入性骨折或坐骨结节、髂棘、髂嵴的撕脱骨折。
- 髋臼类似倒置的马蹄形，有顶部、前后壁或前后缘。下方的开口部分为髋臼切迹。由边缘和顶部包围的中央凹处是髋臼窝。髋臼窝内侧凹壁称为四边板。

■ 髋臼骨折需要详细评估以指导治疗。

## 创伤病理生理学

■ 骨盆骨很坚固，还有牢固的韧带支撑。
  □ 因此需要很大的力量才能导致骨盆骨折或骨盆韧带断裂。

■ 骨盆血供丰富，因此创伤后容易发生致命性出血。

■ 骨盆创伤后，小神经损伤很常见。
  □ 例如，勃起功能障碍是男性受伤后常见的并发症，是神经和血管损伤共同作用的结果。
  □ 坐骨神经虽然很少被截断，但通常会受到邻近血肿、水肿或创伤后纤维化的影响，从而导致不同程度和持续时间的神经功能障碍。

■ 骨盆创伤后并发腹膜外和腹膜内膀胱破裂、男性尿道断裂等泌尿系统损伤也很常见。

## 影像学

### 骨盆骨折

■ 平片是可疑骨折的首选检查，但直接进行 CT 检查的患者可以省略。

■ 前后位（AP）骨盆平片（图 5.1）应该仔细观察髋骨垂直走向的 5 条线。
  □ 髂耻线沿着髂骨内缘和耻骨上缘延伸。
  □ 髂坐线沿髂骨内缘向下至坐骨内侧缘延伸。

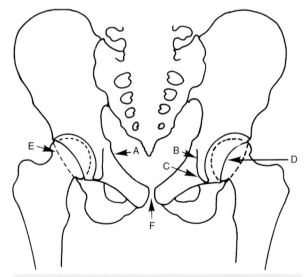

图 5.1　骨盆前后位（AP）示意图，显示创伤后需评估的解剖标志。（A）髂耻线；（B）髂坐线；（C）泪滴；（D）髋臼前缘；（E）髋臼后缘；（F）耻骨联合（经 Manaster BJ 许可复制，Handbook of Skeletal Radiology. 2nd ed. St. Louis: Mosby; 1997.）

□ 泪滴线是与髋臼内侧缘和后壁重叠投影相关的致密线。

□ 另两条线是髋臼的前后边缘。它们代表髋臼前壁和后壁的外侧边缘。

□ 这 5 条线轮廓都应该平滑。线的任何中断或不规则都应怀疑是否存在骨折，消失则表明存在骨质破坏（图 5.2；另见图 11.127）。

■ 在骨盆正位片上评估髋臼前后缘特别困难，因为孤立性骨折线位于冠状面上，因此可能会被遮挡。
  □ 骨盆正位片上髋臼后壁骨折可以通过后缘显示模糊来推断；通常为移位性骨折。

■ Judet 位（即骨盆 45° 斜位）增加了敏感性，并有助于判断骨盆骨折类型。Judet 位应用少，但值得去了解。
  □ 45° 斜位片可以使坐骨和耻骨的投影拉长，有利于更好地评估。
  □ 注意，对许多放射技师来说，"骨盆斜位"意味着倾斜 30°，因此必须特别指出 Judet 位。
  □ 双侧 Judet 位是互补的：一侧显示同侧髋臼后壁和坐骨以及对侧前壁和耻骨（图 5.3）。
  □ 这是评估髋臼骨折类型的关键解剖。
  □ 骨科医师在描述 Judet 位时使用这些标志。例如，左后斜 Judet 位（即左髋靠近影像探测器）被称为左髂骨斜位片，因为它显示了左侧髂骨翼的最大投影，也被称为右闭孔斜位，因为它同时也显示了右闭孔和髋臼的最大投影。

■ CT 经常用于检测和评估骨盆骨折。
  □ CT 的多平面重组和三维重建功能用于术前规划。
  □ 可以评估软组织血肿和膀胱损伤。

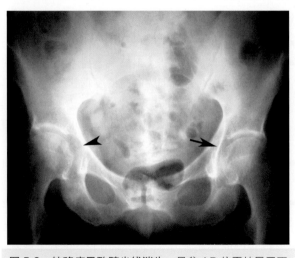

图 5.2　转移瘤导致髂坐线消失。骨盆 AP 位平片显示正常的左侧髂坐线（箭）和右侧髂坐线消失（箭头），这是由肺癌溶骨性转移所致

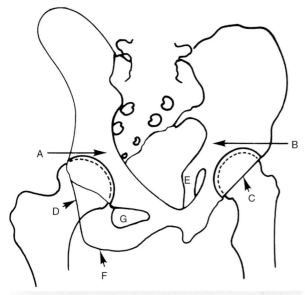

图 5.3　骨盆 Judet 位（45°倾斜）。请注意，前（闭孔）斜位显示髋臼前柱和后缘最好，而后（髂骨）斜位显示髋臼后柱和前缘最好。（A）前柱和髂耻线；（B）后柱和髂坐线；（C）髋臼前缘；（D）髋臼后缘；（E）坐骨棘；（F）坐骨结节；（G）闭孔（经 Manaster BJ 许可复制，Handbook of Skeletal Radiology. 2nd ed. St. Louis: Mosby; 1997.）

- MRI 在评估隐匿性骨折、应力性骨折和肌肉拉伤方面作用突出。
  - 对平片或 CT 都无异常的创伤后疼痛患者尤其有用。
- 放射性核素骨扫描也可以检测隐匿性骨折，但敏感性和特异性不如 MRI，并且有电离辐射。
  - 老年人的急性损伤不适用，因为直到损伤几天后出现修复时才会聚集放射性示踪剂。

### 骶骨骨折

- 许多骶骨骨折轻微，或在平片上根本看不见。
  - 骶骨神经孔的边缘线需要仔细评估，细微的不规则可能提示骨折。
  - $L_5$ 横突骨折提示存在隐匿性的骶骨骨折，因为导致 $L_5$ 横突骨折与骶骨骨折的力相似。
- 骶髂关节和耻骨联合边缘轮廓应平行且平滑。
  - 成人骶髂关节宽度通常不超过 4 mm。
    - 骶髂关节任何不对称都应怀疑关节分离。
  - 成人耻骨联合的宽度可达 5 mm，骨骼发育不成熟者宽度可达 10 mm。沿着耻骨联合上缘，上下偏移达 2 mm 是正常的。然而，耻骨联合下缘应对齐，不得有任何偏移。
- 骶骨横行骨折可能由直接打击引起。
- 骶骨机能不全性骨折比较常见（图 5.4；另见图

1.39），多见于骨质疏松症患者。影像学可以表现为沿骶骨翼的高低混杂密度的垂直带，常伴穿过 $S_2$ 或 $S_3$ 中间的水平部分（类似字母"H"）。
  - 更常见的是平片阴性，只能通过 CT、MRI 或放射性核素骨扫描来诊断。

### 尾骨损伤

- 骨折由直接外伤引起，某些病例可能为分娩所致。
- 女性多于男性，因为女性骨盆较宽，尾骨更易受到损伤。
- 挫伤和过度使用性损伤（例如竞技性赛艇运动员）也会发生。
- 通常采用保守治疗、对症治疗，所以影像学作用有限。
- 尽管如此，急性创伤后仍会因"尾骨疼痛"而拍摄平片。
- 尾骨与骶骨关系及方向多变，除非骨折线清晰可见，否则平片价值有限。
  - 正常或异常情况下，尾骨均可表现为向前或后半脱位及各种角度。
- CT 更敏感。
- MRI 是最好的检查方法，可以显示损伤尾骨及其周围的水肿。
- 记住寻找是否有其他病变，如溶骨性病变、肿块或骶髂关节病变。

## 骨盆骨折：生物力学分类

- 骨盆骨折可由前后挤压、侧向挤压或垂直剪切力引起。每种机制都会产生独特的骨折模式。
- 侧向挤压是最常见模式，主要作用力来自侧面撞击。
  - 这通常发生在"T 形"机动车碰撞中，其中一辆车以 90°角撞向另一辆车的车门（从而撞向乘坐者）。
  - 平片上，耻骨上下支的水平骨折是侧方受压的诊断线索（图 5.5）。
  - I 型损伤还包括骶骨嵌顿性骨折，韧带完好，是稳定骨折。
  - II 型骨折的侧向挤压力位置更靠前，导致同侧髂骨翼内旋。
  - 这不仅会导致耻骨和坐骨骨折，还会导致骶髂关节后部韧带断裂（或髂骨翼后部或骶骨骨折）。
  - III 型侧向挤压的力量更大，导致同侧髂骨内旋，对侧髂骨外旋。
  - 除 III 型损伤外，侧向挤压时大动脉出血的发生率较低。

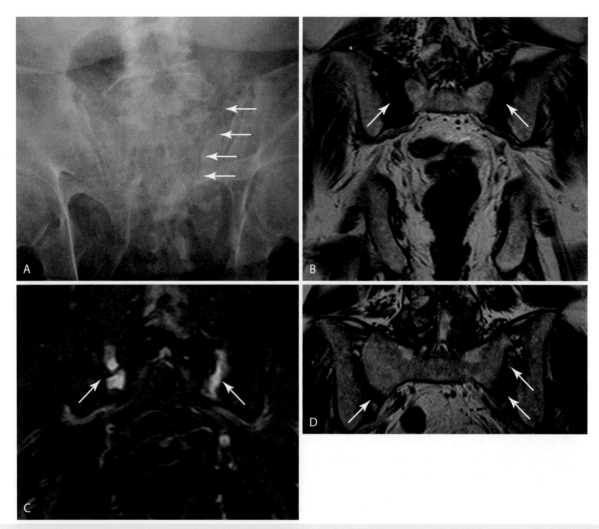

图 5.4　骶骨机能不全性骨折。（A）老年女性，背痛，正位平片显示左骶骨翼垂直线性透亮区（箭）。（B 和 C）冠状 $T_1$ 加权和脂肪抑制 $T_2$ 加权 MR 图像显示双侧骶骨翼垂直异常信号带（箭）。（D）另一患者的冠状位 $T_1$ 加权 MR 图像显示双侧骶骨翼细微的线形骨折线（箭）

**报告样例**

病史：车祸患者，右侧"T形"机动车侧方撞击

骨盆 CT 平扫

左侧骶骨翼轻度嵌顿性矢状面骨折

左侧耻骨上下支轻度嵌顿性骨折

骨折周围小血肿，无占位效应

无明显其他骨折

骶髂关节和耻骨联合完整。髋关节正常在位

无骨盆内损伤的证据

左髋外侧皮下脂肪密度增高，挫伤可能。无提示穿透性损伤的软组织气体。未见异物

结论：骨盆 I 型侧向挤压骨折伴骨碎片轻度嵌顿

- 前后挤压伤的外力来自前方或后方，常见于车祸。
  - 这种损伤模式导致耻骨上支和下支的垂直骨折（图 5.6）。
  - I 型骨折表现为耻骨上、下支垂直骨折。
  - II 型骨折是"翻书样骨盆"骨折，伴有耻骨联合分离和骶髂前韧带断裂。
  - III 型骨折是一种"张开骨盆"，耻骨联合及骶髂关节分离，骶髂关节前后韧带都断裂。
  - II 型和 III 型骨折不稳定，动脉出血的可能性更高。
  - 前后挤压伤确实存在变异类型。例如，桶柄样骨折，一侧耻骨上、下支垂直骨折并伴有对侧骶髂关节分离或邻近的垂直骨折。
  - 直接撞击耻骨联合可导致双侧耻骨上支和下支骨折，称为骑跨骨折。
  - 骨盆前后挤压骨折常伴有髋臼后部骨折。

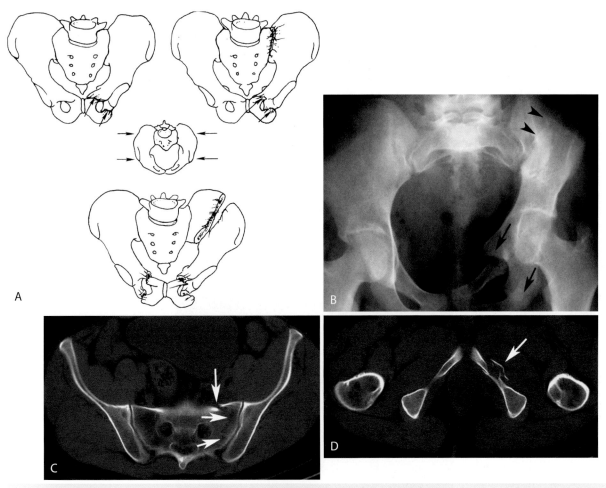

图 5.5　侧向挤压伤。（A）侧向挤压伤示意图。中心图为受力方向，左上图为 I 型损伤，骶骨嵌顿性骨折未显示，注意耻骨上下支骨折（箭）。右上图为 II 型骨折，更大程度的力导致同侧髂骨翼内旋，骶髂关节分离或髂骨翼骨折。下图为 III 型骨折，受力进一步增大会导致对侧髋骨外旋。作用力较小时易导致耻骨支水平方向骨折。作用力较大时更易导致骨的横断骨折。（B）平片显示侧向挤压伤特征，耻骨上下支水平骨折（箭）、髂骨翼骨折（箭头），同侧髋骨内旋。车祸，一辆车撞向另一辆车驾驶员的左侧，CT 横断位图像（C 和 D）显示骶骨（C）和耻骨下支 / 坐骨（D）的骨折（箭）

- 垂直剪切伤以上下剪切力为主，可导致部分骨盆垂直位移（图 5.7）。
  - 一侧耻骨坐骨支骨折伴同侧骶髂关节分离称为 Malgaigne 骨折。
  - 位移可能位于耻骨联合和骶髂关节或邻近的耻骨、髂骨和骶骨。
  - 属于不稳定损伤，动脉出血的相关性最高。
  - 骑跨骨折可能是由耻骨联合受到向上的打击所致。
  - 男性常合并尿道损伤。
- 一般来说，骶髂关节的分离与高度不稳定损伤有关。此类损伤的半骨盆不再固定于中轴骨，导致明显移动并伴有血管和神经损伤。
- 其他与较大不稳定性相关的表现为 $L_5$ 横突骨折和坐骨棘撕脱性骨折。

- 急诊骨盆骨折的首要处理是控制危及生命的出血。
  - 出血与 III 型侧向挤压伤、II 型和 III 型前后挤压伤和垂直剪切伤高度相关。
- 骨科首要处理是稳定骨盆，最常见的方法是在髂骨翼置入外固定支架。
  - 骶髂关节分离或骶骨移位可通过经皮或手术放置横向拉力螺钉、螺纹空心销钉或其他内固定进行治疗。
  - 耻骨联合、耻骨支和髂骨翼骨折可在术中用可伸展钢板固定。
  - 外固定可暂时稳定骨碎片并降低动脉出血风险。
  - 血液动力学不稳定的患者需要立即进行动脉造影和栓塞。
  - 男性患者需要逆行膀胱造影和逆行尿道造影，血尿时更是如此。

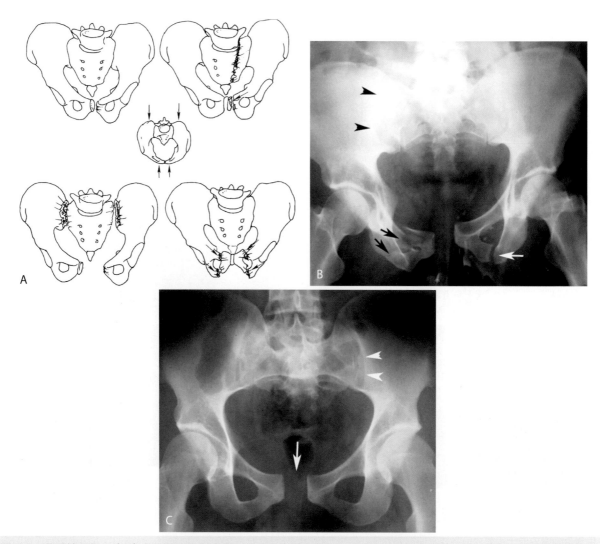

**图 5.6 前后挤压伤。**（A）前后挤压伤示意图。中心图为受力方向，从左上角顺时针到左下角的图代表各种损伤模式，其严重程度不断增加。特征性骨折类型为耻骨上支和耻骨下支垂直骨折（右侧两图中的箭）或耻骨联合分离。随着力量的增加，可出现不同程度的骶髂关节（SI）分离或骶骨骨折。（B）平片显示前后挤压伤特征，耻骨上下支垂直骨折（箭）、耻骨联合分离和右侧骶髂关节分离（箭头）。（C）平片显示前后挤压力的影像特征为耻骨联合（箭）和左侧骶髂关节分离（箭头）

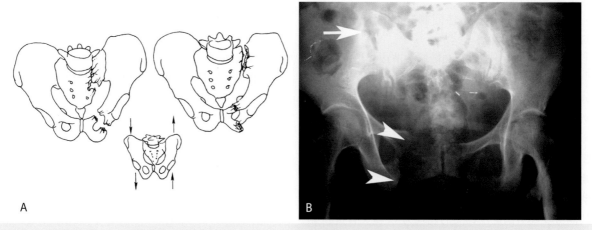

**图 5.7 垂直剪切伤。**（A）垂直剪切骨折模式示意图。下排中心图为受力方向。特征性表现是骨盆垂直方向错位。（B）Malgaigne 骨折。这种骨盆骨折显示同侧耻骨下支和耻骨上支（箭头）以及毗邻骶髂关节的髂骨翼（箭）骨折。注意右侧髋骨相对于骶骨及左侧髋骨的向上移位，这是一种不稳定骨折

**关键概念**

**骨盆骨折：生物力学分类**

侧方挤压伤

诊断线索：耻骨上支和下支水平骨折

Ⅰ型

- 髋臼内侧壁骨折无明显髋骨旋转

Ⅱ型

- 同侧髂骨翼内旋
- 耻骨和坐骨骨折
- 骶髂关节后韧带断裂或髂骨后翼或骶骨骨折

Ⅲ型

- 同侧髋骨内旋
- 对侧髋骨外旋
- 侧方挤压骨折伴明显的动脉出血风险

前后挤压伤

诊断线索：耻骨上支和下支垂直骨折

Ⅰ型

- 耻骨支垂直骨折

Ⅱ型

- "翻书样"骨折
- 耻骨联合分离
- 骶髂关节前韧带断裂

Ⅲ型

- "张开骨盆"
- 耻骨联合和骶髂关节分离
- 骶髂关节前、后韧带断裂
- Ⅱ型和Ⅲ型骨折不稳定，合并动脉出血的概率高

垂直剪切伤

诊断线索：部分骨盆垂直移位

- Malgaigne 骨折
- 最可能伴动脉出血的不稳定性损伤

## 骨盆骨折：骨盆环分类

- 骨盆骨折也可以根据骨盆环断裂的程度进行分类。
- Ⅰ级骨折（图 5.8）是不累及骨盆环的孤立性骨折（例如，撕脱性骨折）。
- Ⅱ级骨折是指骨盆环有单处中断。因为骨盆环非常坚硬，所以Ⅱ级骨折不常见。
- Ⅲ级骨折是指骨盆环至少有两处中断。
- Ⅳ级骨折是指骨折累及髋臼。
- Ⅰ级和Ⅱ级骨折
  - 骨突撕脱伤是Ⅰ级骨折的一种形式（图 5.8，另见图 1.18）。

- 骨盆是肌腱附着处撕脱骨折的常见部位，尤其是强壮肌肉附着的未成熟、未融合的骨突。
- 骨盆在青春期出现 5 个骨突，在 25 岁左右或更早融合。
  - 髂嵴（腹壁肌肉组织、阔筋膜张肌和臀中肌的起点）。
  - 髂前上棘（ASIS，缝匠肌起点的一部分；该肌还有"间接头"，附着于邻近的 ASIS 下浅窝）。
  - 髂前下棘（AIIS，股直肌的起点）。
  - 耻骨下支（内收肌群的起点）。
  - 坐骨结节（腘绳肌的起点）。
- 这些相当于 Salter-Harris Ⅰ型骨折。
- 平片无法显示或隐约可见。
  - 年轻患者软骨未骨化。
  - 骨化的骨突可能没有移位。
- 平片：外伤时可能会出现生长板厚度轻微不对称。
- MRI 和 US 可以发现这类损伤。
- 随着时间的推移，骨突移位相关的血肿会转化为骨组织。愈合过程中，影像学表现可以类似骨肉瘤的骨样基质。典型部位和病史通常能有助于明确诊断。
- 愈合后，骨突移位可能会依然存在，导致肌腱起始处形成成熟骨的赘生物，受累的肌腱附着于此。由于位置的特殊性，这类病变通常很容易在以后的影像学检查时被偶然发现，有时也会因为撞击邻近组织而出现症状。

**关键概念**

**骨盆骨折：骨盆环分类**

- Ⅰ级：单发骨折不破坏骨盆环，包括骨突撕脱骨折
- Ⅱ级：骨盆环单处中断
- Ⅲ级：骨盆环至少两处中断
- Ⅳ级：髋臼骨折

- Ⅰ级和Ⅱ级骨折的其他形式有髂骨翼骨折、孤立性骶骨骨折、孤立性坐骨或耻骨支骨折。
  - 孤立性的耻骨支骨折也可能因直接打击发生。和骶骨一样，骨质疏松症和放疗后的患者容易发生耻骨的机能不全性骨折。
  - 在愈合过程中，这些骨折在平片上可能会有奇怪的表现，有膨胀性改变和侵蚀性新生骨形成，类似骨肉瘤。
- 骶骨骨折见前文。
- 耻骨也是骨软化症假性骨折（Looser 带）和正常矿化骨应力性骨折的常见部位。

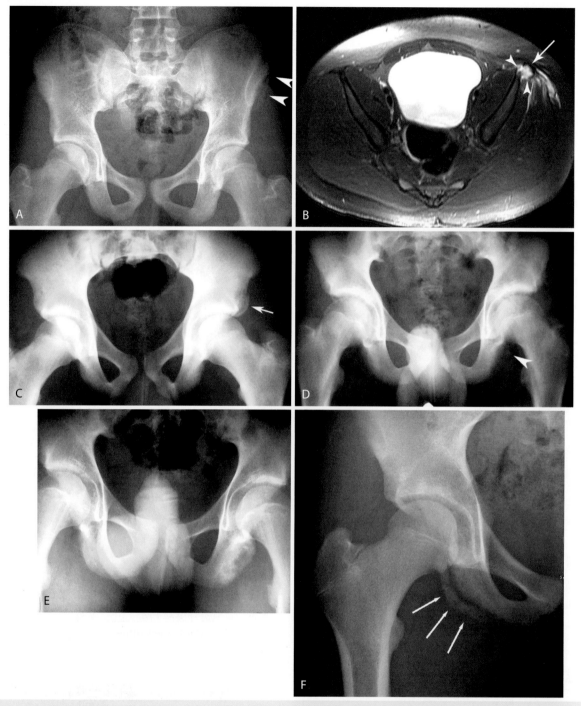

**图 5.8 骨盆撕脱性骨折。**（A）骨盆正位片示左髂前上棘撕脱骨折（ASIS；缝匠肌起源的一部分，箭头）。（B）ASIS 撕脱骨折的 MRI 表现。脂肪抑制 $T_2$ 加权轴位图像显示撕裂的低信号 ASIS 皮质（箭）和髂骨之间有高信号水肿（箭头）。（C）髂前下棘撕脱骨折（股直肌起点，箭）。（D 和 E）左侧坐骨结节撕脱骨折（腘绳肌起点，D 中箭头）。13 个月后随访的平片（E）显示慢性撕脱骨折中有新生骨形成，类似于骨肉瘤的 X 线改变。（F）另一患者的坐骨结节非急性撕脱性骨折，可见云絮状钙化（箭头）

- 耻骨应力性骨折常见于耻骨联合附近以及耻骨和坐骨的交界处。
  - 后者也是发育中坐骨耻骨结合的部位，骨骼未成熟时该部位具有不同的表现，可以类似于愈合中的骨折。

- Ⅲ级骨折。
  - 累及两个或更多部位的骨盆骨折，并且可以表现为生物力学部分所述的任何形式。
  - 不稳定的骨折。
  - 内脏损伤和出血的风险大。

## 髋臼骨折

- 骨盆环骨折分类中的Ⅳ类骨折。
- 外力通过股骨头直接作用于髋臼所致。
- 骨折方式多种多样并且可以很复杂。
- 需要详细评估以制订治疗计划。
- 最常用的是 Judet-Letournel 髋臼骨折分类系统（图 5.9 和图 5.10）。
  - 该分类系统是基于髋臼前后柱承重的概念进行分类的。
  - 前柱由髂耻线、髋臼前壁和耻骨上下支组成。
    - 前柱是骨盆的前部，将负荷从脊椎传导到下肢。
  - 后柱由半骨盆的坐骨切迹区、髋臼后壁和坐骨组成。
    - 后柱是骨盆的后部，将负荷从脊椎传导到下肢。

### 髋臼骨折分类

- Judet-Letournel 髋臼骨折分类包括 5 种基本型和 5 种复合型。
- 髋臼有 5 种主要或基本的骨折类型：
  - 前壁骨折。
  - 后壁骨折。
  - 横向骨折。
  - 前柱骨折。
  - 后柱骨折。

- 最常见的原发性髋臼骨折是后壁骨折，占所有髋臼骨折的 17%（图 5.11）。
- 髋臼壁骨折是指非承重的髋臼前后唇或边缘骨折。
- 髋臼柱骨折是指骨盆前部或后部承重部分与骨盆余部分离。
  - 例如，后柱骨折的骨折线从坐骨切迹延伸至髋臼内侧壁、髋臼底部和坐耻骨交界处。
  - 因此，坐骨、髋臼后部和坐骨切迹区域与半骨盆的其余部分分离。

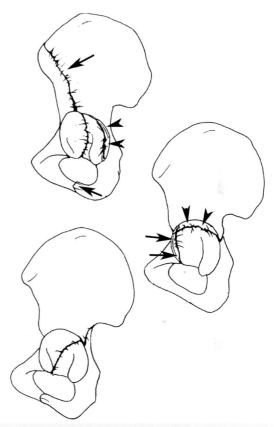

图 5.10　髋臼骨折示意图。上图：前柱（箭）和后壁（箭头）骨折。中图：前壁（箭）和横行骨折（箭头）。下图：后柱骨折

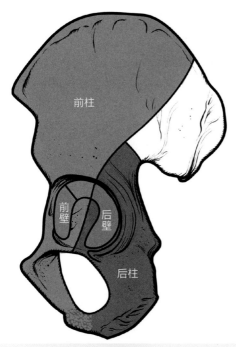

图 5.9　髋臼骨折描述和分类相关的髋臼解剖示意图。耻骨下支和坐骨前柱、后柱混合的区域，后柱和前柱骨折都可受累

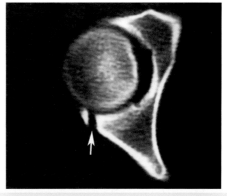

图 5.11　后壁骨折。髋关节后脱位复位后横轴位 CT 显示后壁骨折（箭）伴轻度移位

- 前柱骨折的骨折线穿过髂骨翼、髋臼内侧壁、髋臼底部和坐骨耻骨交界处（图 5.12）。
  - 因此，前柱骨折将半骨盆的前承重部分与该侧半骨盆余部分开。
- 横行骨折（图 5.13）将上下半骨盆分开，可发生在髋臼顶部，或顶部上方与下方。
  - 横行骨折占髋臼骨折的 10%。
- 复杂型或复合型骨折是指存在的骨折类型不止一种。
  - 5 种主要的复合型骨折：
    - ◇ 横行 - 后壁骨折（图 5.14）。
    - ◇ T 形骨折（图 5.15）。
    - ◇ 双柱骨折。
    - ◇ 后柱 - 后壁骨折。

- ◇ 前壁 - 后半横行骨折。
  - □ 在这些复合型骨折中，横行 - 后壁骨折最常见，占髋臼骨折的 19%。
- 小结：年轻患者最常见的是后壁骨折和横行骨折。老年患者最常见的是前柱骨折和双柱骨折。

### 髋臼骨折分类的影像学诊断要点

- CT 多平面重组是标准检查。3D 重组非常有用。
  - 以下是简单型骨折的快速诊断线索。
    - ◇ 如果髋臼的骨折线为矢状位（前后方向），则为横行骨折。
    - ◇ 如果髋臼的骨折线为冠状位并穿过内侧壁，则为前柱或后柱骨折。

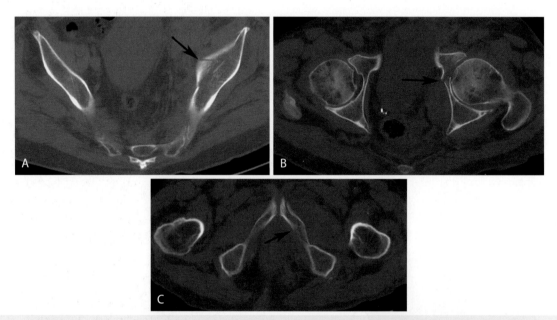

图 5.12　前柱骨折。轴位 CT 显示骨折线（箭）穿过髂骨（A）、髋臼（B）和坐骨 / 耻骨下支交界区（C）

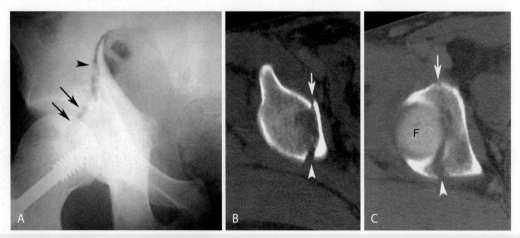

图 5.13　髋臼横行骨折。（A）正位平片示骨折线穿过髋臼上部，延伸至髂胫线（箭头）。注意穿过髋臼骨折线的横向方向（箭）。（B 和 C）通过髋臼顶部的连续横轴位 CT 图像显示横行骨折线。注意矢状位的骨折线累及髋臼前壁（箭）和后壁（箭头）。F，股骨头顶部

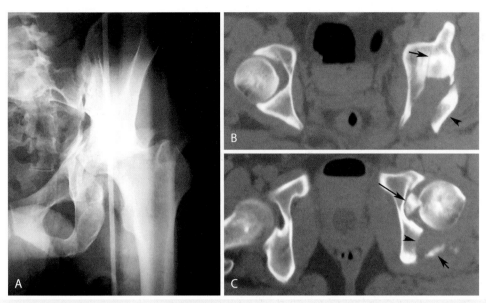

**图 5.14　横行 - 后壁骨折。** 穿过髋臼上部的横向骨折和后壁骨折。（A）正位平片示髋关节后脱位和髋臼复杂骨折。（B）髋关节复位后轴位 CT 示横行骨折线（箭）和移位的后壁骨碎片（箭头）。（C）低于 B 图平面的轴位 CT 显示后壁骨折（短箭），后壁边缘变钝（箭头），关节内骨碎片（长箭）阻碍股骨头完全复位

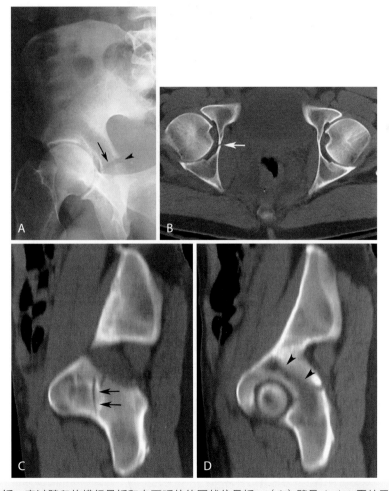

**图 5.15　T 形髋臼骨折。** 穿过髋臼的横行骨折和向下延伸的冠状位骨折。（A）髂骨 Judet 平片示横行骨折线（箭）延伸至髂坐线（箭头）。（B）轴位 CT 示髋臼内侧壁 T 形骨折的垂直部分（箭）。矢状位 CT 重建（C 和 D）显示髋臼内侧（C 位于 D 的内侧）壁和顶部 T 形骨折的垂直骨折线（C 箭）和横行骨折线（D 箭头）

◇ 骨折线呈矢状位或斜位，且仅限于前缘或后缘时为髋臼壁骨折。

■ 平片表现。

□ Judet 图有助于评估髋臼骨折，因为斜位片可以评估髋臼前、后缘的皮质。

□ 累及髂耻线和髂坐线的前后走向的骨折线肯定是横行骨折。

□ 起自坐骨切迹的垂直骨折线肯定是后柱骨折。

□ 穿过髂翼和髋臼的垂直骨折肯定是前柱骨折。局限于髋臼边缘的骨折肯定是前壁或后壁骨折。

□ 如果是闭孔环断裂的髋臼骨折肯定是 T 形骨折或前/后柱骨折。

□ 如果有"骨刺"征，即在闭孔斜位上看到位于髋臼后上方的骨刺，则肯定是后柱或双柱骨折。

## 其他损伤

### 应力性骨折

■ 相对于其他运动，跑步、足球和曲棍球运动员尤其容易发生耻骨应力性骨折（图 5.16）。耻骨应力性骨折的症状与各种腹股沟软组织损伤重叠。髋周围应力性损伤将在本章后面进一步讨论。

### 髂骨致密性骨炎

■ 髂骨致密性骨炎（OCI）是邻近骶髂关节的髂骨内侧面的致密硬化（图 5.17）。

■ 最常见于经产妇，但在男性和没有生育的女性患者也可以见到。

■ 发病机制可能是产后耻骨联合和骶髂关节松弛，引起硬化反应，但确切原因尚不清楚。

■ 可以被视为一种应力性损伤。

■ 致密性髂骨炎通常无症状，但也可能是下腰背痛的原因之一。

■ 主要鉴别诊断为强直性脊椎炎或其他骶髂关节炎，将在第 9 章关节炎中进一步讨论。

□ OCI：没有骨质侵蚀或融合。

## 髋关节和股骨

### 解剖

■ 髋关节是一个球窝关节，周围有坚固的关节囊和髂股、耻股及坐股关节囊韧带，还有髋臼盂唇、髋臼横韧带和圆韧带的进一步加强。

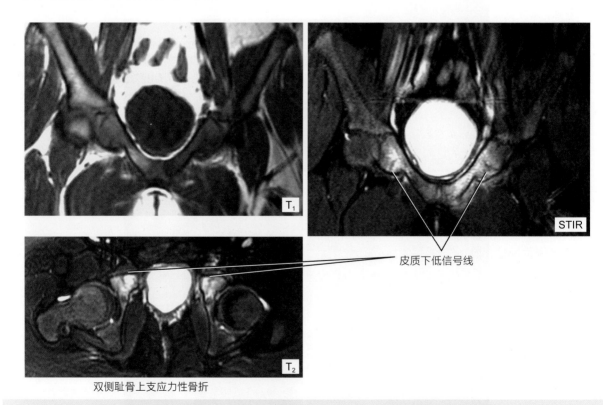

双侧耻骨上支应力性骨折

皮质下低信号线

图 5.16 青少年运动员双侧耻骨上支应力性骨折伴疼痛。MRI 可见皮质下低信号线和周围骨髓水肿。年轻患者髋周围的应力性骨折常发生在耻骨支。当骨盆环骨折时，应注意寻找骨盆环其他部位骨折，无论是急性创伤还是应力性损伤。老年患者以骶骨和髋臼上方更见见，可能会被误认为是肿瘤。MRI 上伴有周围水肿的低信号线具有高度特异性（摘自：Morrison W. Problem Solving in Musculoskeletal Imaging. Philadelphia: Elsevier; 2010. ）

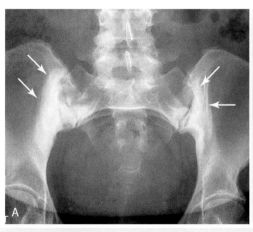
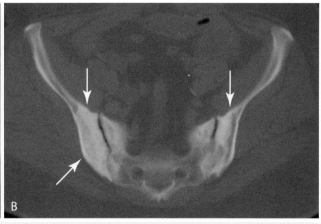

图 5.17 髂骨致密性骨炎。30 岁经产妇,平片(A)和CT(B)显示两侧髂骨内侧骨质致密硬化(箭),合并有骶髂关节炎,这种情况并不少见

- 股骨头供血血管纤细。虽然圆韧带动脉参与股骨头供血,但大部分血供来自股深动脉的分支,即旋股内、外侧动脉。
- 在冠状面上,股骨颈和股骨干之间的正常角度平均为 135°(范围为 115°~140°)。
  □ 髋外翻是指股骨颈干角异常增大。
    ◇ 股骨的内旋或外旋可能会在平片上误诊为髋外翻。
  □ 髋内翻是指股骨颈干角异常减小。
    ◇ 髋关节屈曲和内旋可能会在平片上误诊为髋内翻。
- 股骨前倾:股骨颈相对于股骨干通常前倾大约 15°。换句话说,如果股骨水平放置在一个平面上,即股骨髁和股骨粗隆间后部都靠在该平面上,股骨颈将向前倾斜、离开平面。再换一种说法,即股骨髁相对于股骨颈内旋。股骨前倾将在第 15 章先天性和发育性疾病中进一步讨论。
- 股骨大转子和小转子均为后部结构。小转子位于后内侧,大转子位于后外侧。因此,当股骨内旋时,大转子呈侧位投影,而小转子被重叠而无法显示。当股骨外旋时,小转子呈侧位投影而大转子为斜位投影。
  □ 此外,股骨大转子和小转子位于后部,使部分股骨颈在髋关节外旋和蛙式侧位片上显示模糊,这两个体位也使股骨颈影像变短。由于这些限制,髋部创伤的影像学评估需要内旋的 AP 位或外科侧位(真正侧位)(图 5.18)。
- 髋臼倾斜:髋臼通常前倾(向前开放)。髋臼后倾与股骨髋臼撞击有关(FAI,稍后讨论)。髋臼前倾可以在髋臼窝的最宽处测量,但临床实践中,有时在髋臼上方测量,因为这是撞击的常见部位。

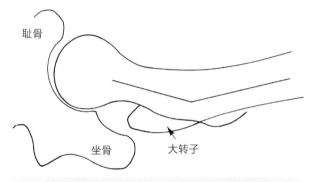

图 5.18 髋关节腹股沟侧位平片示意图示显示正常解剖结构和颈干角。注意,大小转子投影于股骨颈后方,股骨颈没有转子重叠,有助于对股骨颈骨折进行放射学评估(图像经 Manaster BJ 许可,摘自 Handbook of Skeletal Radiology. 2nd ed. St. Louis: Mosby; 1997.)

  □ CT 或 MRI 轴位上很容易发现髋臼后倾。
  □ 髋臼倾斜的平片评估不太可靠。众所周知,髋臼后倾的放射学征象是"交叉"或"8 字"或"无穷大符号∞":在投照位置良好的前后位平片(尾骨和耻骨联合位于中线,尾骨在耻骨联合上方约 2 cm 处),髋臼前缘和后缘不应重叠。髋臼后倾时,关节上缘的线条交叉形成"8 字"或"无穷大符号∞"。然而,该征象已被证明不如最初想象的那么可靠。

**髋关节囊**

- 髋关节囊覆盖股骨颈,插入到股骨颈基底部。
  □ 如果存在大量髋关节积液,平片可显示髋关节周围的脂肪间隙向关节外侧凸出。但用这一征象诊断关节积液缺乏敏感性和特异性,对成人而言更是如此。

- 在儿童，相对特异的平片表现是在位置良好的 AP 位上测量髋臼泪滴和股骨头内侧之间的距离，不对称增加表示积液。
- US 或 MRI 是诊断髋关节积液的最佳方法。婴儿和儿童，使用前路的矢状位 US 成像是快速可靠的技术。
- 围绕股骨颈近端的关节囊韧带（轮匝带或环状韧带）使关节囊中部收缩。

## 髋关节脱位

- 髋关节后脱位。
  - 大约 90% 的髋关节脱位是后脱位。
  - 后脱位尤其好发于车祸，弯曲的膝部撞向仪表盘，使屈曲的髋关节向后移位。
  - 髋关节后脱位常伴髋臼后壁骨折。
  - 髋关节后脱位时，股骨头通常位于髋臼后上方，股骨内旋使大转子呈侧位投影，而小转子被遮挡（图 5.19）。

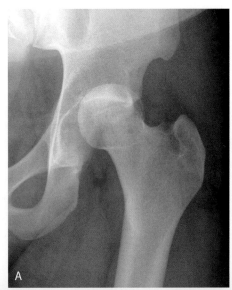

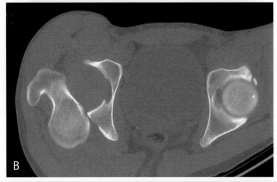

图 5.19　髋关节后脱位。（A）AP 位平片显示左股骨头上移和股骨内旋（小转子重叠于股骨干）。注意，左股骨头投影比髋臼小，这是由于股骨头更靠近与 X 线暗盒，其 X 线投影的放大率更小。（B）CT 显示另一患者的股骨头后脱位。注意股骨的极度内旋，小转子未见显示

- 临床表现为下肢出现内收、伸展、内旋，由于股骨头向上移位而短缩。
- 平片表现为股骨头位于髋臼上方时，很容易得出髋关节后脱位的诊断。
- 某些髋关节后脱位，股骨头向上移位的程度可能很小。
  - ◇ 这些病例，正位平片上可能难以诊断。
  - ◇ 注意观察股骨头和髋臼关系是否吻合。

此外，脱位的股骨头看起来比对侧的股骨头小，因为脱位的股骨头位置靠后且更靠近影像接受器，因此放大率较小。

---

**关键概念**

**髋关节脱位**

- 后脱位：目前为止最常见。股骨头在髋臼后上方，股骨内旋
- 前脱位：
  - 大腿屈曲 = 闭孔前脱位。股骨头内下方移位，位于闭孔上面
  - 大腿伸直 = 髂骨脱位。股骨头在髋臼上方，与后脱位相似，但股骨外旋

---

- 髋关节前脱位。
  - 不常见。发生于大腿外旋和外展时。
  - 股骨可能处于弯曲或伸直位置。
  - 如果髋关节屈曲，这种脱位被称为闭孔前脱位，因为股骨头位于内下方，位于闭孔之上（图 5.20）。

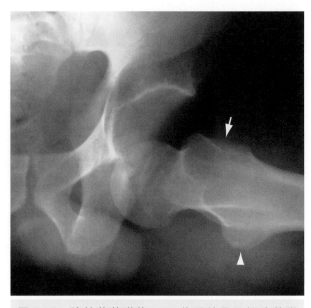

图 5.20　髋关节前脱位。AP 位平片显示闭孔前脱位，股骨头向内下侧移位、股骨外旋，小转子（箭头）呈切线位投影而大转子（箭）被掩盖

- 如果髋关节伸展，脱位的股骨头投影于髋臼上方的髂骨翼，称为髂骨前脱位。
- 请注意，后脱位和髂骨前脱位在平片上都显示为股骨头向上移位。但髂骨前脱位可与后脱位区分开来，因为髂骨前脱位时股骨外旋，此时小转子清楚显示为切线位，大转子被重叠；相反，后脱位使股骨内旋。

- 前、后脱位都有股骨头骨折的风险。
  - 这可能是由于部分股骨头受到撞击伤，类似于肩关节脱位的 Hill-Sachs 骨折和凹槽骨折。
- 另一种骨折 - 脱位形式是股骨头的剪切骨折。
  - 此类骨折可能有关节内碎片。
- 髋臼骨折也可能导致关节内碎片（图 5.21）
- 股骨头圆韧带牵拉的撕脱骨折是关节内碎片的另一个原因。
- 平片显示股骨头和髋臼关系不吻合、间隙增宽，髋臼泪滴和股骨头内侧之间的距离增加时，可以提示关节内碎片。
  - 创伤后关节内骨碎片会导致髋关节脱位难以复位，可能需要手术复位。
  - CT 常可以明确诊断骨碎片。
- 髋关节脱位后的另一种常见并发症是股骨头坏死［缺血性坏死（AVN）］，如果脱位在 24 小时内没有复位，这种可能性会显著增加。
  - 24 小时后延迟复位的髋关节中大约 50% 继发骨坏死。

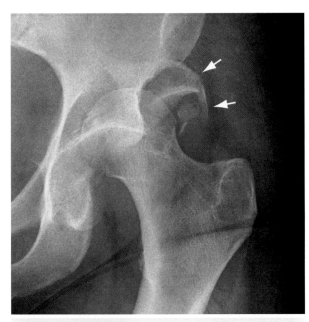

图 5.21　后脱位伴髋臼后壁剪切骨折（箭）。注意：股骨内旋，小转子被重叠、大转子呈切线位投影

## 股骨颈骨折

- 股骨骨折分为股骨头骨折、股骨颈骨折、股骨粗隆间骨折、股骨干骨折和股骨远端及膝关节处的股骨髁骨折。
- 如前所述，股骨头骨折可在脱位时发生，表现为撞击伤或剪切伤。CT 有助于显示需要手术切除的关节内骨碎片。
- 股骨颈骨折和粗隆间骨折在青壮年和中年患者中很少见，但在老年人中很常见。
  - 高患病率与老年人骨质疏松症的高发病率有关。
  - 到 80 岁时，10% 的白种人女性和 5% 的白种人男性会发生髋关节骨折。到 90 岁时，这个比例分别上升到 20% 和 10%。
  - 老年人受伤后 1 年内死亡率较高。

**关键概念**

**股骨近端骨折**
股骨头、颈、粗隆间或股骨干
颈：头下，颈中或基底部
头下型骨折：Garden 分型

- 股骨颈骨折分为头下型、颈中型（经股骨颈型）和基底型。
- 股骨颈骨折发生不愈合和股骨头坏死的风险很高，尤其是头下型骨折（股骨颈上方，股骨头正下方）。
  - 一般来说，骨折线距股骨头越近，骨折移位越大，发生骨坏死和不愈合的风险就越高。
- Garden 分类将头下型股骨颈骨折分为 4 种类型。在平片上正确识别类型的一个重要线索是股骨颈、股骨头和髋臼骨小梁的相对方向。
  - Ⅰ型：不完全骨折伴外翻嵌插。这可通过股骨头和股骨颈骨小梁的外翻方向来识别（即股骨头、颈骨小梁形成的角度是顶点向内侧）。股骨头骨小梁比正常更垂直（图 5.22）。
  - Ⅱ型：完全骨折，但无位移或轻微位移。股骨头和颈部骨小梁正常对齐或轻度外翻。
  - Ⅲ型：完全骨折伴部分移位。股骨干外旋（寻找突出的小转子），轻度内翻。股骨头骨小梁比正常更趋水平方向（图 5.23）。
  - Ⅳ型：完全骨折，股骨干相对于股骨头向近端明显移位。股骨干外旋，股骨头骨小梁与髋臼平行。股骨头小梁正常对齐（图 5.24）。
  - 简化 Garden 分型：
    ◇ 非移位（Ⅰ型和Ⅱ型）。
    ◇ 移位（Ⅲ型和Ⅳ型）。

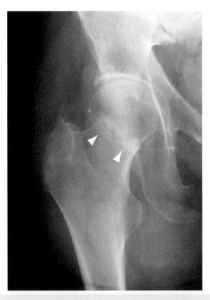

图 5.22　Garden I 型头下型股骨颈骨折。注意骨折线（箭头）和股骨头上外侧的嵌插。股骨头小梁线沿头尾方向分布

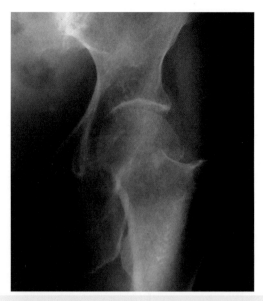

图 5.24　Garden IV 型骨折。股骨颈完全移位。注意股骨颈明显缩短和股骨头的解剖对位关系

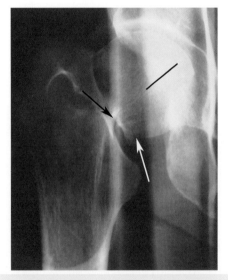

图 5.23　Garden III 型头下型骨折。注意股骨头小梁（线示）内侧排列，与股骨头内侧缘（白箭）相比，股骨颈内侧（黑箭）轻度上移

- Garden 分型较高的骨折，其并发症可能较高，因此可以指导治疗。
- 头下型股骨颈骨折的主要并发症是不愈合和骨坏死。
  - □ 两种并发症的发生率随着分型的增高而显著增加。
  - □ 更高分型的手术治疗采用半髋或全髋关节置换术（THA）。

## 股骨颈骨折诊断

- 骨质疏松症患者中发现股骨颈骨折可能非常困难。由于骨的脱钙，因此在平片上很难发现骨折，骨皮质和骨小梁的断裂可能很轻微。
- 骨关节炎时，股骨头环形骨赘可能会在股骨颈上产生线性高密度影，造成骨折假象。
- 诊断不明确时，CT 扫描及重组常足以解决问题。CT 还可显示其他部位的骨折、挫伤和血肿。
- MRI 是最敏感的检查方法，即使应用低场强 MRI 扫描仪也具有极高的准确度，且不受患者年龄或骨质疏松的影响（图 5.25）。MR 评估可简化为 $T_1$ 加权自旋回波序列和反转恢复序列，总扫描时间小于 10 分钟。
  - □ MRI 还可显示其他骨折，如骨盆环骨折、软组织挫伤、肌肉拉伤 / 肌腱撕裂（图 5.25C），有时还会意外发现疼痛原因，如转移性肿瘤（图 5.25D）。
- 放射性核素骨扫描（图 5.26）对老年人 72 小时以内的骨折不敏感。72 小时后，灵敏度约为 90%。

## 股骨颈骨折治疗

- Garden I 型头下型骨折可以行空心螺钉内固定手术。
- 半髋关节置换术或全髋关节置换术常用于头下型骨折或某些较低位股骨颈骨折。这避免了股骨头坏死的问题，并可快速恢复活动。
- 头下型远侧的股骨颈骨折可以用滑动螺钉进行内固定，使骨折线两侧骨碎片相互嵌塞，提高愈合潜力。

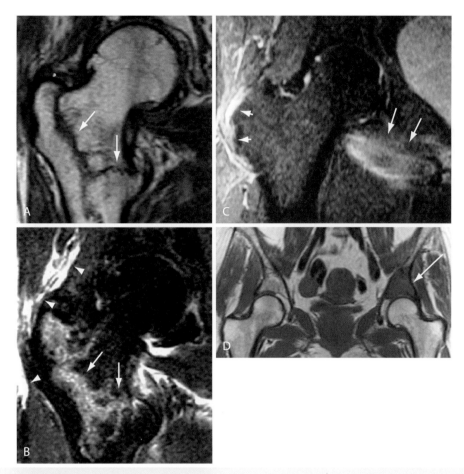

图 5.25　平片疑似髋部隐匿性骨折的 MRI 应用。老年患者摔倒，平片显示正常。MR 图像（A 和 B）发现未移位的股骨颈基底骨折，$T_1$ 加权冠状位 MR 图像（A）表现为不规则的低信号线（箭），反转恢复冠状位 MR 图像（B）显示沿骨折线的高信号水肿（箭）。还可见髋关节外侧的挫伤、滑囊积液所致的高信号（箭头）。（C）另一患者的反转恢复 MR 冠状位图像，用以排除骨折并寻找患者症状的原因。所有序列的骨髓信号均正常，可以排除骨折。注意闭孔外肌的高信号（长箭）提示拉伤，大转子上的臀中肌止点撕裂（短箭）。（D）另一髋关节严重疼痛的患者，MRI 显示髋臼上缘髂骨的转移瘤（箭）

## 股骨转子间骨折

- 大转子和小转子之间区域的骨折（图 5.27）。
- 关键问题是骨折的稳定性。后内侧骨皮质断裂，则骨折不稳定，必须内固定手术。
- 通常，股骨转子间骨折不影响血供，预后良好，骨坏死或不愈合很少见。
- 治疗通常采用内固定（图 5.28）。
  □ 常用髓内固定。
  □ 任何类型的股骨颈内固定都有可能破坏关节面（图 5.28C）。

## 小转子撕脱骨折

- 非病理性小转子撕脱骨折是转子间骨折的常见组成部分（图 5.27）。
- 然而，孤立的小转子撕脱骨折值得特别注意。
  □ 髂腰肌肌腱附着相关的良性撕脱性骨折可见于青少年或骨质疏松的老年患者。

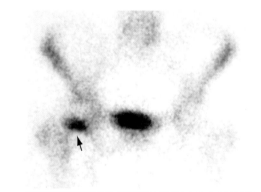

图 5.26　老年患者，3 天前跌倒，髋部持续疼痛，平片正常。放射性核素二磷酸盐骨扫描显示，贯穿股骨颈的示踪剂线状摄取增高（箭头），提示股骨颈骨折

  □ 成人孤立性的小转子撕脱骨折极有可能代表与潜在病变相关的病理性骨折，因此应注意转移性瘤或骨髓瘤。如果平片或 CT 未发现病灶，建议行 MRI 检查（图 5.29）。

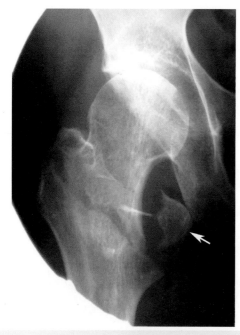

图 5.27 股骨转子间骨折。正位平片显示骨折并伴有小转子骨碎片移位（箭）。因髂腰肌腱的牵引，小转子的骨碎片向上向前移位

## 股骨头骨骺滑脱

- 股骨头骨骺滑脱（SCFE）见于骨骼快速生长期，即 10~16 岁，体重和肌肉力量迅速增加、股骨颈内翻增大的时期。
  - 这导致股骨头骨骺生长板的剪切载荷增加，容易发生 Salter-Harris Ⅰ 型骨折并伴有移位。
  - 该损伤可能是重复轻微创伤的结果。

- 更常见于男性、非裔美国人、拉丁裔、肥胖（单一最大危险因素）以及骨骼发育迟缓、甲状腺功能减退、生长因子缺乏和髋臼后倾的儿童。
- 约 25% 的患病儿童发生于双侧，但双侧通常是不对称的。
  - 随着儿童肥胖症的增加，双侧股骨头骨骺滑脱发病率越来越高。
- 相对于股骨颈，骨骺向后内侧移位。
- 影像学表现：
  - 骺板增宽，且边缘模糊（图 5.30）。
  - Klein's 线是于正位平片沿股骨颈外侧皮质画一条线，对诊断股骨头骨骺滑脱（SCFE）最有帮助。一般来说，Klein's 线应该与一部分骨骺相交，如果其位于骨骺的上外侧，则可诊断为股骨头骨骺滑脱。但轻微滑脱时可呈假阴性。
  - 需要特别注意的是，可能对位不佳仅在蛙式侧位可见，表现为股骨头骨骺相对股骨颈向后方移位（图 5.31）。
- MRI 可以显示移位和邻近骨髓水肿，也可以发现可能伴发的骨坏死。
  - 没有移位的干骺端骨髓水肿可以进展为 SCFE（SCFE 前病变）。
- SCFE 并发症
  - 早发性骨关节炎，通常发生在 30 岁以后。
  - 骨坏死发生率约为 10%，通常发生在较明显移位时，尤其是尝试复位后（图 5.32）。
  - 急性软骨溶解罕见发生。
- 大多数 SCFE 患者行手术治疗，采用空心螺钉经股

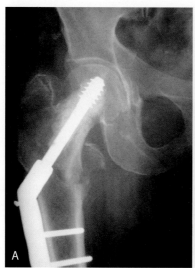
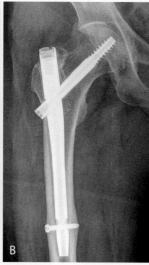
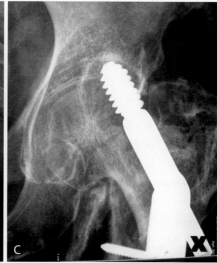

图 5.28 髋关节内固定。（A）患者股骨转子间骨折，已使用动力螺钉和钢板系统进行了内固定治疗，该系统使骨折部位稳定，而螺钉不会穿过骨质疏松的股骨头。（B）使用"伽马钉"或类似固件的髓内固定目前应用更广泛。（C）另一患者动力髋螺钉故障。螺钉头已穿过股骨头、颈的顶部并侵入髋臼顶部。请注意螺钉是如何从空心圆轴（标有"X"）中退出的

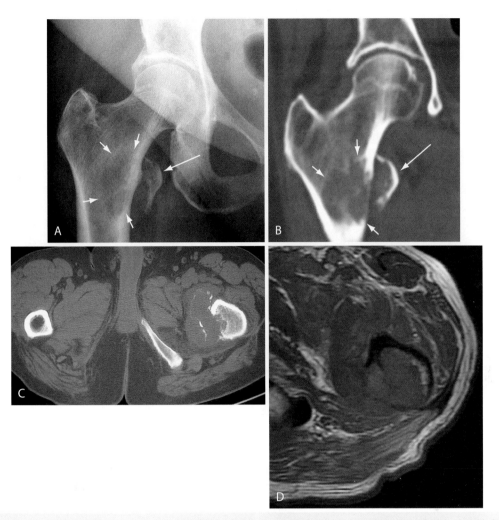

**图 5.29　股骨小转子病理性骨折。** 小转子的良性撕脱骨折罕见，发现小转子骨折时需积极寻找潜在溶骨性病灶。正位标绘图（A）和 CT 冠状位重建（B）示溶骨性病变（短箭）及小转子向近侧移位（长箭）。CT 轴位（C）、MRI T₁ 加权像（D）显示不同患者的相同的病灶，均为肺癌骨转移的典型表现，但骨髓瘤、肾细胞癌转移及侵袭性肿瘤可有相似表现

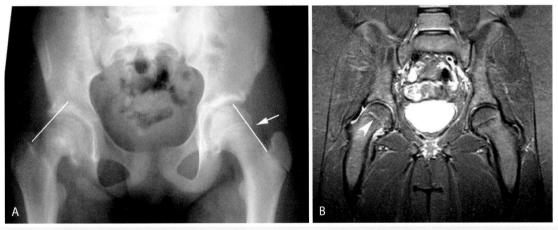

**图 5.30　股骨头骨骺滑脱（SCFE）。** AP 位平片（A）示左侧正常，沿左侧股骨颈上缘皮质画线（如箭所示）可穿过股骨头骨骺。右侧此线无法与股骨头骨骺相交，为异常表现，右侧骨骺生长板增宽是另一诊断要点。图 B 为另一名右侧股骨头骨骺滑脱儿童的反转恢复序列 MRI 冠状位图像，显示右侧股骨头骨骺向内侧移位、关节积液及生长板水肿（箭头）

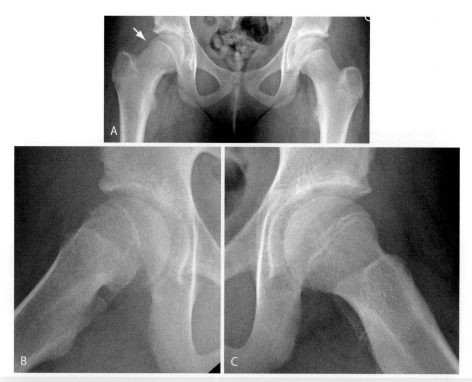

图 5.31　隐匿性股骨头骨骺滑脱。(A)骨盆 AP 位平片示右侧股骨头骨骺仅有轻微移位(箭)，容易漏诊。左侧正常。右髋(B)和左髋(C)蛙式位图像，可以更明显地显示右股骨头骨骺向内后侧明显移位。此例提示：股骨头骨骺滑脱疑似病例需行侧位摄片

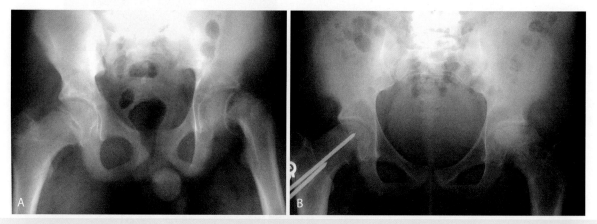

图 5.32　双侧股骨头骨骺滑脱。(A)左侧严重移位性骨折。(B)3 年后复查，因为并发骨坏死，出现左侧股骨头塌陷

骨颈固定至头部。由于存在骨坏死的风险，通常避免尝试复位。这会使股骨颈变短、变宽，导致内翻畸形。

- 对于年幼及高危儿童，外科医师可能会选择固定对侧髋关节以防止 SCFE 发生及维持双侧对称生长。
- 严重畸形晚期可能需要行股骨近端截骨矫形术。

### 股骨干骨折

■ 股骨干骨折通常发生于重大创伤，如高处跌落和车祸；通常伴有其他损伤。

- 通常表现为粉碎性骨折，可见蝶形、节段性骨碎片。
■ 幼儿股骨干骨折通常采用石膏固定。
■ 成人骨折通常使用交锁髓内钉（棒）内固定。
- 通常不使用钢板固定，因为放置钢板容易损伤覆盖股骨干皮质的大量肌肉附着；对股骨干骨折而言，钢板机械强度也不够。
- 手术者必须检查患者是否存在旋转畸形，以便充分复位。
- 仅摄取股骨颈和股骨髁层面的数层 CT 图像就可以用来评估股骨旋转或倾斜程度（如图 5.33）。

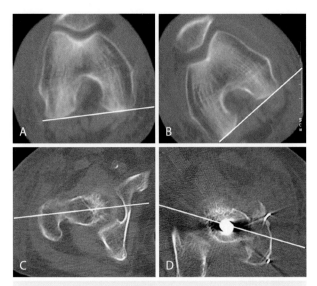

图 5.33　骨折固定后股骨异常扭转。成年患者，左股骨骨折后用髓内钉固定。膝关节扫描得到数层 CT 图像，然后在保持患者体位不变的情况下移动扫描床，再于股骨近端扫描得到数层 CT 图像。图中为代表性图像。右侧正常股骨无前倾；左股骨骨折碎片绕内固定钉扭转，导致股骨前倾 55°，需要行矫正手术。( A ) 右膝层面、( B ) 左膝层面、( C ) 右股骨颈层面和 ( D ) 左股骨颈层面

□ 旋转程度可以通过计算股骨颈和股骨髁角度的总和获得。在股骨颈、股骨髁层面，先画一条与图像底边平行的线，再画一条穿过股骨颈中央的线、膝部沿股骨髁后缘做切线。这两个角度相加，然后与对侧相比，手术目的是两侧的旋转角度相差不超过 5°（图 5.34 ）。

### 髋关节周围应力性骨折

- 双峰好发年龄：骨质疏松老年人和青少年运动员。
- 骶骨应力性骨折（见图 5.4 和图 1.39 ）。
  □ 老年患者，诱发因素如前文所述，通常双侧发生。
- 耻骨支应力性骨折
  □ 年轻患者、运动员。
  □ 耻骨上、下支同时发生，常为双侧。可能发生于耻骨联合附近。
- 髋臼上方骨折
  □ 位于髋关节上方。
  □ 横行骨折。
  □ 可能与肿瘤相似（在 $T_1WI$ 上寻找骨折线 ）。
  □ 老年患者，诱发因素。

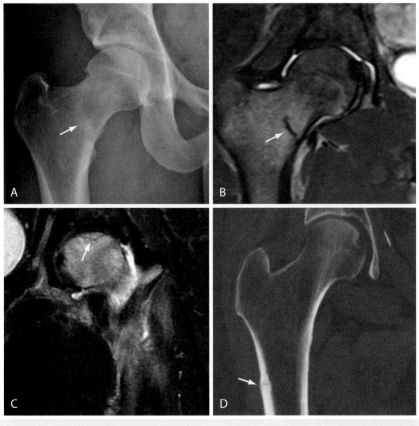

图 5.34　应力性骨折。（ A ) AP 位平片示股骨颈内侧骨质轻微硬化（箭 ）。（ B ）同一患者的翻转恢复序列冠状位 MR 图像示股骨颈内侧皮质低信号不全性骨折线（箭 ），周围见骨髓水肿。（ C ）另一患者的脂肪抑制 $T_2$ 加权 MR 图像示股骨头轻微软骨下骨折线（箭 ），周围有明显的骨髓水肿，这就是所谓 "髋关节暂时性骨质疏松症" 的部分改变。（ D ）冠状位 CT 重组图像示股骨粗隆下方外侧皮质细微骨折线（箭 ），该患者有双膦酸盐治疗骨质疏松的病史

- 股骨头软骨下骨折（图 5.34）。
  - 可能与髋关节暂时性骨质疏松症（详见第 13 章）重叠。
  - 可导致关节面塌陷和继发性骨关节炎。
  - 鉴别诊断：骨坏死。
    - 动态对比增强 MRI（DCEMRI）可以帮助鉴别诊断（髋关节暂时性骨质疏松症表现为充血）。
- 股骨颈应力性骨折（图 5.34）。
  - 多见于年轻患者、运动员及新入伍军人。
  - 内侧较外侧更常见。
  - 内侧：通常发生于靠近小转子的股骨颈基底部；稳定（压力侧），一般通过有限承重保守治疗。
  - 外侧：不常见，不稳定（张力侧，有进展为完全骨折的风险）；一般需要行股骨颈内固定治疗。
- 股骨干近端应力性骨折
  - 股骨干外侧（图 5.34D）。
    - 老年骨质疏松患者。
    - 与使用双膦酸盐（治疗骨质疏松的药物）治疗有关。
    - 积极行内固定手术治疗。
    - 需要早期发现：在平片上寻找近端股骨干外侧的隆起或喙状突起。
    - 通常两侧发生。
- 内收肌止点应力性损伤（"大腿夹板"）（图 5.35，另见图 1.36）。

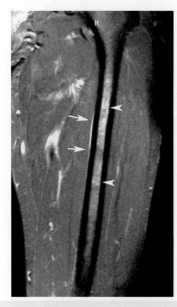

图 5.35　25 岁女性跑步运动员，左大腿疼痛，股骨干应力性反应。冠状位 T$_2$ 加权 MR 图像示骨髓水肿（箭头）和中段内侧的骨膜水肿（箭）。这也被称为"大腿夹板"。这些位于单侧，停止跑步而消失。大部分病例表现较本例轻微，可能仅出现在内侧

- 发生于股骨干内侧，近中段。
- 年轻运动员，尤其是赛跑运动员好发。
- 平片可见骨膜反应，MRI 上可见骨膜/皮质下水肿。

## 弹响髋

产生弹响伴疼痛的原因有很多，包括：

- 髋关节内侧弹响：髂腰肌腱弹响发生在耻骨结节上。
  - 肌腱原因引起的弹响可以临床上明确诊断，也可以通过动态超声直接观察（要求患者做引起弹响的动作，同时观察肌腱）。
- 髋关节外侧弹响：阔筋膜张肌在大转子上弹响，常伴有滑膜炎。
  - 当出现滑膜炎时，可以通过 US 或 MRI 观察到滑囊积液。
  - 临床可以明确诊断，与髂腰肌腱或者髋臼上唇撕裂引发的弹响相比，此类型弹响症状更偏向外侧。
  - 可导致"大转子疼痛综合征"。
- 髋臼上唇撕裂或撕脱，见下节。
- 关节内游离体（软骨或骨软骨碎片、滑膜软骨瘤病）。
  - 关节内游离体可以通过 MRI 或 CT 关节造影诊断。
- 股骨髋臼撞击综合征（Femoroacetabular impingement，FAI）。
- 骨关节炎。

## 髋臼盂唇撕裂

- 髋臼盂唇是一种类似于肩关节盂唇和膝关节半月板的纤维软骨结构，它包绕着大部分髋臼缘（图 5.36）。
  - 横截面呈三角形，沿髋臼前部、上部和后部延伸 270°。
- 关节下缘没有髋臼盂唇覆盖，而延续为横韧带于关节内侧缘走行于股骨头下方。
- 髋臼盂唇通过增加关节接触面积和提供吸力作用，帮助提高关节的稳定性。
- 盂唇撕裂可导致疼痛和机械症状，如绞锁、弹响。
- 盂唇撕裂可由外伤引起，但更常见于股骨头和（或）髋臼解剖异常，尤其是股骨髋臼关节撞击综合征（FAI）和髋臼发育不良。
- MRI 关节造影是诊断髋臼盂唇撕裂或分离的最好方法，对比剂位于盂唇深部而显示盂唇撕裂（图 5.37）。
- 髋臼盂唇撕裂最常见的部位为前上唇。
  - 通常矢状位或斜矢状位图像显示最佳。

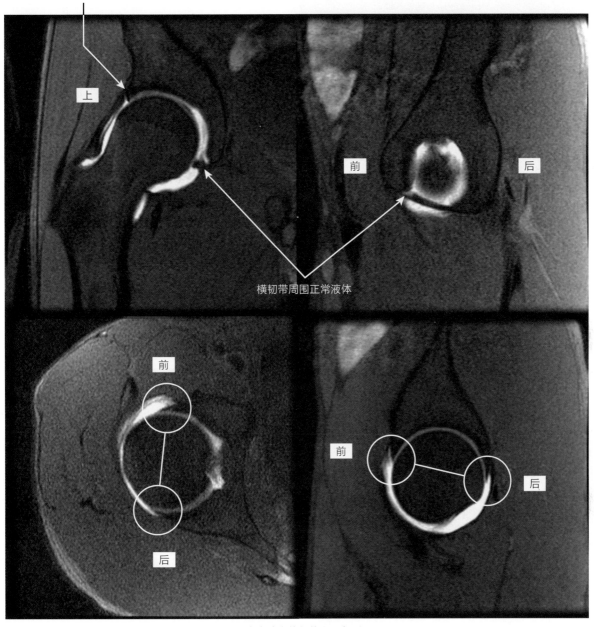

关节囊与上盂唇之间的正常隐窝

上

前　后

横韧带周围正常液体

前

后

前　后

正常为清晰的低信号三角形
大小及形状：前后一致

图 5.36　MRI 关节造影显示正常的髋臼盂唇解剖。与肩关节盂唇不同，髋臼盂唇不是完整的环，而在下缘延续为横韧带。此外，与肩关节盂唇不同，髋臼盂唇在不同区域的大小、形状均匀一致。横韧带周围以及髋臼盂唇和关节囊之间存在隐窝。与肩关节盂唇一样呈纤维软骨性低信号，与中等信号的关节透明软骨融合（引用 Morrison W. Problem Solving in Musculoskeletal Imaging. Philadelphia: Elsevier; 2010.）

- 在盂唇后部和髋臼间可见一沟状结构，为盂唇沟，是正常变异，可能误诊为撕裂。
  - 正常变异的盂唇沟光滑，不延伸至关节囊边缘，盂唇呈完整的低信号三角形；而撕裂则不规则，对比剂或液体向关节囊边缘延伸，对比剂 / 液体穿透进入盂唇。

- 盂唇囊肿（髋臼边缘的分叶状囊性灶，有蒂与盂唇连通）的存在提示潜在的盂唇撕裂。与肩关节盂唇囊肿和膝关节半月板囊肿成因相同，均与这些部位的纤维软骨撕裂有关（图 5.38）。
- MRI 关节造影也是检查髋关节软骨缺损最可靠的方法（图 5.39）。

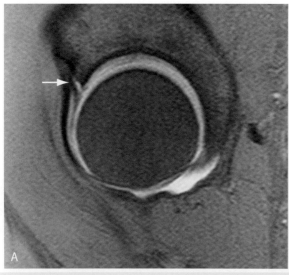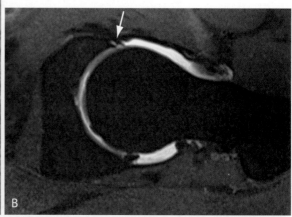

图 5.37　髋臼盂唇撕裂。（A）MRI 关节造影脂肪抑制 $T_1$ 加权序列矢状位图像显示延伸至前上唇撕裂处的高信号（箭），这是盂唇撕裂最常见位置，通常在矢状位和斜矢状位图像上显示最清晰。（B）另一患者的 MRI 关节造影 $T_1$ 加权序列斜矢状位图像显示前上唇撕裂（箭）。在冠状位图像上定位线平行于股骨颈得到斜矢状位图像

盂旁囊肿　　延伸到盂唇的颈

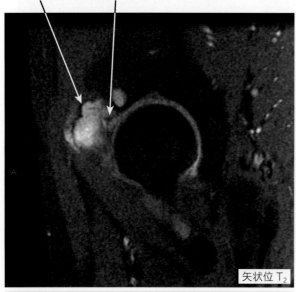

矢状位 $T_2$

图 5.38　髋臼盂唇撕裂伴盂旁囊肿。矢状位 $T_2WI$ 图像显示髋臼前缘分叶状积液信号，可见蒂状结构延伸至撕裂的盂唇，这有助于鉴别盂旁囊肿与髂腰肌滑囊炎或关节囊的腱鞘囊肿。盂旁囊肿几乎都与盂唇撕裂相关，较大时常呈分叶状（摘自 Morrison W. Problem Solving in Musculoskeletal Imaging. Philadelphia: Elsevier; 2010.）

## 股骨髋臼撞击综合征

- 股骨髋臼撞击综合征（FAI）是指股骨头颈交界处和髋臼缘之间盂唇和关节软骨的撞击，可引起盂唇撕裂和邻近关节软骨退变（图 5.40），最终导致骨关节炎。

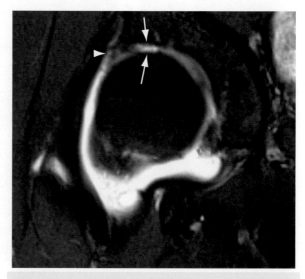

图 5.39　髋关节软骨缺损。脂肪抑制 $T_1$ 加权序列关节造影冠状位 MR 图像显示髋臼和股骨头对合面的软骨缺损（箭），注意：邻近髋臼盂唇撕裂（箭头）

- 临床症状：髋关节疼痛，尤其是在腿部屈曲和内旋及久坐时。
- 由髋关节球窝形态异常引起：非球形股骨头或髋臼窝过深。
- 股骨头非球形异常可由凸轮型形态学改变引起，常表现为外侧或前外侧的股骨头颈交界处骨质突起。
  - 称为凸轮型 FAI。
    - "凸轮"是指机动车发动机凸轮轴上的不对称形状（图 5.41）。

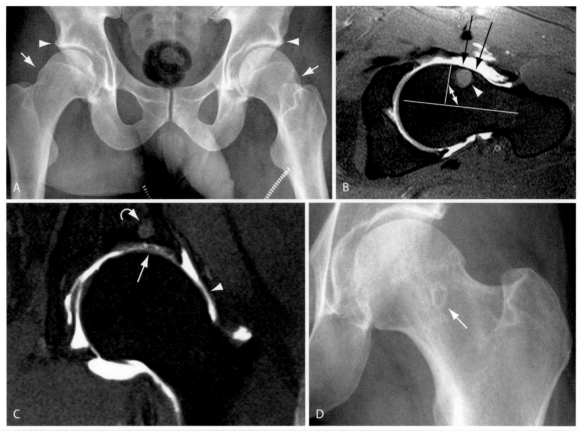

**图 5.40　股骨髋臼撞击（FAI）。**（A）AP 位平片显示双侧股骨头 - 颈交界区前上部的异常增生（箭）。髋关节弯曲或内旋时，该部位作用与凸轮的隆起部分相似。注意髋臼外侧缘向上倾斜（箭头），有报道认为这种表现与 FAI 有关，但存在争议。（B）另一患者斜轴位 $T_1$ 抑脂序列（该图像平行于股骨颈）MR 关节造影成像，注意股骨头颈部前部凸轮样突起（箭）。其他图像（未展示）发现前上盂唇撕裂。注意中等信号的滑膜疝窝（箭头），一些学者认为与 FAI 有关。（C）冠状位 $T_1W$ 抑脂序列 MR 关节造影成像显示凸轮型撞击患者有明显的股骨头外侧骨性突起（箭头）。注意髋臼顶的软骨缺损（直箭）和髋臼软骨下囊肿（弯箭），前上盂唇有较大撕裂（未展示）。（D）另一例凸轮型 FAI 伴滑膜疝窝，AP 位髋部平片显示股骨颈前部小的透光区伴薄硬化边（箭）

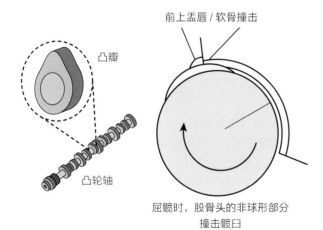

**图 5.41　凸轮撞击机制。**非球形股骨头伴股骨头颈交界处的局部骨性凸起，屈髋时该骨性凸起压迫前上盂唇。这种情况，股骨头的形状类似于汽车发动机中凸轮轴的凸轮（摘自 Morrison W. Problem Solving in Musculoskeletal Imaging. Philadelphia: Elsevier; 2010.）

- 可以伴发于股骨头相对于股骨颈发生的移位，类似于股骨头骨骺滑脱导致的畸形。
  - 由于股骨近端看起来像一把老式燧发枪，所以也称为枪型（图 5.42）。
- 也可以发生于无股骨头移位的患者。
- 需注意这些"隆起"不是骨赘，因为发病初期的软骨是完整的。
  - 老年期的骨刺可以有凸轮的作用。
- 股骨颈外侧正常凹陷消失。
- 骨性凸起在蛙式侧位和轴位成像时显示最佳。
- 髋关节屈曲时（如坐姿），"隆起"接触髋臼前缘（图 5.43）。
- 可以是儿童期疾病的后遗症。
  - Legg-calvé-Perthes 病（又称 Legg-Perthes 病，儿童股骨头坏死）可导致畸形和非球形股骨头（图 5.44），Legg-Perthes 病将在第 15 章进一步讨论。
  - 股骨头骨骺滑脱。

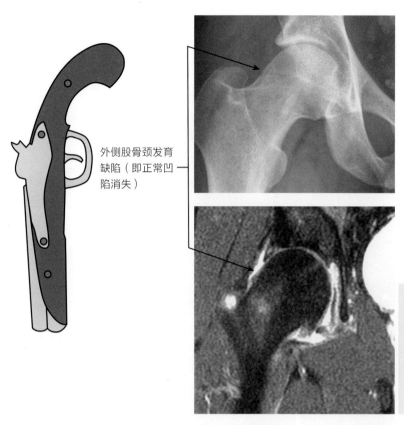

外侧股骨颈发育缺陷（即正常凹陷消失）

图 5.42　枪型凸轮撞击。股骨头相对于颈部内侧偏移，导致股骨颈外侧变直或突起，形似老式手枪柄。此形状易发生股骨髋臼撞击（摘自 Morrison W. Problem Solving in Musculoskeletal Imaging. Philadelphia: Elsevier; 2010.）

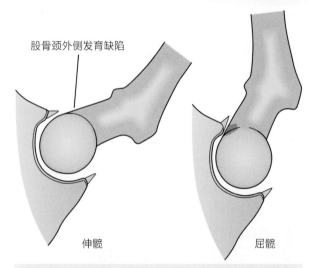

股骨颈外侧发育缺陷

伸髋　　　屈髋

图 5.43　枪型凸轮撞击。股骨头相对于颈部的偏移导致正常股骨头前面和侧面的凹陷消失。屈髋时引起髋臼边缘和盂唇的撞击（摘自 Morrison W. Problem Solving in Musculoskeletal Imaging. Philadelphia: Elsevier; 2010.）

- □ 通过手术切除骨突治疗（称为股骨髋臼截骨术、髋臼唇切除术或"骨突切除术"）（图 5.45）。
- ■ 采用 α 角测量凸轮型 FAI 的骨变形（图 5.46）。
  - □ 在斜轴位（沿股骨颈的横断位）MRI 或 CT 图像上测量。
  - □ 画一个圆圈正好覆盖股骨头。

- □ 从股骨颈中心到股骨头中心画一条线。
- □ 再从股骨头中心到股骨头颈离开股骨头圆圈处画一条线。
- □ 两条直线之间的夹角即为 α 角。
- □ 有症状者 α 角约为 70°。
- □ 正常值小于 55°。
  - ◇ 由于不同测量者测量角度和骨突位置的差异限制了 α 角价值，争议较大。
- ■ 股骨髋臼撞击也可能因髋臼发育较深引起（C-E 角较大）。
  - □ 称为钳夹型撞击或钳夹型股骨髋臼撞击。
  - □ 可导致盂唇撕裂，前后软骨损伤，最终引发骨关节炎。
  - □ 髋臼过深表现如下：
    - ◇ 髋臼过深：在骨盆 AP 位平片上，髋臼内侧壁位于髂坐线的内侧（图 5.47 和 5.48）。
    - ◇ 髋臼内陷：在骨盆 AP 位平片上，髋臼内侧壁位于髂耻线内侧，可能与发育异常或骨软化疾病（如骨软化症）或慢性炎性关节病（如类风湿关节炎）有关（图 5.49）。
- ■ 髋臼后倾也可导致股骨髋臼撞击（图 5.50 和图 5.51）。
  - □ 屈髋时，髋臼前缘与股骨颈接触。
  - □ 骨盆 AP 位平片上，髋臼前后缘线交叉，类似于"8"字形或无穷大符号（∞），前面已讨论过。

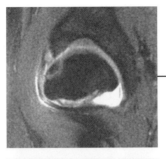

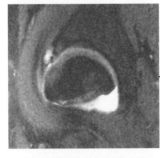

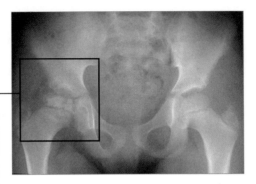

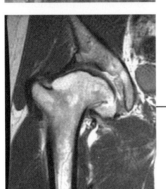

图 5.44　与既往 Legg-Perthes（LCP）疾病相关的髋关节撞击。股骨头骨化中心在发育过程中发生缺血性坏死，形成特征性畸形和成年后非球形股骨头。MRI（左侧图像）显示晚期的关节炎和前盂唇撕裂。AP 位平片（右图）为另一儿童患者的 Perthes 病（摘自 Morrison W.Problem Solving in Musculoskeletal Imaging. Philadelphia: Elsevier; 2010.）

骨突手术切除后的缺损区

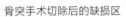

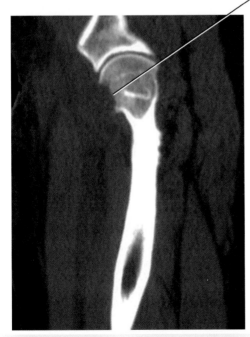

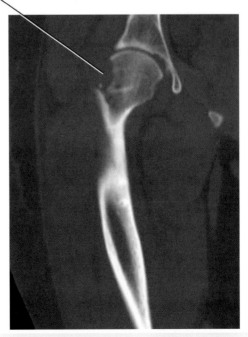

图 5.45　股骨头颈前外侧连接处骨性突起被认为与撞击有关，行手术切除后表现（摘自 Morrison W.Problem Solving in Musculoskeletal Imaging. Philadelphia: Elsevier; 2010.）

193

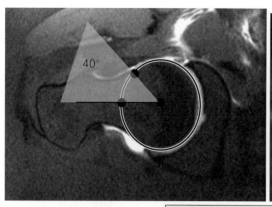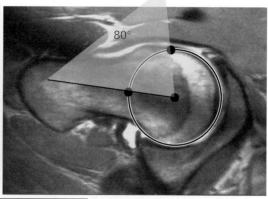

| 正常和异常值 | |
| --- | --- |
| 对照组（无 FAI）： | 平均 42°±2.2° |
| FAI 组： | 平均 74°±5.4° |

图 5.46 Alpha angle: Examples of normal and abnormal measurement. Usually the bump is easily seen, but surgeons may request reporting of the angle. The alpha angle is measured off an oblique axial image oriented along the femoral neck. A circle is drawn around the femoral head and a point is marked where the cortex leaves the circle anteriorly. The angle between this point and the center of the femoral neck is the alpha angle. FAI, femoralacetabular impingement. (Data from Nš tzli HP, Wyss TF, Stoecklin CH, et al. The contour of the femoral head-neck junction as a predictor for the risk of anterior impingement. J Bone Joint Surg Br. 2002;84:556–560.) (From Morrison W. Problem Solving in Musculoskeletal Imaging. Philadelphia: Elsevier; 2010.)

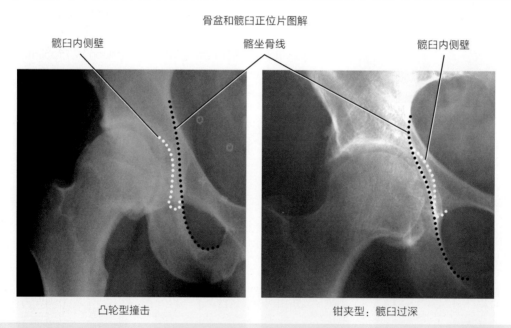

图 5.47 髋臼过深。左图显示股骨头颈交界处的骨性突起，并伴有凸轮型股骨髋臼撞击。注意：体位标准的骨盆 AP 位平片上可见髋臼内侧壁（白线）位于髂坐线（黑线）的外侧。右图显示髋臼过度覆盖、髋臼窝过深，称为髋臼过深，表现为髋臼内侧壁（白线）位于髂坐线（黑线）的内侧。髋臼过深可引起钳夹型股骨髋臼撞击。在更严重的病例中，可表现为髋臼内陷（髂耻线向内弧形隆起）（摘自 Morrison W. Problem Solving in Musculoskeletal Imaging. Philadelphia: Elsevier; 2010.）

- 髋臼引起的股骨髋臼撞击可通过髋臼边缘骨质切除和带线锚钉的盂唇修复手术治疗。
- 与股骨髋臼撞击相关表现：
  - 股骨颈前侧滑膜疝窝（Pitt's 凹陷）（图 5.40）。
- 髋臼小骨：常发生在髋臼前外侧的骨化。
- 髋臼顶外侧向上倾斜。
- 上述表现均可见于无症状人群。

深髋（髋臼过深）

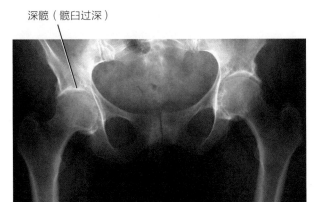

钳式效应：过度延伸的髋
臼边缘可以撞击股骨颈

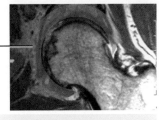

**图 5.48　髋臼过深所致的钳夹型股骨髋臼撞击**（摘自 Morrison W. Problem Solving in Musculoskeletal Imaging. Philadelphia: Elsevier; 2010.）

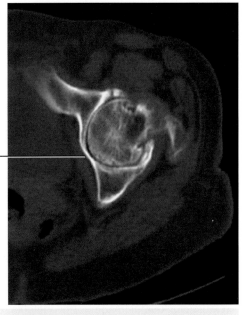

髋臼内陷

**图 5.49　髋臼内陷。**髋关节轴位 CT 显示与髋臼窝过深相关的内侧壁内突，称为髋臼内陷（为深髋极端表现）。可能与钳夹型股骨髋臼撞击有关。继发性骨关节炎表现为弥漫性关节间隙狭窄和过度延伸的髋臼边缘骨赘形成。髋臼内陷可由发育异常所致，亦可继发于骨软化性疾病（如 Paget 病、肾性骨营养不良 / 骨软化）和慢性关节炎性病（如类风湿关节炎）（摘自 Morrison W. Problem Solving in Musculoskeletal Imaging. Philadelphia: Elsevier; 2010.）

髋臼后倾
骨盆前后位平片：髋臼前缘线（白线）和后缘线（深灰线）呈 8 字形

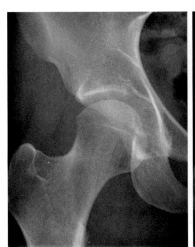
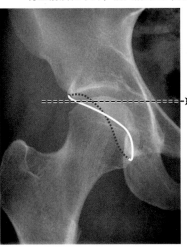
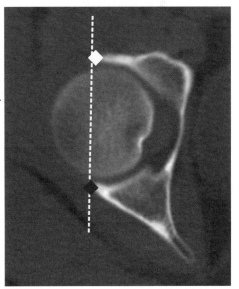

髋臼相对后倾

**图 5.50　骨盆 AP 位平片和 CT 显示髋臼后倾。**正常髋臼向前"开放"；轴位 CT（右）显示髋臼相对后倾，髋臼前缘（白菱形）不在后缘（灰菱形）内侧。骨盆 AP 位平片局部放大显示右侧髋臼前壁（白线）和后壁（灰线）相互交叉，表现为"无穷大 ∞"或"8 字形"征。这一发现与髋臼异常后倾有关，但可靠性不高（摘自 Morrison W. Problem Solving in Musculoskeletal Imaging. Philadelphia: Elsevier; 2010.）

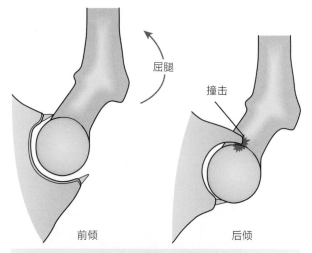

图 5.51　髋臼后倾引起撞击示意图。前缘过度延伸或后部骨缺损导致髋臼窝相对后倾。屈髋时，前缘骨性突起可以撞击股骨颈（摘自 Morrison W. Problem Solving in Musculoskeletal Imaging. Philadelphia: Elsevier; 2010. ）

### 关键点——凸轮型与钳夹型 FAI 的鉴别

**凸轮型 FAI**

- 男性远多于女性＝13∶1。
- 发病年龄：20~30 多岁。
- 前上盂唇和软骨损伤。

**钳夹型股骨髋臼撞击**

- 女性多于男性＝3∶1。
- 年龄：40 多岁。
- 前上盂唇变性和撕裂。
- 前、后软骨损伤（对冲伤）效应；屈髋是髋臼撞击股骨颈前部，股骨头向后移动）。

**其他股骨髋臼撞击**

- 其他生物力学原因可加重 FAI：
  □ 过度脊柱前凸使骨盆前倾。
  □ 髋外翻 / 内翻。
  □ 股骨异常扭转。
  □ 髋关节过度屈曲 / 内旋活动。

**髋臼发育不良**

- 髋臼发育不良指髋臼发育过小或过浅。
- 可能是儿童发育不良的后遗症，在第 15 章讨论，也常见于芭蕾舞者。
- 平片表现：
  □ 股骨头外侧显露（C-E 角减小）。
  □ 正位平片上髋臼顶外侧向上倾斜。
- 发育不良导致力学改变，髋臼外侧缘应力过度
  □ 表现上盂唇过早出现变性和撕裂（图 5.52）。
  □ 关节软骨损伤，上外侧关节间隙狭窄。

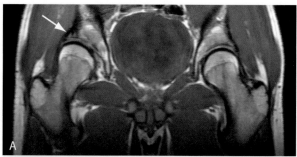

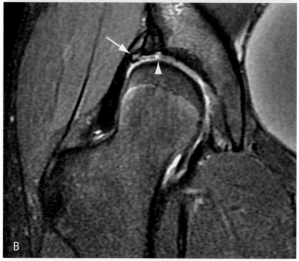

图 5.52　髋关节发育不良伴盂唇撕裂和软骨损伤。（A）T₁ 序列冠状位 MR 图像显示髋臼发育不良、未覆盖股骨头外侧关节面和髋外翻。注意髋臼外侧缘囊性改变（箭）。（B）同一患者，压脂序列冠状位 MR 图像显示上盂唇撕裂（箭）和邻近软骨缺损（箭头）

- 继发性骨关节炎常见，可发生在成年早期（图 5.53）。
- 变异包括单独性前部髋臼发育不良和后部髋臼发育不良（后倾）。
- 髋关节假斜位平片可诊断前部髋臼发育不良（图 5.54）。
- 发育不良可伴发凸轮型撞击的形态学特点，出现混合型症状。

### 关键概念——股骨髋臼撞击的相关表现

**凸轮型股骨髋臼撞击**

- 股骨头——颈前外侧连接处的骨性突起（蛙式位侧位片显示最佳）
- 股骨颈外侧连接处无凹陷
- 前上盂唇撕裂和关节软骨损伤

**钳夹型股骨髋臼撞击**

- 髋臼内侧壁超出髂坐线（髋臼过深）或髂耻线（髋臼内陷）

进行性上外侧软骨丢失

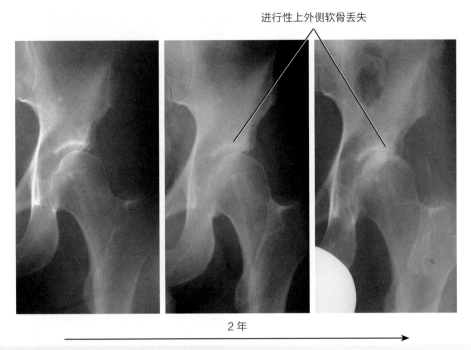

2 年

图 5.53　年轻成人髋关节发育不良，随访 2 年，继发骨关节炎形成。注意：软骨丢失发生在髋臼外上侧，与髋臼覆盖不足引起的力学改变有关（经 Javad Parvizi 博士同意，图像引用于 Philadelphia. From Morrison W. Problem Solving in Musculoskeletal Imaging. Philadelphia: Elsevier; 2010.）

后倾

正常

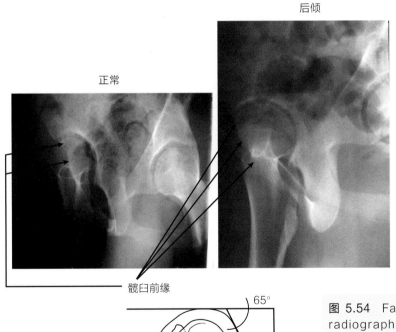

髋臼前缘

65°

25°

图 5.54　False-profile view (faux profile). Proper radiographic technique is shown below. This special view profiles the anterior femoral neck and the anterior acetabular rim. Red arrows show anterior acetabular rim. (From Lequesne MG, Laredo JD. The faux profile [oblique view] of the standing position. Contribution to the evaluation of osteoarthritis of the adult hip. Ann Rheum Dis. 1998;57[11]:676–681. Reproduced with permission from BMJ Publishing Group.) From Morrison W. Problem Solving in Musculoskeletal Imaging. Philadelphia: Elsevier; 2010.

**髋臼后倾**

- 平片上表现为髋臼前后线交叉（类似"8"字形或"无穷大∞"符号，可靠度不高）
- CT 或 MRI 诊断更可靠

**常见合并征象：**

- 前上盂唇撕裂
- 前后软骨损伤
- 髋臼小骨
- 滑膜疝窝

**与髋臼发育不良相关的表现**

- 股骨头外侧未覆盖。
- 髋臼外侧缘向上倾斜。
- 外侧关节间隙狭窄。
- 上盂唇变性和撕裂。

　　*请注意，许多这些形态学发现与股骨髋臼撞击相关，也常见于无症状人群。

## 髂前下棘和棘下撞击

- 髂前下棘撞击是指低位或增大的髂前下棘在屈髋时撞击股骨颈，这是一种髋关节外撞击。
  - 髂前下棘紧邻髋臼前缘。
  - 股直肌（直头）和髂小肌附着在此位置。
  - 已愈合的股直肌肌腱撕脱可导致髂前下棘增大（见图 5.8C）。
  - 髂小肌附着处也可出现骨性突起。
- 棘下撞击可能与髂前下棘撞击共存，但一些学者认为它与真正的髂前下棘撞击是不同的病理过程。
  - 髋臼边缘和髂前下棘下缘之间的骨嵴，屈髋时局部发生软组织和（或）骨性撞击。
  - 棘下位置是髋关节囊前部纤维的附着部位。
  - 运动中，髂股韧带和关节囊前部收到过度和反复牵拉，可以引起骨化、骨性突出。
- 髂前下棘和棘下撞击的症状可以类似凸轮型或钳夹型 FAI。
- 与 FAI 一样，其相关的解剖变异也见于无症状人群。
- 轴位成像（MRI，CT）和假斜位片（25° 轻度斜侧位片）有助于明确解剖结构。

## 坐骨股骨撞击

- 另一种形式的髋关节外撞击，当坐骨靠近小转子时发生坐骨股骨撞击；其间软组织水肿和滑囊炎，以及邻近肌肉水肿（图 5.55）。

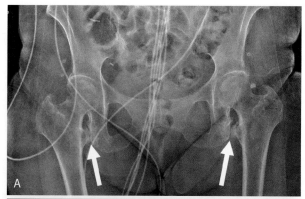

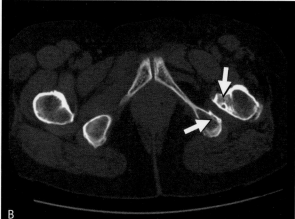

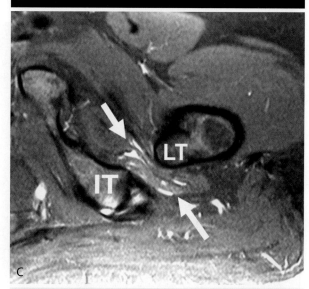

图 5.55　坐骨股骨撞击综合征。（A）坐骨股骨撞击的患者，骨盆正位平片显示双侧坐骨结节和小转子骨性突出（箭）伴硬化。（B）骨盆轴位 CT 较低层面图像，显示左侧小转子（箭）和坐骨结节（箭）相互靠拢并呈现骨性突起、硬化和囊性改变。（C）病情较轻。轴位 $T_2$ 加权脂肪抑制 MR 图像未见骨质增生，但在小转子（LT）和坐骨结节（IT）之间出现水肿和液体信号（箭）

- 慢性病例中可以看到骨质增生和硬化，随着骨重塑，在两根骨头之间形成一个"小关节"（类似于假关节）。
- MRI 是显示软组织改变的首选检查，MRI、平片和 CT 可以检测到晚期病例中存在的骨性改变。
- 髋关节疼痛，特别髋内收状态下内 / 外旋过程中的疼痛，放射科医师应该高度怀疑这种可能性。

## 肌肉 / 肌腱损伤

- 骨盆带的肌肉肌腱复合体是拉伤和撕裂的常见部位（见图 1.53 和 1.54）。
- 大腿肌肉体积大，经常发生钝伤，因此大腿是肌肉血肿和骨化性肌炎的常见部位（见图 1.56 和图 1.57）。

### 腘绳肌损伤

- 腘绳肌（半腱肌、半膜肌和股二头肌）起源于坐骨结节，有两个附着点（半腱肌和股二头肌形成联合肌腱，起点位于坐骨结节内下方，而半膜肌独立起源于上外侧）。
  - 股二头肌的远端与膝关节的腓侧副韧带形成"联合肌腱"，附着于腓骨头。
  - 半膜肌止于靠近关节线的胫骨近端的后内侧。
  - 半腱肌围绕膝关节内侧延伸，与缝匠肌、股薄肌和内侧副韧带一起插入鹅足腱。
- 在运动时（特别是在快速启动和停止时），腘绳肌经常发生偏心收缩（拉伸时的收缩）。偏心收缩会增加拉伤的风险（图 5.56）。
  - 青少年发育中的肌肉附着的坐骨骨突可能会撕脱，愈合时导致坐骨不规则、过度生长或坐骨粗大（见图 5.8）。
  - 腘绳肌损伤可能发生在起点，从肌肉内撕裂、部分撕裂到完全撕裂并伴有回缩和血肿。
  - 坐骨神经靠近近端腘绳肌腱和肌肉，因此可导致神经症状。
  - 近端或远端肌肉肌腱连接处也是常见损伤部位。
  - 撕裂也可能发生在肌腹或远端附着处。
  - 损伤类型和部位的多样性导致临床诊断困难；MRI 是评估损伤程度和预测运动员重返赛场的首选检查方法。

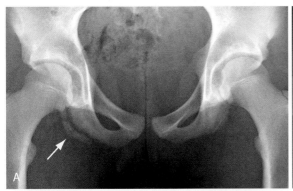
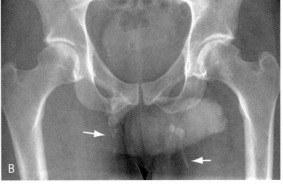
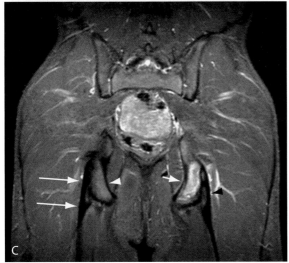

图 5.56　腘绳肌起点损伤。（A）儿童非急性撕脱伤。注意右侧坐骨结节骨化中心（箭）增厚、不规则、融合。（B）成人慢性撕脱伤。正位平片显示从坐骨结节的腘绳肌起点向下延伸的成熟骨化（箭）。（C）另一患者的冠状位反转恢复 MR 图像显示左侧坐骨骨髓水肿（短箭），左侧腘绳肌腱起点处信号增高（黑箭头），但没有明显的撕脱。注意右侧坐骨表现正常（白色箭头），腘绳肌腱起点仅有轻度信号增高（长箭）。参见图 5.8E、F

尸体标本：矢状位 MRI

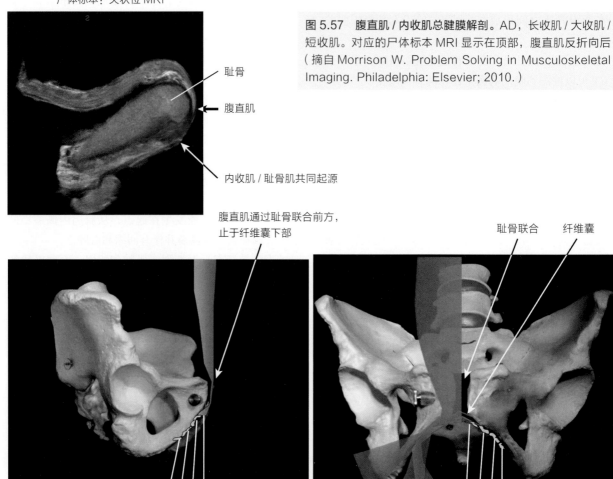

耻骨

腹直肌

内收肌 / 耻骨肌共同起源

图 5.57　腹直肌 / 内收肌总腱膜解剖。AD，长收肌 / 大收肌 / 短收肌。对应的尸体标本 MRI 显示在顶部，腹直肌反折向后（摘自 Morrison W. Problem Solving in Musculoskeletal Imaging. Philadelphia: Elsevier; 2010.）

腹直肌通过耻骨联合前方，止于纤维囊下部

耻骨联合　纤维囊

RA = 腹直肌
P = 耻骨肌
AD = 长收肌 / 大收肌 / 短收肌
G = 股薄肌

G AD P RA

RA = 腹直肌
P = 耻骨肌
AD = 长收肌 / 大收肌 / 短收肌
G = 股薄肌

RA P AD G

## 内收肌起点损伤（运动性耻骨痛 / 核心肌肉损伤）

- 以前称为"运动疝""运动员疝"和"Gilmore 腹股沟"。
- 男性更常见（男：女＝10：1）。
- 是一种运动损伤，见于各种接触性和非接触性活动，特别是足球、曲棍球、棒球。
- 临床上，耻骨痛可类似腹股沟疝：疼痛向腹股沟环外侧放射，压迫腹股沟环可以引发疼痛。但未触及疝。
- 损伤以腹直肌 - 内收肌腱膜为中心，该腱膜由腹直肌肌腱和内收肌肌腱起点（长收肌、大收肌和短收肌共同的起源）共同形成，连接于耻骨联合前方的关节囊 - 韧带复合体（图 5.57）。
- 典型的损伤始于腹直肌 - 内收肌腱膜与耻骨联合关节囊前部的分离（图 5.58）。
  - 撕裂会导致液体从耻骨联合延伸进入腱膜（"裂隙征"）。

- 损伤进一步加重，撕裂延伸到内收肌起点和腹直肌附着处。
  - 内收肌起点能完全从耻骨脱离并回缩（图 5.59）。
- 损伤通常是双侧的（图 5.60）。
- 损伤的不同类型：长收肌腹拉伤（"曲棍球守门员 - 棒球接球手综合征"）。
- 慢性损伤可导致肌肉萎缩，在 $T_1$ 加权像上表现为肌肉体积缩小和（或）脂肪浸润。
- 耻骨联合可能是运动性耻骨痛的起源部位。
  - 急性表现："耻骨炎"——关节两侧弥漫性骨髓水肿；骨吸收；伴有关节囊 - 韧带复合体和腹直肌 - 内收肌腱膜的损伤。可能代表软骨下应力损伤（图 5.61）。某些进展期病例可以看到矢状位方向的低信号应力骨折线。
  - 慢性期：骨关节炎（耻骨联合骨刺、增生硬化）。

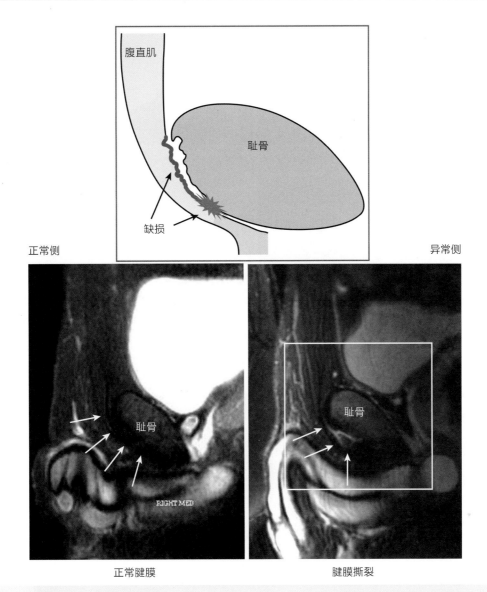

正常侧　　　　　　　　　　　　　　异常侧

正常腱膜　　　　　　　　　　　　腱膜撕裂

**图 5.58　运动性耻骨痛（核心损伤）。**腹直肌肌腱（箭）向前越过耻骨，与收肌腱共同起点汇合。腹直肌 - 内收肌共同腱膜（箭）插入耻骨联合前方的关节囊 - 韧带，损伤可表现为腱膜从耻骨及关节囊剥离（上方示意图、右侧 MR 图）并最终撕脱。RA：腹直肌（摘自 From Morrison W. Problem Solving in Musculoskeletal Imaging. Philadelphia: Elsevier; 2010.）

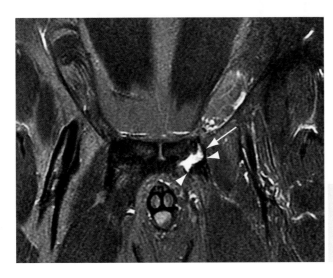

**图 5.59　足球精英运动员，运动性耻骨痛。**以耻骨联合为中心的冠状脂肪抑制 $T_2$ 加权 MR 图像显示左侧内收肌起点较大撕裂。箭表示肌腱裂隙内小血肿，箭头表示回缩肌腱的游离缘

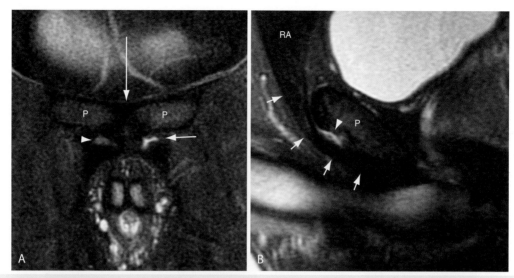

图 5.60 双侧长内收肌起点撕裂。（A）脂肪抑制 $T_2$ 加权冠状位图像显示双侧长收肌起点处的横向高信号裂隙，右侧（箭头）比左侧（短箭）更轻微。长箭表示耻骨联合。P：左右耻骨内上部。（B）通过左侧撕裂（箭头）的矢状位图像。注意低信号腹直肌肌腱和内收肌肌腱起点处是如何在耻骨前缘皮质上形成一个连续带（短箭）。P：左耻骨内侧，RA：腹直肌远端

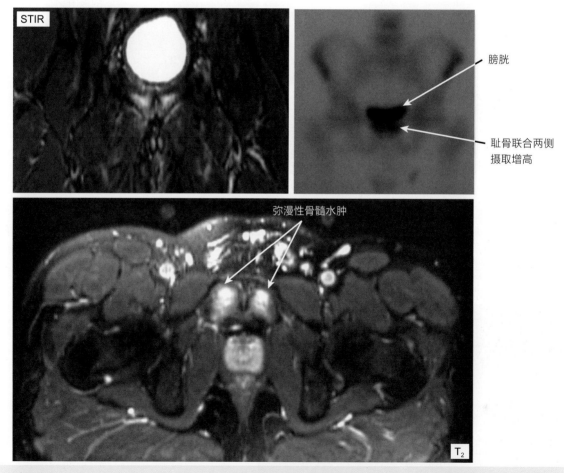

图 5.61 耻骨骨炎。MRI 上的弥漫性骨髓水肿（骨扫描放射性示踪剂摄取增高，右上图）通常与核心损伤有关；影像表现能提示关节的应力性反应，或后期的骨关节炎（摘自 Morrison W. Problem Solving in Musculoskeletal Imaging. Philadelphia: Elsevier; 2010.）

## 外展肌损伤

- 臀部主要的外展肌是臀中肌和臀小肌，阔筋膜张肌有轻度的外展功能。

- 臀小肌和臀中肌起自髂骨外上侧，臀中肌起点更靠上，两者均止于股骨大转子；臀小肌位于前外侧，而臀中肌位于后内侧。

- 阔筋膜张肌位于臀中肌和臀小肌浅层，越过股骨大转子沿大腿侧面向下延伸为髂胫束，髂胫束跨越膝关节后止于胫骨外侧髁前外侧，即 Gerdy 结节。

- 臀中肌和臀小肌的肌腱变性、撕裂常见于老年人（而髋/骨盆的其他大多数肌腱损伤常见于运动员）。

  □ 临床上，这是大转子疼痛综合征的常见原因。

  □ US 和 MRI 可见肌腱部分或完全撕裂伴有周围组织水肿和大转子滑囊或臀肌下滑囊积液（图 5.62）。

  □ 慢性撕裂可引起肌肉萎缩（图 5.63）。

  □ 单脚站立和保持行走时身体的平衡需要这些肌肉。肌肉萎缩可导致身体虚弱、Trendelenburg 步态，老年人易跌倒。

  □ 外展肌撕裂也可能是髋关节置换手术的并发症（特

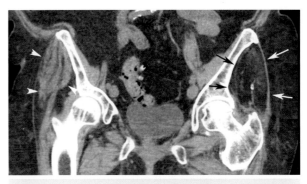

图 5.63　慢性外展肌损伤。CT 冠状位重组图像，因慢性肌腱撕裂导致左侧臀中肌和臀小肌出现脂肪性萎缩（箭）；右边是正常对照（箭头）

别是外侧入路）。

  □ 如果患者单脚站立时突然出现髋关节外侧疼痛和无力，则提示外展肌腱撕裂。

- 在阔筋膜张肌紧绷的运动员，大转子滑囊可发生摩擦综合征，这与膝关节的髂胫束摩擦综合征有关。

  □ 常见于跑步和骑自行车的人群。

  □ 大转子滑囊可见水肿和积液。

## 髋部屈肌损伤

- 主要的髋部屈肌包括股直肌、缝匠肌和髂腰肌。

  □ 股直肌有两个起点：

    ◇ 直头起于髋关节上面的髂前下棘。

    ◇ 间接头则起于偏后外侧，经过髋关节前方时与直头相连接。

    ◇ 股直肌沿大腿前部走行，与股内侧肌、中间肌和外侧肌一起形成股四头肌肌腱，附着于髌骨上极。

  □ 股直肌损伤可发生在成人，但最常发生于青少年运动员，表现为髂前下棘的撕脱性骨折（见图 1.18B 和图 5.8C）。

- 缝匠肌起于髂前上棘及其下方的浅凹，沿大腿内侧延伸至膝关节处的鹅足腱。

  □ 缝匠肌损伤在青少年中可表现为髂前上棘的撕脱性骨折（见图 5.8A、B），成人表现为肌腱或肌肉的撕裂。

  □ 肌腱或近端肌肉损伤可导致邻近的股外侧皮神经损伤，导致感觉异常性股痛（大腿前部皮肤麻木）。

- 髂肌和腰大肌形成髂腰肌，附着于股骨小转子。

  □ 如前所述，小转子撕脱性骨折与潜在的骨骼病变密切相关，如转移瘤或骨髓瘤。

## 滑囊炎

- 髋关节和骨盆的肌腱周围存在滑囊，其对肌腱的附

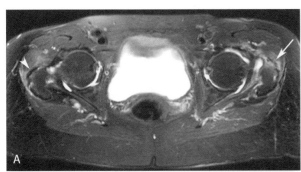

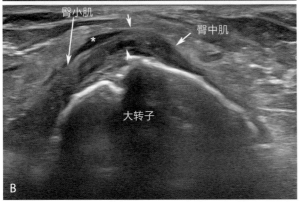

图 5.62　外展肌肌腱病。（A）臀小肌部分撕裂，压脂 T₂WI 轴位 MR 图像显示左侧臀小肌肌腱远端（箭）和邻近软组织水肿。右侧为正常的臀小肌肌腱（箭头）。（B）另一患者的超声图像。轴位图像：对观察者而言，图的左侧代表前方、右侧代表后方、上方是外侧，臀小肌肌腱增厚、高回声，间质内撕裂显示为低回声（箭头），邻近有积液（＊）。臀中肌肌腱病较轻，显示为稍高回声

着点起着缓冲作用，对邻近组织的滑动起到润滑作用。滑囊常以与其相关的肌腱或部位命名。大多数滑囊炎与临床症状无关；然而，肌腱附着处周围的局灶性液体信号提示滑囊炎，通常是邻近肌腱病变的继发表现。

- 滑囊炎可以是原发病变，也可以是继发于邻近的肌腱或其他组织的病变。
- 髋关节周围的滑囊解剖变异较明显，可以有多个滑囊，也可以没有滑囊；滑囊在老年人中更为常见。
- 髋关节 / 骨盆周围的一些滑囊被认为是临床症状的来源：
  □ 大转子滑囊炎（图 5.64）。
    ◇ 大转子滑囊位于大转子臀中肌附着处的表面，阔筋膜张肌深面。
    ◇ 大转子滑囊炎与髋关节外侧局部疼痛相关，临床上称为"股骨大转子疼痛综合征"。
    ◇ 如前所述，滑囊积液可能是邻近肌腱病的征象。老年患者中，臀中肌和（或）臀小肌肌腱大转子附着处常常出现部分或完全撕裂，液体可沿受累肌腱向近侧延伸，超出滑囊的界限。

  ◇ 髋关节外侧疼痛的年轻患者中，滑囊积液可能是其上覆的阔筋膜张肌摩擦引起。这可见于外侧筋膜紧绷的患者，并与膝关节的髂胫束摩擦综合征和可导致髌骨外侧移位的外侧过压综合征相关。
  ◇ 臀肌下滑囊位于臀中肌和臀小肌之间，也可以因为炎症或潜在的肌腱撕裂等原因而出现积液。
  □ 髂腰肌滑囊炎（图 5.65）。
  ◇ 髂腰肌滑囊从髋关节上方至小转子止点几乎完全包围髂腰肌肌腱。
  ◇ 髂腰肌滑囊炎可由跨过髋臼前方的肌腱摩擦引起。
  ◇ 髂腰肌滑膜囊积液也可见伴有髋关节积液，据报道有 15% 的人髂腰肌滑囊与髋关节腔相通。因此，发现肉眼可见的髂腰肌滑囊液体（如膝关节的贝克囊肿）应该及时检查髋关节有无潜在疾病。
  □ 闭孔外肌滑囊炎。
  ◇ 位于小转子和坐骨之间的闭孔外肌滑囊出现积液常与坐骨股骨的撞击有关。

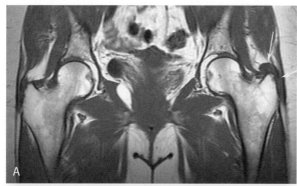

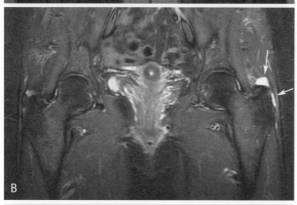

图 5.64　股骨大转子滑囊炎。冠状位 T₁ 加权（A）和 STIR（B）图像显示左侧股骨大转子近侧附近的积液（箭）。臀中肌和（或）臀小肌肌腱病是此处积液的潜在病因，需要仔细地评估这些肌腱。本例肌腱显示正常，考虑为滑囊炎，可能是由于机械刺激所致

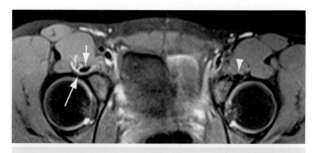

图 5.65　髂腰肌滑囊炎。脂肪抑制轴位 MR 显示图像右髂腰肌少量 U 形积液（长箭），右侧（短箭）和左侧（箭头）髂腰肌肌腱正常。滑囊积液多少不一，可明显大于本例

## 梨状肌综合征

- 梨状肌综合征是由于坐骨神经在股骨颈后的髋关节小外旋肌间穿行时受到刺激而引起的 $L_5$ 或 $S_1$ 神经分布区的臀部疼痛。
- 病因多种多样，包括肿块、梨状肌肥大、外伤以及穿过或围绕梨状肌的坐骨神经异常走行。CT 或 MRI 可显示肿块、肌肉不对称萎缩或坐骨神经周围轻微炎症改变。

## Morel-Lavallée 损伤（筋膜脱套伤）

- 详见第 1 章。
- 闭合性脱套伤，皮下脂肪从深面的肌筋膜撕脱。

- 剪切损伤，髋关节和大腿外侧为常见部位（图 5.66，另见图 1.64）。
- 随着时间的推移，可能出现大量的血液、淋巴和碎屑的聚集，以及继发性炎症反应和包膜的形成。
- 通常（但不总是）在病变的筋膜缘呈锐角，不像肿块的边缘呈圆形。

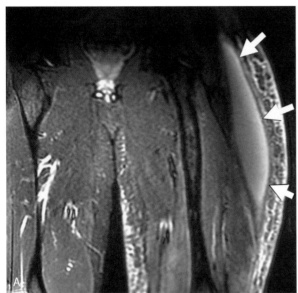

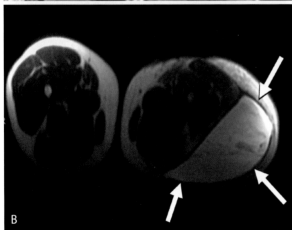

图 5.66　患者摔伤、侧面着地。Morel-Lavallée 损伤（闭合性筋膜脱套伤）。（A）大腿上段 STIR 冠状位 MR 图像，股外侧肌筋膜表面可见大而扁平的积液（箭）。（B）T₂ 加权轴位发现积液（箭）沿肌筋膜分布。参见图 1.64

**正常髋关节报告模板范例**

检查类型：髋关节平扫

检查日期和时间：日期和时间

检查指证：临床病史

比较：以往资料

诊断：诊断意见

技术：对患侧髋关节应用 MR 扫描仪进行标准的非对比增强 MR 检查，进行三平面（包括轴向斜位、矢状位和冠状位）小视野成像，以及骨盆的两平面（轴向和冠状位）大视野成像

影像学表现：

单侧髋关节：

盂唇：非关节造影 MR 上未见盂唇撕裂

软骨：软骨无变性或局灶性缺损

积液：无髋关节积液

股骨髋臼撞击（FAI）：无凸轮型或钳型股骨髋臼撞击的形态学表现；无髋臼发育不良

骨结构：解剖结构排列正常；无急性骨折或骨应力性反应；两侧股骨头无缺血性坏死；骨髓信号正常，无骨髓浸润；未见可疑骨性病变

肌腱和滑囊：

内收肌腱起点：肌腱完整，无变性或撕裂

股直肌肌腱起点：肌腱完整，无变性或撕裂

髂腰肌肌腱：肌腱完整，无变性或撕裂

腘绳肌肌腱起点：肌腱完整，无变性或撕裂

臀肌肌腱：肌腱完整，无变性或撕裂

滑囊：无大转子滑囊炎；无髂腰肌滑囊炎

肌肉：无不对称肌肉萎缩或急性肌肉劳损

其他：

对侧髋关节：无关节积液，无盂唇撕裂或骨关节炎的继发表现

骶髂关节：无骶髂炎、关节积液

耻骨联合：无耻骨骨炎

坐骨神经：大小和信号对称，神经周围脂肪层完好

坐骨股骨间隙：无坐骨股骨间隙狭窄；股方肌无水肿

下腰椎（部分可见）：无明显异常

盆腔脏器（部分可见）：无明显异常

## 附录：青少年和成人髋臼发育不良和股骨髋臼撞击症的测量

髋臼发育不良和股骨髋臼撞击症是常见的、未被充分诊断的疾病，容易使年轻患者过早患上骨关节炎。发育不良髋臼通常较浅，覆盖股骨头较少，患侧髋臼顶倾斜度较正常侧增大。当股骨头与髋臼不协调时，常发生股骨髋臼撞击。尤其是凸轮型股骨髋臼发育不良，即股骨头股骨颈交界处发育性凸起导致特定部位的盂唇撕裂。放射科医师和临床医师已经寻找了可靠的影像学征象和测量方法来准确描述髋臼发育不良和股骨 - 髋臼撞击综合征。以下是用于诊断髋臼发育不良和凸轮型股骨髋臼撞击综合征的最常用测量方法。

许多评估髋臼发育不良的测量是利用髋臼"sourcil"（髋臼顶）相对于股骨头的位置和方向来确定发育不良的程度。Sourcil 或 acetabular roof 指的是在前后位平片上看到的髋臼软骨下骨的上凸的硬化曲线。Sourcil 在法语中是眉毛的意思。

### 髋臼顶的髋臼指数（图 5.67）

- 髋臼顶的倾斜度。
- 测量方法：
  □ 画一条穿过髋臼顶内缘的水平线。
  □ 从髋臼顶内缘向髋臼外侧缘画一条线。
- 正常（两线交角）小于 10°。

### 股骨头突出指数（图 5.68）

- 髋臼未覆盖股骨头的百分比。
- 测量方法：
  □ 经股骨头内侧缘画一条垂直线，测量该直线与线 A、线 B 之间的距离。
  □ A：与髋臼顶外侧最低点的垂直线（线 A）之间的距离。
  □ B：与股骨头外侧缘的垂直线（B 线）之间的距离。
  □ （B−A／B）× 100%。
- 正常小于 25%。

### 髋臼深度与宽度指数（图 5.69）

- 测量髋臼的深浅度。
- 65 岁前骨关节炎的预测因素。

- 测量方法：
  □ 画一条线连接髋臼边缘的内外侧缘，这代表髋臼宽度（W）。
  □ 从 W 到髋臼最深处画一条垂线，这代表髋臼深度（D）。
  □ （D/W）× 100%。
- 正常大于 48%。
- 临界值 32%~47%。
- 异常小于 31%。

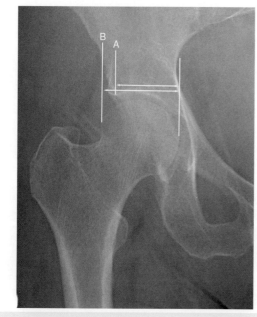

图 5.68　股骨头突出指数

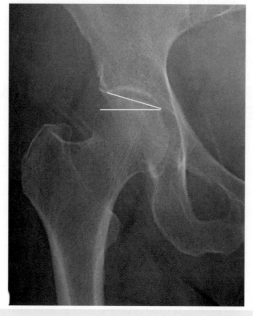

图 5.67　髋臼指数

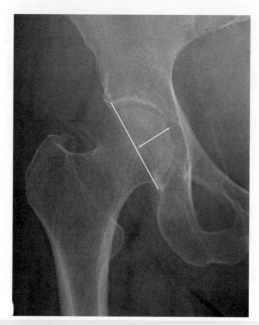

图 5.69　髋臼深度与宽度指数

## 中心 - 边缘 WIBERG 外侧角（图 5.70）

- 外侧覆盖的程度。
- 测量方法：
  - 确定股骨头中心点，画一条通过这一点的垂线。
  - 从中心点到髋臼外侧缘画第二条线。
- 正常是大于等于 25°。
- 临界值是 20~24°。
- 异常小于 20°。

## 一致性（图 5.71）

- 评估股骨头与髋臼顶的位置。
- 评估方法：
  - 在股骨头上画一个最合适的拟合圆，并确定圆的中心点。
  - 画一个髋臼最合适的拟合圆，确定圆的中心点；如果髋臼不是圆的，所画圆应与髋臼顶尽可能平行。
- 如果这两个圆中心点相同，提示髋关节具有一致性。
- 如果中心点不互相覆盖，提示髋关节的不一致。

## 中心 - 边缘 Lequesne 前侧角（图 5.72）

- 确定髋臼对股骨头前部的覆盖程度。
- 假斜位（站立 65° 前斜位）平片评估；髋臼侧位投照。

- 评估方法：
  - 确定股骨头的中心。
  - 经股骨头中心点画一条垂直线。
  - 画第二条线连接中心点与髋臼前缘。
  - 两条直线之间的夹角为中心 - 边缘前侧角。
- 正常大于等于 25°。
- 边界值为 20°~25°。
- 异常小于 20°。

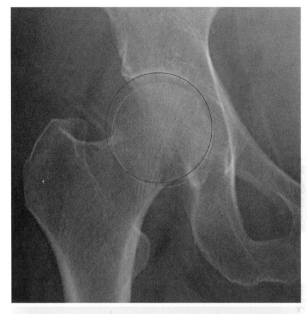

图 5.71　一致性。本例由于骨关节炎伴股骨头轴向移位，缺乏一致性

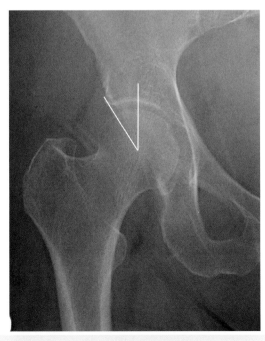

图 5.70　中心 - 边缘 WIBERG 外侧角

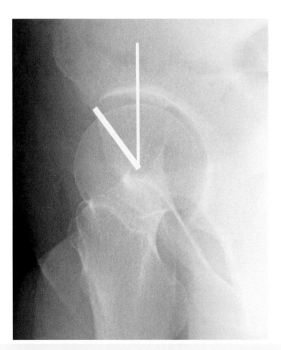

图 5.72　中心边缘 Lequesne 前侧角

## 髋臼倾斜（见图 5.53）

- 是指标准骨盆 AP 位平片上前后髋臼线的相对位置。
- 定义：
  □ 髋臼前倾：髋臼前线在髋臼后线的内侧。
  □ 中立位：髋臼前线与髋臼后线重叠。
  □ 髋臼后倾：髋臼前线的上三分之一位于髋臼后缘之外侧，向下两线交叉，再向下恢复正常。
- CT 显示成人髋臼正常前倾角为 17°±6°。

## 凸轮型股骨髋臼发育不良的 α 角（图 5.73，另见图 5.49）

- 通过评估股骨头的球形和股骨头头颈交界处的前方凹度来判断凸轮型撞击的程度。
- 评估方法：
  □ 从 MR 正中斜矢状位图像测量，方法同正中冠状位。
  □ 根据股骨头轮廓画一个拟合圆。
  □ 沿股骨颈长轴画一条线，将股骨头一分为二。
  □ 从股骨头中心到股骨颈前缘与圆的交点画第二条线。
- 正常值小于 55°。

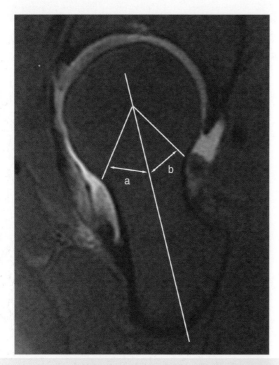

图 5.73　α 角和 β 角。平行于股骨颈的矢状斜位 MR 图像，观察者的左边是前面；a 代表 α 角，b 代表 β 角

## 凸轮型股骨髋臼发育不良的 β 角（图 5.73）

- 评估股骨头的球形度和股骨头头颈交界处的后方凹度，以确定凸轮型撞击的程度。
- 评估方法：
  □ 从正中斜矢状位图像测量，方法与正中冠状位。
  □ 根据股骨头轮廓画一个拟合圆。
  □ 沿股骨颈长轴画一条线，将股骨头一分为二。
  □ 从股骨头中心到股骨颈后缘与圆相交处画第二条线。

### 参考文献与推荐阅读

Affram P. An epidemiologic study of cervical and trochanteric fractures of the femur in an urban population: analysis of 1664 cases with special reference to etiologic factors. Acta Orthop Scand Suppl. 1964;64:11.

Badillo K, Pacheco JA, Padua SO, et al. Multidetector CT evaluation of calcaneal fractures. Radiographics. 2011;31(1):81–92.

Beltran LS, Rosenberg ZS, Mayo JD, et al. Imaging evaluation of developmental hip dysplasia in the young adult. AJR Am J Roentgenol. 2013;200:1077–1088.

Bencardino JT, Beltran J, Feldman MI, Rose DJ. MR imaging of complications of anterior cruciate ligament graft reconstruction. Radiographics. 2009;29(7):2115–2126.

Bowden DJ, Byrne CA, Alkhayat A, et al. Injectable viscoelastic supplements: a review for radiologists. AJR Am J Roentgenol. 2017;209:883–888.

Chan SS, Rosenberg ZS, Chan K, Capeci C. Subtrochanteric femoral fractures in patients receiving long-term alendronate therapy: imaging features. AJR Am J Roentgenol. 2010;194(6):1581–1586.

Chaturvedi A, Mann L, Cain U, et al. Acute fractures and dislocations of the ankle and foot in children. Radiographics. 2020; online article. https://doi.org/10.1148/rg.2020190154.

Chhabra A, Subhawong TK, Carrino JA. A systematised MRI approach to evaluating the patellofemoral joint. Skeletal Radiol. 2011;40(4):375–387.

Costa CR, Morrison WB, Carrino JA. Medial meniscus extrusion on knee MRI: is extent associated with severity of degeneration or type of tear? AJR Am J Roentgenol. 2004;183:17–23.

Crema MD, Roemer FW, Marra MD, et al. Articular cartilage in the knee: current MR imaging techniques and applications in clinical practice and research. Radiographics. 2011;31(1):37–61.

Delfaut EM, Demondion X, Dieganski A, et al. Imaging of foot and ankle nerve entrapment syndromes: from well-demonstrated to unfamiliar sites. Radiographics. 2003;23:613–623.

De Smet AA. How I diagnose meniscal tears on knee MR. AJR Am J Roentgenol. 2012;199(3):481–499.

De Smet AA, Blankenbaker DG, Alsheik NH, Lindstrom MJ. MRI appearance of the proximal hamstring tendons in patients with and without symptomatic proximal hamstring tendinopathy. AJR Am J Roentgenol. 2012;198(2):418–422.

De Smet AA, Nathan DH, Graf BK, et al. Clinical and MRI findings associated with false-positive knee MR diagnoses of medial meniscal tears. AJR Am J Roentgenol. 2008;191(1):93–99.

Diederichs G, Issever AS, Scheffler S. MR imaging of patellar instability: injury patterns and assessment of risk factors [published correction appears in Radiographics. 2011;31(2):624]. Radiographics. 2010;30(4):961–981.

Disler DG. Fat-suppressed 3-D spoiled gradient-recalled MR imaging: assessment of articular and physeal hyaline cartilage. AJR Am J Roentgenol. 1997;169:1117–1123.

Flores DV, Gomez M, Fernandez HM, et al. Adult acquired flatfoot deformity: anatomy, biomechanics, staging, and imagings. Radiographics. 2019;39:1437–1460.

Flores DV, Gomez CM, Pathria MN. Layered approach to the anterior knee: normal anatomy and disorders associated with anterior knee pain. Radiographics. 2018;38:2069–2101.

Ganz R, Parvizi J, Beck M, et al. Femoroacetabular impingement: a cause for osteoarthritis of the hip. Clin Orthop Relat Res. 2003;417:112–120.

Garden RS. Stability and union of subcapital fractures of the femur. J Bone Joint Surg. 1964;46B:630–712.

Greif DN, Baraga MG, Rizzo MG, et al. MRI appearance of the different meniscal ramp lesion types, with clinical and arthroscopic correlation. Skeletal Radiology. 2020;49:677–689.

Hegazi TM, Belair JA, McCarthy EJ, et al. Sports injuries about the hip: what the radiologist should know. Radiographics. 2016;36:1717–1745.

Judet R, Judet J, Letournel E. Fractures of the acetabulum: classification and surgical approaches to reduction. J Bone Joint Surg. 1964;46A:1615–1646.

Kamel SI, Belair JA†, Hegazi TM, Halpern EJ, Desai V, Morrison WB, Zoga AC. Painful type II os naviculare: introduction of a standardized, reproducible classification system. Skeletal Radiol. 2020 Dec;49(12):1977–1985.

Khan I, Ashraf T, Saifuddin A. Magnetic resonance imaging of impingement and friction syndromes around the knee. Skeletal Radiology. 2020;49:823–836.

Khurana B, Sheehan SE, Sodickson AD, et al. Pelvic ring fractures: what the orthopedic surgeon wants to know. Radiographics. 2014;34:1317–1333.

Kijowski R, Rosas HG, Lee KS, et al. MRI characteristics of healed and unhealed peripheral vertical meniscal tears. AJR Am J Roentgenol. 2014;202:585–592.

Kijowski R, Blankenbaker DG, Shinki K, et al. Juvenile versus adult osteochondritis dissecans of the knee: appropriate MR imaging criteria for instability. Radiology. 2008;248(2):571–578.

Kraus C, Ayyala RS, Kazam JK, et al. Imaging of juvenile hip conditions predisposing to premature osteoarthritis. Radiographics. 2017;37:2204–2205.

Laborie LB, Lehmann TG, Engesæter IØ, et al. Prevalence of radiographic findings thought to be associated with femoroacetabular impingement in a population-based cohort of 2081 healthy young adults. Radiology. 2011;260:494–502.

Lauge-Hansen N. Fractures of the ankle: genetic roentgenologic diagnosis of fractures of the ankle. AJR Am J Roentgenol. 1954;71:456–471.

Li AE, Jawetz ST, Greditzer HG, et al. MRI Evaluation of femoroacetabular impingement after hip preservation surgery. AJR Am J Roentgenol. 2016;207:392–400.

Lungu E, Michaud J, Bureau NJ. US assessment of sports-related hip injuries. Radiographics. 2018;38:867–889.

Mainwaring B, Daffner R, Reiner B. Pylon fractures of the ankle: a distinct clinical and radiographic entity. Radiology. 1998;168:215–218.

Manganaro MS, Morag Y, Weadock WJ, et al. Creating three-dimensional printed models of acetabular fractures for use as educational tools. Radiographics. 2017;37:871–880.

Matcuk GR, Cen SY, Keyfes V, et al. Superolateral hoffa fat-pad edema and patellofemoral maltracking: predictive modeling. AJR Am J Roentgenol. 2014;203:W207–W212.

Markhardt BK, Gross JM, Monu JU. Schatzker classification of tibial plateau fractures: use of CT and MR imaging improves assessment. Radiographics. 2009;29(2):585–597.

Mellado JM, Bencardino JT. Morel-Lavallée lesion: review with emphasis on MR imaging. Magn Reson Imaging Clin N Am. 2005;13(4):775–782.

Meyers AB, Haims AH, Menn K, Moukaddam H. Imaging of anterior cruciate ligament repair and its complications. AJR Am J Roentgenol. 2010; 194(2):476–484.

Mohankumar R, Palisch A, Khan W, et al. Meniscal ossicle: posttraumatic origin and association with posterior meniscal root tears. AJR Am J Roentgenol. 2014;203:1040–1046.

Mullens FE, Mullens FE, Zoga AC, et al. Review of MRI technique and imaging findings in athletic pubalgia and the "sports hernia". Eur J Radiol. 2012;81(12):3780–3792.

Naraghi A, White LM. MRI of labral and chondral lesions of the hip. AJR Am J Roentgenol. 2015;205:479–490.

Stacy GS, Lo R, Motang A. Infarct-associated bone sarcomas: multimodality imaging findings. AJR Am J Roentgenol. 2015;205:W432–W441.

Omar IM, Zoga AC, Kavanagh EC, et al. Athletic pubalgia and "sports hernia": optimal MR imaging technique and findings. Radiographics. 2008;28(5):1415–1438.

Perrich KD, Goodwin DW, Hecht PJ, Cheung Y. Ankle ligaments on MRI: appearance of normal and injured ligaments. AJR Am J Roentgenol. 2009;193(3):687–695.

Prince J, Laor T, Bean J. MRI of ACL injuries and associated findings in the pediatric knee: changes with skeletal maturation. AJR Am J Roentgenol. 2005;185:756–762.

Robinson R. Sonography of common tendon injuries. AJR Am J Roentgenol. 2009;193(3):607–618.

Rosas HG. Unraveling the posterolateral corner of the knee. Radiographics. 2016;36:1776–1791.

Rowe CR, Sakellarides HT, Freeman PA, Sorbie C. Fractures of the os calcis: a long term follow-up study of 146 patients. JAMA. 1963;184:920.

Samim M, Walter W, Gyftopoulos S, et al. MRI assessment of subspine impingement: features beyond the anterior inferior iliac spine morphology. Radiology. 2019;293:412–421.

Schwappach J, Murphey M, Kokmayer S, et al. Subcapital fractures of the femoral neck: prevalence and cause of radiographic appearance simulating pathologic fractures. AJR Am J Roentgenol. 1994;162:651–654.

Scheinfeld MH, Dym AA, Spektor M, et al. Acetabular fractures: what radiologists should know and how 3D CT can aid. Radiographics. 2015; 35:555–577.

Sharif B, Ashraf T, Saifuddin A. Magnetic resonance imaging of the meniscal roots. Skeletal Radiology. 2020;49:661–676.

Sheehan SE, Shyu JY, Weaver MJ, et al. Proximal femoral fractures: what the orthopedic surgeon wants to know. Radiographics. 2015;35:1563-1584.

Silva MS. Radiography, CT, and MRI of hip and lower limb disorders in children and adolescents. Radiographics. 2019;39:779–794.

Subhawong TY, Eng J, Carrino JA, Chhabra A. Superolateral Hoffa's fat pad edema: association with patellofemoral maltracking and impingement. AJR Am J Roentgenol. 2010;195(6):1367–1373.

Yamada AF, Crema MD, Nery C, et al. Second and third metatarsophalangeal plantar plate tears: diagnostic performance of direct and indirect MRI features using surgical findings as the reference standard. AJR Am J Roentgenol. 2017;209:W100–W108.

Zoga AC, Kavanagh EC, Omar IM, et al. Athletic pubalgia and the "sports hernia": MR imaging findings. Radiology. 2008;247(3):797–807.

# 第6章　膝关节

## X 线解剖

- 膝关节由内、外侧股胫关节和髌股关节组成，虽然它们有共同的关节囊，但是这些关节常被单独称为内侧、外侧及髌股间隙或者关节。
  - 每个股骨髁远端有前负重面、后负重面及两者之间的中间负重面。
  - 膝关节 AP 位平片显示股骨髁和胫骨平台（图6.1），内外侧透亮的"关节腔"代表了胫骨平台和股骨髁前负重面关节软骨的总厚度，通常内侧间隙稍窄。
  - 站立位能更好地显示内外侧间隙内软骨丢失的真实程度。
  - 膝关节屈曲的站立位（Rosenberg 位和隧道位），依赖于不同的屈曲的角度可显示中间和后承重面的关节软骨丢失。
  - AP 轻度斜位可以显示正侧位显示不出来的细微骨折。因此急性损伤需要四个体位（正位，侧位，双斜位）。
- 成人膝关节的外翻通常约为 5°，由于骨盆较宽，女性的外翻度略大。

- 婴幼儿常常有生理性 O 型腿，伴随着膝内翻和胫骨侧弓。
  - 这种情况在 3~4 岁时逆转，这时的膝外翻认为是正常变异。

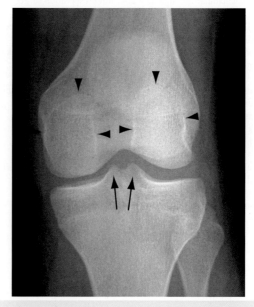

图 6.1　正常膝关节 X 线解剖：AP 位。标注了胫骨内侧和外侧髁间隆起（箭）和股骨髁（箭头）

■ 侧位片显示了股骨髁的前、中、后负重面，也揭示了股骨内外侧髁与胫骨内外侧平台的差异（图 6.2）。

  □ 有些病变只能在侧位平片显示，因此注意这些差异有助于病变定位。

  □ 股骨外侧髁前负重面有一稍变平的区域（髁沟），轴移损伤的撞击点，所以是重要解剖区域，局部凹陷加深是前交叉韧带损伤的平片征象。股骨内侧髁远端的表面轮廓更圆。

  □ 同样地，胫骨外侧平台表面稍凸起，而内侧平台稍凹陷。

■ 膝关节囊延伸，高出髌骨上缘几厘米。

  □ 关节积液或滑膜炎在侧位平片表现为髌上关节隐窝影增厚（图 6.3）。

  □ 水平投照侧位平片可以用来观察膝关节内的液-液平面，损伤后膝关节积血常提示骨折、严重骨挫伤或者其他内部紊乱，如前交叉韧带撕裂。积脂血征提示关节内的骨折伴骨髓内脂肪漏入关节内（见图 1.15）。

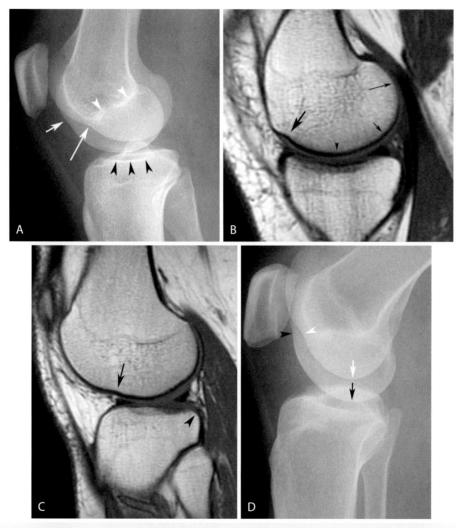

图 6.2　正常膝关节 X 线解剖：侧位。（A）本例拍摄时在冠状位上略倾斜，内侧胫股关节投影稍低，可以更好显示内外侧胫股关节的细微差别。注意下凹的胫骨内侧平台弧线（黑箭头）投影于胫骨外侧平台直线的下方。股骨内外髁都有一个平坦或凹陷区域称为髁沟，位于外侧髁的前负重面（长箭），内侧髁更靠前（短箭）。还可见髁间窝的顶部（白箭头）。（B）内侧胫股关节的矢状位 T₁ 加权像显示前缘凹陷的内侧髁沟（大箭），凹陷的胫骨内侧平台和与之相应的股骨内侧髁。股骨髁的关节面可被细分为滑车（前面，与髌骨形成关节）和前（小箭头）、中（短小箭）、后关节面（长小箭）。（C）与 B 图为同一患者的外侧胫股关节的矢状位 T₁ 加权像，凹的外侧髁沟位于更靠后的前负重面（箭），胫骨外侧平台的平坦轮廓。胫骨外侧平台后缘呈隆凸形（箭头），平片也可以显示这种表现。（D）膝弯曲 40° 的轻度偏斜侧位平片显示与胫骨平台接触的股骨髁的中间承重面（箭）。注意关节接触位于中心稍微靠后，关节接触区域面积，特别是外侧髁（白箭）小于伸膝位。图中也显示了股骨内外侧髁沟（黑箭头，内侧；白箭头，外侧）

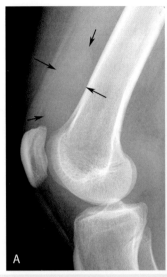
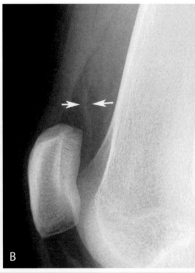
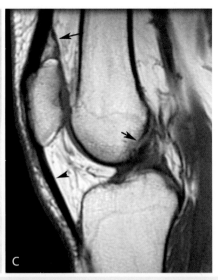

图 6.3 膝关节积液。（A）X 线侧位平片显示关节囊上部扩张，表现为软组织密度（箭）。（B 和 C）用来对照的正常的关节囊上部（箭）。（C）为矢状位 $T_1WI$ 图像，显示髁间沟的顶部（短箭）和髌韧带（箭头）（见图 1.15）

- X 线侧位平片还可以显示股四头肌肌腱远端附着于髌骨上极前缘。股四头肌肌腱纤维沿着髌骨前缘继续前行作为"股四头延拓"，汇入髌腱，髌腱连接髌骨前下缘和胫骨结节。
  - □ 髌腱、髌骨和股四头肌肌腱统称为伸肌结构。
  - □ 侧位平片能清楚显示股四头肌肌腱和髌腱；如果显示不清或者被软组织水肿所包绕，需要考虑肌腱撕裂，伴有髌骨位置改变时更是如此：高位髌骨伴发于髌腱撕裂，低位髌骨伴发于股四头肌肌腱撕裂。
- Hoffa 脂肪垫位于髌骨下极及髌韧带的后方和膝关节以及近端胫骨的前方。
- 腓肠豆是存在于腓肠肌外侧头的小籽骨，不恒定出现。侧位平片常能很好显示，正位平片常常重叠于股骨外侧髁，呈圆形、边缘光滑。
- 髁间窝或隧道位是膝关节屈曲 45° 的正位片，X 线束平行于胫骨平台（图 6.4）。此体位有助于发现关节内的钙化性游离体，其常位于髁间窝内。
- 日出位（轴位）有助于评估前膝痛的患者的髌骨排列情况。拍摄时膝关节屈曲度最好为 20°~25°（Mrchant 技术）。因为屈膝角度更大时，难以显示临床上明显的髌股关节对合不良（图 6.5）。
  - □ 髌骨后关节面有三个相对平坦的关节小面：外侧、内侧关节小面和奇关节小面。外侧关节小面常常最宽，外侧和内侧的关节小面在中间嵴处汇合。奇关节小面最内侧，可能没有关节软骨，呈矢状位。
  - □ 滑车（滑车沟）是髌股关节的股骨关节面，膝屈伸时髌骨在其内滑动。

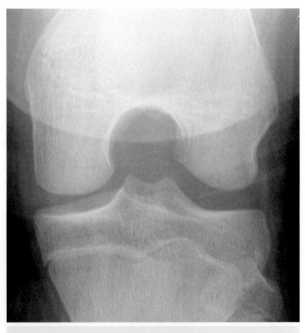

图 6.4 正常膝关节 X 线解剖：髁间窝位（隧道）位

## 骨折和脱位

- 创伤患者常规平片拍摄体位：AP 位、水平侧位投照和双斜位。慢性膝关节疼痛患者或者怀疑有关节内游离体时常拍摄隧道位。日出位常用于膝前痛患者。
- CT 扫描并结合冠、矢状重组常用于胫骨平台骨折的术前评估。
- 膝关节 MRI 的主要作用是软组织评估，但对骨折也最敏感，当平片或 CT 无法解释创伤性膝关节疼痛时，MRI 检查很有价值。

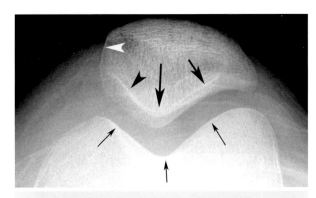

图 6.5　正常膝关节 X 线解剖：轴位（日出位）。膝关节屈曲 20° 时为最佳拍摄位。注意观察髌骨内侧小面（黑箭头）与更宽的外侧小面（短黑箭）被中间嵴（长黑箭）分开，奇关节小面（白箭头）和股骨滑车（滑车沟，小箭）清楚显示

- 骨扫描也能发现隐匿性骨折，但不如 MRI，临床很少应用于此。

## 髁间骨折

- 股骨远端的经髁骨折常常包括干骺端和股骨髁（图 6.6）。
  - 干骺端的骨折通常是横向的。
  - 股骨髁的骨折可能是矢状或者冠状的。
- 冠状位关节内骨折，股骨髁骨折碎片有骨坏死风险。
  - 冠状位的关节内股骨髁骨折比矢状位的骨折预后差，因为尽管有内固定，开始负重时仍有骨折移位、关节吻合不协调的风险。

## 胫骨平台骨折

- 胫骨外侧平台骨折常见于高能创伤，如行人 - 汽车事故中的年轻人。也可发生于老年人轻微创伤后，常为骨质疏松的女性患者。
- 大部分（80%）位于胫骨外侧平台，因为大部分的骨折由外翻载荷作用于胫骨外侧髁引起。
- 胫骨平台骨折时关节内骨折，典型的伴有大量关节内积血，常表现为关节积脂血病。
- 这类骨折按照骨折线的位置、关节的凹陷和干骺端的累及进行分类。

---

**关键概念**

**胫骨平台骨折**

- 80% 局限于胫骨外侧平台
- 大量关节积血，常为伴脂 - 液平面的积脂血症
- CT 扫描并重组用于术前评估
- 描述任何关节的凹陷和分离

---

- 虽然不能反映损伤的严重程度，但是 Schatzker 分型有助于将损伤表现与手术计划更好地联系起来（图 6.7；见图 1.14）。
- 分类如下：
  - Ⅰ 型：胫骨外侧平台裂缝骨折。
  - Ⅱ 型：胫骨外侧平台裂缝骨折伴塌陷。
  - Ⅲ 型：胫骨外侧平台单纯塌陷骨折。
  - Ⅳ 型：胫骨外侧髁裂缝骨折延伸至胫骨内侧髁。
  - Ⅴ 型：双髁骨折。
  - Ⅵ 型：任何骨折累及到干骺端。

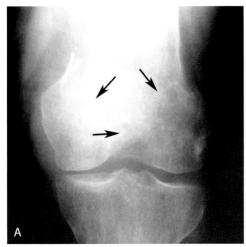
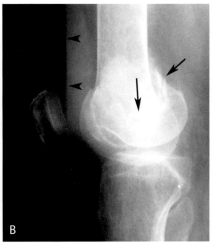

图 6.6　股骨远端髁间粉碎性骨折。（A）正位片显示 Y- 型骨折（箭）。（B）侧位片显示骨折线（箭）和积脂血症的脂 - 液平面（箭头）

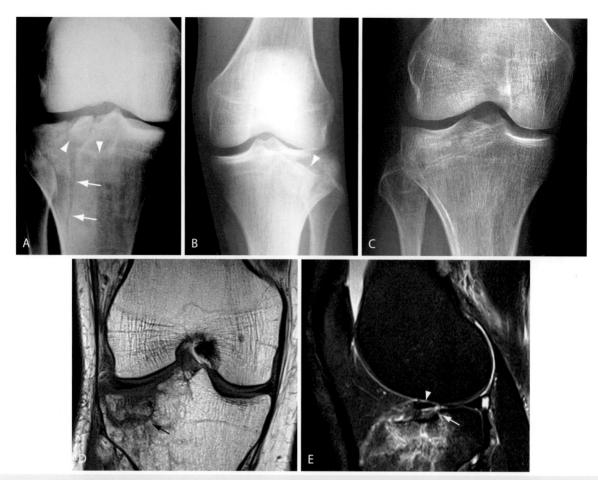

图6.7　不同患者的胫骨平台骨折。（A）Schatzker Ⅱ型骨折：外侧平台矢状骨折线（箭）和塌陷（箭头）。（B）Schatzker Ⅲ型骨折：塌陷的胫骨外侧平台（箭头）。（C）正位平片显示胫骨平台骨折可以很隐匿，平片基本显示正常。（D）与 C 图为同一患者的冠状位 T₁WI 图像显示 Schatzker Ⅲ型骨折：胫骨外侧平台塌陷（箭）。（E）与 C 和 D 图为同一患者；抑脂 -T₂WI 矢状位图像显示塌陷的胫骨外侧平台骨折伴随周围骨髓水肿和关节面的不平整（箭），任何关节面的不平整都应该重视。注意外侧半月板前角（箭头）

- 影像学检查有助于评估胫骨平台骨折，因为手术目的是恢复关节面的连续性，最终降低创伤后骨关节炎（OA）的风险。
- CT 扫描结合重组技术是用以描述骨折特征和制订手术方案的标准影像手段。
- 平片是膝关节损伤后首选检查方法。胫骨平台骨折可能难以发现。
  - 骨折线常常出现在斜面上，因此正侧位平片可能漏诊胫骨平台骨折（图 6.7C）。
  - 胫骨外侧平台正常稍微向下倾斜，因此在前后位平片上与膝关节不相切。向远端倾斜 10° 的平台位平片可以更好地显示胫骨外侧平台关节面。
  - 前缘局部凹陷性骨折容易被忽略，而后缘骨折塌陷容易被放大。
  - 骨质疏松伴细微骨折常表现为平台下约 1 cm 的模糊横线，代表嵌插的骨小梁。
  - 侧位水平投照可以显示关节积液的液 - 液平面。

- 有时候需要进行 MRI 检查，如需要评估相关软组织损伤时。
- 治疗方案的选择是复杂的。一般而言，关节面凹陷超过 3 mm 或者骨折分离超过 3 mm，进行手术尽可能地达到解剖复位是有益的。
- 多种手术被用于胫骨平台骨折。除了内固定器具以外，骨水泥可用来支撑抬高骨碎片和填充空隙，表现为手术区域不定型的密度增高影。
- 胫骨平台骨折最主要的并发症是创伤性骨关节炎。也可以并发前交叉韧带和半月板撕裂。筋膜室综合征和血管损伤可见于 Schatzker Ⅵ型骨折。

### 髌骨骨折

- 成人髌骨骨折原因包括直接暴力（摔倒、髌骨着地）引起粉碎性骨折，以及大腿伸肌机制突然收紧导致横向、分离骨折（图 6.8A，另见图 1.3）。
- 两种机制常并存，横向骨折较常见。

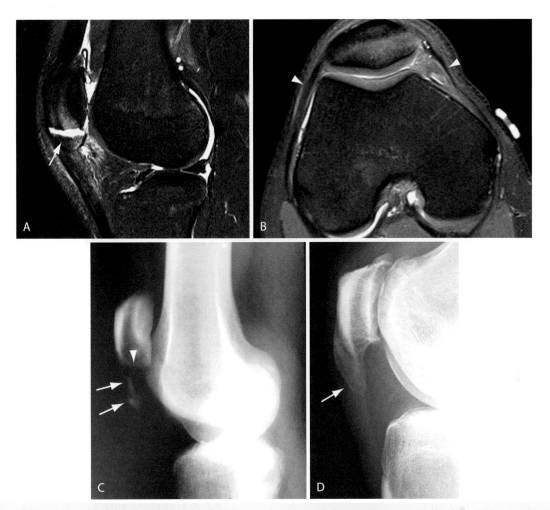

**图 6.8　髌骨骨折。**矢状位（A）和轴位（B）脂肪抑制 T₂WI MR 图像显示髌骨下极横形骨折（A，箭），膝关节伸肌机制突然偏心收缩所致。注意这种骨折仅轻度分离。伸肌机制的前缘纵向纤维和髌股内、外侧韧带（B，箭头）完整，其强度使解剖对位得以保持。与图 1.3 对照。（C）急性髌骨袖套状骨折。注意髌骨高位，髌骨下极撕脱（箭头）和更远端的骨折碎片（箭）。这类骨折位于关节外，因此不出现关节腔积血。（D）未经治疗的髌骨袖套状骨折，后期表现。随着时间的推移，移位的髌骨下极骨膜形成新骨，形成髌骨下极向远端延生的锥形赘生物（箭）。髌骨关节面永久高位，导致髌股关节不稳和骨性关节炎，如本例所见，髌骨关节面上、下缘可见骨刺

- □ 髌骨骨折 60% 是横向。
- □ 髌骨内侧、外侧和前缘的软组织支持结构的完整性决定了骨折分离程度（图 6.8B）。内外侧髌股支持带的横向纤维和髌骨前缘的股直肌纵向纤维（"股四头肌延续"）提供支持，对抗髌骨的牵拉应力。
- ■ 髌骨袖套状撕脱是发生于青少年髌骨下缘的骨折。
  - □ 撕脱的髌腱附着点包括髌骨下极未骨化的软骨和曲线状钙化，周围软组织肿胀（图 6.8C）。
  - □ 髌骨下极和撕脱骨之间的间隙最终骨化，形成长锥形的髌骨下极（图 6.8D）。
- ■ 髌骨骨软骨骨折和髌骨内侧缘的撕脱可能伴发于一过性髌骨外脱位（见下文）。
- ■ 髌骨可以发生剥脱性骨软骨炎，常累及外侧关节小面。
- ■ 髌骨正常变异：

- □ 二分和多分髌骨表现为边缘光滑的分裂骨块（图 6.9），由纤维软骨将分裂的一块或多块小骨固定于髌骨其余部分，MRI 显示完整的关节软骨覆盖裂隙。
- □ 可能被误认为骨折，不同之处在于正常变异有完整骨皮质包绕。
- □ 二分髌骨常为双侧（50%）。
- □ Ⅲ 型二分髌骨最常见（75%，上外侧）；Ⅰ 型（少于 1%，下极）和 Ⅱ 型（25%，外侧）相对少见。
- □ 偶有症状。裂隙内纤维软骨的水肿或者积液和（或）周围骨髓水肿提示应力不正常或假关节形成；可能是疼痛的原因。
- □ 髌骨背侧缺损是髌骨上外部背侧（关节侧）的圆形透亮影。CT 或者 MRI 显示软骨下骨的局限性凹陷型缺损，其内为正常的关节软骨填充。

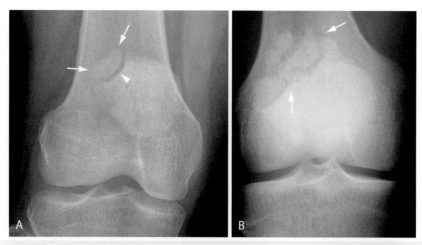

图6.9 正常变异，髌骨分裂。（A）二分髌骨。典型的上外侧的分裂（箭）和光滑的裂隙（箭头）。（B）多分髌骨（箭）

## 髌骨脱位

- 髌骨向外侧脱位几乎总是一过性的，经常被漏诊。
- 髌骨一过性脱位即髌骨向外快速脱位，随即复位。
- 脱位几乎总是向外的原因是正常膝外翻、Q 角（见下文）和内侧支持结构力学性能较薄弱。
- 撞击发生于髌骨内侧缘和股骨外髁的前外侧缘。
- 骨挫伤或者骨折发生于髌骨内侧和股骨外侧髁。可能会发生外侧滑车嵴或者股骨外侧髁的前负重面远端的骨软骨骨折。骨折位置取决于脱位和复位时膝关节屈曲的程度（图 6.10）。
- 内侧软组织支持结构被拉伸或者撕裂（图 6.11 和图 6.12）。
  - 髌内侧支持带。
    - 横轴位图上位于髌骨平面。
    - 小型稳定装置。
    - 撕裂位于髌骨附着点。

- 可以造成髌骨内侧撕脱性骨折。
  - 内侧髌股韧带（MPFL）。
    - 起源于股骨内侧髁、靠近内收肌结节处。
    - 向前下延伸至髌骨内上方。
    - 撕裂位于内收肌结节附着点。
    - 矢状位 MRI 显示最佳，正好位于股内斜肌的下方（VMO）。
    - 股内斜肌的软组织水肿，向上沿大收肌延伸。
    - 临床和 MRI 表现均与内侧副韧带（MCL）撕裂相似（MCL 起点于内收肌结节旁，靠近 MPFL 附着点）。但伴发 MCL 损伤是罕见的，很容易在 MRI 上被过度诊断。
- MRI 是诊断一过性髌骨脱位的最佳检查方法（图 6.12）。
  - 髌骨内下方和股骨外髁前侧的骨挫伤具有诊断意义。
  - 应评估内侧支持带和 MPFL 的撕裂情况。

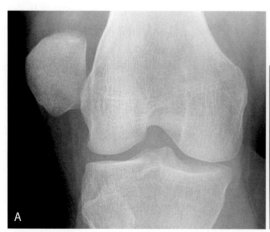
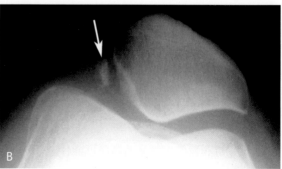

图6.10 髌骨脱位。（A）注意髌骨外移，这种平片表现少见，因为大多数髌骨脱位是一过性的。（B）另一患者，髌骨轴位显示一过性脱位造成的髌骨内侧缘骨碎片（箭）

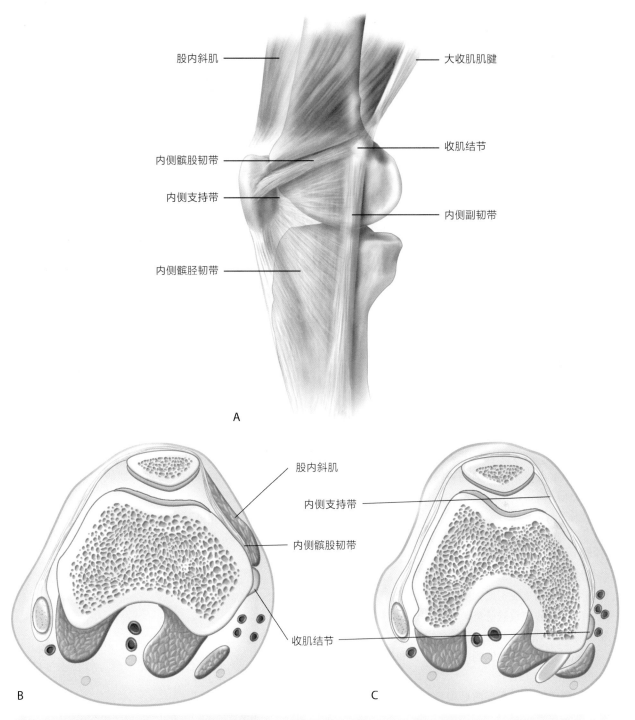

股内斜肌

大收肌肌腱

内侧髌股韧带

收肌结节

内侧支持带

内侧副韧带

内侧髌胫韧带

A

股内斜肌

内侧支持带

内侧髌股韧带

收肌结节

B

C

**图 6.11　绘图显示内侧髌股韧带（MPFL）和内侧支持带以及与其浅层的股内斜肌的关系。**（A）膝关节的内侧。注意 MPFL 起自髌上极内侧面，附着于内收肌结节。MPFL 位于股内斜肌深面。（B）股内斜肌水平的轴位图像显示 MPFL 从髌上极延伸附着于内收肌结节。（C）股内斜肌水平下方的轴位图像显示内侧支持带而不是 MPFL。轴位图像上，股内斜肌是判断起源于髌骨内侧的结构是 MPFL 或内侧支持带的解剖标志（摘自 Morrison W. Problem Solving in Musculoskeletal Imaging. Philadelphia: Elsevier; 2010. ）

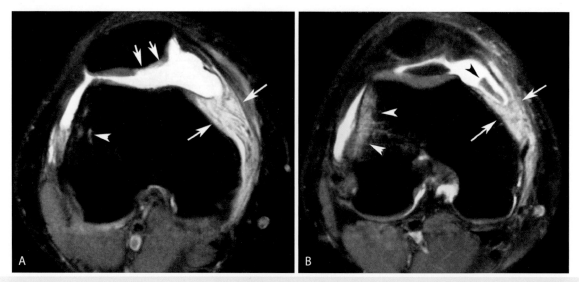

图 6.12　髌骨一过性脱位后的 MRI。（A 和 B）两幅相邻轴位抑脂 PDWI 图像显示股骨外侧骨挫伤（白箭头），髌骨内侧软骨剥离缺损（短箭），内侧髌股韧带撕裂（长箭）伴明显水肿。关节积液内可见移位的软骨游离体（B，黑箭头）

- □ 软骨和骨软骨损伤可能极其轻微，要仔细观察髌骨内侧缘和股骨外侧滑车嵴。寻找软骨剥离缺损和移位的软骨碎片。
- □ MRI 报告应该包括导致外侧脱位可能的解剖异常：股骨滑车沟变浅、高位髌骨、胫骨结节 - 滑车沟距离增加（TT-TG）。见下文。
- □ 水肿和出血常常向后围绕着内侧副韧带周围，造成内侧副韧带损伤的假象。注意切勿过度诊断内侧副韧带损伤。

## 髌骨轨迹不良

- ■ 髌骨轨迹不良和相似的术语，髌骨不稳，是指髌骨外侧半脱位和（或）股四头肌收缩时髌骨外侧倾斜的倾向，容易导致髌骨外侧脱位、髌下脂肪垫撞击及膝前痛和（或）髌股关节软骨慢性损伤。
  - □ 相关的术语是髌骨外侧压迫综合征和髌骨外侧过压综合征（ELPS）。
- ■ 临床：爬楼梯或者久坐时膝前或前外侧疼痛。伸膝时摩擦和弹响。
- ■ 髌骨轨迹不良的生物力学原因：
  - □ 股骨滑车沟变浅（股骨滑车发育不良）。深的滑车沟保持髌骨正常位置，浅的滑车沟可以发生髌骨外侧半脱位。
  - □ 高位髌骨是指相对于远端股骨来说，髌骨位置较高。
    - ◇ 有很多的方法来测量髌骨高度，包括主观和客观的。
    - ◇ 最广泛使用 Insall-Salvati 比率法是在 X 线侧位平片或者矢状位 MRI 或 CT 图像上进行测量，

即髌腱长度除以髌骨长度（图 6.13），大于 1.2 考虑高位髌骨。

- ◇ 膝完全伸展，髌骨和滑车关节面没有重叠，也表示高位髌骨。
- ■ Q 角增大。
  - □ Q 角是股四头肌和沿髌腱向近侧画线之间的夹角。
  - □ Q 角越大，伸膝时，股四头肌收缩牵拉髌骨向外的力量越大。
  - □ 因为膝外翻和更宽的骨盆结构，女性 Q 角常更大。
    - ◇ 膝外翻、胫骨外旋（"企鹅足"）和足旋前，

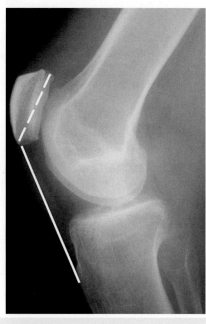

图 6.13　高位髌骨。注意：髌腱长度（实线）明显大于髌骨长度（虚线）

也可以增加 Q 角。

▫ 轴位成像（CT 或 MRI）测量 Q 角的替代方法是胫骨结节 - 滑车沟距离（TT-TG）或偏移（图 6.14）。

　◇ 在 MRI 或 CT 横轴位图像上测量最佳。

■ TT-TG 距离增大。

▫ 正常 TT-TG 测量范围变化大，且随着体位而改变。

▫ 通常超过 20 mm 为异常，但较低的值，一般是 15～20 mm，偶尔更小，也可以出现髌骨轨迹不良。

▫ 股内侧肌肌力减弱。

▫ 内侧韧带松弛；常见于既往脱位。

▫ 外侧筋膜紧张，可伴有髂胫束紧张。

■ 实际存在的髌骨外侧移位（平移）或者倾斜发生于膝关节屈曲的前 20°。

▫ 进一步屈膝，常迫使髌骨进入滑车沟，但外侧压力仍能导致症状和软骨损坏。

■ 平片可以观察髌骨位置，使用侧位（观察高位髌骨）和轴位（观察髌骨外侧半脱位 / 倾斜和滑车沟深度）。如前所述，膝关节轻度屈曲（Merchant 摄影技术）显示髌骨半脱位最佳。

■ MRI 是评估髌骨的位置、滑车沟、韧带和软骨损伤的最佳方法。

▫ 轨迹不良会撞击 Hoffa 脂肪垫上外侧，此位置的水肿提示髌骨轨迹不良。

■ CT 能在膝关节屈曲不同程度时显示髌骨半脱位（图 6.15）。

■ 内侧滑膜皱襞病理性增厚可以产生与轨迹不良相同的症状（见下文）。

■ 髌骨轨迹不良的治疗方案：

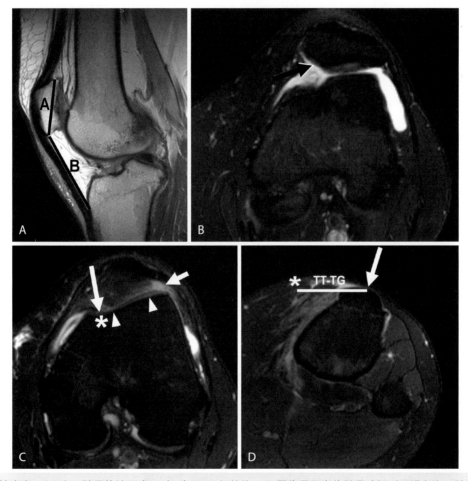

**图 6.14　女性患者，26 岁，髌骨轨迹不良。**（A）T₁W 矢状位 MR 图像显示高位髌骨（相对于滑车沟，髌骨位置过高）。常用的测量髌骨位置的方法是 Insall-Salvati 法，即用髌腱长度（标记 B）除以髌骨长度（标记 A）；比率大于 1.2 或者更大考虑高位髌骨，伸膝时髌骨不能沿着滑车沟移动，易发生半脱位和脱位。（B）髌骨平面的抑脂 T₂WI 轴位 MR 图像显示髌骨外侧半脱位以及软骨变薄和不规则（黑箭）。（C）滑车沟平面的抑脂 T₂W 轴位图像显示滑车沟（箭头）变浅；滑车沟的中心用长箭和星号标记。Hoffa 脂肪垫外部软组织水肿（短箭）是髌骨轨迹不良的常见表现，常称为髌股摩擦。（D）胫骨结节水平的脂肪抑制 T₂W 轴位图像显示 TT-TG 的测量方法（胫骨结节 - 滑车沟距离）。在单幅轴位图像上，测量胫骨结节（箭）中心和推测的滑车沟中心（C 和 D，星号）的距离。TT-TG 测量了 Q 角的一部分，Q 角是股四头肌结构和髌腱之间的夹角；Q 角增大和 TT-TG 距离超过 20 mm 与髌骨轨迹不良有关

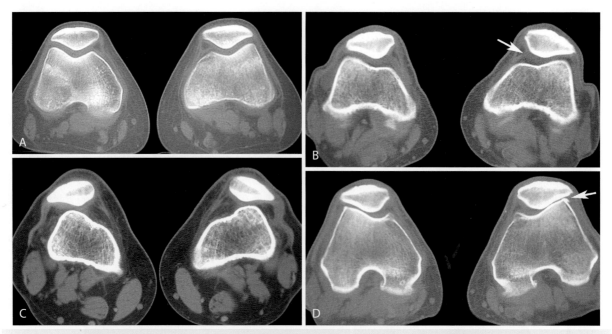

图 6.15 不同患者的髌股轨迹不良。所有 CT 轴位图像，膝关节均屈曲 15°~20°。（A）正常。（B）左髌骨外移（箭）。（C）高位髌骨，更明显的双侧髌骨半脱位。注意髌骨高于滑车沟（即膝关节伸展时，髌骨不在滑车沟移动）。（D）慢性双侧轨迹不良伴关节间隙变窄、骨赘形成等早期骨关节炎表现，左侧更严重（箭），该患者伴发慢性外侧过压综合征（ELPS）。参见图 6.77

□ 加强股内侧肌。

□ 关节镜下外侧松解术 - 手术分离外侧支持带。

□ 胫骨结节手术移位（胫骨结节转移截骨术）——将髌腱附着点向前、内或前内移位。

### 髂胫束摩擦综合征

- 髂胫束解剖：

  □ 起源于大腿深筋膜、臀大肌、阔筋膜张肌（TFL），远端附着于膝关节前外侧的 Gerdy 结节，TFL 起自髂嵴。

- 髂胫束跨越髋和膝两个关节。

- 髂胫束摩擦综合征临床表现：股骨外侧髁区疼痛，屈膝 30° 时最明显。

- 最常见于跑步和骑车人群。

- 髂胫束和股骨远端外侧的摩擦会导致滑囊炎，MRI 表现为位于髂胫束远端内侧的液体信号，与膝关节腔不相连（图 6.16）。

- 相似的摩擦综合征可发生于股骨大转子（临床表现为股骨大转子疼痛综合征）。

### 低位髌骨

- 髌骨位置低。

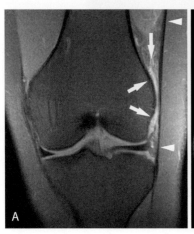
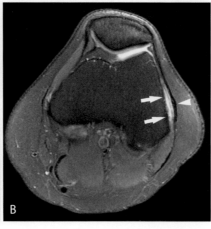

图 6.16 髂胫束摩擦综合征。（A）脂肪抑制质子密度冠状位 MR 图像显示远端髂胫束（箭头）和股骨远端外侧低信号之间的水肿和积液（箭）。（B）脂肪抑制 $T_2W$ 轴位 MR 图像显示相同的征象，积液与膝关节腔不连续

- 常属于正常变异，或者仅凭测量数值而诊断的假性低位（关节面接触是唯一重要的；如果髌下极延长，如髌骨袖套状损伤之后遗表现，测量 Insall-Salvati 比率可能诊断为低位髌骨）。
- 股四头肌肌腱的撕裂（见下文的"肌腱病变"）。
- 可见于全膝关节置换术之后（TKA）。

### 撕脱损伤

- 膝关节有多处的撕脱位置（图 6.17）。
- 常见撕脱位置：
  - 胫骨髁间隆起 ACL 附着处（图 6.18）。
  - 胫骨后缘后交叉韧带附着处。
  - 外侧关节囊韧带位于胫骨的外侧缘（图 6.19）附着处撕脱，也被称为 Segond 骨折，与前交叉损伤密切相关。与 Segond 骨折相关特定小韧带还有争议。MRI 上显示率不同，前外侧韧带（ALL）变异较大，最可能与 Segond 骨折相关。ALL 连接股骨外侧髁、外侧副韧带近端与胫骨外侧近端（腓骨头和 Gerdy 结节之间）。
  - 胫骨前外侧缘（Gerdy 结节）是髂胫束附着点；其撕脱骨折常伴胫骨外侧平台骨折。
  - 外侧副韧带 / 股二头肌（"联合腱"）附着于腓骨近端撕脱性骨折，也称作弓状骨折（图 6.20）。
  - 内侧副韧带的近、远端分别位于股骨内侧髁和胫骨内侧的附着点。
  - 前方的胫骨结节常受髌腱牵拉引起损伤，多见于儿童和青少年（图 6.21）。

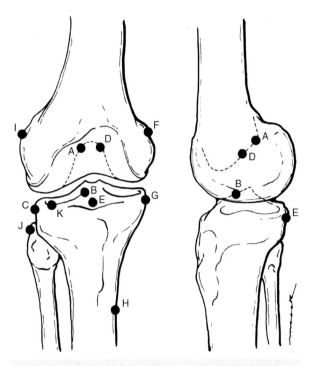

图 6.17 膝关节区撕裂部位。（A）前交叉韧带（ACL）近端附着点；（B）ACL 远端附着点；（C）外侧囊韧带附着点（Segond）；（D）后交叉韧带（PCL）近端附着点；（E）PCL 远端附着点；（F）内侧副韧带（MCL）近端附着点；（G）MCL 深层纤维（半月板 - 胫骨韧带）远端附着点；（H）MCL 浅层纤维远端附着点；（I）外侧副韧带（LCL）近端附着点；（J）LCL 远端和股二头肌肌腱共同附着点；（K）Gerdy 结节，髂胫束附着点（经 Manaster BJ 许可摘自 Handbook of Skeletal Radiology. 2nd ed. St. Louis: Mosby; 1997.）

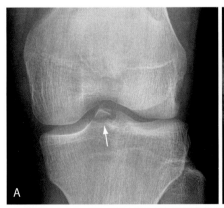
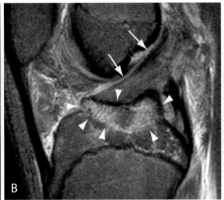
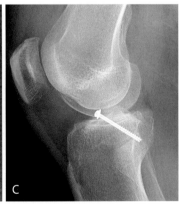

图 6.18 前交叉韧带胫骨附着处撕脱。（A）正位平片显示胫骨内侧髁间隆起（箭）骨折。（B）脂肪抑制 $T_2W$ 矢状位 MR 图像显示水肿的撕脱骨折片（箭头）轻度抬高，邻近骨髓水肿。完整的前交叉韧带（箭）附着于此骨片上。（C）关节镜复位及螺钉固定术后侧位平片复查

骨折：胫骨平台外侧撕脱性骨折

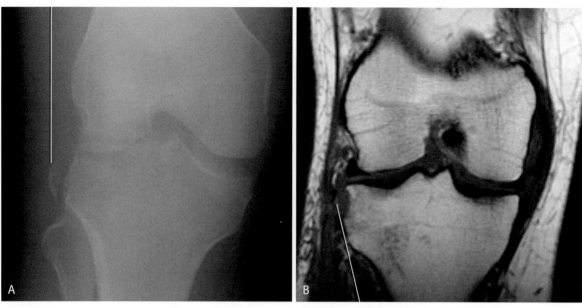

胫骨平台外侧缘撕脱性骨折

**图 6.19** Segond 骨折。正位平片（A）和冠状位 T₁W 图像（B）显示由外侧囊结构撕脱所致的外侧胫骨平台小的皮质撕脱骨折，是前交叉韧带断裂的一个特异性征象（摘自 Morrison W. Problem Solving in Musculoskeletal Imaging. Philadelphia: Elsevier; 2010.）

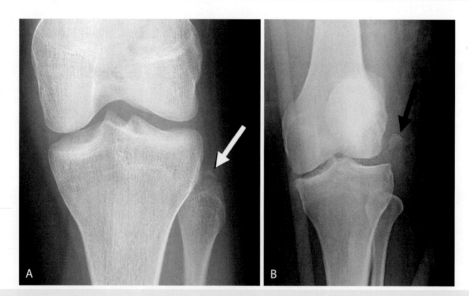

**图 6.20** 弓状骨折。（A）膝关节正位平片显示腓骨头无移位性骨折（箭）。（B）膝关节正位平片显示上移的腓骨头骨折片（箭），骨折发生在联合腱（股二头肌和腓侧副韧带联合）附着处

◇ 反复应力使胫骨结节慢慢形成碎裂状，如果伴有压痛和肿胀，则称为 Osgood-Schlatter 病（图 6.22）。

◇ 大部分病例与过度使用、快速生长有关，有自限性。

◇ 很少会并发胫骨结节不愈合或胫骨结节骨骺生长板早闭，从而继发膝反曲（膝关节向后弓）。

◇ 既往 Osgood-Schlatter 病的成人常在在髌腱远端

后方可见小骨块，无症状或症状轻微。

□ Sinding-Larsen-Johansson 综合征与 Osgood-Schlatter 病相似，发生于相同年龄组的髌骨下极（图 6.23）。

**生长板损伤**

■ 膝关节的生长板损伤并不常见，但其相关并发症发生率高，尤其是生长障碍（见第 1 章）。

■ 近端胫骨骨骺骨折常发生在髌腱牵拉伤（图 6.21）。

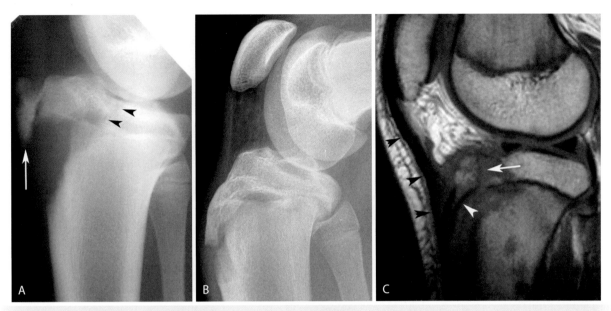

图 6.21 胫骨结节撕脱。（A）完全性撕脱（箭）。注意近端胫骨骨骺的 Salter-Harris Ⅲ 型骨折（箭头）。（B）年龄较大儿童，胫骨结节骨化中心与胫骨近端骨骺融合，如本例所示，牵拉伤可以导致 Salter-Harris Ⅰ 型损伤。（C）年龄较大儿童，胫骨结节和胫骨近端骨骺融合的 Salter-Harris Ⅲ 型骨折（白箭头）。$T_1W$ 矢状位 MR 图像显示骨骺骨折线（箭）和完好的髌腱（黑箭头）

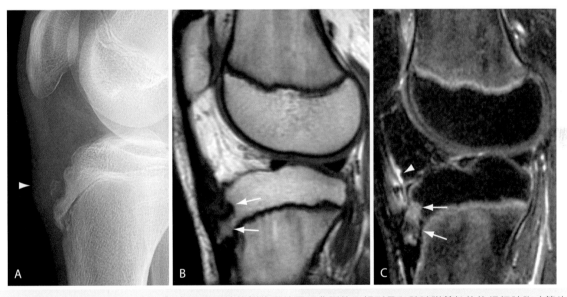

图 6.22 Osgood-Schlatter 病。（A）胫骨近端的侧位平片显示典型的不规则骨和髌腱附着处的软组织肿胀（箭头）。胫骨结节处压痛，所以作此诊断。另一 Osgood-Schlatter 病儿童，$T_1W$（B）和脂肪抑制 $T_2W$（C）矢状位图像上胫骨结节（箭）有类似改变，胫骨结节内及髌腱远端周围（图 C，箭头）水肿

- 股骨远端 Salter-Harris Ⅱ 型骨折最常见，约占损伤的 70%；另一个常见的类型是 Salter-Harris Ⅲ 型骨折，占儿童患者的 15%。

- 大部分股骨远端的 Salter-Harris Ⅲ 型骨折发生于股骨内侧髁，由外翻应力所致。它们常常无移位，为平片上隐性骨折，MRI 可显示。

- 股骨远端，通过髁间窝的矢状位 Salter-Harris Ⅳ 型骨折，容易向近侧移位。只需几毫米的移位，即可使干骺端 - 骨骺碎片错位对合，愈合时产生跨越生长板的骨桥，有可能导致年轻人严重的生长障碍。

- 膝关节是 Salter-Harris Ⅴ 型骨折最常见的部位，此型骨折发生于胫骨近端，局限性生长板停止的发生率很高，引起成角畸形和肢体缩短。

- Salter-Harris Ⅰ 型骨折可能表现轻微，仅见生长板的不对称（图 6.24）。

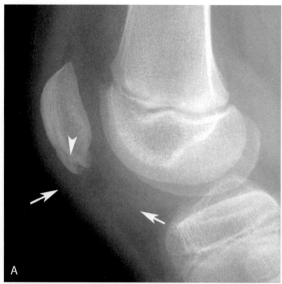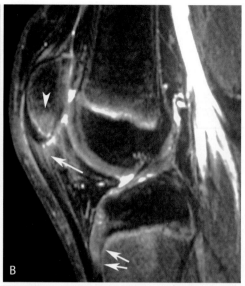

图 6.23　足球运动员，12 岁，Sinding-Larsen-Johansson 病。侧位平片（A）和脂肪抑制 T₂W 矢状位 MR 图像（B）显示髌骨下极的骨片（箭头）和邻近软组织水肿（箭）。也可见胫骨结节轻微的骨髓水肿（B，短箭），这是一种良性的应力性反应

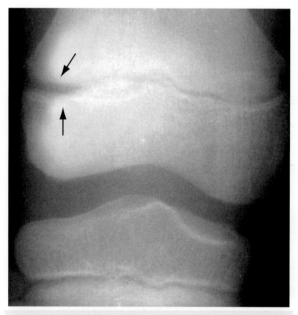

图 6.24　远端股骨的 Salter-Harris I 型骨折。注意远端股骨生长板外侧轻度增宽（箭）

## 应力性骨折

- 应力性骨折常见于胫骨。
  - 长跑运动员中尤其常见；最常见于该类人群的胫骨中段的前缘皮质。
  - 影像学表现的综述参见第 1 章（见图 1.33，图 1.34 和图 1.38）。简单来说，影像学表现初期表现为骨膜反应，进一步发展可见单发或多发骨折线，可以表现为胫骨前缘皮质内单发或多发细小横行透

亮线（恐怖黑线）。
  - MRI 和核素骨扫描在早期发现这类损伤中起重要作用。MRI 在临床上几乎完全取代了核素骨扫描，因为其无电离辐射且可评估邻近软组织。
  - 体内大多数应力性骨折线与骨皮质垂直。胫骨的应力性骨折可以是例外，其骨折线偶尔可以沿胫骨干纵向延伸。这时可见骨膜反应却没有横行骨折线，可能误诊为恶性肿瘤。垂直的骨折线很细微，应该仔细寻找。
  - 胫骨干应力性骨折在液体敏感序列（短时间反转恢复序列 STIR 或者脂肪抑制 T₂WI）的 MR 轴位图像上显示最佳（见图 1.34 和图 1.37）。
  - 主要的鉴别诊断是劳累性筋膜室综合征。
- 胫痛症候群是一类以中远段胫骨干为中心的轻微的应力性损伤，以内侧和后内侧疼痛为特点，前缘疼痛不常见。
  - 也称作胫骨内侧（或者后内侧）应力综合征（MTSS）和胫骨前部应力综合征（ATSS）。
  - 过度使用所致的骨骼应力反应，发生于骨折之前。
  - 早期平片是正常的，但是可见轻微的骨膜反应（新骨生成）。
    ◇ 平片未见骨折。
  - 典型的 MR 表现是纵向轻微骨膜水肿。进一步发展则可见邻近胫骨皮质的骨髓水肿。
- 上述影像学表现基础上，MRI 发现异常皮质内信号时，可诊断应力性骨折，常伴明显的骨髓水肿。
  - 核素骨扫描与 MRI 检查相类似，较轻病例的皮质

示踪剂摄取不出现局部浓聚，应力骨折的部位有明显局部示踪剂摄取。

- 多发应力性损伤，特别是在年轻女性运动员，应该考虑运动能量相对缺乏（RED-S 综合征，relative energy deficiency in sport）（图 6.25）。
  - 与神经性贪食症 / 厌食症有关。
  - 到目前为止，女性更常见，也可见于男性。
  - 早期的术语是女性运动员三联征，即饮食失调、闭经和骨质疏松症。
  - RED-S 命名反应其为系统性疾病，除了精神障碍的特点，还影响代谢和多器官系统。

## 膝关节脱位

- 膝关节脱位（即胫股关节脱位）可发生于任何方向。
- 常自发复位，平片上关节可能对位正常或者接近正常。
  - 有相关病史时，应高度怀疑。
  - 广泛的软组织肿胀。
  - 寻找细微征象，包括关节对位轻度异常、关节间隙轻度增宽以及撕脱性骨折，如 Segond 骨折、胫骨髁间隆起撕脱骨折、胫骨结节撕脱骨折。
  - 可伴发胫骨平台骨折。
- 总是存在多发韧带撕裂。
  - 如果前后交叉韧带都撕裂，膝关节脱位的诊断肯定成立。注意：有些脱位仅有前交叉或者后交叉的撕裂。

- 腘动脉损伤也常见，需紧急评估。
  - 怀疑动脉损伤时都需要 CT 或导管动脉造影来检查内膜动脉破裂或假性动脉瘤（图 6.26）。
- 脱位时腓神经损伤也常见，因神经绕过膝关节时容易受损，它走行于腓骨头后缘和腓骨颈的外侧缘。

## 半月板

### 半月板解剖与力学

- 膝关节半月板是半圆形带状纤维软骨结构，排列在内侧和外侧关节间隙的外围，功能是增加股骨胫骨接触面，可以更加均匀地分布膝关节荷载。
- 每个半月板分为上、下关节面，或者股骨侧、胫骨侧关节面。
- 每个半月板有 3 个部分：前角，体部和后角。每个半月板前角和后角通过纤维性根部与胫骨相连，这对半月板的稳定至关重要。
- 胫骨内侧平台较大，前后较长。因此，内侧半月板更大，比小而圆的外侧半月板更呈 C 形（图 6.27）。
- 半月板周围厚度 3~5 mm，向内逐渐变薄，中央游离缘薄而锐利。
- MRI 冠状位和矢状位上，半月板的截面为三角形（图 6.28）。
- 外侧半月板的前后角大小相似；内侧半月板后角比前角大。
- 矢状位图像显示外侧半月板呈领结征，前角和后角紧密相连。

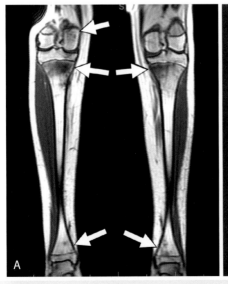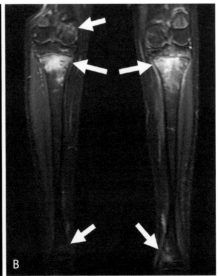

图 6.25　女性，16 岁，长跑运动员，患厌食症和贪食症，运动能量相对缺乏（RED-S）。（A 和 B）小腿的冠状位 T₁WI（A）和 STIR（B）MRI 成像显示多发应力性反应和应力性骨折（箭）。年轻人出现多发的应力性改变时需考虑 RED-S 和蛋白质代谢障碍。在后期，骨髓也可发生浆液性萎缩，也称为胶状转化

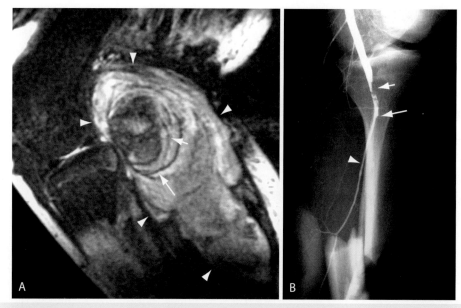

图6.26 外伤后腘动脉损伤。（A）反转恢复矢状位MR图像显示大的假性动脉瘤（箭头）。注意血凝块同心环（箭）。（B）另一患者，胫骨骨折和膝关节脱位（已复位）行血管造影，正位图像显示腘动脉内膜损伤伴有原位血栓形成（短箭）和腘动脉分叉处的闭塞（长箭）。腘动脉远侧仅显示腓动脉（箭头）

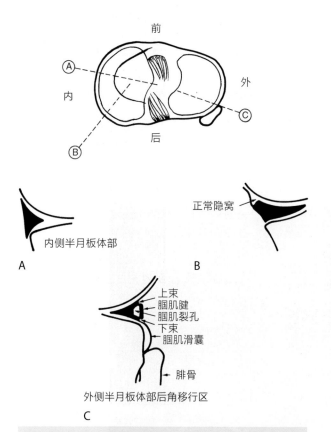

图6.27 半月板解剖。上图：内侧和外侧半月板示意图，俯视胫骨平台。带标签的线条表示MR扫描的各种平面。（A和B）分别为放射状穿过内侧半月板的体部和后角的平面。（C）穿过外侧半月板体后部的放射状平面（经Manaster BJ许可重制，Handbook of Skeletal Radiology. 2nd ed. St. Louis: Mosby; 1997.）

- 因为内侧半月板较大，所以其前后角间隔较远，一些图像上内侧半月板不呈现领结样（见图6.28）。
- 半月板不仅有缓冲作用，也是膝关节的被动稳定结构。
- 板股韧带起自外侧半月板的后角至股骨内侧髁（图6.29）。
  - 板股前韧带或者Humphry韧带位于后交叉韧带的前方。
  - 板股后韧带或者Wrisberg韧带位于后交叉韧带的后方。
  - 这些名字并不是特别重要。这些韧带的变异较多。
- 内侧半月板的外围牢固地附着到关节囊，除了胫骨前后根附着点固定之外，其余部分可以有限活动。
  - 内侧半月板外围附着牢固使其活动较小，撕裂风险增大。
- 外侧半月板与关节囊的连接不如内侧半月板紧密，在外侧关节间隙有更大的活动范围，这是站立位完全伸膝状态时"锁定"膝关节所需要的。
- 松散连接外侧半月板与关节囊和腘肌肌腱的后部支持带出现率不一（图6.29D）。
- 膝关节后外侧的腘肌肌腱，从股骨外侧髁开始，围绕半月板边缘，到达胫骨近侧干骺端后方的肌肉肌腱结合部（此区域称为腘肌裂孔）；腘肌肌腱周围的正常的关节液可能误诊为半月板撕裂。
- 在显微镜下，半月板由环状水平胶原纤维束组成，其间还有从外带向游离缘放射状排列的纤维。独特的胶原纤维走向使半月板稳定性较强，以对抗负重时的向心性负载，又称为环形应变。

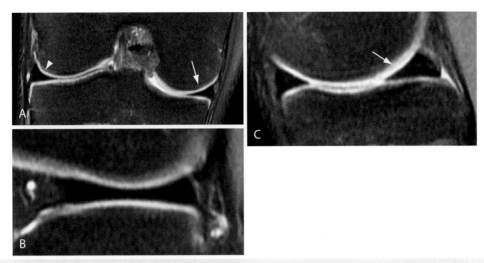

**图 6.28 正常的半月板 MRI 表现。**（A）脂肪抑制质子密度冠状位 MR 图像显示内侧（箭）和外侧（箭头）半月板的三角形外观。注意，半月板外周最厚，逐渐变薄至中央锐利的游离缘。外侧（B）和内侧（C）半月板的脂肪抑制质子密度矢状位 MR 图像显示半月板的均匀低信号。（B）中外侧半月板的前后角大小相等，而（C）中内侧半月板后角较大（箭）

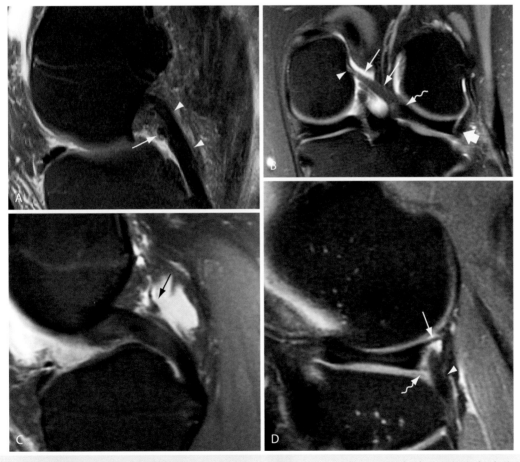

**图 6.29 板股韧带和外侧半月板支持带。**（A 和 B）前板股韧带（Humphry）。矢状位（A）和冠状位（B）脂肪抑制质子密度加权 MR 图像显示斜行的 Humphry 韧带（细直箭）连接外侧半月板的后角（B，曲箭）和股骨内侧髁的外缘（B，箭头）。此韧带位于后交叉韧带（PCL）（A，箭头）的前方。注意（B）中外侧半月板附近的腘肌肌腱（粗箭），腘肌肌腱和半月板外缘之间的正常液体可能会误诊为半月板撕裂，了解解剖结构有助于鉴别。（C）后板股韧带（Wrisberg）。脂肪抑制质子密度加权矢状位 MR 图像显示该韧带横截面（箭），位于 PCL 的后方。（D）外侧半月板上支持带和半月板腘肌韧带。脂肪抑制质子密度矢状位 MR 图像显示后角和关节囊之间的上支持带（直箭），以及后角和腘肌肌腱（箭头）之间的半月板腘肌韧带（曲箭）

- 半月板外周的 10%～20%（称为粉红色或红色区域）具有一定的血管和愈合潜力。半月板的其余部分为无血管性组织，其愈合能力低。
- 半月板的各向异性结构使其 MR 图像上为均匀低信号。年轻人的正常血管和老年人退变，导致半月板内出现$T_1$和$T_2$加权 MR 图像上的中等信号（图 6.30）。外周（粉色区域或红色区域）正常显示中等信号。

## 半月板撕裂

- 半月板的连续性中断称为半月板撕裂。
- 最佳影像学检查方法：MRI、MRI 关节造影和 CT 造影。
- MRI 诊断半月板撕裂高度准确，并可确定其位置。
  - 质子密度加权图像灵敏度最高。
  - $T_2$加权图像具有高度特异性，但敏感度较低。
- 正常半月板的股骨和胫骨关节面的 MR 信号呈均匀的低信号。
- 半月板撕裂表现为至少两个连续层面的线状或偶尔模糊的异常信号，延伸到半月板的胫骨或股骨表面（不是半月板外周）。
  - 单幅图像上出现这一表现对撕裂高度敏感，但特异性较差。
- 撕裂可发生于任何部位，最常见于内侧半月板的体部和后角。
- 半月板撕裂可以表现为不同的形态，可概括为放射状撕裂和纵向撕裂两大类型（图 6.31～图 6.33）。
  - 放射状撕裂：撕裂垂直于半月板圆周（切断半月板 C 字形）。
    - 撕裂切断半月板对抗环形应力的胶原纤维。
    - 这可能是最不稳定的半月板撕裂类型。
    - 完全撕裂时半月板分裂成不同的部分；半月板"挤出"关节边缘，这可能导致软骨变性快速发展，最终导致 OA。
    - 斜行放射状不完全撕裂又被称为鹦鹉嘴样撕裂，因为在轴位图像形似鹦鹉嘴，可以发生移位并导致绞锁。
    - 放射状撕裂常发生在内侧半月板后根附着处；仔细观察后根附近的液体信号（图 6.34）。
  - 纵向撕裂：纵向撕裂与半月板 C 形周缘平行。可以呈水平、倾斜或垂直方向（图 6.32）。
    - 纵向水平撕裂将半月板在轴向平面分裂成上部和下部。
      - 更常见于老年患者。
      - 相关的半月板囊肿很常见（将在以下文本中讨论）。
    - 纵向斜行撕裂类似于水平撕裂，但撕裂倾斜，常延伸至半月板下表面。
      - 也称为瓣状撕裂。
      - 机械性绞锁。
      - 常累及内侧半月板。

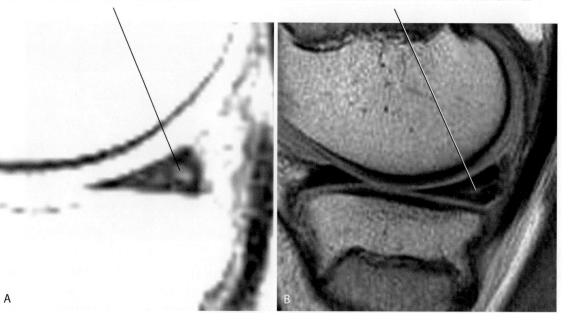

成人半月板内信号，未达关节面时代表变性

儿童半月板内信号，未达关节面时代表丰富的残留血管

**图 6.30　半月板内信号。**（A）成年患者，内侧半月板后角内信号未达关节面，代表半月板内变性而不是撕裂。（B）儿童半月板未达关节面的半月板内信号，代表半月板内丰富的血管，不应诊断为半月板变性（摘自 Morrison W. Problem Solving in Musculoskeletal Imaging. Philadelphia: Elsevier; 2010.）

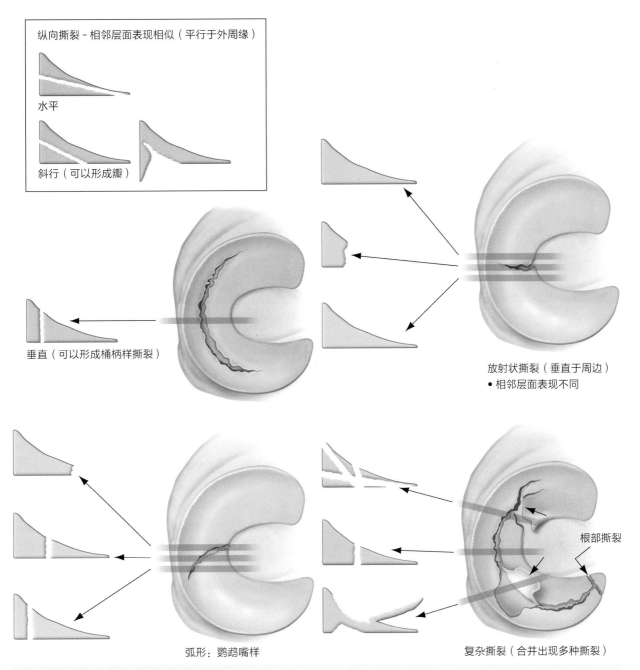

纵向撕裂 – 相邻层面表现相似（平行于外周缘）

水平

斜行（可以形成瓣）

垂直（可以形成桶柄样撕裂）

放射状撕裂（垂直于周边）
• 相邻层面表现不同

弧形：鹦鹉嘴样

复杂撕裂（合并出现多种撕裂）

根部撕裂

**图 6.31　各种半月板撕裂类型的 MRI 表现**（摘自 Morrison W. Problem Solving in Musculoskeletal Imaging. Philadelphia: Elsevier; 2010. ）

• 瓣状碎片可以移位：
  ○ 向下进入半月板胫骨下隐窝，即位于胫骨近端和关节囊之间的潜在小间隙。又称为半月板胫骨下沟、下内侧沟，或者简称内侧沟等。
  ○ 向上进入股骨远端和关节囊之间（即半月板股骨上隐窝或内上隐窝和沟）。
  ○ 向髁间窝移位或进入髁间窝。
  ◇ 垂直纵向撕裂沿着半月板边缘延伸，通常累及外侧（红区）。

• 如果撕裂足够长，则中央碎片可移位，称为桶柄撕裂（见图 6.33）。
• 桶柄样撕裂更常见于内侧半月板（90%~95%）。
• 经典的移位包括后角中央碎片位于前角附近，或中央碎片移位进入髁间沟，称为翻转型桶柄状撕裂。
• 髁间沟层面的矢状位显示移位的桶柄状碎片，称为"双 PCL 征"（见图 6.33E-F）。
□ 半月板关节囊分离或半月板胫骨韧带撕裂是关节囊附着处撕裂（见图 6.35A）。

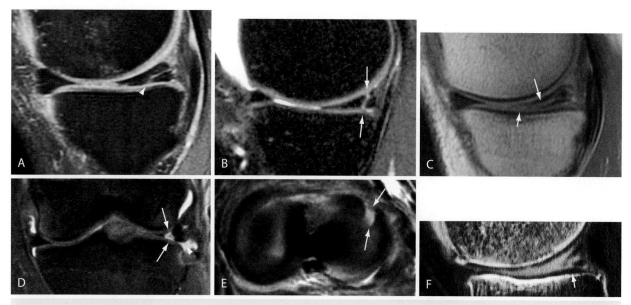

图 6.32　半月板撕裂。（Ａ）脂肪抑制质子密度快速自旋回波矢状位 MR 图像显示内侧半月板后角的纵向斜行撕裂（箭头）达到下关节面（胫骨面）。（Ｂ）内侧半月板后角纵向垂直撕裂。脂肪抑制 $T_2$ 加权快速自旋回波矢状位 MR 图像显示半月板内垂直线性液体信号（箭）。$T_2$ 加权图像显示半月板撕裂的敏感性低于 $T_1$ 加权和质子密度加权图像，但特异性高。（Ｃ）$T_1$ 加权矢状位 MR 图像显示内侧半月板后角延伸至内缘（游离缘，短箭）的水平撕裂（长箭）。这种类型撕裂常见于老年患者的退行性撕裂。（Ｄ 和 Ｅ）外侧半月板的前角和体部交界处放射状撕裂（箭）。冠状位（Ｄ）和轴位（Ｅ）脂肪抑制质子密度加权快速自旋回波 MR 图像显示半月板的放射状撕裂（箭），表现为充满液体的裂隙和半月板挤出（箭头）。挤出是由于半月板抵抗环周应力能力丧失所致。（Ｆ）起搏器患者 CT 关节造影诊断半月板撕裂，CT 矢状重组图像显示内侧半月板后角水平撕裂（箭）

◇ 内侧半月板广泛固定于关节囊，其损伤最常见于后角，可累及体部。

◇ MRI 敏感性低于其他半月板损伤。内侧半月板周缘和关节囊之间充满液体的裂隙是典型表现，但可能无法显示。屈膝时可以更好地显示这个表现，但 MR 检查时是伸膝位。

◇ MR 成像陷阱（可能出现过度诊断）：
  • 内侧半月板与关节囊之间的水肿信号并不一定意味着撕裂，应该仔细观察。
  • 内侧半月板边缘上方和关节囊之间裂隙是常见的正常变异。

◇ 半月板关节囊撕裂属于边缘损伤，有良好的愈合潜力，但可能不稳定而需手术。

◇ 一些周边损伤是半月板撕裂和半月板关节囊韧带撕裂的组合（图 6.35B 和 C）。

◇ Ramp（斜坡）损伤是一种内侧半月板后角关节囊分离、外周纵向撕裂或两者兼而有之。该术语通常仅在同时存在前交叉韧带撕裂时使用。
  • "斜坡"是指关节镜检查时正常内侧半月板后角的外观，类似于从胫骨平台上升到后关节囊的斜坡。
  • 可能不稳定。
  • 斜坡损伤可能位于关节镜盲点。提示斜坡损

伤的可能性，对手术者有帮助。
  • MRI 上斜坡病变可能细微，存在前交叉韧带撕裂，应该仔细观察内侧半月板后角和邻近的关节囊，寻找半月板关节囊结合处和邻近胫骨软骨下骨髓水肿。

□ 半月板复杂撕裂具有多个方向，任何不稳定的成分（放射状撕裂、根部撕裂或移位的碎片）都应该被描述。

□ 如前所述，半月板根部将半月板前角和后角固定到胫骨上。完全根部撕裂在功能上类似于完全的半月板切除术或完全放射状撕裂，因为其环形应变力几乎完全丧失（见图 6.34）。
  ◇ 根部撕裂通常发生在后角，内侧多于外侧。

□ 移位性撕裂通常符合以下类型之一：
  ◇ 桶柄状。
  ◇ 瓣状。
  ◇ 鹦鹉嘴样。
  ◇ 复杂型。

■ 半月板挤出是半月板外周位移，通常是体部（见图 6.34）。
  □ 测量半月板体部边缘的位移，与胫骨平台边缘进行对照。
  □ 大于 3 mm 确定异常。

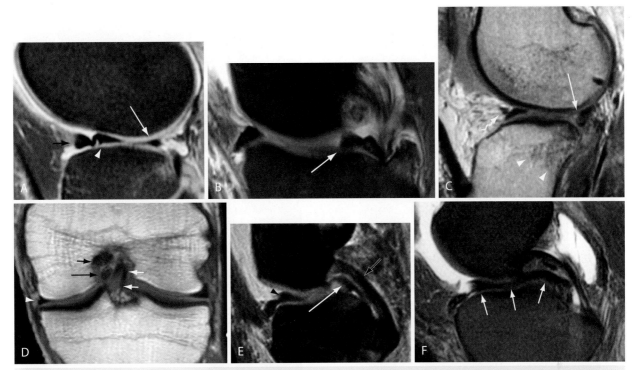

图 6.33　半月板撕裂伴移位。（A）外侧半月板后角撕裂伴碎片翻转，脂肪抑制质子密度加权快速自旋回波矢状位 MR 图像显示后角缩小（长箭）和移位到半月板前角（箭）旁的后角碎片（箭头）。（B）脂肪抑制质子密度加权矢状位 MR 图像显示内侧半月板撕裂，后角附近有翻转的碎片（箭）。（C）外侧半月板后角撕裂伴移位。质子密度加权自旋回波矢状位 MR 图像显示半月板游离缘变钝（箭）。注意前交叉韧带（ACL）撕裂的间接证据（后文讨论）是胫骨后外侧骨挫伤（箭头）和明显的胫骨前移。（D 和 E）桶柄状内侧半月板撕裂，伴双后交叉韧带（PCL）征。T$_1$ 加权自旋回波冠状位 MR 图像（D）显示内侧半月板体部变小（白短箭）。注意正常的前交叉韧带（白短箭）和后交叉韧带（黑短箭）。移位的半月板碎片（长黑箭）是髁间窝内第 3 个结构，这是诊断桶柄状半月板撕裂的线索。脂肪抑制 T$_2$ 加权矢状位 MR 图像（E）显示正常的 PCL（黑箭）和移位的半月板碎片（白箭），形成"双 PCL 征"。注意移位的部分半月板（箭头）附着于前角。（F）另一内侧半月桶柄状撕裂患者，碎片（箭）翻转进入髁间窝

□ 相关表现：
　　◇ 常伴半月板撕裂，尤其是完全性撕裂、放射状撕裂、复杂撕裂和根部撕裂。
　　◇ 老年患者的软骨下机能不全性骨折。
　　◇ 与该关节间隙的 OA 形成和进展高度相关。
□ 内侧半月板挤出比外侧常见。
□ 半月板变性也可导致轻度挤出。
■ 裙边样半月板是一种正常变异，半月板体部游离缘呈波浪状、锯齿形或褶皱表现，常见于内侧半月板，矢状位 MRI 显示清楚。
■ 评估半月板撕裂的间接征象（见图 6.33 和 6.34）。
　　□ 半月板形态；如果半月板游离缘变钝或不规则，则可能有撕裂（既往无手术史）。无手术史的半月板游离缘变钝或半月板形态异常，应再次观察寻找移位或翻转的碎片。
　　□ 半月板旁囊肿起源于半月板，类似腱鞘囊肿。
　　　　◇ 通常为分叶状。
　　　　◇ 经常在半月板周边延伸。

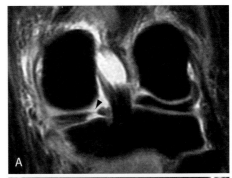

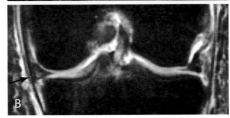

图 6.34　半月板根部撕裂。脂肪抑制质子密度加权冠状位 MR 图像。（A）后部图像显示内侧半月板根部和后角之间的放射状撕裂（箭头）。（B）较前部图像显示内侧半月板体部挤出（箭）

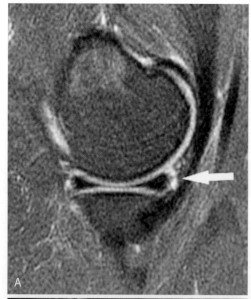

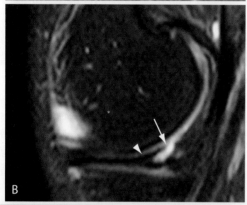

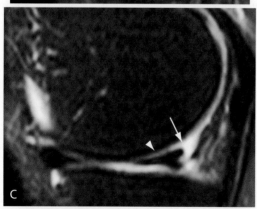

图 6.35　（A）半月板关节囊韧带撕裂（半月板关节囊分离）。脂肪抑制 T₂ 加权矢状位 MR 图像显示内侧半月板后角和关节囊之间的液体信号（箭）。（B 和 C）半月板关节囊分离伴半月板外缘撕裂。注意撕裂（箭）位于半月板和关节囊之间，部分位于半月板外缘（箭头）之内

◇ 半月板旁囊肿与半月板撕裂密切相关（见图 6.36）。

• 约 7% 的半月板撕裂可见半月板旁囊肿，几乎是撕裂的特异性征象，因此，此征象具有特异性，但敏感度不高。

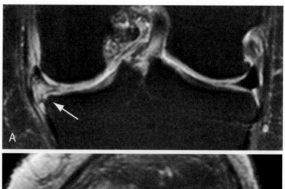

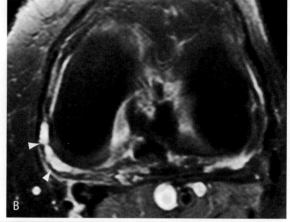

图 6.36　半月板旁囊肿。（A）脂肪抑制质子密度加权冠状位 MR 图像显示半月板高度退变、部分挤出伴含液体信号（箭）。（B）脂肪抑制质子密度加权轴位 MR 图像显示半月板旁囊肿（箭头），包绕在关节线后方

◇ 过度诊断的陷阱：明显或膨胀的关节隐窝、弯曲血管、关节周围包裹性积液以及非半月板起源的腱鞘囊肿都可能误诊为半月板旁囊肿。

◇ 液体聚集紧邻半月板周缘，并且伴有半月板信号异常时才能诊断半月板旁囊肿。

◇ 与正常的关节隐窝不同，半月板旁囊肿常呈多房状。

□ 半月板挤出大于 3 mm，与撕裂高度相关，尤其是放射状撕裂、复杂撕裂和后根部撕裂。

□ 半月板撕裂通常与同一关节间隙的关节软骨损伤有关。因此，当半月板撕裂影像征象不够明确时，邻近的软骨病变可以支持半月板撕裂的诊断。

◇ 半月板撕裂时，也应仔细评估同一关节间隙的关节软骨。

□ 半月板撕裂征象不明确，相邻软骨下骨髓水肿可以支持撕裂的诊断。骨髓水肿与软骨损伤有关，可以沿关节表面呈线形，也可以呈火焰形。

□ 半月板周围软组织水肿代表充血，并且与临床的关节线压痛相关。然而，这个表现特异性较低。

■ 盘状半月板是一种发育变异，半月板呈圆盘形而不是半圆形，其中一部分延伸到胫骨平台的中央部分（图 6.37）。

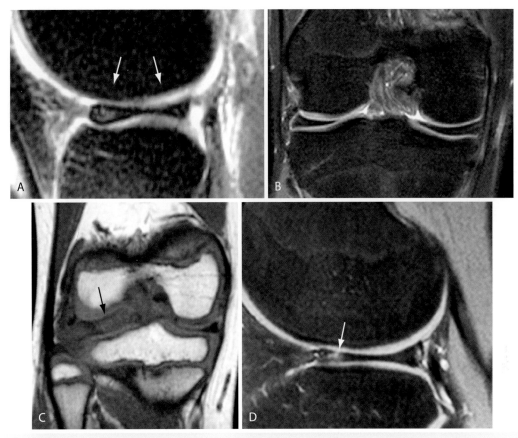

**图 6.37　盘状半月板。**（A）脂肪抑制 $T_2$ 加权矢状位 MR 图像显示外侧盘状半月板（箭）。（B）膝关节中心的脂肪抑制质子密度加权冠状位 MR 图像显示罕见的内侧盘状半月板。关节腔中心，如果半月板延伸超过股骨髁中点，应该怀疑盘状半月板。（C）外侧盘状半月板变性、撕裂。$T_1$ 加权冠状位 MR 图像显示盘状半月板的异常信号（箭）达到其关节面，关节镜检查中发现半月板高度退变和撕裂。（D）脂肪抑制质子密度加权矢状位 MR 图像显示外侧盘状半月板，前角可见垂直纵向撕裂（箭）

□ 盘状半月板几乎只见于外侧半月板，临床意义有两个方面。
　◇ 首先，盘状半月板本身可能有症状，引起绞锁和关节疼痛。
　◇ 其次，盘状半月板形态异常、生物力学不理想而容易撕裂。
□ 儿童和少年膝关节出现疼痛、肿胀、绞锁或弹响时，应考虑盘状半月板。
□ 可以是完整的盘状半月板，几乎覆盖整个关节面，或部分（不完全）盘状半月板，其宽度大于正常。
□ 冠状位 MR 图像显示佳，半月板体部外缘和游离缘之间的距离大于或等于 1.5 cm。
□ 3～4 mm 层厚、1 mm 间隔的矢状位图像，半月板的体部（即领结）不应出现在三个以上连续层面，连续三个层面显示领结征时可诊断盘状半月板。
□ "Wrisberg 变异"是指活动度过大的外侧盘状半月板，其特征为后部半月板关节囊/半月板腘肌肌腱韧带缺失，临床表现为膝关节弹响。

■ 半月板小骨是半月板一部分的骨化（图 6.38）。
　□ 最常见于内侧半月板后角。
　□ 与既往半月板撕裂相关，尤其是根部附着处。
　□ 不是正常变异。
■ MRI 在诊断半月板撕裂方面存在许多陷阱。主要是由于毗邻半月板外围的正常结构造成的信号，可能与累及半月板表面的异常信号混淆。
　□ 腘肌裂孔内的腘肌肌腱。腘肌肌腱通过后外侧关节间隙，邻近外侧半月板的体部与后角交界处，肌腱周围的液体可以与外侧半月板外周撕裂相似。
　□ 外侧半月板后角与板股韧带交界处也可能与半月板撕裂相似。
　◇ 相反，急性前交叉韧带撕裂时，外侧半月板后角撕裂常常漏诊，这些撕裂可能发生在板股韧带附着处（如 "Wrisberg 裂口"撕裂）。
　□ 半月板前横韧带连接内外侧半月板前角；其前角附着处可类似前角撕裂。

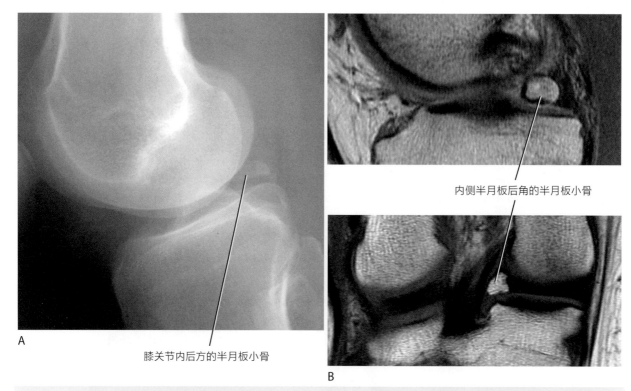

A

膝关节内后方的半月板小骨

内侧半月板后角的半月板小骨

B

图 6.38　半月板小骨。（A）侧位平片显示关节后缘小骨。（B）T₁ 加权矢状位和冠状位 MR 图像显示小骨内的脂肪信号代表黄骨髓。虽然平片可能提示为游离体，但 MR 显示其位于内侧半月板的后角内，即先前半月板根部撕裂的部位（摘自 Morrison W. Problem Solving in Musculoskeletal Imaging. Philadelphia: Elsevier; 2010.）

□ 其他诊断陷阱包括半月板根部的条纹状表现、正常隐窝的液体和 MRI 伪影。

□ 软骨钙质沉着症（由磷酸钙沉积引起的半月板钙化）常见于老年患者，可表现为信号增高而误诊为撕裂。

■ 术后半月板。

□ 评估非常具有挑战性。

□ 半月板保留手术成功，撕裂处纤维化，在所有 MR 序列上和急性撕裂相似。T₂W 图像上呈高信号（液体信号）而不是中等信号，提示关节液进入撕裂处而不是纤维化。因此，评估术后半月板时应该重视 T₂W 图像的表现。

□ 解剖结构的改变也很重要，半月板部分切除术后呈现光滑、圆钝的表现，与游离缘切除术相符，或半月板呈正常三角形但较小（图 6.39）。如果术后半月板边缘不规则，则复发性撕裂可能性大。

□ MRI 或者 CT 关节造影发现对比剂进入半月板撕裂处，可以确诊撕裂复发，提高了诊断准确率。

　◇ MRI 和 CT 关节造影诊断复发性撕裂上具有较高的准确度——大约 90%，而不用对比剂时约为 80%。一些学者主张所有膝关节术后复查进行 MRI 关节造影，另外一些学者建议仅在半月板信号不能确定诊断时才进行 MRI 关节造影。

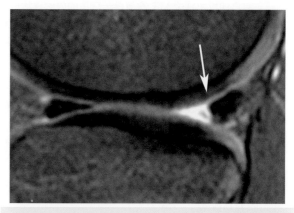

图 6.39　术后半月板。脂肪抑制 T₂ 加权矢状位 MR 图像显示外侧半月板后角（箭）游离缘切除。了解手术史是必要的，可以避免误认为撕裂。注意其与图 6.33C 的半月板游离缘撕裂表现相似

### 半月板撕裂

■ 位置：内侧或外侧；前角 / 体部 / 后角 / 根附着处；上 / 下表面；外周与中心（内缘 / 游离缘）。

■ 形态：水平、斜行、垂直、桶柄状、放射状、鹦鹉嘴样、复杂型。

■ 移位：翻转；挤出。

■ 盘状半月板。

**关键概念**

**MRI 过度诊断半月板撕裂的陷阱**

| | |
|---|---|
| ▪ 腘肌肌腱与外侧半月板相交的腘肌裂孔处 | LM 的 PH 及体部接合处 |
| ▪ 起源于外侧半月板的板股韧带 | PH LM 靠近后根附近 |
| ▪ 半月板横韧带（前角） | 靠近前根处的 AH MM 和 AH LM |
| ▪ 根部附着处的正常条纹状信号 | AH LM |
| ▪ 半月板关节囊隐窝的正常液体 | 外侧半月板 |
| ▪ 既往手术修补或部分半月板切除术 | 任何部位 |
| ▪ 伪影（例如运动） | 任何部位 |
| ▪ 软骨钙质沉着症 | 任何部位 |

注：PH = 后角，AH = 前角，LM = 外侧半月板，MM = 内侧半月板。

## 韧带

### 交叉韧带

- 交叉韧带是稳定膝关节的主要韧带，位于关节囊内滑膜外（即被关节滑膜覆盖）。
- 前交叉韧带：
  - 前交叉韧带是膝关节的主要稳定结构，防止胫骨前移（半脱位）。
  - 前交叉韧带位于髁间窝内，起自股骨外侧髁的内侧缘，向前内下走行，附着于胫骨髁间隆起的前方（图 6.40 和 6.41）。
  - ACL 分为两个独立束，前内侧束较后外侧支粗大，冠状位 MR 图像上可以分别显示。
  - 前交叉韧带在整个膝关节运动范围内保持绷紧。屈膝、伸膝时，分别由前内侧束和后外侧束抵抗胫骨前移。
- 后交叉韧带：
  - 后交叉韧带是对抗胫骨后移位（半脱位）的主要因素。
  - 位于髁间窝内，起源于股骨内侧髁外缘，向后外下走行，附着于胫骨髁间区域后方的凹陷处。
  - PCL 横截面呈圆形，仅在屈膝时保持绷紧（假设前交叉韧带完好无损）。
  - 伸膝的矢状位 MR 图像上，后交叉韧带表现为粗、黑、弯曲，其顶点（称为膝部）指向后方（图 6.42）。

## 前交叉韧带损伤

- 前交叉韧带是膝关节最常见的完全撕裂的韧带，寻找前交叉韧带撕裂是 MRI 的常见指征。
- 前交叉韧带撕裂通常由轴移或过度伸展机制引起。
  - 轴移损伤是前交叉韧带撕裂最常见的机制（图 6.43）。
    - 身体（和股骨）在不固定的腿上向外旋转。
    - 内侧副韧带是旋转的中心，产生内侧半月板附着于后关节囊处的剪切损伤（导致半月板外周垂直撕裂或斜坡损伤）。
    - 在胫股外侧关节间隙，股骨向后滑过胫骨（前交叉韧带断裂）。
    - 靠近界沟的股骨外侧髁表面与胫骨后外侧撞击（骨挫伤、胫骨外侧平台后方嵌入性损伤、外侧半月板后角撕裂）。类似的损伤也可能发生在内侧胫股关节。
    - 可能会伴有内侧牵拉伤（外翻——内侧副韧带损伤）。
  - 过度伸展损伤可以发生在跳跃着地时（图 6.44）。
    - 股骨髁前部撞击胫骨平台前部（骨挫伤 / 骨折）。
    - 牵张发生在关节后部［ACL 和（或）PCL 撕裂，后关节囊撕裂］。
    - 可导致胫股关节脱位（伴有腘窝血管结构损伤）。
    - 可能伴有内翻牵拉伤（后外侧角损伤）。
- ACL 撕裂的三个 MRI 主要征象：韧带水肿、纤维中断和韧带走行变化（图 6.45）。这些征象适用于任何韧带，对于 ACL 的评估非常准确，这些主要征象的诊断准确性超过 90%。
- 正常的 ACL 的纤维平行于髁间窝顶部（Blumensaat 线）或更陡。ACL 断裂的情况下，韧带纤维可能下降到更水平的位置，也可能向髁间窝前方移位或翻转。
- 前交叉韧带撕裂最常见于中部，第二常见的位置是股骨附着处。
- 前交叉韧带远端损伤很少见，常伴有胫骨髁间隆起撕脱性骨折，好发于骨骼发育未成熟的患者。
- 评估前交叉韧带最有用的成像序列是脂肪抑制中间或 $T_2$ 加权快速自旋回波序列，这些序列显示水肿样信号最佳，软组织解剖也清晰可见。
- MRI 评估前交叉韧带应该综合 3 个平面信息。注意，矢状位可能会漏诊股骨附着点的韧带撕脱，正常交叉韧带束之间存在关节液，因为容积效应可以误诊为韧带水肿和撕裂。作者认为，冠状位诊断前交叉韧带撕裂最可靠。
- 任何成像平面上，ACL 均未见肿胀或水肿样信号，基本上可以排除前交叉韧带撕裂。注意：某些韧带从股骨撕脱的病例，仅见于冠状位或轴位图像。

髁间窝顶

ACL 股骨髁附着处的正常卵圆形结构

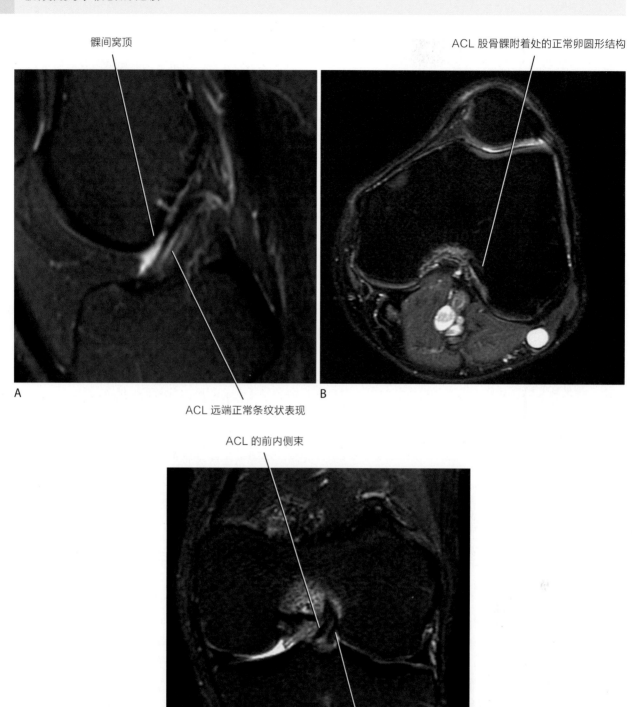

A

B

ACL 远端正常条纹状表现

ACL 的前内侧束

C

ACL 的后外侧束

图 6.40　正常的前交叉韧带（ACL）。T$_2$ 加权矢状位图像。（A）正常的前交叉韧带表现为 3~4 mm 厚的黑色带状结构，平行但不接触髁间窝顶（Blumensaat's 线：股骨髁间窝顶线）。前交叉韧带远端的正常条纹外观由液体、脂肪和滑膜沿着 ACL 的两束之间所形成，不应被误为撕裂。（B）轴位图像非常适合显示前交叉韧带的股骨附着点。这个平面上 ACL 呈低信号的椭圆形结构，紧邻股骨外侧髁的髁间窝部分。（C）冠状位图像清楚地显示了前交叉韧带的独立的两个束，并显示了 ACL 正常的近端和远端附着点（摘自 Morrison W. Problem Solving in Musculoskeletal Imaging. Philadelphia: Elsevier; 2010. ）

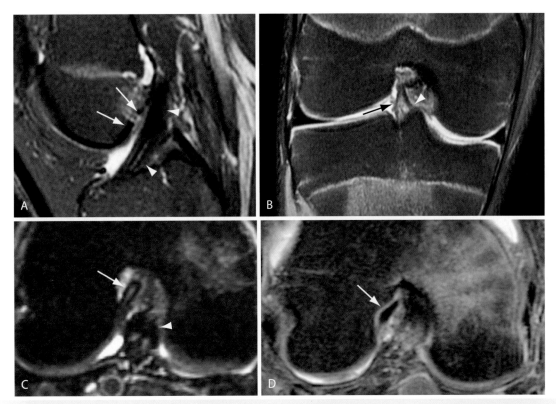

图 6.41　正常前交叉韧带（ACL）。（A）脂肪抑制质子密度矢状位 MR 图像显示前交叉韧带的后缘（箭头）。注意比较髁间窝的顶部（箭）和前交叉韧带的正常走向，ACL 走行更加趋于垂直。（B）脂肪抑制质子密度冠状位 MR 图像显示 ACL 的正常扇形外观以及前内侧束（箭头）和后外侧束（箭）。（C 和 D）脂肪抑制 $T_2$ 加权轴位 MR 图像显示正常 ACL 的卵形横截面（箭），韧带的外围应为低信号，中央部分为高 $T_2$ 信号（C）或低信号（D）。注意后交叉韧带（箭头）

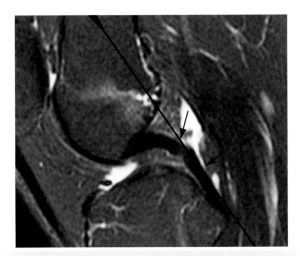

图 6.42　正常的后交叉韧带（PCL）。脂肪抑制质子密度加权矢状位 MR 图像显示正常的 PCL（箭）。请注意在 PCL 降肢后缘画一条切线与股骨远端相交，如果该线更垂直并且没有与股骨远端相交（"扣衿状 PCL"），是前交叉韧带撕裂的间接征象

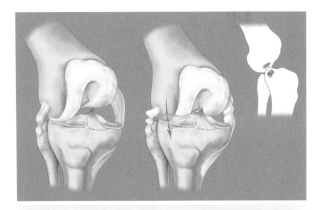

图 6.43　轴移损伤，常见于美式橄榄球运动员和滑雪者的非接触式损伤。脚固定于地面，膝关节的外翻应力和股骨内旋的结合导致前交叉韧带的断裂，胫骨相对于股骨远端向前平移，导致股骨外侧髁与胫骨后外侧平台撞击，引起枢移骨挫伤模式（最右侧图）。损伤时屈膝程度越大，股骨挫伤更偏后（摘自 Morrison W. Problem Solving in Musculoskeletal Imaging. Philadelphia: Elsevier; 2010.）

**关键概念**

**前交叉韧带损伤**

- 轴移或过伸机制

- 如果 ACL 在任何序列显示完整，则通常正常

- 撕裂的主要征像：纤维中断、走向异常

- 继发性征象：包括特征性骨挫伤和胫骨前移相关征象［PCL 屈曲、外侧半月板未覆盖、外侧副韧带（LCL）征］

- 相关表现：骨挫伤、半月板撕裂、内侧副韧带损伤

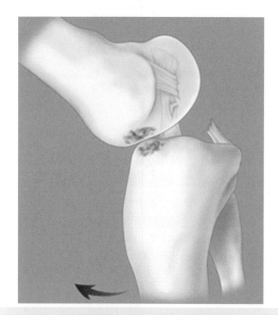

图 6.44　过伸性损伤。接吻性挫伤水肿模式由胫骨前部对股骨前部撞击所致。这种伤害可能由猛力踢腿所致，但最严重的常见于汽车保险杠撞击胫骨前部引起的损伤（摘自 Morrison W. Problem Solving in Musculoskeletal Imaging. Philadelphia: Elsevier; 2010.）

- 前交叉韧带撕裂的几个继发性征象独立评估前交叉韧带断裂的准确度很高（图 6.46）。因为这些征象仅在前交叉韧带明显撕裂时才出现，所以只是偶尔有助于诊断前交叉韧带撕裂。继发性征象如下：

  □ 骨挫伤。其中最特异的是股骨外侧髁和胫骨后外侧平台的轴移损伤导致的软骨下骨挫伤（代表轴移所致的撞击）。通常内侧胫骨平台的后缘也有骨挫伤。儿科患者由于前交叉韧带更松弛，因此在没有前交叉韧带撕裂的情况下也可以发生这种模式骨挫伤。

  □ 关节积血。前交叉韧带撕裂的另一个继发性征象是关节积血（图 6.46B）。事实上多达 75% 的急性膝关节积血的原因是前交叉韧带断裂。其他创伤性关节积血的原因是关节内骨折和大面积骨挫伤。

  □ 其他体征均与"前抽屉征"相关——前交叉韧带功能不全导致胫骨前移时，测量结果变得异常：

    ◇ PCL 屈曲：在前交叉韧带损伤的情况下，PCL 可能曲度过大（"扣襻"征）。通常 PCL 后缘切线应与股骨相交（见图 6.42），未能与股骨相交时，通常意味着胫骨前移位。

    ◇ 前抽屉的直接测量（图 6.46C）：沿胫骨外侧平台和股骨外侧髁后缘绘制垂直线。当胫骨前半脱位较之股骨髁超过 5 mm，则前交叉韧带撕裂可能较大。

    ◇ 外侧半月板未覆盖：外侧半月板后角的外周缘，较之胫骨外侧平台的后缘向后移位，并失去与胫骨的接触。

    ◇ LCL 征：外侧副韧带通常斜向排列，可以在多个冠状位像上显示；如果仅见于一个冠状位图像，则提示胫骨前移。

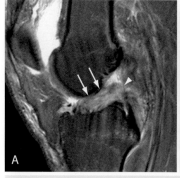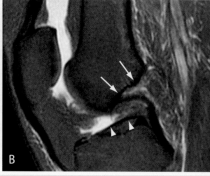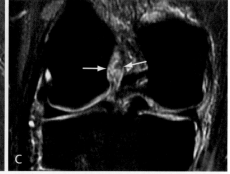

图 6.45　前交叉韧带（ACL）撕裂。（A）脂肪抑制 T₂ 加权矢状位 MR 图像显示前交叉韧带撕裂的纤维不连续和水肿（箭）。前交叉韧带松弛、波浪形且水平方向。注意撕裂的韧带近侧边缘（箭头）。（B）另一患者的脂肪抑制质子密度加权矢状位 MR 图像显示前交叉韧带不正常的行径。残余 ACL 部分（箭头）方向比髁间窝顶部（箭）更水平。注意没有水肿，与慢性前交叉韧带撕裂符合。（C）脂肪抑制质子密度冠状位 MR 图像显示髁间窝外侧前交叉韧带位置信号增高（箭）。这被称为"髁间窝空虚"征

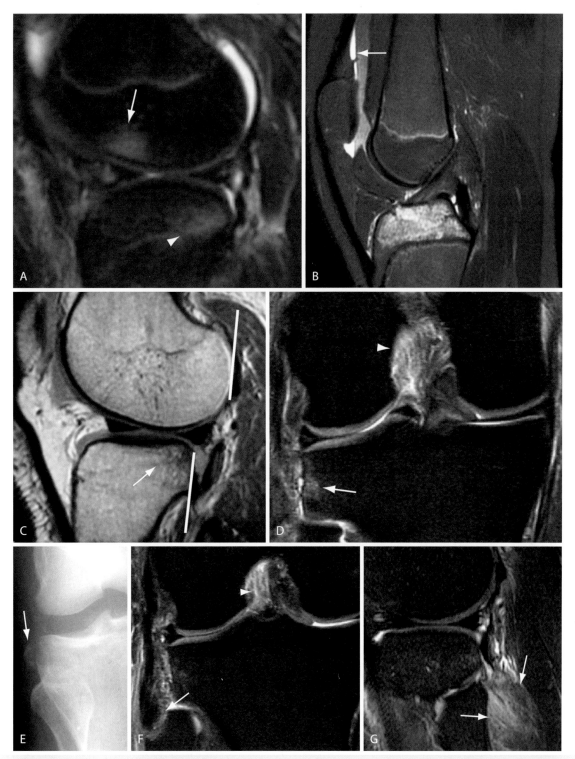

图 6.46　前交叉韧带（ACL）撕裂的继发性征象。（A）骨挫伤。脂肪抑制 T₂ 加权矢状位 MR 图像显示股骨前外侧髁（箭）和胫骨后外侧（箭头）的骨髓水肿。（B）前交叉韧带附着点处撕脱伴关节积血。脂肪抑制质子密度矢状位 MR 图像显示关节积血的液 - 液平面（箭）。注意髁间隆起的非移位性骨折（箭头）和正常前交叉韧带。（C）胫骨向前半脱位。质子密度自旋回波矢状位 MR 图像，沿股骨外侧髁和胫骨外侧髁的后缘绘制垂直线显示胫骨明显向前半脱位。注意胫骨外侧髁后部骨挫伤（箭）和外侧半月板后角向后半脱位。（D）Segond 骨折。脂肪抑制质子密度冠状位 MR 图像显示胫骨外侧髁中部的水肿和关节囊破裂（箭）。注意 ACL 部位信号增加（箭头）。（E）Segond 骨折（箭）。（F）外侧副韧带撕脱。脂肪抑制质子密度冠状位 MR 图像显示外侧副韧带附着处的撕脱（箭）。注意 ACL 部位信号增加（箭头）。后外侧角损伤漏诊和修复失败将导致膝关节持续旋转不稳定、前交叉韧带修复失败。（G）腘肌肌腱拉伤。注意，肌肉肌腱交界处的广泛高信号（箭）。诸如此类的后外侧角损伤与前交叉韧带撕裂高度关联。另请参见图 6.42

- 前交叉韧带损伤可能与内侧副韧带损伤和内侧半月板撕裂有关，称为 O'Donoghue's 悲哀三联征、内侧悲哀三联征或 O'Donoghue's 恐怖三联征。
- 注意内侧副韧带损伤，合并于前交叉韧带撕裂的情况不常见。内侧副韧带损伤见于外翻机制。
- 内侧半月板撕裂反映了解剖学和力学机制。内侧半月板紧密附着于关节囊。扭转导致剪切伤，主要引起外周垂直撕裂，包括 Ramp（斜坡）损伤和桶柄状撕裂。
- 外侧半月板撕裂也反映了力学机制。轴移损伤导致后角在股骨髁和胫骨平台之间受挤压，导致该位置的复杂和放射状撕裂。外侧半月板后角撕裂是前交叉韧带撕裂的 MRI 检查中最常被忽视的征象之一。
- 另一种相关的损伤是 Segond 骨折，这是旋转损伤引起的外侧关节囊/ALL 胫骨平台的撕脱性骨折（见图 6.19 和图 6.46D、E）。Segond 骨折几乎总是伴有前交叉韧带撕裂。

### 样例报告

左膝 MRI
标准平扫方案
无对照资料
主要韧带：前交叉韧带松弛，呈波浪形、水肿。MCL、LCL 和 PCL 正常
半月板：内侧半月板后角外带纵向垂直线性异常信号，延伸至上和下表面（也可以使用股骨侧和胫骨侧表面），无其他撕裂口。外侧半月板完好
肌腱：无肌腱病
关节软骨：正常，无缺损
骨髓：后外侧胫骨平台软骨下骨髓水肿，无畸形。软骨下骨髓水肿也深至股骨外侧髁前承重面，也无畸形。其余骨髓信号正常
关节积液：中等量关节 $T_1$ 高信号积液，符合关节积血。无贝克囊肿
印象：
完全前交叉韧带撕裂
内侧副韧带完好无损
内侧半月板后角外周纵向撕裂
轴移型外侧关节骨挫伤，无畸形

- 后外侧角损伤，可以并发于 ACL 或 PCL 损伤。
  - 后外侧角结构包括 LCL（腓侧副韧带）（图 6.46F）、股二头肌肌腱、外侧关节囊、腘肌肌腱（图 6.46G）以及一些较小的结构：腘腓韧带、弓形韧带和豆腓韧带。

  - MRI 上后外侧角损伤提示 ACL 和（或）PCL 撕裂。
  - 交叉韧带重建时，后外侧角不稳定损伤也应该修复，以免发生迟发性不稳定和交叉韧带假体失效。
  - 后外侧角损伤的其他征象包括 Segond 骨折和腓骨头的撕脱性骨折（称为"弓形骨折"；见图 6.20A）。
  - 下文将进一步讨论后外侧角损伤。
- 前交叉韧带部分撕裂。
  - 前交叉韧带部分撕裂较完全撕裂少见。
  - 一束撕裂而另一束完整时，可以诊断部分撕裂（图 6.47）。
  - 部分撕裂在冠状位图像上显示最佳。
  - 在 MRI 上，寻找典型的骨挫伤和韧带内水肿；两束分别观察，只有一个束断裂，另一束完整，则为部分撕裂。
- 前交叉韧带变性也可能发生，$T_1$ 和 $T_2$ 加权图像上表现为弥漫性中等信号（也称为黏液样变性）。这与前交叉韧带腱鞘囊肿有关（图 6.48 和图 6.49）。
  - 前交叉韧带腱鞘囊肿可以位于韧带内或周围，并且从肌腱向后或向前延伸，可导致曲/伸活动受限和疼痛。
  - 鉴别前交叉韧带腱鞘囊肿与正常隐窝，注意观察有无分叶、占位效应和与关节液不成比例的液体。
- 前交叉韧带重建。
  - 前交叉韧带撕裂可通过非手术方式治疗，进行肌肉强化，特别是老年人和（或）活动量少的患者。早期骨关节炎是主要并发症。
  - 唯一的手术选择是韧带重建。
    - 成功重建可改善功能（例如对许多运动员是必需的），并减少但不能消除早发性 OA 的风险。
  - 前交叉韧带重建可通过关节镜下进行，可采用自体肌腱或同种异体移植物进行移植。
    - 目标是用能存活的移植物恢复正常解剖结构。
    - 移植物的正确位置对于成功至关重要（图 6.50）。
    - 髌骨 - 肌腱 - 骨（BTB）自体移植术：髌腱的中三分之一被纵向切割，上下端有髌骨下极和胫骨结节附着点处的骨块。
      - 移植物沿前交叉韧带的走行放置，隧道内移植物的骨性部分旁楔入内固定螺钉将其固定在股骨和胫骨隧道内。
      - 移植物的骨性部分与股骨和胫骨愈合良好，非常牢固。
      - 目前这是最常用的技术。
    - 腘绳肌自体移植术：使用半腱肌和股薄肌肌腱。
      - 肌腱折叠成四束结构；它通过股骨和胫骨隧道放置，并通过垫圈固定到外皮质。

ACL 部分厚度撕裂

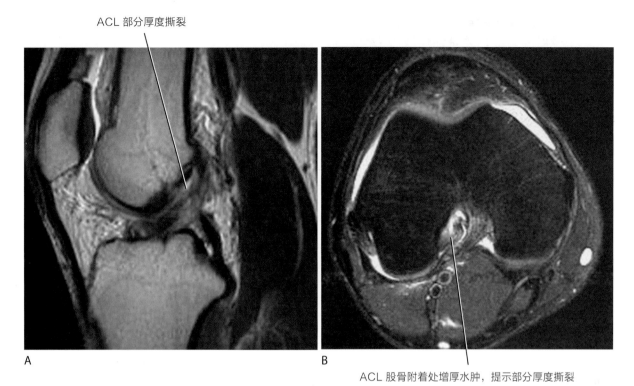

A　　　　　　　　　　　　　　　　B

ACL 股骨附着处增厚水肿，提示部分厚度撕裂

**图 6.47　前交叉韧带（ACL）部分厚度的撕裂。**$T_2W$ 矢状位（A）和轴位（B）图像显示前交叉韧带近端部分厚度撕裂，表现为前交叉韧带近端部分纤维的高信号伴增厚，部分纤维完整。临床检查，前交叉韧带功能正常（摘自 Morrison W. Problem Solving in Musculoskeletal Imaging. Philadelphia: Elsevier; 2010.）

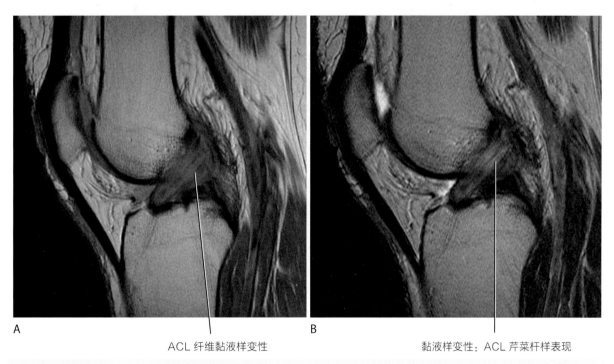

A　　　　　　　　　　　　　　　　B

ACL 纤维黏液样变性　　　　　　　　　黏液样变性：ACL 芹菜杆样表现

**图 6.48　前交叉韧带（ACL）黏液样变性。**质子密度（A）和 $T_2W$（B）矢状位图像显示前交叉韧带增厚，纤维束之间夹有中等信号，称为芹菜杆样表现（摘自 Morrison W. Problem Solving in Musculoskeletal Imaging. Philadelphia: Elsevier; 2010.）

ACL 内腱鞘囊肿　　　　　　　　　　　　　　　起源于 ACL 近端纤维的韧带旁腱鞘囊肿

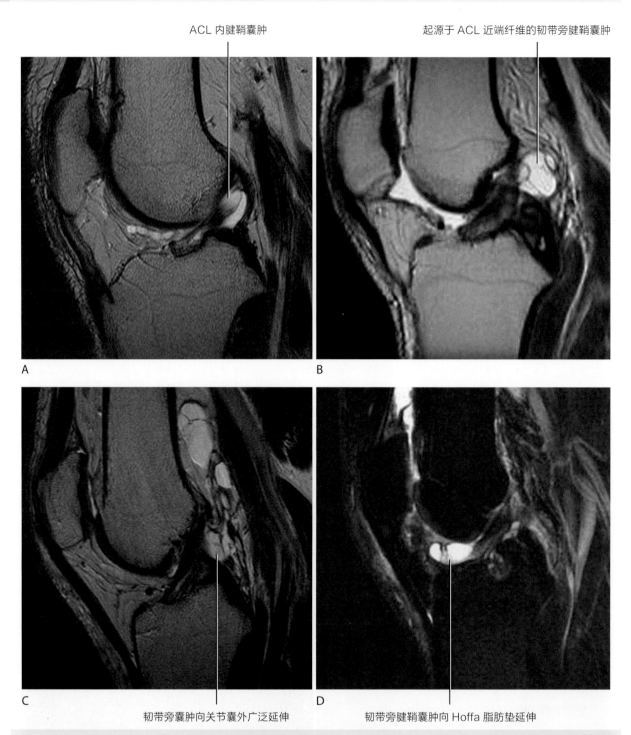

韧带旁囊肿向关节囊外广泛延伸　　　　　　　　韧带旁腱鞘囊肿向 Hoffa 脂肪垫延伸

图 6.49　交叉韧带囊肿。（A）矢状位 T$_2$ 加权像显示位于前交叉韧带（ACL）内的分叶状多分隔的囊性结构，符合交叉韧带内的腱鞘囊肿。（B）沿前交叉韧带后缘的交叉韧带旁腱鞘囊肿。（C）大的交叉韧带旁腱鞘囊肿，其已穿过后关节囊，并延伸至后方软组织内。（D）大的交叉韧带旁腱鞘囊肿，起源于前交叉韧带远端纤维，并延伸到前方 Hoffa 脂肪垫内（摘自 Morrison W. Problem Solving in Musculoskeletal Imaging. Philadelphia: Elsevier; 2010. ）

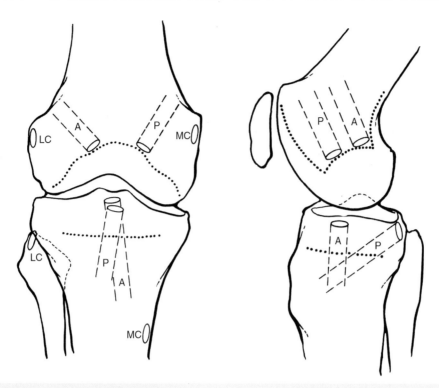

图 6.50　插图显示了前、后交叉韧带重建的解剖部位，以及外侧和内侧副韧带附着的等距点。最佳隧道定位或韧带附着点与图上所示部位大致相符。A，前交叉韧带；LC，外侧副韧带；MC，内侧副韧带；P，后交叉韧带（经 Manaster BJ. 许可重制，Handbook of Skeletal Radiology. 2nd ed. St. Louis: Mosby; 1997.）

◇ 尸体同种异体移植物：通过各种方式获得的植入物来源。通过隧道放置并固定。

◇ 已经开展了腘绳肌肌腱关节外重建术，但目前并不常用。

◇ 隧道放置不当可导致移植物撞击或过度松弛。

□ 前交叉韧带移植物重建后，MRI 可用于评估移植物的完整性。移植物在术后的前 6 个月（或多或少）血运重建，因此 $T_2$ 信号可能增高。此后应该表现为纤维连续、低信号和正常走向。

□ 前交叉韧带重建后的远期并发症：

◇ 移植物失败，包括退变和撕裂。

◇ 隧道扩张和移植物松弛：股骨和（或）胫骨隧道变宽，内部为纤维或液体信号（通常伴有腱鞘囊肿），该征象与移植物松弛和活动有关，是移植物失败的预兆（图 6.51）。

◇ 移植物撞击：在矢状位图像上可见移植物的后曲或者"S"形弯曲，髁间窝顶部可撞击移植物，导致退变和撕裂（图 6.52）。

◇ 关节纤维化病变（独眼征）：纤维增殖可发生在移植物远端的前方，称为关节前部纤维化或"独眼征"（因为它在关节镜检查上是圆形和白色的，形似一只眼睛），关节前部纤维化会干扰膝关节伸展末期（见图 6.52A）。

髁间窝内 ACL 移植物正常

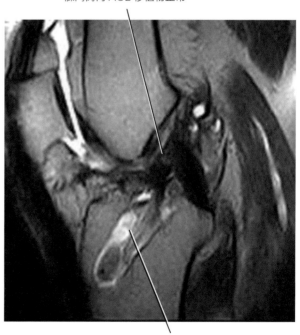

胫骨隧道扩张伴肉芽组织形成

图 6.51　隧道溶解（扩张）。矢状 $T_2$ 加权像显示骨隧道明显扩张，高信号肉芽组织包绕在骨性隧道内的前交叉韧带（ACL）移植物纤维周围（摘自 Morrison W. Problem Solving in Musculoskeletal Imaging. Philadelphia: Elsevier; 2010.）

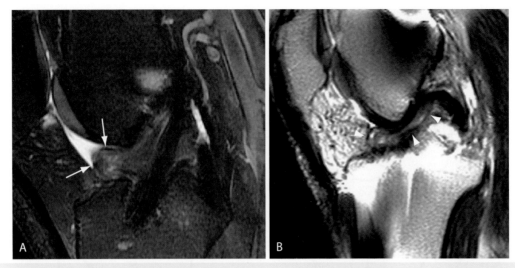

**图 6.52　关节纤维化（独眼征）和前交叉韧带（ACL）撞击。**（A）平行于前交叉韧带移植物的矢状位脂肪抑制 $T_2$ 加权 MR 图像显示低 / 等信号肿块（箭）起源于移植物远端前方，填塞关节前隐窝，符合独眼征（关节前部纤维化）。（B）另一患者的矢状位 $T_2$ 加权 MR 影像显示变细的前交叉韧带移植物（箭头）伴后弓，呈"S"形，这是移植物撞击和即将失效的征象

◇ 隧道位置不佳会出现疼痛和加快骨性关节炎发展。

◇ 很少病例有髌腱断裂，或者髌腱移植切割的部位出现骨折。

## 后交叉韧带损伤

■ PCL 破裂并不常见，因为 PCL 粗而牢固。

■ 大多数 PCL 撕裂是部分撕裂，发生在中部（"膝状体"）。而前交叉韧带通常是完全撕裂。

■ PCL 损伤可由过伸和内翻应力引起，或在屈膝位钝性暴力作用于近端胫骨前缘，从而导致直接的胫骨后脱位（仪表板损伤）（图 6.53）。

■ PCL 撕裂可发生于严重损伤，并伴有其他韧带撕裂，如胫股关节脱位中伴有 ACL 撕裂。

　□ 特别注意，PCL 撕裂常伴有后外侧角结构损伤。

　□ 可伴有"反向 Segond"骨折，即胫骨近端内侧缘内侧副韧带深部附着点撕脱性骨折。

■ PCL 撕裂 MRI 诊断标准与其他韧带相同，包括肿胀、信号增高、纤维中断和走行异常（图 6.54）。

　□ 通常，伸膝位 PCL 略微弯曲，其顶端指向后方，至少两个连续矢状位层面可以显示。PCL 的明显弯曲提示韧带的松弛，常见于 PCL 撕裂或者是 ACL 断裂的继发性征象。

　□ PCL 撕脱很少发生，发生于股骨内侧髁起点或者胫骨后缘附着点。

　□ PCL 重建较少。大多数 PCL 撕裂是部分性的，一般认为单独 PCL 损伤不会引起明显不稳定。

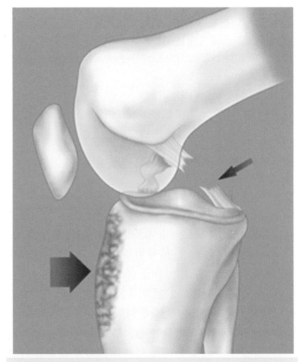

**图 6.53　仪表盘损伤。**曲膝位，对近端胫骨前部施加外力引起骨挫伤。这种撞击导致胫骨相对于股骨向后移位。膝关节屈曲 90° 时，后交叉韧带绷紧并有断裂的风险，而前交叉韧带松弛而免于受伤（摘自 Morrison W. Problem Solving in Musculoskeletal Imaging. Philadelphia: Elsevier; 2010.）

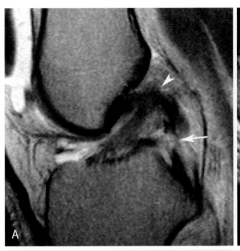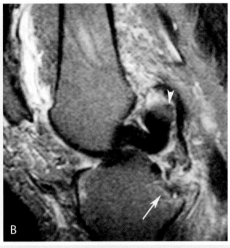

图 6.54 后交叉韧带（PCL）撕裂。膝关节脱位后脂肪抑制 T$_2$ 加权矢状位 MR 图像（A）显示 PCL（箭）远端和 ACL 近端（箭头）完全撕裂。（B）PCL 胫骨附着点处撕脱性骨折。脂肪抑制 T$_2$ 加权矢状位 MR 图像显示胫骨附着点撕裂伴上移（箭头），注意胫骨撕脱部位的水肿（箭）

**关键概念**

**交叉韧带损伤比较**

ACL 撕裂

- 轴移或过伸机制
- 常见（占交叉韧带撕裂 95%）
- 完全撕裂常见
- 急性期与内侧副韧带损伤、半月板撕裂有关，慢性期与早发性 OA 有关
- 重建是唯一手术方法

PCL 撕裂

- 胫骨向后移动（仪表板损伤）
- 不常见（占交叉韧带撕裂的 5%）
- 部分撕裂常见
- 很少重建

ACL 和 PCL 联合撕裂

- 常见于胫股关节脱位
- 伴腘窝血管损伤

**副韧带**

- 内侧和外侧副韧带分别是外翻和内翻的主要制约因素。

**内侧副韧带**

- 内侧副韧带是一个大而复杂的结构。它由 3 层组成。
  - 最浅层由浅筋膜组成。
  - 中间层是真正的韧带，起源于股骨内收肌结节的远端，向下到达胫骨内侧结节，附着于关节线下方约 5 cm 处，靠近鹅足腱附着处（图 6.55）。

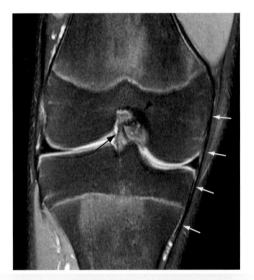

图 6.55 正常内侧副韧带。脂肪抑制质子密度冠状位 MR 图像显示正常的内侧副韧带（白箭），这是韧带的中层。深层是关节囊。注意前交叉韧带（黑箭）的前内侧和后外侧束的扇形表现，另外需注意后交叉韧带起始部（箭头）

- 深层代表关节囊附着（起自半月板上缘的冠状韧带和起自半月板下缘的半月板胫骨韧带）。

**关键概念**

**鹅足腱的组成**

- 内侧副韧带
- 缝匠肌肌腱
- 股薄肌肌腱
- 半腱肌肌腱
- 滑囊（从膝关节延伸而来的腓肠肌 / 半腱肌滑囊）

### 外侧副韧带

- 外侧副韧带（图6.56）也称为腓侧副韧带（FCL），它是膝外侧复合体的一部分，起源于股骨外侧髁（紧邻腘肌肌腱起点上方），向后下延伸，与股二头肌肌腱合并成"联合肌腱"附着于腓骨头，它是后外侧稳定性的主要贡献者。
- MCL和LCL损伤常伴有其他损伤。
- 内侧副韧带损伤常伴有ACL撕裂和半月板撕裂。
  - 内侧副韧带损伤与外翻损伤有关，与其他韧带一样，可以表现为拉伤（1级损伤：韧带完整伴有周围水肿）、部分撕裂（2级损伤：部分纤维的断裂）和完全断裂（3级损伤）。近端撕裂最常见（图6.57），远端撕裂不常见（图6.58A）。
  - 高等级损伤在急性期时常伴有周围水肿和出血。
  - 非创伤性疾病可引起完整内侧副韧带周围出现水肿：
    - 贝克囊肿破裂，液体沿内侧副韧带筋膜向前延伸。
    - 内侧半月板撕裂。
    - 内侧关节间隙的骨关节炎。
    - 软骨下应力性骨折。
    - 应回顾外伤史，没有外伤史的内侧副韧带周围水肿，应该考虑这些病因。
  - 髌骨外脱位可引起内侧副韧带周围的水肿，类似内侧副韧带损伤（注意当髌骨脱位明显时，不要过度诊断内侧副韧带损伤）。如果诊断内侧副韧带损伤，真正的损伤可能被漏诊。
  - Pellegrini-Stieda病代表创伤后骨化，与内侧副韧带起始点的既往创伤有关（图6.58B），无临床意义。

### 外侧复合体和后外侧角

- 外侧复合体是肌腱和韧带的组合，可稳定膝关节外侧。它们包括主要支持结构（髂胫束、LCL [FCL]和股二头肌肌腱）和次要结构，包括腘肌、腘腓韧带、弓形韧带和豆腓韧带。
  - 髂胫束（IT）是起自髂嵴的阔筋膜张肌肌腱的延伸。附着于胫骨前外侧的骨性突起（Gerdy结节）。
  - 其他结构统称为后外侧角。
    - FCL起源于股骨外侧髁，远端附着于腓骨头（图6.59）。
    - 股二头肌是腘绳肌之一，远端肌腱与FCL形成联合肌腱附着于腓骨头。
      - 牵拉损伤可导致联合肌腱从腓骨头上撕下弧形碎片，称为弓形骨折。平片上发现"弓形征"意味着交叉韧带损伤和后外侧角不稳（图6.20）。
    - 腘肌肌腱起源于股骨外侧髁FCL起始点下方的沟，围绕后外侧关节斜行，进入小腿腓肠肌深面。
      - 肌肉或近端肌腹肌腱交界处损伤非常常见，表现为膝关节间隙下方的肌内水肿和（或）肌纤维撕裂。单独腘肌损伤不出现后外侧不稳定。
    - 腘腓韧带小但重要，从腘肌肌腱鞘延伸附着于腓骨头，邻近联合肌腱附着点，矢状位或冠状位可以显示。损伤可导致后外侧不稳定（图6.60）。
    - 弓形韧带是一个三角形筋膜平面，覆盖于腘肌和腘腓韧带上；MRI上显示不容易或不恒定出现。
    - 腓肠豆是卵圆形小骨，与股骨后外侧髁形成关节，实际上是腓肠肌的籽骨。存在于约25%的膝关节；出现率和临床意义尚有争议。如果腓肠豆存在，其延伸到腓骨的细小韧带称为豆腓韧带。
- 后外侧角损伤很重要，很少单独发生（见图6.58C）。
  - 机制包括后外侧扭转和（或）分离，可见于轴移、过伸损伤、直接胫骨向后脱位（仪表盘损伤）和内翻过度。
    - 因此，损伤通常合并ACL和（或）PCL损伤。

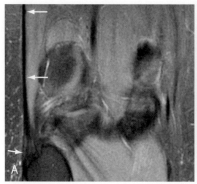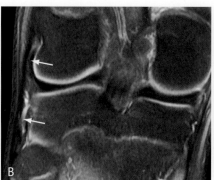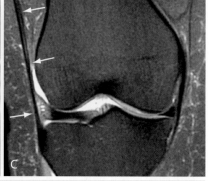

图6.56 外侧标志。三个不同患者的从后部到前部的冠状位脂肪抑制质子密度加权MR图像。（A）股二头肌肌腱（箭）。（B）外侧副韧带（箭）。该韧带斜行，从单幅图像无法显示全貌。（C）髂胫束（箭）

MCL Ⅰ级损伤，表浅软组织水肿　　　　　　　　　　　　Ⅱ级损伤，部分撕裂

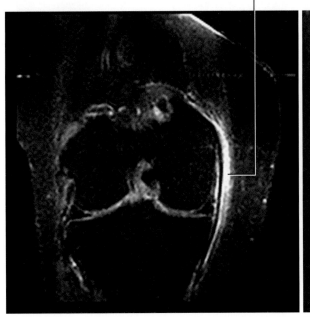

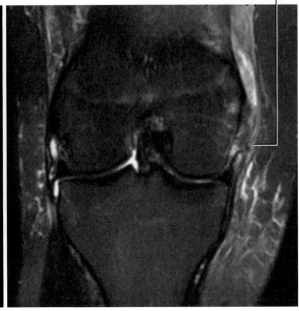

A　　　　　　　　　　　　　　　　　　　　B

MCL Ⅲ级损伤，全层撕裂

C

图 6.57　急性内侧副韧带（MCL）损伤分级。（A）Ⅰ级损伤。内侧副韧带浅表水肿代表轻度拉伤，但无部分或全层撕裂。内侧副韧带纤维显示完整。（B）Ⅱ级损伤。内侧副韧带可轻度增厚，韧带内部及其浅表软组织水肿，符合部分撕裂。（C）Ⅲ级损伤。近端内侧副韧带纤维完全性撕裂，远端纤维轻度回缩和邻近软组织水肿（摘自 Morrison W. Problem Solving in Musculoskeletal Imaging. Philadelphia: Elsevier; 2010.）

　　◇ 损伤可导致后外侧不稳定，从而导致前交叉韧带重建失败和髌股骨关节炎的加速。

- 后外侧角损伤可能伴有腓神经损伤，因为腓神经邻近腓骨头和 LCL 附着处（图 6.61）。

## 肌腱病变

- 膝关节损伤可能与肌腱病变无关。
- 腘窝（除腓肠肌、比目鱼肌之外）外侧只有一块主要肌（股二头肌），内侧有四块（半膜肌、半腱肌、缝匠肌和股薄肌）（图 6.62）。

　　□ 半膜肌附着于胫骨后内侧靠近平台处，附着范围大。其他内侧肌腱附着于更远侧的鹅足腱。

　　□ 跖肌起源于膝关节上方的外侧筋膜，向后外下走行于腓肠肌和腘肌之间，斜穿过小腿，跟腱在内侧附着于跟骨。

　　◇ 肌腱大小变化很大；如果粗大，可用于其他部位肌腱重建，如手腕。

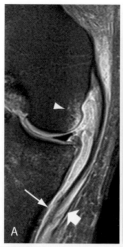
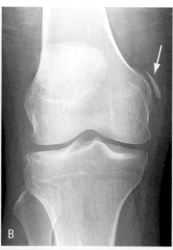
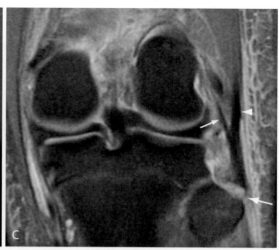

图 6.58　侧副韧带损伤。(A)脂肪抑制质子密度冠状位 MR 图像显示内侧副韧带周围水肿伴深层断裂，伴有邻近骨挫伤(箭头)，深层实际上是关节囊。中间层是真正的韧带，近端完整，但远端撕裂(细箭)。最浅层即浅筋膜弥漫性撕裂，远端有一些完整的纤维(粗箭)。(B) Pellegrini-Stieda 综合征。注意内侧股骨髁旁的曲线形钙化(箭)，这是典型的位置和形态。许多病例的钙化影近端与股骨连续，而本例呈分离状。(C)脂肪抑制质子密度冠状位 MR 图像显示股二头肌肌腱(箭头)和外侧副韧带(小箭)的联合肌腱附着的腓骨撕脱(大箭)。与创伤性撞击性骨损伤的明显骨髓水肿相比，韧带和关节囊撕脱损伤相关的骨髓水肿可能非常轻微

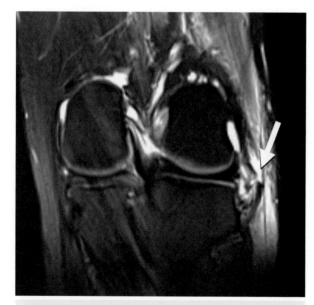

图 6.59　腓侧副韧带撕裂。膝关节后部的 $T_2$ 加权脂肪抑制冠状位 MR 图像显示腓侧副韧带的水肿和断裂(箭)

◇ 跖肌完整时，临床检查跟腱撕裂的 Thompson 试验可以出现假阴性（Thompson 试验：挤压腓肠肌和比目鱼肌，阳性是跖屈消失，这意味着跟腱完全断裂）。

◇ 肌腱可以在膝关节附近撕裂，导致后外侧疼痛。MRI 上可见位于腓肠肌和腘肌之间的液体，表现与贝克囊肿破裂相似，但其位于外侧而非内侧。

■ 腓肠肌也容易受伤，可引起神经血管卡压。
　□ 腓肠肌具有内侧和外侧头，起源于股骨髁的上外侧。它们沿着小腿向下与比目鱼肌结合形成跟腱。
　□ 发生解剖学变异，腘窝神经血管束周围肌肉走行改变，导致某些体位或运动时的缺血或神经受损，被称为腘窝卡压综合征。
　□ 肌腱起点的撕裂罕见。
　□ 肌肉拉伤很常见，特别是在运动员中。这些通常发生在肌腱交界处，在 MRI 上表现为撕裂处的 V 形液体信号和沿筋膜延伸的血肿（图 6.63）。
　　◇ 网球腿是内侧头的肌肉肌腱交界处内侧的拉伤，常见于老年患者。这个术语有时也用于描述跖肌的撕裂。
　□ 小滑囊位于腓肠肌近端头部和股骨后部之间。腱鞘囊肿常起源于这些滑囊，通常较小但偶尔很大，可能被误认为贝克囊肿。
　□ 儿童和青少年，侧位平片上腓肠肌起点处可表现为皮质透亮区，常位于内侧皮质（图 6.64）。这一表现代表肌肉起源处的延迟骨化，称为牵拉性皮质不规则。它没有临床意义，但可以类似侵袭性病变。较旧的术语是皮质硬纤维瘤，已经被弃用，因为容易使人误认为肿瘤。
■ 前部，股四头肌（股直肌、股外侧肌、股中间肌、股内侧肌和股内侧斜肌）连接形成股四头肌肌腱。
　□ 矢状位 MR 图像几乎总能显示股四头肌肌腱的多层结构。

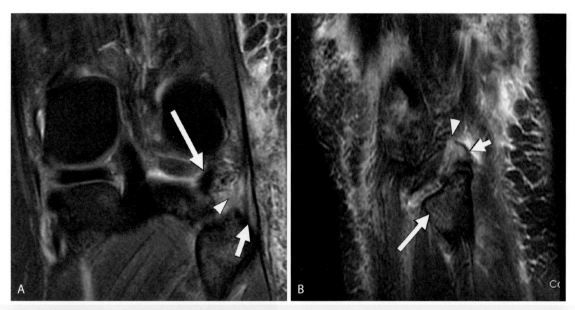

图 6.60　后外侧角损伤。（A）膝关节后部的冠状位 T$_2$ 加权脂肪抑制 MR 图像显示股二头肌腓骨头附着点处（短箭）的部分撕裂。腘腓韧带完全撕裂（箭头），伴有水肿和纤维断裂。相邻的腘肌腱（长箭）可用作查找腘腓韧带的标志。（B）同一患者的矢状位 T$_2$ 加权脂肪抑制 MR 图像显示腘腓韧带（短箭）近端（箭头）断裂。注意腓骨头骨挫伤（长箭）

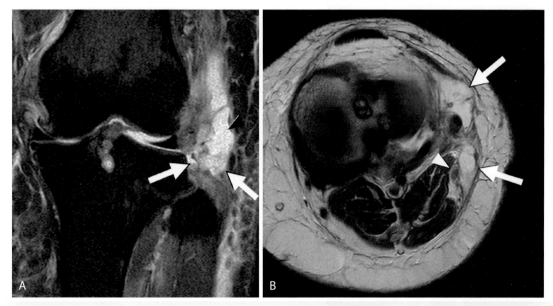

图 6.61　严重后外侧角损伤。（A）膝关节的冠状位 STIR MR 图像显示靠近腓骨头附着点附近的联合肌腱（箭）完全性撕裂，撕裂部位有血肿（箭头）。（B）同一患者的 T$_2$ 轴位加权 MR 图像显示血肿（箭）。注意后外侧稳定结构与腓总神经（箭头）紧密毗邻。严重的后外侧角损伤可导致神经损伤和足下垂

- 经典排列方式为：浅层为股直肌，中间层为股外侧肌和股内侧肌的结合，深层为股中间肌。变异很常见。
- 股四头肌肌腱膜的筋膜性延伸，在膝盖的前部形成支持带。一过性髌骨脱位时，内侧支持带和内侧髌股韧带可以被拉伸和撕裂。
- 股四头肌肌腱的部分撕裂很常见，累及一层或多层（图 6.65C）。

- 股四头肌肌腱撕裂的危险因素：
  ◇ 年龄 - 远端股四头肌肌腱撕裂在老年运动员中相当常见；常有显著的潜在肌腱病（图 6.65）。
  ◇ 皮质类固醇的使用（包括吸入和膝关节注射）。
  ◇ 慢性肾功能衰竭。
  ◇ 糖尿病。
  ◇ 环丙沙星和其他氟喹诺酮类抗生素（使用这些药物时，跟腱撕裂最常见）。

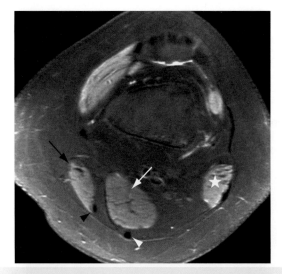

图 6.62　脂肪抑制质子密度轴位 MR 图像显示腘窝的正常肌肉解剖。内侧有四块肌肉和（或）肌腱：缝匠肌（黑箭）、股薄肌（黑箭头）、半膜肌（白箭）和半腱肌（白箭头），外侧只有股二头肌和肌腱（白星）

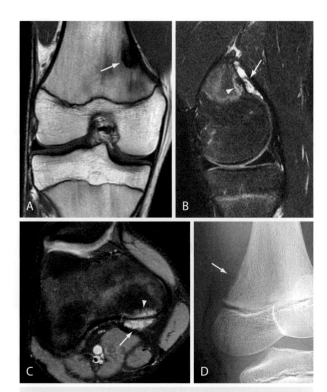

图 6.64　15 岁男孩的牵拉性皮质不规则（皮质硬纤维瘤病）。（A）T$_1$ 加权冠状位 MR 图像显示偏心性的位于远端股骨干骺端后内侧皮质的局限性低信号病变（箭）。（B）脂肪抑制 T$_2$ 加权矢状位 MR 图像显示大收肌附着点（箭）的高信号和其深面轻度骨水肿（箭头）。这些病变在骨化时会进展为更低的信号。（C）脂肪抑制 T$_2$ 加权轴位 MR 图像显示内收肌附着点炎（箭）和反应性骨水肿（箭头）。（D）另一儿童的平片显示典型的凹陷性缺损伴细微钙化，类似成骨性肿瘤（箭）

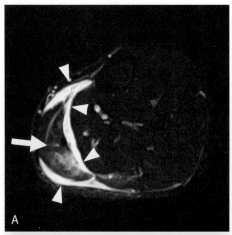

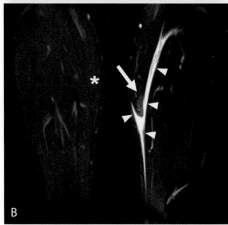

图 6.63　腓肠肌撕裂。（A）小腿脂肪抑制 T$_2$ 加权轴位 MR 图像显示腓肠肌内侧头水肿（箭）。液体信号（箭头）围绕肌腱结合处附近的肌肉。（B）同一患者 STIR 冠状位图像显示撕裂的内侧腓肠肌（箭）回缩，周围的液体（箭头）呈"V"形。注意正常的对侧肌肉（*）

- 髌腱变性和撕裂在运动员和非运动员中都常见。
  - 诱发因素包括重复性损伤和过度使用，以及类固醇治疗和潜在的代谢疾病，如肾功能衰竭和糖尿病。
  - 跳跃膝是与某些运动（如篮球）相关的过度使用性损伤。
    - 跳跃膝主要累及髌腱近端，MRI 上表现为横径增加和 T$_2$WI 信号增高，特别是在中间纤维的后部。
    - 邻近髌骨可见骨髓水肿。
  - 肌腱变性更常见于肌腱近端的后缘，伴有肌腱增厚和 T$_2$ 中等信号。局限性液体信号代表撕裂（图 6.66）。邻近 Hoffa 脂肪垫可见水肿。
  - 童年时期 Sinding-Larsen-Johansson 病和 Osgood-Schlatter 病，邻近髌腱有不同程度的变性（图 6.67）。
  - 髌腱疾病愈合容易出现髌腱和附着部位的异位骨化。
  - 取部分腱腱作为前交叉韧带移植的手术史，可导致髌腱增厚，这可能代表术后变化和（或）肌腱病。

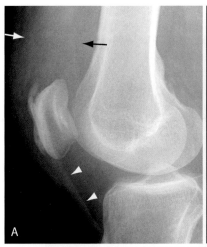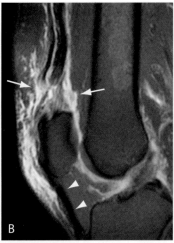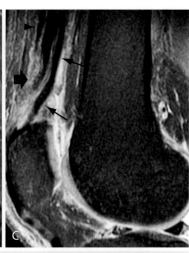

图 6.65 股四头肌肌腱撕裂。（A 和 B）完全断裂。侧位平片（A）和矢状位脂肪抑制 $T_2$ 加权 MR 图像（B）显示远端肌腱断裂和水肿（箭），与正常髌腱（箭头）形成对比。（C）患者伸膝力量弱，不完全性撕裂。矢状位脂肪抑制质子密度加权 MR 图像显示浅表层（股直肌、箭头）和中间层（股内侧和外侧肌，粗箭）断裂，但最深层（股中间肌，箭）是完整的

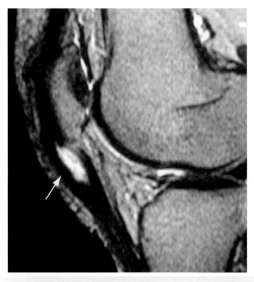

图 6.66 髌腱变性和撕裂。矢状位 $T_2$ 加权自旋回波 MR 图像显示髌腱近端增厚代表髌腱变性；肌腱内存在液体信号，延伸至髌骨附着点处（箭），符合髌腱内大撕裂。这是篮球运动员和其他"跳跃"运动员的常见表现

## 积液：囊肿和滑囊炎

- 贝克囊肿：也称为腘窝囊肿，这代表腓肠肌 - 半膜肌滑囊的扩张变成滑膜囊肿，从关节向腓肠肌内侧头和半膜肌腱之间的延伸（图 6.68）。
  - 贝克囊肿值得特别关注，因为它是如此常见。
  - 腓肠肌内侧头与半膜肌之间的狭窄通道产生单向瓣膜效应，导致液体增加。
  - 可能变得大而多房，充满骨软骨体和增殖滑膜（图 6.69）。
  - 可能变得很大，并腓肠肌筋膜内向远侧分离组织，

对肌肉产生疼痛性占位效应。
  - 可以对腘窝血管和神经产生压迫。
  - 可能破裂，导致后内侧弥漫性软组织水肿，常伴有腘窝和（或）小腿疼痛。
  - 贝克囊肿是持续性或复发性关节积液征象。因此，贝克囊肿可能提示慢性炎症性关节病或慢性关节内紊乱。

- 腓肠肌内侧头和外侧头滑囊位于腓肠肌近端和股骨远端后方之间。像腓肠肌 - 半膜肌滑囊一样，可能与膝关节相通。由这些滑囊引起的腱鞘囊肿很常见，但通常都很小。

- 腘肌肌腱前方的滑囊，也可以与膝关节相通。

- 髌前滑囊（见图 1.51）位于髌骨前方，可以因为急性损伤（即直接摔倒、膝关节着地）或长期跪姿的慢性损伤（以前称为"女佣膝"）而充满液体或滑膜组织。急性损伤，滑囊内可含有出血（$T_1$ 加权成像上伴有高信号）。

- 深部和浅表髌下滑囊分别位于髌骨远端肌腱的后部和前部。急性损伤、长期跪姿或 Osgood-Schlatter 病时，滑囊可能发炎并充满液体。

- 鹅足腱滑囊。可能表现为与滑囊炎相关的鹅足腱附着点处的疼痛，MRI 表现为肌腱周围有积液，在近端胫骨的内侧鹅足腱附着处（图 6.70）。液体可以向近端延伸并类似贝克囊肿。然而，该位置的液体以沿着半膜肌腱往下延伸的贝克囊肿更常见。

- 腱鞘囊肿常见于膝关节周围。如前所述，类似的囊肿可能起源于半月板撕裂（半月板旁囊肿）。

- 腱鞘囊肿可能在 ACL 或 PCL 内或周围（图 6.71），并且可以导致膝关节屈伸时撞击的机械症状。

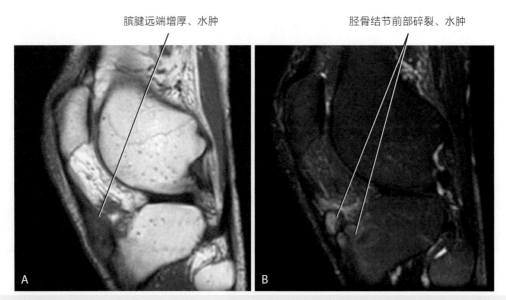

髌腱远端增厚、水肿　　　　　　　胫骨结节前部碎裂、水肿

图 6.67　Osgood-Schlatter 病。（A）$T_1$ 加权矢状位图像显示髌腱远端附着点明显增厚和信号改变。（B）$T_2$ 加权矢状位图像显示髌腱远端明显增厚、胫骨结节前部碎片和骨髓水肿。碎裂区内的骨髓水肿提示急性 Osgood-Schlatter 病（摘自 Morrison W. Problem Solving in Musculoskeletal Imaging. Philadelphia: Elsevier; 2010.）

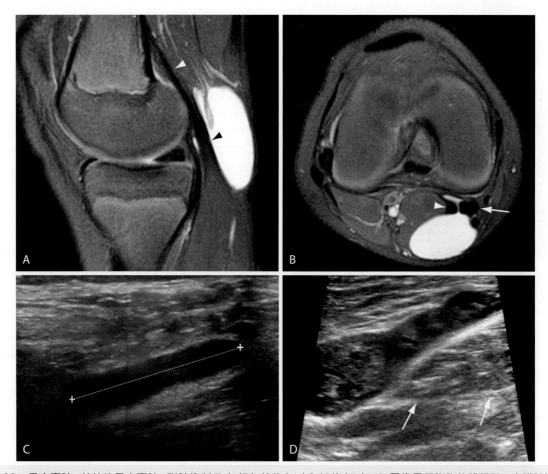

图 6.68　贝克囊肿。单纯的贝克囊肿，脂肪抑制 $T_2$ 加权矢状位（A）和轴位（B）MR 图像显示膨胀的腓肠肌-半膜肌滑囊。注意腓肠肌内侧头（箭头）和半膜肌腱（B，箭）。（C）贝克囊肿的超声表现。单纯囊肿的积液无回声。（D）另一患者，复杂贝克囊肿，矢状位超声检查（图像的左侧为上方）显示低回声区伴内部回声（代表出血和滑膜炎）。抽吸提示慢性出血。注意内侧腓肠肌（箭）

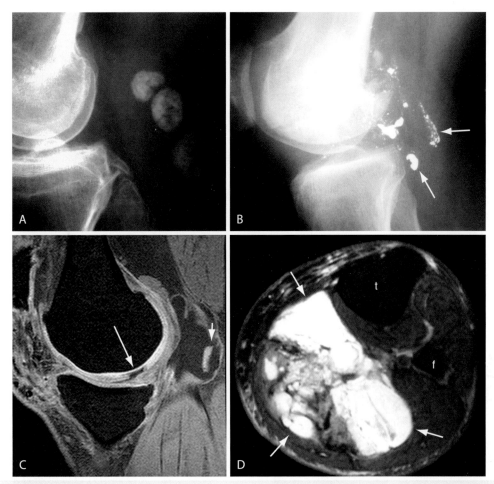

图 6.69 （A）膝关节侧位平片显示贝克囊肿内的骨软骨体，可见于骨关节炎。（B）膝关节侧位平片显示关节后隐窝和贝克囊肿位置的子弹碎片（箭）。（C）矢状位脂肪抑制的扰相的梯度回声 MR 图像显示贝克囊肿中的关节软骨碎片（短箭）。注意股骨内侧髁软骨缺损部位（长箭）。（D）左小腿近端脂肪抑制 T$_2$ 加权轴位 MR 图像显示具有混合信号强度的复杂外观肿块（箭）；更上方图像显示该肿块与腓肠肌 - 半膜肌滑囊相连。大的贝克囊肿并发滑膜炎和出血时可出现奇异表现。手术活检发现陈旧性出血。f，腓骨；t，胫骨

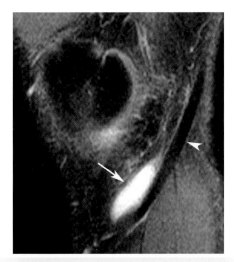

图 6.70 鹅足腱滑囊炎。膝内侧的脂肪抑制 T$_2$ 加权矢状位 MR 图像显示边界清楚的半腱肌肌腱（箭头）旁的滑囊积液（箭）

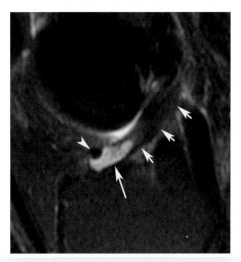

图 6.71 前交叉韧带（ACL）腱鞘囊肿。脂肪抑制 T$_2$ 加权矢状位 MR 图像显示前交叉韧带远端（短箭）内边界清楚的腱鞘囊肿（长箭）。注意连接内外侧半月板前角的膝横韧带（箭头）

- 交叉韧带的腱鞘囊肿通常与韧带黏液样变性有关，好发于前交叉韧带。

## 关节软骨损伤

- 软骨损伤的表述见第 1 章，在第 9 章关节炎中将再次提到。
- 膝关节软骨缺损最常见于髌骨和内侧胫股骨关节面（图 6.69C；另见图 1.67）。
- 关节软骨异常从软骨到骨软骨损伤，常伴发其他相关病变（图 6.72）。
- 相关病变：
  □ 髌骨轨迹不良患者，髌股关节受累更常见。
  □ 内侧或外侧关节间隙受累在半月板撕裂和（或）半月板挤出（半月板移位远离关节）附近。
    ◇ 如前所述，半月板体挤出大于 3 mm 与完全撕裂、放射状撕裂、复杂撕裂和根部附着点处的撕裂有关。

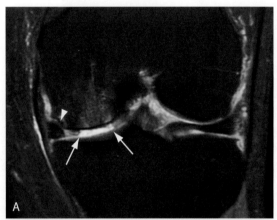

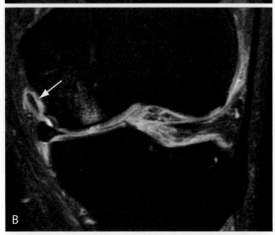

图 6.72 （A）冠状位脂肪抑制质子密度 MR 图像显示股内侧髁大的软骨剥离缺损（箭）。注意相邻的半月板撕裂（箭头）。（B）同一患者的冠状位脂肪抑制质子密度 MR 图像显示内侧缘半月板股骨隐窝（冠状隐窝）的软骨游离体（箭）。注意半月板挤出伴撕裂

□ 关节表面畸形（如既往骨折）和（或）力学机制异常。
- 膝关节是剥脱性骨软骨炎最常见的部位，剥脱性骨软骨炎是发生于青少年的一种独特的骨软骨病变类型，其他常见部位包括踝关节的距骨穹隆和肘关节的肱骨小头。在第 1 章中已讨论。

## 其他膝关节病变

### 软骨下骨折

- 软骨下小梁机能不全性骨折常见于膝关节周围，尤其是老年骨质疏松症患者。
- 疼痛通常与关节力学改变有关。临床表现为突发剧烈疼痛和负重困难。
- 早期平片和 CT 可能正常或显示轻微细线状硬化，位于关节面下数毫米且基本平行于关节面，代表软骨下骨折。
- MRI 显示细的低信号骨折线，邻近可有明显骨髓水肿。
- 骨扫描：骨折部位的示踪剂摄取。
- 一些软骨下骨折可以进展为碎片、塌陷和伤残的风险很高，通常需要关节成形术。这些骨折几乎总是发生在股骨内侧髁前负重面，与半月板后根部撕裂引起的半月板功能失常有关。
  □ 病理力学：完整的半月板将压缩力扩散到大的区域。半月板功能不全导致所有力集中在一个小区域，特别是在有凸起轮廓股骨内侧髁。
  □ 约 50% 可以愈合，50% 进展至关节表面塌陷。
  □ MRI：诊断 / 评估的首选检查（图 6.73）。
  □ 出现塌陷的后期影像学表现：关节面硬化、塌陷；明显骨髓水肿伴坏死，$T_1$ 和 $T_2$ 加权图像上，坏死表现为软骨下低信号 / 碎片。
  □ 常见于年龄较大的人群，超过 55 岁；女性多于男性；骨质疏松症风险较高。
  □ 与先前存在的骨关节炎负相关（对改变的力学，骨骼已经有代偿性支撑）。
  □ 治疗首先是止痛和严格控制负重。如果发生塌陷，常需要关节成形术来恢复功能。
  □ 原发损伤的影像学表现和塌陷倾向与其他部位的骨坏死相似，因此原来称为 SONK，即膝关节自发性骨坏死。骨坏死确实发生在骨碎片内，但其原发损伤是创伤而不是骨坏死。因此，SONK 不再是首选，但也许因为它朗朗上口和容易记忆，仍然被使用。
- 这种疾病代表了力学和应力改变的"完美风暴"，有发生骨折的倾向（骨质疏松症）从而使病程加速。这些疾病发生在其他部位时，可能有类似的病理病因。

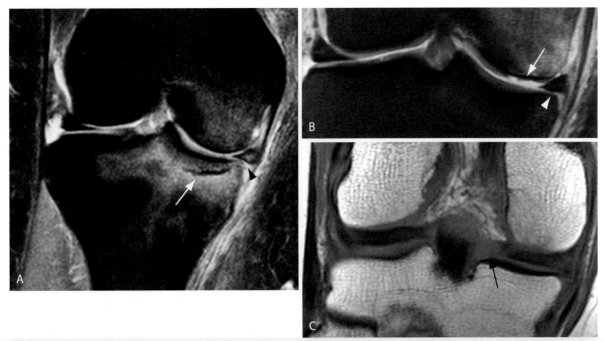

图 6.73 软骨下机能不全性骨折。（A）冠状位脂肪抑制 T₂ 加权 MR 图像显示股骨内侧髁和胫骨出现明显的骨髓水肿，胫骨可见低信号骨折线（箭）。注意内侧关节间隙变窄和内侧半月板挤出（箭头）。半月板挤出常与软骨下机能不全性骨折有关，因为挤出导致过度负荷传递到软骨下骨。（B）另一患者的冠状位脂肪抑制质子密度加权 MR 图像显示高度软骨缺损（箭）和内侧半月板挤出（箭头）导致股骨软骨下应力性反应。（C）与 B 同一患者的冠状位 T₁ 加权 MR 图像显示内侧半月板挤出的原因，即半月板后根部撕裂（箭）

- □ 与软骨下骨折相关的其他潜在部位 / 疾病：
  - ◇ 髋关节一过性骨质疏松症。
  - ◇ 锁骨骨质溶解症［见于举重运动员和（或）1 级 肩锁关节分离后］。
  - ◇ 耻骨骨炎［见于耻骨联合关节囊和（或）腹直肌 - 内收肌腱膜损伤的运动员］。
  - ◇ 踝 / 后足骨骼（没有特定的病症名称）。
  - □ 这些位置疾病的 MRI 表现与膝关节软骨下骨折相似。
- ■ 膝关节半月板部分切除术也可以改变力学机制，可伴发软骨下骨折（图 6.74）。

### 关键概念

**软骨下机能不全性骨折**

- ■ 以前称为膝关节自发性骨坏死（SONK）
- ■ 不是骨坏死，至少最初不是
- ■ 常见于急性内侧半月板完全性放射状撕裂 / 后根部撕裂
- ■ 最常见于老年人，尤其是女性
- ■ 股骨内侧髁最常见
- ■ 早期 MRI 表现：明显的骨髓水肿、软骨下新月形或线状低信号
- ■ 50% 愈合，50% 进展到塌陷、坏死

### 腘动脉卡压

- ■ 腘动脉卡压是由于腘动脉相对于腓肠肌近端的异常走行，动脉穿行于或围绕于腓肠肌内侧头最常见。也可见于腓肠肌解剖结构的正常变异。
  - □ 20 多岁或 30 多岁的患者在站立或锻炼时出现小腿跛行综合征。MR 血管造影术、血管造影或超声检查可明确诊断。

### 腓神经卡压 / 损伤

- ■ 腓总神经在膝关节下方容易受伤，因为其走行于腓骨颈表面。
  - □ 来自近端胫腓关节的腱鞘囊肿或骨软骨瘤等肿块，或该区域的创伤（包括腓骨头骨折和后外侧角损伤）可导致腓神经功能障碍，出现足下垂，可出现前外侧小腿肌肉的去神经支配的 MRI 表现。
    - ◇ 小腿部前、外侧间室内肌肉中寻找水肿（早期表现）或脂肪浸润（晚期表现）。

### 滑膜皱襞

- ■ 髌上、髌内侧和髌下滑膜皱襞是膝关节囊的滑膜内褶皱，是正常胚胎发育的残余物（图 6.75）。

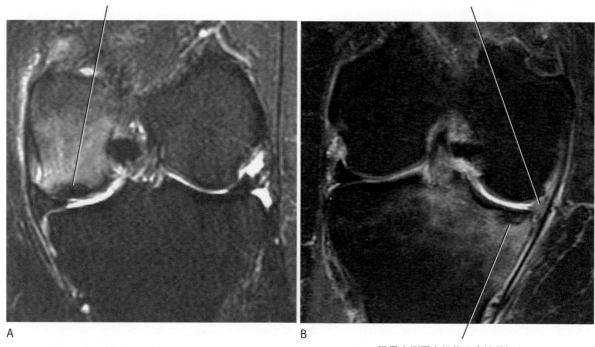

图6.74　半月板部分切除术后疼痛，原因是机能不全性骨折。（A）半月板手术后，冠状位 T$_2$ 加权像显示股骨内侧髁软骨下功能不全骨折伴周围广泛性水肿。（B）另一患者，内侧半月板部分性切除术后，冠状位 T$_2$ 加权像显示胫骨内侧平台机能不全性骨折伴周围广泛水肿（摘自 Morrison W. Problem Solving in Musculoskeletal Imaging. Philadelphia: Elsevier; 2010.）

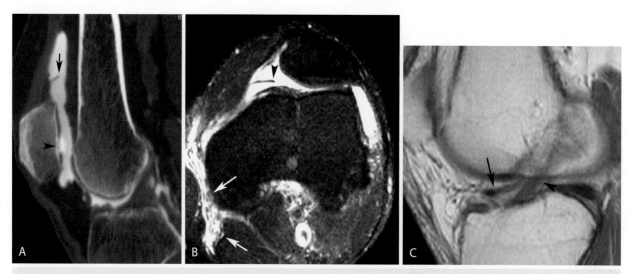

图6.75　正常膝关节皱襞。（A）髌上皱襞（箭）横行于关节上隐窝。CT 关节造影的矢状面重建，注意高级别髌骨软骨缺损（箭头）。（B）脂肪抑制 T$_2$ 加权轴位 MR 图像显示膝关节内侧的内侧皱襞（箭头）呈冠状走行。注意破裂的贝克囊肿（箭）。（C）T$_1$ 加权斜矢状位 MR 图像显示髌下皱襞（箭），从前髁间窝的前方向前延伸进入 Hoffa 脂肪垫。注意正常的前交叉韧带（箭头）

□ 内侧皱襞：
  ◇ 影像学检查中最常见的是内侧皱襞，在髌骨水平呈冠状走向，可延伸至关节内。
  ◇ 大多数内侧皱襞属于偶然发现，但偶尔内侧皱襞增厚可引起关节积液、膝关节前内侧疼痛、弹响以及最终引起髌股关节软骨损伤（图 6.76）。
  ◇ 年轻患者前膝弹响应及时仔细检查内侧皱襞。
□ 髌上皱襞：
  ◇ 髌上皱襞水平延伸跨过髌上隐窝。通常无症状。
  ◇ 髌上皱襞偶有一个小的开窗（孔），可以阻碍滑液的流动，从而产生单向瓣膜效应。被分隔的髌上隐窝可以发生滑膜增生。
  ◇ 这被称为"梗阻性皱襞"，临床上可以表现为髌骨上方的肿块或"慢性积液"。
□ 髌下皱襞：
  ◇ 髌下皱襞（也称为韧带黏膜）是膝关节最常见的皱襞，也最不可能引起症状。
  ◇ 皱襞在矢状面上延伸，通过中下部的 Hoffa 脂肪垫到髁间窝，可以附着于前交叉韧带。

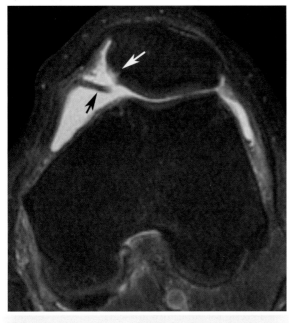

图 6.76 女性，22 岁，膝前疼痛。横轴位脂肪抑制 $T_2$ 加权 MR 图像显示内侧皱襞增厚（黑箭），伴有内侧髌骨关节小面的软骨缺损（白箭）

## 髌下脂肪垫

■ 髌下脂肪垫是一个三角形区域，通常被称为 Hoffa 脂肪垫，位于髌腱、关节前隐窝和胫骨近端之间。
■ Hoffa 脂肪垫的 MRI 表现和症状被称为 Hoffa 病。这是一个非特异性术语，没有明确定义的病理原因。许多疾病会影响脂肪垫，可能引起症状，包括：

□ 脂肪垫的刺激或撞击或脂肪坏死表现为水肿。
□ 滑膜囊肿、半月板旁囊肿或前交叉韧带囊肿延伸进入脂肪垫。
□ 滑膜增生，延伸进入前隐窝。
□ 髌骨外侧轨迹不良的撞击或摩擦导致上外侧脂肪垫水肿（图 6.77）。
□ 继发于髌腱变性或撕裂髌腱附近的反应性水肿。

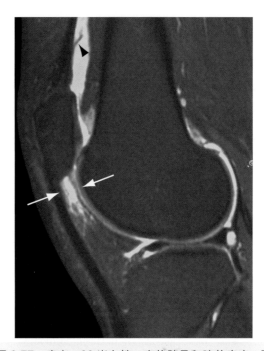

图 6.77 患者，29 岁女性，高位髌骨和膝前疼痛，髌骨轨迹不良。Hoffa 脂肪垫外上部水肿。矢状位脂肪抑制 $T_2$ 加权 MR 图像示 Hoffa 脂肪垫外上部局灶性水肿（箭），注意偶然发现的髌上皱襞（箭头）

**膝关节磁共振成像报告模板**

检查类型：膝关节 MRI 平扫

检查日期和时间：

指征：

对照：

印象：正常检查

技术：右膝或左膝的 MRI，xTesla 系统，三个平面（轴位，矢状位和冠状位）的标准平扫方案

影像学表现：

液体：无明显的关节积液或贝克囊肿。未见关节内游离体

软组织：周围软组织正常

半月板

内侧：完好无损

外侧：完好无损

交叉韧带：前后交叉韧带完整

侧副韧带：内侧副韧带和外侧副韧带复合体完好无损

伸肌机制：股四头肌和髌腱正常。没有髌骨半脱位

软骨/软骨下骨

髌股关节间隙：完好无损

内侧胫股关节间隙：完好无损

外侧胫股关节间隙：完好无损

骨髓：骨髓信号正常

## 参考文献和推荐阅读

Affram P. An epidemiologic study of cervical and trochanteric fractures of the femur in an urban population: analysis of 1664 cases with special reference to etiologic factors. Acta Orthop Scand Suppl. 1964;64:11.

Badillo K, Pacheco JA, Padua SO, et al. Multidetector CT evaluation of calcaneal fractures. Radiographics. 2011;31(1):81–92.

Beltran LS, Rosenberg ZS, Mayo JD, et al. Imaging evaluation of developmental hip dysplasia in the young adult. AJR Am J Roentgenol. 2013;200:1077–1088.

Bencardino JT, Beltran J, Feldman MI, Rose DJ. MR imaging of complications of anterior cruciate ligament graft reconstruction. Radiographics. 2009;29(7):2115–2126.

Bowden DJ, Byrne CA, Alkhayat A, et al. Injectable viscoelastic supplements: a review for radiologists. AJR Am J Roentgenol. 2017;209:883–888.

Chan SS, Rosenberg ZS, Chan K, Capeci C. Subtrochanteric femoral fractures in patients receiving long-term alendronate therapy: imaging features. AJR Am J Roentgenol. 2010;194(6):1581–1586.

Chaturvedi A, Mann L, Cain U, et al. Acute fractures and dislocations of the ankle and foot in children. Radiographics. 2020; online article. https://doi.org/10.1148/rg.2020190154.

Chhabra A, Subhawong TK, Carrino JA. A systematised MRI approach to evaluating the patellofemoral joint. Skeletal Radiol. 2011;40(4):375–387.

Costa CR, Morrison WB, Carrino JA. Medial meniscus extrusion on knee MRI: is extent associated with severity of degeneration or type of tear? AJR Am J Roentgenol. 2004;183:17–23.

Crema MD, Roemer FW, Marra MD, et al. Articular cartilage in the knee: current MR imaging techniques and applications in clinical practice and research. Radiographics. 2011;31(1):37–61.

Delfaut EM, Demondion X, Dieganski A, et al. Imaging of foot and ankle nerve entrapment syndromes: from well-demonstrated to unfamiliar sites. Radiographics. 2003;23:613–623.

De Smet AA. How I diagnose meniscal tears on knee MR. AJR Am J Roentgenol. 2012;199(3):481–499.

De Smet AA, Blankenbaker DG, Alsheik NH, Lindstrom MJ. MRI appearance of the proximal hamstring tendons in patients with and without symptomatic proximal hamstring tendinopathy. AJR Am J Roentgenol. 2012;198(2):418–422.

De Smet AA, Nathan DH, Graf BK, et al. Clinical and MRI findings associated with false-positive knee MR diagnoses of medial meniscal tears. AJR Am J Roentgenol. 2008;191(1):93–99.

Diederichs G, Issever AS, Scheffler S. MR imaging of patellar instability: injury patterns and assessment of risk factors [published correction appears in Radiographics. 2011;31(2):624]. Radiographics. 2010;30(4):961–981.

Disler DG. Fat-suppressed 3-D spoiled gradient-recalled MR imaging: assessment of articular and physeal hyaline cartilage. AJR Am J Roentgenol. 1997;169:1117–1123.

Flores DV, Gomez M, Fernandez HM, et al. Adult acquired flatfoot deformity: anatomy, biomechanics, staging, and imagings. Radiographics. 2019;39:1437–1460.

Flores DV, Gomez CM, Pathria MN. Layered approach to the anterior knee: normal anatomy and disorders associated with anterior knee pain. Radiographics. 2018;38:2069–2101.

Ganz R, Parvizi J, Beck M, et al. Femoroacetabular impingement: a cause for osteoarthritis of the hip. Clin Orthop Relat Res. 2003;417:112–120.

Garden RS. Stability and union of subcapital fractures of the femur. J Bone Joint Surg. 1964;46B:630–712.

Greif DN, Baraga MG, Rizzo MG, et al. MRI appearance of the different meniscal ramp lesion types, with clinical and arthroscopic correlation. Skeletal Radiology. 2020;49:677–689.

Hegazi TM, Belair JA, McCarthy EJ, et al. Sports injuries about the hip: what the radiologist should know. Radiographics. 2016;36:1717–1745.

Judet R, Judet J, Letournel E. Fractures of the acetabulum: classification and surgical approaches to reduction. J Bone Joint Surg. 1964;46A:1615–1646.

Kamel SI, Belair JA†, Hegazi TM, Halpern EJ, Desai V, Morrison WB, Zoga AC. Painful type II os naviculare: introduction of a standardized, reproducible classification system. Skeletal Radiol. 2020 Dec;49(12):1977–1985.

Khan I, Ashraf T, Saifuddin A. Magnetic resonance imaging of impingement and friction syndromes around the knee. Skeletal Radiology. 2020;49:823–836.

Khurana B, Sheehan SE, Sodickson AD, et al. Pelvic ring fractures: what the orthopedic surgeon wants to know. Radiographics. 2014;34:1317–1333.

Kijowski R, Rosas HG, Lee KS, et al. MRI characteristics of healed and unhealed peripheral vertical meniscal tears. AJR Am J Roentgenol. 2014;202:585–592.

Kijowski R, Blankenbaker DG, Shinki K, et al. Juvenile versus adult osteochondritis dissecans of the knee: appropriate MR imaging criteria for instability. Radiology. 2008;248(2):571–578.

Kraus C, Ayyala RS, Kazam JK, et al. Imaging of juvenile hip conditions predisposing to premature osteoarthritis. Radiographics. 2017;37:2204–2205.

Laborie LB, Lehmann TG, Engesæter IØ, et al. Prevalence of radiographic findings thought to be associated with femoroacetabular impingement in a population-based cohort of 2081 healthy young adults. Radiology. 2011;260:494–502.

Lauge-Hansen N. Fractures of the ankle: genetic roentgenologic diagnosis of fractures of the ankle. AJR Am J Roentgenol. 1954;71:456–471.

Li AE, Jawetz ST, Greditzer HG, et al. MRI Evaluation of femoroacetabular impingement after hip preservation surgery. AJR Am J Roentgenol. 2016;207:392–400.

Lungu E, Michaud J, Bureau NJ. US assessment of sports-related hip injuries. Radiographics. 2018;38:867–889.

Mainwaring B, Daffner R, Reiner B. Pylon fractures of the ankle: a distinct clinical and radiographic entity. Radiology. 1998;168:215–218.

Manganaro MS, Morag Y, Weadock WJ, et al. Creating three-dimensional printed models of acetabular fractures for use as educational tools. Radiographics. 2017;37:871–880.

Matcuk GR, Cen SY, Keyfes V, et al. Superolateral hoffa fat-pad edema and patellofemoral maltracking: predictive modeling. AJR Am J Roentgenol. 2014;203:W207–W212.

Markhardt BK, Gross JM, Monu JU. Schatzker classification of tibial plateau fractures: use of CT and MR imaging improves assessment. Radiographics. 2009;29(2):585–597.

Mellado JM, Bencardino JT. Morel-Lavallée lesion: review with emphasis on MR imaging. Magn Reson Imaging Clin N Am. 2005;13(4):775–782.

Meyers AB, Haims AH, Menn K, Moukaddam H. Imaging of anterior cruciate ligament repair and its complications. AJR Am J Roentgenol. 2010;194(2):476–484.

Mohankumar R, Palisch A, Khan W, et al. Meniscal ossicle: posttraumatic origin and association with posterior meniscal root tears. AJR Am J Roentgenol. 2014;203:1040–1046.

Mullens FE, Mullens FE, Zoga AC, et al. Review of MRI technique and imaging findings in athletic pubalgia and the "sports hernia". Eur J Radiol. 2012;81(12):3780–3792.

Naraghi A, White LM. MRI of labral and chondral lesions of the hip. AJR Am J Roentgenol. 2015;205:479–490.

Stacy GS, Lo R, Motang A. Infarct-associated bone sarcomas: multimodality imaging findings. AJR Am J Roentgenol. 2015;205:W432–W441.

Omar IM, Zoga AC, Kavanagh EC, et al. Athletic pubalgia and "sports hernia": optimal MR imaging technique and findings. Radiographics. 2008;28(5):1415–1438.

Perrich KD, Goodwin DW, Hecht PJ, Cheung Y. Ankle ligaments on MRI: appearance of normal and injured ligaments. AJR Am J Roentgenol. 2009;193(3):687–695.

Prince J, Laor T, Bean J. MRI of ACL injuries and associated findings in the pediatric knee: changes with skeletal maturation. AJR Am J Roentgenol. 2005;185:756–762.

Robinson R. Sonography of common tendon injuries. AJR Am J Roentgenol. 2009;193(3):607–618.

Rosas HG. Unraveling the posterolateral corner of the knee. Radiographics. 2016;36:1776–1791.

Rowe CR, Sakellarides HT, Freeman PA, Sorbie C. Fractures of the os calcis: a long term follow-up study of 146 patients. JAMA. 1963;184:920.

Samim M, Walter W, Gyftopoulos S, et al. MRI assessment of subspine impingement: features beyond the anterior inferior iliac spine morphology. Radiology. 2019;293:412–421.

Schwappach J, Murphey M, Kokmayer S, et al. Subcapital fractures of the femoral neck: prevalence and cause of radiographic appearance simulating pathologic fractures. AJR Am J Roentgenol. 1994;162:651–654.

Scheinfeld MH, Dym AA, Spektor M, et al. Acetabular fractures: what radiologists should know and how 3D CT can aid. Radiographics. 2015; 35:555–577.

Sharif B, Ashraf T, Saifuddin A. Magnetic resonance imaging of the meniscal roots. Skeletal Radiology. 2020;49:661–676.

Sheehan SE, Shyu JY, Weaver MJ, et al. Proximal femoral fractures: what the orthopedic surgeon wants to know. Radiographics. 2015;35:1563-1584.

Silva MS. Radiography, CT, and MRI of hip and lower limb disorders in children and adolescents. Radiographics. 2019;39:779–794.

Subhawong TY, Eng J, Carrino JA, Chhabra A. Superolateral Hoffa's fat pad edema: association with patellofemoral maltracking and impingement. AJR Am J Roentgenol. 2010;195(6):1367–1373.

Yamada AF, Crema MD, Nery C, et al. Second and third metatarsophalangeal plantar plate tears: diagnostic performance of direct and indirect MRI features using surgical findings as the reference standard. AJR Am J Roentgenol. 2017;209:W100–W108.

Zoga AC, Kavanagh EC, Omar IM, et al. Athletic pubalgia and the "sports hernia": MR imaging findings. Radiology. 2008;247(3):797–807.

## 踝关节

### 骨骼

- 踝关节由胫骨、腓骨和距骨形成，它们形成一个铰链关节。
- 胫骨关节缘称为胫骨穹隆。
- 侧位观察，外踝位于内踝后方 1 厘米处，并较内踝靠下（图 7.1A 和 B）。
- 踝关节的内侧和外侧关节由距骨和内、外踝形成，有一定的倾斜角度，取 15°~20° 内旋位投照( mortise 位投照）可以看到关节边缘的轮廓（图 7.1B 和 C）。
- 距骨圆顶形状复杂：从侧面看呈半圆形，从前面看呈马鞍形（图 7.1D）。它紧贴在由胫骨和腓骨形成的关节内,因此在整个距骨表面与踝顶、内外踝之间,有一个均匀的 3~4 毫米的关节间隙。

### 韧带

踝关节由一系列复杂的韧带支撑（图 7.2 和 7.3）。

#### 胫腓联合韧带

- 胫骨和腓骨之间联合韧带，胫腓骨间全程存在，其远端形成坚固的前、后胫腓下韧带。
- 前和后下胫腓（联合韧带）韧带［也分别称为前下胫腓韧带（AITFL）和后下胫腓韧带（PITFL）］是踝关节最上位的一组韧带，在轴位 MRI 中正好位于踝关节上方。
- 所有 MRI 序列上均呈均匀的、薄的、低信号强度的结构，它们连接胫骨前后缘。
- 该平面的腓骨内侧缘平凸起或平直，以下则凹陷。胫腓联合韧带的下方有外侧副韧带。

#### 外侧韧带复合体

该韧带复合体由 3 个结构组成（见图 7.2 和图 7.3）。

##### 距腓前韧带

- 距腓前韧带（ATFL）从腓骨前部延伸至距骨颈外侧，在腓骨内侧呈凹面的轴位上显示最好。
- ATFL 是最常见的踝关节韧带撕裂。

##### 距腓后韧带

- 距腓后韧带（PTFL）是一个大的扇形韧带，从外侧踝窝凹远侧至距骨后突外侧结节。
- 该韧带在轴位 MR 图像上与 ATFL 同一水平，由于其扇形纤维而使信号更不均匀。

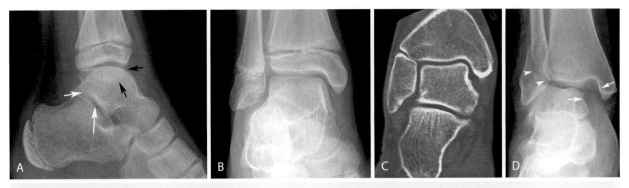

图 7.1　踝关节 X 线解剖。（A）侧位平片。请注意，外踝（白箭）位于内踝（黑箭）后方。（B）踝穴位（mortise 位）投照，注意关节间隙宽度均匀。（C）斜位重组 CT 图像，显示踝关节间隙的均匀性。（D）骨折半脱位的踝穴位显示，距骨圆顶的鞍形和胫骨穹隆轮廓相匹配。注意胫距关节水平腓骨远端的斜形骨折（箭头）和踝关节内侧间隙增宽（箭），表明三角韧带撕裂。这代表 Weber B 或 Lauge-Hansen 旋前损伤模式（见下文）

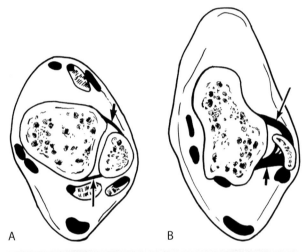

图 7.2　踝关节外侧韧带。（A）踝关节正上方的轴位图显示了前、后胫腓联合韧带（分别为短箭和长箭）。注意在这个水平上凸起的腓骨内侧缘和凹陷的胫骨外侧切迹匹配。（B）显示距腓前韧带（长箭）和距腓后韧带（短箭）的横轴位。请注意，在这个水平，腓骨的内侧形状是凹形的（经许可转载自 Manaster BJ. Handbook of Skeletal Radiology. 2nded. St.Louis Mosby 1997.）

**跟腓韧带**

- 外侧副韧带的第三条韧带是跟腓韧带（CFL；见图 7.3C），其从外踝的下端延伸到跟骨的外侧。
- 这是 MRI 最难显示踝关节外侧韧带。在冠状位或轴位图像上均可部分显示，但在足跖屈的斜轴位图像上显示最好。

**内侧（三角）韧带**

- 内侧副韧带也称为三角韧带或三角韧带复合体，由 5 个重叠部分组成。

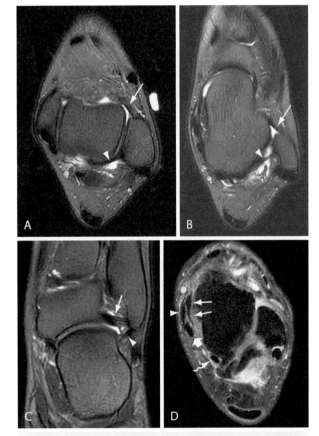

图 7.3　外侧韧带复合体。（A）轴位脂肪抑制 $T_2$ 加权 MR 图像显示前（箭）和后（箭头）远端胫腓（联合韧带）韧带。（B）轴位脂肪抑制 $T_2$ 加权 MR 图像显示前距腓韧带（箭）和后距腓韧带（箭头）。（C）冠状位脂肪抑制 $T_2$ 加权 MR 图像显示距腓后韧带（箭）和跟腓韧带（箭头）。（D）轴位脂肪抑制 $T_2$ 加权 MR 图像显示三角韧带（细箭），位于胫骨后肌腱（箭头）深部。注意趾长屈肌腱（宽箭）和拇长屈肌腱（波浪形箭头）

- 内侧副韧带是比外侧副韧带坚韧得多的韧带复合体，并且较少撕裂。
- 三角韧带位于屈肌肌腱的深部，由浅层和深层组成。
- 浅表成分是胫跟、胫骨弹簧和胫舟（见图7.3D）韧带，其从胫骨延伸到跟骨、弹簧韧带和舟骨。
- 深层成分是胫距前韧带和胫距后韧带。在所有的三角韧带中，胫舟韧带是最薄弱的。

### 关键概念

#### 踝关节韧带

下胫腓联合：坚韧的下胫腓前、后韧带

外侧：

- ATFL（踝关节最常撕裂的韧带）
- CFL（在MRI中最难看到）
- PTFL（最坚韧外侧韧带）

内侧：

- 三角韧带复合体，分深部和浅部

## 肌腱

### 跟腱

- 踝关节周边最大的肌腱是跟腱；它是由腓肠肌和比目鱼肌合并形成的粗肌腱（图7.4），附着于跟骨后上。

### 内侧肌腱

- 踝关节屈肌肌腱位于踝关节后内侧，从内侧到外侧依次为胫骨后肌、趾长屈肌腱和拇长屈肌腱（见图7.4）。
- 这三条肌腱穿过踝管，该管道是由屈肌支持带限定的骨纤维间隙，其中还包括胫后神经及其分支、胫后动脉、静脉和淋巴管。
- 胫骨后肌腱（PTT）位于内踝后缘的凹槽中，并继续穿过踝管，主要插入舟骨，肌腱延伸至内侧和中间楔骨的跖面以及第2至第4跖骨底部。
  - PTT是足部维持纵向足弓的主要结构。
  - 根据经验，正常PTT不应大于邻近趾长屈肌横截面积的2倍。
- 趾长屈肌（FDL）肌腱也在内踝的沟中走行，继续通过踝管附着于第2至第5远节趾骨。
- 拇长屈肌从跟骨的载距突下方穿过，以其凹槽作为滑轮，并在拇趾的2个籽骨之间继续向远端附着于拇趾远节趾骨的基底部。
- 拇长屈肌的肌肉和肌腱移行区位置偏低，通常位于踝关节水平，其余腱肌移行处位于踝关节面以上。

### 外侧肌腱

- 腓骨长肌腱和腓骨短肌腱位于踝关节的后外侧（见图7.4）。

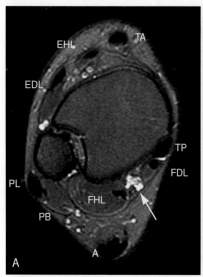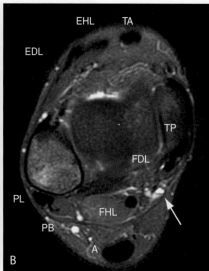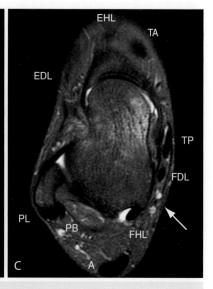

图7.4 踝部肌腱解剖。由近向远的3幅（A~C）踝关节的轴位脂肪抑制 $T_2$ 加权MR图像，显示踝后部间室的胫骨后肌（TP）和趾长屈肌（FDL），以及拇长屈肌（FHL）的肌腹 - 肌腱。前部间室是胫骨前肌（TA）、拇长伸肌（EHL）和趾长伸肌（EDL）肌腱。还要注意腓骨短肌（PB）肌腹 - 肌腱、腓骨长肌（PL）肌腱和跟腱（A）。FHL和PB肌腹 - 肌腱连接通常比其他更靠近尾侧。注意足底内侧和外侧血管和神经（箭）

- 两个肌腱都在外踝后面的沟内通过，并由腓骨支持带所限制。
- 腓骨远端，腓骨短肌位于腓骨长肌的前上方。
- 腓骨短肌附着于第 5 跖骨基底部，腓骨长肌延伸至中足下方附着第 1 跖骨基底部。
- 腓骨长肌有助于维持足的纵弓。

## 前（伸）肌腱

- 伸肌腱（见图 7.4）位于踝关节前方，从内侧到外侧由胫骨前肌、拇长伸肌、趾长伸肌和第 3 腓骨肌腱（当该副肌存在时）组成。
- 这些肌腱受前伸肌支持带限制。
- 胫骨前肌位于第 1 跖骨的内侧和内侧下方。
- 拇长伸肌附着拇趾远节趾骨的基底背侧。
- 趾长伸肌附着第 2 至第 5 远节趾骨的基底背侧，第 3 腓骨肌可变地附着于第 5 跖骨的基底背侧。

## 骨折模式

- 踝关节损伤是常见的，也是急诊创伤相关影像学评估的最常见指征之一。
- 一般来说，出现踝关节积液或软组织肿胀时，应注意寻找是否存在骨折，特别是当患者不能负重时。在踝关节，积液在侧位平片上表现为踝关节前凸的软组织密度影（图 7.5）。
- 软组织肿胀在内踝和外踝以及踝关节后方的脂肪中可能很明显。
  - 这种后部脂肪被称为跟腱前三角、跟腱前脂肪

垫或 Kager 脂肪垫，通常在其边缘与跟腱有明显界限。
  - 在创伤情况下，脂肪三角的边缘模糊，表明软组织肿胀。

## 踝关节骨折的分类：Weber

- 在踝关节骨折的评估中使用了几种分类。
- Weber（AO）分类是一种简单的解剖分类方案，与治疗和预后密切相关。
- 在确定腓骨骨折平面的基础上，推断胫腓韧带的损伤情况。
- Weber A 损伤是踝关节或踝关节远端外踝的横向撕脱骨折（见图 1.18a）。可能伴有内踝骨折。
  - 在 A 型损伤中，胫腓韧带和联合韧带是完整的。
  - 这种骨折是由踝关节旋后（内翻）引起的，伴有外踝尖的撕脱。
- Weber B 损伤表示从踝关节水平开始的外踝斜形骨折。
  - 这种损伤模式通常由旋后 - 外旋或旋前引起。
  - B 型损伤的要点是胫腓前韧带部分断裂。
  - 这些损伤可能与踝关节以下的内踝骨折或三角韧带断裂有关（见图 7.1D）。
- Weber C 损伤代表踝关节水平近端的腓骨骨折。
  - 这包括胫腓联合韧带和骨间膜撕裂。
  - 这种损伤通常是由于旋前 - 外旋造成的。
  - 腓骨近端骨折表明 Maisonneuve 骨折伴有骨折水平的联合韧带撕裂（图 7.6）。

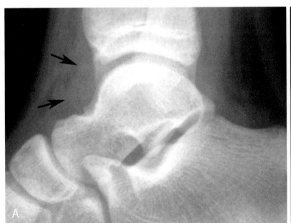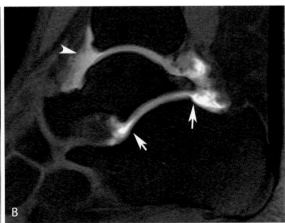

图7.5 踝关节囊。（A）侧位片显示踝关节前方泪滴状（箭）软组织密度，提示踝关节积液。这可能是关节内骨折的唯一表现。（B）MR 关节造影表现相似，伴有踝关节囊扩张。矢状位脂肪抑制 $T_1$ 加权 MR 图像显示，注射到踝关节的造影剂（箭头）与后距下小关节（箭）自由连通。这是一种常见的正常变异

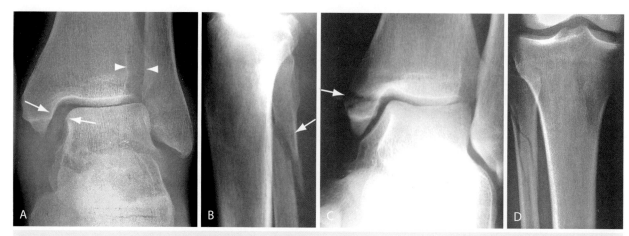

图7.6　Maisonneuve骨折。(A)正位平片显示踝关节内侧(箭)间隙增宽，表明三角韧带撕裂。还应注意胫腓联合增宽(箭头之间)。(B)小腿近端侧位平片显示腓骨骨干近端斜行骨折(箭)。(C和D)另一患者的Maisonneuve骨折模式略有不同，内踝横向骨折(C，箭)，但仍可见胫骨-腓骨远端间隙增宽和腓骨骨干近端骨折的特征(D)

---

**关键概念**

### 踝关节骨折：Weber（AO）分类

根据腓骨远端骨折相对于胫距关节的位置

**Weber A**
- 踝关节远端横形骨折
- 通常机制：旋后
- 主要韧带通常完整

**Weber B**
- 踝关节水平斜形骨折
- 常见机制：旋后-外旋或旋前
- 胫腓韧带部分断裂
- 可能需要手术

**Weber C**
- 踝关节水平近侧
- 常用机制：旋前-外旋
- 更广泛的韧带和常见联合韧带断裂
- 通常需要手术

注：AO代表Arbeitsgemeinschaft für Osteosynthesefragen，这是一个成立于1958年的骨科研究小组，专注于骨折愈合的研究。

### 踝关节创伤分类：Lauge-Hansen

- Lauge-Hansen分类更复杂，基于踝关节损伤机制分类。
- 放射科执业医师对该分类未作要求，但熟悉该分类有助于理解常见踝骨骨折损伤形式的概念。
- 该分类十分有用，有助于对产生特定损伤的暴力的理解，从而也提示了骨折复位所需力的方向（回想一下，骨折复位力量方向与损伤相反）。
- 将踝关节骨折损伤分为5种基本模式：旋后、旋后-

外旋、旋前、旋前-外旋和轴向负荷。
  - □ 旋后是指踝关节跖屈、后足内翻和足内收，而旋前是指踝关节背屈、后足外翻和足外展。
  - □ 旋后或旋前可能是孤立的，也可能与外旋有关。
- 注意每一种损伤模式中腓骨的骨折模式是有用的，因为每一种损伤中的腓骨骨折模式都是独特的。
- 对于每一种骨折模式，都要仔细评估踝关节缘是否失平行。
- 这种关节间隙均匀性的丧失意味着广泛的韧带和骨质破坏，导致踝关节不稳定。
- 在考虑Lauge-Hansen分类时，损伤阶段是连续的，最低阶段的损伤模式发生在较高阶段的损伤之前；随着损伤程度的增加，骨和（或）韧带损伤的严重程度也会增加，同时不稳定的可能性也会增加。
  - □ 旋后位时，腓骨处于紧张状态，导致外侧副韧带撕裂或外踝低位横向撕脱骨折（见图1.18A）。这被认为是1期损伤。
  - □ 2期旋后损伤包括1期的表现，加上内踝垂直方向的骨折。
  - □ 旋后-外旋是踝关节最常见的损伤模式，占所有踝关节损伤的近75%。
    - ◇ 在旋后-外旋时，距骨远端的外侧壁旋转并撞击外踝的前壁，将其向后驱动。
    - ◇ 这导致腓骨斜形骨折位于冠状位，这在踝关节的侧位片上看得最清楚（图7.7）。
  - □ 1期旋后-外旋损伤代表胫腓前韧带断裂。
  - □ 2期损伤包括1期损伤和腓骨远端骨折。
  - □ 3期损伤包括1和2期的表现，加上胫腓后韧带撕裂或后踝骨折（远端胫腓后韧带附着点撕脱）。
  - □ 4期损伤包括1至3期的表现，加上内踝的横向

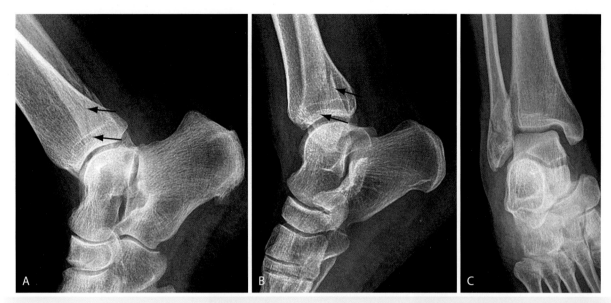

图 7.7　旋后 - 踝关节外旋损伤。（A 和 B）两名不同患者的侧位片显示腓骨远端冠状斜行骨折（箭）。侧位平片是显示这些骨折的最好方法，因为冠状面的骨折线在侧位平片上可以清晰显示。（C）AP 位平片难以显示这种骨折，因为骨折线在这个体位时呈正面投影

骨折。因此，踝部横向骨折是旋后 - 外旋损伤的最严重阶段。

- 旋前时，距骨近端的外侧壁撞击外踝的内侧壁，将其推向外侧。
  - 这导致外踝在矢状位上的斜形骨折，这在踝关节的正面观上看得最清楚（见图 7.1D）。
- 旋前损伤分 3 期。
  - 1 期表示内踝撕脱或三角韧带撕裂。
  - 2 期表示 1 期表现加上胫腓前后韧带断裂。
  - 3 期表示 1 和 2 期表现加上腓骨骨折。因此，腓骨矢状方向的斜形骨折是最严重的旋前损伤。
- 在旋前 - 外旋时，腓骨内前面受到距骨撞击导致通过胫腓联合韧带的螺旋力，该螺旋力通过腓骨在踝关节更近端的点发出（见图 7.6）。
- 旋前 - 外旋损伤有 4 期。
  - 1 期损伤包括内踝撕脱或三角韧带撕裂。
  - 2 期损伤代表 1 期表现加上下胫腓前韧带和胫腓联合韧带撕裂。
  - 3 期损伤代表 1、2 期表现加上腓骨骨折。
  - 4 期损伤代表 1~3 期表现加上远端胫腓后韧带撕裂或后踝骨折。因此，如果出现内踝肿胀和后踝骨折，踝关节平片上没有腓骨骨折，则意味着腓骨近端骨折，应对整个胫骨 / 腓骨进行进一步的影像学评估。

### 骨骼发育不成熟期的骨折

- 骨骼发育中，胫骨远端骨骺融合开始于 12~13 岁，

始于生长板的上凸面，称为 Kump 隆起（或 Kump 驼峰）（图 7.8），该峰位于生长板的前内侧象限。
- 这个年龄段的儿童容易发生外侧 Salter-Harris 骨折。
- 青少年 Tillaux 骨折，是 Salter-Harris Ⅲ 骨折，累及胫骨远端骨骺前外侧，保留已融合骨骺的内侧部分（见图 7.8）。
  - Tillaux 骨折由前联合韧带撕脱引起。
  - 骨折移位超过 2 mm 或关节不相吻合提示需要手术干预。
- 三平面骨折是踝关节的另一种生长板骨折，包括胫骨远端骨骺的外侧半和三角形的后干骺端部分。
  - 术语"三平面"表示骨折的 3 个平面——通过胫骨远端干骺端后部的冠状斜向骨折、通过胫骨生长板的水平向骨折和通过胫骨骨骺的矢状向骨折（图 7.9）。
  - 有 2 种类型。如果三平面骨折发生在骨骺的内侧部分融合后，内踝保持完整，即是两个骨片的三平面骨折。
  - 如果三平面骨折发生在骨骺开始融合之前，则可能有三段骨折。
  - 无论哪种类型，三平面骨折的外观都由 Tillaux 骨折和 Salter-Harris Ⅱ 骨折的组合组成。
- 其他生长板损伤模式发生在踝关节，包括胫骨远端和腓骨的 Salter-Harris Ⅱ 和 Salter-Harris Ⅳ 骨折（图 7.10）。
- Salter-Harris Ⅴ 型骨折并不常见，是由轴向负荷引起的。

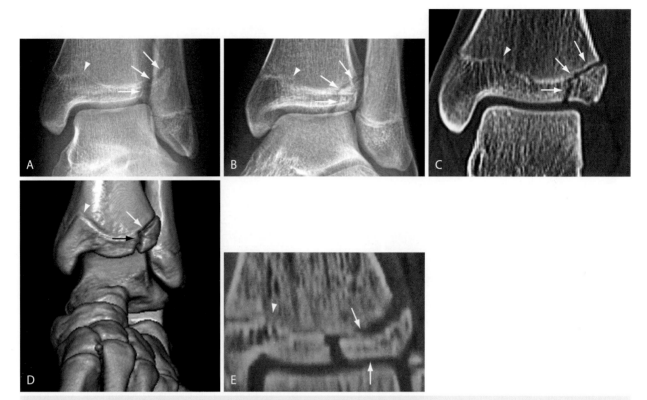

图7.8 Tillaux骨折。（A和B）正位（A）和踝穴位（B）平片显示胫骨外侧穹窿的Salter-Harris Ⅲ（骨骺）骨折（箭）。（C和D）冠状位（C）和三维（D）CT重建显示相同的骨折（箭）。（E）另一患者的冠状位CT重组显示类似骨折，但关节面分离，需要手术复位。在所有图像中，注意内侧的Kump隆起（箭头），即胫骨远端生长板向近端隆起，该处融合先于其余部分

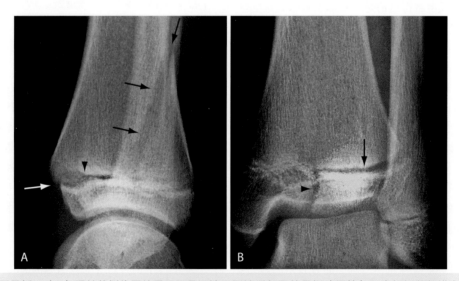

图7.9 三平面骨折。（A）踝关节侧位平片显示胫骨远端干骺端后部冠状骨折（黑箭）和生长板前部横向骨折（箭头）。注意远端骨块的向后移位，在骨骺骨折线（白箭）前部可见台阶样表现。（B）正位平片显示矢状骨骺骨折线（箭头）和轴向骨骺骨折（箭）

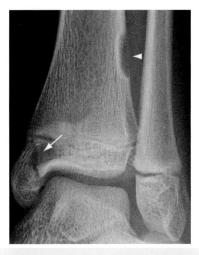

图 7.10 Salter-Harris 骨折。Salter-Harris Ⅲ 型内踝骨折（箭）。值得注意的是，在胫骨外侧皮质（箭头）可见边界清楚的溶骨性病变，这是偶然发现的纤维性皮质缺损，也称为纤维黄色瘤或非骨化性纤维瘤（关于这种病变的进一步讨论见第 11 章骨肿瘤）

### 其他骨折：第 5 跖骨基底部

- 踝关节摄片包括第 5 跖骨基底部很重要，因为这个位置的骨折很常见，临床上可能与踝关节骨折相似（图 7.11）。正侧位对于发现该骨折都很有用。
- 第 5 跖骨近端骨折的区分根据是骨折线与第 4/5 跖骨间关节的位置，即骨折线位于该关节的近端、远端还是累及关节内部。这种区别对骨折的病因和治疗具有重要意义。
- 跖骨间关节近端的骨折是由于腓骨短肌腱止点的牵拉引起的撕脱性骨折。这些骨折可延伸至骰骨的关节面（骰跖关节）。这些骨折也被称为假性 Jones 骨折。撕脱骨折块有不同程度的牵拉，牵拉通常轻微，但偶尔会达到至踝关节水平，伴有踝关节外侧疼痛。
  - 良好的血液供应。固定后通常愈合良好。
- Jones 骨折是指第 5 跖骨近端干骺端 - 干骺端骨干交界处的骨折，并延伸至跖骨间关节。
  - 这部分骨头的血液供应很差。愈合缓慢和不愈合是常见的。
  - 有时使用内固定。
- 跖骨间关节远端的第 5 跖骨近端骨折通常是运动员，尤其是篮球运动员的应力性骨折。这些骨折愈合不良，通常需要内固定（图 7.12）。
- 踝关节损伤后常被漏诊的骨折，需要仔细检查，如有疑问用计算机断层扫描辅助评估。
  - 跟骨前突。
  - 距骨外侧突（单板滑雪运动员骨折）。
  - 距舟关节背侧关节囊撕脱骨折。
  - 跟骨前外侧的趾短伸肌撕脱。

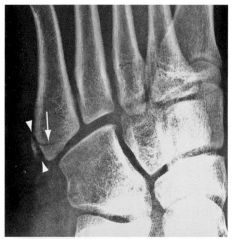

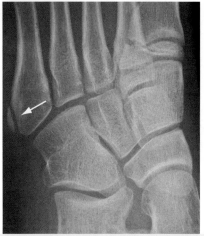

图 7.11 第 5 跖骨基底部骨折。（A）足部斜位平片显示横向骨折线（箭）。该部位的骨折是横向的，不应与呈矢状位的外侧骨突的生长板（箭头）相混淆，后者是正常的。（B）用于比较的正常骨突和生长板（箭）

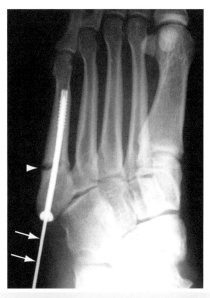

图 7.12 大学篮球运动员第 5 跖骨近端应力性骨折（箭头）。注意，术中平片显示在导针（箭）引导下植入空心螺钉

## 其他骨折：Pilon 骨折

- 轴向负荷导致胫骨平台的关节内骨折，称为 Pilon 骨折。
- 骨折发生过程中，距骨圆顶充当楔子，挤碎胫骨穹隆并使碎片分离（图 7.13）。
- 可能导致胫骨远端严重粉碎，而内外踝与距骨常保持解剖关系。
- Pilon 骨折分为 1 型（无移位）、2 型（中度移位）和 3 型（严重移位和撞击）。
- 可合并距骨骨折。

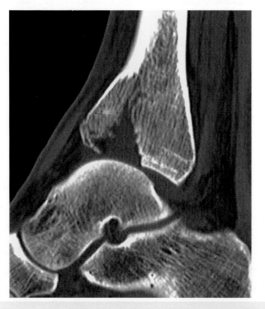

图 7.13　Pilon 骨折。矢状位 CT 重建显示胫骨远端冠状位的关节内骨折伴分离

## 踝部应力性骨折

- 应力性骨折可能发生在踝关节周围，尤其是在骨骼发育不成熟的跑步者，偶尔可见 Salter Ⅰ 型损伤，伴有远端腓骨生长板的增宽和不规则轮廓（图 7.14）。
- 成人应力性骨折表现为胫骨远端干骺端距胫骨平台水平 3~4 cm 处的透明或硬化的线状条带（取决于愈合阶段）（图 7.15）或腓骨远端距外踝尖 3~7 cm（图 7.16）。胫骨远端和腓骨可同时发生应力性骨折。

## 踝关节创伤并发症

### 不稳定

- 踝关节损伤常见并发症。
- 应力位平片，内翻和外翻力施加于跟骨，前抽屉应力（在跟骨后部施加向前应力），可用于判断踝关节松弛度。
- 应力位平片的距骨内侧倾斜（内翻）通常小于 10°~12°，前抽屉应力时移位通常小于 1 cm。
- 然而，重要的是与对侧比较，因为有时会出现先天性松弛。一般来说，内翻大于 15° 表示外侧副韧带损伤，距骨前移位大于 1 cm 表示 ATFL 损伤。
- 可能导致疼痛和早期骨关节炎。

### 创伤后半脱位

- 胫腓联合韧带损伤、骨折或两者合并均可使远端胫腓关节增宽。距骨应与胫骨平台外侧缘保持解剖关系。由于距骨圆顶呈马鞍形，即使距骨相对于胫骨平台的最小外侧半脱位也会显著减少胫距关节的关节接触面积，从而导致疼痛和早期骨关节炎。

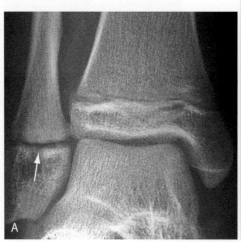
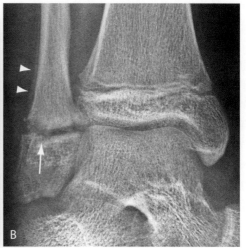

图 7.14　腓骨远端生长板的应力性骨折。（A）初次 X 线平片仅显示腓骨远端生长板的轻微增宽（箭）。（B）3 周后 X 线平片显示腓骨远端生长板不规整（箭），提示出现部分愈合表现，注意腓骨干远段骨膜新生骨（箭头）

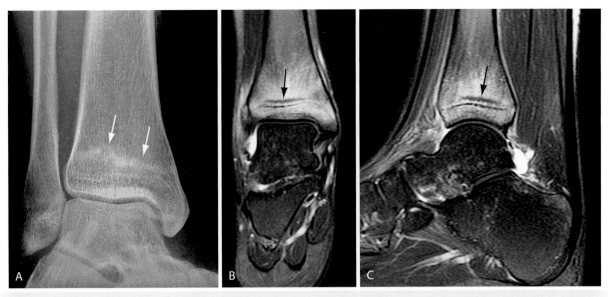

**图 7.15　胫骨远端应力性骨折。**（A）踝关节斜位平片显示与应力性骨折愈合相关的线性硬化带（箭）。（B 和 C）冠状（B）和矢状（C）位脂肪抑制的 T₂ 加权 MR 图像显示低信号的线性带，代表骨折线（箭），被高信号强度水肿包围

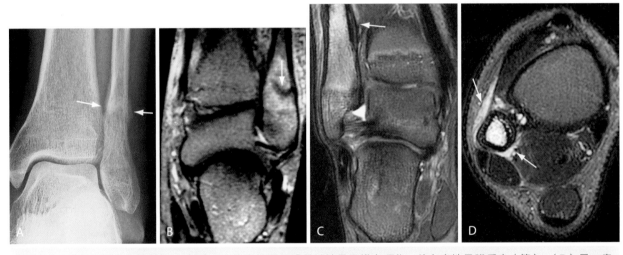

**图 7.16　腓骨远端应力性骨折。**（A）AP 位平片显示腓骨远端骨干横向硬化，伴有实性骨膜反应（箭）。（B）另一患者的冠状位 T₂ 加权自旋回波 MR 图像显示不完全的弯曲低信号应力性骨折线（箭），伴有周围骨髓水肿。（C）另一患者冠状脂肪抑制 T₂ 加权 MR 图像显示腓骨远端广泛水肿和低信号骨膜反应（箭）。（D）与（C）同一患者的轴位脂肪抑制 T₂ 加权 MR 图像，显示腓骨骨髓和骨膜水肿（箭）

## 骨软骨损伤

- 距骨顶是骨软骨损伤（OCL，以前称为骨软骨缺损）的常见部位，称为距骨骨软骨损伤（OLT）。
- OLT 是一种局灶性病变，累及距骨顶、关节软骨和软骨下骨。
- 通常是剪切力造成的创伤后改变。
  - 有些损伤是由于反复的微创伤。
    - 剥脱性骨软骨炎（OCD）可能就属于这种损伤。
    - OCD 是青少年 OCL 的一种独特形式，反复的创伤和其他因素导致异常的软骨内骨化，并可发展为碎裂。

  - 膝部是最常见的部位，也可发生在距骨穹隆等部位。
  - OCD 已在第 1 章中详细讨论过。
- 距骨顶 OCL 的影像学特征（图 7.17；另请参见图 1.17C）。
  - 平片 /CT：异常软骨下骨：缺失、硬化和囊样改变可能同时存在。
  - CT 关节造影对于检测覆盖的软骨裂隙和病变周围的液体非常有用，这可能表明不稳定。
- MRI 是首选的成像技术，因为它可以显示软骨和骨的损伤。注意重要的影像学表现：

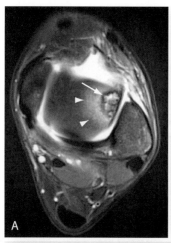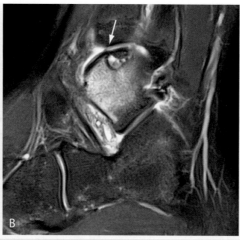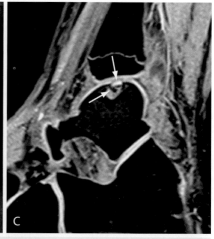

图 7.17　距骨顶不稳定的骨软骨损伤。（A）轴位脂肪抑制质子密度 MR 图像显示距骨圆顶内侧的骨软骨缺损（箭），周围有广泛的骨髓水肿（箭头）。（B）矢状位脂肪抑制 $T_2$ 加权 MR 图像显示骨软骨缺损伴周围水肿。注意关节边缘的轻微不规则（箭）。（C）矢状位水激发三维梯度回波 MR 图像清楚地显示了原位小的骨软骨碎片（上箭，软骨成分；下箭，骨成分）

- □ 骨损伤上有完整的关节软骨有助于愈合（就像在骨折上打上石膏，使其固定）。
- □ 病灶表面软骨裂隙、软骨片或缺损与病变进展有关。
- □ $T_1$ 低信号 / 关节面塌陷常为骨坏死。
- □ 延伸到骨碎片下的液体信号通常表明骨软骨碎片不稳定。
- □ 骨软骨损伤下的囊性改变也可能与不稳定有关，但特异性较低。
- □ 大囊肿也可能使微骨折的处理或移植技术复杂化。
- □ 邻近骨髓水肿伴有疼痛；病程早晚期均可出现。
- ■ 疾病的终末期是骨软骨碎片游离于关节中，最终发生继发性骨关节炎。

### 关键概念

**距骨圆顶（和其他部位）的 OCL：与不稳定和进展趋势相关的因素**

- ■ 病灶表面的软骨损伤
- ■ 关节面塌陷
- ■ 骨碎片下的液体
- ■ 病灶下囊性变

## 肌腱损伤

- ■ 踝关节和足部的肌腱异常主要是多因素引起的退行性疾病。
- ■ 年龄、慢性重复性过度使用、关节病和代谢紊乱都可能起作用。
- ■ 随着重复损伤和修复，肌腱发生黏液样变性，最终导致肌腱断裂。

### 关键概念

**诱发肌腱病变的因素**

- ■ 年龄
- ■ 受伤，过度使用
- ■ 肥胖
- ■ 糖尿病
- ■ 肾衰竭
- ■ 药物（类固醇、氟喹诺酮类）
- ■ 痛风，淀粉样蛋白浸润
- ■ 风湿性关节炎
- ■ 力学改变 / 畸形
- ■ 高脂血症

### 跟腱

- ■ 肌腱由腓肠肌和比目鱼肌的组合形成（跟腱是"腓肠肌 - 比目鱼肌"的肌腱）。
- ■ 正常情况下，前后径（AP）不超过 8 mm，轴位图像上其前缘呈凹形或平坦状。
- ■ 跟腱病在跑步和跳高运动员中很常见。
- ■ 急性损伤，平片表现为跟腱前脂肪（Kagers 脂肪垫）的脂肪密度增加。
- ■ 跟腱没有腱鞘，肌腱表面覆盖一层的蜂窝组织薄膜，称为腱旁组织。如果肌腱受伤，腱周组织可水肿或炎症，称腱旁组织炎或腱周炎。
  - □ 腱旁蜂窝组织对跟腱有营养作用。
  - □ 在 MRI 上，腱周炎表现为腱周水肿（图 7.18A）。
- ■ 反复发作的肌腱病和腱周炎导致肌腱增厚（图 7.18B~H），称为慢性肌腱病。

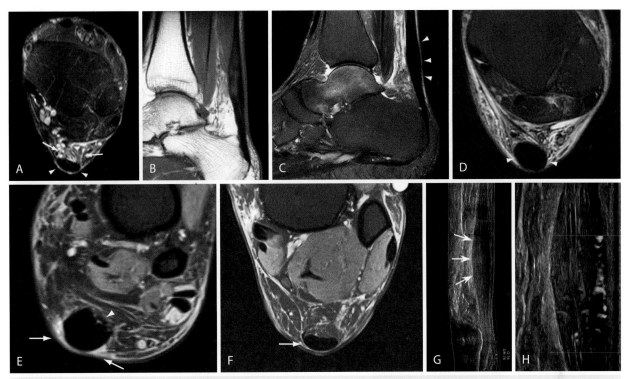

图 7.18　跟腱病（腱病）。（A）轴位脂肪抑制 T$_2$ 加权 MR 图像显示正常大小的跟腱，由于腱周炎，跟腱周围表现为高信号（箭头），跟腱前脂肪垫明显水肿（箭）。（B）矢状位 T$_1$ 加权 MR 图像显示跟腱呈梭形增厚，中央垂直方向信号增高，提示肌腱病和纵向间质撕裂。（C）矢状位脂肪抑制 T$_2$ 加权 MR 图像显示跟腱（箭头）梭形增厚，伴有腱周炎和跟腱前脂肪垫水肿。（D）轴位脂肪抑制 T$_2$ 加权 MR 图像显示肌腱显著增厚（箭头），跟腱前缘隆起，腱周、脂肪垫广泛水肿。（E）更上方平面的轴位脂肪抑制 T$_2$ 加权 MR 图像显示肌腱增厚，前部信号增加（箭头），这是间质撕裂常见的轴位表现。注意腱周炎（箭）。（F）正常跟腱的轴位脂肪抑制 T$_2$ 加权 MR 图像，用于比较。注意正常肌腱前后径小、前缘凹陷、均匀低信号（箭）。（G）严重跟腱缺氧性肌腱病的超声检查结果。矢状位合成图像的方向与矢状位 MR 方向相匹配，位于观察者左侧为前方，显示跟腱明显的梭形增厚，以分水岭区（箭）为中心，伴有肌腱低回声。（H）同一患者的矢状位彩色多普勒图像，显示相关的肌腱充血

- 急性撕裂几乎均发生于慢性肌腱病的基础上，好发于不规律锻炼（"周末勇士"）的中年男性，或者发生跑步或跳跃的运动中。
- 由于全身性疾病（如类风湿性关节炎、肾病和糖尿病）、长期使用类固醇和使用氟喹诺酮（环丙沙星）等原因，肌腱变弱的个体也可能发生断裂。
- 撕裂应根据位置、范围（即横截面积的百分比）和间隙（如有）进行描述。
- 跟腱撕裂通常发生在以下 3 个位置之一：
  □ 比目鱼肌腱连接处（图 7.19）。
    ◇ 与急性损伤有关，常发生于运动员。
    ◇ 注：比目鱼肌肌腱连接在位置上有一定的变化——在一些个体中，它比其他个体更接近跟骨附着点。
  □ 中部。
    ◇ 通常距跟骨附着点约 5 cm，位于肌腱连接处和跟骨之间。
    ◇ 也称为分水岭区：一个相对缺乏血管的区域（肌

腱的血管供应来自近端的肌肉、远端的骨和中部的腱旁组织）。
    ◇ 增厚是由于重复性损伤造成的，导致肌腱看起来是圆的，前缘是凸的（而不是凹的）。
    ◇ 最初，肌腱呈低信号（缺氧性肌腱病）。
    ◇ 后期可发生黏液变性，T$_1$ 和 T$_2$ 加权像呈中等信号，容易导致撕裂。
    ◇ 肌腱中的液体信号代表撕裂。
  □ 跟骨附着点（图 7.20）。
    ◇ 伴有 Haglund 畸形（跟骨后结节的骨性突出和上翻）。
    ◇ 通常伴有滑囊炎（跟骨后 - 跟腱前）和（或）跟腱后滑囊（皮下滑囊，也称为"高跟鞋滑囊"，与女性高跟鞋有关）。
    ◇ Haglund 畸形、滑囊炎和跟腱起止点病的组合被称为 Haglund 综合征。
    ◇ 钙化和骨化可能发生在既往肌腱病和撕裂的部位。

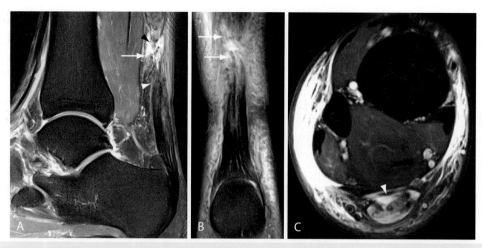

**图7.19　跟腱断裂：肌肉–肌腱连接处。**（A）矢状位脂肪抑制 T$_2$ 加权 MR 图像显示肌肉–肌腱连接处急性跟腱断裂（箭头）。注意肌腱断裂处的血肿（箭），并注意远端残余肌腱明显增厚，提示慢性腱病。（B）冠状位脂肪抑制 T$_2$ 加权 MR 图像显示断裂的肌腱末端（箭）。（C）通过断裂部位的轴位脂肪抑制 T$_2$ 加权 MR 图像显示腱旁组织（箭头）肿胀，血肿和残余的肌腱的信号复杂

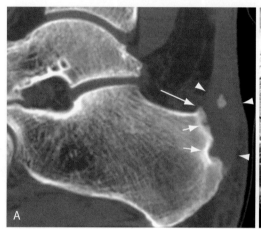

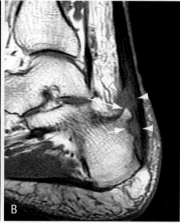

**图 7.20　跟腱止点病；Haglund 综合征。**（A）矢状位 CT 重建显示跟骨后上部的骨刺（Haglund 畸形，长箭）、跟骨后部的侵蚀（短箭）和远端跟腱增厚（箭头之间）。（B）另一患者的矢状位 T$_1$ 加权 MR 图像显示与 Haglund 畸形（长箭）和侵蚀（短箭）有相似表现。注意跟腱远端前部的异常中等信号（箭头）

- 手术后，跟腱可能会继续增厚，并保留高信号区域。
- 跟腱增厚的非创伤性原因也可能发生。
  - 增厚的跟腱也可见于黄瘤病，发生于家族性高脂血症。平片显示肌腱明显增粗（图 7.21）。MRI 显示肌腱明显增粗，表现为低信号和中信号肿块和点状或线状低信号的混杂信号区域。虽然跟腱是最常见的，但其他肌腱也可能会受到这种疾病的影响。
  - 跟腱浸润也可发生在痛风和淀粉样蛋白沉积时。
- 副比目鱼肌在平片上可能与跟腱增厚相似，但在 MRI 上很容易识别。

## 足底肌腱

- 当跖肌存在时，它起源于股骨外侧髁，并止于跟骨结节上的跟腱前内侧。
- 肌肉短，肌腱是人体中最长的。
- 跖腱的大小变化很大。如果足够大，有时会在其他部位进行肌腱修复 / 加强。

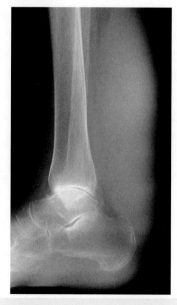

**图 7.21　跟腱黄瘤病。**发生于家族性高脂血症的跟腱黄瘤病，跟腱异常肥大

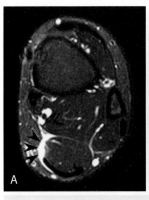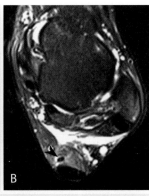

图 7.22 跖肌肌腱完全撕裂。踝关节连续层面的脂肪抑制 T$_2$ 加权轴位 MR 图像显示断裂跖肌肌腱处的积液和水肿（A，箭头），远侧层面又出现跖肌腱（B，箭头）

- 在跟腱完全撕裂的情况下，完整的跖腱在体检中可能与部分完整的跟腱相似。
  - 患者踝关节跖屈仍然存在。
  - Thompson 试验通过挤压腓肠肌 - 比目鱼肌触发踝关节跖屈来评估跟腱。在跟腱完全撕裂的患者中，完整的跖肌可能导致假阴性。
- 跖肌或肌腱撕裂可导致腓肠肌内侧头和比目鱼肌内侧之间水肿（图 7.22）。

## 胫骨后肌腱

- 胫骨后肌腱（PTT）是足内侧纵弓和横弓的动态稳定器［PTT 深处的弹簧韧带（Spring Ligament）是主要的静态稳定器］。
- 胫骨后肌腱病在 50 岁以上女性中最为常见，通常

临床表现为后天性疼痛性扁平足，并逐渐恶化。它还与糖尿病和肥胖症有关。

- 与一般的腱病一样，其他诱发因素包括类风湿性关节炎、肾功能衰竭、类固醇治疗和慢性过度使用。
- 病理过程是由于累积的微撕裂导致的 PTT 的缓慢拉伸。这被称为胫骨后肌腱功能障碍。
- PTT 功能障碍的一系列发现包括：
  - 扁平足（"跟骨倾斜度"丧失）。
  - 后足外翻（所有投照体位中距跟角增大）。
  - 前足外旋。
  - 内侧纵弓的塌陷（Meary 角——距骨和第 1 跖骨之间的角度，通常为 0，变为正值）。
  - 包括上述发现的术语是平足外翻。PTT 功能障碍基本上与马蹄内翻足相反。
- 站在患者身后的临床医师可以观察到"脚趾过多"的迹象，即由于舟骨和前足的侧向旋转，可以看到大部分的脚趾。患者在站立和用脚趾起立时可能会有困难，或者由于 PTT 无力而出现外翻。
- 与大多数肌腱不同，异常的 PTT 很少完全撕裂；它通常增厚（肥厚性肌腱病）或变薄（萎缩性肌腱病，下文讨论）。
- US 可显示异常的肌腱厚度、腱鞘积液和正常肌腱回声的丧失。用探针按压时常有触痛。
- 同样，MRI 也表现为异常的肌腱厚度、腱鞘积液和 T$_2$ 加权图像上的肌腱信号增高。
- 如前所述，PTT 的横截面积不应超过相邻趾长屈肌肌腱 2 倍（图 7.23~图 7.25）。超过趾长屈肌（FDL）厚度的 2 倍，代表有"肌腱肥大症"。

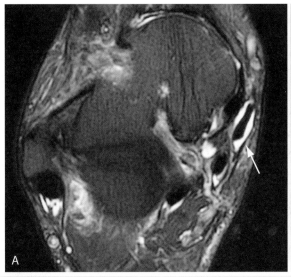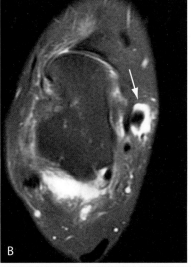

图 7.23 胫后肌腱鞘炎和轻度肌腱炎。（A）轴位脂肪抑制 T$_2$ 加权 MR 图像显示内踝下方胫骨后肌腱鞘积液增粗（箭），伴有轻度肌腱增粗、但信号正常。（B）另一患者的轴位脂肪抑制 T$_2$ 加权 MR 图像显示扩张的胫骨后肌腱鞘（箭），伴有腱鞘积液和肌腱增粗。本例的肌腱轮廓和信号上有些不规则

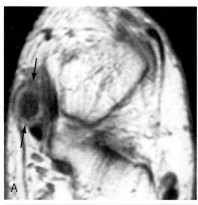
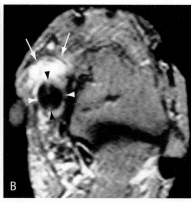
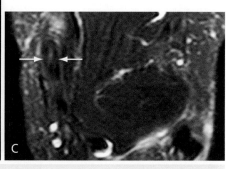

图 7.24　胫骨后肌：肥大性肌腱病。（A）轴位质子密度 MR 图像显示肌腱明显增厚（箭）。（B）同一患者的 T₂ 加权 MR 图像显示，A 中肌腱增厚的大部分实际上是腱鞘积液（箭）。但是，仍可见明显的肌腱增粗（白箭头）。还要注意肌腱中的裂缝（黑箭头），代表纵向撕裂。（C）另一患者的轴位脂肪抑制 T₂ 加权 MR 图像显示胫骨后肌腱中度增厚（箭），腱内信号纵向撕裂

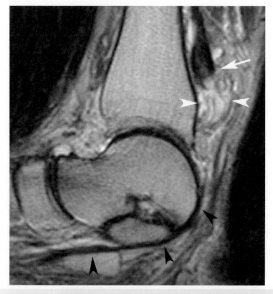

图 7.25　胫骨后肌腱：完全撕裂。矢状位 T₂ 加权 MR 图像显示胫骨远端干骺端后方撕裂肌腱的断端回缩（箭）和肌腱断端周围的液体（白箭头）。同时注意载距突下方正常的拇长屈肌走行（黑箭头）。PTT 完全撕裂非常罕见

- 可以发生 PTT 的弥散性变薄；如果 PTT 的横截面尺寸与 FDL 相同或更小，则 PTT 被称为"萎缩性"或"磨损性"肌腱病。

## PTT 诊断中的陷阱

- PTT 肌腱病的诊断有几个误区。肌腱通常在舟骨的 PTT 止点处变宽，此处通常可能比前面提到的判断标准更粗大。
- 此外，肌腱通常在远端分成多个束，部分附着楔骨和其他部位。偶尔，肌腱几乎完全脱离舟骨，优先附着于楔骨的下表面。

- 魔角效应可导致肌腱在短回波时间序列（例如，梯度回波、T₁ 和质子密度）上的信号增加，这些位置是肌腱相对于主磁场约成 55°角。这通常发生在踝关节肌腱围绕踝关节踝骨弯曲的地方。因此，T₁ 加权或质子密度加权序列上不能分辨魔角效应和肌腱病时，应该依靠 T₂ 加权序列或在扫描仪中改变足的角度。
- 同样，由于正常肌腱的声学特征的各向异性，肌腱在 US 上的回声高度依赖于换能器的位置，换能器位置的细微变化可能会错误地提示肌腱在内踝周围弯曲。

### 副舟骨

- 舟骨异常易导致胫骨后肌腱病。
- 副舟骨有 3 种类型。
  □ 1 型副舟骨是舟骨内侧极附近的小骨——功能上是籽骨——通常无症状。
  □ 2 型副舟骨较大，与母舟骨形成扁平关节，由低信号纤维软骨结合连接。对于这种类型，PTT 至少部分地附着在副舟骨上。这可能导致软骨结合分离和假关节形成的力学改变。
    ◇ 由于 PTT 的牵引力，软骨结合可因直接创伤或反复的微创伤而变得不稳定。
    ◇ 整个软骨结合的不稳定可导致足内侧疼痛，称为"疼痛性副舟骨综合征"。
    ◇ MRI 特征包括骨髓水肿，提示骨应力反应；最终退化改变可在整个软骨结合中发展，以骨的不规则性和囊性改变为特征。
    ◇ 疼痛性副舟骨综合征也与 PTT 腱鞘炎和肌腱病有关。

□ 3 型副舟骨也称为角状舟骨。即舟骨伴增大的舟骨结节。这实际上是舟骨副舟骨的骨性结合而不是软骨结合。

◇ 由于鞋类压迫骨性突起表面的软组织或相关的 PTT 附着点炎，可能出现症状。

## 拇长屈肌

■ 除拇长屈肌外，踝关节的其他屈肌损伤是罕见的（图7.27），在芭蕾舞演员中偶尔可以看到由于前脚的重复蹬地或对三角骨的撞击而造成的损伤。

■ 拇长屈肌腱鞘内液体并不一定表明存在腱鞘炎，因

为在 20% 的人群中，踝关节和拇长屈肌腱鞘之间通常存在自由的液体交流。然而，腱鞘内液体不成比例地增加或腱鞘内液体的复杂性，则表明有滑膜炎并提示肌腱病损。

## 腓骨肌腱

■ 腓骨短肌腱和腓骨长肌腱在腓骨远端后方沿外踝走行，由腓骨支持带固定，腓骨短肌腱在腓骨长肌腱前方。腓骨短肌附着于第 5 跖骨底部，长肌在骰骨下延伸，如存在腓小骨时，在外踝下经小骨向前内转弯，附着于第 1 跖骨基底部。

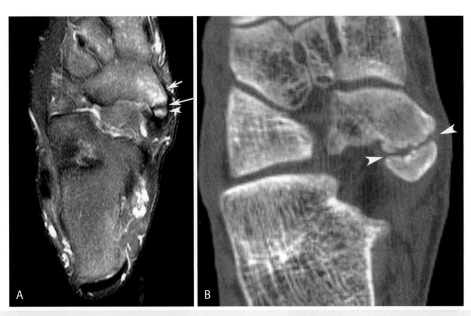

图 7.26　有症状的副舟骨。（A）轴位反转恢复 MR 图像显示副舟骨（箭头）和相邻舟骨（短箭）中的骨髓水肿，两者之间的边缘不规则（长箭）。（B）另一患者的轴位 CT 图像显示了副舟骨和舟骨之间的不规则边缘（箭头）

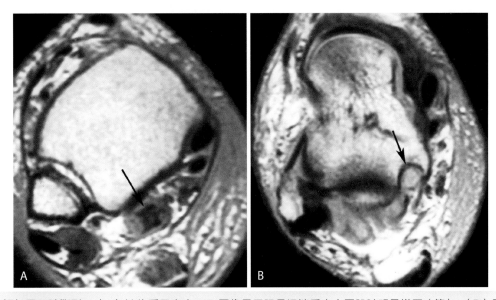

图 7.27　拇长屈肌腱撕裂。（A）轴位质子密度 MR 图像显示胫骨远端后方水平肌腱明显增厚（箭）。（B）更远侧的图像显示距骨后外侧凹槽中没有肌腱（箭），仅剩下液体信号，提示肌腱断裂

- 腓骨腱鞘与外侧韧带复合体，特别是跟腓韧带关系密切。
- 腓骨肌腱病变常见于踝关节外侧韧带损伤的患者。
- 腓腱病多见于腓骨短肌；形成纵向撕裂，称为腓骨短肌纵向撕裂综合征。
  - □ 这种病变中，正常靠前方的腓骨短肌腱被挤压在腓骨长肌和腓骨之间（图 7.28～图 7.30）。
  - □ 极端情况下，腓骨短肌纵向分裂，腓骨长肌位于腓骨短肌分裂的两半之间（有时称为肌腱内半脱位）。
  - □ 较轻病例，腓骨短肌腱呈月牙形或倒 U 形轮廓。腓骨短肌易发生肌腱病，与以下的解剖变异相关，这些变异包括：副肌引起的腱鞘狭窄、腓骨长短肌肌腹下移、邻近腓骨发育不良和腓骨肌腱鞘内侧半脱位等。

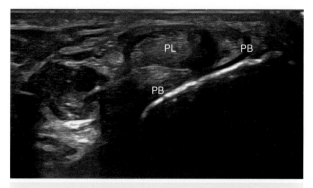

图 7.29　腓骨短肌撕裂。另一患者的外踝轴位超声图像。腓骨长肌腱（PL）位于腓骨短肌腱（PB）之间

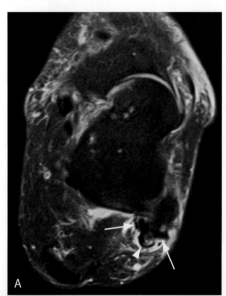

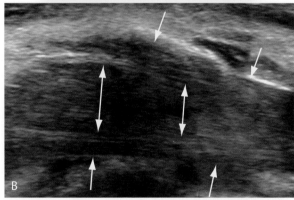

图 7.28　腓骨短肌撕裂。（A）外踝下端水平的轴位脂肪抑制质子密度 MR 图像显示腓骨短肌腱（箭）断裂，腓骨长肌腱（箭头）插入撕裂肌腱的两个组成部分之间。注意腓骨长肌肌腱的增厚和不均质信号，表明腓骨长肌肌腱变性。（B）另一患者外踝远端的纵向超声图像。注意增厚的腓骨长肌肌腱（双头箭所示）位于腓骨短肌肌腱（箭）之间

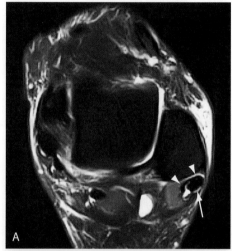

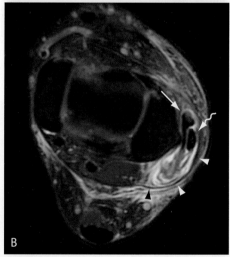

图 7.30　腓骨短肌肌腱脱位撕裂。（A）外踝水平的轴位脂肪抑制 T$_2$ 加权 MR 图像显示 U 形分裂的腓骨短肌腱（箭头）和轻度增厚的腓骨长肌腱（箭）。值得注意的是，腓骨肌腓腱外侧半脱位，外踝后缘呈凸形。（B）另一患者的轴位脂肪抑制质子密度 MR 图像显示腓骨长肌（波浪箭）和腓骨短肌（直箭）腓腱外侧脱位。腓骨短肌腓腱出现奇怪的形状。注意到腓骨腱鞘明显增大（箭头），内部有代表滑膜炎和液体的复杂信号。同时注意外踝后缘轮廓凸起，外侧呈钩状（黑箭头）

□ 动态半脱位（半脱位可能只发生在足部的某些位置）最好用动态超声来评估（图 7.31）一个重要的例子是鞘内半脱位，即肌腱在鞘内相互翻转。

◇ 当在横向平面上观察腓骨后方的腓骨肌肌腱时，患者环向转动足部（在保持踝关节不动的情况下，将前足旋转一圈）。

◇ 腓骨长肌和腓骨短肌肌腱应平滑地滑过彼此。

◇ 当腓骨内半脱位时，腓骨短肌在长肌周围突然滑动，出现弹响。通常，患者常会报告说这种弹响是他们症状的一部分。

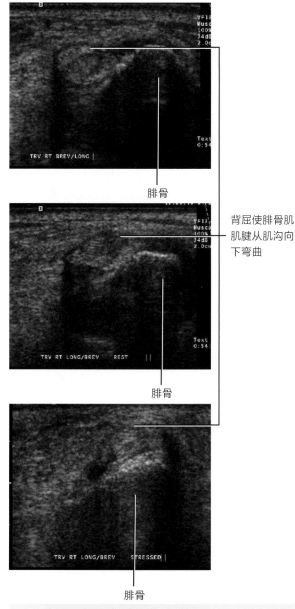

腓骨

背屈使腓骨肌肌腱从肌沟向下弯曲

腓骨

腓骨

图 7.31 超声检查显示腓骨肌肌腱半脱位。踝关节动态扫描显示，只有在踝关节背屈时，腓骨肌肌腱才会半脱位（摘自 Morrison W. Problem Solving in Musculoskeletal Imaging. Philadelphia: Elsevier; 2010.）

□ 正常情况下，腓骨后缘呈凹陷状，在与腓骨肌肌腱接触处形成踝后沟。如果后缘凸起，则在踝关节跖屈时，肌腱容易向外侧半脱位。在用力跖屈时，腓骨支持带可能撕脱，进一步导致肌腱半脱位或脱位（图 7.32）。

■ 腓骨肌腱容易发生狭窄性腱鞘炎，平片很难诊断，除非进行腱鞘造影。狭窄性腱鞘炎时，腱鞘内的对比剂常出现截断或串珠样表现，而不表现为连续的。

■ 第 4 腓骨肌（peroneus quartus）属于副肌，起源于腓骨短肌、腓骨长肌的肌肉部分或起源于腓骨，止于跟骨的腓侧结节，该结节是位于跟骨外侧的骨性突起。它存在于约 1%~5% 的踝关节中。

□ 该肌肉及其肌腱可能与腓骨短肌撕裂相混淆，因为它与正常的腓骨肌肌腱相邻，看起来是三条肌腱而不是两条。

□ 沿着该肌到达跟骨外侧附着处，而不是到中足，这有助于鉴别。

□ 腓骨长肌和腓骨短肌肌腱病可能与第 4 腓骨肌有关，因为副肌和肌腱可导致被腓骨支持带包裹的腔隙拥挤。然而，这个变异的重要性在于引起误诊，而不是引起症状。

### 腓籽骨疼痛综合征

■ 腓籽骨是腓骨长肌肌腱内与骰骨相邻的正常籽骨，很少引起症状。

□ 正常情况下，腓籽骨光滑，呈椭圆形。

□ 一般来说，籽骨帮助肌腱绕过拐角（如髌骨和膝关节的伸肌机制）；腓骨长肌在骰骨附近改变方向时，腓籽骨起引导作用。

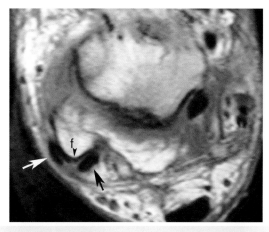

图 7.32 腓骨肌腱脱位。轴位 T₁ 加权 MR 图像显示移位的腓骨长肌（白箭）肌腱位于外踝和腓骨短肌（黑箭）肌腱外侧。正常的腓骨长肌腱应位于该水平腓骨短肌的后方。注意腓骨远端有一个圆形轮廓（箭头），这一发现可能与腓骨半脱位有关。f，腓骨

□ 腓骨长肌远端的病变可改变籽骨的影像学表现。
□ 籽骨可出现硬化和碎裂。MRI 可见骨髓水肿。
□ 这与后足外侧疼痛和骰骨区压痛有关，被称为腓籽骨疼痛综合征（POPS）。

## 伸肌腱

- 伸肌腱损伤并不常见，临床上可能会混淆。
- 胫骨前肌肌腱（ATT）损伤发生在两类人群：踢腿运动的运动员和老年人。
- 与 PTT 不同，ATT 更常见的是完全撕裂和回缩，通常在踝关节以上。在临床上，它可能被认为是踝关节前部疼痛的软组织肿块。
  □ 在 US 或 MRI 上，可直接诊断，因为可以直观显示疼痛肿块就是回缩的 ATT。
- ATT 主要作用于步态的摆动阶段的抬脚。由于其他伸肌腱可以取代这一功能，通常对步态没有明显的影响。

## 踝部副肌

- 脚踝周围的副肌很常见。它们可能会导致影像误诊，但更多的是被忽略。副肌可能会在骨筋膜间室内引起占位效应和撞击，对邻近结构产生摩擦，或产生其他机械效应。其中包括：
  □ 第 4 腓骨肌：与腓骨长肌和腓骨短肌腱相邻，通常插入跟骨外侧。可引起腓骨支持带下占位效应。
  □ 第 3 腓骨肌：位于伸肌腱外侧；附着于第 5 跖骨基部近端的背侧。偶尔可引起跨越距骨时的弹响。
  □ 副比目鱼肌：位于跟腱前方；附着于跟骨后部的

背内侧。可引起机械挤压和劳力性疼痛。
□ 副趾长屈肌：在跗管内，拇长屈肌（FHL）和趾长屈肌（FDL）之间；远端止于肌肉组织（FDL 和足底方肌）。可引起占位效应和对胫后神经的卡压。
□ 腓跟内侧肌：位于跗管内后，附着于跟骨内侧。可对胫后神经造成占位效应。

## 韧带损伤

- 踝关节韧带损伤通常是急性创伤的结果，而肌腱损伤通常是慢性重复性微创伤的结果。
- 因为内翻（旋后 - 外旋）是踝关节最常见的损伤，所以外侧韧带是最常见的损伤。

### 距腓前韧带损伤（ATFL）

- ATFL 通常是最常见的也是最严重的韧带损伤（图 7.33）。事实上，如果 ATFL 正常，几乎不会出现其他外侧韧带损伤。
- ATFL 在轴位 MR 图像和 US 上显示最好。它通常在 MRI 上表现为薄的、黑色的、紧绷的韧带，关节液延伸到其内缘。
- 周围水肿或纤维断裂常提示扭伤或撕裂。
- 当韧带开始愈合时，可表现为明显增厚并伴有弥漫性水肿。
- 最终，愈合使韧带恢复到相对正常的外观，并有一些残余增厚（见图 7.33A）。
- 大约 10% 的 ATFL 撕裂会异常愈合：
  □ 弥漫性增厚，瘢痕组织占据前外侧关节"沟"。正如本章后面更详细的描述，这可能导致踝关节前

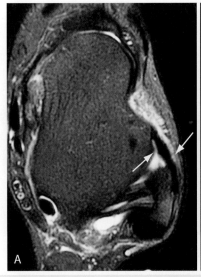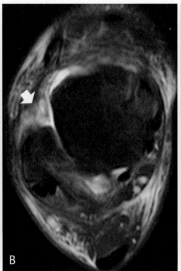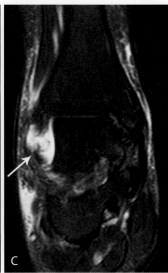

**图 7.33　踝关节外侧韧带损伤。**（A）慢性损伤伴瘢痕形成。轴位脂肪抑制质子密度 MR 图像显示距腓前韧带不规则增厚（箭之间），邻近水肿代表先前撕裂的瘢痕。（B 和 C）另一患者的急性扭伤。轴位脂肪抑制质子密度加权 MR 图像（B）显示距腓前韧带完全撕裂（粗箭头）。冠状位脂肪抑制 T$_2$ 加权 MR 图像（C）显示跟腓韧带完全撕裂（细箭）

外侧撞击。

□ 韧带吸收；ATFL 出现缺失、变薄和弯曲。这可能导致踝关节不稳定和胫距骨关节炎进展加速。

## 跟腓韧带损伤（CFL）

- CFL 是仅次于 ATFL 的第二大常见损伤。
- MRI 显示纤维水肿/断裂；后期的变化包括韧带增厚，在更严重的病例中，腓骨肌腱鞘和支持带出现瘢痕。
- 由于 CFL 和腓侧复合体的密切联系，故 CFL 损伤的延迟效应可能包括：
  □ 腓骨肌腱病和腱鞘炎。
  □ 腱鞘和支持带瘢痕形成伴狭窄性腱鞘炎。
  □ 腓骨肌肌腱撕裂，尤其是腓骨短肌肌腱纵向撕裂（腓骨肌肌腱纵向撕裂综合征）。
  □ 腓侧支持带的腓骨附着处钙化。
- CFL 抵抗踝内翻，损伤以后可能会出现踝关节不稳定和骨关节炎进展加速。

## 距腓后韧带（PTFL）

- 在常规的踝关节创伤中，PTFL 几乎不会受伤。严重损伤如踝关节或距下关节脱位可导致其撕裂。
- 韧带的条纹状结构易误认为韧带撕裂。

## 联合韧带损伤

- 下胫腓韧带和联合韧带稳定远端胫腓关节。
- 联合韧带扭伤，也称为高位踝关节扭伤，轻重不一，从轻度的下胫腓韧带损伤到联合韧带分离，例如，Maisonneuve 骨折。
- 损伤机制通常是旋前和旋外。这些机制导致距骨撬开内外踝穴。
- 非移位性扭伤可能仅显示胫骨远端和腓骨之间的水肿或下胫腓前韧带的孤立撕裂，在 MRI 上很容易被忽视（图 7.34）。
- 联合韧带撕裂，手术方法是在胫腓关节平面或其上方用螺钉或稳定带固定。
- 联合韧带撕裂未经治疗，可能引起踝关节严重的快速进展的骨关节炎。

## 三角韧带损伤

- 三角韧带是一组扇形的韧带束，在内踝和距骨/跟骨之间延伸，位于 PTT 深面。
- 解剖结构复杂，但可以简化为深层和浅层。
- 三角韧带可因内翻或外翻而受损。
- 内翻使韧带被压迫在骨骼之间，导致水肿和（或）部分撕裂。

- 外翻可撕裂三角韧带；然而，三角韧带强度大，更常见的是韧带完好，而内踝撕脱骨折。

## 弹簧韧带损伤

- 弹簧韧带（Spring ligament），也称为足底跟舟韧带，是后足中最重要的韧带，因为它有助于支撑内侧纵弓以及 PTT。
- 弹簧韧带位于距骨、跟骨内侧和舟骨之间，三角韧带的前方。
- 弹簧韧带撕裂（图 7.35）是一种严重损伤，可导致足内侧纵弓塌陷。

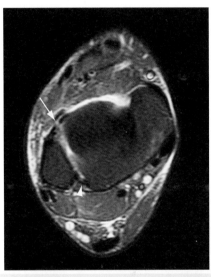

图 7.34　联合韧带扭伤（高位踝关节扭伤）。轴位脂肪抑制 T$_2$ 加权 MR 图像显示下胫腓前韧带中断（箭）。注意完整的后下胫腓韧带（箭头）

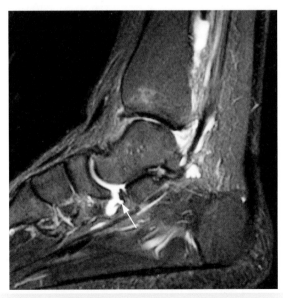

图 7.35　弹簧韧带撕裂。矢状位脂肪抑制 T$_2$ 加权 MR 图像显示韧带撕裂（箭）。弹簧韧带撕裂可导致足纵弓塌陷

■ 更常见的是，伴发于慢性胫骨后肌腱病的弹簧韧带
拉伸和功能丧失。这产生了一系列改变，包括：
  □ 内侧纵弓塌陷。
  □ 后足外翻。
  □ 过度旋前。
  □ 扁平足。

## 踝关节撞击综合征

■ 踝关节背屈时前撞击可能是由距骨颈背侧和胫骨远
端前内侧的骨赘增生引起的（图 7.36）。
  □ 通常称为前内侧撞击。
  □ 见于年轻人，尤其是踢球运动（即足球）的运动员。
  □ 通过切除骨刺进行治疗（称为唇切除术）。

■ 前外侧撞击，也称为前外侧沟撞击，是指背屈时踝
关节前外侧处的疼痛加重，主要由踝关节的前外侧
边缘软组织纤维化、滑膜炎和软骨损伤造成（图
7.37）。
  □ 这种情况由创伤引起，通常由于外侧韧带损伤。
  □ 一部分患者发展为坚硬的三角形瘢痕组织，因此
    称为"类半月板综合征"（meniscoid syndrome）。

半月板样损伤（瘢痕形成和纤维化）前外侧沟

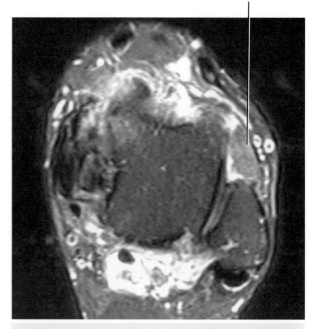

**图 7.37　前外侧撞击综合征。**轴位 $T_2$ 加权像（脂肪饱
和）显示距腓前韧带变薄变细，与陈旧性内翻损伤造成
的部分厚度撕裂一致。中等量关节积液勾勒出前外侧
沟内半月板样病灶轮廓（摘自 Morrison W. Problem
Solving in Musculoskeletal Imaging. Philadelphia:
Elsevier; 2010.）

胫骨远端前骨刺和游离体　　局部滑膜炎

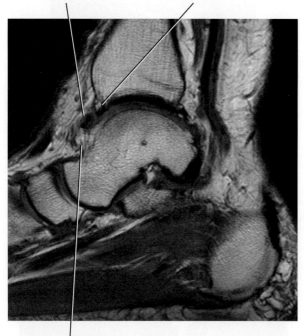

距骨颈骨刺

**图 7.36　前部撞击。**矢状位 $T_1$ 加权像显示前方骨赘形
成，包括胫骨远端前缘和邻近的距骨颈骨刺。还有邻近
的滑膜炎和游离体形成（摘自 Morrison W. Problem
Solving in Musculoskeletal Imaging. Philadelphia:
Elsevier; 2010.）

  □ MRI 可显示软组织影填充了 ATFL 和（或）前联
    合韧带下方的踝关节。

■ 踝关节跖屈时后方撞击，可能与距骨后突过大或三
角骨相关（图 7.38）。
  □ 三角骨是正常变异的典型例子，可能有症状。在
    这种情况下，后部撞击也被称为三角副骨综合征。
  □ 三角骨通常是一个未融合的骨突。通过纤维软骨
    结合与距骨后部相连。
  □ 在骨骼生长过程中，骨突通常与距骨融合，成为
    距骨后突的一部分。然而，在大约 10%~14% 的
    个体中，它仍然是一个独立的小骨。
  □ 在某些情况下，三角骨可能是慢性不愈合骨折。
  □ 无症状的三角骨可能具有以下特征：轮廓光滑，
    皮质边缘均匀，小骨和距骨之间的间隙不超过数
    毫米。
  □ 疼痛的三角骨可能具有以下特征：与距骨连接处
    的不规则轮廓、硬化和皮质下囊肿；骨髓水肿；
    小骨和距骨之间的积液（假关节）；和后胫距关节
    或距下关节隐窝的滑膜炎。
  □ 距骨分裂（talus partitus），是三角骨的一种极端
    形式，三角骨较大，包括部分距骨后方的关节面，
    常伴疼痛、不稳定和踝关节退变。

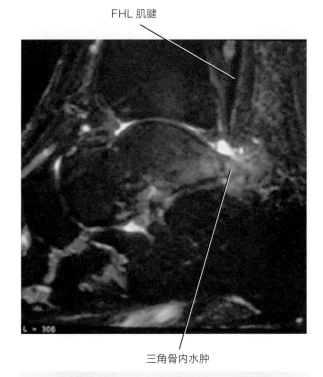

FHL 肌腱

三角骨内水肿

图 7.38 三角骨综合征（后部撞击）。脂肪饱和矢状位 $T_2$ 加权像显示突出的三角骨和邻近软组织广泛水肿。踝关节后部疼痛的患者中，该水平的拇长屈肌腱（FHL）也有中度肌腱病（此图中未显示）（摘自 Moriison W.Problem Solving in Musculoskeletal Imaging. Philadelphia:Elsevier; 2010.）

□ 有症状的三角骨在芭蕾舞演员和足球运动员中更为常见。这些活动包括重复的、用力的跖屈。

□ MRI 显示骨髓水肿。

□ 骨扫描显示距骨后部示踪剂明显摄取。

□ 类似踝后痛潜在病损：

◇ 踝后关节隐窝的腱鞘囊肿也可导致跖屈时的后部疼痛。

◇ FHL 肌腱位于三角骨内侧；腱鞘炎可能会在该区域产生症状。如前所述，FHL 腱鞘中的一些液体可能被视为正常发现，因为它通常与踝关节相通。

**踝管综合征**

■ 踝管是踝关节内侧的纤维骨隧道。距骨和跟骨是基底，屈肌支持带覆盖在浅侧。又称为跗管。

■ 穿过该空间的结构，从前到后包括：

□ PTT。

□ FDL 肌腱。

□ 胫骨后动静脉。

□ 胫后神经及分支：

◇ 足底内侧神经（供应足底内侧）。

◇ 足底外侧神经（供应足底外侧）。

◇ 巴克斯特神经（Baxter's nerve，供应足跟 / 足底筋膜）。

□ FHL 肌腱（见图 7.4）。

■ 对胫后神经及其分支的占位效应导致的症状类似于腕管综合征，症状包括足底延伸至脚趾的刺痛、疼痛和烧灼感。

■ 常见的原因包括屈肌腱鞘炎、异常肌肉组织、与损伤相关的瘢痕和腱鞘囊肿（图 7.39）。不常见的原因包括神经源性肿瘤、淋巴管瘤或血管瘤、静脉曲张或其他肿块。

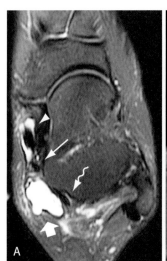
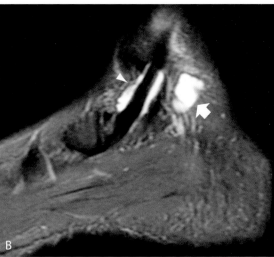
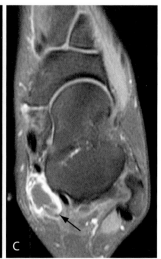

图 7.39 跗管综合征。（A 和 B）轴位和矢状位脂肪抑制 $T_2$ 加权 MR 图像显示跗管中的腱鞘囊肿（粗箭）。注意胫骨后腱鞘内的液体（箭头）代表腱鞘炎。还要注意趾长屈肌（细箭）和拇长屈肌（波浪箭）。（C）静脉注射钆对比剂后的轴位脂肪抑制 $T_1$ 加权 MR 图像证实了病变的囊性（箭）

## 后足、中足和前足

### 解剖学

- 足分为后足（跟骨和距骨）、中足（骰骨、舟骨和楔骨）和前足（跖骨和趾骨）。后足和中足之间的关节称为 Chopart 关节。中足和前足之间的关节称为 Lisfranc 关节。

- 除了脚上的 28 块骨头外，副骨也极为常见，且常为双侧发生。

  □ 副小骨通常有皮质，轮廓平滑，这有助于与骨折碎片鉴别。

  □ 最常见的副小骨是三角骨（在足侧位片上位于距骨后方）、腓小骨（骰骨外侧）和副舟骨（在足正位片上位于舟骨内侧）。

  □ 并不是所有的副小骨都是偶然发现的。一些副小骨，包括三角骨和副舟骨，可能与疼痛综合征有关，如前所述。

---

**关键概念**

**足部解剖学**

后足（跟骨和距骨）

中足（骰骨、舟骨和楔骨）

前足（跖骨和趾骨）

后足和中足关节：Chopart 关节

中足和前足关节：Lisfranc 关节

---

## 后足

### 解剖学

- 跟骨是足部最大的骨，是一种帐篷状的骨，由后部非关节区的结节、关节区的体和前突 3 个部分组成。

- 距骨在后、中、前关节面与跟骨关节连接，共同形成距下关节，为距骨提供三脚架般的支撑（图 7.40）。

  □ 关节前小面小，与中间小面相通。

  □ 跟骨内侧的载距突在与距骨连接时形成中间关节面；在倾斜正位平片上显示最好，该体位常被称为 harris 或滑雪者位。

  □ 后关节小面是距下关节中最大的关节面。它不与前小面或内侧小面相通。

- 圆锥形的跗骨窦位于距骨和跟骨之间，距下关节中后部之间。其尖端朝向内侧，底部朝向外侧。

- 骰骨在跟骰关节处与跟骨相连，它位于中足、横跨两排跗骨。

  □ 第一排由舟骨组成，第二排由内侧、中间和外侧楔骨组成。

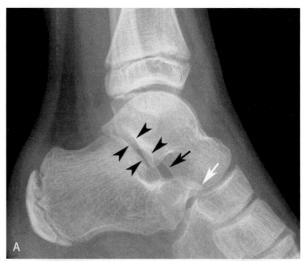

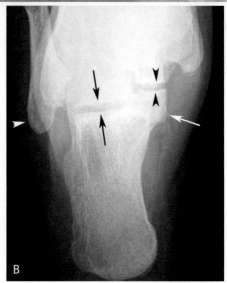

图 7.40　距下（距跟）关节 X 线解剖。（A）侧位平片显示后（黑箭头）和中（黑箭）距下关节和跟骨前突（白箭）。（B）后足 Harris（滑雪者）位平片显示了后（黑箭）和中（黑箭头）距下关节、载距突（白箭）和第 5 跖骨基部（白箭头）

- 骰骨与第 4 和第 5 跖骨相连，而内侧、中间和外侧楔骨分别与第 1、第 2 和第 3 跖骨相连。

- 在正位、斜位和侧位平片上仔细研究跗跖关节是极其重要的，因为细微的对线不良可能提示中足 - 前足（Lisfranc）骨折脱位的存在，这将在后面讨论。

  □ 正常的正位平片将显示第 2 跖骨的内侧缘与中楔骨的内侧缘对齐（图 7.41）。

  □ 与其他跖骨的基部相比，第 2 跖骨基部是插入的。它的形态（梯形）和位置（在横弓的上缘）功能类似于罗马拱门中的拱顶石。

  □ 第 2 跖骨基底部由一条坚固的韧带支撑，称为 Lisfranc 韧带，该韧带连接内侧楔骨的外侧远端边缘和相邻的第 2 跖骨的内侧近端边缘（图 7.41B）。

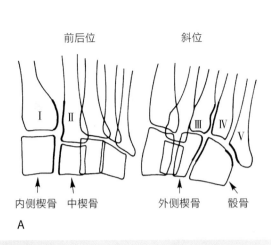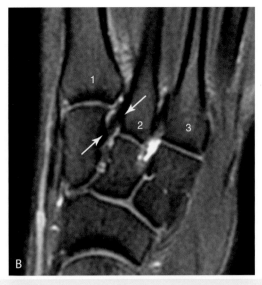

图 7.41 跗跖关节。（A）正常对位示意图。在 AP 位评估第 1 和第 2 跖骨，斜位评估第 3、第 4 和第 5 跖骨。粗线表示跗骨和跖骨的哪些表面在每个体位彼此之间必须精确对齐。（B）Lisfranc 韧带。斜轴位脂肪抑制 T$_2$ 加权 MR 图像显示内侧楔骨和第 2 跖骨基部之间斜行 Lisfranc 韧带（箭）。第 1 跖骨近端和第 2 跖骨近端之间没有韧带，因此 Lisfranc 韧带是必不可少的中足 - 前足稳定结构（摘自 Manaster BJ. Handbook of Skeletal Radiology. 2nd ed. St. Louis: Mosby; 1997.）

### 骨突发育

- 重要的是了解骨骼发育的两个次级骨化中心。第一个在跟骨后结节的隆起处，发育不成熟时，骨突通常是致密的，呈碎裂状。以前被称为 Sever 病，但这是一种正常表现，并不代表缺血性坏死（AVN）或骨折。
- 第二个骨化中心是第 5 跖骨外侧基底的骨突，它是纵向的（见图 7.11）。不能误认为是撕脱骨折，撕脱骨折是横向的。

### 跗骨联合

- 骨联合，通常发生在两块或多块骨头的异常连接，可发生在身体的许多部位，包括后足、手腕和脊柱。两种最常见的后足联合是（图 7.42）：
  □ 跟舟联合。
  □ 跟距联合（最常累及中间关节，但也可能广泛）。
  □ 骰骨 - 舟骨联合曾有报道，但非常罕见。
- 骨之间的连接可以是软骨、纤维、骨或其组合。
  □ 软骨：扁平关节，间隙内 T$_2$ 信号增加。
  □ 纤维状：间隙内呈低信号；通常与关节处的骨生成有关。
  □ 骨性：髓质连续性。
- 在成人，邻近骨骼常见骨髓水肿，由于力学改变导致邻近关节关节炎。
- 骨联合和相邻骨生成可引起典型的放射学征象。
  □ "距骨喙"：距骨头 / 颈上部的三角形骨刺。

- □ "C 征"：在侧位平片上（仅跟距联合），载距突处的骨生成类似完整的 "C"，与踝关节相连。
- □ "食蚁兽征"：在侧位平片上，跟骨前突与舟骨融合（仅见于跟舟联合）。
- □ 这些放射学征象将在第 15 章先天性和发育性疾病中进一步讨论和说明。
- 临床上通常在青春期出现症状；在此之前，跗骨部分由柔性软骨组成。随着骨骼骨化、灵活度下降，患者出现疼痛和僵硬。

### 跟骨骨折

- 跟骨骨折通常发生在从高处坠落后。跟骨骨折可发生于配偶突然到来，第三者从阳台跳下时，因此被戏称为 "情人" 骨折或 "唐璜" 骨折。
- 10% 为双侧。
- 跟骨骨折且有高处坠落史患者，应对胸椎和腰椎进行评估以排除相关的中轴骨折。
- 跟骨骨折最常用分类方法是 Rowe 方案，有 5 种类型。
  □ I 型骨折发生率为 21%，为骨折累及跟骨结节、载距突或前突的结构（图 7.43）。
  □ II 型骨折发生在大约 4% 的病例中，是跟骨结节的水平骨折。
  □ III 型骨折约占 20%，为斜形骨折，不延伸至距下关节。
  □ 约 25% 的病例发生 IV 型骨折，并延伸至距下关节。

跟舟关节狭窄伴皮质不规则表现为纤维联合

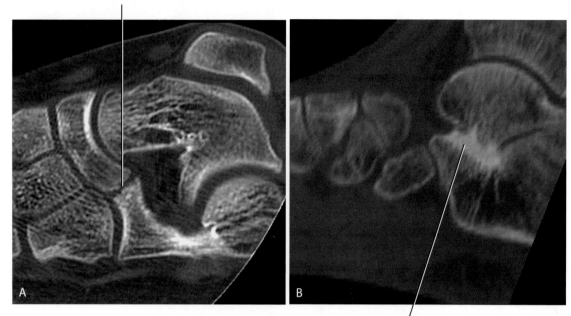

关节间隙变窄和皮质不规则代表
距下关节中间小关节的纤维联合

坚固的骨性联合
距下关节中间小面

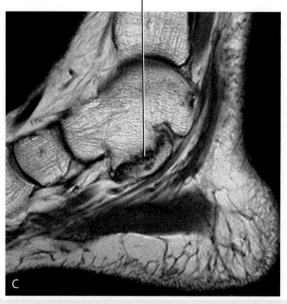

图 7.42　跗骨联合。（A）中足的矢状位重建 CT 图像显示跟舟关节变窄，皮质不规则，极小的软骨下囊肿、硬化，符合纤维性联合。（B）矢状位重建 CT 图像显示距下关节中部广泛硬化，符合骨性联合。（C）距下关节的矢状位 $T_1$ 加权图像显示距下关节明显变窄，皮质不规则以及软骨下骨髓信号变化，符合纤维性联合（摘自 Morrison W. Problem Solving in Musculoskeletal Imaging. Philadelphia: Elsevier; 2010.）

□ V 型骨折的发生率为 31%，为关节内骨折，伴有后距下关节凹陷或实质性粉碎。

■ 有一种更为简单的跟骨骨折分类方法，有助于选择治疗方法。该方法首先把骨折线平行于足底且延伸至跟骨后缘，并向后上方移位的骨折（被称为舌样骨折，见图 7.43C 和 D）作为一类；其他所有骨折作为一类，其中大多数被称为关节凹陷类；第二步

就是要观察关节是否受累，尤其是距下关节突后部。

■ Bohler 角是跟骨中央凹陷程度的量度。
　□ 它是从侧位平片的两条线测量的（图 7.44）。
　□ 一条线连接前突的上缘和跟骨后关节面的后缘。
　□ 另一条线连接跟骨后关节面的后缘和跟骨结节的后上缘。
　□ 这两条线所对的角度应在 28° 和 48° 之间。

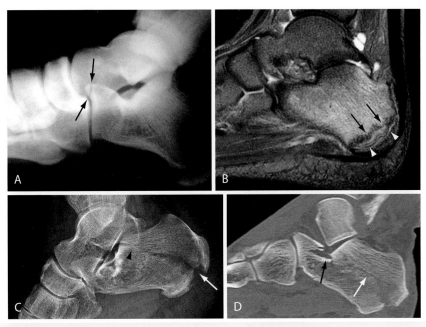

**图 7.43　跟骨骨折。**（A）侧位平片上显示的跟骨前突骨折（箭）。（B）年龄较大儿童的应力性骨折。矢状位脂肪抑制 T₂ 加权 MR 图像显示跟骨中的弥漫性骨髓水肿和低信号骨折线（箭），呈典型方向，与跟骨的主要小梁线正交。位置也是典型的，在跟骨结节生长板（箭头）的前面。（C）（平片）和（D）（矢状 CT 重组），跟骨结节舌型骨折。注意平行于足底的结节骨折延伸至后跟骨（白色箭）。还要注意骨折线向后距下关节的伸展（C 中的箭头）。CT 重组（D）更好地显示了关节向前旋转导致后部关节面呈台阶样（黑色箭）

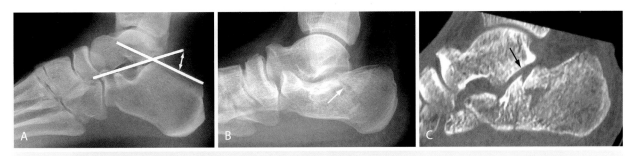

**图 7.44　跟骨骨折和 Bohler 角。**（A）正常足的侧位片显示 Bohler 角，一条线沿着前突的上 - 前缘和后关节面的上 - 后缘，另一条线在后关节面的后 - 上缘和跟骨结节的后 - 上缘之间。这两条线所对的角度应在 28° 和 48° 之间。Bohler 角减小与后关节面骨折有关。（B）侧位平片显示跟骨粉碎，Bohler 角变平。注意骨折延伸至后距下关节（箭）。（C）矢状 CT 重建更好地显示了骨折。注意后关节面台阶样变化（箭）

□ 在 Rowe Ⅴ 型骨折中，随着后关节面的凹陷，该角度可显著减小。

□ 在平片上评估关节凹陷和跟骨外侧缘的粉碎程度是很重要的。钢板固定通常沿跟骨外侧放置。

□ 跟骨外侧的过度粉碎限制了金属板的固定。

□ CT 对跟骨骨折的评估非常有用。

▪ 跟骨应力性骨折常见于跟骨结节，出现症状后 10~14 天可被影像学显示。

▪ 它们通常垂直于跟骨结节的主要骨小梁，在侧位平片上表现为弯曲的、垂直方向的线性密度（见图 1.35C~E），在 MRI 上有低信号线和周围骨髓水肿（图第 7.43B）。

▪ MRI 是评估平片或临床怀疑的跟骨应力性骨折的首选方法。

▪ 跟腱止点撕脱可导致不全骨折，尤其是糖尿病患者（见图 7.2B）或慢性肾功能衰竭患者。除了这些人群外，跟腱止点撕脱骨折极为罕见。

## 距骨骨折

▪ 距骨颈骨折可能与距骨脱位有关（图 7.45）。

▪ 距骨的血液供应不够丰富稳定，距骨颈骨折与距骨体和距骨顶内的骨坏死有关（图 7.46）。

□ 骨折脱位患者发生骨坏死的风险增加；多个关节（距下关节、胫距关节、距舟关节）脱位的风险进一步增加。

□ 骨折后一周或更长时间,软骨下骨密度可能会降低,这与骨吸收相关,表明血供正常(吸收骨需要血流),这就是所谓的 Hawkins 征。不出现软骨下吸收与 AVN 有关(图 7.46)。

■ 撕脱骨折最常见于距骨前上部、踝关节和距舟关节囊附着处。

■ 沿距骨外侧突可见碎裂骨折(单板滑雪运动员骨折)。

■ 创伤后距骨顶的骨软骨骨折主要见于外侧或内侧(见图 1.17 和图 7.17)。

■ 跟骨后突外侧结节(Stieda 骨突)的骨折,称为 Shepherd 骨折,或后突内侧结节,称为 Cedell 骨折,可能类似于三角骨。

■ 应力性骨折和不全骨折也可发生在距骨(图 7.47)。

### 跗骨窦综合征

■ 跗骨窦是距骨和跟骨之间的锥形间隙,向内侧变窄,向后足外侧开口。它位于距下关节后关节面的正前方。

■ 该空间由脂肪、神经血管束、伸肌下支持带的根部和距跟韧带占据,为外踝提供稳定性。

■ 跗骨窦综合征是由空间内的瘢痕或占位效应引起。患者表现为足部外侧疼痛和不稳定感。

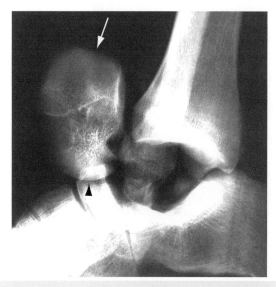

**图 7.45** 侧位平片显示距骨前脱位。距骨圆顶用箭表示,距骨头(舟骨关节缘)用箭头表示

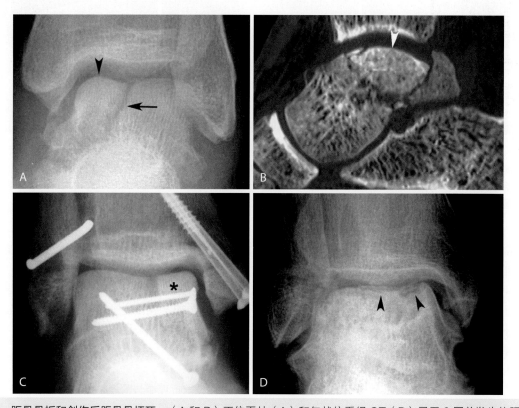

**图 7.46** 距骨骨折和创伤后距骨骨坏死。(A 和 B)正位平片(A)和矢状位重组 CT(B)显示 6 周前发生的距骨关节内骨折(箭)。值得注意的是,在内侧骨碎片(箭头)中出现硬化且缺乏软骨下骨吸收。(C)另一患者的踝关节正位片显示内踝、外踝和距骨固定。距骨内侧的骨碎片坏死(*)表现为密度增加,这与缺乏充血愈合反应有关。(D)另一位几个月前距骨颈骨折患者的踝关节正位平片显示晚期骨坏死。距骨顶硬化,软骨下骨碎裂塌陷(箭头)

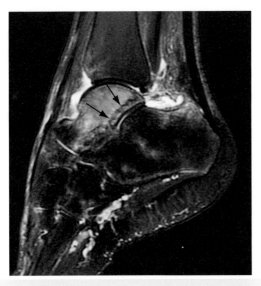

**图 7.47　距骨应力骨折。**矢状位脂肪抑制 $T_2$ 加权 MR 图像显示后关节面附近弥漫性距骨水肿伴低信号软骨下骨折（箭头）

- 原因包括踝关节内翻损伤、PTT 功能障碍导致的足弓塌陷和类风湿性关节炎。
- 在 MR 图像上，异常跗骨窦在 $T_1$ 加权像上显示正常脂肪信号的替代（图 7.48）。
- $T_2$ 加权像可显示与邻近距下关节产生的水肿、纤维化或滑膜囊肿一致的信号。
- 由于这种疾病通常发生在内翻损伤之后，故许多患者都有外侧韧带损伤的后遗症。

## 中足解剖学和生物力学

- 中足的构造非常适合行走；跗间关节具有允许脚扭转和旋前 / 旋后的运动能力。
- 然而，在行走的蹬地阶段，稳定的中足柱状结构比灵活性更重要。这一目标是通过"绞盘机制"实现的（图 7.49）。

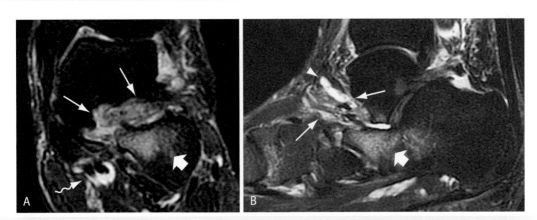

**图 7.48　跗骨窦综合征。**短轴位（A）和矢状位（B）脂肪抑制 $T_2$ 加权 MR 图像显示跗骨窦明显水肿（细直箭），伴有腱鞘囊肿（箭头）和跟骨前突下的应力性反应（粗箭）。注意趾长屈肌和拇长屈肌腱鞘炎（波浪箭）

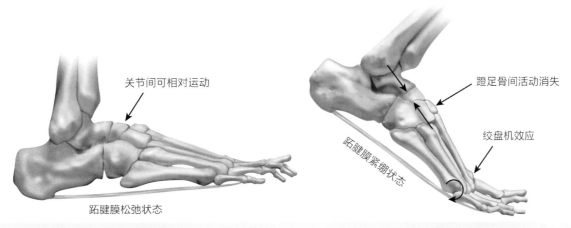

关节间可相对运动

蹠足骨间活动消失

绞盘机效应

蹠腱膜紧绷状态

蹠腱膜松弛状态

**图 7.49　足底蹠腱膜的绞盘机制和功能。**脚处于静止状态时，中足的骨骼之间有一定的灵活性，骨间可相对活动。在行走的蹬地阶段，这种灵活性是不利的。脚趾背屈时，附着于跖趾关节（MTP）远端的蹠腱膜收紧，将跗骨拉在一起并将其"锁定"成一个刚性柱。这种效果被比作绞盘，即船上用于升和下降帆与锚的绕在圆柱上的绳索或铁链（摘自 Morrison W. Problem Solving in Musculoskeletal Imaging. Philadelphia: Elsevier; 2010.）

- 绞盘是船上常用的一种机械装置，指的是一种圆柱形装置，转动曲柄时，可以拉紧连接在帆、锚上的绳索。
- 跖腱膜起着足的绞盘作用。跖腱膜连接跟骨与趾骨；在行走的蹬地阶段，脚趾的背屈导致足底筋膜包裹跖骨头（即圆柱体），腱膜收紧，将跗骨拉在一起，并在中足形成稳定结构（类似圆柱）。
- 足弓或前足畸形，或足底腱膜破裂，使其失去功能，并可能导致行走疼痛。

- Lisfranc 关节对于稳定足中部和纵弓非常重要。
  - 与其他跗跖关节相比，第2跖骨基底部呈嵌入状，并且和中间楔骨在冠状（短轴）平面上的形状类似于拱顶石（图 7.50）。
  - Lisfranc 关节的形状像罗马拱门，以其稳定性而闻名（古罗马人建造的许多拱门至今仍完好无损）。
  - 有楔骨间韧带和跖骨间韧带（图 7.51 和图 7.52）；然而，Lisfranc 韧带从内侧楔骨斜行至第2跖骨基底部（图 7.53）是保持中足间啮合的主要结构——相当于罗马拱门的"胶合剂"。

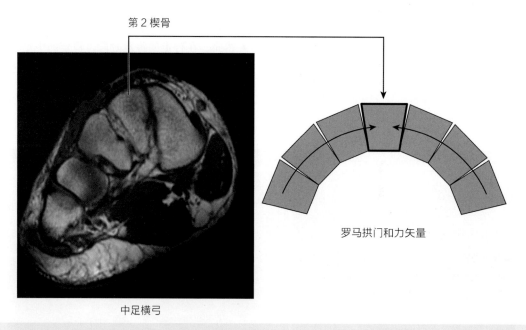

图 7.50　在冠状面上，第2楔骨和第2跖骨基底部形似拱顶石，Lisfranc 关节类似于罗马拱门。这种解剖构形以及 Lisfranc 韧带的稳定作用是足弓的重要支撑（摘自 Morrison W. Problem Solving in Musculoskeletal Imaging. Philadelphia: Elsevier; 2010. ）

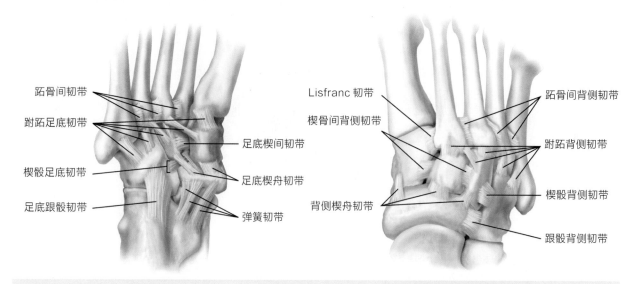

图 7.51　解剖学：中足韧带（摘自 Morrison W. Problem Solving in Musculoskeletal Imaging. Philadelphia: Elsevier; 2010. ）

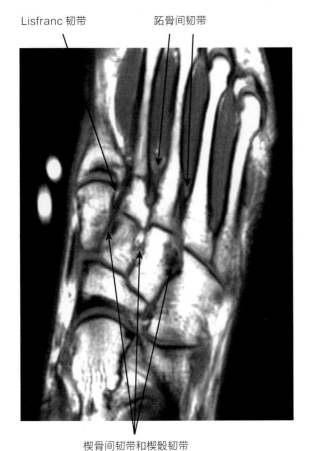

Lisfranc 韧带　　　跖骨间韧带

楔骨间韧带和楔骰韧带

图 7.52　中足韧带，质子加权长轴位 MR 图像（摘自 Morrison W. Problem Solving in Musculoskeletal Imaging. Philadelphia: Elsevier; 2010. ）

□ 第 1 跖骨与第 2 跖骨之间无跖骨间韧带。因此，第 2 跖骨基底部的骨折或 Lisfranc 韧带的断裂造成整个跗跖骨轴的不稳定，并使中足不稳定，导致纵弓塌陷。

### 舟骨骨折

- 舟骨应力性骨折是篮球运动员中较常见的应力性骨折类型之一。
  □ 这块骨头的中间 1/3 的血液供应相对较差，因此是常见的部位。
  □ 患者表现为疼痛，通常不局限于足弓内侧。
  □ 大多数位于舟骨中外 1/3 交界处，呈矢状方向（图 7.54 ）。
  □ 急性舟骨骨折也可能矢状走行，根据病史可以区分急性骨折和应力性骨折。
- 虽然舟骨骨折在平片上通常很隐蔽，但在 CT 和 MRI 上却能很好地显示。
- 放射性核素骨扫描将显示舟骨中的局部摄取，因此是敏感的，但不是特异性的。
- 外侧骨折块坏死是舟骨骨折的潜在并发症。
- 舟骨撕脱骨折也发生在距舟背侧关节囊附着处。它们表现为舟骨近端边缘的背侧骨碎片。
  □ 皮质光滑的小骨——通常偶然发现——也经常出现在这个部位。这些可能代表关节囊陈旧性撕裂伴钙化。

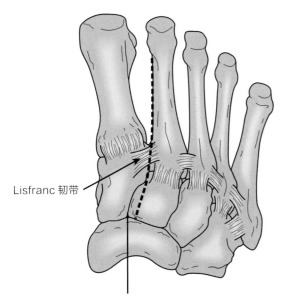

Lisfranc 韧带

Lisfranc 韧带完整时，从第 2 跖骨到第 2 楔骨内侧连线应是连续完整的连线

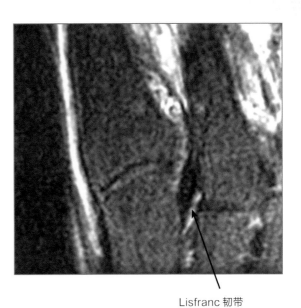

Lisfranc 韧带
- 从第 1 个楔骨延伸到第 2 跖骨基底部

图 7.53　Lisfranc 韧带从内侧楔骨斜向延伸至第 2 跖骨基底部。在足部的纵向图像上，第 2 跖骨的内侧缘应与中楔骨的内侧缘完全对齐。如果排列不齐，应怀疑是 Lisfranc 韧带撕裂（摘自 Morrison W. Problem Solving in Musculoskeletal Imaging. Philadelphia: Elsevier; 2010. ）

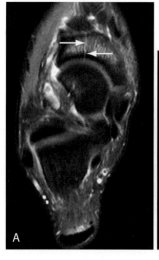
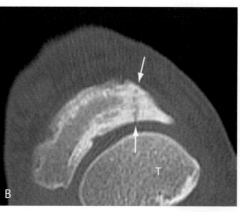

图 7.54　舟骨骨折。（A）斜向长轴脂肪抑制 $T_2$ 加权 MR 图像显示弥漫性舟骨水肿，伴有无移位的矢状舟骨骨折（箭）。（B）慢性骨折。轴位 CT 图像显示无移位骨折（箭），邻近硬化。T 标志着距骨头。这可能是正常愈合的骨折或应力性骨折

- 舟骨内侧结节的骨折很少，发生在 PTT 和三角韧带复合体胫舟束的附着点。
- 舟骨结节骨折也可能由直接打击引起，如冰球击中足内侧。骨折可以通过锐利的、非皮质的边缘与副舟骨骨折相鉴别。

### 骰骨及楔状骨骨折

- 这些骨折通常与涉及多个骨骼的复杂骨折有关，如 Lisfranc 骨折 / 脱位。
- 骰骨骨折可与跟骨骨折有关。孤立性骰骨骨折发生于扭转损伤。

### Lisfranc 骨折 - 脱位

- Lisfranc 骨折 - 脱位通常发生在跖屈并受到轴向负荷情况下。
- 这可能发生在中足扭转损伤（例如，下楼梯时踩错或从自行车上摔下，脚被夹在锁住的踏板中）。
- 这些损伤包括跗跖关节的主要支撑韧带断裂，尤其是 Lisfranc 韧带。
- 或者，即使内侧楔骨或第 2 跖骨底止点发生撕脱，Lisfranc 韧带也可以保持完整。
- 由于这种损伤，跗跖关节的稳定性被破坏，第 2 至第 5 跖骨的外侧半脱位随之发生（图 7.55）。
- 通常有跖跗关节的背侧半脱位或脱位，这在侧位片上可能看起来很细微。
- 半脱位有 2 种类型。
  □ 同侧半脱位：所有 5 个跖骨都向外侧半脱位（图 7.55A）。
  □ 分裂型半脱位：第 2 至第 5 跖骨外侧半脱位和第 1 跖骨不同程度内侧半脱位（图 7.55B）。
- 无论何种类型，跖骨基底部的背侧半脱位都是典型的。
- 通常有相关的跖骨骨折，虽然这些可能是隐匿性的。

- Lisfranc 骨折脱位也是糖尿病神经病性关节病的常见并发症。
- 半脱位的程度可能非常轻微，在疑似病例中，CT 或 MRI 证明有助于发现平片中隐匿性骨折、韧带断裂和跗跖关节的半脱位。
- 平片诊断：
  □ 第 1 跖骨和第 2 跖骨之间的间隙轻微增宽可能是平片正确诊断的唯一线索，并应提示进一步行其他影像学检查。增宽程度可能会因负重应力位而加重。
  □ 同样，第 2 跖骨的内侧缘应与第 2 楔骨的内侧缘完全对齐。损伤或糖尿病的任何偏移都应提示进一步评估（通常使用 MRI）。
- 如果诊断在影像上有疑问，患者可接受"麻醉下检查"：患者服用镇静剂，外科医师挤压足中部，看看骨头是否分离。
- Lisfranc 骨折脱位预后不良。最终发生骨关节炎的可能性很高，并伴有进行性畸形（足弓塌陷）。由于这个原因，这种损伤通常需要进行手术复位和固定。
- Lisfranc 断裂可见于急性损伤后或神经性疾病中；在这 2 种情况下，跖骨基底部通常向上移动，跗骨向下移动。这可能会产生"摇摆底"畸形，导致纵向足弓弯曲反向（图 7.56）。

---

**关键概念**

**Lisfranc 骨折脱位**

- 同侧会聚型损伤：所有 5 个跖骨均向外侧半脱位
- 分裂型损伤：第 2 至第 5 跖骨向外侧半脱位，远离第 1 跖骨
- 平片：第 1 和第 2 跖骨之间的间隙增宽和（或）第 2 跖骨和中间楔骨的偏移
- 可明确诊断的检查方法：MRI
- 常见于糖尿病神经病性关节病

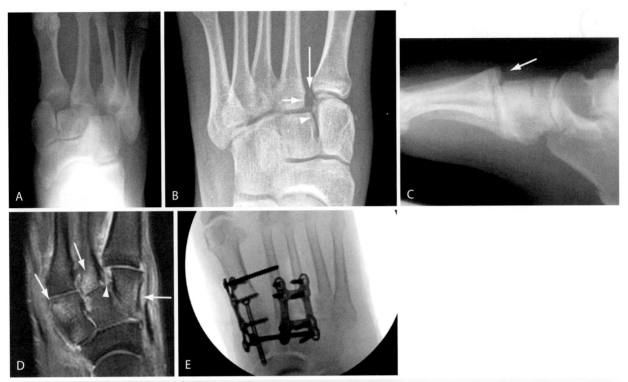

图 7.55　Lisfranc 骨折脱位。（A）同侧型损伤。正位平片显示包括第 1 跖骨在内的 5 块跖骨均向外侧移位。（B）第 1 跖骨不移位的分离型损伤。足部斜位平片显示第 1 跖骨和第 2 跖骨之间的间隙变宽，并伴有第 2 跖骨基底部的半脱位。中间楔骨（箭头）和第 2 跖骨近端（短箭）内侧边缘应对齐。注意跖骨基底部之间的小撕脱碎片（长箭）。（C）Lisfranc 骨折脱位患者的侧位片显示跗跖关节上跖骨半脱位（箭）。（D）斜向长轴位脂肪抑制 T$_2$ 加权 MR 图像显示 Lisfranc 韧带中断（箭头）。注意第 2 跖骨底部和外侧楔骨的骨折水肿（箭）。（E）另一例 Lisfranc 骨折患者术中局部平片显示跗跖关节和楔间关节内固定

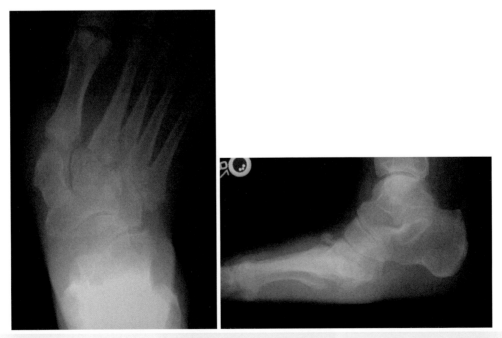

图 7.56　糖尿病神经病变患者的慢性、未经治疗的 Lisfranc 损伤导致足弓塌陷畸形，足底呈摇椅样结构（摘自 Morrison W. Problem Solving in Musculoskeletal Imaging. Philadelphia: Elsevier; 2010.）

## Lisfranc 关节韧带损伤

- Lisfranc 损伤发生于中足扭转；从马背上摔下来，脚扭在马镫上，这种经典的机制并不常见。更常见的情况是，患者的脚在坑洞里扭伤，或者在跳跃后以错误的方式落地。多发伤患者可能会出现更广泛的损伤。

- Lisfranc 损伤在运动员中很常见，可能出现在需要旋转的运动中。或者当另一名运动员踩在他们的脚上，限制了前脚掌的运动，但其身体仍围绕中足进行旋转时。

- 临床上，这种损伤非常痛苦，患者不能承受患肢的重量，因此通常在影像学检查前已疑诊为 Lisfranc 损伤。

- 如果影像不确定，患者可以在麻醉状态下进行检查，以验证 Lisfranc 关节的异常运动和应力下韧带间隔的增宽。

## Lisfranc 损伤影像学

- 当怀疑 Lisfranc 损伤时，平片是首选检查。
  - 足部的正位平片上，第 2 跖骨的内侧缘应与第 2 楔骨的内侧缘完全对齐（见图 7.53 和图 7.55）。
  - 第 1 跗跖关节也应吻合。
  - 第 1 和第 2 跖骨基底部之间的距离不太重要，并且可以变化。
  - 跖间小骨可导致假阳性诊断。与真正的 Lisfranc 韧带撕脱不同，该小骨呈圆形，在侧位上向上突出。
  - 撕脱非常薄，呈线形，位于第 1 楔骨和第 2 跖骨基底之间。可能需要 CT 来确认发现（图 7.57）。

- 通常需要 CT 来评估骨折的范围，因为在平片上常被低估。

- MRI 是直接评估 Lisfranc 韧带（和中足的其他韧带）以及诊断相关骨折和骨挫伤的极好方式，通常不需要在麻醉下进行检查。
  - 最好的平面是与跖骨平行轴位（长轴）；最好的序列是脂肪抑制 $T_2$ 加权序列（见图 7.55D）。
  - 在解释疑似 Lisfranc 韧带损伤的 MRI 时，一个重要的概念是，明显机械损伤的韧带在 MRI 上可能仍然是完整的。
    - 首先，小的撕脱在 MRI 上很难发现。
    - 其次，韧带可能被拉伸和功能不足，而不表现为不连续。
  - 有外伤病史时，韧带内或周围任何水肿都应被认为可能有严重损伤。建议使用脂肪抑制 $T_2$ 加权序列。
  - 间接征象也很有用。较常见的是中间楔骨或第 2 跖骨基底部下方的骨挫伤或骨折（图 7.58）。更严重的损伤中，其他跗骨和跖骨基部也可观察到骨挫伤或骨折。
  - 另一个间接征象是沿第 2 跖骨干向远端延伸的软组织水肿，常伴有第 1 跖骨和第 2 跖骨之间的第 1 骨间肌拉伤，由此产生的肌肉羽毛状水肿本身并不重要，但却是跖骨创伤性分离的征象。
  - 这有助于外科医师识别其他损伤的韧带，如楔间韧带、跖骨间韧带和中足的深足底韧带。楔骨间韧带和跖骨间韧带的存在有一定的可变性，在常规 MRI 上并不恒定，但在轴位（长轴）图像上可以得到最好的评估（图 7.52）。

骨折碎片

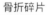

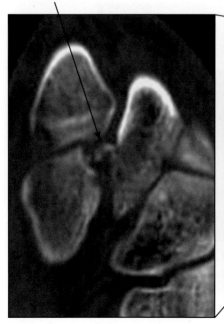
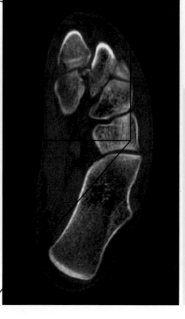

图 7.57　Lisfranc 损伤的 CT 表现。CT 对于确诊临床怀疑的骨折非常有用，尤其是在平片阴性的情况下。CT 还可以发现其他骨折。然而在没有骨折的情况下，可能有明显的 Lisfranc 损伤。MRI 是评估韧带本身以及骨挫伤和肌肉撕裂等更严重损伤的首选检查，但 CT 仍起到补充作用，因为小的骨折碎片在 MRI 上可能看不见（摘自 Morrison W. Problem Solving in Musculoskeletal Imaging. Philadelphia: Elsevier; 2010.）

□ 足底深韧带在冠状位(短轴)图像上看得最清楚(图 7.59),刚好在跗骨下方,并且刚好在向第 1 跖骨

底部延伸的腓骨长肌腱的深处。该区域有丰富的静脉,软组织水肿常难以检出。

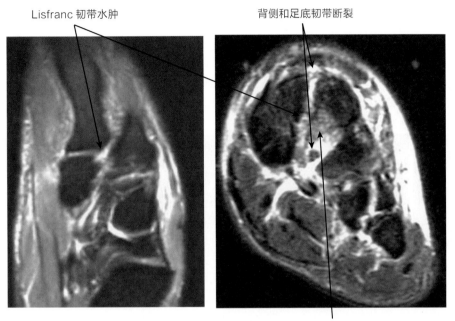

图 7.58　Lisfranc 韧带撕裂。轴位（左）和冠状位（右）液体敏感 MR 图像显示 Lisfranc 韧带水肿,纤维断裂。软组织水肿和骨挫伤或第 2 跖骨基底部骨折通常相关（摘自 Morrison W. Problem Solving in Musculoskeletal Imaging. Philadelphia: Elsevier; 2010.）

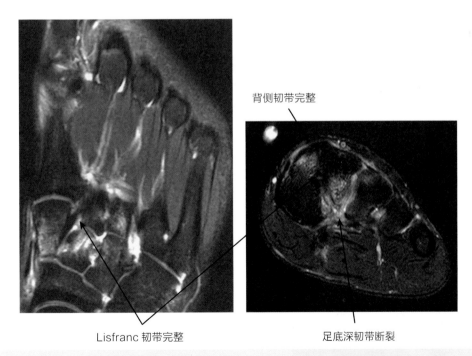

图 7.59　Lisfranc 损伤,无韧带撕裂。职业足球运动员在比赛中扭伤。存在骨挫伤;足底深韧带断裂,但主要的 Lisfranc 韧带保持完整。在麻醉下检查时,足的结构仍是稳定的（摘自 Morrison W. Problem Solving in Musculoskeletal Imaging. Philadelphia: Elsevier; 2010.）

## 前足骨折

- 第 5 跖骨近端骨折以前讨论过。
- 跖骨应力性骨折很常见，通常发生在第 2 或第 3 跖骨干（图 7.60；另见图 1.35A），因其较长，更易受过度应力影响。
  - "行军骨折"是该骨折的同义词，指新兵长时间行军的典型损伤。
  - 这些骨折通常无移位，在症状出现后 7~10 天，放射学表现变得明显，在骨折部位出现边界不清的骨膜新骨形成。
  - 最终会出现硬化愈合的骨折线。
- 应力性损伤也可能发生在跖骨头（最常见第 2 跖骨——最长且受到应力最大）；这可能发生在青春期，并导致坏死、塌陷和跖骨头上部变平，称为 Freiberg 损伤（图 7.61）。
- 正如前面所讨论的，第 5 跖骨跖间关节以远部分骨折，常为应力性骨折（见图 7.12）。

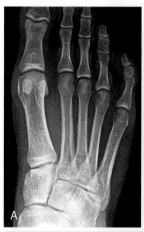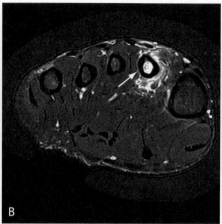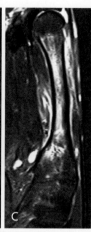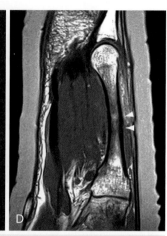

图 7.60　第 2 跖骨疲劳性骨折。（A）正位平片未见异常。出现症状的最初 1 至 2 周内，应力性骨折可能是隐匿性的。（B）短轴脂肪抑制 T$_2$ 加权 MR 图像显示第 2 跖骨明显的骨内膜和骨膜水肿样信号（箭）。（C）矢状位脂肪抑制 T$_2$ 加权 MR 图像显示第 2 跖骨水肿的范围。（D）矢状位 T$_1$ 加权 MR 图像显示骨髓水肿和轻微的骨膜新骨形成（箭头）

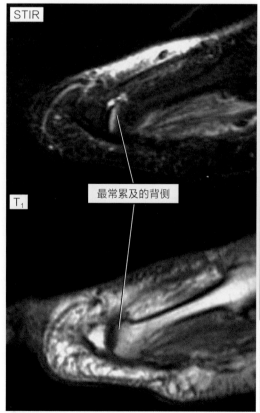

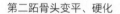
第二跖骨头变平、硬化

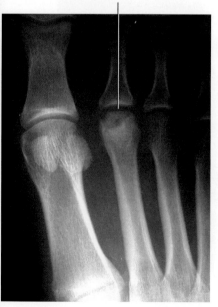

图 7.61　Freiberg 损伤。跖骨头坏死（第 2 跖骨头常见，尤其是较长的第 2 跖骨）。背侧关节面最常受累，可能与慢性重复性应激有关（摘自 Morrison W. Problem Solving in Musculoskeletal Imaging. Philadelphia: Elsevier; 2010.）

## 前足解剖（图 7.62 和 7.63）

- 内侧（胫侧）和外侧（腓侧）籽骨，在第 1 跖骨头的下面与跖骨关节小面形成关节；该关节面被称为嵴的骨性突起分开。
- 关节软骨存在于跖骨头、籽骨（跖籽关节，或 MTS 关节），滑液与第 1 跖趾（MTP）关节腔相通。
- 改变籽骨的位置或轨迹，或导致软骨损伤，可引起疼痛和继发性骨关节炎；此外，任何影响第 1 MTP 关节的关节疾病也会影响 MTS 关节。
- 籽骨的稳定有赖于关节囊和与跖骨的关节结构。籽骨间韧带以及籽骨 - 趾骨韧带提供了额外的稳定结构。然而，位于第 1 跖骨头下方的位置使籽骨（尤其是胫侧的籽骨）容易受到压力。
- 足底脂肪垫因肿胀、类风湿性关节炎和糖尿病等疾病或过度背屈（即穿高跟鞋）而丢失或迁移，相对使籽骨不受保护。
- 籽骨也是第 1 跖列屈肌复合体的一部分；FHL 肌腱通过籽骨之间，位于籽骨间韧带的浅面。
- 在胫侧和腓侧籽骨上，分别有拇短屈肌肌腱止点。
- 籽骨还与拇展肌（邻近胫侧籽骨）和拇收肌（邻近腓侧籽骨）肌腱附着处附近的关节囊密切相关。
- 前面描述的结构包括第 1 MTP 关节的跖板。"小" MTP 关节（第 2 至第 5 关节）也有足底跖板，由增厚的下关节囊组成。
  - 这种完整的增厚下关节囊，在冠状位（短轴）MR 图像上形成低信号 "U" 形结构（图 7.64）。屈肌腱和伸肌腱从下方和上方经过 MTP 关节，止于趾骨。

- 在相邻跖骨头之间有一个解剖囊，称为跖骨间囊，可以充满液体。在冠状位 $T_2$ 加权图像上，表现为相邻跖骨间的第三条液体 "线"，由相邻的关节囊分开，形成关节囊 - 跖骨间囊 - 关节囊结构（图 7.64）。
  - 在这个滑囊的正下方是一个筋膜弓，它在跖骨头之间延伸。
  - 在此之下是趾间神经，使用 1.5T 或以下的标准扫描方案，神经通常难以分辨。除非由于神经周围纤维化，出现病理性增大，如 Morton 神经瘤。
- 骨间肌在跖骨干之间延伸，向远侧渐渐变薄并附着 MTP 关节囊。
- 足底短屈肌分为内侧肌、中央肌和外侧肌，两者之间是 2 个神经血管束，包含来自踝管的胫后神经的足底内侧和外侧支。
- 跖腱膜起自跟骨底部，止于足趾浅筋膜和足趾屈肌腱。在跖骨远端之间连接成筋膜弓，弓的下方是神经血管束。

## 前足滑囊炎

- 滑囊炎通常在影像学上表现为局灶性、扁平的积液。在足部有 2 类滑囊。解剖囊是存在于所有个体中的囊，用于缓冲行走等自然活动而易于摩擦的区域；获得性滑囊，是对非典型摩擦的适应性反应而产生的囊，如由于穿着过紧的鞋或足部畸形导致。
  - 解剖囊的一个例子是跖骨头之间的跖骨间囊（见图 7.62 和图 7.64）。
  - 获得性滑囊可发生于多种部位。常见部位在跖骨头下方（图 7.65）、第 1 跖骨头内侧（拇趾外翻的拇囊炎；图 7.66）、第 5 跖骨头外侧的小趾滑囊炎。

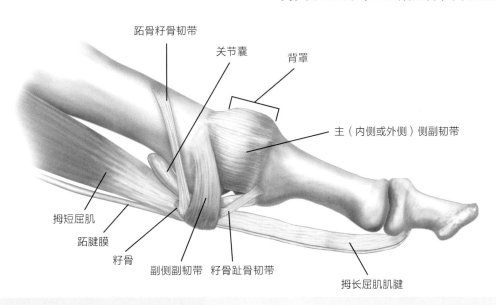

图 7.62 解剖：拇趾和第 1 跖趾关节（摘自 Morrison W. Problem Solving in Musculoskeletal Imaging. Philadelphia: Elsevier; 2010.）

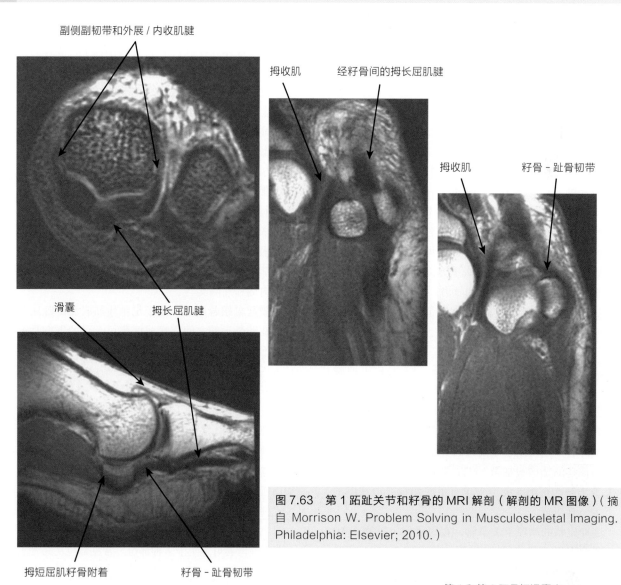

副侧副韧带和外展 / 内收肌腱

拇收肌　　　经籽骨间的拇长屈肌腱

拇收肌　　　籽骨 - 趾骨韧带

滑囊　　　拇长屈肌腱

拇短屈肌籽骨附着　　　籽骨 - 趾骨韧带

图 7.63　第 1 跖趾关节和籽骨的 MRI 解剖（解剖的 MR 图像）（摘自 Morrison W. Problem Solving in Musculoskeletal Imaging. Philadelphia: Elsevier; 2010.）

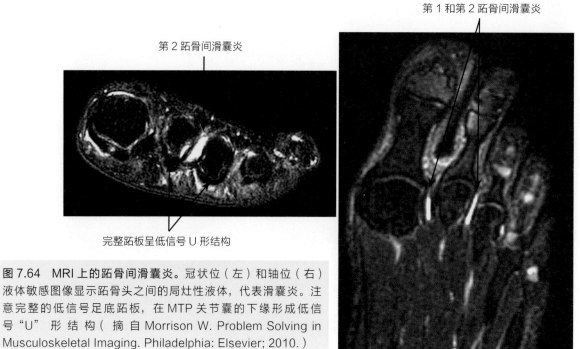

第 1 和第 2 跖骨间滑囊炎

第 2 跖骨间滑囊炎

完整跖板呈低信号 U 形结构

图 7.64　MRI 上的跖骨间滑囊炎。冠状位（左）和轴位（右）液体敏感图像显示跖骨头之间的局灶性液体，代表滑囊炎。注意完整的低信号足底跖板，在 MTP 关节囊的下缘形成低信号"U"形结构（摘自 Morrison W. Problem Solving in Musculoskeletal Imaging. Philadelphia: Elsevier; 2010.）

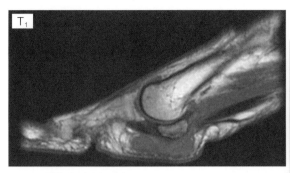

注意籽骨应力性骨折

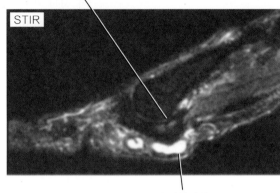

分叶状液体

与脓肿相似的边缘强化

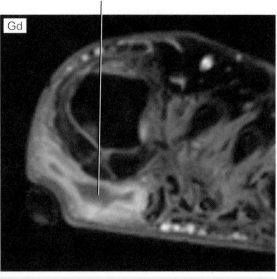

图 7.65 芭蕾舞演员的应力性改变。摩擦可能诱发机械性滑囊炎（摘自 Morrison W. Problem Solving in Musculoskeletal Imaging. Philadelphia: Elsevier; 2010.）

骨嵴侵蚀与骨关节炎

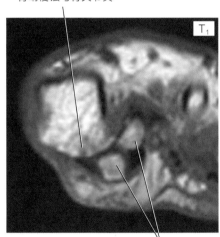

内侧骨性隆起表面的滑囊炎　籽骨外侧半脱位

内侧骨性隆起表面的滑囊炎

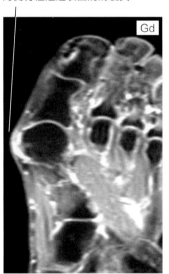

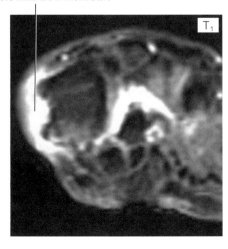

图 7.66 拇趾外翻的 MRI 表现，伴有第 1 跖骨头内侧的骨质增生和滑囊炎（摘自 Morrison W. Problem Solving in Musculoskeletal Imaging. Philadelphia: Elsevier; 2010.）

- 如前所述，无论是 MRI 还是 US 检查，足部扁平的皮下积液都应认为有滑囊炎可能。
- 即使在解剖囊中，任何积液都应被认为是病理性的，并且可能是患者疼痛的来源。
- 对比增强 CT 和 MRI 图像，滑囊炎出现脓肿样的厚边强化，但临床无感染征象，邻近组织无蜂窝织炎，通常可除外脓肿。
- 形态和经典位置通常有助于区分滑囊积液与肿瘤。
- 腱鞘囊肿偶尔会出现类似滑囊积液的症状，但与关节或腱鞘的连接有助于诊断腱鞘囊肿。
- 滑囊炎相关：
  - 虽然大多数足部滑囊炎是机械性的，但也可见于各种炎症性关节病，如痛风和类风湿性关节炎。
    - 这些情况也会显示关节或腱鞘受累。
  - 第 1 跖骨头下滑囊炎（跖骨下滑囊炎）常见于籽骨病变（见图 7.65），也可见于跖板损伤。
  - 滑囊炎常见于足部畸形或感觉减退的糖尿病患者，这类患者更容易受到重复性创伤。
  - 跖骨间滑囊炎与莫顿神经瘤高度相关，稍后讨论。

## 跖板损伤

- 跖板是 MTP 和近端趾间关节的跖面上的纤维软骨结构，类似于手的掌板。
- 第 1 MTP 关节的跖板损伤也被称为草皮脚趾。
  - 发生在运动员身上，尤其是美式足球。
  - 脚趾被身体的重量压住，过度背屈。
  - 足底结构撕裂，包括：籽骨 - 趾骨韧带、籽骨间韧带、关节囊和邻近肌肉组织。
  - 籽骨可能彼此分离，籽跖半脱位或向近端移位。
  - MRI 是诊断特定结构损伤的最佳方法。
- 跖板损伤更常见于较小的 MTP 关节（第 2 至第 5 关节）。第 1 MTP 跖板损伤常为运动相关的急性损伤，但较小的 MTP 关节（尤其是第 2 个，偶尔是第 3 个）通常是由于慢性、重复性损伤引起的迁延性病损。
  - 第 2 个 MTP 是最远端的，并且在行走的蹬地阶段暴露于不成比例的应力。
  - 最常见于穿高跟鞋的人；这在跖板上增加了额外的压力。此外，随着脚趾的背屈，下脂肪垫向前移动，远离跖板，使其暴露。
  - 开始时可能是一个小裂缝，随着时间的推移，损伤范围逐渐变大。
  - MRI 上跖板趾骨附着处的撕裂表现为局灶性 $T_2$ 高信号，超声检查呈低回声。
  - 相关的关节积液、滑膜炎和（或）囊周水肿（通常称为囊炎）。
  - 肉芽组织形成并扩展到邻近跖骨间隙。

- 可能误诊为莫顿神经瘤。
- 与慢性足底筋膜炎相似：由于关节囊形成疤痕，在完全愈合之前会反复损伤，导致慢性疼痛，尤其是在行走的蹬地阶段。
- 在 MRI 上，正常的小 MTP 跖板具有低信号的、厚的、线性的"U"形图案，这在 $T_2$ 加权短轴（冠状位）图像上很容易识别（见图 7.64）。
  - 跖板损伤的一个重要线索是单个 MTP 关节的积液和滑膜炎（图 7.67），常见于第 2 MTP 关节。
  - 像草皮趾一样，滑膜炎在慢性小 MTP 跖板损伤中普遍存在。这种只累及一个关节的形式在炎症性关节病中并不常见，骨关节炎在第 2 至第 5 MTP 关节中也相对不常见。因此，这一发现本身就应该促使人们仔细检查足底跖板。
  - 如果低信号的"U"形结构不连续、增厚或水肿，则可诊断为跖板损伤。
  - 在 MRI 上，与其他正常 MTP 关节进行比较是有帮助的。
  - 通常，跖板破裂会导致滑膜炎超出正常关节范围，进入邻近的跖骨间隙，这种表现可能与莫顿神经瘤相似（图 7.67 和图 7.68）。
  - 在更晚期的病例中，可出现近节指骨背侧半脱位，伴有神经性关节病（见图 7.68）。的表现。与关节不稳定相关的骨髓水肿可类似于化脓性或其他炎性关节炎。
  - 相关的关节不稳定最终发展成骨关节炎。

## 莫顿神经瘤

- 莫顿（Morton）神经瘤不是一种肿瘤，而是由压迫和刺激引起的神经周围纤维化，发生在趾间神经超过跖骨（MT）头处。
- 假定的病因是对神经的重复性损伤或压迫，神经处于易受影响的位置，在行走或跑步过程中可能受到撞击，尤其是在脚趾背屈的情况下，如穿高跟鞋。
- 与跖骨间滑囊炎密切相关，这可能是由于神经上方滑囊的占位效应，会增加神经的压力，或由于鞋头狭窄的鞋子挤压跖骨头部，引起其间的滑囊炎。在任何情况下，跖骨间滑囊炎和莫顿神经瘤都可能是疼痛的来源，需要仔细观察两者是同时存在还是单独发生，再给予正确报告。
- 滑囊炎具有长 $T_2$ 弛豫信号，通常在短轴位图像上看得最清楚。神经瘤 $T_2$ 信号更易变，因为它可能是高信号或中等信号。短轴位 $T_1$ 加权序列可作为观察神经病变的最佳序列，表现为正常脂肪信号被中等信号所取代。
- 然而，没有滑囊炎并不能排除莫顿神经瘤的存在。

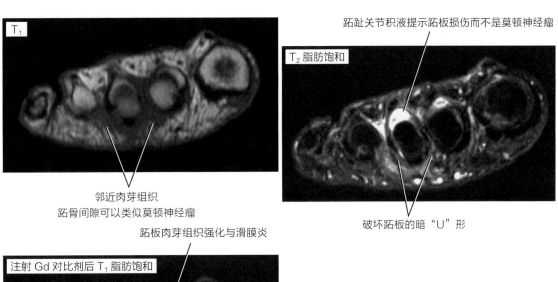

邻近肉芽组织
跖骨间隙可以类似莫顿神经瘤

跖板肉芽组织强化与滑膜炎

跖趾关节积液提示跖板损伤而不是莫顿神经瘤

破坏跖板的暗"U"形

图 7.67　跖板损伤。前足短轴位 MR 图像显示第 3 跖骨头下的肉芽组织，跖板破裂。第 3 个 MTP 关节存在相关的滑膜炎。静脉注射钆对比剂（下图）使肉芽组织和滑膜炎更加明显（摘自 Morrison W. Problem Solving in Musculoskeletal Imaging. Philadelphia: Elsevier; 2010.）

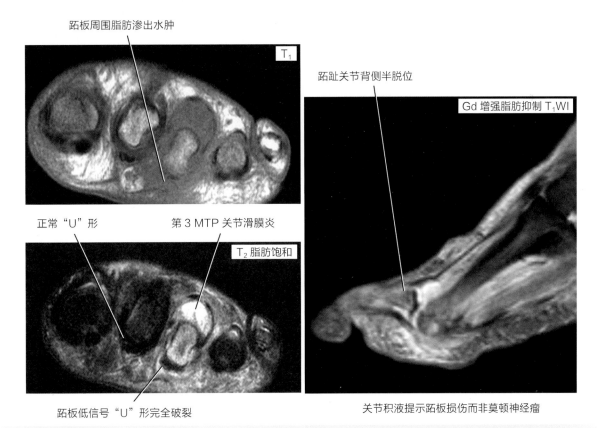

跖板周围脂肪渗出水肿

正常"U"形

第 3 MTP 关节滑膜炎

跖板低信号"U"形完全破裂

跖趾关节背侧半脱位

Gd 增强脂肪抑制 T₁WI

关节积液提示跖板损伤而非莫顿神经瘤

图 7.68　慢性跖板损伤。损伤后时间较长，近节趾骨向背侧半脱位；骨关节炎往往随之而来。鉴别诊断包括炎性关节病、化脓性关节炎或神经性关节炎（摘自 Morrison W. Problem Solving in Musculoskeletal Imaging. Philadelphia: Elsevier; 2010.）

- 跖骨间滑囊炎在穿过紧的鞋子或将前脚掌和 MT 头挤压在一起时会感到疼痛。莫顿神经瘤在起步蹬地阶段或在足底病变受到压迫时会引起疼痛。在疼痛部位放置维生素 E 标记物对影像观察和诊断很有帮助。在莫顿神经瘤的情况下，患者通常可以精确定位。胶囊定位常放置在病损背侧，避免相关区域的软组织变形。
- 莫顿神经瘤最常见于第 3 跖骨间隙，其次是第 2 跖骨间隙；第 4 跖骨间罕见，第 1 跖骨间极其罕见。
  □ 经常同时存在 2 个病灶，如果只切除 1 个，可能会导致复发或持续疼痛。
  □ 描述病变的大小很重要，因为较大的病变更可能是疼痛的来源，并且更可能需要进行治疗。测量内侧到外侧的尺寸；由于部分容积效应，上下径通常难以测量。
- 如果进行开放手术，则采用背侧入路（与大多数前足手术一样，以避免足底表面的疤痕和疼痛）。最近，更多的病变正在接受经皮热消融或酒精消融治疗。
- 在 MRI 上，莫顿神经瘤在短轴（冠状位）图像上观察最好。
  □ 如前所述，首选液体敏感图像，并观察相邻 MT 头部关节囊之间的垂直方向、线性或球状液体信号，常代表跖骨间滑囊炎。
  □ 在相同位置观察短轴位 $T_1$ 加权图像，注意足底脂肪。图像向远侧逐层移动，莫顿神经瘤将显示为低到中等信号的圆形病灶，位于 MT 头远端平面，对邻近脂肪具有推移效应（图 7.69 和图 7.70）。
  □ 复习对照 $T_2$ 加权图像；莫顿神经瘤表现为低至中等信号，有助于与显著的滑囊炎或腱鞘囊肿鉴别，后者表现为液体信号。
  □ 静脉注射对比剂后，大多数但不是所有的莫顿神经瘤都会增强。作者认为，在大多数情况下，不需要增强扫描评估。
  □ 虽然在实践中并不经常使用，但在跖屈状态下对足部进行成像可以帮助观察病变。这种姿势将神经瘤进一步推向足底脂肪，显示更明显。
- 莫顿神经瘤在 US 上可以表现为特定位置上的局灶性低回声肿块（图 7.71），加压时出现压痛。
- 如前所述，MT 头部之间的占位效应可能由滑囊炎或腱鞘囊肿引起。然而，一个非常常见的类似病变是邻近 MTP 关节的跖板损伤。
  □ 正如所讨论的，较小的 MTP 足底板的慢性损伤，尤其常见于穿高跟鞋患者。损伤可导致滑膜增生，延伸到邻近的软组织，即莫顿神经瘤发生的位置。
  □ 这种滑膜增生也将出现中等信号，并将明显增强。
  □ 关键是看相邻的关节。如果邻近的 MTP 关节之一

（通常是第 2 个）有积液和滑膜炎，正确的诊断很可能是跖板损伤而不是莫顿神经瘤。
  □ 在短轴位 $T_2$ 加权像上仔细观察有问题关节的跖板。完整的足底板将显示为完整的低信号"U"形。

## 拇外翻 / 拇囊炎

- 拇外翻是指第 1 跖趾关节外翻成角畸形。
- 这种成角畸形会导致鞋子不合脚，第 1 个跖骨头的内侧隆起处组织受压和摩擦，最终导致软组织中的滑囊炎和胼胝形成，邻近骨的增生和囊性改变（见图 7.66），局部可明显疼痛。因此，临床上感知的"拇囊炎畸形"可以是软组织、骨或两者并发的病理过程。在报告中，具体说明所涉及的组织，对临床诊疗有帮助。
- 滑囊炎可以保守治疗，而骨质增生可以切除，即内侧隆起切除术或拇囊炎切除术。
- 与拇外翻并存的滑囊炎通常是机械性的，但也可见于类风湿性关节炎或痛风。它在糖尿病患者中也很常见，在这种情况下，溃疡也可能发生在内侧隆起上。
- 外翻畸形导致屈肌肌腱和伸肌肌腱向外侧移位，就像弓弦一样。
  □ FHL 也迫使籽骨向外侧移动，并使其旋转，从而使跖骨籽骨关节变得不协调。
  □ 关节面之间的骨性突起（嵴）侵蚀，促进外侧籽骨半脱位和骨关节炎的扩散，并在关节两侧形成水肿和囊肿（见图 7.66）。
  □ 当籽骨进一步向外侧移动时，它们可能与第 2 跖骨头相邻，并伴有滑囊炎。
  □ 外侧偏斜的拇趾可能使第 2 趾向背侧移位（交叉趾畸形）。
- 手术治疗：如果第 1 跖骨内收角度大于 12°，通常除了拇囊炎切除术外，还进行第 1 跖骨旋转或移位（Chevron）截骨术（图 7.72）。

## 第 5 跖骨头外侧膨大

- 由于摩擦引起第 5 跖骨头外侧骨性膨大（图 7.73），伴或不伴滑液囊炎。这又称为裁缝趾。裁缝会交叉双腿，将重心放在第 5 跖骨头上。
- 这种情况可能是由于横向弯曲的第 5 跖骨或"八字脚"，第 5 跖骨与足前后中轴线外展角大于生理角度，前足掌前端变宽。

## 拇趾籽骨病变

- 在 MRI 上评估籽骨时，应检查其位置、软骨和骨髓信号以及邻近第 1 跖骨头和皮下组织的信号。
- 如果对位不良，常见于拇外翻，这种情况下，很可

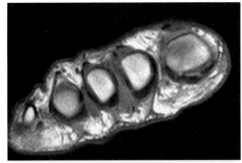
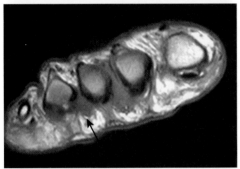
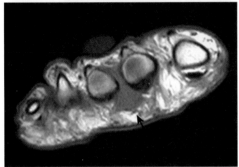
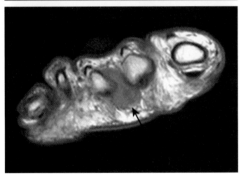

追踪 MTP 关节远端的短轴位 T₁ 加权像，以最好地观察莫顿神经瘤

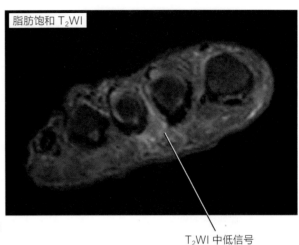

脂肪饱和 T₂WI

T₂WI 中低信号

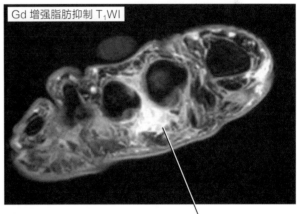

Gd 增强脂肪抑制 T₁WI

增强扫描，病灶明显强化

图 7.69 莫顿神经瘤——MRI 扫描方法和影像特征。MTP，跖趾关节（摘自 Morrison W. Problem Solving in Musculoskeletal Imaging. Philadelphia: Elsevier; 2010.）

能是骨关节炎。
- 跖骨头的同等受累也提示关节炎，可能是退行性或炎症性的。
- 有创伤史时，应检查关节囊和韧带的撕裂。
- 如果观察到只有籽骨出现骨髓异常，考虑二分籽骨（伴或不伴叠加损伤）、骨折 / 应力性骨折 / 应力反应或骨坏死。
- 邻近皮下组织的相关信号异常可能代表滑囊炎、肌

胼、关节病或代谢性疾病的各种表现（如类风湿性血管翳或痛风石）或经皮扩散的感染。

**急性骨折、应力性骨折和"籽骨炎"**

- 与其他急性骨折一样，急性籽骨骨折通常可以通过放射学检查发现（图 7.74）。骨折在最初的检查中可能被忽略，因为二分籽骨的发生率很高，它们可能具有相似的外观。

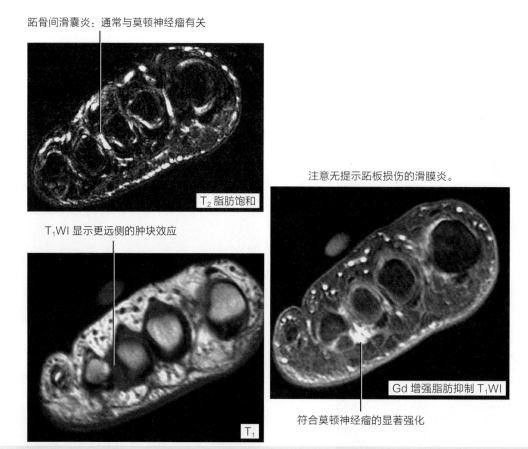

跖骨间滑囊炎：通常与莫顿神经瘤有关

T₂ 脂肪饱和

注意无提示跖板损伤的滑膜炎。

T₁WI 显示更远侧的肿块效应

T₁

Gd 增强脂肪抑制 T₁WI

符合莫顿神经瘤的显著强化

**图 7.70** MRI 显示莫顿神经瘤。跖骨间隙的跖面出现占位效应，并伴有邻近的滑囊炎。神经瘤（实际上代表神经周围纤维化）在 T₁ 和 T₂ 加权图像上呈低信号，在增强后图像上有显著强化（摘自 Morrison W. Problem Solving in Musculoskeletal Imaging. Philadelphia: Elsevier; 2010.）

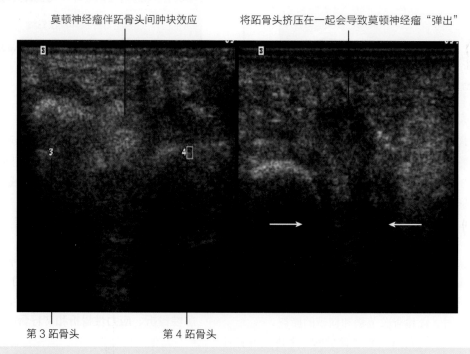

莫顿神经瘤伴跖骨头间肿块效应

将跖骨头挤压在一起会导致莫顿神经瘤"弹出"

第 3 跖骨头

第 4 跖骨头

**图 7.71** 超声显示莫顿神经瘤。在第 3 和第 4 跖骨头之间的足底存在占位效应，并伴有实质性病变的回声，这代表了莫顿神经瘤。动态检查有助于诊断，通过将后跖骨头挤压在一起，使肿块移位（摘自 Morrison W. Problem Solving in Musculoskeletal Imaging. Philadelphia: Elsevier; 2010.）

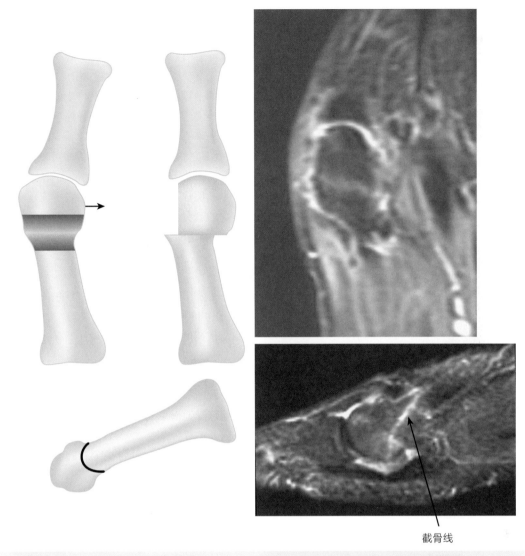

截骨线

图 7.72 内侧隆起（拇囊炎）切除术和远端跖骨干 Chevron 截骨术。或者，可以在近端骨干处进行截骨术。当第 1 跖骨间角（跖骨第 1 内收角）增大时，需要进行截骨术（摘自 Morrison W. Problem Solving in Musculoskeletal Imaging. Philadelphia: Elsevier; 2010.）

□ 二分籽骨具有圆形光滑的边缘，而急性骨折则具有尖锐、不规则的边缘。

□ 二分籽骨体积较其他籽骨大。

□ 二分籽骨影像表现不随时间而改变。5~7 天的短期随访将显示骨折的演变；前后对照有助于鉴别诊断。

□ 因为籽骨骨折在最初的平片上经常被忽视，所以患者偶尔进行 MRI 检查来解释持续的疼痛。

◇ 由于 MRI 检查的延迟，MRI 发现的损伤几乎总是亚急性的。

◇ 如前所述，亚急性籽骨骨折的 MR 表现与应力性骨折几乎没有区别（图 7.75），除非有单次明确的外伤史。

■ 籽骨炎是拇趾籽骨复合体和周围软组织的一种疼痛性疾病。术语籽骨炎是非特异性临床术语（类似术语跖痛症）；籽骨疼痛有不同或潜在的病因，MRI 影像可作出鉴别诊断。

□ 临床上，籽骨炎大多可能属于应力性病损。平片和 CT 扫描常表现正常。

□ 在 MRI 上，籽骨炎在 $T_2$ 加权或 STIR 图像上表现为弥漫性高信号。在高信号分布区内可呈弥漫性强化；这有助于区分籽骨炎和骨坏死，后者几乎没有强化。在 $T_1$ 加权像上，籽骨炎可显示中等至低信号，但如果信号为黑色，则考虑骨坏死。

□ 应力变化也可发生在二分籽骨上；因此，这些正常变异可能是疼痛的来源。

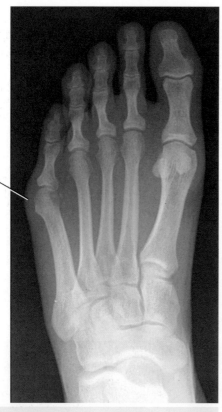

第5跖骨向外侧弓形偏移，形成骨性膨大

图 7.73　第 5 跖骨头外侧膨大（裁缝趾）。第 5 跖骨远端向外侧弓形偏移（摘自 Morrison W. Problem Solving in Musculoskeletal Imaging. Philadelphia: Elsevier; 2010.）

## 骨不连和假关节

- 偶尔籽骨骨折不愈合；平片上骨折线持续存在。边缘可能会变圆和硬化，就像一个二分籽骨。
- 类似的情况也可能发生在发育中的二分籽骨，急性创伤或慢性应力使正常的纤维连接断裂，这在平片上是观察不到的。
- 在 MRI 上，碎片之间的液体信号可以提示滑膜性不愈合的假关节。
- 液体敏感序列上的低信号可能表示先前骨折或正常发育的二分籽骨的纤维性愈合。如果邻近骨髓出现水肿，则可能存在持续的应力反应。

## 骨坏死

- 在平片和 CT 上，骨坏死表现为籽骨密度增高；通常只有 1 块籽骨受累（图 7.76）。硬化通常比骨关节炎预期的范围更广泛，并且不存在于关节的跖侧。
- 在 MR 图像上，$T_2$ 信号可以从低到高变化；$T_1$ 加权图像有助于确诊；在正常骨髓脂肪被坏死骨替代后，受累籽骨弥漫 $T_1$ 低信号（$T_1WI$ 上的坏死籽骨呈黑色，否则考虑其他病变）。
- 慢性骨坏死可导致籽骨塌陷和碎裂，籽跖关节继发骨关节病。

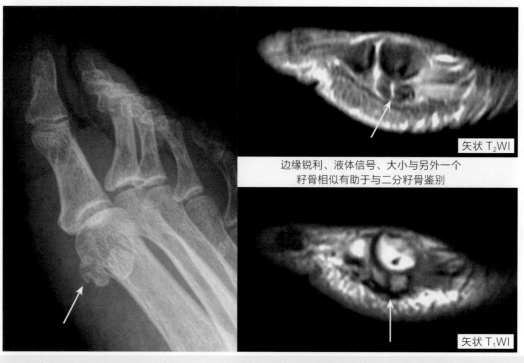

矢状 $T_2WI$

边缘锐利、液体信号、大小与另外一个籽骨相似有助于与二分籽骨鉴别

矢状 $T_1WI$

图 7.74　胫侧（内侧）籽骨急性骨折。斜位平片（左）显示穿过籽骨的透亮骨折线；MRI（右图）显示近期骨折的线性液体信号。锐利的边缘有助于鉴别骨折和二分籽骨。此外，二分籽骨通常比另一个籽骨大（摘自 Morrison W. Problem Solving in Musculoskeletal Imaging. Philadelphia: Elsevier; 2010.）

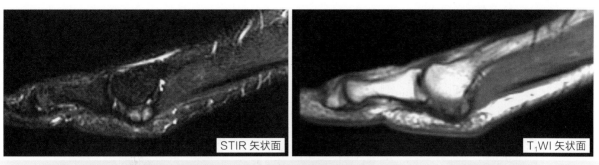

图 7.75　MRI 上籽骨的亚急性骨折与应力性骨折。籽骨内有弥漫性骨髓水肿，其内出现低信号线。亚急性骨折和应力性骨折均可有此表现。受伤史与活动量变化有助于鉴别（摘自 Morrison W. Problem Solving in Musculoskeletal Imaging. Philadelphia: Elsevier; 2010.）

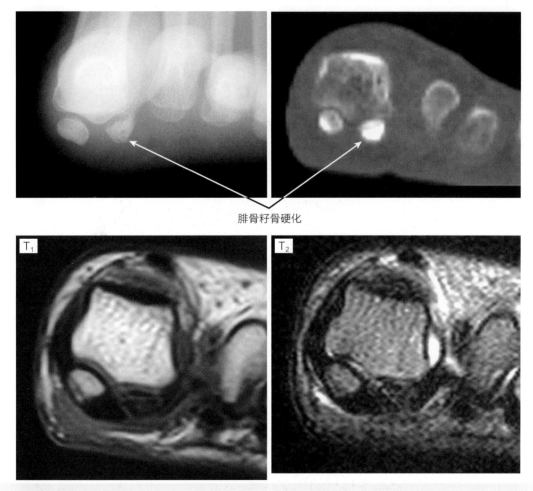

图 7.76　腓骨籽骨缺血性坏死。注意 CT 上的硬化，在 T$_1$ 和 T$_2$ 加权图像上为低信号（摘自 Morrison W. Problem Solving in Musculoskeletal Imaging. Philadelphia: Elsevier; 2010.）

## 跖筋膜损伤

- 跖筋膜损伤，即足底筋膜炎，是足跟痛的一个极其常见的原因（图 7.77 和图 7.78）。
- 足底筋膜分为内侧、中央和外侧 3 束。
  □ 最常损伤的是内侧束，中央束次之，外侧束很少。
  □ 外侧束起自中央束跟骨附着处的远端；因此在起

点，足底筋膜可以被描述为具有内侧或外侧附着点，外侧附着点是中央束和外侧束共同附着点。
  □ 体检时，患者在足底腱膜跟骨附着处有局灶性压痛；患者在行走的负重和蹬地阶段出现疼痛。疼痛在早上最严重（起床的第一步，可能会感到撕裂的感觉）。

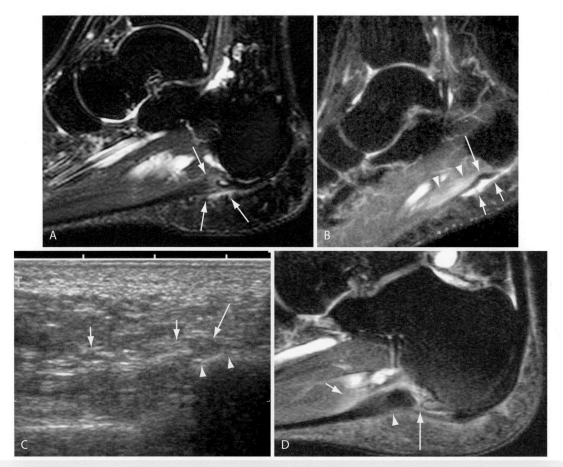

图7.77 足底筋膜炎。（A）矢状位脂肪抑制 T₂ 加权 MR 图像显示足底筋膜的中央束近端增厚（箭）和信号增高伴周围水肿。（B）部分撕裂。另一患者的矢状位翻转恢复 MR 图像显示足底腱膜中央束增厚且呈波浪状（长箭），邻近有液体（短箭），趾短屈肌水肿（箭头）。（C）近端撕裂。另一患者的超声显示近端足底筋膜增厚（短箭）和手术证实的近端撕裂的低回声（长箭）。注意足底跟骨刺（箭头）的阴影。换能器矢状位扫描，远侧位于图像的左侧，图像顶部为足底表面。（D）手术松解。另一患者的矢状位脂肪抑制 T₂ 加权 MR 图像显示足底腱膜明显增厚（箭头），周围明显水肿，包括趾短屈肌（短箭）。注意筋膜的中断（长箭），这是为了缓解疼痛而进行手术造成的。这种术后表现可能与影像学上的足底腱膜撕裂相混淆（B 由医学博士 Michael Recht 提供）

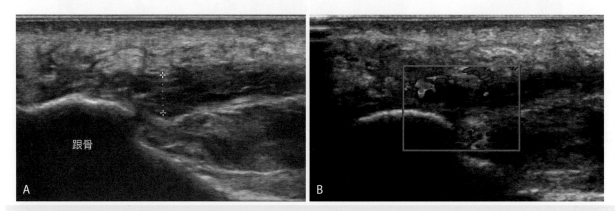

图7.78 重度急性足底筋膜炎。矢状位 US 图像，后方位于图像的左侧、足底位于图像的顶部。（A）灰度和（B）彩色多普勒超声图像显示增厚、水肿的近端足底筋膜（A 中用卡尺标记），有波浪状纤维。注意 B 区腱膜周围充血，并伴有细微的间质内血流

□ 夜间跖屈状态下，筋膜损伤在开始愈合。次日清晨下床的第一步，腱膜再次撕裂；反复损伤和部分愈合仍在继续。结果是腱膜近端增厚。

□ 近端腱膜弥漫性增厚，无水肿，称为慢性足底腱膜炎。增厚伴水肿称为慢性足底腱膜炎急性期。

□ 足底腱膜炎活动期，可以看到各种不同的发现，包括：

◇ 腱膜在起点的撕裂，脂肪抑制 $T_2WI$ 图像上，呈液性高信号。

◇ 一束或多束的部分或完全撕裂。

◇ 腱膜周围软组织水肿。

◇ 潜在的肌肉水肿（足底方肌 / 趾短屈肌）。

◇ 跟骨附着处骨髓水肿。

□ 骨髓水肿常代表更严重的受累范围和症状；临床上可能类似应力性骨折。

□ 跟骨下附着处的骨刺通常是偶然发现的，与症状无关。

■ 鉴别诊断。

□ 足底纤维瘤病（Ledderhose 病），是浅表纤维瘤病（包括 Peyronie 病和 Duypuytren 挛缩）的一种，影响足底腱膜，通常发生在中足内侧。这将在第 12 章软组织肿瘤中详细讨论。

□ 影像鉴别点：

◇ 足底筋膜炎：位于近端跟骨附着处；弥漫性增厚；周围水肿。

◇ 足底纤维瘤：以足中部为中心；团状，局灶性；通常多发。

◇ 创伤性足底筋膜破裂（即撕裂）可能发生在跟骨附着处的远端，导致愈合后局部增厚，类似于足底纤维瘤。

## 足部术后改变

在中足和前足，大多数手术的切口和通路的首选位置是背侧。足底切口可能导致疼痛加重，愈合 / 康复时间延长。

---

**关键概念**

**常见的前足手术**

第 1 跖骨内侧——拇囊炎切除术

第 1 跖骨干远端——拇外翻修复

第 1 跖骨背侧——骨赘切除术（骨刺切除）

近节趾骨的远端——锤状趾修复

跖骨头之间——Morton 神经瘤切除

足底——足底纤维瘤切除

---

## 术后足的影像学评价

### 肿块切除术后

■ 对于肿块和类肿块手术（如莫顿神经瘤、足底纤维瘤、肉瘤），放射科医师应仔细检查术后伪影和瘢痕，寻找任何可能提示复发的占位效应。

■ 肉芽组织在手术后几个月内呈团块状，但随着时间的推移会变平。在手术后一两个月进行术后基线检查是非常有帮助的，特别是在肉瘤切除的情况下。

■ 增强扫描有助于显示复发性肿块，但瘢痕也会强化；再次，对邻近结构的局部占位效应是重要的发现。US 也可用于检测复发肿块。

### 截肢 / 截骨 / 固定

■ 截肢手术的类型，如锤状趾修复（切除近节趾骨的远端）和与骨髓炎相关的截肢通常很少导致影像伪影，即使在手术后不久，骨髓信号也应该是正常的。

□ 在感染 / 伤口破裂的情况下，MRI 上截肢骨的任何异常骨髓信号都应怀疑感染。然而，截肢会改变负重，导致应力反应，使邻近骨骼出现骨水肿。

■ 对于骨折、融合或截骨，可使用钢板和 ( 或 ) 螺钉进行固定。这使得在 MRI 上进行诊断非常具有挑战性，即使运用金属伪影抑制技术，也可能需要其他检查方法（如 CT）来评估金属附近的骨骼或内固定下的融合情况。

□ 始终检查螺钉周围是否有透亮区或螺钉是否 "退出"，这表明螺钉松动或移动。查找意外进入关节等异常位置的螺钉。

■ 一种常见的前足截骨术是拇外翻修复（见图 7.72 和图 7.79）。这是作为第 1 跖骨近端或远端截骨术进行的，可以行弧形截骨术或 "V" 形、"人" 字形截骨术，旋转和外移第 1 跖骨远端。

□ 在 $T_1$ 加权图像上，截骨线可能会保留数年，但在愈合后的，间隙内应该不会有液体信号。软组织水肿和占位效应可能是感染等并发症的征兆。平片或 CT 上的骨增生也是融合松动或感染的征象。

■ 对于拇外翻修复，另一个潜在的危险并发症是第 1 跖骨头的缺血性坏死（AVN）。这在远端截骨术中尤其常见，因为通过干骺端进入的血液供应被切断。

□ 在 $T_1$ 加权图像上寻找低信号和缺乏强化的区域；在平片或 CT 上表现为密度增加和后期碎裂。

### 炎症

■ 类风湿性关节炎、银屑病关节炎、反应性关节炎和痛风等炎症性关节病可能累及前足。

■ 均可引起滑膜炎，有复杂的积液和肥厚、充血的滑膜，其外观与化脓性关节炎相似。

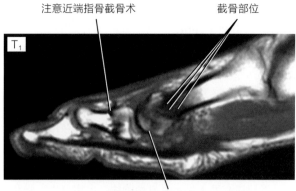

注意近端指骨截骨术　　　　　截骨部位

边界清楚的软骨下信号异常病灶，
伴有周围骨髓水肿，代表缺血性坏死

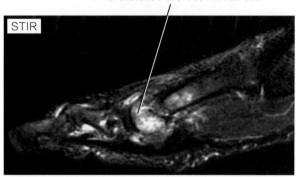

图 7.79　第一跖骨远端截骨术（Chevron 截骨术）伴继发性缺血性坏死。注意明确的软骨下信号异常，周围有骨髓水肿。失去血供的骨骼区域通常有包埋其内或木乃伊化的脂肪。AVN，缺血性坏死（摘自 Morrison W. Problem Solving in Musculoskeletal Imaging. Philadelphia: Elsevier; 2010.）

- 炎症性滑囊炎可导致形成复杂的积液和边缘增强，可类似脓肿。
- 炎性腱鞘炎也很常见。
- 滑膜炎症可引起 MRI 上的边缘糜烂和反应性水肿。
- 虽然平片有助于显示疾病模式和鉴别诊断，CT 或 MR 图像上的细微侵蚀可能更明显。
- 炎症性关节病中，痛风在 MR 图像上具有明显的表现；关节内痛风石在 $T_1$ 和 $T_2$ 加权像上表现为低到中等信号的块状病灶。关节外痛风石也常见于第一个 MTP 关节附近，可引起外源性侵蚀（关节周围侵蚀）。
- 类风湿性关节炎尤其引起关节囊和韧带松弛，导致关节畸形。
- 炎症性关节病的表现将在第 9 章关节炎中详细讨论。
- 足部感染将在第 14 章肌肉骨骼感染中讨论。

## 标准报告样例

检查类型：MRI 踝关节平扫

检查日期和时间：

适应证：

比较：

印象：踝关节磁共振平扫未见异常

扫描技术：使用标准的平扫序列，在 X Tesla 系统上对踝关节行三个平面（轴位、矢状位和冠状位）的 MRI 检查

影像所见：

关节 / 骨骼：

无急性骨折、骨挫伤或骨应力反应。无骨软骨损伤。无软骨缺损或骨关节炎。无关节积液。无跗骨间联合。非负重检查中正常的后足排列

外侧韧带：

距腓前韧带（ATFL）：完整

跟腓韧带（CFL）：完整

距腓后韧带（PTFL）：完整

前 / 后韧带联合：完整

内侧韧带：

三角韧带：完整

弹簧韧带（Spring ligament）：完好无损

Lisfranc 韧带：完整

屈肌肌腱：

胫骨后肌：无肌腱炎或撕裂

趾长屈肌：无肌腱炎或撕裂

拇长屈肌：无肌腱炎或撕裂

腓侧肌肌腱：

腓骨长肌：无肌腱炎或撕裂

腓骨短肌：无肌腱炎或撕裂

伸肌肌腱：

胫骨前肌：无肌腱炎或撕裂

拇长伸肌：无肌腱炎或撕裂

趾长伸肌：无肌腱炎或撕裂

跟腱：无肌腱炎或撕裂

足底腱膜：无增厚或腱膜周围水肿

跗骨窦：跗骨窦脂肪无殊

踝管：无撞击、无肿块效应

肌肉：无萎缩、无水肿

软组织：无软组织水肿、无积液或软组织肿块

检查类型：MRI 足部平扫

检查日期和时间：

适应证：

比较：

印象：MRI 足部平扫未见异常

技巧：使用标准的平扫序列，在三个平面（轴位、矢状位和冠状位）的 X Tesla 扫描仪上进行足部 MRI

影像所见：

关节 / 骨骼：

无急性骨折、骨挫伤或骨应力反应。关节和骨解剖对位良好。无局部软骨缺损或骨关节炎，无关节积液。拇趾籽骨间隔正常

跖板：跖板完整，无撕裂

跖骨间隙：没有跖骨间神经瘤。没有跖骨间滑囊炎

肌腱：屈肌、伸肌和腓骨肌肌腱的可见部分完好无损，无肌腱炎或撕裂。无腱鞘炎

Lisfranc 韧带：完好无损

肌肉：内在肌肉组织无萎缩或水肿

软组织：无软组织水肿，无积液或软组织肿块

## 参考文献和推荐阅读

Affram P. An epidemiologic study of cervical and trochanteric fractures of the femur in an urban population: analysis of 1664 cases with special reference to etiologic factors. Acta Orthop Scand Suppl. 1964;64:11.

Badillo K, Pacheco JA, Padua SO, et al. Multidetector CT evaluation of calcaneal fractures. Radiographics. 2011;31(1):81–92.

Beltran LS, Rosenberg ZS, Mayo JD, et al. Imaging evaluation of developmental hip dysplasia in the young adult. AJR Am J Roentgenol. 2013;200:1077–1088.

Bencardino JT, Beltran J, Feldman MI, Rose DJ. MR imaging of complications of anterior cruciate ligament graft reconstruction. Radiographics. 2009;29(7):2115–2126.

Bowden DJ, Byrne CA, Alkhayat A, et al. Injectable viscoelastic supplements: a review for radiologists. AJR Am J Roentgenol. 2017;209:883–888.

Chan SS, Rosenberg ZS, Chan K, Capeci C. Subtrochanteric femoral fractures in patients receiving long-term alendronate therapy: imaging features. AJR Am J Roentgenol. 2010;194(6):1581–1586.

Chaturvedi A, Mann L, Cain U, et al. Acute fractures and dislocations of the ankle and foot in children. Radiographics. 2020; online article. https://doi.org/10.1148/rg.2020190154.

Chhabra A, Subhawong TK, Carrino JA. A systematised MRI approach to evaluating the patellofemoral joint. Skeletal Radiol. 2011;40(4):375–387.

Costa CR, Morrison WB, Carrino JA. Medial meniscus extrusion on knee MRI: is extent associated with severity of degeneration or type of tear? AJR Am J Roentgenol. 2004;183:17–23.

Crema MD, Roemer FW, Marra MD, et al. Articular cartilage in the knee: current MR imaging techniques and applications in clinical practice and research. Radiographics. 2011;31(1):37–61.

Delfaut EM, Demondion X, Dieganski A, et al. Imaging of foot and ankle nerve entrapment syndromes: from well-demonstrated to unfamiliar sites. Radiographics. 2003;23:613–623.

De Smet AA. How I diagnose meniscal tears on knee MR. AJR Am J Roentgenol. 2012;199(3):481–499.

De Smet AA, Blankenbaker DG, Alsheik NH, Lindstrom MJ. MRI appearance of the proximal hamstring tendons in patients with and without symptomatic proximal hamstring tendinopathy. AJR Am J Roentgenol. 2012;198(2):418–422.

De Smet AA, Nathan DH, Graf BK, et al. Clinical and MRI findings associated with false-positive knee MR diagnoses of medial meniscal tears. AJR Am J Roentgenol. 2008;191(1):93–99.

Diederichs G, Issever AS, Scheffler S. MR imaging of patellar instability: injury patterns and assessment of risk factors [published correction appears in Radiographics. 2011;31(2):624]. Radiographics. 2010;30(4):961–981.

Disler DG. Fat-suppressed 3-D spoiled gradient-recalled MR imaging: assessment of articular and physeal hyaline cartilage. AJR Am J Roentgenol. 1997;169:1117–1123.

Flores DV, Gomez M, Fernandez HM, et al. Adult acquired flatfoot deformity: anatomy, biomechanics, staging, and imagings. Radiographics. 2019;39:1437–1460.

Flores DV, Gomez CM, Pathria MN. Layered approach to the anterior knee: normal anatomy and disorders associated with anterior knee pain. Radiographics. 2018;38:2069–2101.

Ganz R, Parvizi J, Beck M, et al. Femoroacetabular impingement: a cause for osteoarthritis of the hip. Clin Orthop Relat Res. 2003;417:112–120.

Garden RS. Stability and union of subcapital fractures of the femur. J Bone Joint Surg. 1964;46B:630–712.

Greif DN, Baraga MG, Rizzo MG, et al. MRI appearance of the different meniscal ramp lesion types, with clinical and arthroscopic correlation. Skeletal Radiology. 2020;49:677–689.

Hegazi TM, Belair JA, McCarthy EJ, et al. Sports injuries about the hip: what the radiologist should know. Radiographics. 2016;36:1717–1745.

Judet R, Judet J, Letournel E. Fractures of the acetabulum: classification and surgical approaches to reduction. J Bone Joint Surg. 1964;46A:1615–1646.

Kamel SI, Belair JA†, Hegazi TM, Halpern EJ, Desai V, Morrison WB, Zoga AC. Painful type II os naviculare: introduction of a standardized, reproducible classification system. Skeletal Radiol. 2020 Dec;49(12):1977–1985.

Khan I, Ashraf T, Saifuddin A. Magnetic resonance imaging of impingement and friction syndromes around the knee. Skeletal Radiology. 2020;49:823–836.

Khurana B, Sheehan SE, Sodickson AD, et al. Pelvic ring fractures: what the orthopedic surgeon wants to know. Radiographics. 2014;34:1317–1333.

Kijowski R, Rosas HG, Lee KS, et al. MRI characteristics of healed and unhealed peripheral vertical meniscal tears. AJR Am J Roentgenol. 2014;202:585–592.

Kijowski R, Blankenbaker DG, Shinki K, et al. Juvenile versus adult osteochondritis dissecans of the knee: appropriate MR imaging criteria for instability. Radiology. 2008;248(2):571–578.

Kraus C, Ayyala RS, Kazam JK, et al. Imaging of juvenile hip conditions predisposing to premature osteoarthritis. Radiographics. 2017;37:2204–2205.

Laborie LB, Lehmann TG, Engesæter IØ, et al. Prevalence of radiographic findings thought to be associated with femoroacetabular impingement in a population-based cohort of 2081 healthy young adults. Radiology. 2011;260:494–502.

Lauge-Hansen N. Fractures of the ankle: genetic roentgenologic diagnosis of fractures of the ankle. AJR Am J Roentgenol. 1954;71:456–471.

Li AE, Jawetz ST, Greditzer HG, et al. MRI Evaluation of femoroacetabular impingement after hip preservation surgery. AJR Am J Roentgenol. 2016;207:392–400.

Lungu E, Michaud J, Bureau NJ. US assessment of sports-related hip injuries. Radiographics. 2018;38:867–889.

Mainwaring B, Daffner R, Reiner B. Pylon fractures of the ankle: a distinct clinical and radiographic entity. Radiology. 1998;168:215–218.

Manganaro MS, Morag Y, Weadock WJ, et al. Creating three-dimensional printed models of acetabular fractures for use as educational tools. Radiographics. 2017;37:871–880.

Matcuk GR, Cen SY, Keyfes V, et al. Superolateral hoffa fat-pad edema and patellofemoral maltracking: predictive modeling. AJR Am J Roentgenol. 2014;203:W207–W212.

Markhardt BK, Gross JM, Monu JU. Schatzker classification of tibial plateau fractures: use of CT and MR imaging improves assessment. Radiographics. 2009;29(2):585–597.

Mellado JM, Bencardino JT. Morel-Lavallée lesion: review with emphasis on MR imaging. Magn Reson Imaging Clin N Am. 2005;13(4):775–782.

Meyers AB, Haims AH, Menn K, Moukaddam H. Imaging of anterior cruciate ligament repair and its complications. AJR Am J Roentgenol. 2010;194(2):476–484.

Mohankumar R, Palisch A, Khan W, et al. Meniscal ossicle: posttraumatic origin and association with posterior meniscal root tears. AJR Am J Roentgenol. 2014;203:1040–1046.

Mullens FE, Mullens FE, Zoga AC, et al. Review of MRI technique and imaging findings in athletic pubalgia and the "sports hernia". Eur J Radiol. 2012;81(12):3780–3792.

Naraghi A, White LM. MRI of labral and chondral lesions of the hip. AJR Am J Roentgenol. 2015;205:479–490.

Stacy GS, Lo R, Motang A. Infarct-associated bone sarcomas: multimodality imaging findings. AJR Am J Roentgenol. 2015;205:W432–W441.

Omar IM, Zoga AC, Kavanagh EC, et al. Athletic pubalgia and "sports hernia": optimal MR imaging technique and findings. Radiographics. 2008;28(5):1415–1438.

Perrich KD, Goodwin DW, Hecht PJ, Cheung Y. Ankle ligaments on MRI: appearance of normal and injured ligaments. AJR Am J Roentgenol. 2009;193(3):687–695.

Prince J, Laor T, Bean J. MRI of ACL injuries and associated findings in the pediatric knee: changes with skeletal maturation. AJR Am J Roentgenol. 2005;185:756–762.

Robinson R. Sonography of common tendon injuries. AJR Am J Roentgenol. 2009;193(3):607–618.

Rosas HG. Unraveling the posterolateral corner of the knee. Radiographics. 2016;36:1776–1791.

Rowe CR, Sakellarides HT, Freeman PA, Sorbie C. Fractures of the os calcis: a long term follow-up study of 146 patients. JAMA. 1963;184:920.

Samim M, Walter W, Gyftopoulos S, et al. MRI assessment of subspine impingement: features beyond the anterior inferior iliac spine morphology. Radiology. 2019;293:412–421.

Schwappach J, Murphey M, Kokmayer S, et al. Subcapital fractures of the femoral neck: prevalence and cause of radiographic appearance simulating pathologic fractures. AJR Am J Roentgenol. 1994;162:651–654.

Scheinfeld MH, Dym AA, Spektor M, et al. Acetabular fractures: what radiologists should know and how 3D CT can aid. Radiographics. 2015;35:555–577.

Sharif B, Ashraf T, Saifuddin A. Magnetic resonance imaging of the meniscal roots. Skeletal Radiology. 2020;49:661–676.

Sheehan SE, Shyu JY, Weaver MJ, et al. Proximal femoral fractures: what the orthopedic surgeon wants to know. Radiographics. 2015;35:1563-1584.

Silva MS. Radiography, CT, and MRI of hip and lower limb disorders in children and adolescents. Radiographics. 2019;39:779–794.

Subhawong TY, Eng J, Carrino JA, Chhabra A. Superolateral Hoffa's fat pad edema: association with patellofemoral maltracking and impingement. AJR Am J Roentgenol. 2010;195(6):1367–1373.

Yamada AF, Crema MD, Nery C, et al. Second and third metatarsophalangeal plantar plate tears: diagnostic performance of direct and indirect MRI features using surgical findings as the reference standard. AJR Am J Roentgenol. 2017;209:W100–W108.

Zoga AC, Kavanagh EC, Omar IM, et al. Athletic pubalgia and the "sports hernia": MR imaging findings. Radiology. 2008;247(3):797–807.

# 第8章　脊　椎

## 引言

本章讨论了急性脊柱创伤的影像学表现。第 14 章肌肉骨骼感染、第 15 章先天性和发育性疾病、第 9 章关节炎中分别介绍了脊柱的感染、儿童脊柱疾病和退行性疾病。

## 解剖学

### 颈椎

- 通常有 7 块颈椎，从 $C_1 \sim C_7$。
- $C_1$（寰椎）具有环状结构，连接颅底和颈椎。
  - ◇ 解剖学上分为前弓、后弓、成对的侧块和横突。侧块上下都有关节面，与枕骨髁和枢椎外侧关节面形成关节。两侧横突各 1 个横突孔。
    - ◇ 后弓可以不完整，这是一种正常的变异，前弓在中线上偶见不完整。
  - □ 寰枕关节由 $C_1$ 侧块和枕髁之间的成对髁状滑膜关节组成，主要允许头部屈曲和伸展。
- $C_2$（枢椎）具有独特的解剖结构。
  - □ 解剖学上分为椎体、齿突和成对侧侧块、横突、上下关节突，后部附件包括椎弓、椎板和棘突。
  - □ 寰枢关节由寰枢正中关节和寰枢外侧关节组成，前者由齿突与寰椎前弓组成，后者由寰枢 2 个侧块之间的关节组成。
- 关节突关节，也称椎小关节，是成对的位于后方的滑膜关节，从 $C_2 \sim C_3$ 开始，沿脊柱向下延续到腰骶连接处。
  - □ 由上一椎体的下关节突与下一椎体的上关节突连接形成，属于滑膜关节。
- 钩椎关节，也称 Luschka 关节，自 $C_2 \sim C_3$ 水平终于 $C_6 \sim C_7$ 水平有时可达 $C_7 \sim T_1$ 水平，是成对椎体后外侧滑膜小关节。
  - □ 下位椎体后外侧向上的钩状钩突，与上位椎体后外下缘相应凹槽形成关节。
- $C_7$（隆椎）特征是长棘突，项韧带和几块肌肉附着于其上。
  - □ 突出的棘突是临床上可触及的 $C_7$ 解剖标志，因此称为隆椎。偶尔，$T_1$ 棘突可大于 $C_7$。
- 颈肋偶尔出现在 $C_7$，通常无症状，也可能是胸廓出口综合征的原因。

熟悉正常解剖结构和损伤的细微征象是至关重要的。以下观察项目针对平片，但可转用于 CT 读片。大部分相关信息都可以显示在侧位平片上，颈椎侧位平片必须显示从斜坡（颅底）到 $T_1$ 椎体顶部的解剖结构。为了显示下颈椎，必要时加摄泳姿侧位片。侧位平片评估内容包括以下各项：

1. 椎前软组织。
   - □ 成人正常厚度：$C_2$ 处 6 mm，$C_6$ 处 20 mm。
   - □ 儿童的正常厚度：在 $C_3$ 和 $C_4$ 水平不超过 $C_2$ 椎体宽度的 2/3，在 $C_6$ 水平不超过 14 mm。如果年龄较小，厚度较小。
2. 颈椎排列。
   - □ 正常的颈椎排列是，脊柱曲度大约 20~40° 角前凸。
   - □ 脊柱前凸的丧失可能代表肌肉痉挛或归因于患者的体位，因为当颏部内收时，70% 的未受伤患者会出现脊柱前凸消失。

- □ 使用背板或颈托的患者会失去脊柱前凸。
3. 4 条连续曲线（图 8.1）。
- □ 这些曲线描述了骨结构的正常位置：
  - ◇ 椎体前缘连线。
  - ◇ 椎体后缘连线。
  - ◇ 椎板连线。
  - ◇ 棘突后缘连线。
- □ 脊柱椎板线应形成 1 条连续的线，无论屈伸程度如何。
- □ 儿童中其他 3 条曲线对齐情况有所不同。
  - ◇ $C_2 \sim C_3$ 和 $C_3 \sim C_4$ 水平在屈伸时可能有 $2 \sim 3\,mm$ 的生理性偏移。
4. 相邻椎体后部间隙的距离。
- □ 没有退行性椎间盘疾病的情况下，应在所有水平上保持一致。
- □ 一个节段的分离提示后方韧带损伤。
- □ 相应棘突分离可以支持这一发现。
- □ 注意：棘突间隙正常呈"扇形"而不是均匀的，近端和远端颈椎水平比中间水平更大。
5. 左右椎小关节重叠。
- □ 没有旋转的情况下，各椎小关节重叠程度应一致。
- □ 稍旋转的侧位平片所见的左右椎小关节有部分重叠。
- □ 相邻节段重叠程度的突然变化表明沿脊柱纵轴的异常旋转。

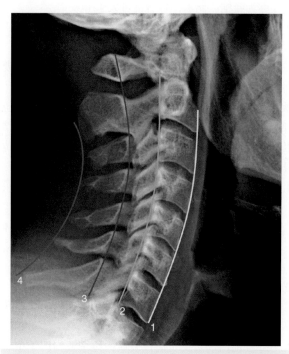

图 8.1 正常颈椎侧位平片上的 4 条连续曲线。1，椎体前线；2，椎体后线；3，椎板线；4，棘突后缘线

- □ 此外，每个椎小关节面必须对齐；对合不齐表明半脱位、高架或小关节脱位。
6. 齿突倾斜。
- □ 齿突通常在 $C_2$ 体上向后倾斜。
- □ 如果未见后倾，考虑齿突腰部骨折合并齿突向前半脱位。
  - ◇ 这可以通过椎板线中断来证实。
7. 寰枢间隙（寰齿间隙，ADI）。
- □ $C_1$ 前弓后皮质与齿突前皮质之间的距离，在齿突基部测量。
- □ 在成人中，该距离不超过 2.5 mm，并且不随屈曲而改变。
- □ 在儿童中，该距离可达 5 mm，并可随屈曲变化 $1 \sim 2\,mm$。
- □ 异常的 ADI 可见于寰枢椎（$C_1 \sim C_2$）关节不稳定的损伤。
  - ◇ 注意：异常的 ADI 也可见于成人的类风湿性关节炎和儿童的各种先天性疾病。
8. 棘突对齐（AP 位平片）。
- □ 棘突应形成 1 条相当连续的、通常略不规则的线。
- □ 断裂的棘突可能明显偏离这条线，或者可能出现 2 个棘突（1 个代表断裂棘突非移位的基底部，另 1 个代表移位的骨碎片）。
9. 寰枢椎对位（张口位）。
- □ 齿突张口位用于检测齿突骨折和 $C_1$ 环的完整性。
- □ 在中立位，$C_1$ 和 $C_2$ 的侧块的侧缘对齐。
- □ 在旋转时，寰椎通常作为一个整体移动，一侧关节面向外移位，另一侧关节面向内移位。
- □ 在成人中，2 个 $C_1$ 侧块的外缘向外侧偏移，表明 $C_1$ 环骨折。
  - ◇ 在儿童中，由于 $C_1$ 和 $C_2$ 的生长差异，$C_1$ 双侧侧块向外偏移可能是一种正常变异。
10. 斜位平片对后部结构的评价。
- □ 斜位片显示后部附件和椎小关节更好。
- □ 椎小关节应像屋顶瓦片一样排列，上关节突位于下关节突的前面。
- □ 几种发育变异可以类似高位颈椎骨折。
- ■ 寰椎枕骨化（寰枕融合）是指寰枕交界处缺乏分离，常是先天性融合，可能是完全的，也可能是不完全的。
  - □ 影像特征是 $C_1$ 和 $C_2$ 的棘突之间异常大的间隙，并且寰椎异常靠近枕骨（图 8.2）。
  - □ 屈曲侧位平片显示寰椎与枕骨固定；CT 也可用于确定诊断。
- ■ 寰椎（$C_1$）和枢椎（$C_2$）的先天性骨化中心融合异常。
  - □ $C_1$ 有 3 个初级骨化中心：1 个位于前方，2 个位于后方。

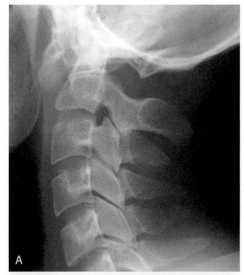

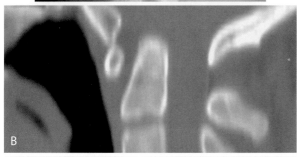

**图 8.2 寰椎枕化。**（A）侧位平片显示枕骨和寰椎之间没有明显的分离。（B）CT 图像显示寰椎的前弓和发育不良的后弓与枕骨融合。齿状突运动与枕骨化的寰椎失去关联，因此寰枢椎距离异常

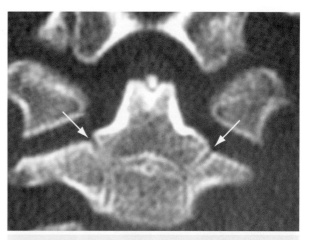

**图 8.3 $C_2$ 正常软骨结合。**冠状位 CT 图像显示 $C_2$ 的多个软骨结合。$C_2$ 椎体与邻近的后弓骨化中心相连。齿突是一个大的结构，它延伸到"齿突底部"的水平之下。这种软骨结合（箭）通常在 3~6 岁融合，但可能终生未融合，可能类似 3 型齿突骨折。最后，有一个小的终骨，位于齿突的上端。在其骨化之前，尖端可表现为"V"形缺损。正常情况下，骨端在 12 岁时融合，但也可能持续未融合，类似于齿突骨折的尖端（图片经医学博士 B. J. Manaster 许可使用，来自美国放射学会学习文件）

◇ $C_1$ 最常见的异常是后弓融合异常，其范围可从小裂隙到完全发育不全。

◇ 很少情况下，$C_1$ 可能是二裂的，前弓和后弓中断。

◇ 与急性骨折相比，融合异常边缘光滑且皮质增生。

□ $C_2$ 有四个初级骨化中心：一个椎体（偶尔可能是二分中心），两个神经弓和一个齿突。

◇ 体神经弓软骨结合在 3~6 岁不对称融合，体齿突软骨结合也在此时融合。

◇ 透明软骨结合可持续到成年，影像学上位于齿突"基部"水平以下的 $C_2$ 体中可见薄的、直的、轮廓分明的横向透明（图 8.3），这必须与齿突骨折相鉴别，后者通常发生在齿突的真正基部。

◇ 由于切牙或寰椎弓的重叠，张口位平片上会形成马赫带（Mach band），可误认为齿突横贯骨折。

■ 齿突尖小骨位于齿突上端，是一个次级骨化中心。

□ 齿突尖小骨在骨化前，齿突尖端在平片或 CT 上可呈"V"形缺损。

□ 正常情况下在 12 岁时融合，但可能会保持未融合状态，称为永久性终末小骨或伯格曼（Bergmann）小骨，这可能会误认为齿突尖端的骨折。

■ 齿突小骨是一种解剖学变异，其特征是大的小骨占据了通常由齿突占据的空间。

□ 被认为是椎体 - 齿突软骨结合先天性融合失败，或在发育过程中有经过生长板的既往创伤。

□ 可能由于不稳定而出现症状。

◇ 齿突固定在寰椎前弓上，在前屈和后伸时随 $C_1$ 移动，导致齿突和 $C_2$ 之间的异常运动。

□ 可能看起来很奇怪，类似骨折（图 8.4）。

**胸椎**

■ 通常有 12 个胸椎，从 $T_1$~$T_{12}$。

■ 胸椎从头部到尾部逐渐增大。

■ 解剖学上由椎体，成对椎板、椎弓根、上下关节突、横突和单个棘突组成。

■ 胸椎体后外侧上下肋凹，与肋骨相连。

■ $T_{11}$ 以上的胸椎是活动度最小的脊柱节段。

■ 正常的胸廓排列是后凸的，后凸角度约 20°~40°。

**腰椎**

■ 通常有 5 块腰椎，从 $L_1$~$L_5$。

□ 变异常见于腰骶交界处，被恰当地称为腰骶移行椎变异。

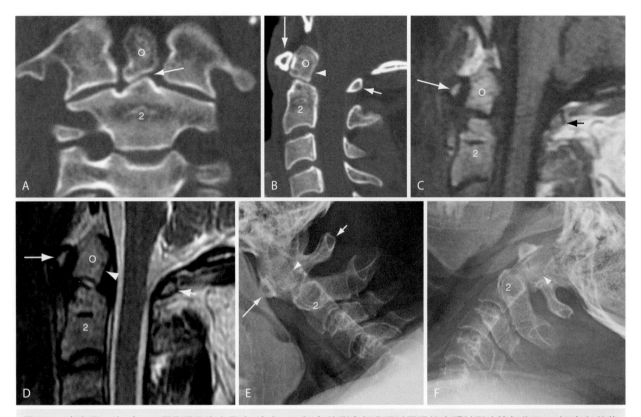

图 8.4　齿突骨。（A）CT 图像显示齿突骨（O）与 $C_2$（2）的剩余部分通过平滑的皮质斜裂（箭）分开。（B）矢状位 CT 图像也显示了齿突骨。注意，齿突骨与 $C_1$ 的前弓（长箭）和后弓（短箭）一起，相对于 $C_2$ 向前移位（箭头）。齿突骨常伴有对位不良。$T_1$ 加权（C）和 $T_2$ 加权（D）MR 图像显示的结果与 B 相似。注意 $T_2$（D）上齿突骨和 $C_2$ 之间的高信号，代表假关节中的液体。同时注意相对于 $C_2$ 的前半脱位（箭头）。如在 B 中，长箭标记 $C_1$ 的前弓，短箭标记 $C_1$ 的后弓。屈曲（E）和伸展（F）侧位平片显示，齿突骨（箭头）相对于 $C_2$ 的位置一样发生变化，但与 $C_1$ 的关系保持不变（箭头）

- □ 变化包括 4 个或 6 个无肋骨侧椎体，可以是 $L_5$ 部分或完全骶化，或 $S_1$ 部分或完全腰化。
- □ 在 $L_1$ 水平上可以看到小的、部分发育的肋。
- 腰椎是脊柱中最大的节段。
- 腰椎体由以下部分组成，包括椎体，成对的椎弓根、椎板、上下椎小关节突、横突和后方棘突。
- 正位平片显示，从 $L_1$~$L_5$ 的椎弓根间距离逐渐变宽。
- 在侧位片上，椎间隙的高度从 $L_1$~$L_2$ 到 $L_4$~$L_5$ 逐渐增加，$L_5$~$S_1$ 稍窄。
- 正常的腰椎排列是脊柱前凸约 40°~70°。
- 椎缘骨，常位于椎体前上角，偶尔为前下角，椎体缘骨化碎片，小骨皮质完整，由倾斜的射线透亮裂隙分隔。
  - □ 椎缘骨被认为是一个未融合的环状骨骺或椎间盘突出的结果。
  - □ 椎缘骨常偶然出现，可误认为骨折（图 8.5）。

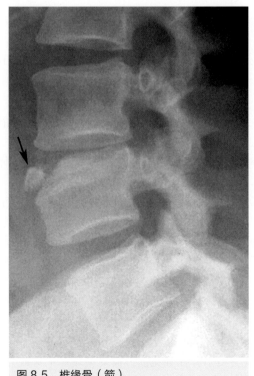

图 8.5　椎缘骨（箭）

# 影像学技术

## X 线平片

- 颈椎的常规平片通常包括正位、侧位和张口位，并根据需要拍摄其他特殊体位。
  - AP 位——显示椎体、椎间盘间隙、冠状位排列。
  - 侧位——显示椎体、椎间盘间隙、矢状位排列、椎前软组织。
  - 齿状突——$C_1$~$C_2$（寰枢）关节和齿状突的局部放大 AP 位。
  - 斜位——通常拍摄两个前后斜位，以评估左右后部结构和骨性神经孔。
  - 泳姿侧位——有助于显示被遮挡的 $C_7$~$T_1$，用靠近上方探测器的手臂放到头顶，使肱骨头移离颈椎。
  - 过屈位 / 过伸位——用于评估动态操作中的脊柱不稳定，这可以在韧带松弛或损伤的情况下看到。不应对已知的不稳定骨折进行该检查。
- 胸椎常规平片通常包括 AP 位和侧位。
  - AP 位——显示椎体、椎间盘间隙、冠状位排列。
  - 侧位——显示椎体、椎间盘间隙、矢状位排列。
- 腰椎的常规平片通常包括 AP 位和侧位，并根据需要提供其他专业视图。
  - AP 位——显示椎体、椎间盘间隙、冠状位排列。
  - 侧位——显示椎体、椎间盘间隙、矢状位排列。
  - $L_5$~$S_1$ 局部放大——以更好地显示腰骶交界处。
  - 斜位——通常获得两个正面斜位投影，以评估左右椎小关节和关节间部。
  - 过屈位 / 过伸位——用于评估动态运动中的脊柱不稳定。

## CT

- 在急性创伤后脊柱成像中，多平面重建 CT 具有关键作用。
- 急性脊柱创伤的影像学检查，尤其是颈椎创伤，现在通常首选 CT，取代平片作为一线影像学检查。
- 与平片相比，CT 对脊柱骨折的检测和定性明显更敏感。
- 与 MRI 相比，CT 对骨骼和骨折碎片具有更高的空间和对比分辨率。
- 对于怀疑椎动脉损伤，CT 血管造影是一种极好的检查方法。

## MRI

- MRI 是评估严重软组织损伤的首选检查方法，如硬膜外血肿或脊髓、脊髓圆锥或神经根损伤。

- MRI 可以显示许多椎动脉损伤和一些 CT 不能显示的骨折。

# 病理生理学

- 导致四肢骨骼骨折的基本力量同样会导致脊柱骨折：压缩、拉伸和剪切。
- 脊柱创伤中发挥作用的上述基本力量中，经常叠加以旋转力。
- 脊柱创伤中以下概念很实用，即脊柱稳定的三柱模型。
  - 前柱由前纵韧带、前半椎体、椎间盘和支持软组织组成。
  - 中柱由后纵韧带、后半椎体、椎间盘和支持软组织组成。
  - 后柱由后部结构、小关节和许多相关的韧带组成。
    （以上是经典的 Denis 三柱模型。1984 年 Ferguson 完善了 Denis 提出的三柱分类概念，认为椎体和椎间盘的前 2/3 和前纵韧带属前柱，后 1/3 和后纵韧带属中柱，后附件韧带复合体属于后柱，目前这是比较公认的三柱模型。鉴于 Denis 的巨大影响，仍用 Denis 三柱模型命名。法国 Roy-Camille 和 Saillant 等三柱模型略不同——译者注）
- 三柱模型有助于预测脊柱损伤稳定性。
  - 骨折仅累及前柱，通常不发生脊柱不稳定，同时累及前中柱或三柱则会导致脊柱不稳定。
  - 无脊柱骨折和脊柱损伤，损伤可能只涉及椎间韧带和椎间盘等软组织，也可能存在脊柱不稳定。
- 不稳定的放射学征象包括，扇状棘突间隙异常、椎间隙增宽、椎体相对另一个椎体水平移位超过 3.5 mm、椎间成角大于 11°、小关节脱位，或者严重损伤，如一个节段的多处损伤。

## 颈椎

- 根据损伤机制，颈椎损伤通常以可预测的模式发生。
- 了解这些模式有助于放射科医师避免遗漏重要损伤。
- 屈曲性损伤导致前方的压缩力和后方的拉伸力。
  - 损伤可呈轻度楔形压缩到灾难性屈曲泪滴状（爆裂）骨折。
  - 严重的屈曲性损伤通常会破坏后纵韧带，在这种情况下，部分椎间盘间隙的高度可能会增加，并伴有棘突间的开扇状变形和局灶性后凸成角（图 8.6）。
  - 这些发现在过屈图像上明显，可能导致椎小关节半脱位甚至脱位交锁。然而，颈椎的稳定性可能暂时由周围软组织肿胀和肌肉痉挛来维持。
    - 这些患者中有 20% 存在延迟性不稳定。

◇ MRI 可显示椎小关节囊破裂。（不易观察——译者注）

- 伸展型损伤，前方的拉伸力和后方的压缩力。
  - □ 一些伸展型损伤具有极其细微的放射学征象。
    - ◇ 关节突压缩性骨折可由旋转过伸引起，在平片上可能是隐匿的，在 CT 或 MRI 上可能是细微的。
  - □ 即使没有骨折或脱位，过伸性损伤也可能引起脊髓损伤。
    - ◇ 当怀疑有过伸性损伤时，应考虑 MRI 评估软组

织损伤并确定有无不稳定的可能性。

  - ◇ MRI 可显示脊髓挫伤或出血、硬膜外血肿和外伤性椎间盘突出。
  - □ 可能有前纵韧带撕裂或拉伸以及前纤维环破裂（前柱损伤）。
    - ◇ 这可能导致相邻椎体前部终板撕脱（图 8.7）。
  - □ 更严重的伸直损伤也可能累及中柱和后柱，并导致严重的不稳定性。
    - ◇ 尽管有严重的软组织损伤，但这些损伤可自行复位，因此平片可能无法揭示损伤的真实程度。

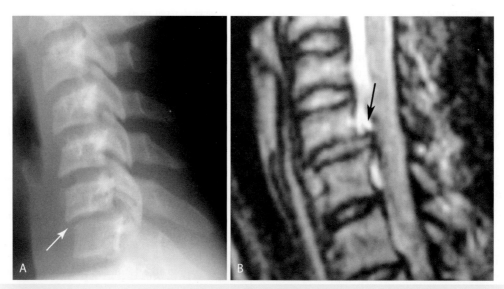

图 8.6　过度屈曲损伤。（A）一名在机动车事故中颈部受伤的患者的颈椎屈曲侧位平片。尽管中立位侧位片（未展示）未显示异常，但屈曲位显示 C$_6$ 在 C$_7$ 上前滑（箭），椎间隙变窄。这对一个 14 岁的孩子来说是不正常的。（B）T$_2$ 加权矢状位 MR 图像显示 C$_6$ 在 C$_7$ 上向前滑脱，以及椎间盘突出和后纵韧带断裂（箭）

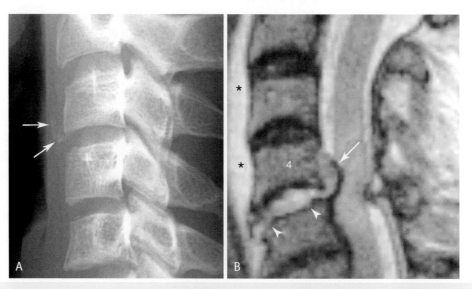

图 8.7　过伸性损伤。（A）侧位平片显示无椎前软组织肿胀。然而，C$_3$ 椎体下终板前缘有细微的撕脱骨折（箭）。这是过伸性损伤的指标，应进行 MRI 以评估可能的脊髓损伤。（B）另一例过伸性损伤患者的矢状位 T$_2$ 加权 MR 图像显示 C$_4$～C$_5$ 椎间盘（箭头）破裂、硬膜外（箭）和椎前（＊）血肿（图片由医学博士 W. Smoker 提供）

◇ 椎前软组织肿胀是一个重要线索。

◇ 可有椎体后移位或椎间盘间隙增宽，尤其是前方。

▫ 在没有退行性椎间盘疾病的情况下，纤维环的真空现象高度提示伸展型损伤。

◇ 当出现前下椎体撕脱时，通常提示过伸性损伤的诊断。

■ 一些损伤可能同时具有过度屈曲和过度伸展的特征（图 8.8）。

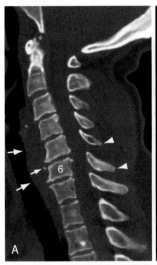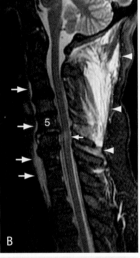

**图 8.8　具有屈伸特征的不稳定损伤。**（A）CT 图像显示椎前软组织肿胀（大箭），$C_5$~$C_6$ 棘突间距离增宽（箭头），$C_5$~$C_6$ 前方的小碎片（小箭）可能是撕脱碎片或因韧带断裂而移位的退行性钙化。（B）STIR MR 图像显示椎前水肿（大箭）、$C_5$~$C_6$ 椎间盘破裂水肿、脊髓挫伤（小箭）、棘间韧带和项韧带拉伤水肿（箭头）

■ 椎动脉损伤可见于过屈型和过伸型损伤患者。

▫ 如果患者有小关节骨折或脱位或骨折穿过椎动脉（如横突孔），则必须考虑。

▫ 最好通过 CT 血管造影（CTA）进行评估（图 8.9）。

**胸腰椎**

　　与颈椎一样，胸椎和腰椎损伤通常根据损伤机制以可预测的模式发生。

■ 胸椎和腰椎的外伤比颈椎的损伤更容易理解，因为解剖结构不那么复杂。

■ 胸椎和腰椎在生物力学上不同于颈椎，因为它们通常具有更大、更强的椎间盘、支撑韧带和肌肉。

■ 压缩和屈曲损伤往往在胸椎和腰椎中重叠，因为强大的后柱和中柱可以将屈曲力转化为类似胡桃夹的椎体压缩机制。

▫ 压缩和屈曲占损伤的 75%。

■ 胸廓和 $T_{11}$ 以上的胸椎小关节的方向有助于稳定胸椎，异常强大的韧带和肌肉支撑有助于稳定下腰椎。

▫ 因此，作用在胸椎和腰椎上的力集中在胸腰椎交界处，60% 的骨折发生在 $T_{12}$~$L_2$ 水平，90% 发生在 $T_{11}$~$L_4$。

■ 胸椎和腰椎的过伸性损伤并不常见，但可破坏前纵韧带并导致后部结构和小关节压缩损伤。

■ 在正位平片上，应仔细注意椎弓根间的距离，因为单一节段的增宽提示爆裂性骨折。

■ 平片显示的棘旁软组织增宽可能由血肿引起。

■ 如果存在多根肋骨骨折或胸骨骨折，则胸椎中上段骨折更可能不稳定（图 8.10）。

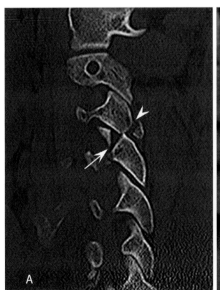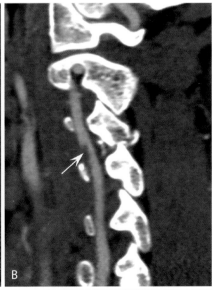

**图 8.9　后部结构骨折伴创伤性椎动脉夹层。**（A）颈椎的矢状位重建 CT 图像显示左侧 $C_3$ 下关节突（箭头）和左侧 $C_4$ 上关节突（箭）的急性移位骨折。（B）左椎动脉的曲面重组 CTA 图像显示代表夹层内膜瓣的管腔充盈缺损（箭）

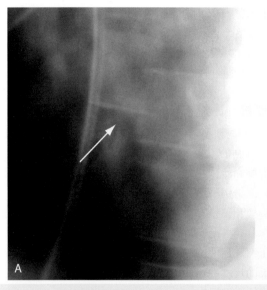
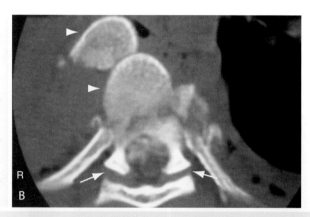

图 8.10　不稳定型胸椎损伤。（A）侧位片显示中段胸椎严重前滑脱（箭）。这种程度的移位意味着胸骨和可能的多发性肋骨骨折。（B）前滑脱水平的 CT 图像显示了 2 个椎体的重叠（箭头），以及使椎管变窄的后移的骨碎片和小关节的分离（箭）（图片经医学博士 B. J.Manaster 许可使用，来自美国放射学会学习文件）

■ 从高处坠落后出现跟骨骨折（所谓的情人骨折或唐璜骨折），与胸椎或腰椎骨折的风险显著增加相关（反之亦然）。
　　□ 因此，如果发现跟骨骨折，应考虑胸椎和腰椎的影像学检查。

# 疾病

## 颈椎

### 枕髁骨折

■ 不常见的损伤，通常发生在高冲击性创伤，通常需要 CT 诊断（图 8.11）。
■ 这些骨折可累及舌下神经管或颈静脉孔，因此可发现颅神经 IX ~ XII 损伤的临床特征。

### 颅颈分离（寰枕脱位）

■ 令人惊讶的是，这是一种很容易在放射学上漏掉的损伤，但在临床上却是毁灭性的。
■ 正常的枕椎关系由起自枢椎（$C_2$）的韧带维持，即通过覆膜和翼状韧带分别延伸到斜坡和枕髁。
■ 真正的脱位通常是致命的，并且在侧位图像上很明显（图 8.12）。

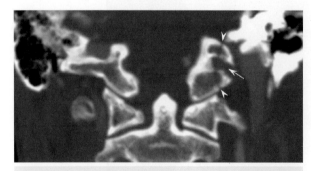

图 8.11　枕髁骨折。冠状位重建 CT 图像显示无移位的左侧枕髁骨折（箭头），该骨折穿过左侧舌下神经管（箭）

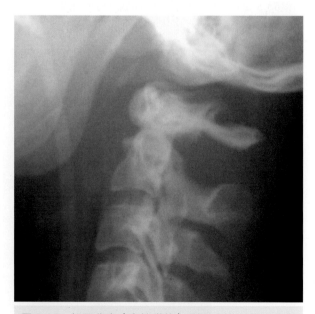

图 8.12　颅颈分离（寰枕脱位）。这张侧位片显示了严重的损伤。注意严重的椎前软组织肿胀，枕骨与寰椎完全分离。同时注意下颌骨后缘与颈椎之间的宽间隔

- 半脱位是罕见的，可能没有神经功能缺损或明显的影像学表现。在这种情况下，以下测量对于发现这种伤害是有用的：
  - 颅底点 - 枢椎间距——从斜坡下端（颅底点）到 $C_2$ 椎体后缘的距离正常小于 12 mm。
  - 颅底点 - 齿突间距——从颅底点到齿突顶部的距离正常小于 10 mm。
  - 寰齿间隙——寰椎前弓后部皮质与齿状突前部皮质之间的距离正常小于 3 mm。
- 对于严重面部和（或）头部创伤的患者，应高度怀疑颅颈交界区损伤。

## Jefferson 骨折

- 寰椎（$C_1$）的轴向负荷爆裂性骨折，包括前弓和后弓（图 8.13）。
- 可以是传统描述的 4 部分骨折（双侧前弓和后弓骨折），或 3 部分或 2 部分骨折。
- 必须与先天性寰椎发育畸形相鉴别。

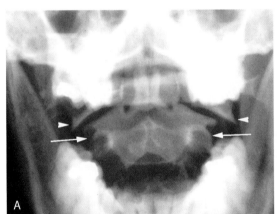

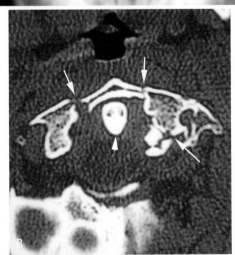

图 8.13　$C_1$ 爆裂骨折。（A）开口齿状突位显示 $C_1$ 侧块（箭头）相对与枢椎 $C_2$ 外侧缘（箭）增宽。（B）轴位 CT 图像显示 $C_1$ 环中的多处断裂（箭）。箭头代表齿突（图片由医学博士 W. Smoker 提供）

- $C_1$ 关节面的角度，可将轴向应力转化为横向驱力，可导致 $C_1$ 椎环粉碎骨折。
- 令人惊讶的是，这可能是一种稳定性骨折，移位很小，没有神经功能缺损，除非有移位的碎片进入椎管或寰椎横韧带断裂，寰椎横韧带通常将齿状突固定在寰椎前弓上。
- MRI 可用于显示相关软组织损伤的特征。

## 寰枢椎旋转脱位

- 旋转损伤伴有 $C_1$ 和 $C_2$ 关节面交锁，多见于儿童，表现为头部旋转受限（斜颈）。
- 由于颈椎旋转改变了熟悉的标志，故平片解读变得很困难。
  - 在张口位平片上，$C_1$ 侧块不对称，一侧宽而靠近中线，对侧窄而偏离中线。
  - 重叠的骨性和软组织结构可能会使关节面变得模糊。
- 通常需要 CT 来诊断这种情况（图 8.14）。3D 重建图像通常很有帮助。

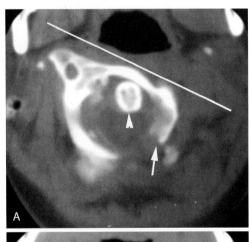

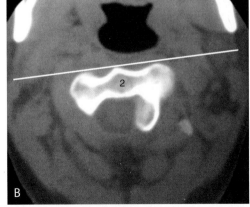

图 8.14　$C_1$ 在 $C_2$ 上的旋转半脱位。通过 $C_1$ 的环和 $C_2$ 的主体获得的轴位 CT 图像显示了 $C_1$（A）相对于 $C_2$（B）的旋转。还要注意 $C_1$ 的断裂（A 中的箭）。箭头标志着 A 中的齿状突（图片由医学博士 W.Smoker 提供）

### 齿状突骨折

- 齿状突骨折通常根据骨折的位置进行分类（图 8.15）。
  - Ⅰ型——齿状突尖端骨折；很少遇到，通常是（但不总是）稳定的损伤。
  - Ⅱ型——通过齿状突腰部或基部的骨折；最常见类型，不稳定骨折，不愈合风险高。
  - Ⅲ型——延伸至齿状突底部以下，穿过 $C_2$ 体的骨折；可能是不稳定或部分稳定，预后最好。
- 平片检查经常漏诊，CT 诊断价值较高（图 8.16）。

### Hangman 骨折

- 最常见于 $C_2$，但也可见于其他水平。

- 通常发生在导致双侧椎弓根骨折的过伸性损伤（创伤性 $C_2$ 椎弓峡部裂）。
- 椎板线的中断是这种损伤的影像标志（图 8.17）。
- 不稳定骨折，但由于通常没有椎管狭窄，脊髓损伤并不常见。
- 齿状突及其韧带附着处通常是完整的。
- Hangman 骨折可根据 $C_2$ 对 $C_3$ 的移位程度进行分类。
  - Ⅰ型——最常见的类型，包括 $C_2$ 椎体的后部（或环的任何部分），平移小于 3 mm，无成角，$C_2$~$C_3$ 椎间盘完整，相对稳定，常通过外固定或手术稳定治疗。
  - Ⅱ型—— $C_2$ 相较于 $C_3$ 平移大于 3 mm，成角大于 11°，$C_2$~$C_3$ 椎间盘破裂，可根据不稳定程度进行手术治疗或外部固定。

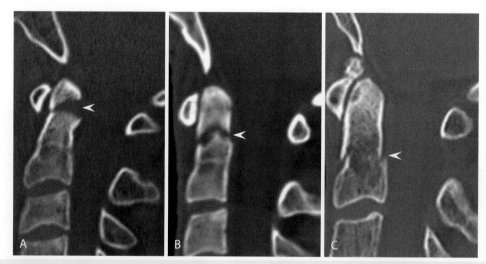

图 8.15　齿状突骨折的类型。不同患者的矢状位重建 CT 图像显示了三种类型的齿状突骨折（箭头）。（A）Ⅰ型骨折。（B）Ⅱ型骨折。（C）Ⅲ型骨折

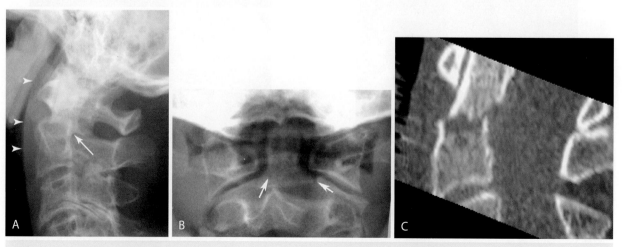

图 8.16　齿状突骨折。（A）侧位平片显示该患者仅有以齿状突为中心轻度椎前肿胀（箭头）。齿状突相对于 $C_2$ 椎体向后移位（箭），并向后成角，这些表现表明有骨折。（B）在张口齿状突位平片上，骨折非常细微（箭）。（C）矢状位 CT 重建显示齿状突骨折

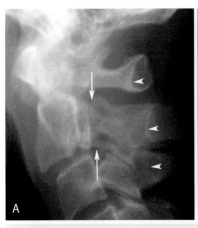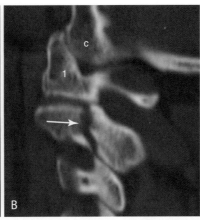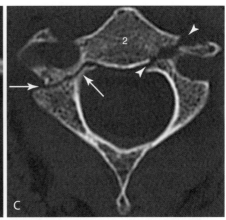

图 8.17　Hangman 骨折。（A）侧位平片显示 $C_2$ 的双侧椎弓根骨折，构成 Hangman 骨折（箭）。骨折延伸至 $C_2$ 椎体后部，相较于 $C_3$ 出现 $C_2$ 前半脱位，这是一种 Ⅲ 型损伤。注意 $C_1 \sim C_3$ 应连续的椎板线破坏（箭头）。（B）另一例 Hangman 骨折的旁正中矢状位 CT 图像。注意枕髁（C）、$C_1$ 侧块（1）和 $C_2$ 骨折（箭）。（C）另一患者的轴位 CT 显示右侧椎弓根（箭）和左侧横突孔前方（箭头）的冠状位骨折。一个关键的表现是两处骨折都没有穿过横突孔；一旦骨折累及横突孔，则椎动脉损伤的风险很高

    □ Ⅲ 型——严重平移和成角，小关节锁定，不稳定，常致命，手术治疗。

### 前部楔形压缩性骨折

- 屈曲损伤通常只影响前柱，因此是稳定损伤。
- 然而，如果后韧带复合体被破坏，那可能是不稳定的双柱损伤（图 8.18）。

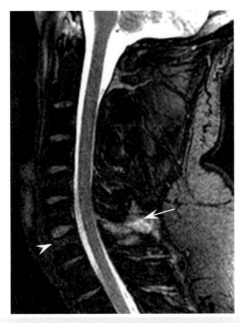

图 8.18　颈椎前部楔形压缩骨折合并后方韧带损伤。颈椎矢状位液体敏感 MR 图像显示轻微的 $C_7$ 前部楔形压缩性骨折，伴有轻度骨髓水肿（箭头）。后方韧带复合体（箭）破裂，形成双柱损伤

### 泪滴状爆裂骨折（屈曲型泪滴状骨折）

- 最严重的屈曲损伤，可危及生命，80% 的患者伴神经损伤（图 8.19）。
- 泪滴状爆裂性骨折的机制是屈曲和压缩相结合，跳水损伤和机动车事故是最常见的原因。
- 粉碎性椎体骨折，骨折面为冠状位和矢状位，椎体前下缘有 1 个三角形碎片（泪滴状碎片）。
- 椎体后部常移位至椎管内，发生神经损伤概率较高。
- 典型的相关神经系统表现是脊髓前部损伤引起的脊髓前部综合征，包括运动功能减退、疼痛和温度感觉丧失，但是振动觉和本体感觉完好。
- 损伤程度在平片上常常被低估，但在 CT 上却能很好地显示出来。
- 脊髓损伤、韧带损伤和硬膜外血肿最好用 MRI 显示。

### 单侧椎小关节交锁（单侧椎小关节脱位）

- 由屈曲力、拉伸力和旋转力引起。
- 侧位平片上，椎小关节重叠程度突然变化（图 8.20）。
- 单侧椎小关节交锁最常见的平面是 $C_4 \sim C_5$ 和 $C_5 \sim C_6$。
- 这些病例中有 35% 与骨折有关，最常见的是小关节骨折。
- 椎体半脱位可能是轻度的伴有单侧小关节脱位交锁。
- 有一种变异型，即小关节没有完全脱位或交锁，呈高架状。

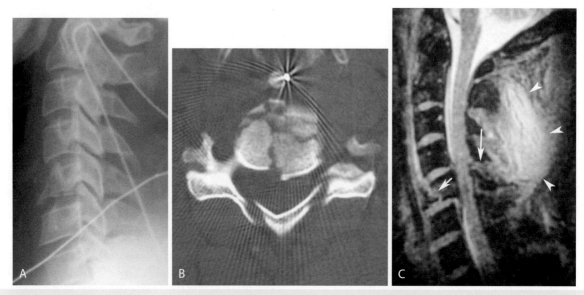

图 8.19　屈曲型泪滴状爆裂骨折。（A）侧位平片显示 $C_5$ 椎体前下方粉碎性泪滴状骨折。没有明显后移的碎片，并且这种损伤的程度在平片上很容易被低估。（B）CT 图像更好地显示了损伤的严重程度，有三柱破坏。（C）矢状位液体敏感 MR 图像不仅显示骨折（短箭），还显示 $C_4$~$C_5$ 棘突间韧带因断裂而水肿（长箭），后方韧带结构中的弥漫性高信号（箭头）以及 $C_5$ 椎体的后移和脊髓压迫

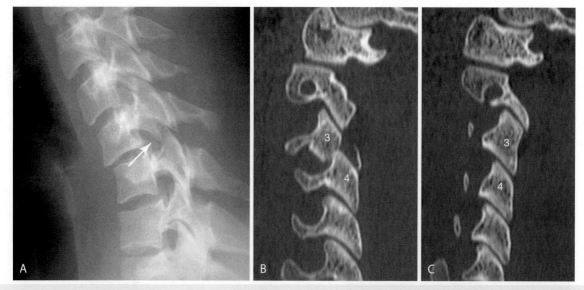

图 8.20　单侧关节面交锁（单侧小关节脱位）。（A）侧位平片显示 $C_5$~$C_6$ 的排列发生突然变化，$C_5$ 在 $C_6$ 上轻度向前滑脱、棘突张开、小关节排列发生变化（箭）。$C_3$、$C_4$ 和 $C_5$ 处的小关节呈领结状，$C_6$ 和 $C_7$ 处呈标准侧位投影。$C_5$ 下关节突更靠前与 $C_6$ 上关节突存在交锁。（B 和 C）另一例单侧关节突脱位患者的矢状位 CT 重建显示 $C_3$~$C_4$ 骨折脱位（B）对侧（C）正常

### 双侧椎小关节交锁（双侧椎小关节脱位）

- 由屈曲引起，但有足够的牵拉使两侧关节脱位。
- 椎体移位，通常为椎体宽度的 50%，如侧位片所示（图 8.21）。
- 侧位和斜位平片都可显示锁定（"跳跃"）的小关节。
- 双侧关节突交锁的脊髓损伤发生率高。

### 伸展型泪滴状骨折

- 结果导致前纵韧带（ALL）附着部位的椎体前下角撕脱。
- 颈椎可能会出现其他的骨折，但总体上，伸展型泪滴状骨折被认为没有泪滴状爆裂骨折严重。
- $C_2$ 伸展型泪滴状骨折是一种常见类型，可在相对较小的力量下发生，常见于骨质疏松和退行性变相关

的颈椎活动受限的老年患者。

▫ 主要特征是 $C_2$ 前下体的三角形碎片（图 8.22）。

## 铲土者骨折

■ $C_7$ 棘突的孤立性撕脱，也可能发生在其他下颈椎或上胸椎水平。由斜方肌和其他附着于棘突的肌肉突然收缩引起（图 8.23）。

■ 通常呈单一损伤，属稳定的骨折，通过固定治疗，效果良好。

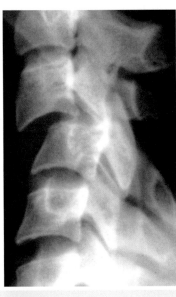

图 8.21　双侧椎小关节脱位交锁。侧位平片显示 $C_3$～$C_4$ 双侧关节突交锁，$C_3$ 在 $C_4$ 上几乎完全向前滑脱，后方关节突排列异常

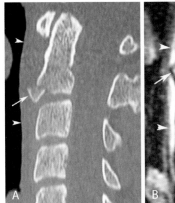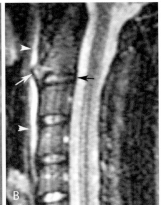

图 8.22　$C_2$ 伸展型泪滴状骨折，后部韧带完整。矢状位 CT 重建（A）和反转恢复 MR 图像（B）显示 $C_2$ 前下角骨折（白箭），前部软组织肿胀和水肿（箭头）。后纵韧带（黑箭）完整，没有后部结构骨折或韧带损伤。因为这种骨折可能发生在 Hangman 骨折患者中，必须对神经进行评估。诊断 $C_2$ 过伸性泪滴状骨折之前，应先检查 $C_2$ 椎弓

## 胸腰椎

### 椎体压缩性骨折

■ 大多数急性椎体压缩性骨折表现为上终板的前部楔入或凹陷，而后部结构完整。

▫ 这些骨折通常是稳定的单柱损伤。

■ 侧方压缩性骨折是由侧屈损伤引起的（图 8.24）。

▫ 正位平片或冠状位 CT 或 MR 图像显示椎体压缩两侧不对称在右侧或左侧更大，通常伴有脊柱侧凸。

■ 骨质疏松性压缩性骨折是一种特殊的椎体压缩性骨折，见于无重大创伤的患者，将在后面讨论。

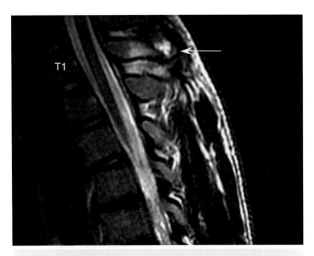

图 8.23　铲土者骨折。上胸椎矢状位 $T_2$ 加权 MR 图像显示 $T_1$ 棘突急性撕脱骨折（箭）。患者有近期受伤并伴有"爆裂声"的病史

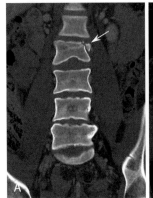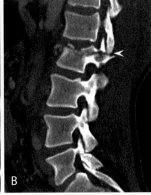

图 8.24　侧方压缩性骨折。腰椎的冠状位（A）和矢状位（B）重建 CT 图像显示 $L_2$ 左侧（A 中箭）的急性压缩性骨折，并延伸至左侧后部（B 中箭头）

### 爆裂骨折

- 高强度轴向载荷引起的不稳定三柱骨折。
- 椎体后部皮质中断并后退至椎管内。
- 需要 CT 来评估椎管内的骨碎片并指导手术入路。
- MRI 常用于评估脊髓或脊髓圆锥损伤和硬膜外血肿。
- 椎小关节可能断裂、半脱位、高架、脱位或交锁（图 8.25）。
- 爆裂性骨折时，约有 40% 的患者会并发另一处脊柱骨折。
  - 如果发现爆裂性骨折，通常应对整个脊柱进行影像学检查。

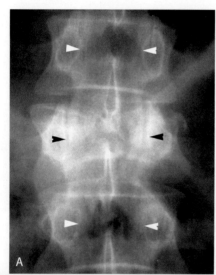

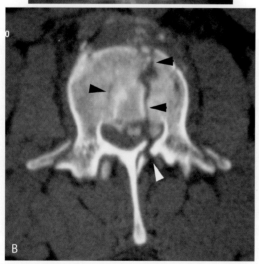

图 8.25　爆裂骨折。（A）正位平片显示 $L_2$（箭头）处的椎弓根间距离变宽。这表明了骨折的"爆裂"性质。（B）CT 图像证实通过后部椎体和后部附件（箭头）骨折。注意严重的椎管狭窄

### 骨质疏松性压缩性骨折

- 尤其常见于老年人，也是致残性疼痛的常见原因（图 8.26）。
- 由于潜在的骨质疏松引起的功能不全骨折，通常发生在正常活动或轻微创伤时。
- 疼痛通常很严重，可致残，可通过经皮介入来缓解。
  - 椎体成形术（即在影像引导下将聚甲基丙烯酸甲酯或其他复合骨水泥填充材料注入骨折椎体）是一种安全、有效的治疗方法（图 8.27）。
  - 椎体后凸成形术是一种类似的技术，其中球囊在压缩的椎体内膨胀，然后注射填充材料。
  - 椎体成形术和椎体后凸成形术对减轻疼痛同样有效。
    - 椎体后凸成形术已被证明可以降低骨水泥渗漏的风险，但需要更长的手术时间，而且费用更高。
    - 最近的一项荟萃分析表明，与接受非手术治疗的患者相比，接受椎体增强术（椎体成形术或球囊扩张椎体后凸成形术），治疗后，10 年的死亡率减少了 22%。
  - 近期新发骨折的椎体伴有骨髓水肿（急性或亚急性骨折）最有可能从这些技术中获益。
  - MRI 包括矢状位反转恢复序列，显示骨髓水肿清晰可靠，通常在椎体成形术或椎体后凸成形术前作为筛选检查进行（见图 8.27）。

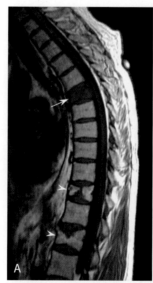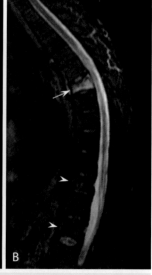

图 8.26　骨质疏松性压缩性骨折。矢状位 $T_1$ 加权（A）和 STIR（B）MR 图像显示急性 $T_7$ 骨质疏松性压缩性骨折（箭）。$T_1$ 加权成像上的相关骨髓低信号（A）是由于明显的骨髓水肿（B）。慢性愈合的骨质疏松性压缩性骨折见于 $T_{12}$ 和 $L_2$（箭头），无相关的骨髓水肿

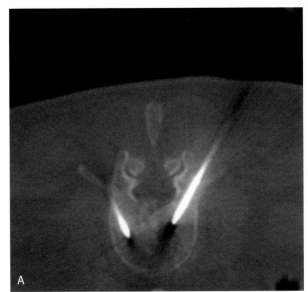

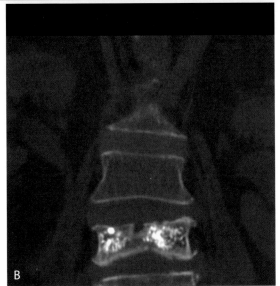

图 8.27 CT 引导下的椎体成形术。术中 CT（A）显示经皮穿刺椎体成形术所用的套管针的位置。术后即刻 CT 冠状位重建图像（B）显示压缩椎体内骨水泥充填满意

- 椎体压缩性骨折可能发展为骨坏死或 Kümmell 病，其特征是进一步压缩和骨内真空现象或充满液体的裂隙（图 8.28）。

### Chance 骨折（安全带骨折）

- 脊柱屈曲牵张性损伤。
- 从历史上看，一个常见的原因是腰型安全带，它在机动车碰撞的快速减速过程中起到支点的作用。
- 不稳定骨折，由于自发复位，在平片和 CT 上可能是细微的和无移位的。
- 其特征在于贯穿后部附件和椎体或椎间盘空间的横向骨折，很少或没有椎体压缩（图 8.29）。
- 与腹部 / 骨盆的实质器官和内脏损伤有关。
- 自从使用肩带和安全气囊以来，Chance 骨折就不那么常见了。
  □ 现在，它们最常出现在从高处坠落后，当患者的脚撞击地面而腰部弯曲时，就会出现过度屈曲。
  □ 也发生在由强直性脊柱炎和其他多节段融合疾病，如弥漫性特发性骨肥厚（DISH）。这些患者偶然发生骨折在 CT 上可能非常细微，但如果漏诊，则会造成神经损伤。

### 横突骨折

- 可以作为孤立的发现或作为更广泛的脊柱损伤的一部分发生（图 8.30）。
- 多发性腰椎横突骨折的发现伴有严重腹内损伤的风险。
- $L_5$ 横突骨折常伴有骶骨骨折。
- 在没有安全气囊的情况下，腰部安全带和肩部安全带的组合使用将机动车碰撞中的力集中在颈胸连接处，通常具有扭转分量，因为只有一个肩部由肩部安全带支撑。
  □ 可见颈胸椎横突骨折。

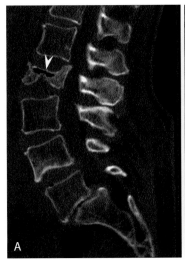

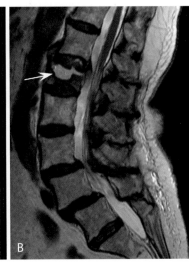

图 8.28 椎体骨坏死（Kümmell 病）。（A）矢状位重建 CT 图像显示 $L_2$ 椎体压缩性骨折，椎体内有气体，符合骨坏死（箭头）。（B）矢状位 $T_2$ 加权 MR 图像显示另一患者的 $L_1$ 椎体压缩性骨折，有一个大的充满液体的裂隙（箭），表明骨坏死

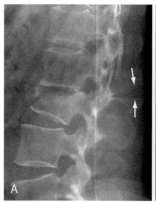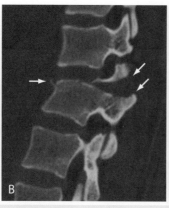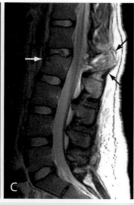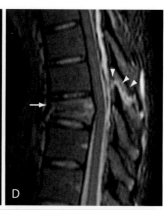

图 8.29　Chance 骨折。（A）侧位片显示 L$_2$ 椎体的上终板压缩和通过 L$_1$ 棘突的轴向分离性骨折（箭）。另一患者的矢状位 CT 图像（B）和 T$_2$ 加权 MR 图像（C）显示 L$_2$ 轻度压缩（白箭）和分离的后部附件骨折（黑箭），由于水肿和出血，在 C 中显示为复杂的高信号。（D）胸椎 Chance 骨折。注意压缩的 T$_{11}$ 椎体（箭）。损伤通过 T$_{10}$~T$_{11}$ 棘间韧带向后延伸（箭头）。这些都是不稳定的损伤

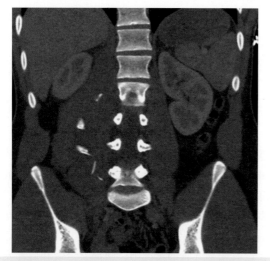

图 8.30　多处横突骨折。冠状位重建 CT 图像显示右侧多处腰椎横突骨折，伴有广泛的椎旁血肿

## 椎弓峡部裂（峡部骨折或峡部缺损）

- 关节间部（连接上下关节突的后弓部分）断裂。
- 应力性骨折的常见原因是反复的微创伤（图 8.31）。
  □ 不太可能是由于急性创伤，特别是腰椎。
- 可能是单侧或双侧，最常见于 L$_5$ 水平（90% 的病例）。
- 慢性病程中可导致前滑脱。
- 脊椎滑脱将在第 15 章先天性和发育性疾病中进一步讨论。

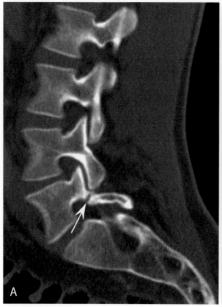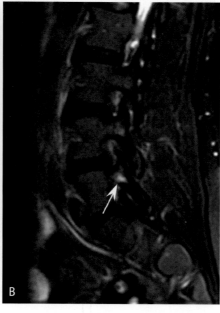

图 8.31　峡部裂（峡部缺损）。（A）矢状位重建 CT 图像显示年轻成人单侧关节间部缺损（箭）。（B）另一患者的矢状位 STIR 图像显示关节间部的骨髓水肿（箭）与骨性应力反应一致，未发展为应力性骨折

## 报告技巧和建议

- 诊断意见简洁明了，强调明确的阳性征象。
- 迅速将危急表现传达给急诊医师，并在报告中适当记录沟通情况。
- 如有必要，提出适当的影像学建议，如随访 MRI、CTA 或完整的脊柱影像学检查。
- 仔细观察 CT 图像，除了急性骨折或对位不良外，还要注意软组织改变。
- 识别并描述报告中的正常变异，以避免与急性损伤混淆。

### 参考文献和推荐阅读

Benedetti PF, Fahr LM, Kuhns LR, et al. MR imaging findings in spinal ligamentous injury. AJR Am J Roentgenol. 2000;175(3):661–665.

Bernstein MP, Mirvis SE, Shanmuganathan K. Chance-type fractures of the thoracolumbar spine: imaging analysis in 53 patients. AJR Am J Roentgenol. 2006;187(4):859–868.

Dreizin D, Letzing M, Sliker CW, et al. Multidetector CT of blunt cervical spine trauma in adults. Radiographics. 2014;34(7):1842–1865.

Gu CN, Brinjikji W, Evans AJ, et al. Outcomes of vertebroplasty compared with kyphoplasty: a systematic review and meta-analysis. J Neurointerv Surg. 2016;8(6):636–642.

Guarnieri G, Izzo R, Muto M. The role of emergency radiology in spinal trauma. Br J Radiol. 2016;89(1061):20150833.

Helms CA, Major NA, Anderson MW, Kaplan PA. Musculoskeletal MRI. 2nd ed. Philadelphia: Saunders; 2008.

Hinde K, Maingard J, Hirsch JA, et al. Mortality outcomes of vertebral augmentation (vertebroplasty and/or balloon kyphoplasty) for osteoporotic vertebral compression fractures: a systematic review and metaanalysis. Radiology. 2020;18:191294.

Jinkins JR, Matthes JC, Sener RN, et al. Spondylolysis, spondylolisthesis, and associated nerve root entrapment in the lumbosacral spine: MR evaluation. AJR Am J Roentgenol. 1992;159(4):799–803.

Khurana B, Sheehan SE, Sodickson A, et al. Traumatic thoracolumbar spine injuries: what the spine surgeon wants to know. Radiographics. 2013;33(7):2031–2046.

Kim KS, Chen HH, Russell EJ, et al. Flexion teardrop fracture of the cervical spine: radiographic characteristics. AJR Am J Roentgenol. 1989;152(2):319–326.

Konin GP, Walz DM. Lumbosacral transitional vertebrae: classification, imaging findings, and clinical relevance. AJNR Am J Neuroradiol. 2010;31(10):1778–1786.

Kumar Y, Hayashi D. Role of magnetic resonance imaging in acute spinal trauma: a pictorial review. BMC Musculoskelet Disord. 2016;17:310.

Lenchik L, Rogers LF, Delmas PD, Genant HK. Diagnosis of osteoporotic vertebral fractures: importance of recognition and description by radiologists. AJR Am J Roentgenol. 2004;183(4):949–958.

Leone A, Cerase A, Colosimo C, et al. Occipital condylar fractures: a review. Radiology. 2000;216(3):635–644.

Lustrin ES, Karakas SP, Ortiz AO, et al. Pediatric cervical spine: normal anatomy, variants, and trauma. Radiographics. 2003;23(3):539–560.

Munera F, Rivas LA, Nunez DB Jr, et al. Imaging evaluation of adult spinal injuries: emphasis on multidetector CT in cervical spine trauma. Radiology. 2012;263(3):645–660.

Nuñez DB Jr, Zuluaga A, Fuentes-Bernardo DA, et al. Cervical spine trauma: how much more do we learn by routinely using helical CT? Radiographics. 1996;16(6):1307–1318; discussion 1318–1321.

Patten RM, Gunberg SR, Brandenburger DK. Frequency and importance of transverse process fractures in the lumbar vertebrae at helical abdominal CT in patients with trauma. Radiology. 2000;215(3):831–834.

Raniga SB, Skalski MR, Kirwadi A, et al. Thoracolumbar spine injury at CT: trauma/emergency radiology. Radiographics. 2016;36(7):2234–2235.

Rao S, Wasyliw C, Nunex D. Spectrum of imaging findings in hyperextension injuries of the neck. Radiographics. 2005;25:1239–1254.

Rao SK, Wasyliw C, Nunez DB Jr. Spectrum of imaging findings in hyperextension injuries of the neck. Radiographics. 2005;25(5):1239–1254.

Riascos R, Bonfante E, Cotes C, et al. Imaging of atlanto-occipital and atlantoaxial traumatic injuries: what the radiologist needs to know. Radiographics. 2015;35(7):2121–2134.

Rojas CA, Bertozzi JC, Martinez CR, et al. Reassessment of the craniocervical junction: normal values on CT. AJNR Am J Neuroradiol. 2007;28(9):1819–1823.

Rojas CA, Hayes A, Bertozzi JC, et al. Evaluation of the C1-C2 articulation on MDCT in healthy children and young adults. AJR Am J Roentgenol. 2009;193(5):1388–1392.

Sonin A, Manaster BJ, Andrews CL, et al. Diagnostic Imaging: Musculoskeletal: Trauma. Salt Lake City: Amirsys; 2010.

Wang B, Zhao CP, Song LX, et al. Balloon kyphoplasty versus percutaneous vertebroplasty for osteoporotic vertebral compression fracture: a metaanalysis and systematic review. J Orthop Surg Res. 2018;13(1):264.

# 第 9 章　关节炎

## 前言

本章回顾了基于特定影像学表现的关节炎诊断方法，并讨论了与放射科医师最相关的一些关节疾病。本章中的许多病例都属于疾病晚期，具有特征性的表现。

关节解剖学和胚胎学已在第 1 章中进行了一般性阐述，每个部位的局部解剖学也已在先前章节中进行了回顾。

关节疾病影响关节的机制十分复杂，如类风湿性关节炎（RA）中的自身免疫性滑膜炎，或骨关节炎（OA）中的机械和生化机制。本章将在随后的小节中进一步详细讨论特定疾病的机制原理。

## 影像学检查方法

平片是对临床疑似关节疾病进行初步评估的首选方法。多角度和斜位片用以显示积液和骨质破坏，站立位用以评价负重关节是否对齐或变窄。

---

**关键概念**

**横断面成像在关节炎中的应用**

US：滑膜、积液、腱鞘、小关节侵蚀

CT：大小关节侵蚀和增生性改变、滑膜、积液、软骨（关节造影）

MRI：软骨、滑膜、腱鞘、积液、关节侵蚀、炎症性关节炎早期改变（包括骨髓水肿）

---

随着治疗药物和软骨修复技术的出现，临床需要对骨骼、软骨和滑膜进行更详细的评估，平片无法提供这样的信息。轴位成像，尤其是 US 和 MRI，现在经常用于明确诊断、制订治疗方案和疗效监测。

- US 和 MRI 可以检测积液、滑膜增生、骨质破坏和腱鞘炎等关节周围疾病。
- MRI 可以评估关节软骨退变和丢失、关节内游离体、韧带和纤维软骨撕裂、骨髓信号改变和关节周围疾病。
- US 可以评估某些部位的关节软骨，如掌骨头。
- 能量和彩色多普勒超声和增强 MRI 可以初略评估滑膜炎症的程度，有助于初步诊断和药物疗效监测。
  - □ 为了保护关节软骨，通常在阳性影像特征出现之前就开始使用病症缓解性抗风湿药物（DMARDs）（包括改善免疫的生物制剂）。即使临床反应良好，关节软骨损伤仍可持续。因此，需要敏感度较高的检查手段来监测疾病，从而优化调整这些具有潜在毒性药物的剂量。US 和 MRI 比平片和临床检查的敏感度更高。
- 在一些专科中心，US 与平片一起被用于疾病的初步评估。

CT 的使用频率较低。CT 比平片对关节破坏、关节积液和软组织异常有更高的准确性，但不如 MRI。CT 关节造影显示关节软骨缺损和关节内游离体有较高的分辨率。同样，断层合成图像可以提供手足关节的高分辨率图像。

核医学可用于评估多灶性疾病的分布。已研发出对某些疾病具有特异性的示踪剂，但目前并未广泛使用。使用核医学鉴别感染性和非感染性关节炎在第 14 章肌肉骨骼感染中阐述。

## 关节炎影像学评估方法

无论使用何种影像学检查方法，首要确定的是有无关节炎或其他疾病。关节腔积液、滑膜炎和 MRI 的骨髓水肿常提示关节病变。然而，这些表现不是关节炎特有的，也可见于其他疾病，如外伤。

评估关节炎的重要因素包括：

- 临床病史。
- 人口统计学资料，特别是患者年龄和性别。
- 发病位置：正如房地产评估和肿瘤诊断那样，"位置"对于鉴别关节炎至关重要。你将发现，本章通篇强调"位置"（即分布）是重要的信息。
- 关节畸形。
- 影像学评估关节炎的重要因素是确定它以侵蚀为主、成骨为主还是混合性。
  - □ 一般来说，侵蚀性关节病的初始炎症阶段会产生血管翳（炎症性肉芽组织）。血管翳通过溶解酶和直接干扰营养物质跨关节面的转运来破坏软骨和骨骼。类风湿性关节炎（RA）是典型的纯侵蚀性关节炎。如图 9.1 所示，早期的侵蚀可能非常轻微。
  - □ 骨关节炎（或退行性关节病，OA）疾病谱的末端，主要表现为成骨性改变，而非单纯的侵蚀性表现。OA 也累及软骨、软骨下骨骨质破坏，但与 RA 的机制不同：异常机械应力与机体反应性改变相结合，产生骨赘形成、软骨下硬化、软骨下囊肿和皮质扶垛样改变（图 9.2）。
  - □ 大多数关节病常介于单纯侵蚀性和单纯成骨性之间，通常表现出混合性改变（图 9.3）。

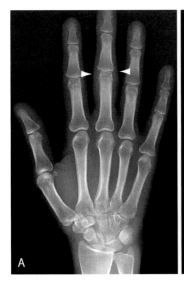
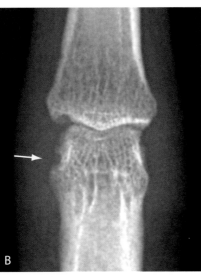

图 9.1　单纯侵蚀性骨关节炎：年轻女性，早期类风湿性关节炎。（A）后前位平片提示骨密度正常。唯一一异常的表现是中指近端指间关节周围的梭状软组织肿胀（箭头之间）。（B）第 3 指近侧指间关节放大图像显示边缘侵蚀（箭）；侵蚀发生在关节囊内，但这部分骨骼不受关节软骨的保护，因此表现为"边缘"骨质破坏。请注意，软骨宽度尚未丢失。这是该患者疾病早期唯一的骨质破坏部位

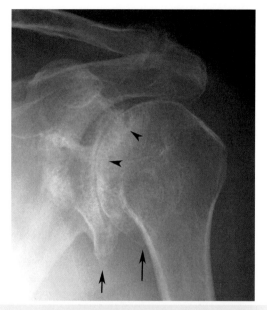

图 9.2 单纯成骨性关节炎：骨关节炎。前后位肩部平片提示骨赘（箭）和软骨下硬化（箭头）

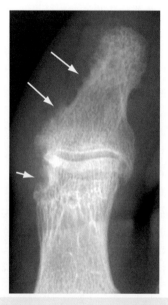

图 9.3 混合性、侵蚀性和破坏性关节炎。银屑病关节炎患者大脚趾的正位平片提示趾间关节骨质破坏（短箭）和新骨生成，表现为远节趾骨干的骨膜炎（长箭）

- 实验室检查：
  - 类风湿因子（RF）是指存在抗免疫球蛋白 G 的血清抗体。RF 对 RA 没有特异性，但与疾病的活动性和严重程度有很强的相关性。
  - "血清阴性"特指血清 RF 正常，该术语普遍用于不会导致 RF 升高的炎症性关节炎，例如，反应性关节炎、银屑病和强直性脊柱炎（AS）。
  - 特异性抗核抗体（ANA）与狼疮、混合性结缔组织病和硬皮病及其相关疾病有关。

## 关节炎的放射线评估：ABCDEs

"ABCDEs"指排列（alignment）、骨骼（bone）、软骨（cartilage）、分布（distribution）、骨质侵蚀（erosions）和软组织（soft tissues）。这种方法将复杂的平片表现逐个观察分析，使图像解读更加容易。可以选择任何顺序评估，只要涵盖所有特征即可。

> **关键概念**
>
> 关节炎的影像学评估：ABCDEs
>
> 排列（Alignment）：半脱位，成角，移位
>
> 骨骼（Bone）：密度（弥漫性或关节周围变化），新生骨
>
> 软骨（Cartilage）：局部缺损或弥漫性变薄
>
> 分布（Distribution）：受累的特定关节；关节内受累的特定区域
>
> 骨质侵蚀（Erosions:）：有无关节内或关节周围侵蚀及位置
>
> 软组织（Soft tissues）：局灶性肿胀、钙化

### 排列

排列畸形可继发于韧带松弛而无骨质破坏，如狼疮或 Jaccoud 关节病。与骨关节炎相关的畸形包括由不对称软骨磨损引起的内翻或外翻。RA 典型的排列畸形包括指间关节的"天鹅颈"和"纽扣孔畸形"、掌指关节（MCP）的掌侧半脱位和尺侧偏斜，以及其他严重骨质破坏相关的畸形（见表 9.1）。

### 骨骼

这里是指骨密度。炎症及其相关的充血反应诱导破骨细胞活化并伴有骨吸收，可发生在关节周围或呈局灶性（图 9.4A）。骨质减少的模式反映了炎症性关节病中活动性炎症的模式。关节周围骨质减少可能非常轻微，并且在疾病早期过程中可能无法观察到（见图 9.1A）。谨记：必须结合患者的年龄、性别和一般状况来解释骨质减少。因此，70 岁的女性有图 9.4A 中的骨质减少并不奇怪，但如果是 45 岁左右的男性则明显异常。

在反应性修复过程中，局部的骨密度可能会增加。典型的例子是骨关节炎的软骨下骨硬化和骨赘的形成。

附着点骨赘是附着点炎症的晚期表现，是指在附着点（肌腱或韧带附着于骨骼的部位）处新生骨形成。粗大的韧带骨赘常见于反应性关节炎、银屑病和弥漫性特发性骨骼肥大（DISH）。椎间盘环形纤维和脊柱韧带纤维形成的纤细韧带骨赘是 AS 的典型表现。

## 表 9.1 关节畸形的相关疾病

| 关节畸形 | 主要鉴别诊断 |
| --- | --- |
| 风吹手指畸形 | RA |
| 尺侧偏移畸形 | RA |
| 腕骨塌陷 | RA，SLAC |
| 纽扣孔畸形 | RA |
| 天鹅颈畸形 | RA |
| 残毁性关节炎 | RA、痛风、银屑病、反应性关节炎、神经性关节炎 |
| 距骨（胫骨）倾斜 | 血友病 |
| 髋臼内陷 | 颗粒病，骨软化性疾病（例如，骨软化症、Paget 病） |
| 足弓塌陷（摇椅足） | 神经性关节炎、胫后肌腱功能障碍 |
| 寰枢关节不稳 | RA、强直性脊柱炎、脊柱骨骺发育不良、唐氏综合征 |
| 脊柱节段性不稳定 | 瘫痪、融合节段的上或下方、棘间韧带损伤、椎小关节病、淀粉样关节病、既往椎间盘炎、腰椎椎弓峡部裂、神经性关节炎 |
| 四肢内翻 / 外翻 | RA、严重骨关节炎 |
| 四肢关节半脱位 | RA、严重骨关节炎、SLE、其他炎症性关节病、神经性关节炎 |

　　缩写：OA，骨关节炎；PTT，胫骨后肌腱；RA，类风湿性关节炎；SLAC，舟月骨进行性塌陷；SLE，系统性红斑狼疮。

### 软骨

　　透明（关节）软骨破坏导致关节间隙变窄（图 9.5、表 9.2）。炎症性关节炎的血管翳产生蛋白水解酶并干扰营养扩散，导致整个关节均匀的软骨丢失。非炎症性关节炎，尤其是骨关节炎，软骨损伤沿应力线产生不对称的损伤，承重面上损伤更明显。

　　一些关节炎的关节软骨仍保留，直到疾病晚期（表 9.3）。

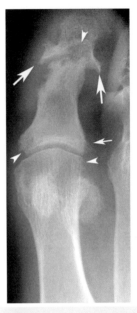

图 9.5　混合性、侵蚀性和破坏性疾病中的软骨破坏。中年男性，银屑病关节炎，大脚趾的前后位平片显示多处侵蚀（箭头）、骨质增生（箭）和趾间关节软骨完全破坏

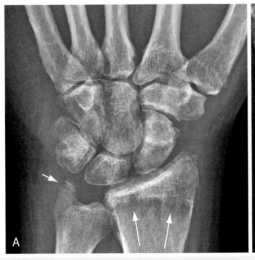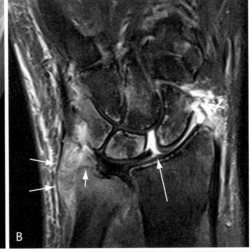

图 9.4　年轻成人类风湿性关节炎的早期变化，MRI 表现符合。（A）手腕的后前位平片显示尺骨茎突处的软组织肿胀（短箭）。尺骨茎突（正常清晰的皮质消失）以及多个其他腕骨骨密度降低，注意沿着桡骨远端骨骺线（长箭）的骨密度降低。（B）同一手腕的脂肪抑制 $T_2$ 加权冠状位 MR 图像，显示多个腕骨和尺骨远端的骨髓水肿，特别是月骨、三角骨；在尺骨茎突上可见血管翳覆盖（中长箭）和骨质侵蚀（短箭）；舟月韧带断裂（长箭）。尽管只有轻微的骨质侵蚀，但 MR 表现是类风湿性关节炎的典型表现，最后也被证实

### 表 9.2　关节间隙狭窄的典型模式和主要鉴别诊断

| 模式 | 主要鉴别诊断 |
|---|---|
| 关节广泛狭窄 | 类风湿性关节炎 |
| | 化脓性关节炎 |
| | 银屑病关节炎 / 反应性关节炎 |
| | 痛风 |
| | 血友病 |
| | 神经性关节炎 |
| | 骨关节炎（小关节） |
| | 色素沉着绒毛结节性滑膜炎 |
| | 滑膜骨软骨瘤病（晚期） |
| | 热损伤 |
| 不对称关节狭窄 | 骨关节炎（负重或损伤） |

### 表 9.3　关节间隙保留的关节炎

| |
|---|
| 淀粉样关节病 |
| 痛风 |
| 低毒力感染（真菌、结核） |
| 早期细菌感染 |
| 任何关节炎的早期 |

　　关节强直是一种跨关节的纤维融合、软骨融合或骨性融合（表 9.4）。关节强直发生于强直性脊柱炎（骶髂关节和脊柱）、幼年特发性关节炎晚期（腕部和颈椎小关节）、反应性关节炎和银屑病（手部）、终末期的类风湿性关节炎（腕部），也可见于任何关节软骨完全破坏的疾病。手部的强直最常由外伤、感染或血清阴性脊柱关节病引起。

### 表 9.4　引起强直的原因

| |
|---|
| 发育性融合（融合） |
| 手术融合 |
| 强直性脊柱炎 / 炎性肠病（脊柱、骶髂关节） |
| 幼年特发性关节炎 |
| 类风湿性关节炎（不常见） |
| 银屑病关节炎 / 反应性关节炎 |
| 侵蚀性骨关节炎（手指） |
| 重度退行性椎间盘疾病（脊椎） |
| 弥漫性特发性骨质增生症（脊椎） |
| 热 / 电损伤 |
| 化脓性关节炎（末期） |
| 异位骨化 / 进行性骨化纤维发育不良 |

## 分布

　　对诊断不明确的关节病进行鉴别诊断时，病变分布是一个必不可少的鉴别要点（表 9.5）。关节炎可能累及单关节、少关节（仅几个关节）或多关节（多个关节）。多关节病变实际上排除了感染，因为化脓性关节炎通常是单关节病，偶尔累及几个关节。

### 表 9.5　常见关节病的分布

| |
|---|
| 原发性骨关节炎：第 1 CMC、STT、IPs、承重关节、第 1 MTP、脊椎 |
| 　双侧不对称 |
| RA：腕、MCPs、MTPs（尤其是第 5MTP）、肘、肩、颈椎、膝、髋、踝 |
| 　双侧对称 |
| 银屑病关节炎：IPs，MCPs，MTPs，SI |
| 　双侧不对称 |
| 反应性关节炎：IPs（足部），MTPs，SI |
| 　双侧不对称 |
| 强直性脊柱炎：腰椎 > 胸椎 > 颈椎、骶髂关节、臀部 |
| 　双侧对称 |
| 痛风：第 1 IP（足）、第 1 MTP、跖跗关节、各个手 / 腕关节 |
| 　双边不对称 |
| 神经性骨关节病（糖尿病相关）：跖跗关节、后足、MTPs |
| 　单边或双侧不对称 |
| 血友病： |
| 　负重关节；踝、膝 |
| 　双侧对称 |
| 　散发的外伤后的上肢关节 |
| 　单侧或双侧不对称 |
| 幼年特发性关节炎：膝、髋、踝、腕 |
| 　双侧对称（如果多关节受累） |
| 单关节受累多见 |
| 　化脓性关节炎 |
| 　继发性骨关节炎（如创伤后） |
| 　滑膜骨软骨瘤病 |
| 　PVNS |

　　缩写：CMC，腕掌关节；IP，指（趾）间关节；MCP，掌指关节；MTP，跖趾关节；OA，骨关节炎；PVNS，色素沉着绒毛结节性滑膜炎；RA，类风湿性关节炎；SI，骶髂关节；STT，舟状骨 - 小多角骨 - 大多角骨关节。

单关节和少关节受累的类风湿性关节炎不常见，除非极早期的病例；单关节和少关节受累常见于血清阴性关节炎、感染、色素沉着绒毛结节性滑膜炎、滑膜软骨瘤病、晶体沉积病和血友病性关节病。

尽管按累及部位详细罗列的关节炎鉴别诊断表很重要，但有时候笼统的术语更有助于描述分布模式。关节炎的分布模式可分为双侧对称与不对称（注意：不是特定指间关节或掌指关节的镜像对称，而是双侧的一组关节对称）。此外，对称性用于描述受累部位而不是病变的范围。对称受累有助于类风湿关节炎和焦磷酸钙沉积病（CPPD）的诊断；非对称性受累见于骨关节炎、血清阴性脊椎关节病和痛风，尽管这些疾病有时也是对称的。

手和足的关节炎可发生在远端（指间关节）或近端（掌指关节和腕关节）。发生近端的疾病倾向于类风湿性关节炎，发生在远端和第 1 列的疾病有骨关节炎（和足部痛风）。这两种模式都可见于血清阴性关节炎；远端炎症性疾病指向血清阴性关节炎。

一些关节炎性病变主要累及中轴骨骼。脊柱关节病是指脊柱受累的关节炎，对称性骶髂关节炎提示强直性脊柱炎或炎症性肠病（IBD）相关的关节病。反应性关节炎和银屑病关节炎可能有对称或不对称的骶髂关节受累。类风湿性关节炎很少累及骶髂关节，一旦受累则常是对称的。强直性脊柱炎有上行性累及脊椎的倾向，尤其常见于男性患者；反应性关节炎和银屑病关节炎则呈跳跃性分布。椎间盘环状纤维附着处椎体角受累，提示附着点炎，据此可以排除类风湿性关节炎。

在某个特定关节内，影像学表现可以是对称 / 均匀分布的，或者主要累及关节的一侧（偏心性）。与滑膜增生相关的关节病（例如，类风湿性关节炎）通常会导致关节均匀受累（对称性糜烂、弥漫性软骨丢失、弥漫性软组织肿胀等），而退行性骨关节炎通常表现为关节一侧受累更明显——大关节或负重关节尤甚。关节外病变也可能导致关节的偏心糜烂和肿胀，特别是痛风引起的痛风石。

## 骨质侵蚀

骨质侵蚀是局灶性皮质和皮质下骨丢失。侵蚀分为边缘侵蚀、非边缘（或关节周围）侵蚀和软骨下侵蚀（表 9.6）。

边缘侵蚀发生在关节间隙周边的骨骼"裸区"，即位于关节囊内但不受关节软骨保护（见图 9.1B）。边缘侵蚀见于炎症性关节炎，急性或活动性侵蚀边界不清。必须在侵蚀的边缘寻找是否存在骨质增生，因为这种增生、关节囊韧带骨赘和骨膜炎伴发于血清阴性关节病（见图 9.3）。

非边缘（或关节周围）的侵蚀离关节边缘较远，通常境界清晰、边缘呈悬挂样。这些侵蚀与晶体沉积病有关。

软骨下侵蚀发生在关节的中央，可由炎症性或非炎症性关节疾病引起，影像表现为与骨关节炎的软骨下囊肿重叠，炎症性关节病引起的软骨下囊肿是血管翳侵入软骨下骨的结果。非炎症性关节病的软骨下囊肿是软骨下骨坏死后液化或关节表面磨损达到骨质时局部滑膜侵入的结果（一般来说，软骨下囊肿在关节软骨全层丧失之前形成）。锐利的硬化边缘表明是非炎症性或非活动性慢性炎症。

银屑病关节炎的杯内铅笔畸形是骨侵蚀和重塑的一个极端例子。请注意，这种畸形可见于其他炎症性关节炎。

## 软组织

局灶性软组织肿胀常是早期关节炎的最早的平片表现（见图 9.1A 和图 9.4A）（表 9.7）。梭形肿胀（关节周围弥漫性肿胀）提示炎症性滑膜或积液，最常见于类风湿性关节炎和化脓性关节炎。弥漫性肿胀（例如累及整个手指）提示关节外炎症，常见于屈肌腱鞘，如银屑病关节炎和反应性关节炎。痛风石沉积物往往

**表 9.6　侵蚀的位置和鉴别诊断**

| 中央型 | 侵蚀性骨关节炎 |
| --- | --- |
| | 热损伤 |
| | 银屑病关节炎（晚期） |
| | 反应性关节炎（晚期） |
| 边缘型 | 类风湿性关节炎 |
| | 银屑病关节炎（增生性） |
| | 反应性关节炎（增生性） |
| | 痛风 |
| 关节周围 | 痛风 |

**表 9.7　平片上关节炎软组织肿胀的原因**

| 关节积液 |
| --- |
| 滑膜增生 |
| 腱鞘囊肿 |
| 软组织水肿 |
| 腱鞘炎 |
| 滑囊炎 |
| 淀粉样蛋白、钙、晶体或其他物质的沉积 |

偏心且靠近关节，但不在关节内；因此，痛风引起的软组织肿胀在外观上不是梭形，而是呈偏心形或凹凸块状，这符合痛风非边缘型的侵蚀模式。

关节周围软组织钙化可能由晶体、韧带骨赘、营养不良和血管钙化引起（表9.8）。痛风石中的尿酸盐沉积物在平片上密度较高，但仍低于钙；钙羟磷灰石沉积（羟磷灰石沉积病，HADD）发生在肌腱、滑囊和囊周部位，多表现为无定形的均匀致密影；焦磷酸钙沉积病（CPPD）晶体表现为关节软骨、关节囊、滑膜和附着点中的细线状或点状沉积物。

| 表9.8 软组织钙化/骨化和相关疾病 | |
| --- | --- |
| **影像学表现** | **疾病/相关** |
| 云雾状钙化；钙化性肌腱炎/滑囊炎 | 羟磷灰石沉积病 |
| 软骨钙质沉着症；透明/纤维软骨钙化 | 焦磷酸钙沉积病 |
| | 痛风 |
| | 糖尿病 |
| | 肾功能不全 |
| | 血色素沉着症 |
| | Wilson 病 |
| 关节周围云雾状钙化 | 肾功能不全；肿瘤性钙质沉着症 |
| | 维生素 D 过多症 |
| 血管：动脉；线性钙化 | 糖尿病 |
| | 肾功能不全 |
| 血管：圆形骨化；静脉 | 静脉石；血管瘤 |
| 结缔组织；锐利的软组织钙化 | 硬皮病 |
| | 皮肌炎 |
| | 混合性结缔组织病 |
| | 维生素 D 过多症 |
| 神经；神经内线状钙化 | 麻风；神经性疾病 |
| 肿瘤：钙化性肿块 | 滑膜肉瘤、脂肪肉瘤 |
| 感染性钙化 | 结核 |
| | 囊尾蚴病（肌肉） |
| | 棘球绦虫 |
| 异位骨化；软组织 | 麻痹 |
| | 外伤 |
| | 手术 |
| 骨化性肌炎；肌肉 | 外伤；血肿 |
| 肌腱/韧带骨化 | 撕裂愈合 |
| | 进行性骨化性纤维发育不良 |

## 患病人群统计学资料

对关节病进行鉴别诊断时，性别和年龄也很重要（表9.9）。例如，RA 更常见于女性，而 AS、血友病和反应性关节炎则以男性为主。大多数炎症性关节病活跃于 20~40 岁，随着年龄的增长，炎症性关节病通常会趋于静止，而出现继发性骨关节炎。色素沉着绒毛结节性滑膜炎（PVNS）、血友病和滑膜骨软骨瘤病好发于年轻患者（本章稍后将详细讨论）。骨关节炎和晶体相关疾病常见于老年人。

最后，请注意患者可以同时患有 2 种类型的关节炎，通常表现为已明确的骨关节炎基础上伴发新的炎症性关节炎，或慢性炎症性关节炎伴继发性骨关节炎。在这些情况下，请毫不犹豫地提供 2 种诊断。

| 表9.9 关节病的性别和年龄 | |
| --- | --- |
| **年龄** | |
| 儿童 | 幼年特发性关节炎 |
| 成人 | 类风湿性关节炎 |
| | 银屑病关节炎 |
| | 反应性关节炎 |
| | 色素沉着绒毛结节性滑膜炎 |
| | 滑膜骨软骨瘤病 |
| 老年人 | 痛风 |
| | 骨关节炎 |
| | 侵蚀性骨关节炎 |
| | CPPD |
| **性别** | |
| 男性 | 强直性脊柱炎 |
| | 痛风 |
| | 反应性关节炎 |
| 女性 | 类风湿性关节炎 |
| | 结缔组织病 |

## 特定疾病的影像学特征

为简单起见，将疾病分类为退行性骨关节炎、炎性关节病、结缔组织疾病、结晶性关节炎、代谢性、非炎性单关节疾病和其他累及关节的疾病。

### 退行性疾病

#### 骨关节炎

■ 骨关节炎（OA）是迄今为止美国老年人中最常见的关节病和最常见的致残原因。

- 骨关节炎分为原发性或继发性。
  - 继发性骨关节炎可由异常机械力（关节畸形、肥胖、不稳定、撞击、生物力学改变）引起，也可以是既往创伤、慢性炎性关节炎或感染等关节病变的终末期结果。
  - 原发性 OA 无此类既往损害，原发性 OA 较少见，可能是由于遗传缺陷所致的关节软骨合成异常。
- 关节软骨是肌肉骨骼系统中少数不能再生的组织之一。
- 损伤的软骨不能提供充分的缓冲作用，从而导致软骨下骨发生适应性变化，包括骨赘形成伴软骨下纤维化、坏死和硬化。
- 形成软骨下囊肿，常伴有表面软骨缺损或裂隙。
- 软骨下骨的适应性重塑可能导致关节面或关节对线畸形；相关的韧带损伤导致不稳定，进一步加速退行性过程。
- 除这些软骨破坏机制外，OA 关节液生化发生改变，表现为分解代谢因子升高。
- 由于 OA 本质上并不是炎症性病变，一些学者使用同义术语——骨关节病来描述。

**影像学特征**

- 原发性和继发性骨关节炎均在影像上表现为骨赘、关节狭窄、软骨下囊肿和软骨下硬化（图 9.6~图 9.8）。
  - 然而，各个影像特征并不是 OA 所特有的。
- 在承重关节中，关节狭窄通常分布于作用力线［例如，髋关节上部关节间隙狭窄（图 9.8 和图 9.9A、B），膝关节内侧间隙变窄］。
- 由于软骨异常增厚而缺乏营养，肢端肥大症患者过早发生原发性骨关节炎。同样，瘫痪患者常伴有退

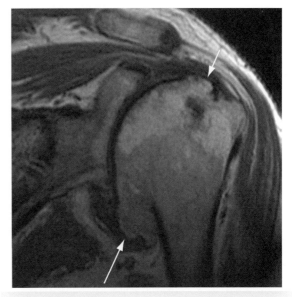

图 9.7　肩关节骨关节炎。$T_1$ 加权 MR 图像显示围绕肱骨头边缘的巨大环形骨赘，上方骨赘在肱骨头与肱骨结节的交界处（短箭），下方骨赘为长箭所示。该例骨关节炎继发于关节盂唇撕裂导致的关节不稳。下方骨赘作用类似于四边孔内的占位病变，使腋神经受压。还应注意，关节盂扩大和变宽，这常见于长期的肩关节骨关节炎

变的关节，这可能是由于软骨溶解或营养供应的滑液向透明软骨扩散减少所致。
- 关节畸形患者（如骨骺发育不良或 Legg-Calvé-Perthes 病的畸形）也更易发生透明软骨磨损。
- 继发性骨关节炎被认为是一些关节损伤的延迟结果，这包括不同的机制，如：
  - 生物力学改变［例如，髋关节髋臼发育不良或股骨髋臼撞击（FAI）］。
  - 不稳定（例如，膝关节 ACL 或半月板撕裂；肩关节盂唇撕裂）（图 9.9 和图 9.10）。

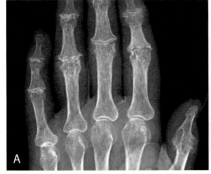
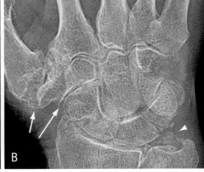
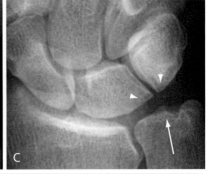

图 9.6　骨关节炎：手和腕关节。（A）后前位平片显示手部骨关节炎的典型表现，远侧和近侧指间关节骨赘形成，骨密度正常、软骨厚度丢失。（B）同一患者的腕部表现为严重的软骨丢失、骨赘形成和第 1 腕掌关节轻度半脱位（短箭）。此外，舟状 - 大多角骨 - 小多角骨关节显示硬化和软骨丢失（长箭）。这些是腕部骨关节炎（OA）典型的受累部位。请注意，在三角形纤维软骨（箭头）处存在软骨钙质沉着，这可能见于创伤后和 OA 患者，不需要考虑焦磷酸盐关节病的诊断。（C）月骨和三角骨继发性骨关节炎，表现为骨赘形成（箭头），正性尺骨变异（长箭）所致的尺骨撞击

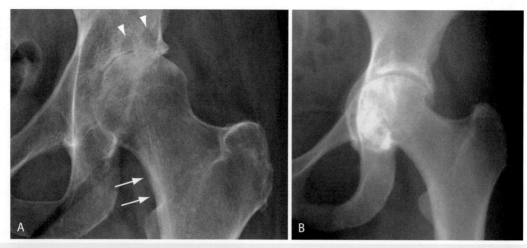

**图9.8** 髋关节骨关节炎。(A)正位平片显示典型的骨关节炎，髋关节上部、负重部分软骨厚度丢失，骨赘形成，骨密度正常，髋臼顶软骨下囊肿（箭头）。还要注意股骨距增厚（股骨颈内侧骨皮质增厚，箭）。软骨丢失的分布反映了 OA 继发于机械力的影响，该病例可能与潜在的髋臼唇撕裂相关。(B)另一例骨关节炎患者，存在骨赘。但本病例中存在弥漫性关节狭窄，通常继发于潜在的炎性关节病，如类风湿性关节炎导致均匀的软骨丢失；其中一些病例由于骨重建发生髋臼内陷（美国放射学会学习档案，经 BJ Manaster，MD 许可后使用图像）

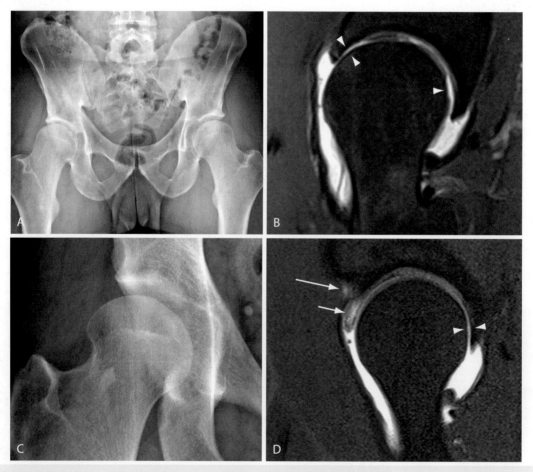

**图9.9** 髋关节骨关节炎。(A)41 岁患者，右髋部疼痛，骨盆正位平片。右侧髋关节上方间隙比左髋稍窄。(B)同一患者右侧髋关节脂肪抑制 $T_1$ 加权关节造影斜矢状位图像显示股骨头和髋臼区域明显的软骨丢失（箭头），提示骨关节炎。(C)22 岁患者，右髋疼痛，右髋正位平片提示髋臼发育不良，股骨头外侧覆盖不足。髋关节发育不良与髋臼盂唇增生有关，而髋臼盂唇撕裂与剪切力增加有关。(D)同一患者，脂肪抑制 $T_1$ 加权钆剂关节造影矢状位显示盂唇撕裂、肥大（短箭）伴盂唇旁小囊肿，部分充盈钆对比剂（长箭）；后部关节面软骨变薄（箭头）；其他平面显示其他部位软骨破坏。髋关节发育不良（髋臼覆盖不足）被认为是早发性继发性 OA 的病因

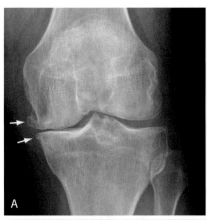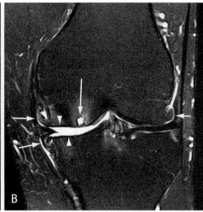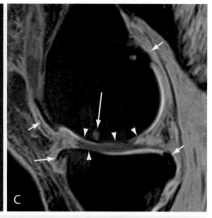

图 9.10　膝关节骨关节炎。（A）左膝关节前后位平片，显示骨赘（箭）和内侧关节间隙变窄。（B 和 C）同一膝关节 MR 图像。脂肪抑制质子密度加权冠状位（B）和脂肪抑制扰相梯度回波（C）矢状位图像显示低信号骨赘（短箭）、广泛的软骨缺损（箭头）和内侧股骨髁软骨下囊肿（长箭），这些改变与慢性半月板撕裂伴挤出有关

- □ 关节不吻合（例如，关节内骨折伴畸形愈合和关节塌陷；骨坏死 / 缺血性坏死（AVN）伴关节面塌陷；发育畸形，如髋关节发育不良；骨进行性畸形，如 Paget 病；排列不良，如腕关节舟月骨进行性塌陷）。
- □ 软骨破坏（如化脓性关节炎、RA 或血友病伴原发性软骨溶解和继发性 OA）（图 9.8B）。由于软骨破坏导致的继发性 OA 可能造成一定的困惑，因为原发性疾病与骨关节炎影像表现重叠在一起。一个常见的例子：由边缘侵蚀和透明软骨破坏导致弥漫性关节狭窄的慢性 RA 伴有骨赘形成。
- ■ 腱鞘囊肿常起源于退变的关节，尤其是膝关节。可见分叶状液性病灶经窄颈延伸至滑膜或邻近腱鞘。
  - □ 腱鞘囊肿如果伴滑膜增生（如类风湿性关节炎）或受到创伤（如足 / 踝部），则成分可能变得复杂，可能类似于肿瘤的表现。腱鞘囊肿通常呈分叶状，而大多数肿瘤不是；与关节或腱鞘的存在明确的交通有助于排除肿瘤。

## 治疗

- ■ 骨关节炎的保守治疗或侵入性治疗，取决于症状的程度和检查结果。
- ■ 药物治疗包括非甾体抗炎药（NSAID）。
- ■ 注射皮质类固醇、干细胞、富血小板纤溶酶原（PRP）和黏弹性补充疗法。
- ■ 软骨下骨替代材料注射（软骨下成形术）。
- ■ 手术：
  - □ 许多选择，包括关节镜手术修整纤维软骨 / 取出游离体、胫骨高位截骨术（膝关节）、关节融合 / 切除 / 置换（图 9.11）。

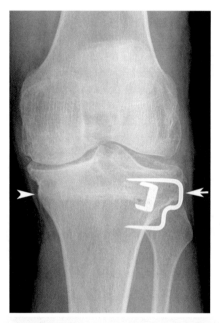

图 9.11　胫骨高位截骨术治疗膝骨关节炎。该患者患有严重的膝关节内侧间隙骨关节炎，从胫骨近端截除楔形骨块，楔形顶点位于内侧皮质（箭头）。切除楔形骨块后，闭合缺损，矫正内翻，用两个侧钉固定截骨术。注意与截骨术形成的胫骨外侧皮质台阶相匹配的 Coventry 钉（箭）。通过重新平衡整个膝关节的作用力，可以推迟或避免关节成形术

- □ 在第 1 章中已经讨论了一些先进的技术，如骨软骨移植。
- □ 一些疼痛的关节炎，可以切除（如肩锁关节）。
- □ 大关节通常采用置换（即髋关节、膝关节、肩关节、肘关节）。

## 关键概念

### 继发性 OA 的原因

关节不吻合 / 生物力学改变

内部紊乱 / 不稳定（例如，半月板撕裂、ACL 撕裂）

关节内骨折

Paget 病

发育畸形

骨坏死伴塌陷

关节软骨破坏

　化脓性关节炎

　非感染性炎症性关节病（例如，RA）

　血友病

　结晶性关节病（痛风、CPPD）

　PVNS

　滑膜骨软骨瘤病

## 关节软骨的 MRI 成像方案

- 检测某些关节的透明软骨缺损将是一项挑战，即使采用高场强磁共振。
- 由于低分辨率、信号和脂肪抑制的限制，低场强磁共振处于很大的劣势。
- 在使用脂肪抑制的快速自旋回波序列上，回波时间（TE）低于 60 ms，软骨呈高信号（在没有脂肪抑制或 TE 较高的情况下，透明软骨显示为等或低信号）。通过高分辨率和高信噪比（SNR）序列可以优化成像效果，使得关节液和软骨之间具有足够的对比度。以下是一些有助于获得诊断质量软骨成像的技术：
  □ 在高场强扫描仪上，最常用的序列是具有脂肪抑制的质子密度成像（PD）、$T_2$ 加权成像、2D 或 3D 的脂肪抑制 $T_1$ 加权扰相梯度回波（GRE）成像。
  □ 软骨敏感的 PD 脂肪抑制序列或中间序列，TE 时间应在 30~50 ms，以便保证液体高清晰度的同时增加信噪比。
  □ GRE 梯度回波序列可以用 40°~60° 的翻转角采集，使用 TR（40~60 ms）和最小 TE 值，同时使用脂肪抑制，可以获得软骨高信号、液体低信号的 $T_1$ 加权序列。
  □ 另外常使用 RF 或梯度扰相的脂肪抑制 3D 梯度（在 GE 扫描仪中称为 FSSPGR，在 Siemens 中称为 FLASH，在 Phillips 中称为 FFE，在 Toshiba 中称为 Field echo）。
  □ 许多序列都对软骨缺失有较高敏感性，但脂肪抑制 PD 序列是多功能的，不仅能显示软骨缺失，还能较好地显示韧带、肌腱和骨髓。GRE 序列可以提供更高的空间分辨率，在软骨较薄或关节较

小的情况下非常有用，例如在腕部和肘部。
- 各种其他 MR 序列可用于检测软骨缺损。3D 采集技术允许在各种平面进行多平面重建，在评价弯曲关节面时具有优势。在软骨评价中表现良好的其他序列包括稳态 GRE 和混合技术（命名具有供应商特异性）。
- 生理成像技术包括 $T_2$-mapping、$T_1$-rho 成像、波谱和软骨延迟对比增强 MRI（dGEMRIC），可用于显示早期软骨退变的脱水和蛋白多糖耗竭区域。$T_2$-mapping 正在从科研领域逐渐扩展到临床影像，但这是否会改善患者的管理或结局尚未确定。
- CT 关节造影显示缺损有较高的对比度和空间分辨率。

## 骨关节炎和关节软骨的诊断报告

- Kellgren 和 Lawrence 系统根据关节间隙狭窄、骨赘和软骨下硬化的影像学结果对膝关节 OA 进行分级。
  □ 该系统是在 MRI 之前开发，术语不够精准，且平片在软骨缺损评估存在固有局限性。
  □ 此外，疾病的放射学严重程度并不总是与疼痛程度相关。
  □ 由于这些限制，目前的关节炎研究和临床决策，将精确性和重复性更高的 MRI 作为首选评价方法。
- 解释 MRI 的放射科医师应与转诊临床医师使用共同语言，并努力精准地描述软骨损伤（图 9.12）。骨科命名中常用的分级系统是 Outerbridge 系统，可追溯到 20 世纪 50 年代末，随后在 1975 年进行了修改（表 9.10）。
  □ 该系统基于手术时对软骨表面的探测：1 级为软骨软化；2 级为软骨缺损小于 1/2 英寸宽（探针末端的宽度）；3 级为缺损大于或等于 1/2 英寸宽；4 级为全层缺损伴骨暴露（1 英寸 =2.54 cm）。
  □ 该系统不适用于 MRI，因为 MRI 分级为等级组合，而手术分级只是基于表面分析。
- 随后开发了其他分类系统（表 9.10）。
- 常用术语——"软骨软化"表述特别模糊，在 MRI 报告中不使用该术语。
- 最有用的描述方法是描述软骨缺损的位置、大小和深度。
- 软骨丢失可分为弥漫性和局灶性病变（图 9.13）。下文列出了一些有用的描述符（表 9.11）。
- 骨髓水肿病变（BMLs）：
  □ 通常认为，与软骨损伤相关的软骨下骨 $T_2$ 高信号区域代表轻微骨小梁骨折（图 9.14）。
  □ 骨髓水肿通常与疼痛相关。
  □ 应纳入报告中。

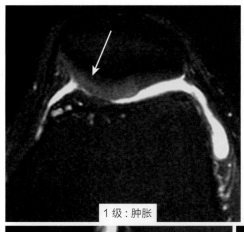

1 级：肿胀

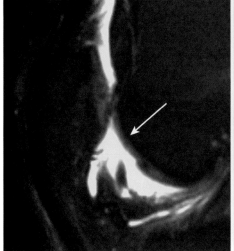

2a 级：<50%

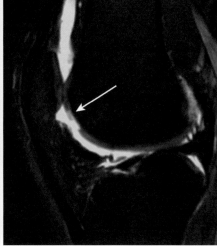

2b 级：>50%

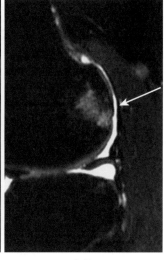

3 级

图 9.12 膝关节软骨损伤。使用 Noyes 分类系统的不同等级软骨损伤示例（见表 9.10）（摘自 Morrison W. Problem Solving in Musculoskeletal Imaging. Philadelphia: Elsevier; 2010.）

表 9.10 MRI 关节软骨损伤的分类系统

**NOYES 修订版**

0 级：软骨正常

1 级：软骨形态正常、$T_2$ 信号强度增高

2a 级：浅表部分软骨缺损，小于 50% 的关节面总厚度

2b 级：部分软骨厚度缺损，大于 50% 的总关节面厚度

3 级：全层软骨缺损

**ICRS（国际软骨再生与关节保护协会）**

0 级：正常

1 级：软骨水肿和表面缺损

2 级：缺损向下延伸，小于 50% 的软骨深度

3 级：软骨缺损向下延伸，大于 50% 的软骨深度，但不累及全层

4 级：全层缺损伴软骨下骨暴露

- 软骨瓣和分层值得特别关注，这些代表不稳定的软骨病变，应给予单独描述。
  - 软骨瓣是斜行的线性缺损（图 9.13），碎片存在移动的可能；可以导致疼痛和交锁；而碎片可能断裂形成游离体。
  - 分层是由于透明软骨与底层骨分离（图 9.15 和 9.16），液体进入间隙，使其在 $T_2$ 加权图像上可见。关节镜检查可能观察不到这些病变。这些病变最终可进展为软骨瓣和高级别的软骨缺损。
- 软骨下囊肿形成，通常是 BML 的进展而来（图 9.17）。
- 软骨病变几乎总是进展加重，但偶尔会自发出现纤维软骨或骨的填充，后者在关节面形成扁平骨刺——称为中心骨赘或纽扣骨赘。
- 半月板突出和不稳定撕裂（尤其是复杂撕裂、完全放射状撕裂和根部撕裂）可导致关节面软骨快速丢失（图 9.19 和图 9.20）。其他关节的撞击和不稳定也可能导致骨关节炎。

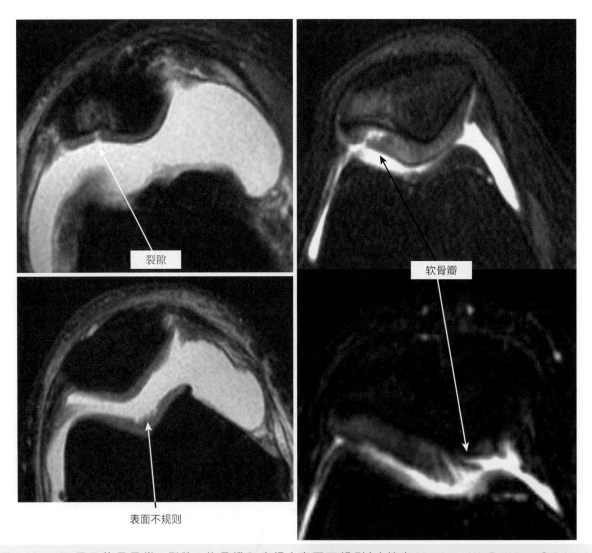

图 9.13 MRI 显示软骨异常。裂隙、软骨瓣和磨损（表面不规则）（摘自 Morrison W. Problem Solving in Musculoskeletal Imaging.Philadelphia: Elsevier; 2010.）

| 表 9.11 有用的 MRI 软骨描述符 |
| --- |
| **弥漫性** |
| 弥漫性软骨变薄 |
| 弥漫性表面不规则 / 磨损 |
| 弥漫性低级别部分厚度软骨缺损 |
| 弥漫性高级别部分厚度软骨缺损 |
| 全层软骨缺损 |
| **局灶性** |
| 裂隙（垂直线状缺损） |
| 瓣状（斜线状缺损） |
| 分层（软骨下液体信号；软骨与骨分离） |
| 部分缺损（部分软骨残留）；测量尺寸并确定低级别（小于 50%）或高级别（大于 50%） |
| 全层缺损（无软骨残留，软骨下骨暴露）；测量尺寸 |

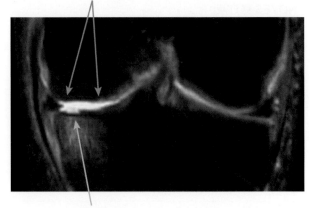

图 9.14 软骨描述符。图中双箭：中等程度弥漫性；单箭：全层局灶性（摘自 Morrison W. Problem Solving in Musculoskeletal Imaging. Philadelphia: Elsevier; 2010.）

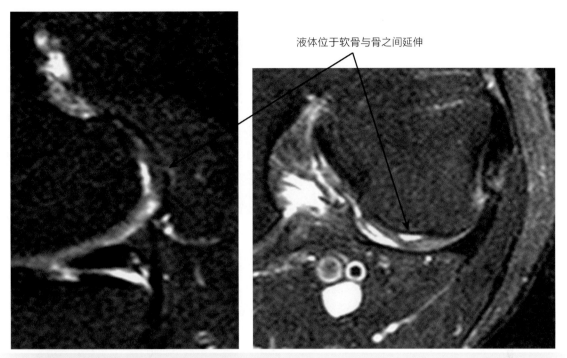

液体位于软骨与骨之间延伸

图 9.15 透明软骨与骨分离形成分层。液体位于软骨下,关节镜下观察不到病变,但这种"液体泡"可以增大蔓延,形成软骨瓣

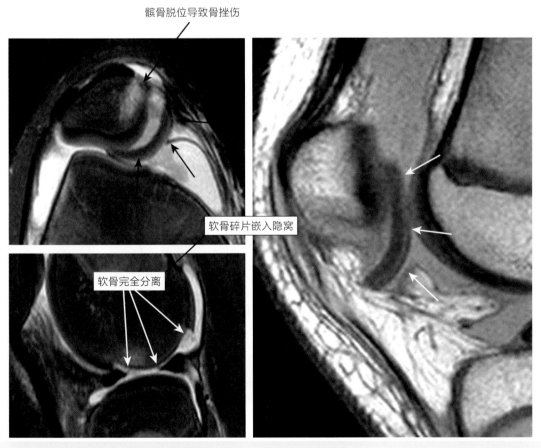

髌骨脱位导致骨挫伤

软骨碎片嵌入隐窝

软骨完全分离

图 9.16 13 岁男孩髌骨脱位后急性软骨分离(摘自 Morrison W. Problem Solving in Musculoskeletal Imaging. Philadelphia: Elsevier; 2010. )

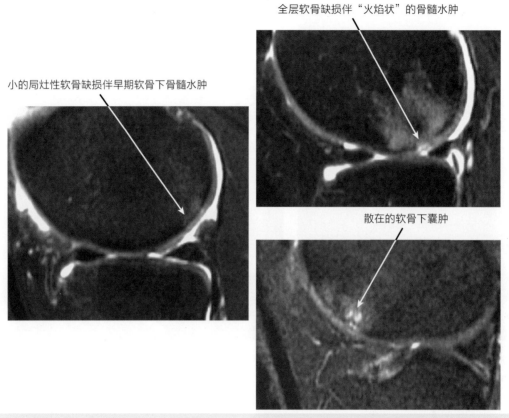

全层软骨缺损伴"火焰状"的骨髓水肿

小的局灶性软骨缺损伴早期软骨下骨髓水肿

散在的软骨下囊肿

图 9.17　不同程度软骨损伤相关的软骨下骨改变（摘自 Morrison W. Problem Solving in Musculoskeletal Imaging. Philadelphia:Elsevier; 2010.）

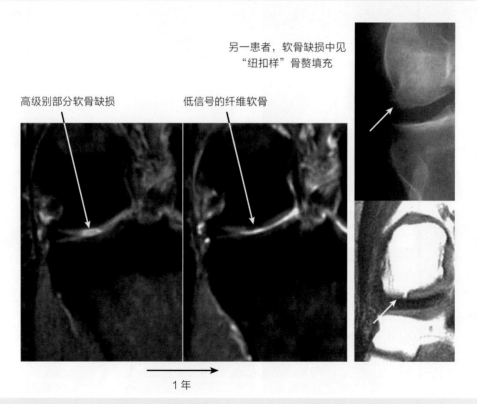

另一患者，软骨缺损中见"纽扣样"骨赘填充

高级别部分软骨缺损

低信号的纤维软骨

1 年

图 9.18　软骨具有复杂的胶原蛋白结构，但无血管供血。因此，软骨缺损不能以相同的成分愈合，但可以被杂乱的低信号纤维软骨或骨自然"填充"。手术微骨折技术治疗也观察到相似表现（摘自 Morrison W. Problem Solving in Musculoskeletal Imaging. Philadelphia: Elsevier; 2010.）

根部放射状撕裂

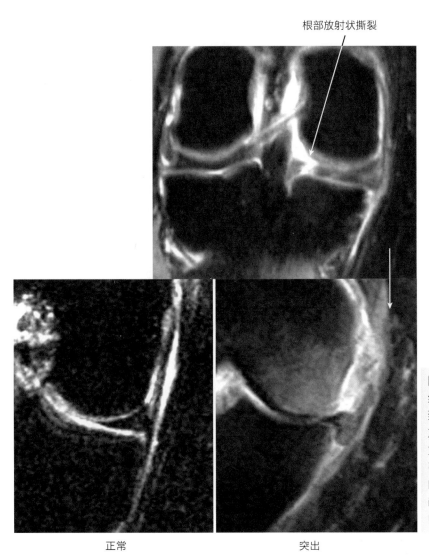

正常　　　　　　突出

图 9.19　半月板突出。半月板中央纤维环破坏影响半月板的稳定性，导致半月板突出。半月板复杂型撕裂、放射状撕裂和根部撕裂与半月板严重突出（大于 3mm）相关，突出引起相应关节间隙骨关节炎（摘自 Morrison W. Problem Solving in Musculoskeletal Imaging. Philadelphia: Elsevier; 2010.）

撕裂引起的半月板突出　　　── 6 个月 →

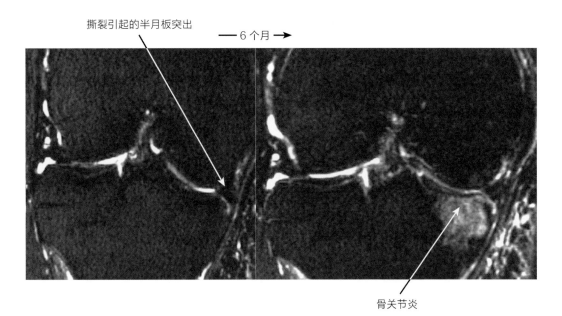

骨关节炎

图 9.20　由于半月板撕裂和突出引起关节炎的快速发展（摘自 Morrison W. Problem Solving in Musculoskeletal Imaging. Philadelphia: Elsevier; 2010.）

## 脊柱退行性疾病

椎间盘退行性病变极其常见，有一系列影像表现：

- 椎间盘脱水。
  - 通常，成人的椎间盘中央（髓核）在 $T_2$ 加权图像上呈中等信号。
  - 随着椎间盘退变，$T_2$ 信号逐渐降低。
  - 椎间盘 $T_2$ 信号弥漫性降低是正常老化表现。
- 环状裂隙。
  - 髓核由厚纤维结构的纤维环包围。
  - 在 $T_1$ 和 $T_2$ 加权图像上，纤维环呈均匀低信号。
  - 局灶性 $T_2$ 高信号（通常是弧线形），表示环形裂隙。
    - MRI 表现为高信号区（HIZ）。
    - 环状撕裂一词已较少使用；因为该影像表现不一定表示创伤。
    - 环状裂隙可能导致疼痛；也可能提示椎间盘疾病进展，裂隙是髓核突出的途径。
- 椎间盘膨出。
  - 根据定义，椎间盘广泛（超过 90°圆周）膨隆超过终板边缘。
  - 是脊柱退变的正常表现；可能没有症状。
  - 较明显的椎间盘膨出可导致椎管狭窄和椎间孔狭窄。
  - 不对称膨出是指一侧较另一侧更明显。
- 椎间盘疝出。
  - 髓核延伸到纤维环之外（不足 90°圆周）。
  - 引起椎管／椎间孔狭窄，通过机械压迫和化学刺激引起神经症状。
  - 描述性术语各不相同。

- 按形态可分为突出、脱出和髓核游离。
  - 突出：宽基底与椎间盘边缘相连；仍在椎间盘平面内。
  - 脱出：狭窄基底与椎间盘边缘相连，或者疝出物向上和（或）向下移位。
  - 髓核游离：从椎间盘主体分离的椎间盘碎片；可以硬膜外间隙游离。
- 椎间盘变窄：随着椎间盘退化，椎间隙可能变窄（图 9.21B）。
- 真空现象：退化椎间盘可能含有气体，称为"真空征象"（图 9.22C 和图 9.23）。"真空征象"是退变的特异性征象，可以除外感染性病变。屈曲／伸展位时，伸展位可能出现真空征象。
- 脊椎滑移：椎体与相邻椎体比较产生移位。
  - 前滑移：上节椎体较下节椎体向前移位；后滑移：上节椎体较下节椎体向后移位；侧向滑移：上节椎体较下节椎体向左／向右移位。
  - 通常与椎间盘退变和椎小关节病有关。
  - 在下腰椎中，前滑移可能与关节间部完全骨折（峡部缺损）有关。
  - 见于节段性不稳：椎间盘平面的力学改变（即椎间盘／椎小关节病、脊柱融合节段的上／下方、瘫痪），导致运动异常和快速进展的椎间盘／关节突疾病；可能与感染或神经性病变混淆。
- 终板骨赘：起源于纤维环附着处；可导致与椎间盘膨出相关的椎管和神经孔狭窄（椎间盘骨赘复合体）。在颈椎，后外侧椎间盘边缘的钩椎关节（钩突关节）肥大通常与椎间盘退行性疾病有关，导致神经孔狭窄（图 9.24）。

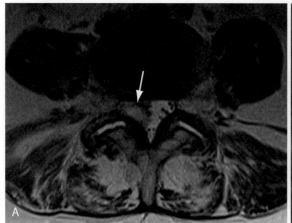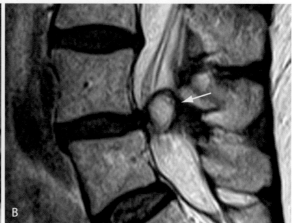

图 9.21 椎小关节骨关节炎。（A）$L_4$~$L_5$ $T_2$ 加权轴位 MR 图像显示小关节退变和增生伴黄韧带轻度增厚。另见滑膜囊肿从右侧关节突延伸到椎管内（箭），伴有严重的侧隐窝狭窄和右侧 $L_5$、$S_1$ 神经根受压。（B）$T_2$ 加权矢状位 MR 图像显示椎间盘脱水、狭窄和轻度向前滑移；滑膜囊肿（箭）压迫神经根

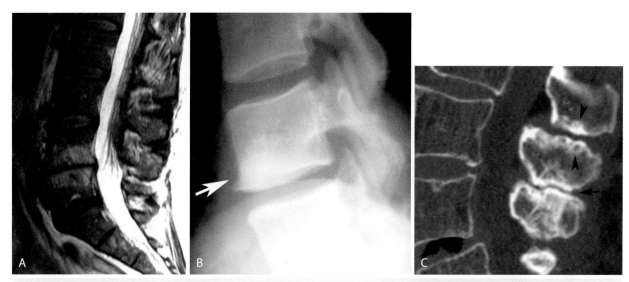

图 9.22　椎间盘退变所引起的椎体改变。（A）T$_2$ 加权矢状位 MR 图像显示 L$_4$~L$_5$ 椎间盘变窄和轻微的向后滑移。相邻椎体骨髓高信号，提示终板 Modic 退行性变。（B）另一患者侧位平片。MR 成像对椎间盘退变和相关的椎体改变更敏感，但平片上可显示反应性骨硬化和终板骨赘。注意 L$_4$~L$_5$ 椎间隙变窄，L$_4$ 前下终板硬化（箭），三角形硬化是典型的椎间盘源性硬化。（C）另一患者的矢状位 CT 重建，椎间盘退变会导致相应棘突撞击伴退行性改变。类似于继发性骨关节炎，称为 Baastrup 病。注意棘突的皮质下"囊肿"（箭头）、皮质硬化和相邻棘突的撞击（箭）。下方椎间盘平面向前滑移和"真空征象"

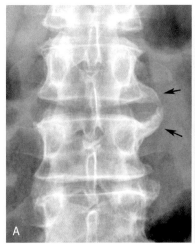

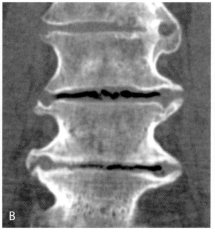

图 9.23　退行性终板骨刺。（A）AP 位平片显示典型的终板骨刺（箭），由椎间盘膨出伴纤维环拉伸引起。注意骨刺最初呈水平向外、远离椎体方向延伸。（B）另一患者的冠状位 CT 重建显示类似表现。这些骨赘的其他术语包括"牵引骨刺"和"爪型骨赘"。该影像特征需与强直性脊柱炎的近似垂直的纤细韧带联合骨赘（见图 9.77）以及银屑病和反应性关节炎的非水平延伸的韧带联合骨赘（见图 9.68）相鉴别

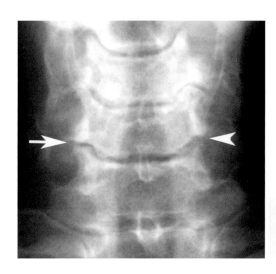

图 9.24　颈椎钩椎关节骨关节炎。AP 颈椎平片显示右侧骨刺和 C$_6$~C$_7$ 关节间隙变窄（箭），而左侧（箭头）相对正常

- Modic-type 退行性终板变化（图 9.25、图 9.20 和图 9.21）。
  - 随着椎间盘退变，相邻椎体骨髓发生特征性信号改变。
    - Modic 1 型：水肿（低 $T_1$，高 $T_2$ 信号）：可能与椎间盘感染混淆。
    - Modic 2 型：脂肪（高 $T_1$，高 $T_2$ 信号）："血管瘤样"。
    - Modic 3 型：硬化（低 $T_1$，低 $T_2$ 信号）：可能表现为局灶性和类圆形，可能与成骨性肿瘤相似（半球形脊柱硬化）。

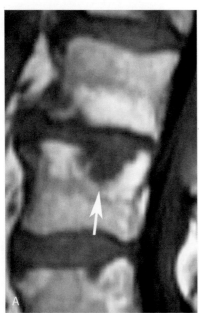

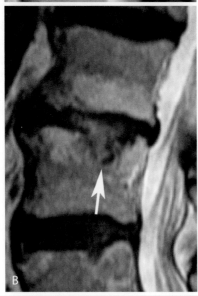

图 9.25　Schmorl 结节。矢状位 MRI $T_1$ 加权（A）和 $T_2$ 加权（B）图像显示 Modic 2 型样改变（$T_1$ 和 $T_2$ 加权序列高信号），椎间盘疝入相邻终板，称为"Schmorl 结节"（箭）

- Schmorl 结节（图 9.25）。
  - 椎间盘通过终板内陷入椎体中。
  - 表现为圆形，伴有相邻椎缘 Modic 样改变。
  - 通常见于椎间盘退行性疾病，其他病因包括：
    - 发育性：如果见于多个节段，尤其是胸椎，伴有终板不规则和椎体变扁，称为 Schuermann 病或青春期疼痛性脊柱后凸。
    - 创伤：损伤可导致 Schmorl 结节形成。
    - 骨软化：终板变弱（即骨软化症、骨质疏松、肿瘤或感染等）可导致 Schmorl 形成。
    - 炎性关节病：导致脊柱融合的疾病可引起 Schmorl 结节形成（即类风湿性关节炎）。
  - 在发育过程中，椎间盘疝入椎体外周边缘导致环状骨突（终板生长中心）分离/移位，被称为"椎缘骨"（图 9.26）。
- 椎小关节病（图 9.21）。
  - 关节突关节是由关节囊、关节软骨和关节液组成的滑膜关节。
  - 因此，小关节的退行性改变与其他关节相同：软骨损伤、软骨下囊肿、边缘骨刺、硬化和侧副韧带增厚（在椎小关节为黄韧带）。
  - 腱鞘囊肿可从关节前缘或后缘扩展，称"关节突囊肿"，可以压迫椎管或椎间孔。
  - 椎小关节和黄韧带肥大导致椎管（尤其是侧隐窝）狭窄和椎间孔狭窄。

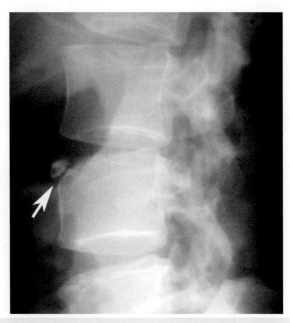

图 9.26　椎缘骨。注意正常变异的椎缘骨，一个从 $L_4$ 前上终板分离的三角形碎片（箭），是因骨骼仍然不成熟时，椎间盘经环状骨突向前疝出所致

- 棘突撞击（Baastrup 病，又名吻合棘病；见图 9.22C）：老年患者椎间盘的高度减小和椎小关节病导致棘突撞击，引起棘突间滑囊炎（后部关节间隙之间的液体信号）和棘突硬化、水肿和囊性改变。临床表现为局部背痛，伸展时加重。
- 退行性椎间盘疾病可能与某些疾病混淆，包括：
  ◇ 感染：椎间盘炎 - 骨髓炎可能导致与 Modic 1 型终板炎相似的表现，呈低 $T_1$ 和高 $T_2$ 信号。然而，$T_2$ 加权像上，退行性改变的椎间盘信号通常较低，感染时椎间盘信号增高。
  ◇ 淀粉样变 / 肾功能衰竭性脊柱关节病：在平片上，肾功能衰竭和淀粉样蛋白沉积可导致终板不规则。

## 侵蚀性骨关节病

- 侵蚀性骨关节炎（EOA），也称为炎性骨关节炎，见于患有手部基础 OA 的患者。
  □ 患者通常为老年人，女性好发。
  □ 指间关节炎（尤其是远侧指间关节）出现压痛、疼痛和肿胀。
  □ 发生中心侵蚀，关节面呈典型"海鸥翼"样改变（图 9.27）。
  □ 最终可发生关节强直。

## 神经源性骨关节炎

- 神经源性骨关节病，也称为 Charcot 关节病，是一种不稳定的严重的侵袭性骨关节炎，常与感觉丧失有关。
- 可见一些骨关节炎特征性表现，包括硬化、骨赘和游离小体，但伴有关节半脱位、关节侵蚀、关节破坏，

骨关节炎基础上出现"海鸥翼"样中心侵蚀

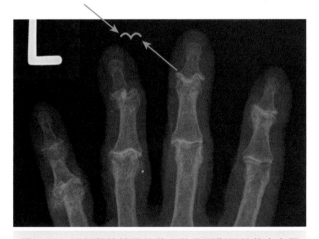

图 9.27 手部侵蚀性骨关节炎的典型指间关节中心侵蚀表现（"海鸥翼"征）（摘自 Morrison W. Problem Solving in Musculoskeletal Imaging. Philadelphia: Elsevier; 2010.）

可以很严重甚至关节变形。
- 以感觉神经病变为初始表现，可能是由糖尿病、脊髓空洞症、脊髓痨（神经梅毒）、麻风病或其他疾病所致（表 9.12）。
- 较少见的病因包括多发性硬化、酒精中毒、淀粉样变性、关节内类固醇使用、先天性疼痛不敏感和神经系统疾病，如 Charcot-Marie-Tooth 综合征和家族性自主神经异常（Riley-Day 综合征）。
- 无感觉的关节发生未被察觉的外伤，伴有韧带损伤、骨软骨和关节囊破坏，甚至骨折。
- 由于持续的应力，关节损伤持续存在和进展，而关节病接踵而至。
- 糖尿病的神经病变的交感神经失控或血管病变导致血供减少也可能在疾病进展中起作用。
- 神经源性骨关节病可分为 3 种形式：萎缩型、增生型和混合型（图 9.28 和图 9.29）。
  □ 萎缩型：表现为边界清楚的骨溶解，类似于手术切除。骨的增生反应缺失，但残留骨骨密度正常，可见边缘硬化。这种模式常见于与脊髓空洞相关的肩关节。
  □ 增生型：表现为严重的骨性关节炎，伴有新骨生成、硬化、碎裂和半脱位。
  □ 混合型：兼具骨破坏和增生的混合特征。
- 神经源性疾病也可以描述为急性、慢性或慢性伴急性发作 3 种形式（图 9.30）。
  □ 急性神经源性骨关节病表现为弥漫性肿胀和红斑；临床表现与感染相似。
    ◇ 受累关节发病早期很少表现为关节畸形或对线不良，平片仅表现为软组织肿胀。
    ◇ MRI 上关节积液很常见，伴发的明显软骨下水肿可沿髓腔延伸很远。
    ◇ 骨髓信号强度变化包括：$T_1$ 加权像低信号和 $T_2$ 加权像高信号，与化脓性关节炎和骨髓炎表现相似。
    ◇ 关节边缘可见侵蚀。
    ◇ 在钆增强 MRI 图像上，主要表现为软骨下分布的骨髓强化。

表 9.12 神经性骨关节病：病因和典型部位

| |
| --- |
| 麻风病：四肢远端（手、足） |
| 糖尿病：脚（Lisfranc，后足，MTP） |
| 脊髓空洞症：上肢（肩部好发，双侧对称） |
| 瘫痪：脊髓节段（与固定部位连接处） |
| 脊髓痨（不常见）：脊椎、髋、膝、踝 |

缩写：MTP 跖趾关节。

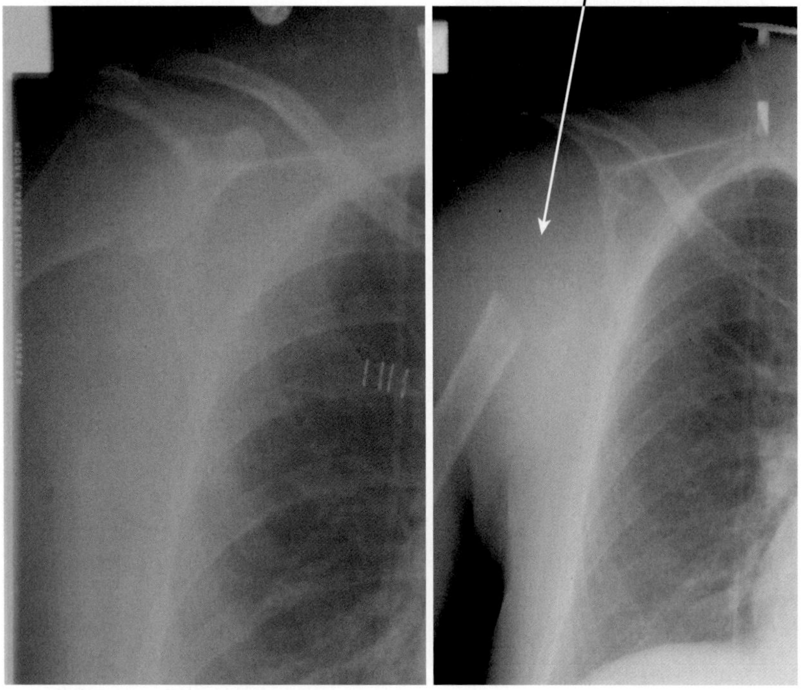

萎缩性神经性骨关节病：手术样边缘

分流术后平片，复查平片

**图 9.28** 脊髓空洞症患者的肩关节萎缩性神经病变，该患者在脑室腹膜分流术后失访一段时间，随后发生分流障碍（摘自 Morrison W. Problem Solving in Musculoskeletal Imaging. Philadelphia: Elsevier; 2010.）

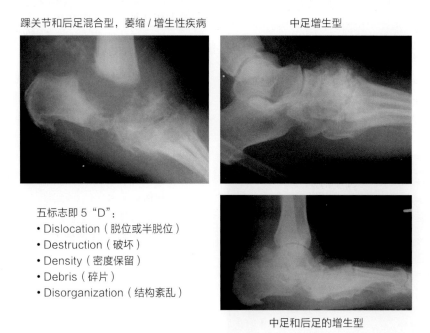

踝关节和后足混合型，萎缩 / 增生性疾病          中足增生型

五标志即 5 "D"：
- Dislocation（脱位或半脱位）
- Destruction（破坏）
- Density（密度保留）
- Debris（碎片）
- Disorganization（结构紊乱）

中足和后足的增生型

**图 9.29** 增生型和混合型神经性骨关节病，常见于糖尿病足（摘自 Morrison W. Problem Solving in Musculoskeletal Imaging. Philadelphia: Elsevier; 2010.）

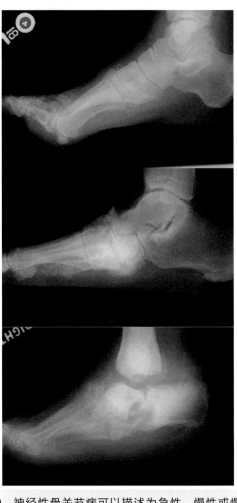

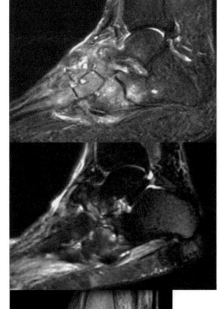

急性型：
水肿，几乎
没有畸形

慢性型：
畸形，OA

慢性伴急性
发作型：
畸形伴水肿

图 9.30　神经性骨关节病可以描述为急性、慢性或慢性伴急性发作。OA，骨关节炎（摘自 Morrison W. Problem Solving in Musculoskeletal Imaging. Philadelphia: Elsevier; 2010. ）

◇ 关节周围软组织也可见强化。

◇ 神经源性骨关节病导致的新近骨折可能表现为显著的骨髓水肿，容易误导诊断。

□ 慢性神经源性骨关节病的影像学特征可以概括为首字母为 D 的词汇：包括骨质破坏（Destruction）、骨碎片（Debris）、骨密度保留（preserved bone Density）和关节紊乱（Disorganization）、脱位或半脱位（Dislocation or subluxation）（表 9.13）。

◇ 最常累及 Lisfranc 关节（图 9.31）。

表 9.13　神经性骨关节病：5D

| 畸形（deformity） |
| --- |
| 骨质破坏（distruction） |
| 脱位 / 半脱位（dislocation/subluxation） |
| 骨碎片（debris） |
| 骨密度保留（density-preservation of） |

◇ 累及 Lisfranc 关节使跖骨基底部向背侧移位、足弓塌陷，导致足部"摇椅底"畸形。

◇ MRI 表现与典型骨关节炎相似，有骨质增生和软骨下囊变。

□ 慢性神经性骨关节病可以急性发作，平片和 MRI 出现急慢性的特征性表现。

□ 糖尿病患者，在神经性骨关节病的任何阶段，常见弥漫性软组织水肿或弥漫性肌萎缩，在非增强扫描时影像表现与弥漫性蜂窝织炎相似。如前所述，骨髓变化（骨髓水肿）可能与感染混淆。

■ 此外，骨髓炎常伴发于足部神经性骨关节病。

□ 慢性神经源性骨关节病的畸形所致的骨性突起和不合脚的鞋摩擦增加，并导致皮肤老茧、损伤和溃疡形成；随之出现骨髓炎并持续扩散。

□ 典型发生部位是距骨头、中足和跟骨。神经性骨关节病和感染之间的鉴别在第 14 章肌肉骨骼感染中详细讨论。

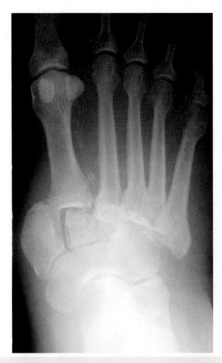

图 9.31 足部神经性关节病。AP 位平片显示 Lisfranc 关节外侧脱位。注意血管钙化，这是糖尿病相关诊断的线索。无明显外伤史。跖跗关节是糖尿病足神经性关节病最常见的部位，但糖尿病患者后足、中足或前足的任何其他关节均存在发病风险

**关键概念**

**神经性关节病**

严重的，破坏性的

增生性或萎缩性

关节积液

韧带松弛：半脱位、脱位

增生性：5D 骨碎片、软骨破坏、正常骨密度、关节膨胀、关节结构紊乱（或脱位或畸形）

Charcot 踝 / 足：通常是糖尿病

Charcot 膝：脊髓痨、糖尿病、先天性疼痛不敏感

Charcot 肩：脊髓空洞症

Charcot 脊椎：糖尿病患者或截瘫患者脊椎内固定

- 神经性关节病最常见于踝部和足部，与糖尿病有关，也可发生于其他部位。一个常规诊断思路是：严重、复杂的关节炎表现，几乎难以描述时考虑神经性关节病。
  - 膝：既往，脊髓痨是膝关节神经性关节病的主要病因。
    - 也见于糖尿病、先天性对疼痛不敏感，或先天性疼痛感缺失。

- 至少部分为增生性。
- 关节囊显著膨胀伴明显骨碎片和关节结构紊乱是其特征性表现。
- 肩 / 肘：这些部位的神经性关节病经常被误诊。
  - 肩关节神经性关节病继发于脊髓空洞症（图 9.32）。反之，20% 的脊髓空洞症患者发生肩关节 Charcot 病。
  - 晚期病例，肩关节 Charcot 病几乎总是表现为萎缩性，绝大部分或肱骨头和肱骨颈全部骨质吸收，表现与肱骨头手术切除相似。
  - 颈椎 MRI 可以确诊脊髓空洞症为其原因。
- 脊椎：曾经认为脊柱神经性关节病是由晚期梅毒（脊髓痨）引起；而目前最常见的原因是瘫痪、脊柱创伤或手术内固定。
- 在接受内固定融合手术的脊椎创伤患者中，融合节段邻近的活动节段可能发生异常运动。影像表现与其他关节 Charcot 病相似，可见关节结构紊乱、韧带性不稳定、骨碎片等（图 9.33）。程度较轻的情况被称为节段性不稳定：椎间盘和关节突组合疾病导致椎间盘节段异常的过度活动，加速退行性变的进展。
- 脊椎椎间盘炎 - 脊椎炎可能有相似的表现。
  - 脊椎神经性关节病与感染的鉴别非常困难，因为脊椎神经性关节病的常见病因（糖尿病和截瘫伴脊椎融合）椎间隙感染风险很高。
  - 椎间盘真空、骨碎片、脊椎滑移和关节突受累支持脊椎神经性关节病的诊断。
  - 另一方面，终板硬化和侵蚀糜烂、骨刺和椎间盘的高度减小不能作为鉴别神经性和感染性关节病的依据。
- 接受长期血液透析的患者可出现相似骨质破坏，这与淀粉样蛋白沉积相关（透析相关脊柱关节病）。
  - 椎间盘抽吸和活检可能是必要的。

## 炎症性关节病

### 化脓性关节炎

- 单关节炎性关节病，应始终考虑感染因素。影像学表现可能与其他炎性关节病（如类风湿性关节炎或痛风）相同。特异性表现将在第 14 章肌肉骨骼感染中更详细地讨论。
- 单关节不明原因、非创伤性积液，应首先警惕化脓性关节炎的可能性。
- 第 14 章肌肉骨骼感染中对关节感染进行了详细论述。

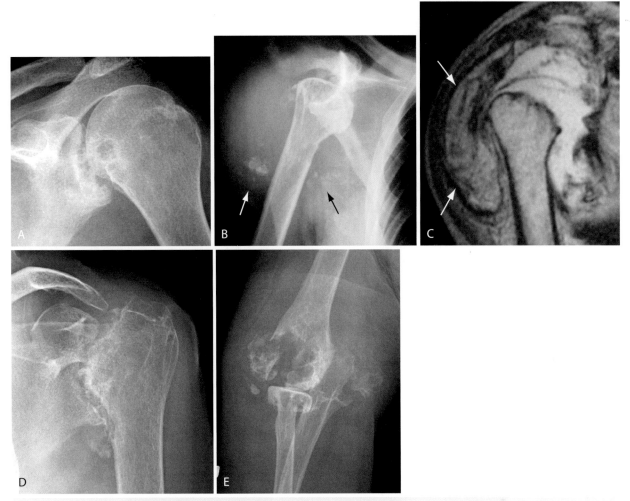

图 9.32　肩和肘关节神经性关节病。（A）早期表现，患者，40 岁男性，颈髓空洞症。肩关节 AP 位平片显示盂肱关节无痛性破坏。（B 和 C）另一患者的晚期表现。本例诊断基于平片（B），其涵概了诊断肩关节神经性关节病所需的所有要素：盂肱关节脱位、大量积液、积液中碎骨片漂浮（箭）。如果需要确认，MRI 显示肩关节所有异常（包括骨碎片）均位于肩关节内。$T_2$ 加权冠状位 MR 图像（C）显示破坏和脱位的肱骨头周围大量关节积液，大量液体和骨碎片沉积于扩张的三角肌下滑囊（箭）。这种以关节为主严重的骨质破坏，是神经源性关节炎的特异性影像表现。通过颈椎 MRI 确认脊髓空洞症为致病原因。不同患者肩关节（D）和肘关节（E）的重度神经性关节病

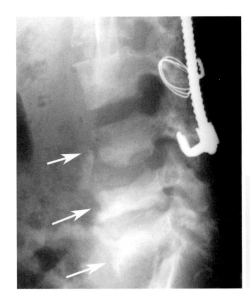

图 9.33　截瘫患者的脊椎神经性关节病。该患者 $L_1$ 爆裂骨折，接受了前入路部分椎体次全切术和支柱移植物植入以及 $T_{10}$~$L_3$ 节段的后入路固定。在内固定节段下方可见半脱位以及椎体和终板（$L_3$ 下终板、$L_4$ 和 $L_5$ 椎体；箭）的骨质破坏。瘫痪患者这种严重骨质破坏，必须考虑神经性关节病

## 类风湿性关节炎

- 女性多于男性，约（2~3）：1。
- 成人型 RA 常见于 20~40 岁。
- 典型的症状包括关节僵直，尤其是早晨，以及疼痛和肿胀，常为多关节、对称性受累。
- 全身表现包括疲乏和体重减轻。
- 简要的机制是对滑膜的自身免疫性攻击。
- 病因不明，有遗传因素；RA 在吸烟者中较常见。
- 临床诊断标准：评估受累的小关节和大关节数量、是否存在类风湿因子（RF）或抗瓜氨酸蛋白抗体（ACPA）、炎症标志物红细胞沉降率（ESR）和 c 反应蛋白（CRP）以及症状持续时间。
  - 请注意：虽然 RF 常常升高，但并不完全具有特异性。此外，RF 可能会在老年人中呈假阳性。
- 在疾病早期应尽早诊断和治疗，目的是尽可能保留软骨。可能并不需要影像检查。
- 请注意：由于治疗药物的进展，本书列出的晚期疾病已不太常见。

## 影像学表现

- RA 的基本病理是炎症和滑膜增生（血管翳，图 9.34 和图 9.35）所导致各种影像学表现。
  - 关节周围肿胀是由于血管翳和关节积液。
    - 近侧指间关节的特征是梭形软组织肿胀，掌指关节、腕部背侧和尺骨茎突处表现为局灶性软组织肿胀（见图 9.4）。
    - 足部软组织肿胀常位于跖趾关节，特别是第 5 跖趾关节。
  - RA 可影响任何滑膜内衬结构，包括滑囊和腱鞘。
    - 平片上，滑囊炎可使软组织面模糊或产生局灶性突起；跟骨后滑囊炎和鹰嘴滑囊炎平片表现最明显。可能发生邻近骨侵蚀。
    - 机械性滑囊炎、炎性关节炎相关滑囊炎和化脓性滑囊炎的各种影像学检查的表现都相仿（包括 MRI），需要关节液抽吸明确诊断。
    - 腱鞘炎在影像学上表现为弥漫性或纵向的软组织肿胀，通常累及腕部肌腱（图 9.36）。
  - 可以出现结节样的炎性软组织病灶，称为类风湿性结节。

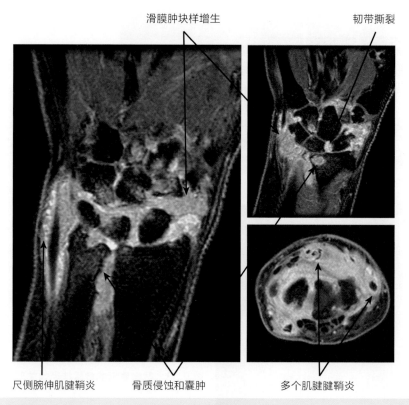

滑膜肿块样增生　　韧带撕裂

尺侧腕伸肌腱鞘炎　　骨质侵蚀和囊肿　　多个肌腱腱鞘炎

图 9.34　MRI 有助于评价类风湿性关节炎，可以发现早期骨质侵蚀和追踪滑膜增生的范围；MRI 表现已被用于客观疗效评估。静脉内注射对比剂可使滑膜血管翳明显强化，更易于评价；动态对比增强可通过绘制时间–摄取曲线记录滑膜充血程度。MRI 还有助于诊断韧带撕裂和缺血性坏死等各种并发症及疗效观察（摘自 Morrison W. Problem Solving in Musculosk eletal Imaging. Philadelphia: Elsevier; 2010. ）

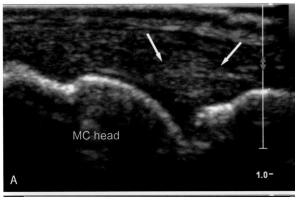

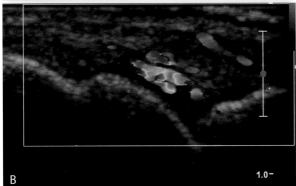

图 9.35　类风湿性关节炎。活动性 RA 掌指关节的纵向图像。（A）灰阶和（B）彩色多普勒显示滑膜增厚伴充血（A 箭）

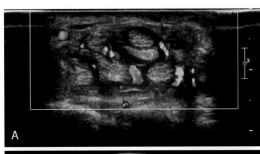

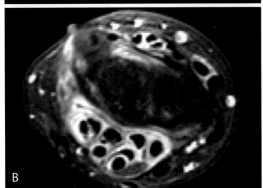

图 9.36　类风湿性关节炎，腕部轴位图像。（A）彩色多普勒 US：图像的顶部为掌侧，注意增厚、滑膜水肿和屈肌腱周围的低回声积液。（B）$T_1$ 加权、脂肪抑制的静脉对比增强图像显示相同的表现，增厚滑膜可见显著强化，低信号屈 / 伸肌腱周围少量积液。图像的底部为掌侧

◇ 据报道，类风湿性结节在所有类风湿患者中的发生率高达 15%，但目前似乎并不常见，可能与治疗方法改善有关。

◇ 结节表现为局灶性软组织肿块，常见于慢性摩擦部位，如前臂伸肌表面、手和足部。

□ 关节周围骨密度减低是 RA 的典型平片表现，尤其是在手足 RA 的早期阶段；也可表现为广泛的骨密度降低。

□ 受累关节通常表现为与弥漫软骨丢失相关或均匀的关节间隙狭窄；负重关节中负重面狭窄更严重。

□ 由于髋臼中央部分的骨重建，髋关节可发生轴向位移；髂耻线向内弯曲，称为髋臼内陷。

□ 边缘骨质侵蚀是特征性表现，这是由于邻近关节软骨边缘的"裸区"处增厚的炎性滑膜组织（血管翳）侵蚀骨所致（图 9.37）。

□ 骨质增生不是 RA 的特征；然而，由于继发性骨关节炎，长期 RA 可发生骨赘形成。

■ RA 常引起手足畸形，可能与下列因素相关：关节囊松弛和膨胀；韧带松弛或破坏；肌腱病变或肌腱撕裂；肌张力改变（图 9.38 和图 9.39）。

□ "天鹅颈"畸形是 PIP 关节的过度伸展和 DIP 关节的屈曲。纽扣孔畸形是 PIP 关节屈曲和 DIP 关节过伸。这些畸形是由屈、伸肌腱不平衡所致。

□ 掌指关节和跖趾关节的半脱位也很常见：手指向尺侧偏斜（风吹手征）；在足部，拇趾外翻也很常见，严重者可能导致第 1 和第 2 趾重叠畸形。

□ 在腕部，腕骨可见显著骨质侵蚀（腕骨受累为主），伴有韧带破坏和韧带松弛而导致腕关节不稳。在更严重的病例中，这种侵蚀和不稳定会演变为腕骨塌陷，掌骨基底部几乎与桡骨紧贴。

◇ 整个腕骨和手可向尺骨方向滑移，称为尺侧偏移。

◇ 除血管翳的占位效应外，腕骨的塌陷和分离使正中神经在腕管内受到卡压，引起腕管综合征。

■ RA 最常见于手部和足部（图 9.40～图 9.42；见图 9.4、图 9.34、图 9.37、图 9.38 和图 9.39）；事实上，如果足部平片表现可疑时，则需要进一步加拍手部平片；反之亦然。

□ 手部的分布特征是近端多于远端，通常累及腕骨以及腕掌关节和近侧指间关节。

□ 足踝部的分布与手腕部相似，跖趾关节最常受累（见图 9.41）。

□ 双侧对称分布，但受累程度在两侧可能不一致。

■ 肘部可能发生重度骨质侵蚀，导致"杯中铅笔"征象（图 9.43），类似于银屑病关节炎手部所见。

关节狭窄
软组织肿胀 / 积液
边缘骨质稀疏提示早期骨质侵蚀

明确的侵蚀
关节进一步狭窄
软骨下囊肿

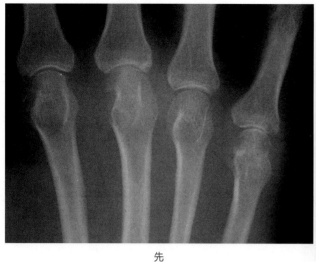
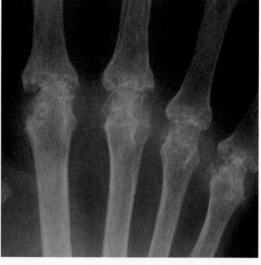

先

后

图 9.37　类风湿性关节炎：疾病的进展。受累关节表现为同心或均匀的关节狭窄，这通常与弥漫性软骨丢失相关（摘自 Morrison W. Problem Solving in Musculoskeletal Imaging. Philadelphia: Elsevier; 2010.）

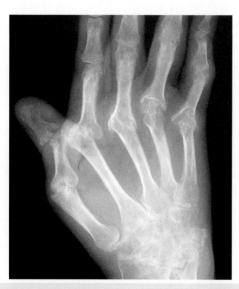

图 9.38　腕、手类风湿性关节炎伴畸形。PA 位平片显示类风湿性关节炎晚期的关节畸形。腕骨向尺侧偏移（月骨中心离开桡骨、更接近尺骨）和"搭车者拇指"。掌指关节呈典型的掌侧半脱位和尺侧偏斜，第 5 指呈纽扣孔畸形，近侧指间屈曲伴远侧指间伸展。侧位片（未显示）可能显示腕骨背侧或掌侧屈曲不稳定模式（图像经 BJ Manaster，博士允许，来自美国放射学会学习档案）

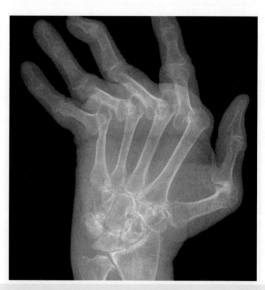

图 9.39　类风湿性关节炎的手部畸形。PA 位显示掌指关节脱位以及第 2~5 指的尺侧偏斜，第 3 指天鹅颈畸形（近侧指间的过伸伴远侧指间关节过屈），以及腕骨和掌指关节骨质侵蚀

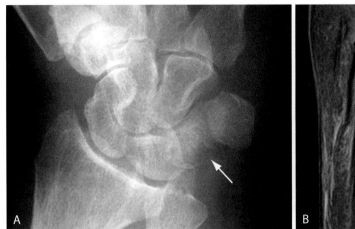

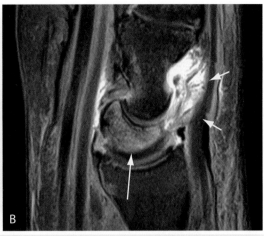

图 9.40　腕关节类风湿性关节炎。（A）腕关节 Norgaard（捧球手）位显示三角骨侵蚀（箭），PA 位（未展示）没有发现该征象。该患者手部无其他异常影像学表现，但仅凭这个典型部位的骨质侵蚀，就可以诊断为类风湿性关节炎（RA）。腕豆骨、三角骨和尺骨茎突是 RA 早期侵蚀的典型部位。（B）早期 RA，平片（未展示）正常，桡腕关节直接关节造影后，脂肪饱和质子密度加权矢状位 MR 图像显示月骨骨髓水肿（长箭）和关节背侧部分肿块样血管翳（短箭）（图 A，经 BJ Manaster 博士允许，来自美国放射学会学习档案）

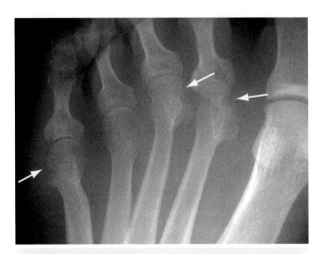

图 9.41　跖趾关节类风湿性关节炎。足部 AP 位平片显示跖趾关节软组织肿胀，第 2、3、5 跖骨头侵蚀明显（箭）。跖趾关节侵蚀是类风湿性关节炎的常见表现（图片经 BJ Manaster 博士允许，来自美国放射学会学习档案）

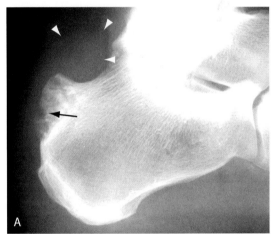

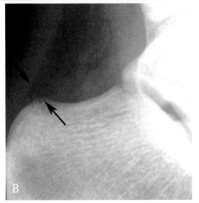

- 肩部，肱骨头边缘可发生侵蚀；可见明显的肩峰下 / 三角肌下滑囊炎。炎性血管翳可能侵蚀肩袖肌腱（图 9.44 和图 9.45）。
- 髋关节不常受累；然而，由于关节容量相对较小，受累可导致股骨颈周围侵蚀。滑膜炎可扩展至邻近的髂腰肌滑囊（图 9.46～图 9.48）。
- 膝关节容量较大，疾病晚期才会出现骨质侵蚀（图 9.49）。大量关节积液和滑膜炎可在膝关节后内侧形成贝克囊肿（图 9.50），关节内压减低。
- 踝和足部，第 5 跖趾关节最常受累；但其他任何关节均可受累；跟部可出现滑囊炎（图 9.42）。

图 9.42　跟骨类风湿性关节炎。（A）跟骨侧位平片显示跟骨后部骨质侵蚀（箭），跟骨后滑囊炎表现为跟腱前脂肪三角的软组织密度影（箭头），这些表现也可见于银屑病和反应性关节炎。多数跟骨后滑囊炎表现更轻微，且无骨质侵蚀。（B）正常跟骨后滑囊，注意在跟腱远端和跟骨上后之间的脂肪三角（箭）（图 A，经 BJ Manaster 博士允许，来自美国放射学会学习档案）

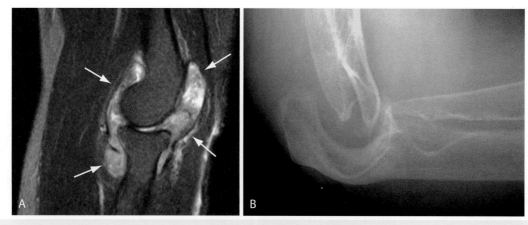

**图 9.43　肘关节类风湿性关节炎。**（A）早期类风湿性关节炎病例，T$_2$加权矢状位 MR 图像未发现骨髓水肿或骨质侵蚀，但可见明显的滑膜血管翳（箭）。（B）晚期类风湿性关节炎患者，肘关节侧位平片显示弥漫性和均匀性的骨质侵蚀，桡骨头完全吸收，肱骨远端大部分吸收，鹰嘴明显侵蚀（图 A，经 BJ Manaster 博士允许使用，来自 STATdx 网站，Amirsys 公司）

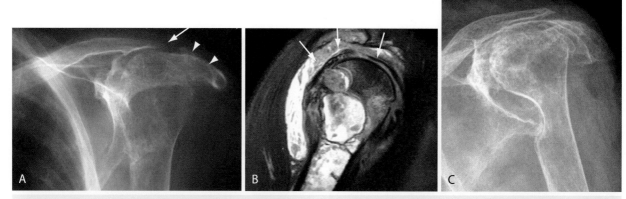

**图 9.44　类风湿性关节炎（肩关节和肩锁关节）。**（A）肩关节 AP 平片显示慢性肩袖撕裂导致的肱骨头抬高，以及累及锁骨远端（箭）和肩峰（箭头）的骨质侵蚀。（B）脂肪饱和 T$_2$加权斜矢状位 MR 图像显示中等信号血管翳充满肩峰 - 肱骨头之间的出口（箭）。肩袖广泛撕裂；肱骨头大范围骨质侵蚀伴巨大囊肿形成并向下延伸至肱骨干；骨质侵蚀和囊肿充满来自盂肱关节的血管翳。（C）肩关节 AP 平片显示肱骨头严重抬高，与锁骨和肩峰下表面形成关节，提示肩袖完全性慢性撕裂。肱骨近端内侧干骺端骨质疏松伴较大范围的机械性骨质吸收，发生肱骨颈骨折的风险增高（图 B，经 BJ Manaster 博士允许使用，来自 STATdx 网站，Amirsys 公司）

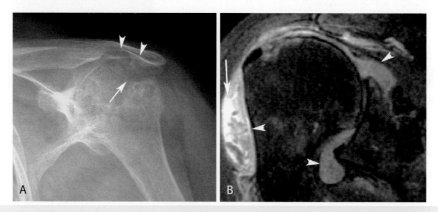

**图 9.45　肩关节类风湿性关节炎。**（A）AP 位平片显示骨量减少。由于完全性慢性肩袖撕裂伴回缩，肱骨头与肩峰下表面形成关节。注意肩峰底面骨质侵蚀（箭头）以及肱骨头和大结节（箭）的骨质侵蚀。（B）脂肪抑制 T$_2$加权冠状位 MR 图像显示中度信号血管翳（箭头），使关节和三角肌下滑囊扩张，仅见少量高信号积液从盂肱关节延伸至三角肌下滑囊（箭）。还需要注意肱骨头高位骑跨和肩袖变薄，软骨均匀变薄，其他图像（未展示）显示肩袖撕裂和肌肉萎缩

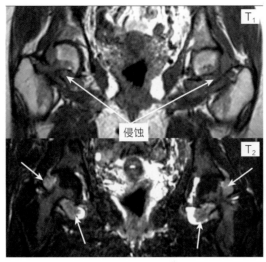

RA 的肿块样滑膜增生

图 9.46 髋关节类风湿性关节炎（RA），对称性肿块样血管翳（摘自 Morrison W. Problem Solving in Musculoskeletal Imaging. Philadelphia: Elsevier; 2010.）

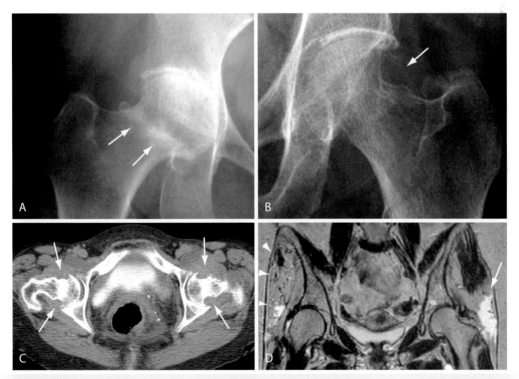

图 9.47 髋关节类风湿性关节炎。（A）AP 位平片显示髋关节类风湿性关节炎（RA）的典型表现，均匀一致的软骨丢失和骨密度降低。存在轻度轴向位移和股骨颈机能不全性骨折（箭头）。RA 和类固醇治疗相关的骨质疏松，增加了应力和机能不全性骨折的风险。（B）AP 位平片显示骨量减少和均匀的软骨丢失。股骨头上外侧缘可见大范围的骨质侵蚀（箭）。（C）CT 轴位，与 B 为同一患者，显示双侧股骨头大范围骨质侵蚀（箭），这样的骨质破坏在 RA 中较少见到，但偶有耳闻；鉴别时需要考虑并发淀粉样蛋白沉积症，但该病例已被证实为 RA。（D）长期 RA 患者的 $T_2$ 加权冠状位 MR 图像，显示双侧臀肌肌腱断裂。注意左侧断裂部位的高信号（箭）。左侧断裂为新近发生，因为该侧肌肉组织没有萎缩；右侧臀部肌肉组织显示完全脂肪萎缩，提示慢性肌腱断裂（箭头）

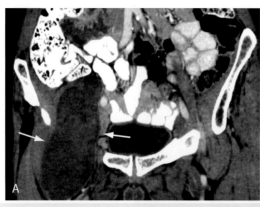
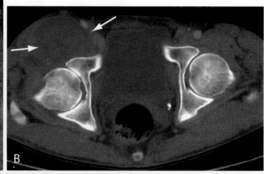

图 9.48　髋关节类风湿性关节炎伴腹股沟肿块。（A）冠状位 CT 显示右腹股沟巨大低密度软组织肿块（箭），近端向盆腔内延伸。（B）CT 轴位显示髂腰肌滑囊内低密度肿块（箭），使股血管神经束向前移位。请注意：与左侧正常髋关节相比，右侧髋关节可见均匀的软骨丢失性狭窄。髋关节类风湿性关节炎患者可能会出现大量积液，通过相对薄弱的髋关节囊前部进入髂腰肌滑囊内，临床上表现为波动性腹股沟肿块

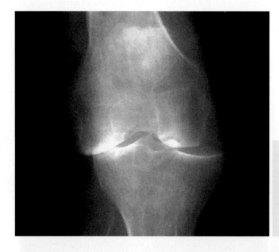

图 9.49　膝关节类风湿性关节炎。AP 位平片显示弥漫性骨量减少，关节软骨间隙均匀丢失，胫骨内侧半脱位。注意由于关节容量大而缺乏骨质侵蚀。这是膝关节晚期类风湿性关节炎的典型的对线不良模式和影像学表现

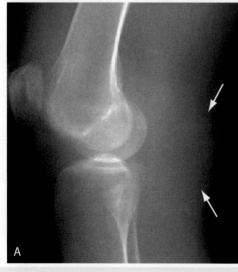
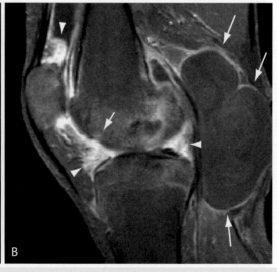

图 9.50　膝关节类风湿性关节炎。（A）侧位平片，提示骨量减少、大量积液和后方的占位效应（箭），未见骨质侵蚀。（B）静脉注射对比剂后，脂肪抑制 T₁ 加权序列矢状位 MR 图像显示疾病比平片上严重得多。有强化的肿块样滑膜组织（箭头）和骨髓水肿伴软骨下皮质骨缺损和侵蚀（短箭）。后部肿块是一个大的复杂性腘窝囊肿，在 T₁ 加权像上呈低信号，但可见薄层边缘强化（长箭）（图 B，经 BJ Manaster 博士允许使用，来自 STATdx 网站，Amirsys 公司）

**脊椎受累**

- 类风湿性关节炎最严重的肌肉骨骼并发症主要位于颈椎（图 9.51～图 9.53）。
  - 齿突周围有滑膜组织包绕，既存在于齿突前方与寰椎前弓交界处，也存在于后方的横韧带处。
  - 这些部位的滑膜血管翳可使横韧带松弛和齿突骨质侵蚀，从而导致颈椎过度活动和寰枢关节不稳。
  - 中立位侧位片对于不稳定的显示不佳；而过伸过屈位片通常用于评估不稳定的程度。但屈曲 / 伸展活动必须非常谨慎，仅允许患者自主地屈曲和伸展颈部，确定活动范围。
  - 在有风险的患者中识别这种不稳定性非常重要，因为较小的创伤就有可能导致高位颈髓损伤。术前尤其值得关注，术前 / 术中插管和麻醉期间，患者会做出无意识的颈部伸展和屈曲活动。

**MRI 影像学特征**

- 在 MRI 上，关节积液在 RA 常见，滑膜血管翳是其特征性表现。
  - 在 MRI 上观察到的血管翳在 $T_1$ 和 $T_2$ 加权图像上为中等信号，关节内有肿块样占位，使关节囊隐窝扩张（表 9.14～表 9.15）。
  - 静脉注射对比剂，增生性充血滑膜常有明显强化（图 9.34）。

- 滑膜血管翳可能侵蚀关节内或关节周围韧带（如导致腕部骨间韧带撕裂）和肌腱（如导致肩袖撕裂）。
  - 腱鞘炎和滑囊炎常见：受累关节周围常常累及多个腱鞘；如果观察到关节滑膜和多个相邻腱鞘同时发生炎症，应诊断为 RA（图 9.34）。
  - RA 的腱鞘可见滑膜血管翳，$T_2$ 加权像可见复杂液体信号，腱鞘明显膨胀。
  - 同样，也可发生关节周围滑囊肿胀，如鹰嘴滑囊或跟骨后滑囊，在 MRI 上复杂的液体信号代表滑囊内血管翳（图 9.42、图 9.45 和图 9.48）。

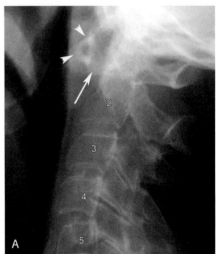

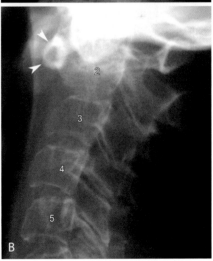

图 9.52 颈椎类风湿性关节炎。（A）侧位平片显示寰枢椎半脱位（箭）和骨量减少。注意寰椎前弓（箭头）位于齿突水平，没有寰枢椎撞击的证据。（B）同一患者的 2 年后平片提示严重的寰枢椎撞击，寰椎前弓（箭头）现在与枢椎体下部相对。虽然不能实际看到齿状突，但推断它已经嵌入枕骨大孔。注意 $C_2$ 椎体后部和 $C_1$ 棘突前部之间椎管的严重狭窄，寰枢椎撞击对神经功能的影响甚至大于寰枢椎半脱位（图像经 BJ Manaster 博士允许，来自美国放射学会学习档案）

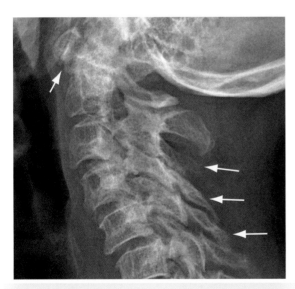

图 9.51 颈椎类风湿性关节炎。寰枢椎半脱位表现为寰椎前弓与齿状突前部间隙距离增宽（短箭）。即使很难通过颅底观察到齿状突，但寰枢关节处脊椎椎板线的中断也提示寰枢椎半脱位。此外，还存在寰枢椎撞击，因为寰椎前弓相对枢椎腰部而不是齿状突。该患者类风湿性关节炎的另一个影像是关节突骨皮质欠规整，以及棘突骨质疏松、继发机械性侵蚀而变得纤细（长箭）

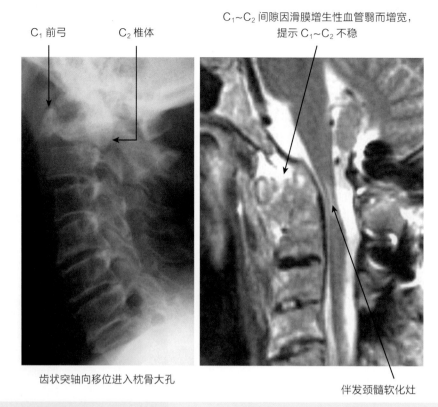

C₁ 前弓　　C₂ 椎体

C₁~C₂ 间隙因滑膜增生性血管翳而增宽，提示 C₁~C₂ 不稳

齿状突轴向移位进入枕骨大孔

伴发颈髓软化灶

**图 9.53** 累及颈椎的类风湿性关节炎。在 C₁~C₂ 有 5 个单独的滑膜间隙，任何一个都可发生炎性血管翳，导致齿突侵蚀和韧带功能不全，从而引发寰枢椎不稳定，甚至轴向移位（摘自 Morrison W. Problem Solving in Musculoskeletal Imaging. Philadelphia: Elsevier; 2010.）

**表 9.14　滑膜炎程度和关节炎类型**

**轻度：**

骨关节炎

术后

**中度：**

化脓性关节炎

慢性炎症性关节病

**肿块样：**

类风湿性关节炎

色素沉着绒毛结节性滑膜炎

滑膜骨软骨瘤病

痛风

**表 9.15　关节炎中的软组织"肿块"**

痛风石

腱鞘囊肿

类风湿性血管翳和类风湿性结节

滑囊炎和腱鞘炎

淀粉样沉积物

结节病的肉芽肿

□ 在慢性 RA 中，偶见关节内小体，表现为关节或腱鞘内多个纤维卵圆形结构，由于其形状、数量和手术时外观发白，又称为"米粒体"。

□ 在脊柱中，MRI 有助于评估寰枢关节血管翳形成的程度和脊髓受损的程度（图 9.53）。

**关键概念**

**类风湿性关节炎**

- 单纯骨质侵蚀（不伴发骨关节炎时）
- 梭形软组织肿胀
- 关节周围骨质疏松
- 均匀软骨破坏
- 双侧对称性
- 腕部：桡腕关节、下尺桡关节；手部畸形：近端（掌指或指间关节）畸形
- 足部：跖趾关节和跟骨后滑囊
- 肩部：肩袖撕裂，锁骨远端骨质侵蚀
- 膝关节：膝外翻畸形
- 髋关节：均匀软骨间隙狭窄，髋臼内陷
- 上颈椎：关节面侵蚀，寰枢椎撞击，寰枢关节半脱位

**关键概念**

**类风湿性关节炎：关节外表现**

- 皮肤：四肢伸肌表面皮下结节
- 肌骨系统：骨质疏松、肌无力和萎缩、关节感染
- 肺：单侧胸腔积液、基底间质性疾病、结节（常有空洞形成）、感染
- 心脏：心包炎、心律失常
- 血管：主动脉炎，小血管炎、肺动脉高压
- 神经系统：周围神经病变、巨大积液压迫神经
- 淋巴结肿大
- Felty 综合征：长期 RA、脾肿大、中性粒细胞减少、体重减轻、腿部溃疡、皮肤色素异常沉着
- 干燥综合征

---

- 小而难以扩张的关节（如手、足关节）往往比可扩张关节（如膝、肩关节）更早、更广泛地发生骨质侵蚀，后者可以在骨侵蚀发生之前容纳更大体积的血管翳。
- 要注意的是，任何类型的成骨在 RA 中都是极其罕见的；具体来说，不会发生骨膜炎和起止点病。
- 关节强直在成人 RA 中非常罕见，但在幼年特发性关节炎中相对常见。除病程后期继发退行性关节病外，病变初期没有骨赘。
- RA 具有显著的对称性。虽然大多数滑膜关节可受RA 影响，但该病的筛查平片应包括手的后前位（PA）和捧球位（Norgaard），这是一种前后（AP）斜位，手内旋似捧着大球、足的 AP 位和侧位、颈椎侧位片，因为这些是最常见或临床上最相关的部位。

## 健壮型类风湿性关节炎

- "健壮型"RA（健壮型关节炎）以较大的软骨下囊肿和正常的骨密度为特点。病灶分布与 RA 相同，主要表现为骨质侵蚀而没有成骨性变化。常见于维持正常体力劳动的男性 RA 患者，因此骨密度保持正常，关节液进入扩张的软骨下囊肿（图 9.54）从而降低关节内压力。

## Still 病

- 罕见的系统性自身炎症性疾病。
- 发热、关节痛、皮疹、肝脾肿大和淋巴结肿大。
- 有成人型和幼年型，认为两者可能是相关的。幼年型被认为是幼年特发性关节炎的一种形式，将在下文中讨论。
- 破坏性关节炎可能是一个特征（图 9.55）。

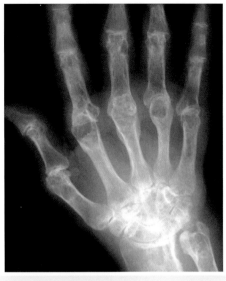

图 9.54 健壮型类风湿性关节炎。47 岁男性手部 PA 位平片显示广泛的软骨下囊肿形成，以及符合类风湿性关节炎分布的骨质侵蚀。骨密度降低，但与疾病严重程度不符。患者是木匠，尽管他患有严重的类风湿性关节炎，但一直继续工作，从而导致健壮型类风湿性关节炎的表现（图像经 BJ Manaster 博士允许，来自美国放射学会学习档案）

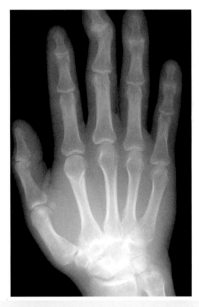

图 9.55 成人 Still 病。后前位平片显示腕骨和远侧指间关节病变，腕部病变分布于头状骨周围是成人 Still 病的典型特征。注意：腕骨融合更符合 JIA 而不是成人型类风湿性关节炎（图像经 BJ Manaster 博士允许，来自美国放射学会学习档案）

## 幼年特发性关节炎

- 幼年特发性关节炎（JIA）已取代之前使用的术语，如幼年类风湿性关节炎（JRA，北美）和幼年慢性关节炎（JCA，欧洲）。

- JIA 实际上包括许多关节疾病亚群，其共同特征是发病于 16 岁之前。
  - 这些亚群包括：
    - 少关节（最常见，50% 以上，幼儿，女性多于男性）。
    - 多关节 RF 阴性（次常见，约 25%），影响颞下颌关节（TMJ）和颈椎，葡萄膜炎。
    - 多关节 RF 阳性（血清阳性），基本为幼年型 RA 发病。
    - 全身性发作 JIA（Still 病的幼年型）。
      - 关节外表现占主导地位，多灶性炎症、皮疹、发热。
    - 起止点相关关节炎，基本上是幼年发病的 AS。
    - 银屑病关节炎。
    - 其他类别。
- 年幼时患 JIA，平片上有一些表现与生长中骨骼的慢性炎症和充血有关。
  - 与干骺端和骨干相比，充血可导致骨骺过度生长和骨骺增大（血友病可导致相同的改变）（图 9.56 和图 9.57）。
  - 充血可使生长板早期闭合，导致骨骺和骨干之间突然过渡（即干骺端长度缩短，图 9.56）。

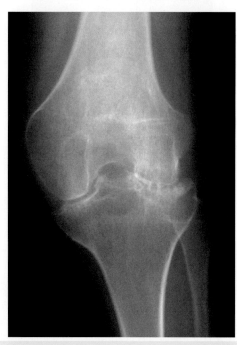

图 9.56 膝关节幼年特发性关节炎。患者，23 岁，AP 位平片显示了长期幼年特发性关节炎的典型表现，骨骺和干骺端过度生长、骨干尺寸正常、髁间窝宽、软骨丢失伴软骨下骨质破坏以及继发性 OA。幼年特发性关节炎中，骨骼仍在生长过程中，因此慢性充血使关节处骨骼比骨干相对增大（图像经 BJ Manaster 博士允许，来自美国放射学会学习档案）

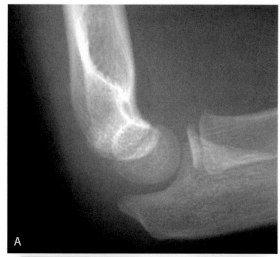

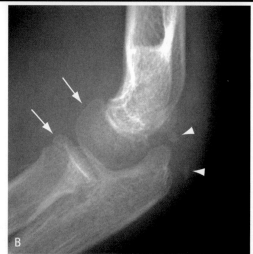

图 9.57 肘关节幼年特发性关节炎（JIA）。该 JIA 儿童未受累的左侧（A）与受累的右侧（B）肘关节侧位平片比较，提示右侧肱骨小头和桡骨头相对过度生长（B 中箭示）。此外，右肘显示鹰嘴骨突骨化（箭头），AP 位平片（未展示）显示右外上髁非对称早期骨化，而左外上髁尚未骨化。这种骨骼成熟加速是 JIA 或任何其他慢性炎症影响关节的常见表现。成年后，右肘关节将比左侧相对增大，尤其是桡骨头

- 早期骨骺融合可引起生长障碍：如果生长板均匀闭合，会使得骨缩短；如果生长板部分融合，则会出现畸形。在踝关节，这可能导致"胫骨倾斜"（有时称为"距骨倾斜"）（图 9.58）。在髋关节，慢性炎症可导致畸形（包括髋臼内陷）（图 9.59）。
- 患肢骨干可呈纤细状，骨干细、骨骺过度生长，并且两者移行段较短，从而导致"过度管状化"表现。
- 一些影像学表现与成人 RA 相似，包括：关节周围梭形软组织肿胀、关节周围骨质疏松和向心性 / 均匀性关节狭窄（尽管关节狭窄通常仅见于病程晚期）（图 9.60）。

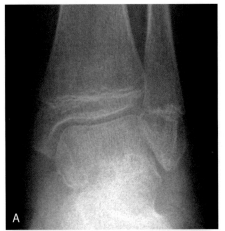

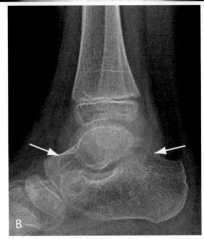

图 9.58 踝关节幼年特发性关节炎（JIA）。（A）AP
位平片提示生长障碍所致胫骨远端轻度外翻（该 JIA 患
者充血导致胫骨远端内侧相对过度生长）。（B）另一
JIA 患儿的侧位平片显示大量关节积液，表现为软组织
密度影向关节前后膨出（箭）。骨量减少，但儿童平片判
断骨量减少必须谨慎

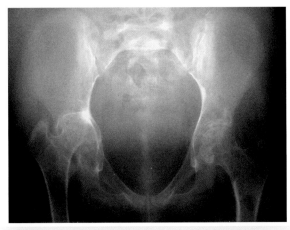

图 9.59 骨盆，幼年特发性关节炎（JIA）。20 岁女性，
JIA 患者，骨盆 AP 位平片表现为身材矮小和股骨干纤细，
这些属于该类患者的常见表现。另外可见双髋严重骨质
侵蚀、右髋臼内陷。该病例未显示股骨颈可能发生的外
翻畸形

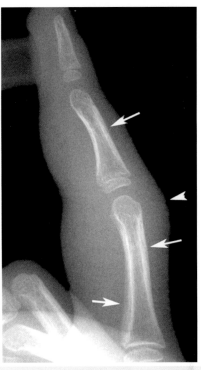

图 9.60 少关节型幼年特发性关节炎（JIA）。一名 6 岁
女孩的示指侧位平片显示骨膜反应（箭）以及轻度软组
织肿胀（箭头）。尽管这些变化不是 JIA 的特征性改变（可
见于年轻镰状细胞病所致的骨梗死或感染），但仍是少关
节型 JIA 的典型特征

- □ 然而，与成人型 RA 不同，骨质侵蚀不是明显的
  特征。
- □ 此外，在 Still 病中，受累关节附近经常有骨膜炎，
  而在成人 RA 中增生并不常见。
- JIA 引起关节强直的频率也远高于成人型 RA（图 9.61
  和图 9.55）。
  - □ 任何受累关节均可融合；颈椎小关节融合可能导
    致椎体生长障碍（图 9.62）。
  - □ 随着椎体的生长，它们可能会变得宽大扁平或小
    型化。
  - □ 另外，充血可引起小关节肥大，导致椎体变高、
    变细。
  - □ 腕骨或跗骨融合也很常见。
  - □ 除早期骨骺闭合外，由于生长障碍，踝关节可能
    显示单侧或双侧外翻对线，有时称为"胫 - 距倾斜"
    （图 9.58）。
    - ◇ 其他情况也可能导致这种排列异常，这也可以
      用"Sure Does Hurt To Jog"帮助记忆：镰状细
      胞性贫血（sickle cell anemia）、骨骼发育不良
      （skeletal dysplasias）、血友病（hemophilia）、创
      伤性骨骺板损伤（traumatic physeal injury）和
      JIA。

363

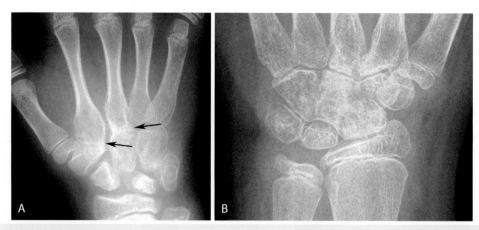

图 9.61 手和腕关节幼年特发性关节炎（JIA）。（A）11 岁女孩的 PA 位平片显示腕关节或掌指关节的软骨宽度几乎没有丢失，但头状骨与第 3 掌骨之间以及大多角骨、第 2 掌骨和大多角骨之间异常融合（箭）。在没有明显侵蚀改变或软骨丢失的情况下，早期融合是 JIA 的典型表现。（B）另一 JIA 患儿的 PA 腕关节平片显示多个腕骨融合

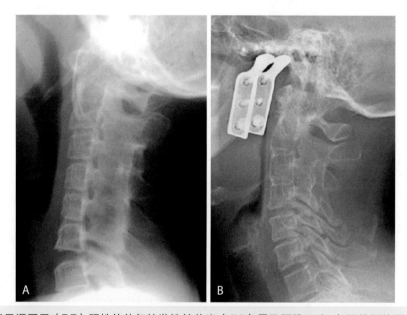

图 9.62 多关节类风湿因子（RF）阴性的幼年特发性关节炎（JIA）累及颈椎。（A）颈椎侧位平片显示 C₂~C₆ 关节突完全融合。这种融合能够保护终板和椎间隙免受关节炎的影响，这与成人类风湿性关节炎（RA）不同。幼年融合还会导致前后维度上椎体生长受限（注意：$C_3/C_4/C_5$ 椎体比 $C_2/C_6/C_7$ 前后位的直径小），这被称为颈椎体"腰缩"征。（B）另一患者，多关节 RF 阴性 JIA 患者的侧位 CT 定位图，显示 $C_2~C_4$ 先天性融合和双侧颞下颌关节（TMJ）关节成形术后改变。JIA 和成人 RA 均可发生 TMJ 关节病（图 B 经 BJ Manaster 博士允许，来自美国放射学会学习档案）

◇ 畸形和软骨损伤的不良影响常引起成年早期发生继发性骨关节炎（见图 9.56）。

■ 与成人一样，JIA 的 MRI 表现为关节积液（可能量较大）和滑膜增生，后者对比增强显示更佳。

　□ 即使没有滑膜增生的证据，儿童膝关节贝克囊肿或其他关节腱鞘囊肿的存在也应该警惕 JIA，因为这些表现可能与慢性或复发性积液有关。

　□ 尽管儿童滑膜增生应直接联想到 JIA，但仍应仔细询问病史，因为感染的表现相似；莱姆病可引起慢性滑膜炎，在美国东北部的春季相当常见。

　　□ 当然，关节内的紊乱也可导致滑膜增生，随着体育运动的强调，越来越多地看到这种情况。

■ RF 阳性的多关节型 JIA 发生较晚，且表现类似成人 RA。

■ JIA 的其他类型包括银屑病关节炎型和与炎症性肠病相关的慢性关节病。

■ 这些形式的 JIA 影像学特征与相应的成人形式相似。

## 血清阴性脊椎关节病

- 血清阴性脊椎关节病是指四肢和脊椎关节的一组炎症，通常血 RF 为阴性。
  - 该组包括银屑病关节炎、反应性关节炎（以前称为 Reiter 病）、强直性脊椎炎和炎症性肠病相关性关节病（肠病性关节病）。
- RA 和血清阴性脊柱关节病可以被认为同一谱系。
  - RA 主要是滑膜病变，很少累及附着点；因此它主要累及关节、腱鞘和滑囊。
  - AS 主要是附着点疾病；因此优先累及脊柱和骶髂关节，这些部位具有丰富的韧带附着点。
  - 银屑病和反应性关节炎介于两者之间，可同时累及滑膜和附着点。

### 银屑病关节炎

- 约 5%~25% 以皮肤为主要表现的银屑病患者可伴发关节炎；而绝大多数银屑病关节炎患者有皮肤受累表现。
- 关节炎的高峰年龄范围为 20~40 岁，与 RA 相似。
- 银屑病关节炎的临床表现和影像学表现多种多样（图 9.63 和图 9.64）。

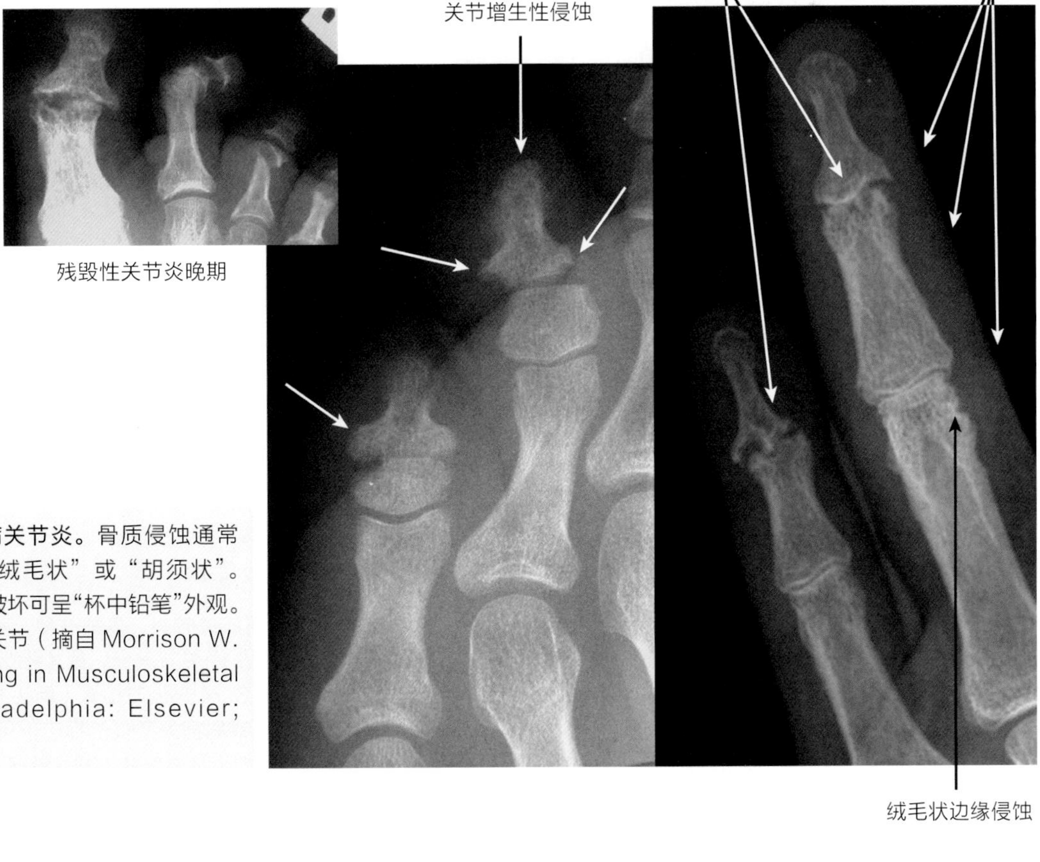

### 关键概念

#### 幼年特发性关节炎

根据定义发生在 16 岁之前

临床表现多样性

最常见的亚型是少关节型，常见于 2~3 岁，膝关节受累常见

其他形式通常出现较晚，不同亚型表现不同

膝、肘、髋最常受累

少数病例是早发性型 RA 或 AS

关节周围骨量减少

软骨破坏和骨侵蚀是晚期表现

关节挛缩

大关节：积液和滑膜炎、骨骺过度生长、早期生长板闭合

髋关节：外翻、髋臼内陷

手：掌指关节和近侧指间关节，关节强直

手腕：腕中关节，关节强直

颈椎：寰枢椎半脱位、齿状突骨质侵蚀、关节强直

中央性侵蚀
- 破坏性关节炎早期　弥漫性软组织肿胀

甲粗隆和远侧指间关节增生性侵蚀

残毁性关节炎晚期

绒毛状边缘侵蚀

图 9.63　**银屑病关节炎。**骨质侵蚀通常伴增生性，呈"绒毛状"或"胡须状"。中央侵蚀的关节破坏可呈"杯中铅笔"外观。DIP：远侧指间关节（摘自 Morrison W. Problem Solving in Musculoskeletal Imaging. Philadelphia: Elsevier; 2010.）

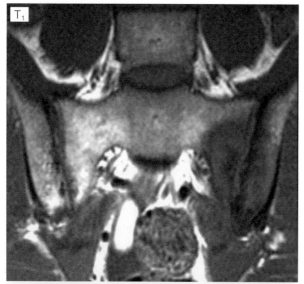

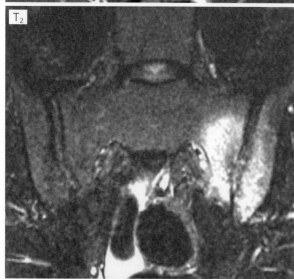

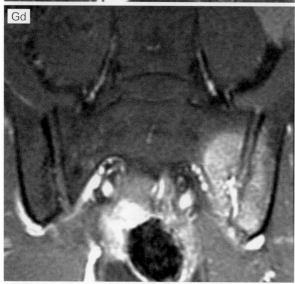

图 9.64 单侧累及骶髂关节的银屑病关节炎（摘自 Morrison W. Problem Solving in Musculoskeletal Imaging. Philadelphia: Elsevier; 2010.）

- □ 最常见的分布方式是少关节型，手足远侧关节为主。
- □ 也可见多关节型，远侧关节受累。
- □ 残毁性关节炎：为银屑病关节炎的重度表现，常伴有破坏性关节病和畸形；发生率较低，也可见于晚期 RA、JIA、多中心网状组织细胞增生症和系统性红斑狼疮（SLE）。
- □ 大部分病例与 RA 相似。
- □ 一小部分病例具有与 AS 重叠的脊椎关节炎特征，包括骶髂关节和脊柱受累。
- ■ 在四肢远端，一些严重受累的指（趾）骨列，而其他相邻指（趾）骨列正常。
- ■ 男性和女性发病率相同，但多关节病例中以女性为主，脊椎疾病以男性为主。

**影像学特征**

- ■ 该疾病的特征性影像学表现为骨质侵蚀伴骨增生，类似反应性关节炎。事实上，这两种疾病在平片上几乎无法区分。
  - □ 一个有用的鉴别点：银屑病关节炎通常累及手部，而反应性关节炎很少累及上肢。
  - □ 此外，反应性关节炎在女性中并不常见；因此，临床病史非常重要。
- ■ 弥漫性关节狭窄与其他炎性关节病相似，与均匀的软骨丢失有关。
- ■ 侵蚀发生在关节边缘的"裸区"。
  - □ 这些骨质侵蚀常伴有增生，呈"绒毛状"或"胡须状"（图 9.65）。

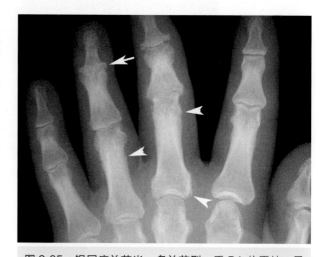

图 9.65 银屑病关节炎，多关节型。手 PA 位平片，显示主要为远侧指间关节病变，第 4 指远侧指间关节融合（箭）。注意第 3、4 指近节指骨（箭头）轻微骨膜炎。融合和骨膜炎是银屑病关节炎的标志。还应注意第 3 指远侧指间关节的细小骨质侵蚀（图像经 BJ Manaster 博士允许，来自美国放射学会学习档案）

- 随着疾病进展，骨质破坏可渐进性加重，骨末端出现"铅笔尖"外观。
  - 关节另一侧的关节面呈杯形，并且一节指骨可能"套叠"进入另一节指骨而缩短。
  - 关节面严重受累时，骨质可完全被破坏，称为残毁性关节炎（图 9.66），又称为"歌剧望远镜手"。
- 强直可发生于任何受累关节，但最常见于指间关节、骶髂关节和椎小关节。
- 骶髂关节，早期表现为软骨下白线和骨髓水肿；进展期形成散在的骨质侵蚀，以及周围的反应性骨改变，累及关节两侧，提示骶髂关节炎（图 9.64）。
  - 骶髂关节受累可为单侧，也可为双侧而不对称。

- 除增生型骨质侵蚀外，受累关节附近常有骨膜炎（图 9.67）。
- 脊椎椎体之间可见巨大、外生性、不对称的骨桥连接（韧带旁骨赘）（图 9.68）。
- 附着点处也可能发生骨质侵蚀。
  - 受累附着点在平片上通常不规则，呈"绒毛状"外观，MRI 上表现为软组织/骨髓水肿，表现与损伤相似（如足底筋膜炎）。
- 以四肢远端分布为特点，尤其是手足的指间关节、掌指关节和跖趾关节以及脊椎和骶髂关节；然而，其他关节（包括腕、踝、肘、膝和肩关节）也可受累；髋关节受累相对少见。
- 与 RA 不同，银屑病关节炎累及手/腕部近侧较远侧多见，邻近指骨列的受累可能存在巨大差异；而 RA 受累倾向于更均匀分布。
- 不对称性关节受累也可作为银屑病关节炎诊断依据，类风湿性关节炎的典型表现是双侧对称性分布。
- 银屑病关节炎的畸形通常限于受累的指（趾），与骨质破坏相关。
- 受累的指（趾）关节周围出现梭形软组织肿胀，称为指（趾）炎或"香肠指（趾）"（图 9.67）。
- 屈肌腱腱鞘炎时，全指肿胀呈"香肠指"外观。
- 由于炎症受累，附着点可见局灶性软组织肿胀；滑囊炎可导致关节周围组织肿胀。
- 在更严重的情况下，有时可能会在平片上看到指甲凹陷。
- 骨质密度通常正常，尽管在疾病早期关节周围可能存在关节周围脱钙现象。

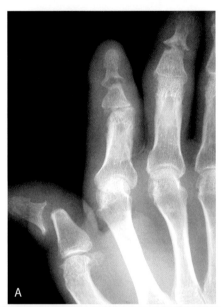

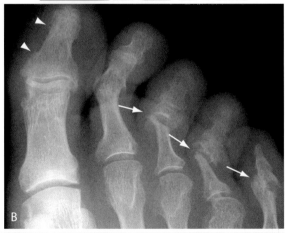

图 9.66 银屑病关节炎，残毁性关节炎。（A）手 AP 位平片，提示晚期银屑病关节炎改变，第 1~3 指远端指间关节破坏显著，已出现"杯中铅笔"征。（B）另一患者，可见相似表现，不仅可见第 3、4 趾近侧趾间关节"杯中铅笔"征（箭），还显示大脚趾远节趾骨的骨膜反应（箭头）（图 A 经 BJ Manaster 博士允许，来自美国放射学会学习档案）

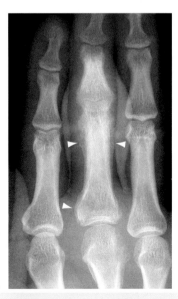

图 9.67 银屑病关节炎，少关节型。手 PA 位平片，显示第 3 指肿胀呈"香肠指"外观，第 3 掌骨和近节指骨（箭头）有明显的骨膜反应

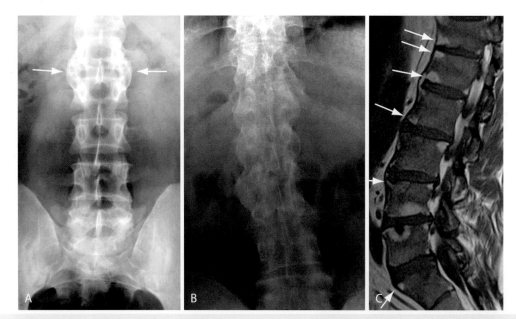

图 9.68　血清阴性脊柱关节病（银屑病和反应性关节炎）。（A）腰椎 AP 位平片显示双侧、不对称性骶髂关节炎，以及累及 $L_1$-$L_2$ 节段的巨大骨赘（箭）。该患者有跟骨侵蚀性病变。反应性关节炎和银屑病关节炎的脊柱病变可有相同外观：不对称骶髂关节炎和大体积、不对称的韧带骨赘。与图 9.23 的退行性骨刺和图 9.77 强直性脊柱炎（AS）纤细纤维环钙化对比。（B）另一例患者的 AP 位平片，提示胸腰椎更广泛、大体积和不对称性的骨赘形成。（C）同一患者，$T_1$ 加权矢状位 MR 图像，椎体边角脂肪信号提示 Romanus 病变（箭）。虽然 Romanus 病变在 AS 中更常见，但也可见于其他脊椎关节病

## 关键概念

### 银屑病关节炎

不同表现：

- 少关节炎
- 多关节炎（远侧指间关节比近侧指间关节和掌指关节更常见）
- 对称型（与 RA 类似）
- 残毁性关节炎（畸形，杯中铅笔征，戏剧望远镜手）
- 脊椎关节病（双侧，非对称性骶髂关节炎，通常在胸腰椎连接处开始的大而非对称性骨赘，非连续性）

大多数病例：不对称糜烂性关节病伴成骨性改变

骨密度可以正常

远节指骨：甲粗隆吸收（肢端骨质溶解）或反应性硬化（"象牙指骨"）

香肠指［由于软组织肿胀和（或）屈肌腱鞘炎］

关节病可能先于皮肤变化——高达 20% 的病例

## 反应性关节炎

- 以前称为 Reiter 病，是一种少关节的关节炎和附着点病，常继发于泌尿生殖系统或胃肠道（GI）感染。
- 发病年龄从青春期到中年不等，但在 20~30 岁达到高峰。

- 临床综合征通常包括尿道炎、结膜炎和关节炎；然而，通常前两者取其一。帮助记忆的口诀：看不见，尿不出，不能曲膝。
- 临床症状通常在感染后一个月内开始出现，泌尿生殖系统致病菌常为沙眼衣原体，胃肠道的致病菌常包括志贺菌、弯曲杆菌或沙门菌等。
- 泌尿生殖系统疾病相关的关节炎的男性发生率约为女性的 5~9 倍，而胃肠道系统疾病相关的关节炎在男性和女性中的发生率相同。
- 高加索人约占患者的 80%，超过一半的患者 HLA-B27 抗原阳性。
- 关节炎对这些感染的"反应"机制尚不明确，但推测与易感个体滑膜关节中的抗原与致病菌之间有抗原相似性。
- 其他血清阴性脊柱关节病、RA 和 Behçet 综合征也可能起因于对未知抗原的免疫交叉反应，因此也属于反应性，尽管这种联系还不太清楚。
- 下肢关节最常受累；上肢很少受累（图 9.69 和图 9.70）。
- 膝关节或骶髂关节可能是症状的初始部位。
- 足部分布通常在远端，主要累及跖趾关节和趾间关节。
- 放射学表现为增生性或"绒毛状"边缘骨质侵蚀，伴关节间隙狭窄；与银屑病关节炎一样，严重时可出现中央侵蚀、关节破坏或关节强直（图 9.71）。

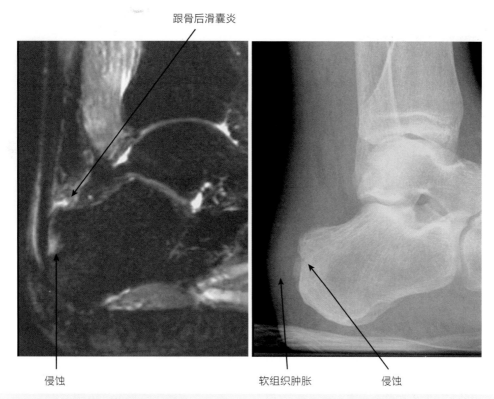

图9.69 反应性关节炎伴跟腱附着点反应性改变。与银屑病关节炎一样，反应性关节炎通常涉及腱鞘、肌腱/韧带/筋膜（附着点）和邻近的滑囊（摘自 Morrison W. Problem Solving in Musculoskeletal Imaging. Philadelphia: Elsevier; 2010.）

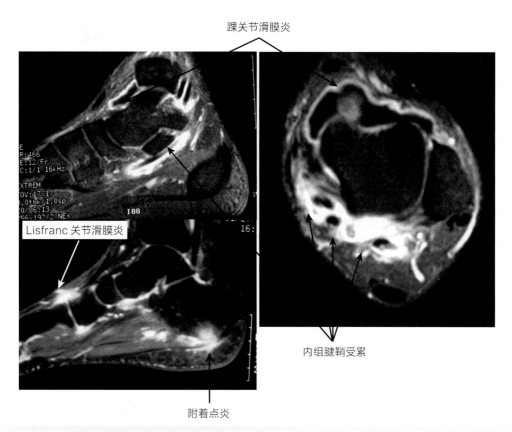

图9.70 反应性关节炎累及关节滑膜、腱鞘以及足底筋膜附着点。静脉注入钆（Gd）后MRI检查可见强化（摘自 Morrison W. Problem Solving in Musculoskeletal Imaging. Philadelphia: Elsevier; 2010.）

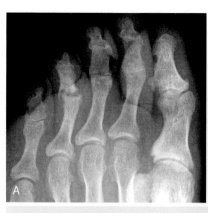 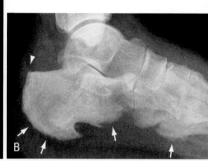 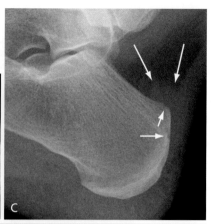

图 9.71　反应性关节炎。（A）足趾 PA 位平片显示第四趾近侧趾间关节侵蚀伴新骨形成。（B）同一患者，跟骨侧位平片示：沿跟骨足底及第 5 跖跗关节广泛新骨形成（箭），跟骨后部骨质侵蚀伴新骨形成，跟骨后滑囊肿胀（箭头）。这些发现符合更常见的银屑病关节炎。但该患者其他部位无关节炎，结合临床资料，最后证实为反应性关节炎。（C）另一患者，侧位平片提示更早期变化：跟骨后部有软组织炎症（长箭）以及细微的骨质侵蚀（短箭）。请注意，骨密度是正常的，因此银屑病或慢性反应性关节炎比类风湿性关节炎可能性更大

- 骶髂关节也可受累，通常为单侧或不对称（与银屑病相似）。
- 弥漫性软组织肿胀可发生在单个或多个指（趾），引起"香肠指（趾）"外观。但通常发生在足部，手部较少见。
- 表现与银屑病关节炎难以区分；然而，大多数银屑病关节炎患者具有银屑病的特征性皮疹。
  □ 此外，银屑病关节炎通常累及手部；而在反应性关节炎中，手部受累罕见。
- 受累附着点增厚，相邻组织的脂肪层模糊（图 9.71）。
- 关节滑囊受累，表现为关节囊扩张，充满积液和炎性滑膜组织（图 9.71）。
- MRI 上，附着点、关节滑膜和腱鞘可见水肿和强化（图 9.70）。
- 更慢性期的疾病，滑囊炎和附着点炎可引起骨质侵蚀和骨质增生，呈经典的"绒毛状"外观。

**关键概念**

**反应性关节炎**

以前称为 Reiter 病

最少见的脊椎关节病

男性多于女性

影像学表现与银屑病相同，更常累及足部而不是手

跟骨骨质侵蚀和骨刺形成是典型特征

## 强直性脊椎炎

- AS 是一种炎性关节病和附着点炎，主要累及脊柱和骨盆；高峰年龄为 20~40 岁。
- 男性的发生率是女性的 3~7 倍。
- 与 HLA-B27 抗原有很强的相关性（90%）。
- AS 典型表现是背痛和僵硬，早晨明显、运动后改善。
  □ 患者可通过避免脊椎弯曲和扭转来缓解症状。
- 间歇性过程，反复发作。
- 随关节强直进展，疼痛可消退，但关节僵硬通常不会消失。
- 通过融合节段可发生斜行骨折，患者会因肋椎关节融合导致限制性呼吸障碍。
- 对于任何具有典型症状的年轻患者，应尽力寻找早期影像学表现（图 9.72~图 9.75）。
- 脊椎的表现包括：
  □ 由于附着点炎和前纵韧带附着处增生而使椎体前方呈方形，通常从 $L_5$ 开始；终板前上部硬化（亮角征）与 Sharpey 纤维插入处反应性骨质增生相关（图 9.76）。
  □ 在 MRI 上，终板前部的炎症部位可观察到骨髓水肿（Romanus 病变）。这些在矢状位 STIR 序列上最为明显。在愈合硬化之前，平片和 CT 最初显示骨质侵蚀、MRI 显示水肿（亮角征，MRI 上的低信号）。
  □ Andersson 病变，也称为炎性椎间盘炎，是 AS 的一种不常见的表现，为通过已融合或未融合但严重退变的椎间盘的骨折所致的假关节形成（确切的性质存在争议）。

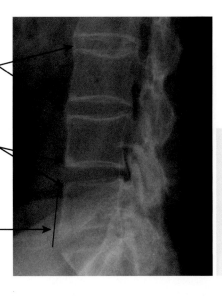

早期韧带骨赘形成

亮角征：Sharpey 纤维
止点处反应性成骨

方形椎体：前纵
韧带附着处成骨

图 9.72　强直性脊椎炎。有典型症状的年轻患者均应积极寻找早期平片表现。在脊柱中，这些影像表现包括：椎体前部方形改变（通常从 $L_5$ 开始，这是由于前纵韧带附着处的附着点炎和骨质增生）；以及与 Sharpey 纤维止点处反应性骨形成相关的前上终板硬化（"亮角征"）（摘自 Morrison W. Problem Solving in Musculoskeletal Imaging. Philadelphia: Elsevier; 2010.）

韧带骨赘桥，侧位呈线状　　　AP 位呈波浪状，"竹节样脊椎"　　　韧带骨赘桥

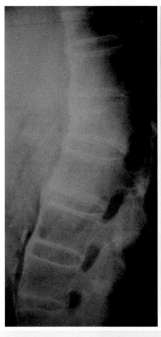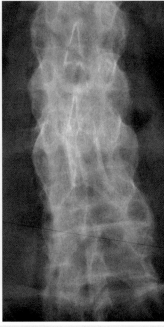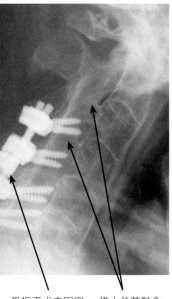

骨折手术内固定　　椎小关节融合

图 9.73　强直性脊柱炎（晚期改变）。联合韧带骨赘融合，侧位平片上呈线状紧贴椎体。AP 位平片呈现"竹节样"脊椎；椎小关节和肋椎关节也可发生融合（摘自 Morrison W. Problem Solving in Musculoskeletal Imaging. Philadelphia: Elsevier; 2010.）

- MRI 对比增强可以帮助发现轻微的炎症。
- 最终形成跨越椎间盘的联合韧带骨赘桥；侧位平片上与椎骨紧密相连的线状；前后位片上呈波浪状，呈现"竹节样脊椎"。
- 脊柱后凸，融合常见。
- 颈椎融合可导致寰枢关节松动不稳。
- 椎小关节和肋椎关节也经常融合（图 9.77）。
- AS 的脊椎融合节段骨折，骨折可累及椎间隙并斜行穿过融合节段，称"粉笔棒"或"胡萝卜棒"骨折（图 9.75）。

- 最初常表现在骶髂关节（图 9.78 和图 9.79）；首先，软骨下皮质白线模糊，随后出现的散在骨质侵蚀，使关节间隙变宽。
- 侵蚀最初发生在关节前下方的髂侧，即滑膜部分。
- CT 在显示早期骨质侵蚀优于平片。
- 液体敏感的 MRI 序列（STIR 或 $T_2$ 脂肪抑制）可在骨质侵蚀前发现骨髓水肿，对比增强可提高灵敏度。
- 疾病晚期，关节边缘反应性增生表现为边缘模糊的硬化。

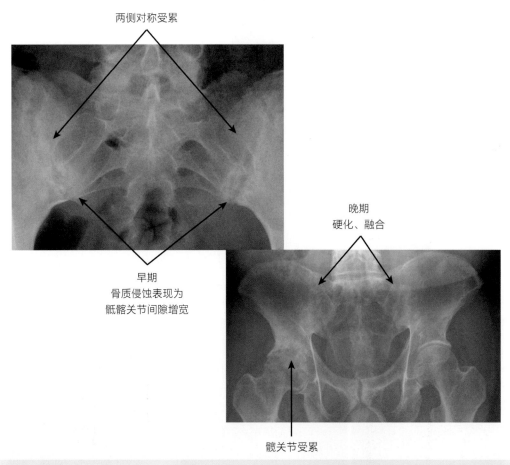

两侧对称受累

晚期
硬化、融合

早期
骨质侵蚀表现为
骶髂关节间隙增宽

髋关节受累

图 9.74 强直性脊椎炎，骶髂关节受累。强直性脊椎炎首发表现常出现在骶髂关节。最初，软骨下白线模糊，随后出现的散在骨质侵蚀使髋关节变宽。后期，骶髂关节周围反应性硬化，最终发生关节融合；也可出现髋关节受累（摘自 Morrison W. Problem Solving in Musculoskeletal Imaging. Philadelphia: Elsevier; 2010.）

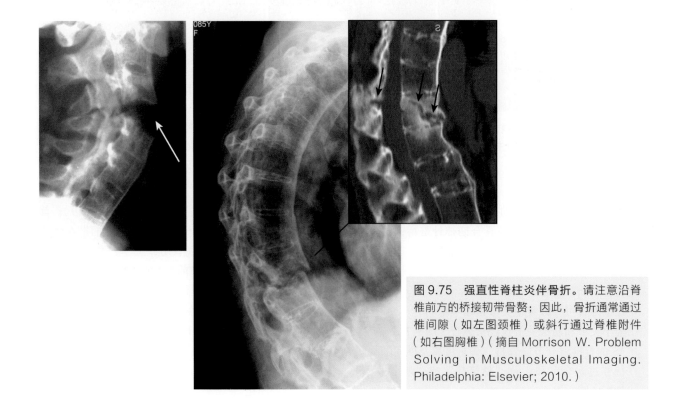

图 9.75 强直性脊柱炎伴骨折。请注意沿脊椎前方的桥接韧带骨赘；因此，骨折通常通过椎间隙（如左图颈椎）或斜行通过脊椎附件（如右图胸椎）（摘自 Morrison W. Problem Solving in Musculoskeletal Imaging. Philadelphia: Elsevier; 2010.）

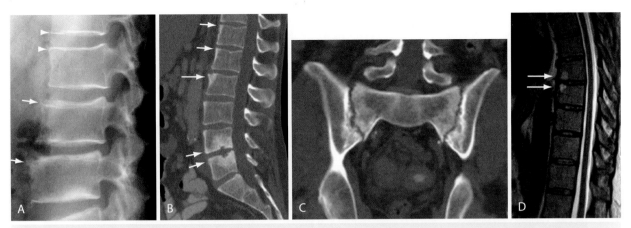

图 9.76　强直性脊柱炎（AS），脊柱早期改变。（A）侧位平片显示 AS 早期的表现。注意一些椎体呈方形伴边角轻度硬化（"亮角征"；箭头）和相对晚期的表现是下方椎体的边角有不规则的新骨产生（箭）。该图像上的最下方椎体的下终板开始形成一个垂直的韧带骨赘。骨炎和由此引起的方形外观是 AS 在椎体最早出现的平片表现，其次是韧带骨赘的形成。（B）CT 显示早期 AS 的椎体角骨炎和轻度成骨改变（箭）。此时未见韧带骨赘形成。（C）同一患者骶髂关节冠状位 CT 证实为 AS，关节间隙增宽、骨质侵蚀、硬化。（D）矢状位 STIR 图像，AS 最早 MR 表现为椎角高信号（箭），被称为 Romanus 病变。这是 MR 上早期 AS 的典型特征，但不是特异性的

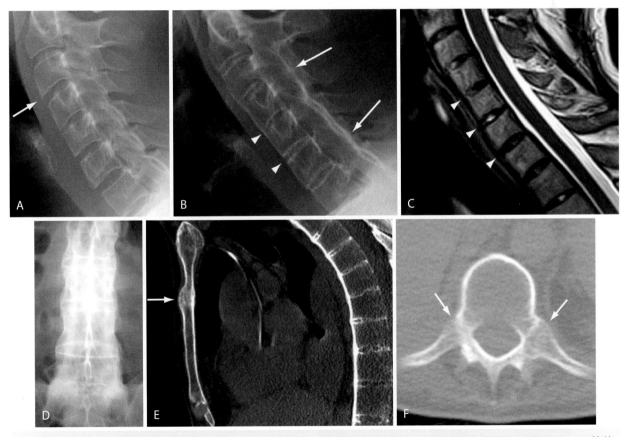

图 9.77　强直性脊柱炎（AS），脊椎。（A）年轻男性的侧位颈椎平片显示椎体角轻度骨质增生，以及 $C_3 \sim C_4$ 单节段韧带骨赘（箭）。这是常见的早期平片表现。（B）同一患者 10 年后的侧位平片显示脊椎完全融合，大部分节段有细且垂直的韧带骨赘（箭头），椎小关节完全融合（箭）。（C）同一患者，$T_2$ 加权矢状位 MR 图像，显示薄层的韧带骨赘（箭头）。没有结合诊断明确的平片的情况下解读 MR 图像，很容易漏诊。（D）AP 位平片，晚期 AS，骶髂关节完全融合，腰椎椎体融合。腰椎的所有节段由薄且垂直韧带骨赘与相对致密的终板互相映衬，呈现"竹节样脊椎"。（E）另一患者，终末期 AS 患者的 CT 矢状位重组图像显示脊柱后凸和胸椎完全融合、棘突间融合和胸骨角关节融合（箭）。（F）同一患者，CT 横轴位显示肋椎融合（箭）。请记住，融合不仅发生在脊柱，也发生在其他中轴关节

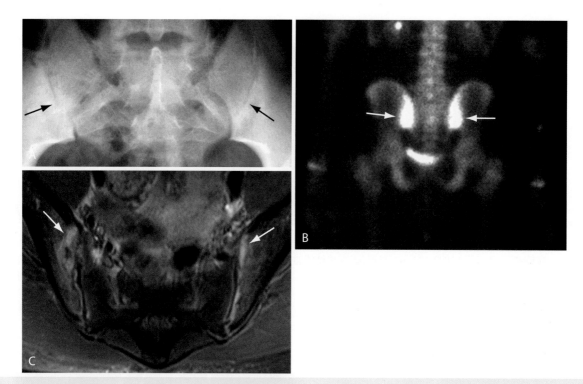

图9.78  强直性脊柱炎（AS），骶髂（SI）关节，早期影像学表现。（A）骶髂关节AP位平片显示强直性脊柱炎很早期的改变，正常软骨下"白线"（箭）消失，表示关节面骨质侵蚀。（B）儿童AS骨扫描，显示对称性骶髂关节摄取明显增加（箭）；注意相对于髂前上棘或其他骨突／骨骺，放射性示踪剂摄取显著增加。（C）同一患儿轴位STIR MR图像显示，双侧骶髂关节皮质高信号（箭），髂骨侧较骶骨侧明显。该早期阶段并未发现骨质侵蚀

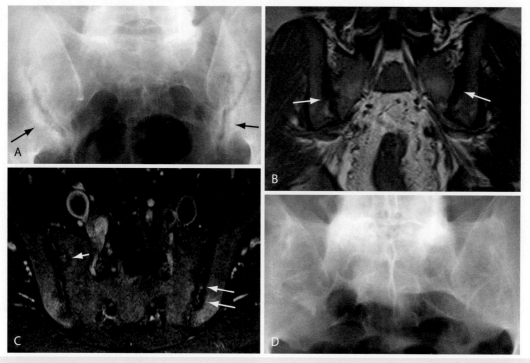

图9.79  强直性脊椎炎（AS），骶髂关节。（A）AS骶髂关节炎中期，骶髂关节表现为对称性的轻度增宽、硬化和侵蚀，关节下部（滑膜）表现更广泛（箭）。（B）29岁男性AS患者，T₁加权冠状位MR图像，显示双侧沿骶髂关节低信号，伴增宽和骨质侵蚀，右侧较左侧明显（箭）。（C）同一患者，T₂加权脂肪抑制轴位显示骶髂关节两侧骨髓水肿以及双侧骨质侵蚀（箭）。（D）终末期骶髂关节完全融合，平片显示双侧骶髂关节完全融合

◇ 最终关节融合，反应性骨硬化可能消退。

◇ 关节的滑膜和韧带最终都融合。

◇ AS（以及炎症性肠病）中的骶髂关节炎具有特征性的双侧对称性（MRI 表现可能有某种程度的不对称）；银屑病关节炎和反应性关节炎相关的骶髂关节炎可以是单侧的，也可以是双侧的（表现为明显的不对称性）。

◇ 脓毒性关节炎为单侧，也可能存在关节积液和邻近软组织水肿（表 9.16）。

■ 四肢骨骼中髋关节最常受累，典型者为双侧对称性。双侧关节均匀变窄，常伴轴向移位伴轻微（或无）骨质侵蚀。外周大关节的表现形式与 RA 类似。

■ 虽然 AS 少见于女性，但不应因性别就排除诊断。平片表现往往不像男性患者那样严重，分布也不像男性患者那样典型。本病女性可出现较晚，脊椎可跳跃性分布。

### 表 9.16 骶髂关节疾病

**双侧对称性**

强直性脊椎炎

炎症性肠病

髂骨致密性骨炎（髂侧）

**双侧不对称性**

银屑病关节炎

反应性关节炎

类风湿性关节炎（罕见）

骨关节炎

**单侧**

感染

银屑病关节炎 / 反应性关节炎

**骶髂关节炎的模仿者**

青春期（关节面未发育）

甲状旁腺功能亢进（软骨下骨吸收）

骨关节炎（前缘桥样骨刺）

术后（髂骨移植物供区）

### 关键概念

**强直性脊柱炎**

HLA-B27 常呈阳性

男性发生率高于女性

青少年或年轻成人

双侧骶髂关节受累为标志；早期侵蚀，随后很快发生关节强直

竹节样脊椎

四肢近侧大关节受累比远侧关节更常见

---

微小创伤导致颈胸和胸腰交界处脊椎骨折伴假关节，致残率高

MRI 征象早于平片（附着点炎，Romanus 和 Andersson 脊柱病变）

Romanus 病变：MRI 显示终板前部水肿 / 侵蚀（随后平片和 CT 显示硬化的"亮角征"）

Andersson 病变：骨折形成假关节或者未融合平面椎间盘的严重退变

常规 MRI 和 CT，即使相对晚期的脊椎病例，一些影像表现也很容易被忽视

### 关键概念

**脊椎韧带骨化的鉴别诊断**

弥漫性特发性骨质增生症（DISH，排除性诊断）

强直性脊椎炎

严重的脊椎退行性疾病

维生素 A 中毒

氟中毒

维甲酸药物（常见于颈椎）

## 炎症性肠病脊椎炎（肠病性关节病）

■ 炎症性肠病（IBD）关节病，也称为肠病性关节病，可见两种形式。

□ 一种是由于沙门菌、志贺菌或耶尔森菌感染，引起自限性多关节炎，偶尔伴有骶髂关节症状，但通常无放射学表现。

□ 另一种更显著的脊柱关节病可见于溃疡性结肠炎，克罗恩病或 Whipple 病相对少见。

◇ 这些患者中 10%~15% 可发生慢性关节病。

◇ 这些患者中大多数有轻度外周关节痛，但无结构异常；约 1/3 可发生骶髂关节炎，其临床和影像学表现与 AS 相同（图 9.80）。

□ IBD 脊柱关节病和 AS 之间存在密切关联，因为这些 IBD 患者中有 50% 为 HLA-B27 阳性。

□ 此外，60% 的 AS 患者存在大肠或小肠的亚临床变化。

□ 用于治疗 IBD 的类固醇增加了骨坏死的风险。对于骨坏死或肠手术的患者，如果影像学表现与 AS 的典型表现相符，则应考虑 IBD 脊柱关节病（图 9.80）。

### 关键概念

**炎症性肠病脊柱炎**

最严重的表现与 AS 相同

最常见于溃疡性结肠炎

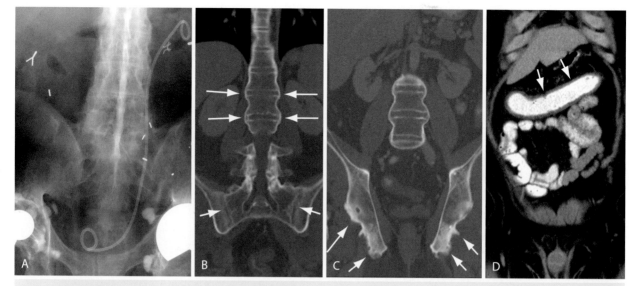

图 9.80　炎症性肠病（IBD）脊椎炎。（A）长期强直性脊柱炎患者的腹部平片，显示双侧髋关节成形术（可能与类固醇治疗引起的缺血性坏死有关）、左侧输尿管支架（尿路结石）、右上腹手术夹（胆石症胆囊切除术）、右侧造口术（溃疡性结肠炎全结肠切除术）和左腹部引流（感染可能性增加，本例为腹腔脓肿）。强直性脊柱炎的关节外并发症包括虹膜炎、主动脉瓣关闭不全和主动脉根部动脉瘤、心脏传导异常和肺上部间质性病变。（B）另一例 IBD 患者的冠状位 CT，显示严重的双侧骶髂关节疾病（短箭）以及垂直桥状韧带骨赘（长箭）。（C）与 B 同一患者，稍后方层面的冠状位 CT 显示韧带骨赘、坐骨的明显的起止点病（箭）。（D）与 B、C 同一患者，腹部冠状 CT 扫描显示溃疡性结肠炎患者的横结肠壁全周增厚（箭），证明 IBD 是脊椎关节病的病因。请注意，IBD 的脊椎关节病与强直性脊柱炎影像表现相同；肠道异常等可能有助于鉴别两者

# DISH 和 OPLL

## DISH

- 弥漫性特发性骨质增生症（DISH），以前称为 Forestier 病，导致脊柱软组织严重骨化，包括纤维环、前纵韧带和椎旁结缔组织（图 9.81）。
  - 前纵韧带骨化导致脊柱前外侧（主要是右侧，即主动脉对侧）典型"流动"的骨化。
  - 受累节段的椎间盘高度通常不变。椎间盘退行性改变和椎小关节增生不如前方骨化明显。
  - 融合节段上方和 / 或下方节段退行性变化加速。
  - 骨折可发生在融合区域；与 AS 一样，骨折可能不典型且呈斜行方向（"DISH 断裂"）（图 9.82）。
  - 大多数病例无症状。
  - DISH 通常容易与 AS 鉴别（表 9.17）：
    - ◇ DISH 见于老年人群，主要分布于胸椎和颈椎，通常不累及腰椎和骶髂关节；而 AS 见于年轻患者，主要累及骶髂关节和脊椎下段。
    - ◇ 此外，侧位片上 AS 的韧带骨赘较薄且紧贴于脊椎，而 DISH 的椎体前缘骨化较厚且呈波浪状。
    - ◇ DISH 患者有成骨倾向——可表现为起止点骨赘（如髂峰和髌骨），术后容易发生异位骨化。

## OPLL

- 后纵韧带骨化（OPLL）是另一种成骨性疾病；这具有特殊意义，因为它可能导致椎管狭窄和脊髓受压（图 9.83）。
  - 在 OPLL 中，后纵韧带（PLL）肥大和钙化 / 骨化，形成沿椎体后方中间、垂直方向延伸的骨"钉"。横轴位上形成"心形"椎管，可压迫脊髓前部。
  - 钙化 / 骨化可沿一个或多个节段延伸，通常累及一个以上部位。
  - OPLL 好发于颈椎。大多数患者症状隐匿，表现为渐进性的上肢麻木和感觉异常。约 10%~25% 的患者在创伤后出现急性脊髓中心压迫综合征。
- DISH 和 OPLL 可能并存（图 9.84 和图 9.85），两者之中任何一种疾病，都可以表现为明显的骨赘和术后出现大量的异位骨化。有时伴发 AS，出现重叠综合征，因为小部分患者有共同的影像学特征。

---

**关键概念**

**弥漫性特发性骨质增生症（DISH）**

前纵韧带致密骨化（对比 AS 纤维化环的细钙化）。

SI 上部骨化、骨盆韧带，PLL。

缩略语：AS，强直性脊柱炎；SI，骶髂；PLL，后纵韧带。

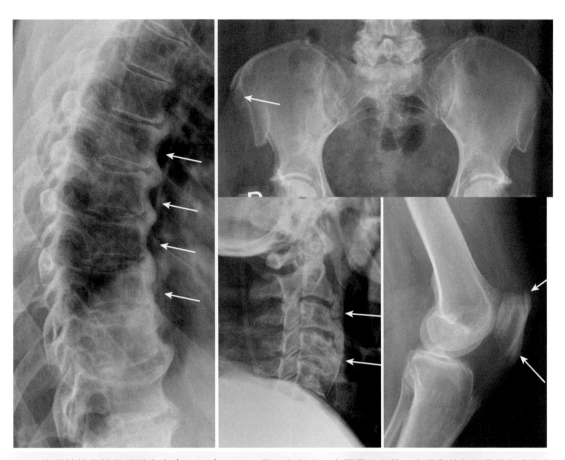

图 9.81　弥漫性特发性骨质增生症（DISH）。DISH 见于老年人，主要累及胸椎，表现为前部弥漫骨化（至少 4 个节段）；伴有其他部位（尤其是骨盆）的起止点骨赘。关节置换术后，这类患者异位骨化的风险较高。根据年龄（老年）、部位（颈胸椎多于腰椎、无骶髂关节受累）和形态（侧位片上松散流动性骨化）可与强直性脊椎炎鉴别（摘自 Morrison W. Problem Solving in Musculoskeletal Imaging. Philadelphia: Elsevier; 2010.）

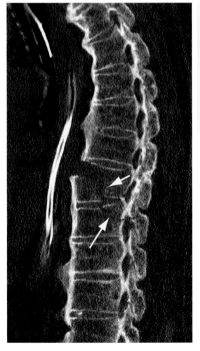

图 9.82　弥漫性特发性骨质增生症（DISH）伴骨折。胸椎矢状位 CT 重建显示沿胸椎前部流动性骨赘使整个脊椎完全融合，图中的骨质疏松出现在长期 DISH 伴广泛融合的老年患者中。横行骨折经椎间隙（箭）进入胸椎椎体。该病例令人联想到强直性脊椎炎的长节段融合和骨质疏松，轻微外伤时发生的"胡萝卜棒样"骨折。该患者没有强直性脊椎炎的证据，但有明确的长期 DISH 的证据；该患者的骨折继发于心肺复苏时的胸外按压（经 BJ Manaster，MD 许可使用 STATdx 网站 Amirsys，Inc. 的图像）

表 9.17　DISH vs 强直性脊柱炎

|  | DISH | AS |
| --- | --- | --- |
| 年龄 | 老年 | 年轻 |
| 早期分布 | T-spine | SI，L-spine |
| 侧位片 | 波浪状，厚 | 平直，薄 |
| 骨盆受累 | 髂骨附着点骨赘 | 骶髂关节炎 |
| 骨折 | 斜形 | 斜形 |

缩略语：AS，强直性脊椎炎；DISH，弥漫性特发性骨质增生症；L-spine，腰椎；SI，骶髂；T-spine，胸椎。

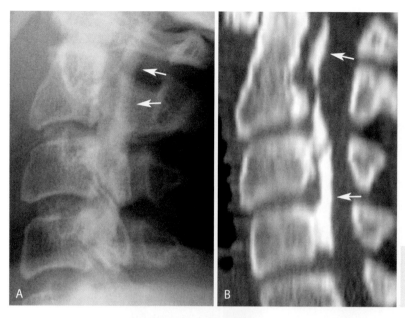

图 9.83　后纵韧带骨化（OPLL）。侧位平片（A）和矢状位 CT 重建（B）显示颈椎 OPLL（箭）伴椎管狭窄

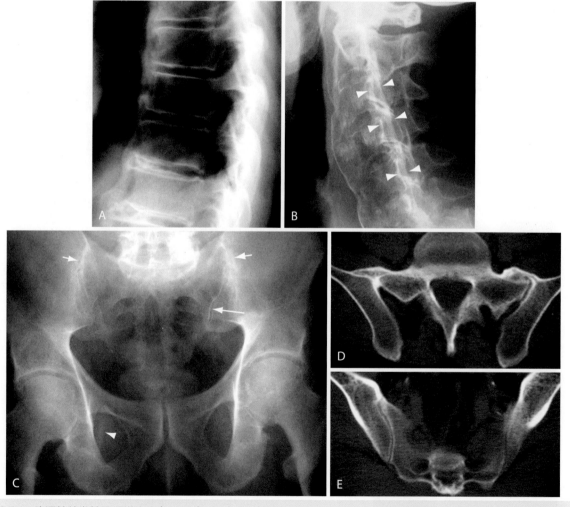

图 9.84　弥漫性特发性骨质增生症（DISH）。（A）胸椎侧位平片显示前纵韧带（ALL）致密骨化，这是 DISH 的典型表现。（B）颈椎侧位平片显示成熟的前纵韧带骨化，以及后纵韧带（OPLL；箭头之间）的骨化。两种疾病（DISH 和 OPLL）经常一起出现。（C）骨盆 AP 位平片显示正常的滑膜性骶髂（SI）关节下部（长箭），但非滑膜性骶髂关节上部融合（短箭）。右侧骶结节韧带（箭头）骨化隐约可见。这两种表现都是 DISH 的典型表现。（D 和 E 为不同患者）上（D）和下（E）骶髂关节 CT 更好地显示了 DISH 的骶髂关节疾病，表现为上部融合和下部（滑膜部）保留

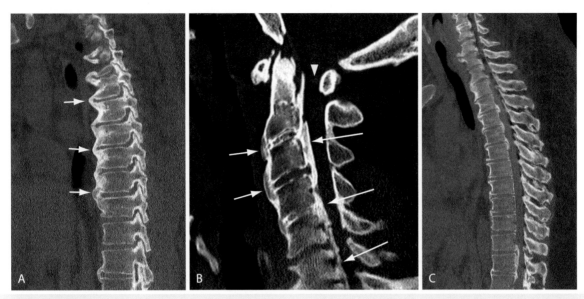

图 9.85　弥漫性特发性骨质增生症（DISH）伴发后纵韧带骨化（OPLL）。（A）胸椎右旁正中矢状位 CT 重建显示典型的前部波浪样的骨赘（箭），椎间盘或关节突无明显异常。（B）同一患者颈椎矢状位 CT 重建显示轻度前部桥样骨赘（短箭）和重度后纵韧带骨化（长箭）。注意齿状突和 $C_1$ 后弓之间严重狭窄（箭头）。（C）同一患者胸椎左旁正中矢状位 CT 重建显示几个部位的后纵韧带骨化。毫无疑问，该例为 DISH 和 OPLL 的共同存在，两者程度均等（经 BJ Manaster，MD 许可使用图像，STATdx 网站，Amirsys，Inc.）

■ DISH 的鉴别诊断：

　□ 维 A 酸关节病，使用维 A 酸治疗皮肤病的患者出现的骨质增生表现与 DISH 的相似。

　　◇ 在维 A 酸关节病中，颈椎是最常见的受累部位，但也可见于胸椎和腰椎（见图 13.52）。

　　◇ 最终，前部骨赘形成的同时可见前纵和后纵韧带钙化。

　□ 氟中毒（长期摄入引起的氟中毒）也可引起与 DISH 相似的巨大棘旁韧带钙化。

　　◇ 受氟中毒影响的骨骼可能是弥漫性骨质减少或硬化，呈片状或"白垩状"。

　　◇ 椎体骨刺和牙齿异常（如斑驳的牙釉质）很常见。

## SAPHO 综合征

■ SAPHO 综 合 征（synovitis 滑 膜 炎、acne 痤 疮、pustulosis 脓疱病、hyper-ostosis 骨质增生、osteitis 骨炎）是一种不常见的脊椎关节病，可有各种骨关节炎表现，最常见的是前胸壁骨炎，通常伴有皮肤疾病。

■ 表现为锁骨内侧、上肋骨前部和胸骨柄之间的疼痛性骨质增生和软组织钙化（图 9.86）。

■ 除前胸壁外，中轴骨亦可受累，而中轴外的肿瘤样骨病变很少见到。

■ 可见脓疱病、银屑病皮损和脊椎关节病。

■ HLA-B27 阳性的患者中更常见。

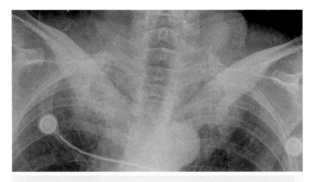

图 9.86　SAPHO 综合征( synovitis 滑膜炎、acne 痤疮、pustulosis 脓疱病、hyper-ostosis 骨质增生、osteitis 骨炎)。胸部局部平片两侧锁骨内侧段和胸骨柄明显肥大伴融合

■ 与银屑病关节炎有一些相同的特征，且两者可能具有相关性。

■ 第 14 章肌肉骨骼感染中讨论的慢性复发性多灶性骨髓炎（CRMO），也与 SAPHO 综合征有一些相同的特征，特别是锁骨硬化和掌跖脓疱病。

## 结缔组织疾病

■ 结缔组织疾病，也称为胶原血管病，是一组关系并不密切的多系统疾病，共同特点为血管炎，可能属于自身免疫性疾病，容易累及结缔组织（但并非特异性累及胶原），相关的实验室异常有免疫复合物和抗核抗体（ANAs）等。

### 系统性红斑狼疮

- 系统性红斑狼疮（SLE）是一种发生在年轻人群（15~40 岁）中的自身免疫性疾病。
- 性别倾向明显，女性比男性更常受累［比例范围为（5~10）∶1］。
- 非洲人后裔比其他群体更易患病。
- 最常累及年轻人。
- 实验室标志物包括 ANAs，某些特定亚型常为阳性；红斑狼疮试验因灵敏度和特异性不足而不再使用。
- 患者在临床上表现为全身症状（虚弱、不适、发热）和面颊部特征性蝶形皮疹。
- 器官系统受累包括肌炎、各种神经系统异常、肺血管炎、肺纤维化、胸腔积液、心包炎、心肌病和肾炎。
- SLE 关节病很常见，呈非糜烂性，但会导致关节变形，影像学特征为半脱位而无明显骨质破坏（图 9.87）。
  - 手平放于成像板时半脱位可以复位，所以只有侧位和斜位（捧球位）能显示半脱位。
  - 5% 的 SLE 患者发生 Jaccoud 关节病（在以下章节中讨论）。
- SLE 累及肌肉骨骼的一个表现是腱鞘炎。
  - 最常受累的是手，特别是屈肌肌腱。
  - 通过 MRI 或 US 进行诊断。
  - 可见肌腱断裂和其他一些相对少见的肌病。
- SLE 的另一个平片特征是骨坏死的发生率很高。
  - 高达 1/3 的 SLE 患者在 MRI 上可显示骨坏死，但仅 8% 有临床症状。
  - 类固醇治疗被认为是骨坏死主要的发病因素，但疾病过程引起的血管炎也易诱发骨坏死。
  - 股骨头、肱骨头和膝关节常受累。
  - 广泛性骨坏死，尤其是在少见部位（如距骨或胫骨平台）应提示 SLE 的诊断。

---

**关键概念**

**系统性红斑狼疮**

多系统炎症

青壮年

女性发生率高于男性

非洲裔美国人的发生率高于白种人

肌肉骨骼：多关节炎伴可逆性畸形

手部和手腕最常受累

通常为非侵蚀性（与 RA 相反）

骨坏死（由类固醇治疗和血管炎引起）

10% 的病例出现软组织钙化，通常为下肢

---

### Jaccoud 关节病

- 非侵蚀性、可逆性的关节病伴有关节畸形与 RA 相似，尤其好发于手部。
  - 掌指关节尺偏，以内侧手指最严重，为其典型的外观。
  - 天鹅颈和纽扣孔畸形。

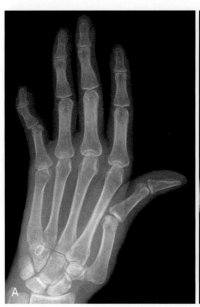
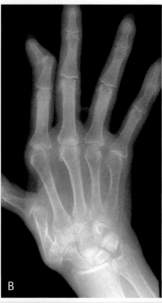
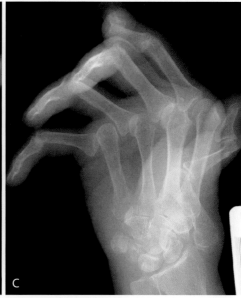

图 9.87　系统性红斑狼疮（SLE）。（A）手部后前平片显示多处半脱位，包括"搭便车拇指"。（B 和 C）可逆性畸形，SLE 患者的后前（B）和斜位（C）平片显示多发性半脱位，因为没有片盒支撑，斜位片中显示畸形更明显。骨骼弥漫性骨质疏松，未见侵蚀。这些发现是 SLE 关节病的典型表现，呈现为非侵蚀性的关节变形（A，由 William Pommersheim，MD 提供）

□ 可能累及其他关节。

□ 平片上无侵蚀。

- 最初报道多由风湿热引起，现在已很少见。

- 目前最常见于 SLE，也可见于其他血清阴性炎性关节病。约 5% 的 SLE 患者发生 Jaccoud 关节病。

## 硬皮病（进行性系统性硬化症）

- 硬皮病是一组自身免疫性疾病的总称，这些疾病以皮肤硬化为共同特征。

- 该病可能只局限于皮肤，也可涉及多个器官系统（肾脏、心脏、肺、胃肠道和肌肉骨骼），因此称为系统性硬化症。

- 雷诺现象（寒冷或情绪应激促发的发作性指 / 趾缺血）等血管特征很常见。

- 发病机制是过量胶原生成、微血管损伤和慢性炎症的综合作用。

- 病因不明，遗传和环境因素均有参与。

- 硬皮病可分为弥漫性或局限性。

  □ 弥漫性硬皮病的皮肤受累包括肘、膝的近端和躯干，而局限性硬皮病累及四肢远端和面部。

  □ CREST 综合征（skin calcinosis 皮肤钙质沉着、Raynaud phenomenon 雷诺现象、esophageal dysmotility 食管运动障碍、sclerodactyly 硬皮病和 telangiectasia 毛细血管扩张）是局限性硬皮病的一种常见类型。CREST 是一个较老的术语，并不是所有的特征都存在才能作出这一诊断。

- 硬皮病女性发病率高于男性，比例为 3∶1，最常见于 20~50 岁。

- 实验室检查结果不具有特异性。大多数患者血沉升高，RF 阳性高达 40%。

- 硬皮病患者可能同时存在 SLE 或多发性肌炎 / 皮肌炎。硬皮病的许多特征也见于重叠综合征，也称为混合性结缔组织病。

- 硬皮病患者可出现雷诺现象；手、足或面部皮肤改变；远端关节疼痛和僵硬；吞咽困难；近端肌病。

- 萎缩和纤维化导致食管动力障碍、食管反流和反流性狭窄，在胸片上表现为食管内的气 - 液平面。

- 胃肠造影提示小肠和结肠动力障碍和僵硬，小肠黏膜皱襞增粗增厚和小肠结肠壁的多发囊袋样改变。

- 软组织异常极为常见，起初临床表现为软组织水肿，最终进展为皮肤紧绷、发亮和萎缩。

- 手部，血管炎和雷诺现象导致手指远端进行性变细。

- 在平片上，远端指骨和软组织均可见变细（图 9.88），形成"削尖铅笔"外观。

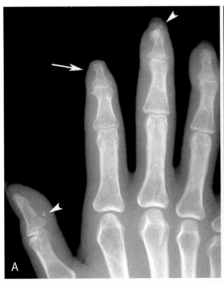
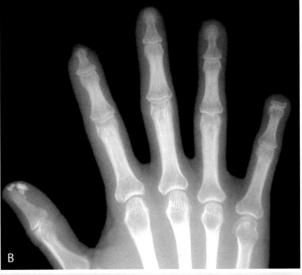

**图 9.88　硬皮病。**（A）手部 PA 位平片显示，第 2 和第 3 手指的远端软组织变细，伴第 2 指末端溶骨性改变（箭）。拇指和第 3 指（箭头）均可见软组织钙化。这种组合病变是硬皮病的典型表现。（B）较晚期硬皮病的 PA 位平片，有严重的多指肢端溶骨性改变以及软组织钙化（图 A，经 BJ Manaster 博士同意，来自美国放射学会学习档案）

- 这种表现称为肢端骨质溶解，可见于 80% 的患者。
- 肢端骨质溶解是非特异性的，可见于其他疾病（图 9.89，表 9.18）。
- 骨质吸收最常见于指骨甲粗隆，但在第 1 腕掌关节也可见严重骨质吸收，导致第 1 掌骨向桡侧、近侧半脱位。
- 骨质吸收亦可见于下颌角和后肋，特别是第 3~6 肋骨，可以广泛累及腕部周围。

- 除肢端骨质吸收外，硬皮病的另一个特征性影像学表现是软组织钙化。
  - 钙化见于 25% 的患者，可见于皮下、关节外、关节内，甚至指骨末端内点状分布的钙化（图 9.88 和图 9.90）。
  - 这些钙质沉着症患者中 73%~80% 手部受累。然而，软组织钙化与肢端骨质溶解并非硬皮病特有（图 9.91）。

- 肢端骨质溶解和软组织钙化是硬皮病最常见的特征，但偶尔可见软骨破坏和侵蚀性改变，常见于疾病晚期。
  - 很难将侵蚀性改变仅归因于硬皮病，因为许多患者具有混合性结缔组织病、伴有 RA 的特征，或其他重叠综合征，这或许可以解释侵蚀性改变。
  - 总体而言，近 50% 的硬皮病患者最终发生关节异常。

- 这些关节异常通常是相对轻微的侵蚀性改变，常不形成软骨下囊肿。
- 也可出现轻度骨质增生和屈曲挛缩。

### 表 9.18 肢端骨质溶解的鉴别诊断

**热损伤**
- 烧伤（见图 9.89A）：可能有挛缩和软组织钙化
- 冻伤（见图 9.89B 和 C）：通常不累及拇指

**环境因素**
- 聚氯乙烯（PVC）

**代谢性疾病**
- 甲状旁腺功能亢进：甲粗隆吸收，常伴有骨膜下吸收、血管钙化或棕色瘤等其他征象
- Lesch-Nyhan 综合征

**关节炎**
- 银屑病：应伴有远侧指（趾）间关节侵蚀性改变
- 神经性关节病，尤其是糖尿病相关的

**结缔组织病**
- 硬皮病：常与软组织钙化相关
- 其他原因的血管炎性疾病

**感染**
- 麻风病，伴有指神经线状钙化（见图 9.91）

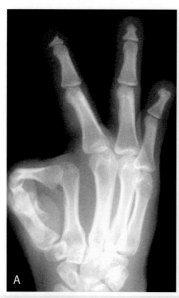
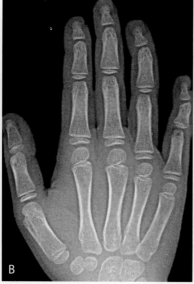
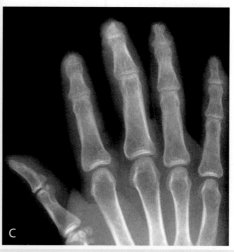

图 9.89　与硬皮病相似的肢端骨质溶解病例。（A）烧伤：斜位平片显示第 3、4、5 指严重的指端骨质溶解，第 1、2 指挛缩，这是典型的烧伤表现。有时可见软组织钙化，但该病例未出现。（B）7 岁儿童，冻伤后遗症。注意 2~5 指远节指骨的骺板已过早闭合，而拇指正常。生长中心最容易发生热力损伤，该患者的远节指骨将不会进一步生长。成年后，该患者的远节指骨短小。拇指大小和形态正常是冻伤的典型表现，因为拇指在寒冷时受到缩拢的手的保护。（C）较严重的冻伤。成人手部后前位片显示第 2、3 指远端截肢，第 4 指远节指骨短，拇指也有一定程度的组织缺损（图 A 经 BJ Manaster 博士允许，摘自美国放射学会学习档案）

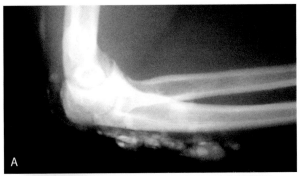

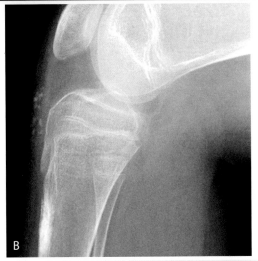

图 9.90　硬皮病。（A）肘关节及前臂近端伸面广泛线状及结节状软组织钙化。（B）硬皮病患儿，膝前软组织内多发点状钙化。注意：软组织钙化的有无或模式，对硬皮病并无特异性

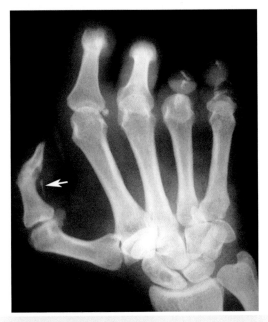

图 9.91　麻风病的肢端骨质溶解，所有手指均发生极其严重的溶骨性改变，另可见指神经钙化（箭）。指神经钙化是麻风病的典型表现

- 腱鞘炎为常见的早期表现。在腱鞘内的液体衬托下，MRI 或 US 可以清楚显示肌腱上的纤维性结节。
- MRI 也可见到炎性肌病，但与其他病因的炎性疾病难以区分。

## 多肌炎和皮肌炎

- 多肌炎和皮肌炎是自身免疫性疾病，可引起炎性反应和肌肉变性。多肌炎以近端肌无力和关节疼痛为主要症状。皮肌炎具有典型的弥漫红斑性皮疹。

### 关键概念

**多肌炎和皮肌炎**
- 活动性疾病：MRI 显示肌肉水肿
- 晚期：脂肪浸润/萎缩，最终，在皮下或筋膜平面呈片状软组织钙化
- MRI 引导活检：寻找活动性炎症部位
- 皮质类固醇治疗可导致缺血性坏死
- 关节痛，但骨侵蚀少见

- 多发性肌炎和皮肌炎多发生在 20~50 岁，女性发病多于男性。
- 皮肌炎也可见于儿童，伴有非常严重的全身症状。患者表现为肌无力和压痛，最终出现挛缩和萎缩。
- 受累肌肉通常是肢体近端肌肉（尤其是股肌和大腿内收肌）。
- 在疾病早期，肌肉出现水肿，随后出现萎缩和邻近软组织钙化（图 9.92）。
  - 早期肌肉病变在 MRI 表现为肌肉水肿样信号，脂肪饱和 $T_2$ 加权像或反转恢复序列显示更好。
  - 疾病后期表现为肌肉脂肪萎缩伴 $T_1$ 信号增高。
- 平片可以显示疾病后期的钙化。
  - 最常见的钙化模式是非特异性皮下钙化，沿筋膜平面片状钙化虽然少见，却是几乎可以据此确诊该类疾病的特征性表现。
  - 这些片状钙化常见于大肌肉近端。
  - 偶见关节周围钙化。
  - 当怀疑多肌炎或皮肌炎时，MRI 被用于引导活检术；理想的活检部位不是代表终末期的脂肪萎缩，而应该是代表活动性炎症细胞浸润的水肿区（图 9.93）。
- 虽然手、腕、膝会出现关节疼痛，但平片上这些部位的骨或关节较少出现异常。由于这类患者接受皮质类固醇治疗，可能发生骨坏死、骨质疏松等治疗相关的并发症。

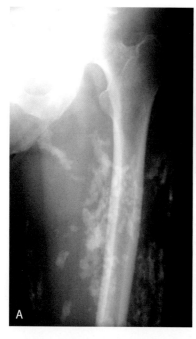
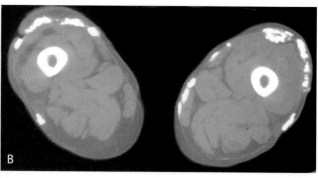

图 9.92　皮肌炎晚期表现。（A）女性患者，50 岁，AP 位平片显示大腿软组织内片状钙化。（B）CT 证实钙化位于皮下组织和筋膜平面。片状钙化是晚期皮肌炎的典型表现，但钙化也可呈其他形态（图像经 BJ Manaster 博士允许，摘自美国放射学会学习档案）

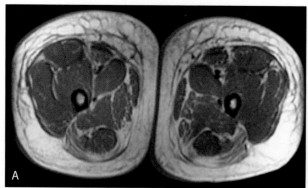
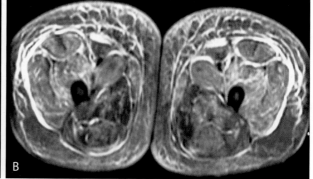

图 9.93　活动期皮肌炎的 MRI 表现。35 岁女性患者，新发皮肌炎，大腿轴位 $T_1$ 加权像（A）和反转恢复序列（B）MR 图像显示大腿肌肉、筋膜和皮下组织广泛水肿。活检应该针对水肿而无脂肪浸润的肌肉进行，因为脂肪浸润提示终末期静止性病变，活检结果可能是非特异性的。该患者有许多可活检部位，因为几乎没有脂肪浸润

## 混合性结缔组织疾病和重叠综合征

- 有时结缔组织疾病不属于某一特定的疾病分类，或包含多种疾病的特征。
- 疾病和相关术语：
  □ 混合性结缔组织病（MCTD，硬皮病、SLE 和多肌炎的合并症）。
  □ 重叠综合征（满足一种以上疾病的诊断标准，如 SLE 和 RA；硬皮病和 RA；硬皮病和 SLE；硬皮病和多肌炎）（图 9.94）。
  □ 未分类的结缔组织综合征（不满足任何特定疾病的诊断标准）。
  □ 实验室检查常有助于明确混合性结缔组织病的诊断，检测到的某种特异性自身抗体，也存在于硬

皮病、SLE 和多发性肌炎中。
- 影像学特征反映疾病混合发病的特征。
  □ 常见软组织肿胀和粗大的钙化。
  □ 远端指（趾）可能存在类似于硬皮病呈"削尖铅笔"状，或肢端溶骨性改变。
  □ 常见炎性关节病的关节狭窄。
  □ 滑膜边缘性侵蚀，与 RA 相同。
  □ 屈曲畸形和半脱位。
  □ 关节强直是发生在掌指关节和指间关节的一种晚期表现。
  □ MCTD 好发于手、腕部等小关节。
- 当影像学表现与某一特定疾病不完全一致时，放射科医师应想到重叠综合征：例如，腕部类风湿样改变，而指（趾）出现钙化。

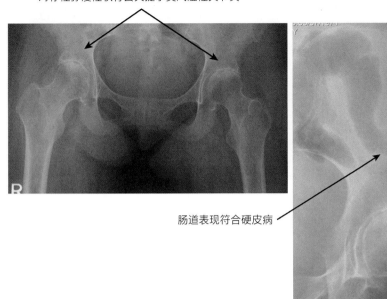

对称性弥漫性软骨丢失提示类风湿性关节炎

肠道表现符合硬皮病

**图 9.94 重叠综合征。**患者的临床特征、血清学和影像学改变符合类风湿性关节炎和硬皮病（摘自 Morrison W. Problem Solving in Musculoskeletal Imaging. Philadelphia: Elsevier; 2010.）

## 晶体性和沉积性疾病

### 痛风

- 痛风是一种与尿酸钠盐结晶沉积于关节和关节周围软组织有关的疼痛性关节病。
  - 尿酸是外源性和内源性嘌呤代谢的正常降解产物，但由于人体缺乏"尿酸酶"，尿酸不会进一步降解。
  - 肾脏是排泄尿酸的主要途径。高尿酸血症可能是由于尿酸产生过多或排泄不足，两种原因同时存在更常见。
  - 大多数痛风患者的肾脏排泄能力相对不足。
    - 影响肾脏排泄的因素包括遗传因素、药物（利尿剂、环孢菌素、水杨酸盐）、慢性肾脏病［最常见于高血压和（或）糖尿病肾病］和影响肾功能的其他因素（包括骨髓增生性疾病）。
    - 过量饮酒可导致尿酸生成过多和排泄不足。
- 痛风好发于中老年男性，也发生于绝经后女性。
- 生活水平高的国家，发病率较高。大多数病例存在肥胖、高脂血症、高血压和胰岛素抵抗相关的"代谢综合征"；高嘌呤饮食也是致病性因素。
- 足够高浓度的尿酸盐形成单钠尿酸盐结晶，尿酸盐结晶可引起急性炎症反应，继而引起临床症状。

- 痛风石是结晶、蛋白性基质和炎性细胞的局灶性聚集。
- 痛风患者临床上表现为关节和关节周围炎症反复发作，随后伴发软组织和关节内痛风石。
- 外周关节（手和足）最常受累，因为这些部位温度较低，从而导致尿酸盐从液体中析出结晶。

### 影像学特征

- 急性发作初期影像学表现为软组织肿胀，无关节异常（图 9.95）。典型的关节软组织肿胀不对称（与 RA 中的"梭形"肿胀相反），这被称为"凹凸不平"的软组织肿胀。
- 偶见骨膜炎。
- 慢性反复关节内沉积和由此引起的炎性反应可引起边缘或中心侵蚀、关节狭窄，最终引起受累关节的骨关节炎。
- 严重受累可引起破坏性关节病，影像学与脓毒性关节炎表现相似（图 9.96）。
- 关节周围典型的"鼠咬"样骨质破坏和悬挂样边缘见于慢性痛风引起的关节外痛风石沉积。"悬挂边缘"包括新生骨，而不是单纯骨皮质被"挖空"，该征象对痛风诊断具有高度特异性。

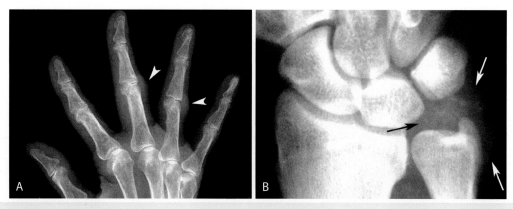

图 9.95　痛风。（A）早期病例，手部斜位平片显示关节旁软组织偏心性肿胀（箭头），未见软骨间隙狭窄或侵蚀性改变。关节液抽吸可见尿酸盐结晶。（B）44 岁男性，腕部 AP 片显示尺骨茎突附近有一轻度钙化的软组织肿块（箭），骨骼显示正常。鉴别诊断包括痛风石，或钙化性肿瘤（如滑膜肉瘤或皮质旁软骨瘤）。抽吸确诊为痛风

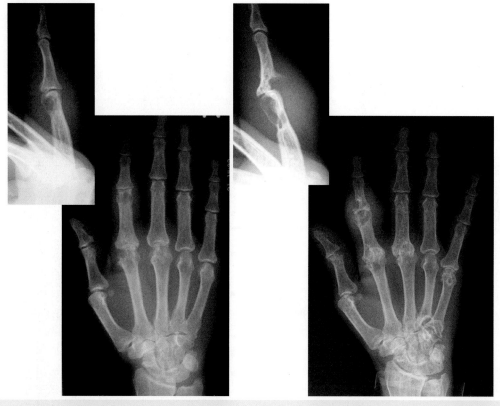

图 9.96　痛风。同一患者手部的发病初期（左侧）和随访（右侧）平片显示，痛风石的进展及其"鼠咬"样侵蚀性改变和悬挂样边缘。注意受累关节处致密、不对称的软组织肿胀（摘自 Morrison W. Problem Solving in Musculoskeletal Imaging. Philadelphia: Elsevier; 2010.）

- 痛风石密度增高，但在平片上通常无钙化（图 9.97）。痛风石钙化可发生于慢性痛风石性痛风或严重肾病。
- 在足部，受累的典型关节是第 1 跖趾关节、趾间关节和 Lisfranc 关节。
- 手部散在受累。
- 踝关节、膝关节和肘关节较少受累。
- 滑囊可受累（尤其是鹰嘴滑囊）常导致滑囊钙化，与痛风石不同。在附着处常看见骨质侵蚀（图 9.98）。

- 可以浸润肌腱，导致肌腱增厚和撕裂倾向（图 9.99）。
- US：痛风石常为强回声，边界不清，但表现多种多样，例如强回声和不均匀。周围常见低回声"晕圈"。关节软骨表面可见到尿酸盐结晶回声。US 能很好显示骨侵蚀和周围软组织炎症。
- CT：痛风石的密度高低不同，但通常明显高于软组织。双能量 CT 可区分尿酸钠和其他软组织矿物质沉积，并可用于监测治疗反应，治疗有效时表现为

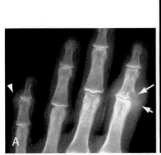 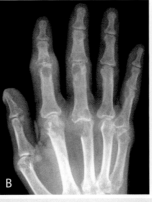 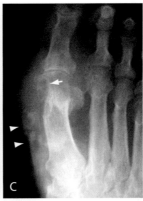 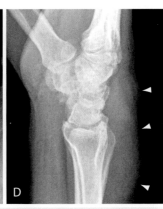

图 9.97 （A）手指 PA 平片显示痛风的典型表现，在第 2 指的近侧指间（PIP）关节（箭）和第 5 指的远侧指间关节（箭头）均可见致密的软组织肿胀伴痛风石。除了第 2 指近侧指间关节处的轻度钙化痛风石（短箭）外，第 2 指的中节指骨基底部（长箭）可见边界清晰的骨质侵蚀和"悬挂边缘"。注意骨密度正常、第 2 指近侧指间关节的软骨间隙正常。（B）痛风患者，掌指关节和指间关节表现相似但更广泛。（C）痛风患者，足部平片显示关节旁侵蚀（箭）和广泛的致密钙化痛风石（箭头）。（D）痛风患者，腕部侧位平片，显示腕部和前臂远端背侧明显的软组织肿胀（箭头），代表没有钙化或明显骨质侵蚀的巨大痛风石

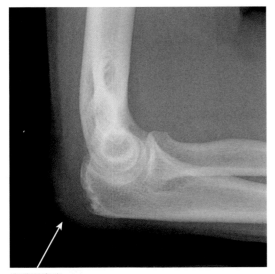

鹰嘴滑囊炎

图 9.98 肘关节痛风，侧位平片显示尺骨鹰嘴滑囊炎伴邻近骨质侵蚀（摘自 Morrison W. Problem Solving in Musculoskeletal Imaging. Philadelphia: Elsevier; 2010.）

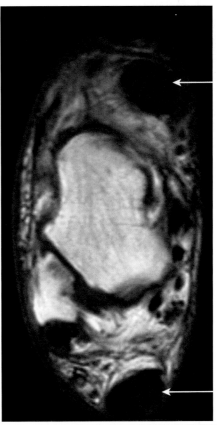

胫骨前肌肌腱

跟腱

图 9.99 痛风伴肌腱浸润。淀粉样变性也可见到肌腱浸润。肌腱变性和撕裂更常见于这些浸润性疾病以及使用类固醇和氟喹诺酮类药物、糖尿病和过度运动等（摘自 Morrison W. Problem Solving in Musculoskeletal Imaging. Philadelphia: Elsevier; 2010.）

痛风石减小。

- MRI：痛风石在 $T_1$ 和 $T_2$ 加权像上一般为低到中等信号，可以出现强化（图 9.100 和图 9.101）。
  □ 静脉内注射对比剂更好地显示骨质侵蚀、骨髓水肿、关节囊增厚、滑膜炎和邻近腱鞘炎。
  □ 这种表现加上常见的关节积液和软骨下水肿，MR 表现类似于感染。然而，病史、关节周围和关节内低信号痛风性晶体聚集物有助于正确诊断。注意：痛风与关节感染可同时存在。

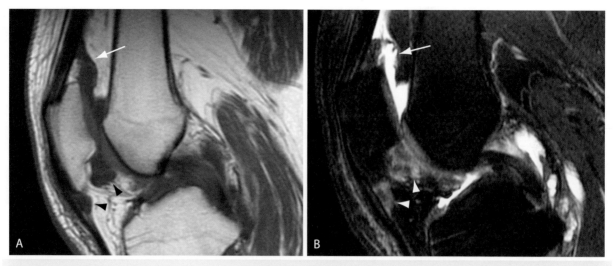

图 9.100　早期痛风。T₁ 加权 MR（A）和 T₂ 加权脂肪饱和 MR 图像（B）显示骨和软骨正常，髌上积液极少（箭）。然而，仔细观察发现前关节隐窝内有两个局灶性结节（箭头）。结节在 T₁ 加权 MRI 上与肌肉呈等信号，在 T₂ 加权 MRI 上呈低、中混杂信号；这是痛风的典型表现，尽管也可见于结节性滑膜炎或色素沉着绒毛结节性滑膜炎。关节抽吸证实痛风

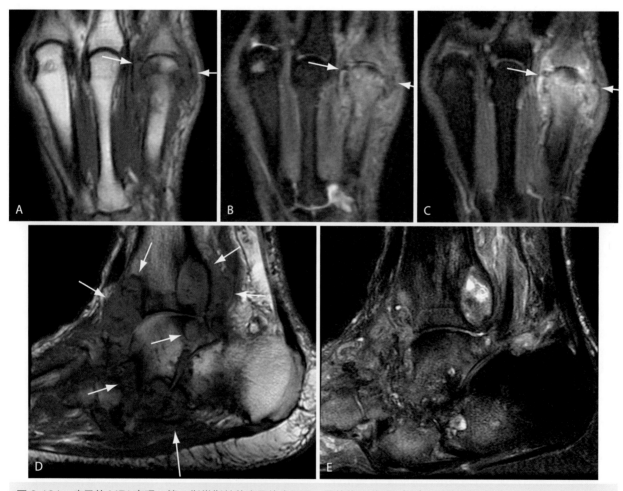

图 9.101　痛风的 MRI 表现。第 5 指掌指关节痛风伴痛风石，冠状位 T₁ 加权（A）、反转恢复（B）和脂肪抑制对比增强 T₁ 加权（C）的 MR 图像显示痛风石在 A 和 B 中呈中低信号（箭），C 中显示明显强化（箭），这是痛风石的典型 MR 表现。周围软组织水肿反映了炎症，可类似感染。（D 和 E）踝关节，严重的痛风石性痛风。T₁ 加权（D）和脂肪抑制 T₂ 加权（E）图像显示踝关节和足部骨内、骨旁有大的痛风石（D 中箭示）。T₁ 加权中等信号和 T₂ 加权低信号为主是慢性痛风石的典型特征，也可见于色素沉着绒毛结节性滑膜炎或淀粉样变性

**关键概念**

**痛风**

尿酸单钠晶体性关节病

中老年男性

可能痛风之前有慢性基础病

骨密度正常

即使在疾病晚期，软骨也常完好无损

骨侵蚀：边缘锐利，关节内或关节旁（非边缘性）

关节旁侵蚀的悬挂边缘具有诊断意义（悬挂边缘包括
新生骨）

第 1 跖趾关节、近侧趾间关节和远侧趾间关节是最常
累及的部位

痛风石平片表现：可见无定形钙化（尿酸钙）

痛风石 MRI：$T_1$ 加权低信号；$T_2$ 加权信号多变，高或
低信号，注入钆剂可见强化。

- 当痛风遵循上述所有规则，即少关节累及、痛风石
  和散在的、有悬挂边缘的非边缘性骨质侵蚀时，相
  对容易诊断。

- 然而，它也可能表现为多关节疾病，无明显痛风石，
  有多发边缘清楚的骨质侵蚀。

- 老年男性的这种表现需怀疑痛风可能，但常被误诊
  为 RA（图 9.102）。

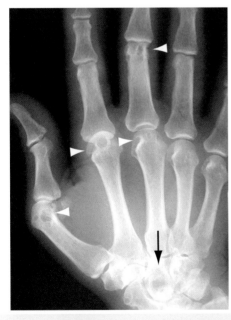

图 9.102　与类风湿性关节炎（RA）表现相仿的痛风。
50 岁男性的手部 PA 位平片显示多发近端分布的骨侵蚀
（箭头），提示 RA。然而，即使没有痛风石形成，其骨
密度正常和边缘清晰的骨侵蚀应提示痛风；还应注意腕
骨侵蚀，包括头状骨较大的侵蚀（黑箭）。本例经抽吸证
实为痛风

- 银屑病关节炎可产生与痛风相似的影像表现，银屑
  病患者血清尿酸水平可能升高，使某些病例诊断更
  加困难。

- 记住，痛风比较常见，而表现多样化，因此应始终
  将其列入考虑范围。

- 此外，需要特别注意：化脓性关节炎的临床和影像
  学表现与急性痛风发作可以相同。

- 通过检查滑液（偏振显微镜下负双折射有细长晶体）
  作出明确诊断。同时做晶体分析和微生物学检查是
  合适的，因为痛风和关节感染可能同时存在。

## CPPD

- 焦磷酸钙（CPP）结晶沉积可引起急性和慢性关节
  病，可能在平片上偶然发现。

- 与 CPP 沉积相关的临床和放射学特征相关的术语比
  较混乱。软骨钙质沉着症、焦磷酸钙沉积病（CPPD）、
  焦磷酸盐关节病和假性痛风常可交换使用。因此
  2011 年欧洲抗风湿病联盟（EULAR）提出以下标准
  化术语：

- CPPD 是所有 CPP 事件的总称术语。

- CC：软骨钙化，或软骨钙质沉着病。
  - 透明或纤维软骨中的钙化；两者均经常发生。
  - 这属于影像学或组织学发现，不是临床病症。
  - 钙化可能是 CPPD 或其他钙盐。
  - CC 可能偶然发现，出现在无其他异常的关节，或
    与 OA 共存。
  - CC 可能与多种退行性和代谢性疾病有关，包括老
    年（最常见）、骨关节炎、痛风、肾衰竭、糖尿病、
    血色病和肝豆状核变性。

- 无症状性 CPPD 是 CPP 导致的软骨钙化，伴或不伴
  OA 的影像学表现，无临床症状。

- 急性 CPP 结晶性关节炎是 CPPD 结晶诱导的关节炎
  急性临床综合征，临床特征类似痛风。假性痛风是
  旧称。
  - 通常为单关节发病。
  - 显著的临床症状为急性关节炎症发作，持续数天
    或数周。
  - 最好发部位依次为膝、腕、肩、踝和肘关节。
  - 临床上类似急性痛风。
    - 痛风多见于足部。
  - CC、关节积液和炎症合并出现时提示急性 CPP 结
    晶关节炎。
  - 金标准是关节滑液内的 CPP 的检测。
    - 短晶体，双折射弱阳性。
  - 记住，尽管不常见，但可能并发感染。

- 慢性 CPP 晶体性关节炎是一种与 CPPD 相关的慢性关节炎。
  - 通常为单关节或少关节受累。
  - 膝关节受累多于腕、肩、肘、髋、跗中关节（图 9.103）。
  - 可见到 CC 和明显的软骨下囊肿。
  - 可能叠加急性发作。
  - 约 10% 有对称性多关节炎和类似 RA 的晨僵等临床特征。
    - 老年女性。
    - 掌指关节（MCP），尤其是第 2 和第 3 MCP 关节。
- 伴有 CPPD 的 OA：影像学或组织学为 OA 的关节出现 CPPD。
  - 可能有症状或无症状。
  - 软骨钙质沉着（CC）通常存在。
  - 分布与典型 OA 不同，指间关节（IP）关节较少受累，髌股关节和桡腕关节优先受累。
- CPPD 也常见于老年患者的寰齿间隙，伴有横韧带和周围滑膜组织的钙化和增厚，这可以导致椎管内占位效应、齿状突侵蚀、齿状突骨折可能性增大（图 9.104）。
- US：关节软骨内可见焦磷酸钙（CPP）结晶的回声（图 9.105）。
- MRI：半月板中的 CPP 沉积有中等甚至高信号，可能误诊为半月板撕裂（图 9.106）。
- CT 可定位 CPPD 结晶沉积的部位。

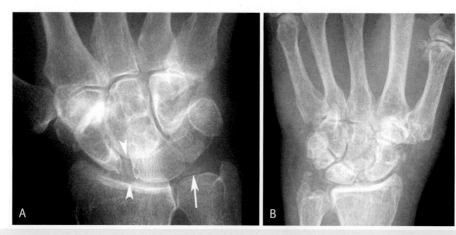

图 9.103　腕部 CPPD 关节病。（A）1 例 81 岁女性患者的腕部 PA 位 平片，伴有疼痛和肿胀，提示急性 CPP 晶体关节炎。注意在三角形纤维软骨（箭）和舟状骨与月状骨之间（箭头）均可见软骨钙质沉着，舟月间隙轻度增宽。桡腕软骨间隙轻度变窄，舟状骨、头状骨和钩状骨可见明显囊肿。（B）另一患者，平片表现相似，有广泛的软骨钙质沉着和弥漫性软组织肿胀

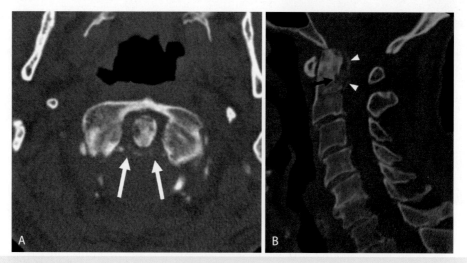

图 9.104　$C_1$~$C_2$ 交界处 CPPD 关节病。（A）上颈椎齿突的轴位 CT 显示沿齿突后方的横韧带（箭）钙化。（B）同一患者矢状位重建显示齿突后缘侵蚀（箭），这可能使 $C_1$~$C_2$ 的 CPPD 患者容易发生齿突骨折。注意齿突后方的钙化（箭头）

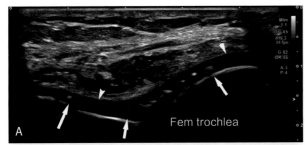

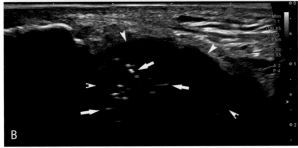

图 9.105 CPPD 的超声表现。（A）股骨滑车关节软骨的横向超声图像。前部位于图像顶部，软骨是低回声带（箭头）位于高回声软骨下皮质的前方。注意软骨内的回声灶，这是软骨钙质沉着症的特征性超声表现。（B）含结晶的关节渗出液。积液为低回声，周围有箭头。注意实时成像时的旋转的小回声晶体（一些用箭标记），形似暴风雪

### 关键概念

**焦磷酸钙沉积病（CPPD）**

- 急性痛风发作（"急性 CPP 晶体关节炎"，原名"假性痛风"）
- 慢性疾病与骨关节炎（OA）有许多共同的特征，但表现为"OA 合并奇怪的分布"
- 通常表现为软骨钙化（不完全是），最常见于腕、膝、耻骨联合
- 巨大的软骨下囊肿，偶尔类似于溶骨性肿瘤
- 膝关节：髌股关节间隙受累为主
- 腕关节：桡腕关节、三角纤维软骨复合体（TFCC）、舟月韧带；可进展为腕关节舟骨进行性塌陷（SLAC）
- 手：特别好发于第 2、3 掌指关节

## 羟磷灰石沉积病（HADD）

- HADD 是一种晶体介导的疾病，表现为钙化性肌腱炎（肌腱变性）、钙化性滑囊炎和钙化性关节周围炎。
- 放射学上，钙盐沉积物倾向于细小、局灶性、致密或云雾状。
- 最常见于肩袖（图 9.107），但几乎可见于任何肌腱、韧带或其他关节周围软组织。

软骨钙质沉着

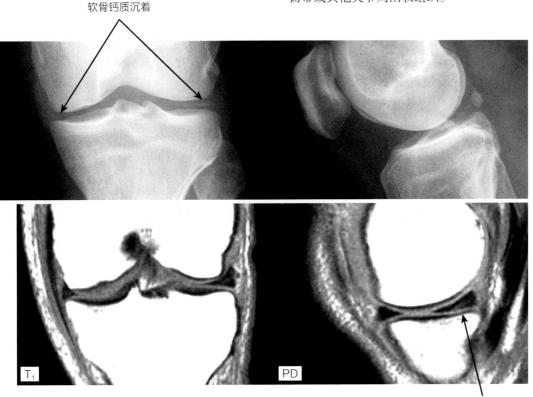

撕裂／软骨钙质沉着？

图 9.106 T$_1$ 加权和质子密度加权像上，软骨钙质沉着的信号比正常半月板高，位于半月板上或下表面易误诊为半月板撕裂（摘自 Morrison W. Problem Solving in Musculoskeletal Imaging. Philadelphia: Elsevier; 2010.）

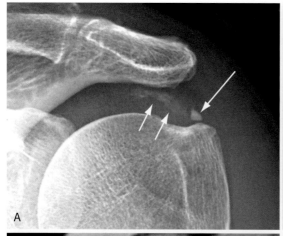

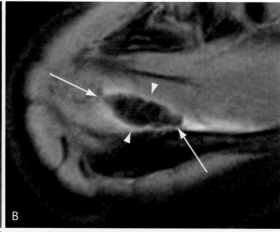

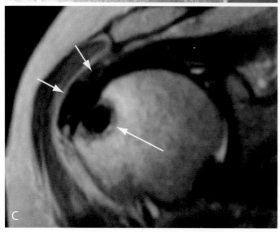

图 9.107　羟磷灰石钙沉积病（HADD）。（A）肩关节 AP 位平片显示肱骨大结节上方均匀无定形钙化（长箭）。这是肌腱中 HADD 的典型表现（钙化性肌腱变性），本例为冈上肌肌腱远端。注意肱骨头外侧上方浅淡的钙化（短箭）表示肩峰下 / 三角肌下滑囊内的羟基磷灰石（钙化性滑囊炎）。（B）肩关节上部层面的轴位 $T_1$ 加权脂肪饱和增强 MR 图像，显示冈上肌肌腱内较大的低信号沉积物（长箭）被强化的炎性组织（箭头）包围，这种表现见于活动性 HADD。（C）冠状位 $T_2$ 加权 MR 图像显示远端冈上肌肌腱内增厚的低信号灶（短箭）代表钙化性肌腱变性，紧邻的大结节处侵蚀，内含相同的低信号物质（长箭）。虽然不常见，但 HADD 沉积物可以侵蚀相邻骨组织（B 和 C，经 BJ Manaster, MD 许可使用的图像，STATdx 网站，Amirsys, Inc.）

- 发生于不寻常位置的病变更容易被误诊。示例：$C_1$ 下缘前方的颈长肌肌腱钙化性肌腱变性可在平片上类似于咽后脓肿，颈部 CT 检查中经常被忽视（图 9.108）。
- 肌腱中包含的 HA 通常无症状，直到其突然爆裂进入周围组织才引起炎症反应和急性症状，包括疼痛、捻发音、红斑、肿胀，甚至低热（图 9.109）。
- 肩袖的 HA 破裂进入肩峰下 / 三角肌下囊，然后在滑囊内弥漫分布。
- 破裂后，晶体引起的充血导致钙化迅速吸收（通常在 1~2 周内）。
- 有报告指出，HA 破裂进入盂肱关节，导致破坏性关节病（Milwaukee 肩）。
- 当 HA 引起髋关节周围或手部等不典型部位的症状时，临床上可能被误认为感染。
- 钙化性肌腱炎也可以引起受累肌腱止点处骨侵蚀，类似于肿瘤（见图 9.107C）。无论部位和临床表现如何，对于肌腱、滑囊区域或关节周围软组织的典型钙化，放射科医师应该立即想到 HADD 的诊断。
- 治疗包括非甾体类抗炎药、大号针头抽吸 / 冲洗（"灌洗"或"抽液加药注射法"）糊状物质以及镇痛治疗。

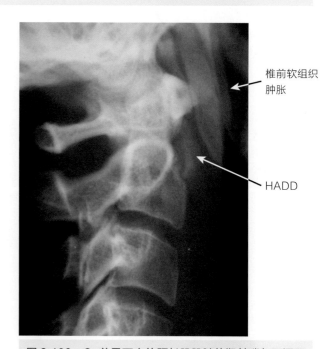

椎前软组织肿胀

HADD

图 9.108　$C_1$ 前弓下方的颈长肌肌腱的羟基磷灰石沉积病（HADD）。该部位的炎症在临床和 MRI 上可能被误解为咽后脓肿。平片或 CT 可得到正确诊断，有助于及时、适当地使用非甾体抗炎药治疗，而不是侵入性治疗（摘自 Morrison W. Problem Solving in Musculoskeletal Imaging. Philadelphia: Elsevier; 2010.）

臀中肌和 HADD　　　　　　　　　　　　　周围炎症

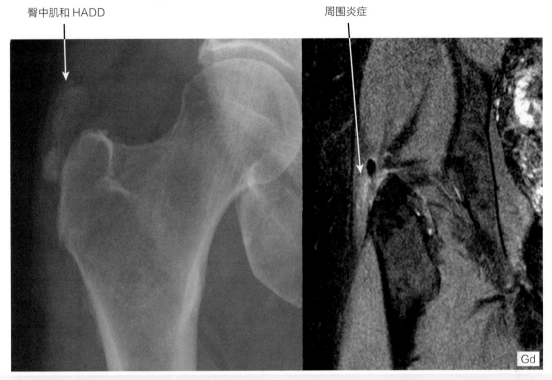

图 9.109　臀中肌钙化性肌腱变性及相关滑囊炎。羟磷灰石沉积病（HADD）发生在意想不到的位置时，临床上可以类似感染（摘自 Morrison W. Problem Solving in Musculoskeletal Imaging. Philadelphia: Elsevier; 2010.）

- 在适当治疗后，症状能够迅速改善，患者可避免使用抗生素治疗或其他具有侵入性的手术方案（关节镜下取出）。
- 平片上疑似与 HADD 相关的钙化可以在 CT 上确认，但通常不需要。
- 对平片上典型表现视而不见或临床表现类似感染，没有想到或不熟悉该病的临床医师会申请 MRI 检查。
  □ 肌腱内包含的 HA 通常被偶然发现，但 MRI 通常易被漏诊，因为钙化像肌腱一样呈低信号。
  □ 更常见的是在肌腱变性的中等信号背景衬托下，HA 在所有序列上均为局灶性"肿块"样低信号（见图 9.107 和图 9.109）。
  □ 钙化可在 GRE 序列上得到确认；钙化将因"晕状"伪影而放大。
  □ 对 HA 产生急性炎症反应的情况下采集 MRI，常可见滑囊炎（可能包含低信号的块状病灶，这是正确诊断的线索）和周围水肿（见图 9.107 和图 9.109）。
  □ 注射对比剂后，周围软组织可见明显强化，这也与感染相似。
  □ 技巧：在强烈水肿或增强区域内仔细观察小的低信号灶。
  □ HA 从肌腱破出，MRI 上显示为肌腱部分撕裂，引起撕裂的原因却可能被漏诊。

  □ 受累肌腱的止点处偶尔可见骨髓水肿，明确的骨侵蚀表现为骨皮质内局灶性液体信号。
- CT 比平片更好地显示典型的无定形钙化，定位更精确，有时对某些病例有帮助。
  □ 仔细观察常规胸部和腹部 / 骨盆 CT，常可在肩袖、臀中肌和臀小肌肌腱中发现 HADD。
- 超声对其也极敏感，HADD 沉积表现为回声增强的无定形病灶伴不同程度的声影。

**关键概念**

**羟磷灰石沉积病（HADD）**

- 无定形、致密的软组织钙化
- 钙化性肌腱炎（肌腱变性），最常见于肩袖
- 钙化性滑囊炎

## 代谢性疾病

### 淀粉样变

- 淀粉样变是指蛋白质原纤维在器官或组织中沉积，导致器官增大和功能丧失。
- 基于易感因素和淀粉样蛋白链亚型的分类系统是公认的。免疫染色可将其分为不同亚型。
- 数十种类型已被确定，具有不同的来源和靶器官（包括大器官、内分泌腺和皮肤）。有些影响全身，有

些则更局限。

- 淀粉样原纤维在光学显微镜下是无定形的，但刚果红染色、在偏振光显微镜下可观察到特异性的苹果绿样双折射。

- 5%~13% 的淀粉样变患者有骨或关节病变。

- 透析相关淀粉样变可发生在血液透析 5 年以上。透析不能完全清除 $\beta_2$ 微球蛋白，这是一种正常的主要组织相容性抗原；积累的微球蛋白可形成淀粉样原纤维，淀粉样原纤维优先沉积于滑膜和椎间盘，导致：
  - 腕管综合征。
  - 关节或椎体终板的侵蚀性改变，类似于感染。
  - 较大的囊肿样病变，尤其是在髋关节。

- 多发性骨髓瘤和单克隆 $\gamma$ 蛋白病也可引起影响肌肉骨骼系统的淀粉样变。

- 类风湿性关节炎、家族性地中海热、慢性感染、脊椎关节病和结缔组织疾病（如 SLE、硬皮病和皮肌炎）是淀粉样蛋白的其他潜在病因，但累及肌肉骨骼的情况少见。

- 无论来源或类型，影像学表现均相似。
  - 影像学表现为骨侵蚀和软组织肿块，关节软骨一直保留到疾病晚期。

- 软骨下透亮区常见，类似囊肿，但常代表淀粉样蛋白沉积（图 9.110）。
  - 肩、髋、膝、脊椎和腕是最常见的受累部位（图9.111）。
  - 如果有长期透析史（5 年或更长时间），侵蚀性关节病应考虑该疾病。如病史不详，可寻找慢性肾功能不全的影像学表现，包括血管钙化、甲粗隆吸收、指骨桡侧吸收、锁骨远端或 SI 吸收或橄榄球衣状脊椎（椎体终板密度增加，提示甲状旁腺功能亢进）。
  - MRI 上淀粉样蛋白在所有脉冲序列上的低到中等信号强度，这有助于将该疾病与炎性关节病和感染区分。
    - 经常有关节积液或软组织积液。
    - 如果没有病史或平片，MRI 表现可能会混淆诊断。
    - 应该始终把淀粉样变作为累及多处的全身性疾病；因此，病历中的其他检查可能会显示慢性肾功能不全和骨营养不良。

- 脊椎受累可能导致椎间盘的破坏性改变，在所有影像学检查方法中都可能类似于感染或神经性关节病，称为侵蚀性脊椎关节病或侵蚀性氮血性骨关节病（图 9.112）。

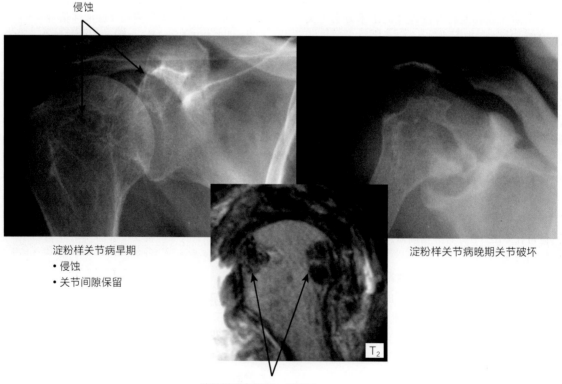

图 9.110　肩关节淀粉样关节病。淀粉样蛋白在 $T_1$ 和 $T_2$ 加权像上信号较低。注意肱骨头大的侵蚀灶内及肱骨头周围的低信号淀粉样蛋白（摘自 Morrison W. Problem Solving in Musculoskeletal Imaging. Philadelphia: Elsevier; 2010.）

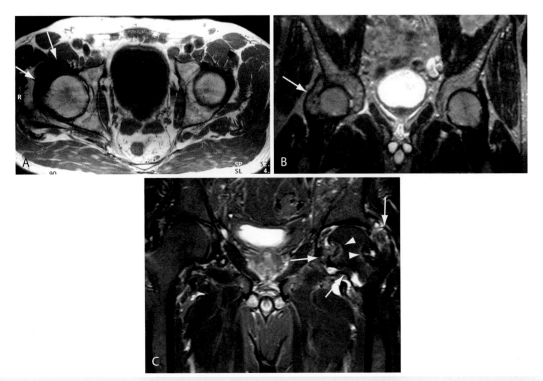

图 9.111　髋关节淀粉样变性。横断位 T$_1$ 加权（A）和冠状位反转恢复（B）MR 图像均显示右髋中低信号的肿块样关节囊增厚（箭）。活检显示淀粉样蛋白。（C）另一患者冠状位脂肪饱和 T$_2$ 加权 MR 图像显示左股骨头大面积侵蚀（箭头），低信号为主的物质伴一些不均匀高信号灶，相邻骨髓轻微水肿，这些物质与髋关节内的结节沉积物（箭）相连续，显示相同的信号特征。尽管这种表现可能会考虑色素沉着绒毛结节性滑膜炎的诊断，但淀粉样变性必须考虑。该患者已接受长期血液透析，经关节内和骨内病灶取样，确诊为淀粉样变性

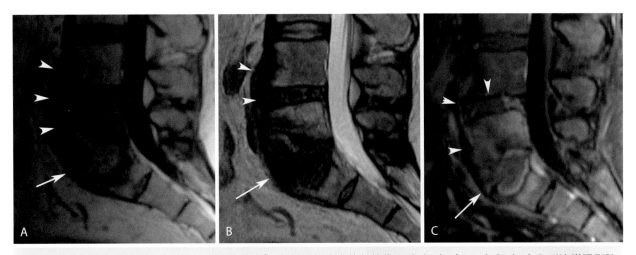

图 9.112　脊椎淀粉样变性（侵蚀性脊椎关节病）。长期透析患者的矢状位 T$_1$ 加权（A）、T$_2$ 加权（B）和对比增强脂肪抑制 T$_1$ 加权（C）MR 图像显示 L$_5$~S$_1$ 淀粉样蛋白沉积（箭）伴椎旁延伸和 L$_4$~L$_5$ 轻度受累（箭头）。淀粉样蛋白在 T$_1$ 加权上呈中低信号，在 T$_2$ 加权像上呈低信号，仅在沉积物的边缘强化

□ 椎间盘变窄伴有终板侵蚀和硬化，可迅速发展为终板破坏，导致腰椎滑脱。

□ 也会发生椎体塌陷和椎旁软组织肿块。

□ 典型的多节段受累，可能是连续或不连续的，反映潜在的系统性疾病。

■ 如果有活检，应提醒病理学医师存在淀粉样变的可能性，使用刚果红染色。

■ 软组织受累的典型表现为皮下和关节周围组织中淀粉样物质的块状沉积。钙化罕见。

■ 也可能累及肌腱、韧带，肌肉少见。

□ 肌腱受累易发生肌腱撕裂；此外，肾功能不全患者容易发生撕脱性骨折，因为骨骼变得脆弱。

## 血色病关节病

- 高达 50% 的血色病患者发生关节病，认为是由关节中铁或 CPPD 晶体蓄积引起的。
- 血色病本身可能是原发性的（GI 吸收铁增加），也可能是继发性的（输血、酗酒或摄入过量铁）。
- 发病年龄通常在中年，男性比女性更多见。可出现青铜色皮肤、肝硬化、糖尿病的临床三联征。
- 血色病关节病的放射学表现本质上与 CPPD 关节病相同。因此软骨钙质沉着症常见于血色病。
- 血色病以增生性骨改变为主，在掌指关节关节处有大的"鸟嘴样"或"钩状"骨赘（图 9.113）。

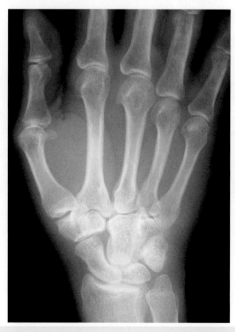

图 9.113 血色病。年轻男性患者的手部和腕部 PA 位平片显示第 2、3 掌指关节软骨丢失和较大骨赘，这是血色病或 CPPD 关节病的典型分布方式。本例为年轻男性，血色病可能性大

- 然而，骨侵蚀可见于疾病早期和活动期。
- 软骨下骨囊肿较明显，与 CPPD 关节病相似。
- 最常受累的关节与 CPPD 关节病相同，包括桡腕关节、第 2、3 掌指关节以及膝关节（以髌股关节为主）。

## Wilson 病

- Wilson 病（肝豆状核变性）是一种常染色体隐性（AR）遗传病，与多个器官系统中铜的异常蓄积有关。
- 基底节变性、肝硬化和角膜周围特征性的棕绿色 Kayser-Fleischer 环发生于儿童至中年期。
- 男性发病略多于女性。
- 相关关节病罕见，发病年龄较大。
- 影像学上可出现软骨钙质沉着症。
- 骨量减少。
- 发生软骨破坏，软骨下骨模糊、不规则伴数枚小碎片或小骨，出现剥脱性骨软骨炎的表现。
  - 最常受累关节是腕和手，特别是掌指关节，其次是足、髋、肩、肘和膝。

## 褐黄病

- 由于缺乏尿黑酸氧化酶，从而导致尿黑酸在各种器官，尤其是结缔组织中沉积，从而导致褐黄病。
- 大多数病例为遗传性（AR），也称为内源性。
- 男性和女性发病率相等，关节病变见于中老年。
- 平片表现为营养不良性（羟磷灰石结晶）钙化，多累及脊柱的椎间盘，但钙化也偶见于软骨、肌腱和韧带。
- 最特异性的影像学表现是脊柱骨质疏松伴致密的椎间盘钙化。
- 其他关节可能受累，表现为轻度退行性改变，但这种表现缺乏特异性。
- 外源性（非遗传性）褐黄病可由长期局部使用美白产品中的对苯二酚所致。

## 肢端肥大症

- 肢端肥大症是由生长激素过量所致。
  - 骨骼未成熟的患者，过量的生长激素产生成比例的骨骼增大，导致巨人症。
  - 骨骼成熟的患者，骨骼不能延长，但对生长激素的反应是管状骨扩大和肢端生长。
- 在成人中，异常的影像表现包括软组织增厚，尤其是手指和足跟。
- 颅骨显示垂体腺瘤导致的蝶鞍扩大。
- 面骨、下颌骨和枕骨隆突过度凸起，鼻窦腔扩大且过度气化。

- 脊椎表现为椎体和椎间盘高度增加，椎体后缘呈扇形，可能存在胸椎过度后凸。
- 四肢骨骼中手足变化比近端的骨骼更明显，指骨和掌骨可能较宽，指骨甲粗隆呈铲状（图 9.114）。
- 沿指骨的肌腱附着点处的赘生物显著。全身骨骼的附着点可能见到骨质增生。
- 透明软骨厚度增加，"鸟嘴样"或"钩状"骨赘最终可发展为继发性退行性骨关节病。

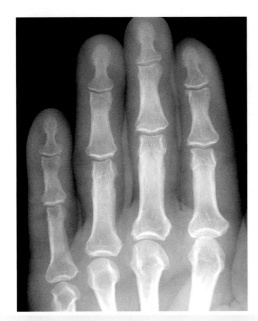

图 9.114　肢端肥大症。该 PA 位平片显示软骨间隙增宽、软组织过度生长和指骨甲粗隆过度生长，均为肢端肥大症的典型表现（图像经 BJ Manaster, MD 许可，来自美国放射学会学习档案）

## 非炎性单关节病

### 滑膜骨软骨瘤病

- 滑膜软骨瘤病，通常称为滑膜骨软骨瘤病，不明病因滑膜化生致软骨小体形成，常发生滑膜骨化或钙化。
- 女性发病率是男性的 2 倍，是一种单关节疾病，好发大关节如下：膝＞肘＞髋＞肩。
- 偶尔累及关节外部位，尤其是滑囊或腱鞘。
- 该病最常见于青壮年。
- 症状包括肿胀、疼痛、交锁和活动范围减小。
- 病程长者常发生继发性骨关节炎，可能与骨关节炎伴多发游离体混淆。
- 影像学上，常表现为关节积液中多发大小、形状、钙化相似的游离体（图 9.115）。

□ 游离体呈圆形或多面，偶尔出现分层状（不同类型的软骨钙化）含有骨小梁（骨性游离小体）。
□ 游离体大小为 1 mm~2 cm，但大多数通常仅为几毫米，且大小一致（图 9.116）。
□ 游离体可能太小而无法分辨，在平片上可能表现为无定形的关节周围密度增高（图 9.117）。
□ 游离体通常不在关节内自由浮动，而是附着在其滑膜组织并发生粘连。
□ 偶尔游离体可融合成局灶性肿块。
□ 15% 的病例，游离体不钙化，平片上仅表现为软组织肿块，可能伴骨侵蚀。这被称为滑膜软骨瘤病（图 9.118）。
□ 骨关节炎也可出现为多个游离体，但这些小体通常大小不一，数量很少（也被称为继发性滑膜骨软骨瘤病，这是毫无必要的）。
□ 与骨关节炎关节内游离体的区别在于该病关节内可见大量大小相似的小的游离体，与骨关节炎的程度不符。
□ CT 能很好显示骨侵蚀及少量钙化。CT 是诊断的非必要手段，但有时在大关节中，游离体太小或很微量的钙化在平片上可能被漏诊，如髋关节。
□ MRI 很容易显示关节液（或对比剂）对比下的游离体，在所有序列中，钙化小体呈低信号。软骨组织在 $T_2$ 加权呈高信号与关节液信号混淆；静脉钆造影剂可用来观察与疾病相关的滑膜增生。

- 关节软骨结构破坏见于病程晚期，因此在疾病初始阶段关节间隙正常。
- 骨侵蚀可发生在关节囊紧张的关节（如髋），或者累及较小的关节隐窝（见图 9.117）。
- 无并发症的滑膜骨软骨瘤病无骨膜反应。
- 滑膜切除术后，该疾病可在隐窝或关节周围复发，表现为多发小的特征性游离体。

**关键概念**

**滑膜软骨瘤病**
滑膜化生形成多个小圆形或多面体关节内软骨体
关节内软骨体大小一致
可以通过软骨内骨化形成滑膜骨软骨瘤病
常累及单一关节
最常累及的部位：膝、髋、肘、肩
继发性骨关节炎由机械性损伤引起
平片、CT：软骨体充分钙化时常可以作出诊断；磁共振成像用于诊断软骨体未钙化或骨化

滑膜骨软骨瘤病
大量关节内游离体
大小相似
与骨关节炎程度不成比例

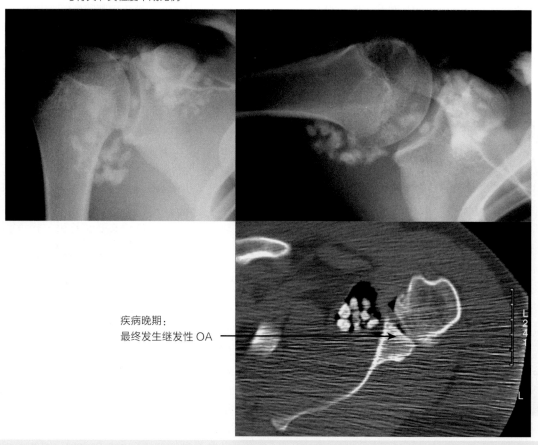

疾病晚期：
最终发生继发性 OA

图 9.115　滑膜骨软骨瘤病。如果软骨小体发生钙化或骨化，平片检查显示大量大小一致的游离体，与骨关节炎改变程度不成比例（摘自 Morrison W. Problem Solving in Musculoskeletal Imaging. Philadelphia: Elsevier; 2010）

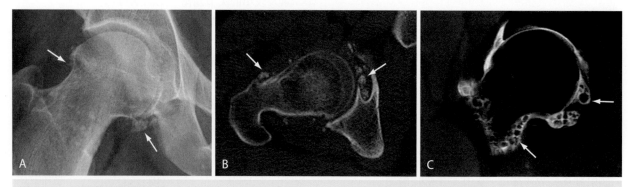

图 9.116　滑膜软骨瘤病。（A）髋关节 AP 位平片显示在股骨颈周围、髋关节囊最低处可见多发大小相似的小的圆形钙化小体（箭）。（B）同一髋关节的轴位 CT 显示多发关节内钙化游离体（箭），已出现继发性骨关节炎。（C）冠状位 $T_1$WI 脂肪抑制增强 MR 图像显示高信号的关节内对比剂与多发低信号的钙化游离体形成鲜明对比（箭）

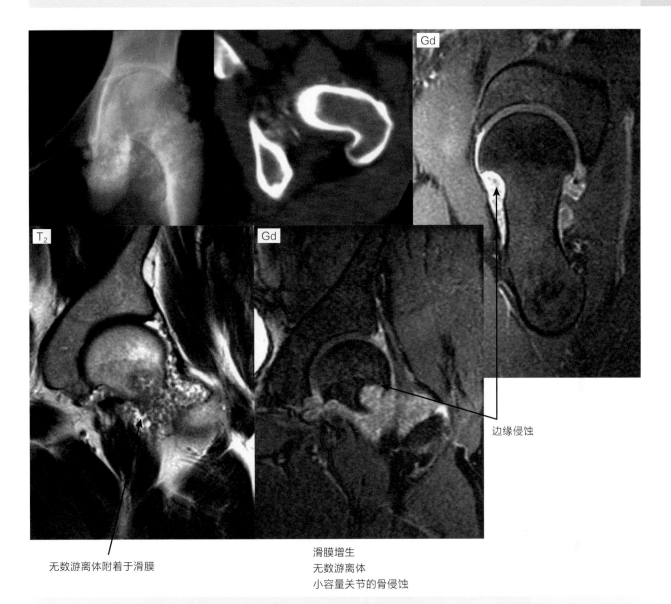

无数游离体附着于滑膜

滑膜增生
无数游离体
小容量关节的骨侵蚀

边缘侵蚀

**图 9.117** 滑膜骨软骨瘤病。侵蚀可发生在容量较小的关节，如髋关节；偶尔，游离体太小且钙化轻微而在平片上易漏诊（摘自 Morrison W. Problem Solving in Musculoskeletal Imaging. Philadelphia: Elsevier; 2010.）

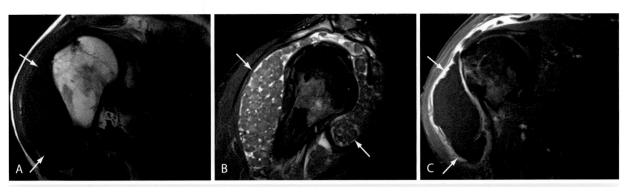

**图 9.118** 滑膜软骨瘤病，非骨化游离体。平片（未展示）仅显示肱骨近侧干骺端外侧明显的软组织肿块，未见异常钙化灶。（A）冠状位 T$_1$ 加权图像提示低信号物质使三角肌下囊扩张（箭头），未发现低信号钙化小体或高信号骨化小体。（B）矢状位 T$_2$WI 压脂 MR 图像显示巨大膨胀的三角肌下囊的液体内充满大小相似的圆形游离体（箭）。（C）静脉注入钆对比剂后，冠状位 T$_1$WI 脂肪抑制图像显示低信号囊性"肿块"周围滑膜强化；这些游离体与关节液信号仍然相等

## 色素沉着绒毛结节性滑膜炎（PVNS）

- 与滑膜骨软骨瘤病一样，PVNS 是一种进展缓慢的滑膜良性增生性疾病，病原学上可能为肿瘤，有弥漫性或局限性两种形式。

- PVNS 和腱鞘巨细胞瘤（TGCT）是同一组织学病变的不同术语。虽然医学文献中的术语会有所变化，但在放射学和矫形外科学中，PVNS 指的是关节内病变，TGCT 指的是关节外病变，通常累及腱鞘，偶可累及滑囊。

- TGCT 原名腱鞘的巨细胞瘤（GCTTS），与骨的巨细胞瘤无关。

- 肉眼观察滑膜因出血呈红色外观。

- 显微镜下可见滑膜细胞增生增殖，滑膜下有含铁血黄素巨噬细胞（与反复出血有关）、多核巨细胞和成纤维细胞聚集。

- 关节外或关节内小病灶的含铁血黄素通常少于大关节病灶。

- PVNS 是一种隐匿起病的单关节病或慢性关节积液，最常发生于下肢大关节：膝 > 髋 > 踝。

- □ 两种被认可的关节内表现形式：局限型和弥漫型。
- □ 局限型 PVNS 局限于一个关节，通常仅累及关节局部。
- □ 弥漫型 PVNS 更具有侵袭性，可蔓延至关节外。弥漫型较局限型少见。

- 发病年龄一般在 20~40 岁，没有性别差异。

- 关节穿刺可见血清血样液体。无外伤情况下出现血性积液提示 PVNS。

- 腱鞘巨细胞瘤最常见的表现为关节外软组织肿块或局灶性肿胀，手或足好发，常与屈肌腱有关。
  - □ 就诊年龄为 40~60 岁，大于关节内 PVNS，常见于女性，它是继腱鞘囊肿之后手部第二常见的软组织占位。
  - □ 第 12 章软组织肿瘤中将进一步讨论腱鞘巨细胞瘤。

- PVNS 通常无钙化，这有助于与滑膜骨软骨瘤病鉴别。

- 可见扇贝样骨侵蚀伴薄层硬化缘，范围可以较大；骨侵蚀的程度与关节容量成反比，与滑膜增生的范围 / 分布相关（图 9.119）。
  - □ 在小容量关节如髋关节，骨侵蚀常常较为显著。

色素绒毛结节性滑膜炎
- 单关节病变
- 膝关节 > 髋关节 > 踝关节
- 骨侵蚀
- 囊肿
- 骨关节炎

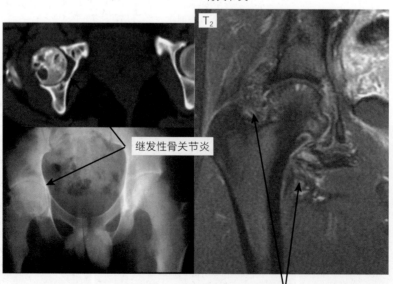

继发性骨关节炎

滑膜增生伴含铁血黄素性低信号

图 9.119　色素沉着绒毛结节性滑膜炎（PVNS）。与滑膜骨软骨瘤病一样，年轻人出现单关节非炎症性关节病时，应考虑 PVNS。同样，骨侵蚀程度与关节容量成反比，也与滑膜增生的程度 / 分布有关。与滑膜骨软骨瘤病不同的是，钙化不是 PVNS 的特征（摘自 Morrison W. Problem Solving in Musculoskeletal Imaging. Philadelphia: Elsevier; 2010.）

□ 膝关节是大容量关节，即使关节广泛受累，骨侵蚀也是较轻微的。

■ 与滑膜骨软骨瘤病一样，软骨逐渐损耗，进展为继发性骨关节炎，弥漫型更常见。

■ 除了排除滑膜软骨瘤病的钙化，CT 作用有限。

■ 弥漫型的 MRI 特征性表现是滑膜增生伴含铁血黄素沉积，在 $T_2WI$ 上呈低信号（表 9.19）。GRE 序列能够显示含铁血黄素的晕状（磁敏感）伪影，有助于和其他导致低信号滑膜病变鉴别（图 9.120）。伪影可能会很严重，甚至掩盖造影增强的效果。

■ 局限型通常表现为关节内的非钙化肿块（图 9.121）。

□ PVNS 病灶具有典型的特征性 MRI 信号：$T_1$ 低信号、$T_2$ 低信号；因含铁血黄素较少，磁敏感伪影较少，钆增强不太可能被掩盖。

**表 9.19　$T_2$ 加权 MR 图像上滑膜呈低信号**

| 术后纤维化（常为非肿块性病灶） |
| --- |
| 含铁血黄素（GRE 图像晕状伪影） |
| 　PVNS（肿块状） |
| 　血友病 |
| 痛风（肿块状） |
| RA（肿块状） |
| 钙化（GRE 图像可能也有晕状伪影） |
| 　滑膜软骨瘤病（肿块状游离体） |
| 淀粉样变性（肿块状） |

缩略语：GRE：梯度回声；PVNS：色素沉着绒毛结节性滑膜炎；RA 类风湿性关节炎。

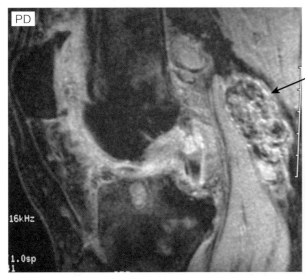

累及贝克滑囊

弥漫性累及

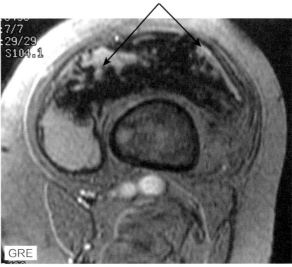

GRE 图像呈明显低信号

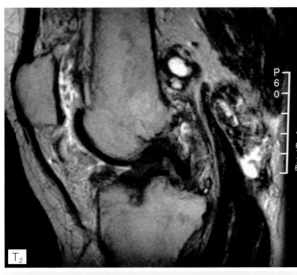

图 9.120　色素绒毛结节性滑膜炎。弥漫性疾病的后期，广泛的含铁血黄素沉积，在梯度回波（GRE）图像上表现为低信号"晕状"伪影（摘自 Morrison W. Problem Solving in Musculoskeletal Imaging. Philadelphia: Elsevier; 2010.）

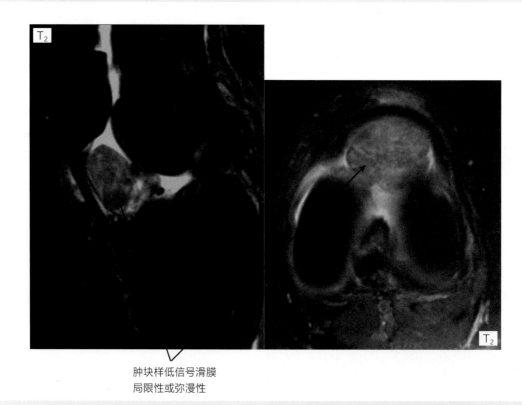

肿块样低信号滑膜
局限性或弥漫性

**图 9.121** 色素绒毛结节性滑膜炎（PVNS）。可呈局灶性或弥漫性改变；含铁血黄素的含量不同，因而 T$_2$ 加权上的信号也会发生变化。低信号滑膜的鉴别包括 PVNS、滑膜骨软骨瘤病、痛风、血友病、淀粉样变、术后纤维化和慢性关节病变伴瘢痕（见图 12.44~ 图 12.47）（摘自 Morrison W. Problem Solving in Musculoskeletal Imaging. Philadelphia: Elsevier; 2010. ）

□ 本病的鉴别诊断包括痛风（伴关节内痛风石）、滑膜软骨瘤病和淀粉样变性。滑膜活检有助于明确诊断。

■ 一线治疗方法是滑膜切除术。

□ 滑膜切除术后弥漫型的复发率更高（30%），局限型的复发率低于 10%。

□ 关节内 β 射线放射性同位素的辅助治疗可减少复发，外照射放疗因其潜在并发症而逐渐被淘汰。

□ 目前，有前景的新药物治疗包括酪氨酸激酶抑制剂和靶向肿瘤坏死因子 α（TNF-a）和集落刺激因子 1 的单克隆抗体。

### 局部组织不良反应 / 小颗粒病

■ 关节置换术后，正常使用过程中释放的小颗粒会引发免疫反应、破骨细胞迁移和溶骨性改变。使用有金属部件的关节假体时，上述病变被称为颗粒病、侵袭性肉芽肿性反应或组织细胞反应。手足小关节使用有机硅材料（硅橡胶）植入物时，则称为硅质滑膜炎或硅胶滑膜炎（图 9.122）。根据使用的材料不同和免疫反应情况有多种临床表现；概括性的术语是局部组织不良反应（ALTR）。

■ 大、小关节植入物（假体）均可发生溶骨性改变和松动。

■ 在假体 - 骨（或骨 - 水泥）接合界面的透亮影是假体松动的标志。

■ 其他松动迹象包括髋臼内陷（髋关节）、骨水泥或金属断裂或假体下沉到骨内。

■ 溶骨性区域内充满具有特征性信号的炎症或纤维化，不是液体，钆增强后可见强化。周围积液也很常见。

■ 第 10 章关节成形术将更全面地讨论这些问题。

### 其他关节疾病

### 树枝状脂肪瘤

■ 树枝状脂肪瘤是一种罕见的滑膜内脂肪瘤样组织增生性疾病。

■ 可能由慢性反应性滑膜炎导致滑膜下脂肪组织增生，一般没有明确的既往关节病史。

■ 关节慢性肿块样肿大。

■ 最好发部位是膝关节。

■ MRI 示滑膜肿块样增生，与脂肪信号一致，伴大量叶状赘生物（图 9.123）。

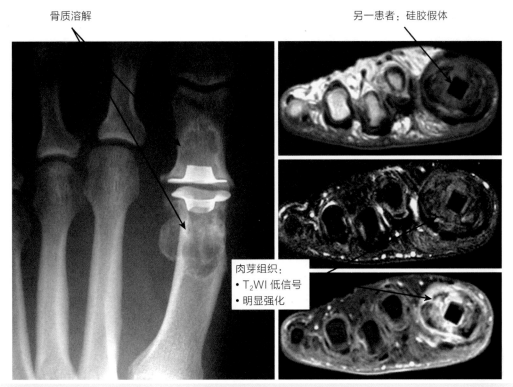

骨质溶解

另一患者：硅胶假体

肉芽组织：
• T₂WI 低信号
• 明显强化

图 9.122　小颗粒病。平片（左图）显示第 1 跖趾关节金属假体周围溶骨性改变。另一患者的 MRI（右图）显示硅胶假体周围的肉芽组织（摘自 Morrison W. Problem Solving in Musculoskeletal Imaging. Philadelphia: Elsevier；2010.）

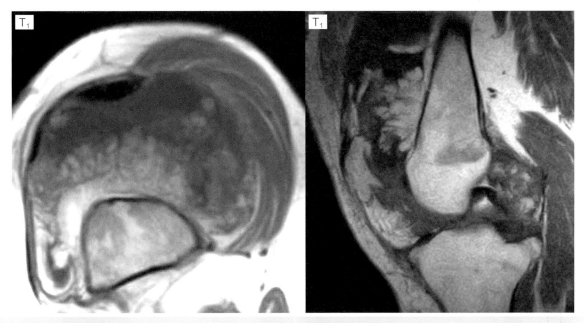

图 9.123　树枝状脂肪瘤。MRI 示滑膜肿块样增生，信号与脂肪相同，伴大量叶状赘生物（摘自 Morrison W. Problem Solving in Musculoskeletal Imaging. Philadelphia: Elsevier; 2010.）

## 铅关节病

- 含铅子弹卡在关节囊或关节内，铅被关节液溶解从而引起铅中毒。
- 随着降解的进展，铅颗粒扩散至整个关节，附着在滑膜和软骨上（见图 6.69B）。
- 滑膜炎症和软骨机械损伤引起增生性改变和继发性骨关节炎。
- 临床铅中毒需要足够的碎片分解形成大面积的铅，可能与关节炎或滑囊炎关系更密切。
- 关节外软组织中的铅弹溶解速度比较慢，与铅中毒无关。

## 肥大性骨关节病

- 肥大性骨关节病（hypertrophic osteoarthropathy, HOA）是长骨上骨膜新骨形成的病变，常与肺癌有关。
- 典型的表现为皮肤增厚，长骨骨膜炎（骨膜新骨形成），杵状指和滑膜腔积液。
  - 骨膜炎恒定出现。
  - 关节积液并不总是存在。
- 临床特征差异很大，有些患者无症状。
- HOA 可以是原发性或继发性。
- 原发性 HOA：
  - 也称为厚皮性骨膜病和特发肥大性骨关节病。
  - 从单纯的骨膜炎到完整的综合表现，即骨膜炎、杵状指和皮肤增厚，特别是前额和手背皮肤（图 9.124）。
  - 常有家族史，男性比女性常见。
  - 少年时发病，病程通常在青年时自动停止。
  - 寿命正常。
  - 罕见。
- 继发肥大性骨关节病
  - 继发肥大性骨关节病的四肢骨膜炎与多种疾病有关（图 9.125）。
  - 最常见相关性疾病：
    - 恶性肿瘤占 90%，主要是非小细胞肺癌。
    - 胸部慢性感染，如肺结核、真菌感染、慢性脓肿、细菌性心内膜炎和动脉移植物感染。
  - 许多其他较少见的相关疾病。如下列疾病：
    - 其他肺部疾病，包括慢性阻塞性肺疾病（COPD）、间质性纤维化和结节病。
    - 胸部或腹部的一些其他恶性肿瘤。
    - 一些慢性炎症性疾病，如 IBD。
    - 慢性缺氧状态，包括紫绀型先天性心脏病、囊性纤维化和 COPD。
    - 原发性胆汁性肝硬化。
- 由于大多数 HOA 病例与肺部疾病相关，因此也使用术语肥大性肺性骨关节病（HPOA 或 HPO）。HOA 是首选术语。
- 患者可能出现关节疼痛、肿胀。
  - 影像学上，关节通常表现正常，也可能出现肿胀和积液而无侵蚀性或增生性变化。

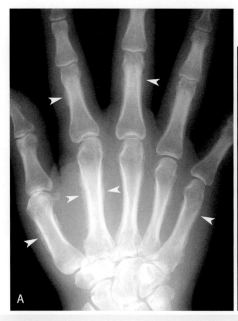
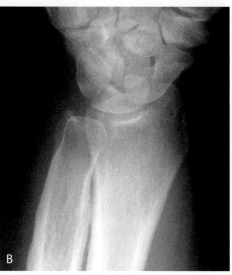

**图 9.124** 厚皮性骨膜病（原发性肥大性骨关节病）。（A）26 岁男子手部 PA 位平片显示近侧指骨和掌骨有厚的骨膜反应（箭头）。仅凭平片表现不能诊断厚皮性骨膜病，但结合手部和前额皮肤增厚的临床表现，即可诊断厚皮性骨膜病。（B）另一患者前臂远端也显示厚实的骨膜新生骨

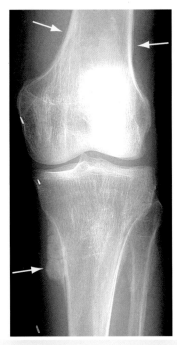

图 9.125 继发肥大性骨关节病。73 岁男性患者，膝关节疼痛，既往无支气管癌病史。股骨远侧及胫骨近侧的干骺端和骨干可见致密、波浪状的骨膜新骨（箭）。建议拍摄胸部平片而发现了肺部肿瘤

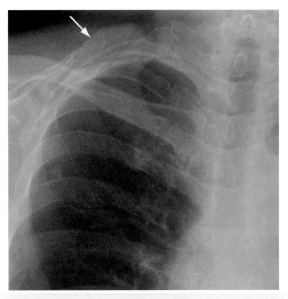

图 9.126 类似肥大性骨关节病的伏立康唑相关性骨膜炎。肩关节 AP 位平片显示肋骨较厚的骨膜反应（箭）。这是肝移植后接受伏立康唑治疗的患者

- □ 骨膜新骨形成这种主要表现可能首先在拍摄关节为主的平片的"角落"上发现。
- □ 骨膜新骨的范围各不相同，从少许到广泛，可呈洋葱皮样改变。病程越长，新骨形成越广泛。
- □ 受累骨骼可以很少或较多。一般而言，骨膜炎越广泛，累及的骨骼越多。
- □ 下肢骨最常受累，其次是前臂骨，然后是手部的指骨。
- □ 骨膜炎可有疼痛，特别是病变广泛或伴发于支气管肺癌者。
- □ 骨扫描显示骨膜新骨中示踪剂摄取增加。
- □ MRI $T_2$ 加权在皮质与抬高骨膜间可见薄层中等或高信号。
- 骨膜新骨形成的机制尚不完全清楚，有体液（与生长因子相关）和神经介质两种假说。
- 鉴别诊断包括其他原因的对称性骨膜炎，如慢性静脉功能不全、甲状腺性杵状指、其他副肿瘤综合征、维甲酸药物、维生素 A 中毒、坏血病、氟中毒、白血病和淋巴瘤。
  - □ 免疫功能受损移植患者使用的抗真菌药物伏立康唑可引起类似 HOA 的骨膜炎（图 9.126）。
  - □ Huffing，即滥用性吸入喷雾罐中的氟碳，可因氟脲中毒而引起花斑样骨膜炎。
  - □ 婴儿的骨膜新骨可视为生理性表现。

- □ 患有先天性心脏病的新生儿接受血管扩张剂前列腺素 E1 治疗以维持动脉导管未闭，出现与 HOA 相同的骨膜新生骨，这是前列腺素引起的骨膜炎。
- □ 罕见的进行性骨干发育不良综合征包括长骨的骨外膜和骨内膜性皮质增厚。

**关键概念**

**肥大性骨关节病**

原发性或继发性，大多数为继发性

临床可表现为关节痛

关节的平片表现正常

双侧对称、厚而密实干骺端 - 骨干骨膜新生骨

寻找相关疾病，特别是肺癌

## 结构化报告的关键要素

关节病为主要诊断的结构化报告应包括：

- 影像技术相关要素：部位、图像数量（平片）、对比剂使用（断面成像技术）等。
- 软组织表现（肿胀、钙化）。
- 关节积液；糜烂；增生性改变。
- 关节间隙改变；囊肿。
- 异常表现的分布模式；根据年龄、性别、实验室资料的鉴别诊断。
- 任何建议（进一步的影像检查、实验室检查等）。

# 附录：特定形式关节炎的分布模式

## 关键概念

### 骨关节炎

增生性改变：骨赘形成，硬化，骨密度正常

最常见的部位：髋、膝（内侧胫股间隙）、脊椎和手（远侧指间关节、第1腕掌关节、舟-大多角骨-小多角骨关节）

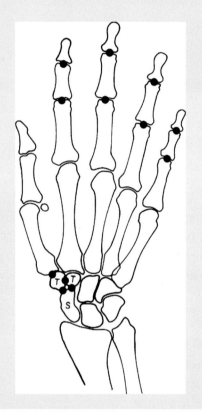

## 关键概念

### 类风湿性关节炎

单纯侵蚀性

梭形软组织肿胀

关节周围骨质疏松

软骨均匀破坏

双侧对称

腕：桡腕关节、远侧桡尺关节；畸形

手：近侧（掌指关节和近侧指间关节）畸形

足：跖趾关节和跟骨后滑囊

肩：肩袖撕裂，锁骨远端侵蚀

膝：外翻畸形

髋：软骨均匀丢失，髋臼内陷

上颈椎：关节突侵蚀、寰枢椎撞击、寰枢椎半脱位

## 关键概念（续）

### 类风湿性关节炎

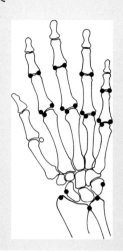

## 关键概念

### 银屑病性关节炎

大多数病例：不对称侵蚀性关节病，伴有叠加的成骨性改变

五种模式：

少关节炎（香肠指）

多关节炎（远侧指间关节比近侧指间关节和掌指关节更常见）

对称型（类似类风湿性关节炎）

残毁性关节炎（变形性，杯中铅笔征）

脊椎关节病（双侧、非对称性骶髂关节炎，常见始于胸腰交界处的大块非对称性骨赘、非连续性）

骨密度可正常

远端指骨：甲粗隆吸收或反应性硬化（象牙指骨）

20%的病例关节病变可能先于皮肤变化

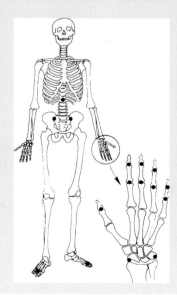

## 关键概念

### 强直性脊椎炎

HLA-B27 常阳性

发病率男性多于女性

青年或年轻人

特征性双侧骶髂病变；早期侵蚀，随后很快发生关节
　强直

竹节样脊椎

近端四肢大关节比四肢远端关节更为常见

轻微创伤引起颈胸椎和胸腰椎交界处的脊椎骨折，合
　并假关节形成，往往有显著的致残率

MRI 可显示早于 X 线的发现（附着点炎及脊椎
　Romanus 病灶）

常规 MRI 和 CT 容易漏诊脊椎病例，即使是相对晚期
　的疾病

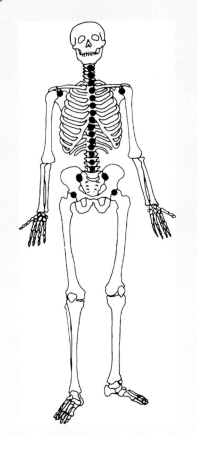

## 关键概念

### 反应性关节炎

以前被称为 Reiter 综合征

最少见的脊椎关节病

男性发病率多于女性

放射学与银屑病相同，但通常足部较手部改变明显

跟骨侵蚀和骨刺形成是突出的特征

## 关键概念（续）

### 反应性关节炎

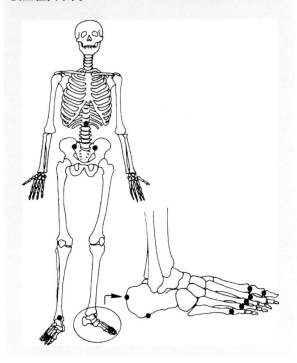

## 关键概念

### CPPD 关节病

与骨关节炎有许多相似的特征，表现为"分布奇怪的
　骨关节炎"

常有软骨钙质沉着（并不一定出现），多见于腕、膝
　和耻骨联合

大的软骨下囊肿，偶尔类似于溶骨性肿瘤

膝：髌股关节为主

腕：桡腕关节；可进展为舟月骨进行性塌陷（SLAC）

手：特别是第 2、3 掌指关节

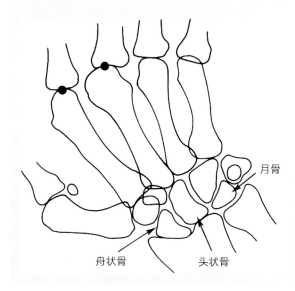

月骨

舟状骨　　　头状骨

## 参考文献和推荐阅读

Aringer M, Costenbader K, Daikh D, et al. 2019 European League Against Rheumatism/American College of Rheumatology Classification Criteria for Systemic Lupus Erythematosus. Arthritis Rheumatol. 2019;71(9):1400–1412.

Boutry N, Lardé A, Lapègue F, et al. Magnetic resonance imaging appearance of the hands and feet in patients with early rheumatoid arthritis. J Rheumatol. 2003;30(4):671–679.

Campagna R, Pessis E, Feydy A, et al. Fractures of the ankylosed spine: MDCT and MRI with emphasis on individual anatomic spinal structures. AJR Am J Roentgenol. 2009;192(4):987–995.

Chang EY, Chen KC, Huang BK, Kavanaugh A. Adult inflammatory arthritides: what the radiologist should know. Radiographics. 2016;36:1849–1870.

Choi MH, MacKenzie JD, Dalinka MK. Imaging features of crystal-indued arthropathy. Rheum Dis Clin North Am. 2006;32(2):427–446.

Damasio MB, Malattia C, Martini A, Tomà P. Synovial and inflammatory diseases in childhood: role of new imaging modalities in the assessment of patients with juvenile idiopathic arthritis. Pediatr Radiol. 2010;40(6):985–998.

Erdem CZ, Tekin NS, Sarikaya S, et al. MR imaging features of foot involvement in patients with psoriasis. Eur J Radiol. 2008;67(3):521–525.

Gardner-Medwin JM, Irwin G, Johnson K. MRI in juvenile idiopathic arthritis and juvenile dermatomyositis. Ann NY Acad Sci. 2009;1154:52–83.

Hermann KA, Althoff CE, Schneider U, et al. Spinal changes in patients with spondyloarthritis: comparison of MR imaging and radiographic appearances. Radiographics. 2005;25:559–570.

Jang JH, Ward MW, Rucker AN, et al. Ankylosing spondylitis: patterns of radiographic involvement—a re-examination of accepted principles in a cohort of 769 patients. Radiology. 2011;258(1):192–198.

Kim NR, Choi JY, Hong SH, et al. "MR corner sign": value for predicting presence of ankylosing spondylitis. AJR Am J Roentgenol. 2008;191(1):124–128.

Kiss E, Keusch G, Zanetti M, et al. Dialysis-related amyloidosis revisited. AJR Am J Roentgenol. 2005;185:1460–1467.

Low AH, Lax M, Johnson SR, Lee P. Magnetic resonance imaging of the hand in systemic sclerosis. J Rheumatol. 2009;36(5):961–964.

Maksymowych WP, Chiowchanwisawakit P, Clare T, et al. Inflammatory lesions of the spine on magnetic resonance imaging predict the development of new syndesmophytes in ankylosing spondylitis: evidence of a relationship between inflammation and new bone formation. Arthritis Rheum. 2009;60(1):93–102.

Matsunaga S, Nakamura K, Seichi A, et al. Radiographic predictors for the development of myelopathy in patients with ossification of the posterior longitudinal ligament: a multicenter cohort study. Spine. 2008;33(24):2648–2650.

Mendenhall WM, Mendenhall CM, Reith JD, et al. Pigmented villonodular synovitis. Am J Clin Oncol. 2006;29(6):548–550.

Murphey MD, Vidal JA, Fanburg-Smith JC, Gajewski DA. Imaging of synovial chondromatosis with radiologic-pathologic correlation. Radiographics. 2007;27(5):1465–1488.

Narváez JA, Narváez J, Serrallonga M, et al. Bone marrow edema in the cervical spine of symptomatic rheumatoid arthritis patients. Semin Arthritis Rheum. 2009;38(4):281–288.

Narváez JA, Narváez J, Lama ED, Albert MD. MR imaging of early rheumatoid arthritis. Radiographics. 2010;30:143–165.

Roemer FW, Crema MD, Trattnig S, Guermazi A. Advances in imaging of osteoarthritis and cartilage. Radiology. 2011;260(2):332–354.

Steinbach L, Resnick D. Calcium pyrophosphate dihydrate crystal deposition disease revisited. Radiology. 1996;200:1–9.

Sudł-Szopi´nska I, Jurik AG, Eshed I, et al. Recommendations of the ESSR arthritis subcommittee for the use of magnetic resonance imaging in musculoskeletal rheumatic diseases. Semin Musculoskelet Radiol. 2015;19:396–411.

Takase-Minegisihi K, Horita N, Kobayashi K, et al. Diagnostic test accuracy of ultrasound for synovitis in rheumatoid arthritis: systematic review and meta-analysis. Rheumatology. 2018;57(1):49–58.

Taljanovic MS, Melville DM, Gimber LH, et al. High-resolution US of rheumatologic diseases. Radiographics. 2015;35:2026–2048.

Yap FY, Skalski MR, Patel DB, et al. Hypertrophic osteoarthropathy: clinical and imaging features. Radiographics. 2017;37:157–175.

Zhang W, Doherty M, Bardin T, et al. European League Against Rheumatism recommendations for calcium pyrophosphate deposition. Part I: terminology and diagnosis. Ann Rheum Dis. 2011;70:563–570.

## 第 10 章　关节置换术

## 介绍

关节置换现在很常见，尤其是在髋关节和膝关节。关节置换术的影像学分析包括解剖位置评估、假体周围骨折、假体脱位、假体松动、假体失效、颗粒病、机械磨损和感染的评估。以下术语用于描述关节置换术的类型：

- 全关节置换术是指对一个关节的两侧进行置换。
- 半关节置换术是指只置换一个关节的一侧。
- 单间室置换最常见于膝关节，其余关节间室没有明显的关节炎时可以进行。
- 关节表面置换是保留骨的技术，只移除关节表面及其下方的骨组织，并用金属表面覆盖；可以在关节的一侧或两侧进行。

本章主要讨论髋关节置换术，因为髋关节置换术是最常见的关节置换术，其评价原则也适用于其他部位假体。

- 半关节置换术常用于治疗有缺血性坏死或骨折不愈合风险的髋部骨折。
  - □ 与全关节置换术或骨折固定相比，这是一种相对快速和简单的手术，使患者能够相对快速地恢复负重。
- 全髋关节置换术（THA）最常用于骨关节炎的治疗，具体指征为难治性的疼痛。
  - □ 现代全髋关节置换术是模块化的，主要包括金属合金股骨和内衬聚乙烯塑料的髋臼组件。

- □ 股骨假体由插入股骨干的柄和比原股骨头小的圆头组成。
  - ◇ 也可以使用单独的模块化颈部组件，它为假体定位提供了更大的手术灵活性，但增加了假体相关并发症，即腐蚀和颗粒病的风险。
- □ 除了金属 - 聚乙烯，还可使用陶瓷 - 陶瓷和陶瓷 - 聚乙烯的假体。金属 - 金属假体使用时间长，但并发症发生率较高，不常用。
- □ 可使用聚甲基丙烯酸甲酯（PMMA）或其他骨水泥材料对部件进行骨水泥固定或者螺钉固定；或者仔细扩髓自体骨后压配固定。
  - ◇ 可联合使用骨水泥型股骨部件和非骨水泥型髋臼部件。
- □ 压配式组件具有多孔涂层，允许骨长入，以实现更好的生物固定；涂层可能含有刺激骨长入的成骨物质。
  - ◇ 通常，长入组织是纤维而不是骨，在平片上可表现为薄层透亮区，但可提供良好固定。
  - ◇ 对于股骨柄组件，多孔表面通常仅覆盖近端部分，以防止近端应力遮挡和远端应力加载。

膝关节成形术通常用于治疗晚期骨关节炎。

- 与髋关节置换术类似，可采用骨水泥或非骨水泥。
- 全膝关节置换术（TKA）可分为限制性和非限制性（交叉韧带保留型），这取决于术前畸形和关节不稳定的程度。
- 单间室膝关节置换术用于治疗内侧或外侧胫股关节炎（图 10.1A），或较少见的孤立性髌股关节炎。

□ 与TKA相比，单间室膝关节置换术的侵入性较小，但并发症发生率较高。

肩关节置换术包括半肩关节置换术、全肩关节置换术和反向全肩关节置换术。

- 半肩关节置换术（或肱骨头表面置换）用于置换盂肱关节的肱骨关节面（图10.2A和C）。

  □ 半肩关节置换术的适应证包括肱骨头关节内骨折、肱骨头缺血性坏死、大Hill-Sachs损伤、局限于肱骨关节面的软骨变性或肱骨头先天性畸形。

  □ 对于病变仅限于关节肱骨侧的年轻患者，首选半关节置换术，主要是保留骨量，因为许多患者最终需要关节翻修术。

- 全肩关节置换术在技术上更具挑战性，但与半肩关节置换术相比，可以更好地恢复功能和缓解疼痛（图10.2B）。

  □ 全肩关节置换术最常用于保守治疗失败的疼痛性关节炎以及肱骨近端骨折。

  □ 如果肩袖功能完整，通常会进行解剖型全肩关节置换术。

- 反式全肩关节置换术适用于无法修复的巨大肩袖撕裂（或其他肩袖功能不全）而三角肌功能正常。也是盂肱关节骨关节炎和肱骨近端骨折的另一种手术方法。

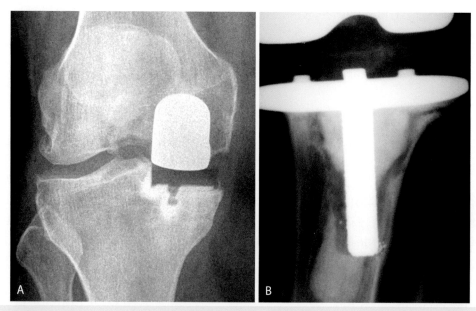

图10.1　膝关节植入物。（A）正位平片显示内侧单髁膝关节置换术后正常表现，金属股骨髁和胫骨托以及聚乙烯间隔。（B）正位平片显示胫骨部件严重松动，部件内侧倾斜，骨水泥断裂，珠状颗粒脱落

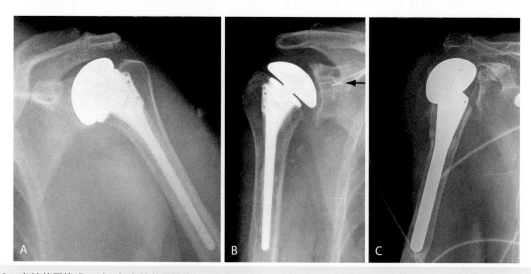

图10.2　肩关节置换术。（A）半关节置换术，仅置换肱骨头。（B）全关节置换术。注意骨水泥型聚乙烯关节盂组件中的金属标记（箭）。（C）半关节置换术显示肱骨头部件松动、旋转和脱位

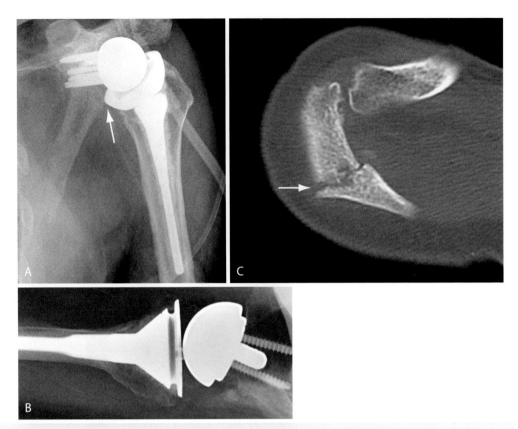

**图 10.3 反式肩关节置换术。**（A）正位平片显示肩胛盂球（头）定位不佳，导致肱骨假体沿肩胛骨的腋缘发生撞击（箭），使肩盂球面临被掏槽风险，随后出现松动和失效。肩胛盂组件应放置在更下方的位置。（B）另一患者反向肩关节置换术后正常腋窝侧位平片，尽管部件定位正常，但有持续性疼痛。术后 1 周患者感到"爆裂声"；横轴位 CT（C）显示肩峰骨折（箭），这是此类关节置换术后相对常见的骨折（B 和 C，经 BJ Manaster，MD 许可使用，STATdx 网站，Amirsys，Inc.）

□ 将凸面"头"或肩胛盂头放置在关节盂上；头尾方向位置至关重要。
  ◇ 从肩胛盂头的下缘开始的线必须与肩胛骨腋缘光滑连续，以避免与肱骨假体发生撞击（图 10.3）。
  ◇ 在随访评价中，沿肩胛骨腋缘的肩胛切迹通常是松动和失效的前兆。
□ 反式肩关节置换术使肩关节旋转中心向内下方移动，通过增强三角肌的作用改善关节稳定性和活动度。
  ◇ 反过来，三角肌力量增大会增加肩峰应力；如果术后持续疼痛，应寻找肩峰应力性骨折；如果不借助 CT，可能难以诊断（见图 10.3C）。
  关节置换较少应用于其他关节，因为其他关节的关节炎致残率较低，且关节置换后功能恢复不满意、不耐用。
■ 踝关节置换术通常结合腓骨远端，以利用更大的骨表面使植入物稳定（图 10.4）。
■ 由于肘关节的复杂性，肘关节置换术同样不太常见。

■ 小关节置换术，如手足，可使用除金属合金和聚乙烯以外的其他材料。
□ 硅橡胶关节成形术是一种可透过射线的柔性硅橡胶植入物，用于置换因长期关节炎（通常为类风湿性关节炎）导致疼痛和功能障碍的小关节。
  ◇ 这些植入物最常用于腕、掌指（MCP）和跖趾（MTP）关节。
  ◇ 双股硅橡胶植入物可能在最薄部分断裂，在法兰和体部交界处充当"铰链"。
  ◇ 此外，法兰可能发生脱位，尤其是类风湿性关节炎等有软组织失衡或挛缩的疾病。
  ◇ 最后，重复运动导致硅橡胶破裂。随后可能发生颗粒病伴明显滑膜炎和骨质溶解（图 10.5）。
  ◇ 上述并发症发生率较高，目前这类置换假体不常用（图 10.6 和图 10.7）。
□ 目前有新材料和新构形的新型小关节器械，如高温碳植入物和聚乙烯合成软骨植入物，但也有相应并发症（图 10.8）。

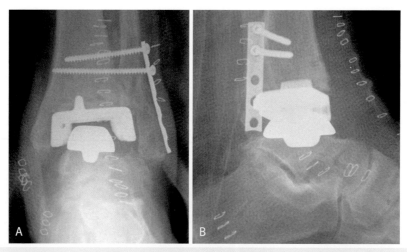

图 10.4　踝关节置换术。前后位（A）和侧位（B）平片显示圆顶形距骨组件、托架形胫骨组件（与腓骨连接）和聚乙烯垫片。这些关节置换术目前的失败率高于髋或膝关节

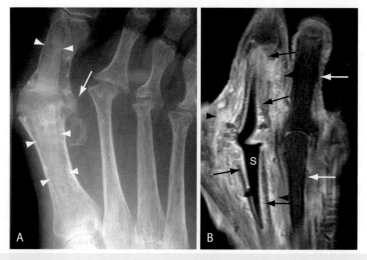

图 10.5　硅橡胶假体伴颗粒病。硅橡胶植入物在低负荷小关节效果最好，最常用于晚期类风湿性关节炎。但并发症风险大。（A）拇趾 AP 位平片显示晚期类风湿性关节炎第 1 MTP 关节的 Swanson 硅橡胶假体（箭头）。假体失效，出现假体外侧断裂（箭头）和假体周围溶骨性改变。（B）脂肪抑制对比增强 $T_1$ 加权冠状位 MR 图像显示第 3 掌指关节的低信号硅橡胶种植体（S），硅橡胶的肉芽肿反应导致骨内（黑箭）和骨外（箭头）明显强化。与正常相邻的第 4 掌骨和近节指骨（白箭）形成对比

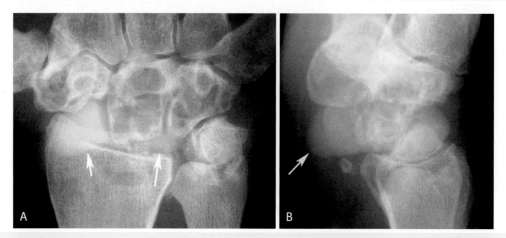

图 10.6　硅橡胶腕骨植入物失效。（A）腕部后前位（PA）平片，显示舟状骨和月状骨切除，硅橡胶假体（箭）植入。有明显的颗粒病表现伴大多角骨、头状骨和钩状骨大囊肿。（B）侧位片显示其中一个腕骨假体掌侧脱位（箭）

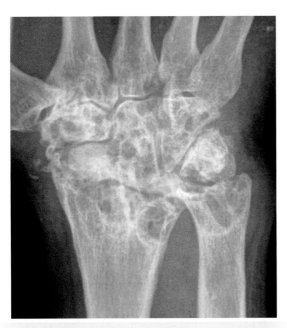

图 10.7 硅橡胶腕骨植入物伴颗粒病。腕骨硅橡胶植入物 PA 位平片显示所有腕骨广泛囊性改变，病变范围如此广泛，读片时可能忽略高密度硅橡胶舟状骨假体，而这正是病变的原因

## 影像检查技术

### 平片

平片是评价关节置换的首选方法。置换关节的标准平片通常可以满足评价需要，但尽可能扩大视野以包括整个假体，尤其是长柄假体。平片检查可以诊断关节置换术的许多并发症，包括假体位置不当、假体周围骨折、假体脱位、假体失效和假体松动的。髋关节置换术中聚乙烯内衬机械磨损的证据可能是轻微，但可通过平片充分诊断。颗粒病及感染可表现为假体周围骨质溶解，常需要通过 MRI 或 CT 进行进一步观察。

### MRI

关节术后成像具有特殊的挑战性，但又是诊断和评估某些并发症所必需的，特别是颗粒病、感染和其他假体周围的软组织病变。由于正常组织层次紊乱，金属假体植入物又可能产生大量伪影，因此关节置换术后的 MRI 解读难度大。通过使用金属伪影减少序列（MARS）的专用方案，可以将此类伪影降至最低。应使用自旋回波和快速自旋回波序列代替梯度回波序列。对于液体敏感成像，应使用短 TI 反转恢复序列（STIR）或基于 Dixon 的序列代替频率选择性脂肪抑制技术。

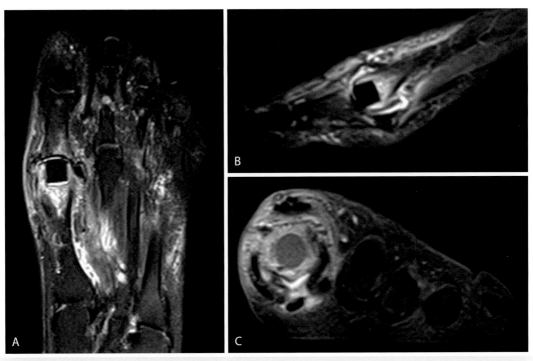

图 10.8 聚乙烯基合成软骨植入物的不良反应。第 1 跖趾骨软骨炎，第 1 跖骨头植入聚乙烯基合成软骨假体术后。前足部脂肪抑制 $T_2W$ 长轴位（A）和 STIR 矢状位 MR 图像（B）可以显示假体以及对假体产生的广泛无菌性炎性反应，表现为周围骨髓水肿、软组织水肿和第 1MTP 关节积液。（C）增强脂肪抑制 $T_1W$ 横轴位图像显示周围骨骼、滑膜和关节旁软组织的强化

非脂肪抑制的标准 T₁ 加权和 T₂ 加权或质子密度（PD）序列有助于评价假体和周围组织。各家不同制造商的新型 MRI 扫描仪上各自提供了抑制金属伪影专有 MRI 技术。减少金属伪影的其他一般原则包含在框 10.1 中。请记住，磁敏感伪影的程度取决于所使用的金属合金。钛植入物产生的磁化率伪影最少（大约比钴铬植入物少 5 倍），而既往不锈钢植入物产生的磁化率伪影巨大。

---

### 框 10.1　减少 MRI 金属伪影的技术

- 使用快速自旋回波序列
- 对于液体敏感序列，使用短 tau 反转恢复（STIR）或基于 Dixon 的技术，不用频率选择性脂肪抑制技术
- 使用低场强扫描仪（例如，用 1.5 Tesla 代替 3.0 Tesla）
- 延长回波链长度和缩短回波间距
- 增加带宽
- 增加矩阵
- 减少层厚
- 增加激励次数（NEX）以提高信噪比（SNR）
- 频率编码轴远离感兴趣区（交换频率和相位编码方向）

---

### US

US 可用于评价假体周围积液、血肿和假瘤，以及植入物周围的肌腱撕裂或其他软组织损伤。然而，US 可能无法全面显示假体周围的病变，如果 US 发现异常，可能需要 MRI 或 CT 进一步检查。怀疑感染或颗粒病的病例，可行 US 引导下进行抽吸和（或）活检。

### CT

CT 可用于评价假体，包括评估假体位置、假体周围骨折、假体周围松动或溶骨性改变以及相关的积液或假瘤。与 MRI 相似，现代 CT 扫描仪可采用某些技术来减少金属条纹伪影，这些伪影主要是由光子不足和射线硬化引起的。有几种基于投影算法的金属伪影减少（MAR）技术已经商业化，纠正以光子不足为主原因的伪影。双能量 CT 技术可以通过选择能量水平更高的虚拟单色影像来抑制射线硬化伪影。较老的 CT 扫描仪，只能单纯增加千伏峰值（kVp）以提高 X 线束穿透力来对抗光子不足。管电流（mAs）2 倍或 3 倍也可以提高图像质量。关节内注射碘对比剂后的 CT 关节造影可用于评估内固定器械的松动，对比度进入骨 - 假体之间并延伸提示松动。

### 核医学

评价植入物并发症，核医学成像主要已被现代 CT 和 MRI 取代。锝 -99m- 亚甲基二磷酸（⁹⁹ᵐTc-MDP）骨扫描可用于检测假体周围的病理性放射性示踪剂，但对感染、无菌性松动或其他假体周围并发症无特异性。⁹⁹ᵐTc 标记的白细胞（WBC）扫描对于感染更具特异性，但抽吸通常更快、最终也需要抽吸来明确这些病例的诊断。

## 病变

### 定位不良

THA 失败通常与假体定位不良有关。髋臼和股骨部件应放置在预期的解剖部位。评价 THA 时，注意以下参数：

- 髋臼部件在冠状面上的对位。
  - 髋臼的外侧开口（外倾角）测量：髋臼开口与坐骨结节间线（经两个坐骨结节之间绘制的直线，这个截面便于作为测量标志）。
  - 髋臼部件的外侧开口角通常为 40°±10°（图 10.9）。
  - 外侧开口角度（外倾角）增大，脱位以及髋臼聚乙烯内衬不对称或加速磨损的风险加大。
  - 外侧开口角度（外倾角）减小，外展受限，髋关节被强制外展时可能发生前脱位。
- 轴位平面中髋臼部件的角度。
  - 腹股沟侧位平片或横轴位 CT 图像上，髋臼应前倾（朝向前方）5°～25°。
  - 如果股骨颈干角有前倾，则可接受 0° 前倾，但髋臼部件不能后倾，否则容易后脱位。

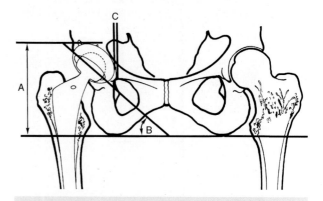

图 10.9　全髋关节置换术的评估。全髋关节置换术中应评价的参考线主要是坐骨结节间线。标记为 A 的距离用于评价有效肢体长度；另一种评价方法是相互比较小转子水平。B 表示髋臼杯的开口角度（外倾角）。C 所示线之间的测量值用于评价髋臼杯过度内化或未内化

□ 谨记：AP 位平片可以显示髋臼部件成角，但无法确定是前倾还是后倾角（图 10.10），需要腹股沟侧位平片或横轴位 CT 进一步观察。

■ 髋臼部件的内外侧定位。

□ 髋臼假体的放置应使股骨头假体的水平旋转中心与对侧髋关节相似（图 10.9）。

□ 髋臼部件位置过于靠内，可能会导致髋臼内壁过度变薄，存在骨折风险。

□ 髋臼部件放置过于靠外，髂腰肌肌腱将位于股骨头旋转中心内侧,肌肉收缩将迫使股骨头离开髋臼,增加脱位风险。

■ 肢体长度。

□ 双下肢长度应保持相等（两侧相差 1 cm 以内）。

□ 肢体长度影响因素有髋臼部件位置、股骨部件位置、股骨头颈部长度和大小，以及聚乙烯内衬厚度。

□ 测量股骨标志（如大转子或小转子）与坐骨结节间线的距离，与对侧比较来评估肢体长度（图 10.11；见图 10.9）。

□ 如果髋关节假体（和下肢）过短，肌肉收缩将无效，假体容易脱位。

□ 如果髋关节假体导致肢体过度伸长，神经血管束将被拉伸，肌肉容易痉挛，也会使髋关节脱位。

■ 股骨部件的定位。

□ 股骨部件应放置在股骨干中间位置。

□ 内翻位（假体柄远端靠在股骨外侧皮质）使股骨部件易发生松动和假体周围骨折（图 10.12）。

■ 植入物大小。

□ 植入物部件尺寸不适当可能会导致关节置换假体失败或假体松动。

□ 髋臼杯的尺寸可完全覆盖骨。

□ 选择非骨水泥型股骨柄是为了实现最佳近端匹配，而不是远端髓腔匹配，目标是提供最大的表面接触以促进骨长入并防止假体下沉（即植入物下移进入股骨干）。

□ 放置压配式假体时，自体骨扩孔不充分或部件尺寸过大可能导致术中骨折。

　　TKA 中部件定位考虑以下因素：

■ AP 位平片上，胫骨部件应与胫骨干长轴成 90°±5°夹角，侧位平片上与胫骨长轴成 90°、轻微后倾。

■ 侧位平片上，股骨部件与股骨干长轴呈 5°±5° 夹角，AP 位平片外翻 4°~7°。

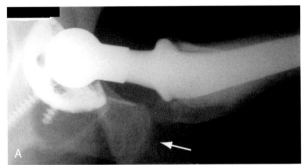
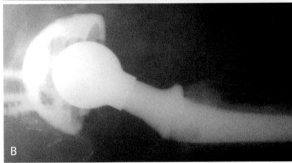
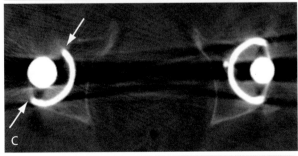

图 10.10　髋臼部件前倾。（A）腹股沟侧位片显示坐骨（箭）是后部结构，因此显示髋臼部件和股骨头均前倾（向前成角）。（B）对髋关节慢性脱位的患者拍摄腹股沟侧位平片，显示了脱位原因是髋臼部件后倾。（C）另一患者的横轴位 CT 显示右侧髋臼部件过度前倾（箭）和左侧髋臼部件呈中立位（前倾不足）。每个髋臼部件中心的白色圆盘影为股骨头假体

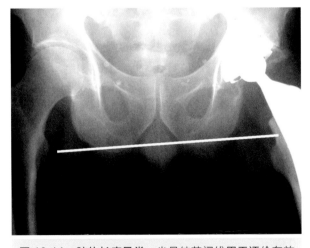

图 10.11　肢体长度异常。坐骨结节间线用于评价有效肢体长度。请注意，患者的正常右侧髋关节显示小转子位于交叉线水平，全髋关节置换侧小转子低于交叉线，即本例全髋关节置换术使左下肢过长

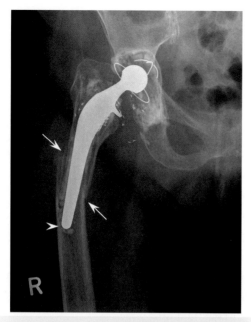

图 10.12　股骨柄内翻位伴假体周围骨折。骨水泥型右侧全髋关节置换术后，AP 位平片示股骨柄假体周围骨折（箭），股骨柄远端内翻位（箭头）。股骨和髋臼骨水泥周围的骨质溶解也可能与该病例的内固定器械失效有关

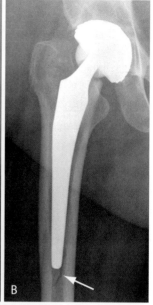

图 10.13　沉降和骨折。（A）术后基线平片。（B）数月后患者出现急性疼痛，AP 位平片发现继发于股骨部件明显沉降的股骨骨折（箭），提示假体松动

## 假体周围骨折

- 全髋关节置换术，宿主骨骨折并不常见，可能发生在骨盆和股骨干（图 10.12）。
  - 股骨干骨折通常开始于假体柄尖端，呈纵向向前延伸。
    - 一些假体周围骨折无移位或不完全，即使优良的 CT 扫描方案也难以发现这些极其细微的改变。有些病例中仅可见局灶线性骨膜反应，提示骨折愈合中。
  - 骨质溶解或硬件松动可以使骨骼强度降低，从而发生骨折（图 10.13 和 10.14；见图 10.12）。
- 骨质疏松患者（例如，老年患者、类风湿性关节炎患者等）的膝关节假体，特别容易发生股骨远端或胫骨近端的干骺端区域骨折。
  - 骨折表现轻微的轮廓变化或骨折愈合的硬化线（图 10.15）。
  - 如果患者之前接受过胫骨结节移位，则 TKA 后更有可能发生胫骨近端骨折。

## 脱位

- 髋关节置换术脱位最常见于术后早期（图 10.16）。
- 与前路手术相比，后路或后外侧手术入路的假体更容易发生脱位。
- 脱位通常是由于假体放置不当所致，具体因素包括：
  - 髋臼杯不恰当前倾或后倾。

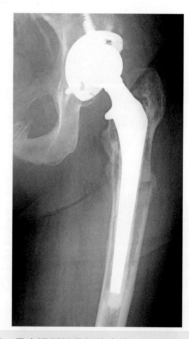

图 10.14　骨水泥型股骨组件失效。AP 位平片骨水泥 - 股骨交界面增宽的透亮带，股骨干近段骨折。另外可见聚乙烯磨损伴股骨头在髋臼组件内上移

- 髋臼杯的外侧开口角度（外倾角）增大。
  - 髋臼杯偏外。
- 脱位可表现为向后、向外或向前脱位，取决于诱发因素。
- 髋关节假体复发性脱位是关节翻修术的指征。

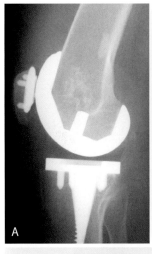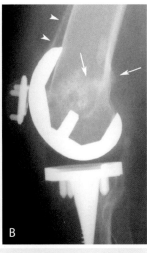

**图 10.15　假体周围骨折。**（A）膝关节置换即时侧位平片显示正常。（B）数月后股骨远侧干骺端发生骨折（箭），骨折部位成角，股骨前缘皮质可见愈合反应（箭头）

## 松动

- 机械性（无菌性）假体松动是关节置换术最常见的并发症之一，也是关节翻修术的常见适应征。
- 与假体放置即时或随后拍摄的平片比较，对假体平片评估是至关重要的。
- 部件移位（髋臼部件通常向内上方移位，股骨部件向下方移位）或部件与自体骨对位改变时，可以确诊为松动（框 10.2）。
  - □ 对于骨水泥型和非骨水泥型假体，最令人信服的松动征象是位置的渐进性变化，以下沉或倾斜为特征（图 10.17；另见图 10.13）。

**框 10.2　组件松动的影像学结果**

- 组件对齐方式的变化
- 骨水泥 - 骨或假体 - 骨界面的透亮带大于 2 mm
- 组件周围透亮带的扇贝形轮廓
- 骨内膜或骨膜反应性改变
- 部件、骨或骨水泥断裂

---

- 随访时，必须特别注意肢体长度、髋臼外侧开口角并与部件原始位置比较。
  - □ 与最早的术后平片的比较可以发现部件位置变化，与最近的平片比较可能无法显示（图 10.18）。
- 假体周围异常透亮带提示松动，即使在没有位置变化的情况下也是如此（图 10.19）。
  - □ 假体周围透亮带可见于部件松动、颗粒病和感染。
    - ◇ 松动通常表现为受累组织周围弥漫性透亮区，而颗粒病和感染更局限。
  - □ 假体周围透亮带大于 2 mm 或连续平片上透亮带逐渐增宽符合假体松动。
  - □ 在骨水泥型和非骨水泥型假体中，骨水泥 - 骨或假体 - 骨界面细（1~2 mm）的透亮带是正常的。
    - ◇ 骨水泥型假体，该透亮带代表对骨水泥的纤维反应和（或）纤维长入。
    - ◇ 非骨水泥型假体，该透亮带代表纤维长入，常有纤细硬化缘。
  - ◇ 只有当假体周围的薄透亮带不超过 2 mm 且不随时间扩大时，才认为是正常的。

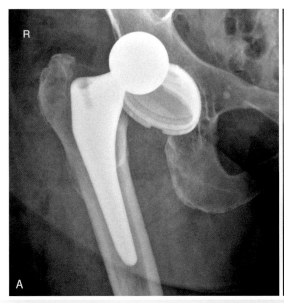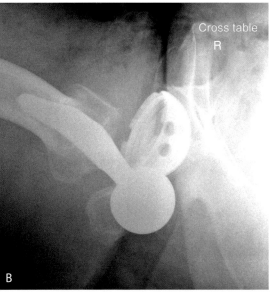

**图 10.16　全髋关节置换术后脱位。**右侧全髋关节置换术后第 1 天，AP 位（A）和蛙式侧位（B）平片显示向后上脱位。注意大腿外侧的软组织积气，表明近期接受过手术

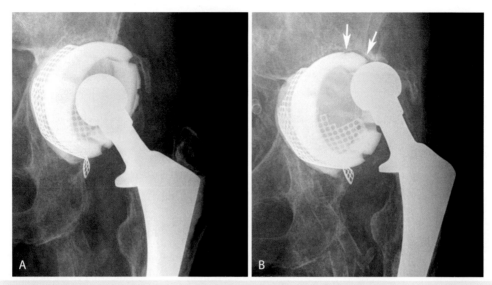

图 10.17　髋臼部件失效。（A）术后基线 AP 位平片。（B）1 年后，髋臼部件旋转，股骨头向上半脱位。注意髋臼杯上缘的透亮带增宽（箭）

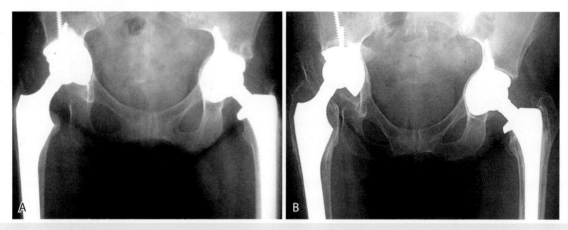

图 10.18　全髋关节置换术失败。（A）基线检查，非骨水泥型右全髋关节置换术和混合型左全髋关节置换术，部件对位佳，没有松动迹象。（B）4 年后发生显著变化，所有部件均松动。右髋臼部件倾斜并向上内陷。右股骨部件在骨‐部件界面出现透亮带，部件下沉约 2 cm。左髋臼部件周围有 2 mm 透亮区伴轻微倾斜，表明松动。左侧股骨部件骨水泥‐骨界面有 2~3 mm 透亮带，也有松动。最后，两个股骨头相对于髋臼部件的上移，表明聚乙烯磨损

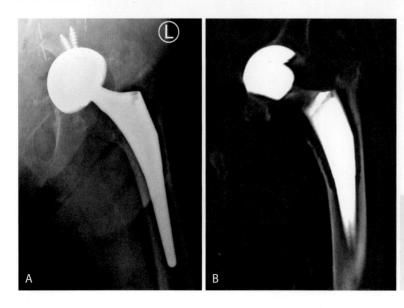

图 10.19　股骨柄部件松动。AP 位平片（A）和冠状位 CT 重建图像（B）显示左全髋置换术的股骨部件周围出现弥漫性透亮带，提示假体松动。注意：髋臼内侧壁变薄伴髋臼内陷

□ 髋臼部件的上外侧部分和股骨柄尖端周围的透亮区特别常见，被视为正常，除非随时间推移而进展。

■ 骨水泥型组件松动的其他表现包括骨水泥断裂（见图10.1B）、骨水泥与假体分离、硬件断裂（图10.20）。

■ 评估 THA 中硬件松动时的其他注意事项：

□ 重要的是要注意，在非骨水泥型假体植入时，股骨距吸收较常见（回想一下，股骨距是沿着股骨颈后内侧的正常致密骨嵴）。

◇ 这种再吸收是由刚性股骨部件对股骨近端的应力遮挡引起的，即假体股骨头将力传递到股骨柄的远端；不受应力的骨随时间被吸收（见图1.2）。

◇ 这种吸收可以解释，为什么翻修 THA 时，需要更长的柄才能固定到健康骨中。

□ 股骨部件可能包括一个"股骨距架"，即内侧法兰向股骨距传递部分应力，以减少应力遮挡引起的骨丢失。

◇ 尽管有诸如此类的设计改良，应力遮挡引起的股骨近端骨丢失仍然很见。

□ 骨皮质增厚和骨内膜硬化通常出现在股骨柄远端周围，这是应对局部应力升高的正常表现，特别常见于较老的全涂层假体。

◇ 然而，过度皮质肥厚和股骨柄尖端骨内膜骨桥，或骨内膜扇贝形压迹较广泛，特别有进展时，可能代表部件松动（图10.21）。

■ 在 TKA 中，胫骨部件最有可能松动。

□ 早期松动常继发于胫骨部件倾斜内翻并下沉到内侧胫骨平台，松质骨塌陷（图10.1B）。

□ 随后可能出现聚乙烯磨损、破碎和脱位。

□ 髌骨常出现并发症，包括内陷、聚乙烯磨损、聚乙烯与金属背衬分离、金属背衬崩解伴金属沉着（金属颗粒覆盖聚乙烯和关节囊；图10.22）、髌骨缺血性坏死或骨折。

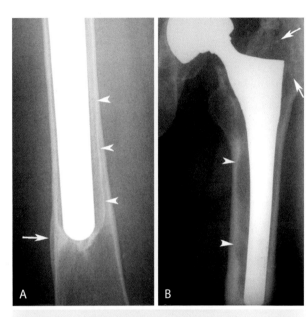

**图 10.21　非骨水泥型股骨部件失效。**（A）AP 位平片显示股骨部件周围较宽的透亮带和硬化线（箭头）。此外，还有骨内膜和骨膜新骨形成（箭）。（B）另一患者的 AP 位平片显示骨内膜扇贝形压迹（箭头）以及珠状脱落（箭），表明该非骨水泥型假体失效，下沉约 1 cm

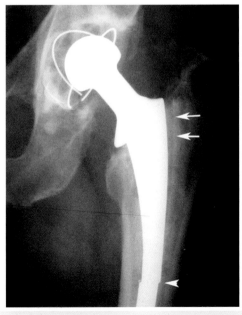

**图 10.20　股骨部件断裂。**注意骨水泥与股骨近端组件的分离（箭）和假体远端的断裂（箭头）

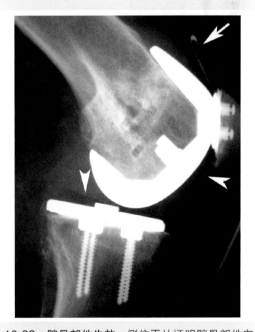

**图 10.22　髌骨部件失效。**侧位平片证明髌骨部件向上内陷。还可见一些金属背衬分离，上移进入髌上囊（箭）。最后，患者出现关节金属沉积症，聚乙烯和关节囊内衬有金属碎片（箭头）

## 内固定件故障

- 结构本身失效可能形成并发症，但通常伴随其他假体并发症。
- 假体本身骨折并不常见，常见于股骨柄（图 10.23；另见图 10.20）。
- 存在小的楔形金属碎片可能预示聚乙烯衬垫与其背衬分离（图 10.24）。
- 偶尔可见聚乙烯断裂和移位。

## 颗粒病，局部组织不良反应和金属沉着病

- 颗粒病：小颗粒（包括聚乙烯、金属、陶瓷或骨水泥）从假体脱落到关节和（或）周围软组织所介导的一组免疫性疾病。
- 局部组织不良反应（ALTR）和金属碎屑不良反应（ARMD）等术语是指颗粒脱落导致的病理过程。
- ALTR 是巨噬细胞介导的过程，其中部分被巨噬细胞吞噬，巨噬细胞溶解并导致炎性细胞因子释放、炎性滑膜炎和刺激破骨细胞。
  - 重要提醒：颗粒的来源并不重要；似乎是由于颗粒的大小引起炎性反应，而不是材质。
- ARMD 或金属沉着病见于金属 - 金属假体，属于半抗原介导的 IV 型超敏反应，组织病理学特征为无菌淋巴细胞主导的血管炎相关病变（ALVAL）。
  - ALVAL 是一种组织病理学诊断，不是放射学诊断。
  - 金属 - 金属髋关节植入物的识别特点：没有聚乙烯髋臼杯（图 10.25）。
  - 铬钴关节置换术后，血清铬和钴浓度升高预示着 ARMD 即将出现。
- ALTR 和 ARMD 均可能导致假体周围溶骨性改变、积液或软组织肿块（通常称为假瘤）。
- ALTR 和 ARMD 的影像鉴别并不重要，因为两者最终都可能需要关节翻修术。MRI 发现假体周围积液和（或）假肿瘤内的低信号区域或磁敏感伪影（反映金属碎屑）可以提示 ARMD。
- 平片常表现为假体周围透亮区，代表骨质溶解（图 10.26）。
  - 颗粒病的溶骨性改变通常是局部或多灶性的，而内固定器械机械松动的骨质溶解常为弥漫性或包绕器械外周。
  - 假体周围透亮区伴骨膜炎或组件周围快速溶骨性改变需要考虑感染，而非无菌性松动或颗粒病。
- 相关的软组织损伤范围从最小到广泛，需要 CT 或 MRI 评价。
  - 应使用 MAR 技术优化 CT 或 MRI 成像。

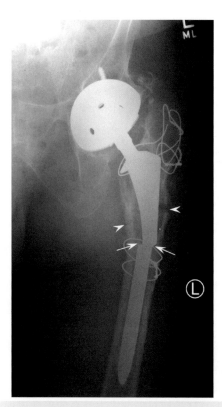

图 10.23　股骨柄组件断裂伴假体周围骨折。全髋关节置换术后 AP 位平片，可见股骨柄部件周围骨折（箭头）以及股骨柄部件本身断裂（箭）。还注意到股骨柄部件近端有透亮带，容易发生硬件失效

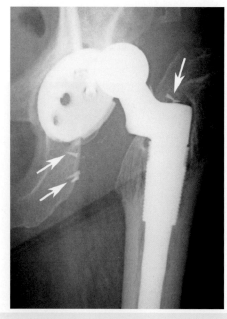

图 10.24　全髋关节置换术失败。该患者全髋关节置换术后脱位，具有多个楔形金属密度影（箭）。这些钉子用于将聚乙烯固定在髋臼杯的金属背衬上，它们的存在表明髋臼杯失效

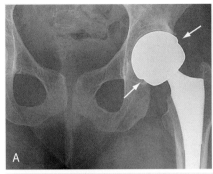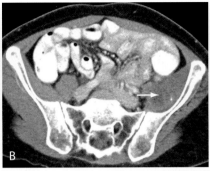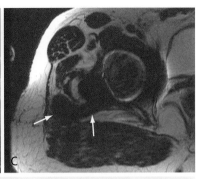

图 10.25　金属－金属髋关节置换术。（A）AP 位平片显示金属－金属假体；注意股骨头和髋臼杯界面上没有聚乙烯（箭）。部件位置佳，但患者主诉疼痛进行性加重。（B）同一患者轴位 CT 显示髂窝不均匀肿块伴轻度强化（箭）。广泛的活检显示碎屑和坏死组织，是伴发于这类植入物的假瘤的典型特征。关节液分析显示金属浓度异常增高。（C）另一髋关节金属－金属植入物的患者，轴位 $T_2$- 加权 MR 图像显示位于股骨干近端后方的低信号假瘤（箭）。CT 或 MRI 对于定位此类假体相关并发症至关重要（A 和 B，经许可摘自 Manaster BJ, Petersilge CA, Roberts CC, Hanrahan CJ. Diagnostic Imaging: Musculoskeletal Non-Traumatic Disease. Salt Lake City: Amirsys; 2010.）

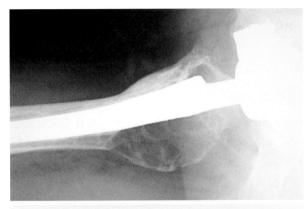

图 10.26　颗粒病。蛙式侧位平片显示股骨近端干骺端溶解性膨胀性病变，这种溶骨性改变的最大可能是颗粒病

- □ 必须仔细观察有无轻微（图 10.27）或明显（图 10.28～图 10.30）的假体周围溶骨性改变、积液和假瘤。
- ■ 可进行关节抽吸或假体周围积液抽吸，以排除潜在或叠加感染。
  - □ 金属沉着症病例，由于金属颗粒的浓度较高，抽吸的液体呈深色。
  - □ 除了培养和细胞计数分析，还可以评价液体中是否存在金属离子，尽管浓度可能存在很大差异（与钴铬植入物的血清水平相反，后者具有更明确的参考值）。

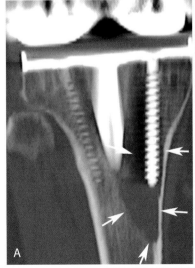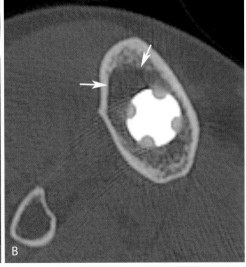

图 10.27　颗粒病 CT。全膝关节置换术患者，胫骨近端的冠状 CT 重建图像（A）显示胫骨固定螺钉周围有边界清楚的溶骨区（箭）。另一患者膝关节置换术后，小腿近端的轴位 CT 图像（B）显示骨水泥型胫骨柄部件前方有轻微溶骨性改变（箭）

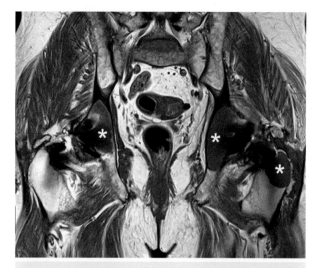

图 10.28　颗粒病的 MRI 表现。T₁ 加权冠状位 MR 图像显示双侧全髋关节置换术后的溶骨性改变区域（*），提示两侧假体的颗粒病

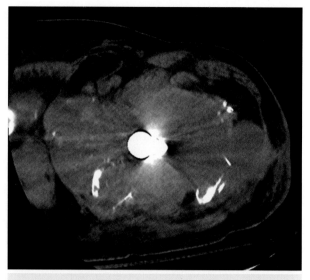

图 10.30　金属沉着症（金属碎屑不良反应，ARMD）。金属 - 金属髋关节置换术后，轴位 CT 图像显示广泛的假体周围"假瘤"。假体周围软组织肿块 / 积液的内侧可见轻度密度增高影，反映金属碎屑散落。周围软组织中也发现假体碎片

## 聚乙烯磨损

- 聚乙烯磨损最初的平片表现轻微，本身临床意义也不大，但偶尔会引起机械症状。
- 然而，聚乙烯磨损是小颗粒的主要来源，可导致部件松动和颗粒病。
  - 如上文所述，聚乙烯颗粒可引发免疫介导反应，从而导致骨质溶解，某些情况下范围非常广泛。
- 平片上，聚乙烯磨损表现为股骨头在髋臼杯内向外上方移位，反映了聚乙烯内衬的非对称磨损（图 10.31；另见图 10.14 和图 10.18）。最初平片表现轻微，但随着聚乙烯磨损加大而变得明显。
- 髋臼部件偏外可能导致不对称聚乙烯磨损（外侧倾斜）。
- 蠕变与磨损不同，反映了正常负载下聚乙烯内衬中心的预期重塑。
  - 这发生得相当快，实际上增加了头 - 衬垫接触表面积，从而降低了接触压力。

## 感染

- 感染是关节置换术的严重并发症，需要抗生素治疗、内固定器械取出和清创术，并且通常放置抗生素浸渍的骨水泥垫片，直至感染消除，可以安全地进行关节翻修术。
- 影像学表现对诊断假体感染帮助不大、也没有特异性。
  - 平片可能正常或表现为假体周围透亮带，酷似松动或颗粒病。

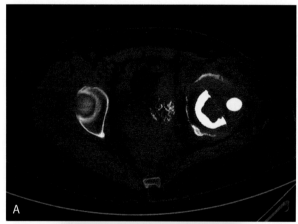

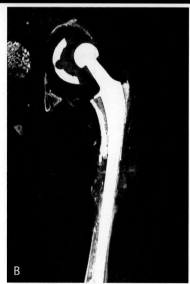

图 10.29　颗粒病伴广泛骨质溶解。左全髋关节长柄翻修关节置换术后，采用金属伪影减少技术的轴位（A）和冠状位重建（B）CT 图像显示髋臼和股骨部件周围广泛溶骨性改变及髋臼部件旋转

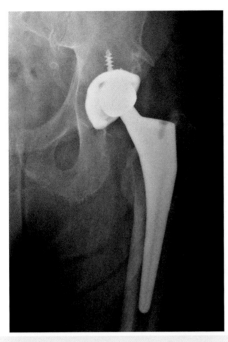

图 10.31 聚乙烯内衬磨损。全髋关节置换术，AP 位平片显示股骨头部件在髋臼部件内的外上侧，表明聚乙烯内衬磨损不对称

□ 感染可能最终导致内固定器械松动，因此具有重叠的平片表现。

□ 骨膜炎或快速进展的溶骨改变是感染较特异的表现，但不够敏感，因为多数感染发展较缓慢。

■ CT 和 MRI 表现也可以与其他无菌性疾病重叠。

□ 感染和颗粒病均可见溶骨性改变、积液伴边缘强化；引流窦道对感染更具特异性。

□ 骨髓炎可以累及假体周围的自体骨。

■ 如果怀疑感染，严格无菌条件下进行关节抽吸，必要时辅以非抑菌（不含防腐剂）盐水灌洗，可以诊断大多数假体感染；第 16 章肌肉骨骼手术和技术中进一步描述了 THA 抽吸技术更多的注意事项。

□ 除常规革兰染色和培养外，可能需要进行辅助实验室检查，如基于 α - 抵御素实验室的免疫测定，以确定人工关节感染的诊断。

■ 用于评价假体的核医学检查基本已经被 CT 和 MRI 取代。

□ 其他影像学诊断无法确诊时，$^{99m}$Tc 标记的 WBC 扫描可以显示感染的假体周围放射性示踪剂摄取增加，但抽吸通常更快且更容易得到诊断。

■ 感染的影像学表现的更多信息，参见第 14 章肌肉骨骼感染。

## 软组织并发症

除与假体本身相关的并发症外，关节置换术后还可能发生几种软组织并发症。仔细检查无明显异常的假体周围软组织，可能发现疼痛的原因。

■ 血肿可见于近期的术后，可导致占位效应或压迫邻近结构，如神经和血管（图 10.32）。

■ 异位骨化是关节置换术后的常见并发症，表现为假体周围软组织异位骨形成。

□ 异位骨化可能无关紧要，如果广泛异位骨化，可导致明显的活动受限（图 10.33）。

■ 肌腱损伤，如肌腱变性、肌腱撕裂或腱鞘炎，可能是由解剖结构改变或假体引起的机械磨损所致。

□ 全髋关节置换术后，由于沿髋臼杯前缘的机械摩擦，可能会出现髂腰肌肌腱病变（图 10.34）。

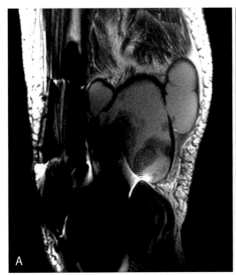
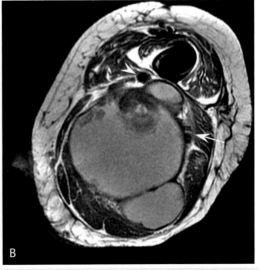

图 10.32 全膝关节翻修术后血肿。全膝关节翻修关节置换术后，矢状位（A）和轴位（B）质子密度 MR 图像显示后部软组织大的复杂血肿。血肿使腘动脉（箭头）以及胫神经和腓总神经（箭）移位

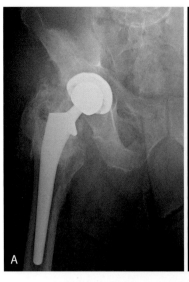
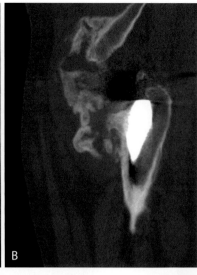

图 10.33　全髋关节置换术后的广泛异位骨化。患者全髋关节置换术后出现疼痛，活动范围受限。AP 位平片（A）和矢状位 CT 重建图像（B）显示并出现广泛桥接样异位骨化

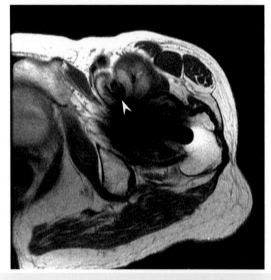

图 10.34　全髋关节置换术后的髂腰肌肌腱损伤。质子密度轴位 MR 图像显示全髋关节置换术后髂腰肌肌腱（箭头）明显增厚和间质内撕裂伴周围髂腰肌滑囊炎

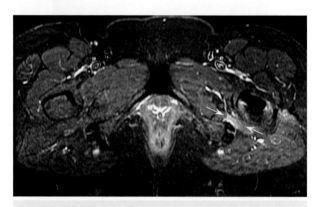

图 10.35　全髋关节置换术后的坐股撞击综合征。STIR 轴位 MR 图像显示全髋关节置换术后左侧坐骨股骨间隙变窄伴股方肌水肿（箭）

- □ THA 后臀中肌和臀小肌肌腱缺损可能反映肌腱撕裂或手术破坏，取决于入路。
- 关节成形术后肌肉萎缩可能是由生物力学改变、肌腱撕裂或去神经支配相关的废用性萎缩所致。
  - □ THA 后常见同侧髂腰肌萎缩，但确切的病理生理学和临床意义仍不清楚。
- 术中或术后可能因牵拉、压迫或缺血发生神经损伤。
- 由于关节成形术后解剖结构改变，如 THA 后坐股间隙狭窄导致坐股撞击综合征（图 10.35）。
- 潜在恶性肿瘤或滑膜增生的情况下，关节成形术后可能会出现疾病复发（图 10.36）。

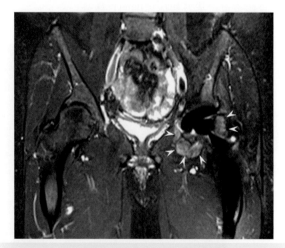

图 10.36　全髋关节置换术后，色素沉着绒毛结节性滑膜炎（PVNS）复发。STIR 冠状位 MR 图像显示左髋关节假体周围有肿块样软组织（箭头），最初手术的目的是治疗继发于 PVNS 的骨关节炎。影像学表现无法明确这是颗粒病还是 PVNS 复发，影像引导经皮活检证实了 PVNS 复发

## 报告技巧和建议

- 了解假体周围透亮带大于 2 mm 的鉴别诊断，可能时提出具体诊断。
- 适当的时候提出随访建议，如其他影像学方法进一步检查或关节抽吸。
- 平片上区分骨水泥型和非骨水泥型假体，并了解其正常的平片表现。
- 术后即刻平片上的异常表现，应与外科医师沟通，如骨折或内固定器械错位。
  - 请记住，某些表现是已经怀疑或已知的；如外科医师在术中骨折的股骨干近端周围放置环扎钢丝，或者可能已经知道硬件取出时发生了骨折。
  - 某些表现可能不具有临床意义，如螺钉突出皮质骨外，除非已经接近大血管、神经或其他重要结构。
- 寻找关节置换术后疼痛的其他原因，如有占位效应的血肿、肌腱或肌肉损伤、神经血管压迫、异位骨化过度等。

### 参考文献和推荐阅读

Fritz J, Lurie B, Miller TT, et al. MR imaging of hip arthroplasty implants. Radiographics. 2014;34(4):E106–E132.

Fritz J, Lurie B, Miller TT. Imaging of hip arthroplasty. Semin Musculoskelet Radiol. 2013;17(3):316–327.

Ha AS, Petscavage JM, Chew FS. Current concepts of shoulder arthroplasty for radiologists: part 2—anatomic and reverse total shoulder replacement and nonprosthetic resurfacing. AJR Am J Roentgenol. 2012;199(4):768–776.

Katsura M, Sato J, Akahane M, et al. Current and novel techniques for metal artifact reduction at CT: practical guide for radiologists. Radiographics. 2018;38(2):450–461.

Lin DJ, Wong TT, Kazam JK. Shoulder arthroplasty, from indications to complications: what the radiologist needs to know. Radiographics. 2016;36(1):192–208.

Manaster B. Total hip arthroplasty: radiographic evaluation. Radiographics. 1996;16:645–660.

Manaster B. Total knee arthroplasty: post-operative radiographic findings. AJR Am J Roentgenol. 1995;165:899–904.

Mulcahy H, Chew FS. Current concepts in knee replacement: complications. AJR Am J Roentgenol. 2014;202(1):W76–W86.

Mulcahy H, Chew FS. Current concepts in knee replacement: features and imaging assessment. AJR Am J Roentgenol. 2013;201(6):W828–W842.

Mulcahy H, Chew FS. Current concepts of hip arthroplasty for radiologists: part 1, features and radiographic assessment. AJR Am J Roentgenol. 2012;199(3):559–569.

Mulcahy H, Chew FS. Current concepts of hip arthroplasty for radiologists: part 2, revisions and complications. AJR Am J Roentgenol. 2012;199(3):570–580.

Nawabi DH, Gold S, Lyman S, et al. MRI predicts ALVAL and tissue damage in metal-on-metal hip arthroplasty. Clin Orthop Relat Res. 2014;472(2):471–481.

Petscavage JM, Ha AS, Chew FS. Current concepts of shoulder arthroplasty for radiologists: part 1—epidemiology, history, preoperative imaging, and hemiarthroplasty. AJR Am J Roentgenol. 2012;199(4):757–767.

Roberts CC, Ekelund AL, Renfree KJ, et al. Radiologic assessment of reverse shoulder arthroplasty. Radiographics. 2007;27(1):223–235.

Roth TD, Maertz NA, Parr JA, et al. CT of the hip prosthesis: appearance of components, fixation, and complications. Radiographics. 2012;32(4):1089–1107.

Talbot BS, Weinberg EP. MR imaging with metal-suppression sequences for evaluation of total joint arthroplasty. Radiographics. 2016;36(1):209–225.

Vanrusselt J, Vansevenant M, Vanderschueren G, et al. Postoperative radiograph of the hip arthroplasty: what the radiologist should know. Insights Imaging. 2015;6(6):591–600.

Yanny S, Cahri JG, Barker T, et al. MRI of aseptic lymphocytic vasculitisassociated lesions in metal-on-metal hip replacements. AJR Am J Roentgenol. 2012;198(6):1394–1402.

# 第11章　骨肿瘤

## 骨肿瘤和肿瘤样病变的诊断路径

　　骨肿瘤可分为良性或恶性。恶性肿瘤可以是原发性的、继发性的（即先前存在病变的恶性转变）或转移性的。对于许多肌肉骨骼肿瘤，病理科医师和放射科医师都难以区分良性和恶性。病理诊断常需密切结合影像学表现和临床表现。很多情况下，影像学最好描述病变的侵袭性，而不是直接指定"恶性"或"良性"。"侵袭性"或"非侵袭性"两个术语指的是肿瘤的局部行为。虽然许多恶性病变具有侵袭性特征，大多数良性病变具有非侵袭性特征，但侵袭性并不等同于恶性，非侵袭性也不等同于良性。影像学上具有侵袭性表现的良性病变包括朗格汉斯细胞组织细胞增生症（LCH）、感染、动脉瘤样骨囊肿（ABC）和一些巨细胞瘤（GCT）。很多恶性肿瘤的影像学不具有侵袭性特征。多灶性增加了转移瘤的可能性，但肾功能不全等良性代谢性疾病也可能出现弥漫性透亮或硬化性病变。

评估骨肿瘤和肿瘤样病变需要多种方式。每种方式各有优缺点，应该使用合理的、个体化定制的诊断方案；当发现或临床怀疑病变时，不鼓励同时使用所有检查方法。

## 检查方法

### 平片

平片仍然是发现和诊断骨肿瘤的首选影像学检查。当常规平片上发现典型的良性病变时，常无需进一步检查，除非准备手术并需要进一步观察解剖信息。在这种情况下，CT 或 MRI 可能是术前评估的最佳方法。

### CT

对于骨病变，CT 对于评估病灶边缘、基质矿化和是否突破皮质非常有用。如果怀疑骨样骨瘤，则 CT 有助于定位瘤巢的透亮区。相比于 MRI，CT 不容易出现运动伪影，因此在评估胸部和前腹壁病变时可作为首选。

### US

超声对于评估软组织肿块很有价值，但对骨病变的作用有限。超声可用于骨病变软组织成分的活检。

### MRI

当骨病变的常规平片的影像学特征不确定、病变表现出侵袭性特征或考虑具有潜在恶性倾向时，MRI 可用于定性、分期和活检计划。静脉注射钆对比剂有助于鉴别无强化的囊性、黏液或坏死成分与强化的实性成分。团注对比剂后采用动态快速扫描，以确定肿瘤血管供应：恶性肿瘤的强化通常比正常组织更快。MRI 是原发性骨肉瘤评估和分期首选的方式，包括筋膜室和神经血管有无受累。MRI 可用于确定骨病变的组织特征，例如，脂肪、出血、纤维组织或液 - 液平面。然而，MRI 有局限性。虽然 MRI 上的某些特征可用于缩小骨病变和软组织肿块的鉴别诊断范围，但在大多数情况下作出具体诊断并不可靠，很多情况下不能可靠地区分良恶性。此外，患者体型和病情以及某些金属或电子植入物可能会限制 MRI 的使用。

### 核医学

$^{99m}$Tc 亚甲基二磷酸盐（MDP）骨扫描可用于评估多发病变。然而，若首先发现的病变（或用另一种方式检测到的病变）在骨扫描中示踪剂摄取没有增高，则骨扫描检测其他潜在受累部位的价值有限。单纯溶骨性转移和骨髓瘤通常是这种情况，在骨扫描中常表现为"冷区"。另一方面，如转移性前列腺癌或乳腺癌病例中所见，骨质弥漫性受累（"骨骼癌病"）可以产生广泛的摄取增高，以至于除了肾脏缺乏摄取以外，骨扫描看起来相对正常（称为超级显像）。骨扫描对于检测骨肉瘤的转移性病变非常有用，骨肉瘤病变区会有放射性示踪剂浓聚。

骨扫描可用于评估另一种不确定的硬化性病变。如鉴别骨岛或纤维结构不良（摄取轻度增加或没有增加）与高摄取的成骨性转移瘤。

对于症状不明确且平片正常的患者，可使用放射性核素骨扫描检测和定位隐匿性病变。在骨扫描结果出现异常之后，可以选择 MRI 或 CT 进一步检查。

与 $^{99m}$Tc 单光子发射计算机断层扫描（SPECT）图像相比，采用骨靶向氟 18 化钠的正电子发射断层扫描（PET-CT）具有更高的灵敏度、特异性和空间分辨率，但高成本限制了其使用。评估前列腺癌骨转移瘤的应用价值已得到公认。

如果肿瘤富含氟脱氧葡萄糖（FDG），PET-CT 对指导活检、分期及化疗、手术切除或消融后监测治疗非常有用。骨肉瘤、尤因肉瘤和多发性骨髓瘤是 PET 表现为高代谢的恶性肿瘤的例子。然而，PET 不能区分良恶性，也并非所有恶性肿瘤都表现为 FDG 高摄取。

---

**关键概念**

**骨肿瘤和肿瘤样病变的检查方式总结**

- 平片：最佳首选检查
- CT：边缘、基质、皮质突破
- US：作用有限
- MRI：囊肿还是实性、信号特征、范围；可以缩小鉴别诊断范围。活检计划
- 骨扫描：病变多灶性
- PET：亲 FDG 肿瘤：诊断、分期、已治疗病变的随访

---

**特别提示**

常规先考虑常见病，与转移性疾病和骨髓瘤相比，原发性骨恶性肿瘤很少见。对于可疑的病例，应考虑活检。但要特别注意：活检可能错误地提示侵袭性病变，其典型例子是应力性骨折。一些良性病变迅速演变并出现典型的良性特征或迅速消退，为良性病变提供依据。怀疑此类病变，可以在短期（如 1 个月）内进行复查。关于活检的第二个注意事项：如果病变可能是原发性肿瘤，则经皮穿刺活检存在活检针道被肿

瘤细胞污染（"播种"）的风险，必须首先咨询肿瘤外科医师以规划进入路径。转移性肿瘤和骨髓瘤活检不需要考虑这一点。

## 关节内病变

关节内肿块样病变很少是恶性的；相反，它们几乎总是与关节炎有关。块状滑膜增生在未经治疗的类风湿性关节炎中尤为常见，但通常弥漫性分布。痛风可引起局灶性关节内肿块，局灶性色素沉着绒毛结节

### 关键概念

**滑膜肿块的鉴别诊断**

- PVNS
- 滑膜骨软骨瘤病
- 类风湿性关节炎
- 痛风
- 复杂的腱鞘囊肿 / 滑膜囊肿
- 术后纤维化（例如，膝关节"独眼征"病变）
- 罕见的良性病变：树枝状脂肪瘤、结节病等肉芽肿性疾病、淀粉样变性、滑膜血管瘤或动静脉畸形、关节囊内软骨瘤
- 罕见的恶性病变：滑膜肉瘤、滑膜软骨肉瘤、滑膜转移瘤

性滑膜炎（PVNS）和滑膜软骨瘤病也可引起局灶性关节内肿块。

## 病理性骨折

良性或恶性病变都可发生病理性骨折（图 11.1）。良恶性鉴别具有临床意义，但若骨折前没有影像学资料时鉴别困难，因为对于任何成像方式，血肿、充血、骨膜反应和骨吸收都可让病变表现得更具侵袭性。骨片陷落征是良性病理性骨折的一个特殊征象，即骨折碎片位于良性囊性骨病变的低垂部分。这个征象对诊断有帮助但很少见。若骨折发生于罕见部位或轻微创伤，应怀疑有潜在肿块。若平片未解决问题，损伤后短时间内 MRI 增强可以发现潜在肿瘤；若时间延长，骨折部位血肿出现血管化而与肿瘤相似。骨扫描、MRI 或 PET-CT 的全身检查都可用于寻找其他病变。

## "熄灭"的病变

一些良性病变，作为自然病程，或由于出血，可能会演变为脂肪，最终被黄骨髓取代。这会在病变留下有边缘的"影子"，可能会持续很长一段时间（图11.2）。这在骨折、内固定螺钉摘除或钻孔手术的愈合过程也可看到。很多情况下骨内脂肪瘤和纤维黏液瘤可属于原先病变的后遗表现。例如，多数跟骨骨内脂肪瘤可能都是起自距下关节的原有骨内腱鞘囊肿的消退和脂肪替代。

指骨内生软骨瘤伴骨折

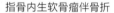

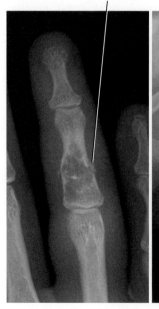
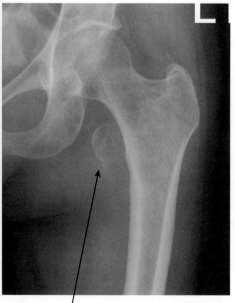

肺腺癌转移：小转子病理性撕脱骨折

**图 11.1　病理性骨折可发生于良性或恶性病变。**骨折可以使病变在所有影像检查方式上都表现得更具侵袭性。小转子撕脱性骨折通常表明有潜在病灶（选自 Morrison W. Problem Solving in Musculoskeletal Imaging. Philadelphia: Elsevier; 2010.）

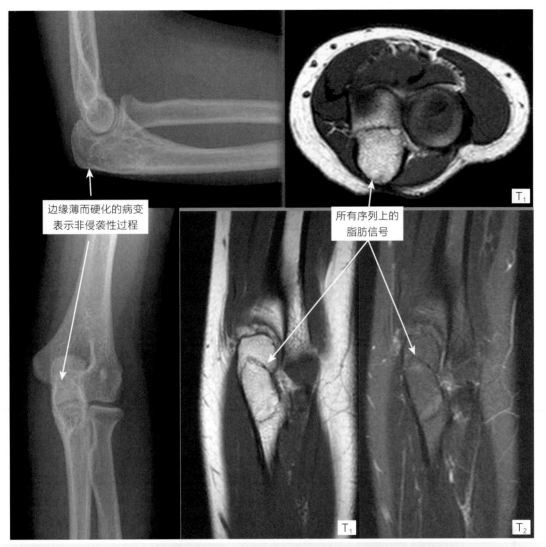

图 11.2　"熄灭"的病灶。平片上类似于某些原发性病变但其内部在 MRI 上显示为脂肪信号的病变——很可能代表退化的良性病变，但须与骨内脂肪瘤等鉴别。无论如何，MRI 上某病变中的均一的脂肪信号符合良性表现。由于原发性骨肿瘤和转移瘤排挤、推开或破坏骨髓脂肪，故骨内病变中的任何脂肪都提示良性病因（选自 Morrison W. Problem Solving in Musculoskeletal Imaging. Philadelphia: Elsevier; 2010.）

## 影像学中的肿瘤样病变

一些非肿瘤性病变可能类似于肿瘤，应在鉴别诊断中予以考虑；可能需要其他检查方法来进一步鉴别。这些肿瘤样病变包括但不限于：

感染——感染有时在 MRI、CT 或平片中表现呈肿块样。分枝杆菌类和球孢菌类真菌等"非典型"感染更是如此。始终应考虑相关病史（如旅行史）和临床情况（如发烧、免疫功能低下状态）。总而言之，如果考虑肿瘤时，自问："这可能是感染吗？"

血友病性假瘤——血友病的罕见并发症，一种起源于骨骼或邻近肌肉并侵蚀到骨骼的大血肿，可表现为一种高度侵袭性外观的溶骨性病变，类似于恶性肿瘤。正确诊断的线索包括患者的年龄和性别（年轻男性考虑血友病，老年人考虑转移瘤/骨髓瘤）、提示血液产物的 MRI 和 CT 特征以及与血友病相关性关节炎。第 13 章骨髓和代谢性骨病中将进一步讨论血友病性假瘤。

淀粉样变性——淀粉样蛋白沉积可以原发或继发性形式出现（继发性形式见于慢性肾功能不全），但两者表现相同，即关节周围软组织肿块、关节周围出现溶骨性病变和椎体终板破坏。正确的病史很重要（通常是长期透析的慢性肾病病史），并寻找慢性肾功能不全的其他表现，如肾性骨营养不良和继发性甲状旁腺功能亢进的影像学特征。在 MRI 上，淀粉样蛋白沉积物在 $T_1$ 和 $T_2$ 加权序列上是低信号。

## 骨肿瘤的放射学诊断路径

某些病变在平片上具有特征，根据经验和形态学表现模式可得出具体诊断。无法作出具体诊断的情况下，放射科医师也有多种作用，包括：

- 判断病变是肿瘤或非肿瘤。
- 判断病变的侵袭性。
- 协助临床医师确定下一步检查方案。
- 确保临床医师得到准确的影像学信息，并按紧急程度与转诊医师沟通。

## 病变特征

- 部位：
  - □ 在长骨，纵向位置描述为骨干、骨干 - 干骺端、干骺端、骨骺，生长板受累时也应该描述。横向位置：中心、偏心、皮质或骨表面。
  - □ 适当时，描述病变相对于特定解剖结构的位置，如转子、颈部、头部、结节等。
- 病变密度：溶骨性、成骨性、混合性。
- 其他特征：膨胀性、骨膜反应、皮质突破 / 软组织肿块（这些将在下文讨论）。
- 请参阅本章末尾的报告模板。
- 以下描述特别适用于溶骨性病变：
  - □ 基质矿化（若存在）。
  - □ 病变边缘。

## 基质矿化

如果病变包含矿化（钙化），则有若干可能性：

- 病变为成骨性或溶骨 - 成骨混合性。
- 病变为溶骨性，存在营养不良钙化 / 残留骨。
- 病变正在形成的基质伴矿化。基质是指三种特殊形式之一的肿瘤钙化：骨样基质、软骨样基质或纤维性基质。

确定基质矿化的类型对于缩小鉴别诊断范围非常有用。如果平片上不清楚，CT 是确定基质类型的绝佳方式。

### 骨样基质及鉴别诊断

成骨性肿瘤可见骨样基质，尤其是骨肉瘤和骨母细胞瘤。骨样基质在平片和 CT 上表现为云雾状（图 11.3）。这不应与骨化相混淆，骨化在平片和 CT 上具有分带现象，周边皮质较密，内部小梁密度较低。相比之下，骨样基质的密度更为均匀，没有可辨别的内部结构。骨化病变往往是非侵袭性的，而骨样基质可见于骨肉瘤。

罕见的，平片上与骨样基质相似而需要鉴别的病变是肿瘤性钙质沉着症（图 11.4）。肿瘤性钙质沉着症是钙盐在软组织中的沉积，通常在关节周围，最常与慢性肾功能衰竭和继发性甲状旁腺功能亢进相关（尽管在青少年中可见特发型）。CT 和 MRI 的特征性

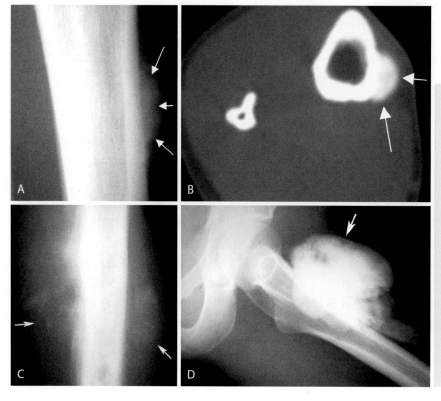

图 11.3　骨样基质。患者，男性，18 岁，（A 和 B）胫骨表面骨肉瘤的 AP 位平片（A）和轴位 CT 图像（B）显示病变起源于骨表面，相邻软组织中形成无定形骨样基质（箭）。（C）骨肉瘤中隐约可见的无定形钙化（箭）。骨样基质密度低于骨骼，未显示有序成骨征象。与 A 和 B 中侵袭性较弱的表面骨肉瘤相比，这种骨样基质形态明显比 A 和 B 中的侵袭性更强，这个病变符合普通型骨肉瘤。（D）22 岁女性患者，致密（成熟）骨样基质区与有骨小梁和皮质（箭）的成骨区混合存在，这是骨旁骨肉瘤，外观和行为上的侵袭性都明显低于普通型骨肉瘤

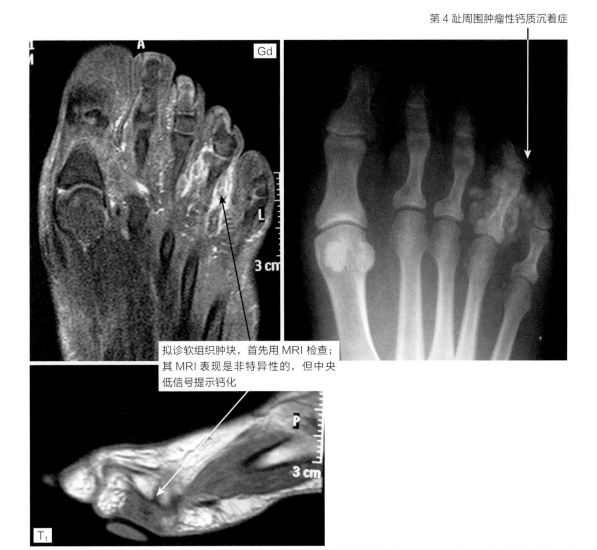

第 4 趾周围肿瘤性钙质沉着症

拟诊软组织肿块，首先用 MRI 检查；其 MRI 表现是非特异性的，但中央低信号提示钙化

**图 11.4** 肿瘤性钙质沉着症。钙化呈云雾状，平片上可能与羟磷灰石沉积病，甚至具有骨样基质的肿块（即骨肉瘤）相混淆。如果不与平片相结合，MRI 表现可能会令人困惑。应寻找代谢疾病（尤其是肾功能不全）的病史（选自 Morrison W. Problem Solving in Musculoskeletal Imaging. Philadelphia: Elsevier; 2010.）

表现是与关节邻近多发含液囊腔内钙沉积（"钙乳"）。第 13 章骨髓和代谢性骨病中将进一步讨论肿瘤性钙质沉着症。

羟磷灰石沉积病（HADD）是钙化性肌腱炎的原因，可以在较小的范围内出现类似骨样基质的表现。表现为云雾状小病灶，仅限于肌腱或滑囊内。很少情况下，钙化性肌腱病出现骨侵蚀灶，内部伴钙化（图 11.5）。

**软骨基质及鉴别诊断**

软骨样基质可见于成软骨性肿瘤，包括很多（但不是全部）内生性软骨瘤和软骨肉瘤。软骨样基质以钙化的"环状和弓状"为特征，呈半径为 1~2 mm 圆形或部分圆形排列（图 11.6）。这些弧形"爆米花"钙化对应于 MRI 和组织学上的小叶状结构（图 11.7）。

平片上可能与软骨样基质类似的是骨梗死相关钙化（图 11.8）。某些特点有助于鉴别。梗死的钙化更锐利、边界更清、更弯曲、更长，部分可能与骨表面平行。软骨样基质钙化是边缘较柔的小圆弧和圆圈。在 MRI 上，软骨样病变呈圆形、分叶状、$T_2$ 高信号和边缘 / 间隔强化，而梗死显示蜿蜒走行的暗线和明线（"双线征"）或仅在病变边缘出现低信号线，通常围绕中央脂肪信号区域（所谓的"木乃伊脂肪"）。

肌腱内钙化

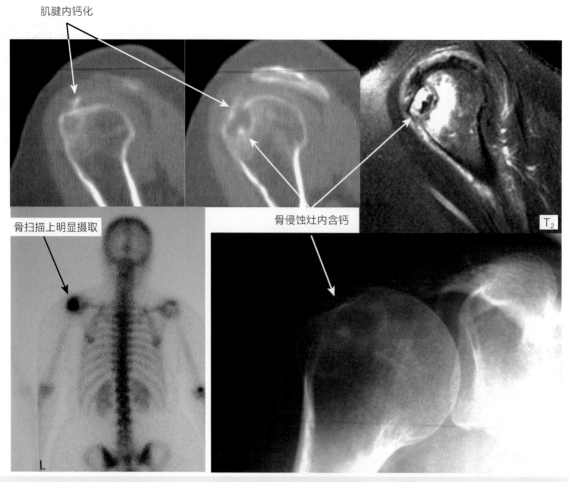

骨扫描上明显摄取

骨侵蚀灶内含钙

T₂

L

图 11.5 钙化性肌腱病会导致肌腱附着处出现骨侵蚀，从而怀疑为肿瘤（选自 Morrison W. Problem Solving in Musculoskeletal Imaging. Philadelphia: Elsevier; 2010. ）

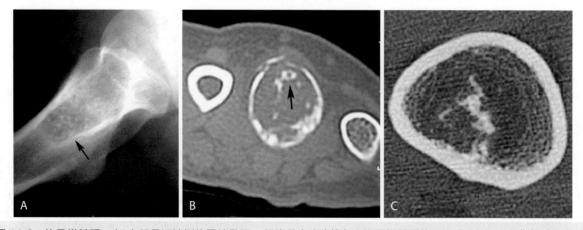

图 11.6 软骨样基质。（A）股骨近端侧位平片显示 1 级软骨肉瘤（箭）内软骨样基质的致密"环状和弓状"或"爆米花"钙化。（B）掌骨内生软骨瘤并伴有皮质膨胀和骨折的轴位 CT。软骨样基质的另一种描述是"半径 1～2 mm 的圆圈或部分圆"。注意图像软骨样基质的完整圆环性钙化（箭）。（C）股骨远端干骺端内生软骨瘤的轴向 CT 显示类似的钙化形态

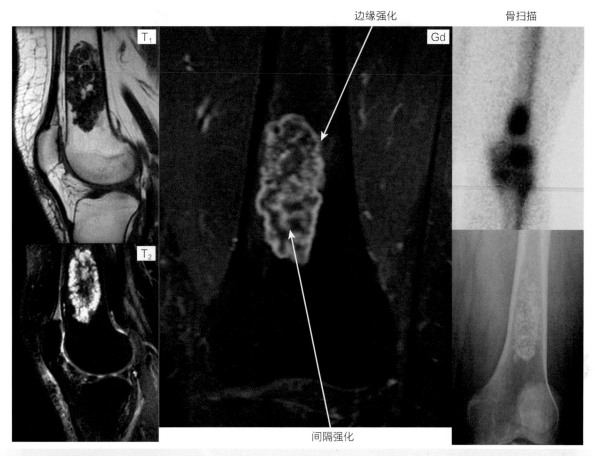

边缘强化　　　骨扫描

间隔强化

图 11.7　软骨性病变的 MRI 特征。注意 T$_2$ 加权图像上的明显高信号，表示软骨组织显著的水合状态。分叶对应于组织学的软骨细胞的圆环状排列。钙化形成低信号灶。注入对比剂后小叶边缘和间隔出现强化。骨扫描摄取程度与组织学侵袭性的相关性不大（选自 Morrison W. Problem Solving in Musculoskeletal Imaging. Philadelphia: Elsevier; 2010.）

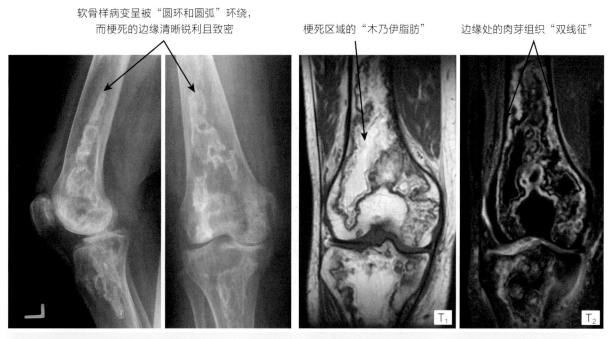

软骨样病变呈被"圆环和圆弧"环绕，而梗死的边缘清晰锐利且致密　　　梗死区域的"木乃伊脂肪"　　　边缘处的肉芽组织"双线征"

图 11.8　镰状细胞病患者出现大面积骨梗死。平片上可见边界清晰的硬化，MRI 呈现出地图样形态（选自 Morrison W. Problem Solving in Musculoskeletal Imaging. Philadelphia: Elsevier; 2010.）

### 纤维基质及鉴别诊断

一些纤维性病变中有纤维基质，特别是纤维结构不良。纤维基质在平片和 CT 上被描述为"磨玻璃"表现（图 11.9），对这种描述的概念很多人难以理解。更好的描述是纤维基质的密度大于软组织，但没有骨小梁。CT 对纤维基质的显示更好，表现为密度均匀增高，通常为 60~140 HU，没有骨小梁结构。MRI 上的表现多变，但 $T_1$ 和 $T_2$ 加权序列上的信号通常是中等的，呈均匀强化。CT 密度和 MRI 信号不均匀可能与病变中所含其他成分有关，如囊腔（纤维结构不良）或软骨样组织（软骨黏液样纤维瘤）。

平片上需要与这种表现鉴别的主要是溶骨性病变周围有完整正常骨骼包围，这种剩余的正常骨密度，使溶骨性病变的密度均匀增高，被误认为纤维基质。需要时可用 CT 明确。

### 边缘

在进行鉴别诊断和确定病变侵袭性时，评估溶骨性病变的边缘非常重要（图 11.10~图 11.13）。放射科医师和骨科医师通常使用 Lodwick 系统，根据平片或 CT 表现对溶骨性病变进行分型。

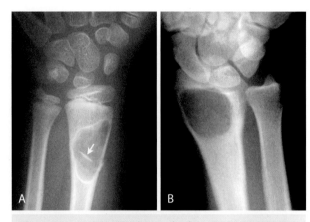

图 11.10　肿瘤地图样边缘。（A）边缘锐利且有硬化边（1A 型）的地图样病变（肿块容易勾画）。注意落入孤立性骨囊肿中的皮质骨折碎片（箭），形成了"坠落碎片征"。（B）桡骨远端巨细胞瘤，边缘锐利但无硬化边（1B 型）的地图样病变

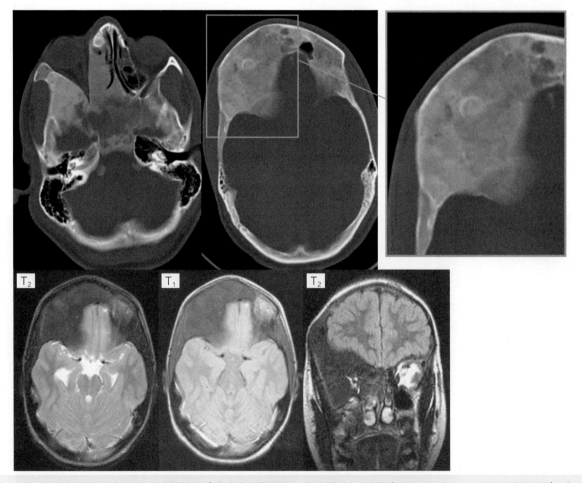

图 11.9　纤维基质的特点是磨玻璃样外观（密度高于软组织，相对均匀，通常为 60~140 HU，无骨小梁形成），如本例纤维结构不良所示（选自 Morrison W. Problem Solving in Musculoskeletal Imaging. Philadelphia: Elsevier; 2010.）

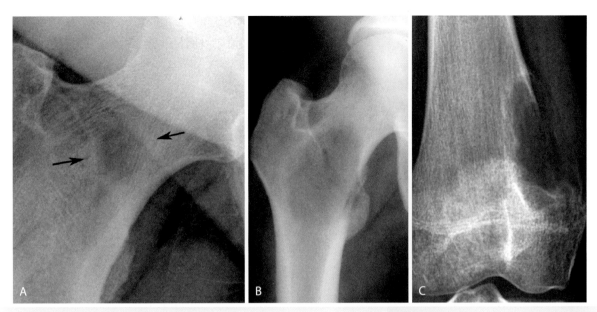

图 11.11　肿瘤的侵袭性切缘：边缘清晰，过渡带宽（1C 型边缘）。（A）股骨颈隐约可见 "模糊" 边缘的地图样病变（宽过渡区，1C 型），肺腺癌转移。（B）另一例 1C 型病变，具有更宽的过渡区和皮质突破，浆细胞瘤。（C）另一例肺癌转移瘤，边界清但过渡区宽，某些区域呈地图样，而某些区域边界不清

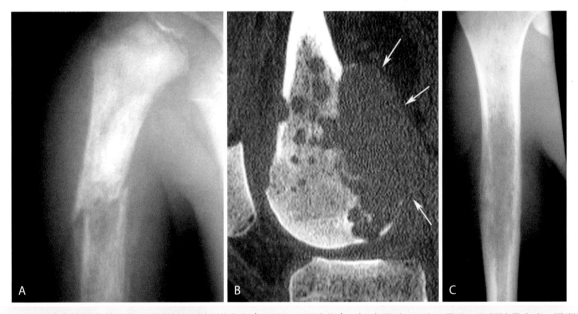

图 11.12　肿瘤的侵袭性边缘：浸润性和虫蚀样病变（2 型和 3 型边缘）。（A）男孩，8 岁，骨干 - 干骺端骨肉瘤，浸润性（3 型）骨破坏，肿瘤浸润在骨小梁之间，一些骨小梁被破坏，一些骨小梁仍被保留。（B）肺癌骨转移瘤，股骨远端矢状位 CT 重建显示虫蚀样（2 型边缘）破坏。注意软组织肿块（箭）。（C）14 岁儿童，尤因肉瘤，具有浸润性和虫蚀样病变（2 型和 3 型边缘）。注意近侧干骺端隐约可见透亮区。2 类和 3 类边缘之间的区别通常并不重要，两者均提示高度侵袭性病变（A，图片来自美国放射学会学习档案，经 BJ Manaster 医学博士许可使用）

- 1 型呈地图样，即具有可用铅笔精确追踪的清晰边缘。1 型病变根据病变与受累骨之间的过渡区域进一步界定。1A 有一个狭窄的过渡区，有薄的硬化边。1B 的边界清晰锐利，但没有硬化边。1C 具有较宽的过渡区，具有略微模糊或 "模糊" 的边缘。
- 2 型是 "虫蚀" 样，多发的中央透亮区伴不规则边缘。

- 3 型是浸润型，小的透亮区，边缘难以显示。

　　1A 型病变为非侵袭性，通常也是良性的。薄的硬化缘表明病变已经存在很长时间而没有生长，从而使骨在其周围形成 "壳"。这常见于囊肿（单纯性或单房性骨囊肿、骨内腱鞘囊肿和软骨下囊肿）和其他良性病变，如黄色纤维瘤［非骨化性纤维瘤（NOF）

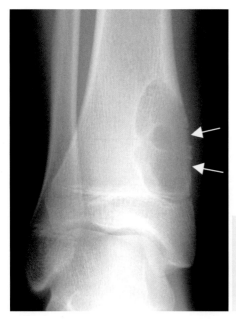

或愈合前的纤维性皮质缺损（FCD）]，以及纤维结构不良。潜在的诊断陷阱是已经治疗的恶性肿瘤（如转移瘤化疗后）；随着生长减慢，骨骼会发生反应并可能形成硬化边缘（图 11.14）。

1B 型病变可能为良性或恶性，一些良性 1B 病变可能表现得具有侵袭性。如前所述，转移瘤和骨髓瘤可能有 1B 型边缘。"穿凿样病变"有时用于描述骨髓瘤的多个边缘锐利溶骨性病变。

**图 11.13　肿瘤侵袭性边缘。**17 岁男孩，侵袭性和非侵袭性混合边缘。大多数边缘锐利并硬化（1A 型，非侵袭性），提示为非侵袭性病变。然而，内侧有皮质突破（箭），这是侵袭性的表现。尽管大部分病变边缘为非侵袭性，但皮质破坏必须被视为危险信号，必须将病变当作侵袭性病变进行检查。活检证实为骨肉瘤

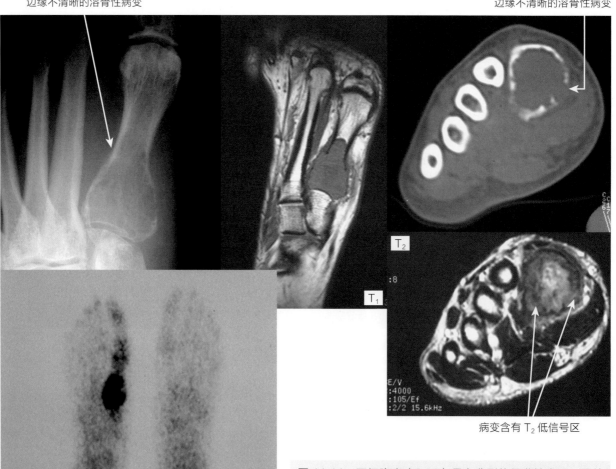

边缘不清晰的溶骨性病变

边缘不清晰的溶骨性病变

病变含有 T₂ 低信号区

骨扫描

**图 11.14　巨细胞瘤（GCT）**具有典型的侵袭性表现，平片上具有锐利（或略微模糊）的边缘，但无硬化缘，CT 上具有"点划线"状皮质中断。CT 上的形态提示为恶性肿瘤，活检是必要的，但 T₂ 加权 MRI 上相对低信号提示 GCT（选自 Morrison W. Problem Solving in Musculoskeletal Imaging. Philadelphia: Elsevier; 2010.）

1C 型、2 型和 3 型病变具有侵袭性，但仍可能是良性的。典型的 2 型或 3 型良性病变是感染，常会导致边界不清的溶骨性破坏。这时骨膜反应可能会有所帮助，因为感染往往具有更成熟的骨膜反应（光滑、厚实），这提示非恶性肿瘤。LCH 也可能表现出侵袭性（边界不清，早期阶段通常为浸润性）。3 型浸润型常为小圆形细胞病变，鉴别包括尤因肉瘤、淋巴瘤/白血病、LCH 和感染。骨的 GCT 可能有 1B 或 1C 边缘，通常生长缓慢，但局部可能有高度侵袭性表现。

边缘形态若掺杂混合则令人疑惑，例如，部分病变有较薄的硬化边界，但另一个区域边界欠清。在这种情况下，病变按具有侵袭性更强的边缘进行分类。请注意，如果良性病变与骨髓腔呈倾斜排列时，正位拍摄的平片上可能显示边界欠清，再次证明多体位成像的重要性。如果病变确实具有部分侵袭性，则可能表示良性病变转变为恶性肿瘤。软骨样病变可能发生这种情况，其他疾病很少发生（例如，在骨梗死或 Paget 病恶变为肉瘤。一般来说，溶骨性病变应按其最具侵袭性的边缘进行分类）。

---

### 关键概念

#### 溶骨性病变边缘的评估

- Lodwick 系统
- 提供病变局部侵袭性的信息
- 专用于溶骨性病变，而不适用于成骨性病变
- 仅平片或 CT
- 1A：锐利、薄的硬化缘。非侵袭性，几乎总是良性
- 1B：锐利、无硬化缘。可能为非侵袭性或侵袭性
- 1C：边界明确但边缘模糊。侵袭性
- 2（虫蚀样）和 3（浸润性）：病变边缘不清，表现可能重叠，区别不是必需的。侵袭性
- 如果存在不同的边缘类型，则根据最具侵袭性的边缘判断病变
- 侵袭性并不表示恶性
  □ 示例：骨感染
- 非侵袭性并不表示良性
  □ 示例：多发性骨髓瘤中的"穿凿样"病变

---

## 膨胀/皮质内缘扇贝样压迹

骨的"膨胀"，即皮质向外偏移或重塑，可能是侵袭性的迹象，但也是许多良性病变的特征（图 11.15）。膨胀性改变被认为是一种骨膜反应，因为它是由于髓内病变生长，骨膜形成实性新骨而形成。在 NOF 和纤维结构不良等病变中可见轻微的局灶性膨胀。

Paget 病和骨髓堆积疾病（如地中海贫血和 Gaucher 病）可见骨骼弥漫性膨胀。侵袭性病变，如出血性转移瘤（如肺癌、肾癌、甲状腺癌）以及浆细胞瘤/多发性骨髓瘤中可出现明显膨胀。一些良性病变，如单纯性骨囊肿（SBC）会引起膨胀性改变，而 ABC 和血友病性假瘤也会引起明显膨胀性改变，即所谓的"吹气球样病变"。因此，除非有其他迹象指向侵袭性或非侵袭性病变，否则，膨胀本身并不是恶性肿瘤所特有。

当髓内病变生长或扩大并使皮质内层变薄时，就会发生骨皮质内缘扇贝样压迹。引起扇形缺损的典型病变是低级别软骨瘤，最常见的是内生软骨瘤。然而，这一发现也是非特异性的，更多地与病变的生长速度有关，而不是组织学（图 11.16）。

### 皮质外缘扇贝样压迹

皮质外缘扇贝样压迹，骨表面凹陷、边缘锐利，见于骨表面或骨外生长缓慢的病变。因为这意味着生长缓慢，所以它通常见于良性病变，如腱鞘的腱鞘巨细胞瘤（TGCT）、神经鞘瘤和腱鞘囊肿。

### 骨膜反应

骨膜是覆盖长骨干骺端和骨干的一层细胞。扁骨也有骨膜，但某些骨，如椎骨、腕骨和跗骨没有成熟的骨膜，因此不会对刺激产生明显的骨膜反应。骨膜负责骨的附加生长和修复；也就是说，它会沿着皮质产出新骨。当骨骼长期承受应力时，会相应地使皮质变厚。事实上，骨膜只以一种方式作出反应——形成更多的骨。骨膜反应的不同形式反映了骨膜的刺激程度，以及骨膜因病变生长而被推离骨骼的速度（图 11.17 和图 11.18）。骨膜反应的其他同义词有骨膜炎和骨膜新骨形成。

#### 骨膜反应的类型

厚实、波浪状：意味着生长缓慢；骨膜有时间产出新骨；（低度侵袭性）——例如，感染、骨样骨瘤、应力性骨折。

层状（洋葱皮）：意味着周期性的快速生长；骨膜周期性地被推开，形成一层钙质等；中度侵袭性——例如，嗜酸细胞肉芽肿（EG）。

日光放射状：意味着生长非常快；骨膜在被推开时产生骨，形成垂直于皮质的钙质条纹；侵袭性非常强——例如，骨肉瘤。

Codman 三角：表示生长非常快；在肿块的中点，生长非常迅速，以至于骨膜无法作出反应。在生长较慢的边缘，骨膜反应呈三角形，侵袭性非常强——例如，骨肉瘤、尤因肉瘤、侵袭性感染。

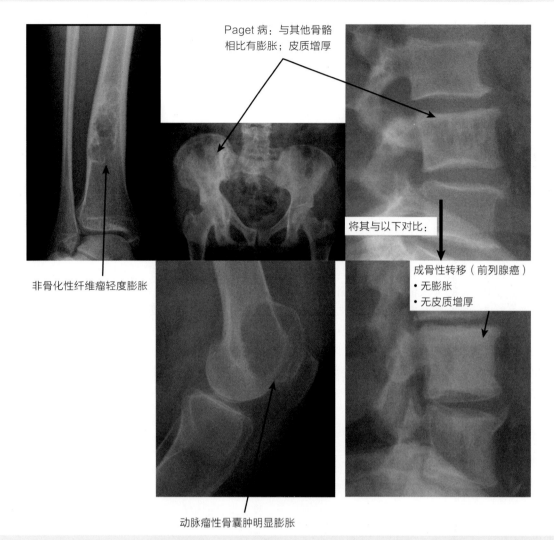

Paget 病：与其他骨骼相比有膨胀；皮质增厚

非骨化性纤维瘤轻度膨胀

将其与以下对比：

成骨性转移（前列腺癌）
• 无膨胀
• 无皮质增厚

动脉瘤性骨囊肿明显膨胀

图 11.15　良性和恶性骨病变都可出现骨膨胀。一些快速生长的过程（即血友病中的骨内出血）可导致"吹气球样"病变，也可见于动脉瘤性骨囊肿和恶性肿瘤，如骨髓瘤和转移性肿瘤（尤其是侵袭性 / 出血性的转移瘤，如来自肾、肺和甲状腺癌的转移）（选自 Morrison W. Problem Solving in Musculoskeletal Imaging. Philadelphia: Elsevier; 2010. ）

## 皮质突破和软组织肿块

皮质突破和软组织肿块是侵袭性的标志。血友病性假瘤或 ABC 等良性病变有时可能会出现突破，但在 CT 上可以看到薄层包壳。很多恶性骨肿瘤中可见软组织肿块，尤因肉瘤中尤其常见（图 11.19）。

## 骨肿瘤诊断和鉴别诊断

前几页描述的影像学特征有助于确定骨病变的侵袭性并缩小鉴别诊断范围。然而，最重要的特征是患者的年龄和病变的位置。例如，如果有人说"有个患者肱骨干骺端有溶骨性病变"；您问年龄，如果说"14岁"，您应该自然想到 SBC；如果说"74岁"，您应该考虑转移瘤或骨髓瘤。不同年龄段，具有不同的常见病。

## 年龄作为骨肿瘤的判断标准

| 年龄 | 常见病变 |
| --- | --- |
| 1 岁 | 转移性神经母细胞瘤、白血病 / 淋巴瘤。 |
| 1~10 岁 | 尤因肉瘤；骨髓炎、白血病 / 淋巴瘤。 |
| 10~30 岁 | 骨骼未成熟的骨骺：软骨母细胞瘤、LCH、骨髓炎。 |
| | 骨骼成熟后骨骺：GCT。 |
| | 干骺端：骨肉瘤、骨样骨瘤、黄色纤维瘤（NOF 或 FCD）、SBC、纤维结构不良、骨髓炎。 |
| | 骨干：尤因肉瘤。 |
| 30~50 岁 | 软骨肉瘤、淋巴瘤。 |
| >50 岁 | 转移瘤、多发性骨髓瘤、软骨肉瘤。 |

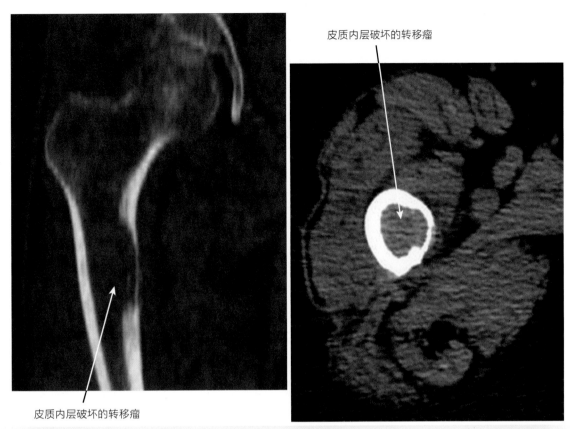

皮质内层破坏的转移瘤

皮质内层破坏的转移瘤

图 11.16　骨皮质内缘扇贝形压迹可见于生长缓慢的病变（如内生软骨瘤）以及恶性肿瘤的早期——本例是肺癌骨转移。请注意，皮质没有膨胀和重塑，而是皮质内层被破坏，这是病变侵袭性的标志（选自 Morrison W. Problem Solving in Musculoskeletal Imaging. Philadelphia: Elsevier; 2010.）

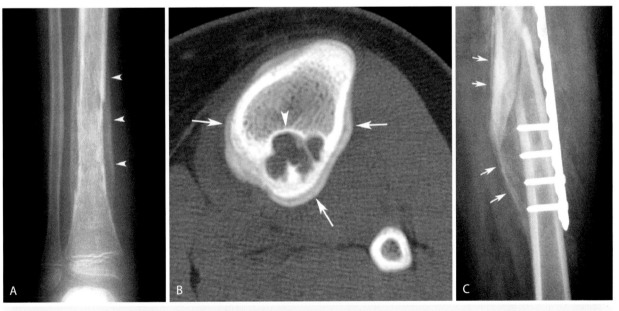

图 11.17　非侵袭性骨膜反应。（A）某骨髓炎患儿的胫骨远端平片显示连续的骨膜反应（箭头）。注意骨质破坏呈侵袭性，相对无侵袭性的密实骨膜反应是正确诊断的重要线索。（B）患儿胫骨远端非骨化性纤维瘤（箭头）伴有病理性骨折（未显示）的 CT，骨膜抬高（箭）不是由肿瘤引起的，而是穿过肿瘤的病理性骨折的愈合反应引起的。注意肿瘤边缘界限清晰并有硬化边（1A 型）。（C）股骨干内固定，局部放大摄影显示被血肿抬高的骨膜，连续密实的骨膜新骨（箭），最终将重塑为成熟骨骼

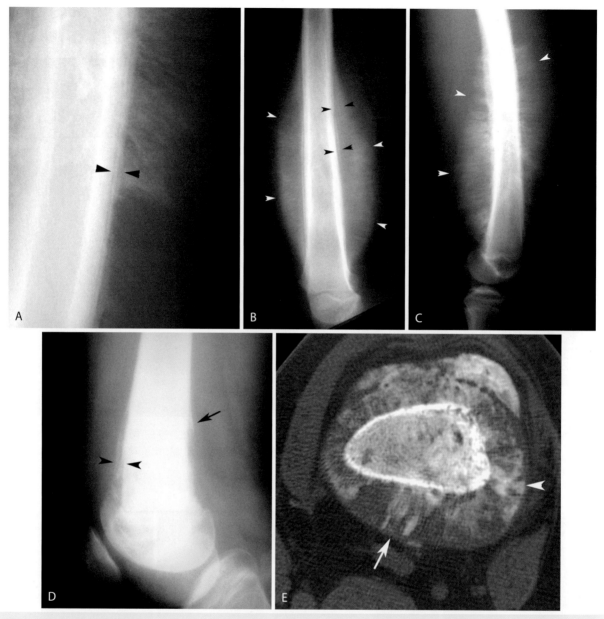

图 11.18　侵袭性骨膜反应。（A）骨肉瘤患儿的股骨局部放大摄影平片显示隐约可见的分层状（箭头之间）和竖发样骨膜反应。（B）尤因肉瘤患儿的股骨侧位片显示骨膜反应中断（黑箭头）和竖发样骨膜反应（白箭头）。（C）大龄儿童的骨肉瘤，可见明显侵袭性骨膜反应（箭头）。（D）另一例大龄儿童的骨肉瘤。可见分层状骨膜反应（黑箭头之间）和 Codman 三角（黑箭）。（E）青少年股骨远端骨肉瘤的轴位 CT 图像显示竖发样骨膜反应（箭）和肿瘤骨样基质（箭头）混合存在

## 平片对孤立性骨病变进行分类的关键标准

- 骨质破坏的边缘 / 形态（尤其是溶骨性病变）。
- 基质矿化。
- 膨胀 / 扇贝形压迹。
- 骨膜反应。
- 部位。
- 患者年龄。

## 病灶边缘

适用于溶骨性病变。

1 型（地图样）：

- □ 1A：过渡区窄，薄硬化缘；非侵袭性。
- □ 1B：过渡区窄，无硬化缘；可为侵袭性或非侵袭性。
- □ 1C：过渡区宽，无硬化缘；侵袭性。

2 型（虫噬样）：多发溶骨区；侵袭性。

3 型（浸润性）：侵袭性。

尤因肉瘤伴转移　　　　　　　　　　　浸润性病变

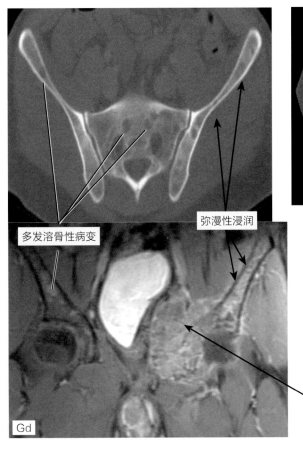

多发溶骨性病变

弥漫性浸润

Gd

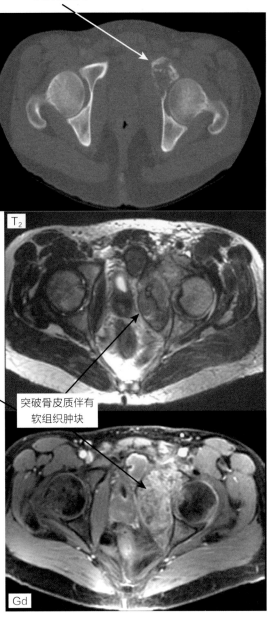

T₂

突破骨皮质伴有
软组织肿块

Gd

图 11.19　皮质突破及软组织肿块，提示更明显的侵袭性。典型的尤因肉瘤通常表现为大的软组织肿块。淋巴瘤、转移瘤等病变也可表现为向软组织延伸，但这一表现并不具有特异性。一些良性病变也可表现为皮质突破和软组织肿块效应，如感染、骨折伴血肿等（引自 Morrison W. Problem Solving in Musculoskeletal Imaging. Philadelphia: Elsevier; 2010.）

## 肿瘤边缘鉴别诊断

### 1A 型边缘（非侵袭性，良性）

- 多数良性病变，包括单纯性骨囊肿、骨内腱鞘囊肿、非骨化性纤维瘤、内生软骨瘤，纤维结构不良、软骨母细胞瘤、朗格汉斯细胞组织细胞增生症（LCH）。

### 1B 型边缘

- 骨巨细胞瘤、LCH、骨髓瘤、转移瘤。

### 1C 型边缘（侵袭性）

- 骨巨细胞瘤、骨肉瘤、软骨肉瘤、骨髓炎、棕色瘤、LCH、淋巴瘤、转移瘤。

### 2 型（虫噬样；侵袭性）

- 恶性肿瘤（原发性和转移性）、骨髓炎、LCH。

### 3 型（浸润性；侵袭性）

- 肿瘤：小圆细胞瘤、骨肉瘤、转移瘤。
- 代谢性：甲状旁腺功能亢进。
- 机械性：骨折，侵袭性骨质疏松。
- 感染性：骨髓炎。

## 肿瘤基质

### 骨样基质（云雾状，无定形）

- 成骨性肿瘤：骨肉瘤、骨样骨瘤、骨母细胞瘤。
- 也可以在骨折愈合早期看到。

### 软骨样基质（弧形和环状）

- 软骨形成性肿瘤：软骨瘤、软骨肉瘤、+/- 软骨母细胞瘤。

**纤维性基质（磨玻璃样）**

- 纤维结构不良。

## 孤立性骨病变的典型位置

骨骺：软骨母细胞瘤，软骨下囊肿，骨巨细胞瘤（骨骺板闭合后），透明细胞软骨肉瘤，LCH。

干骺端：骨肉瘤、软骨肉瘤、内生软骨瘤、骨软骨瘤、骨巨细胞瘤（骨骺板未闭）。

骨干：小圆细胞肿瘤（淋巴瘤、骨髓瘤、尤因肉瘤）。

## 皮质及皮质旁肿瘤

**皮质**

- 骨样骨瘤。
- 纤维性病变：纤维黄色瘤（NOF 或 FCD）、骨纤维结构不良（骨化纤维瘤）、罕见的皮质纤维结构不良。
- 造釉细胞瘤。

**皮质旁（表面病变）**

- 骨软骨瘤。
- 骨旁或骨膜骨肉瘤。
- 骨膜软骨瘤和软骨肉瘤。
- 骨膜腱鞘囊肿。
- 骨旁任何软组织肿瘤。

## 骨膜反应

- 实性：非侵袭性。
- 膨胀性包壳样改变：侵袭性或非侵袭性。
- 分层状（"葱皮样"）：交界性。
- 中断：侵袭性。
- 竖发样：侵袭性。
- 日光放射状：侵袭性。
- Codman 三角：侵袭性。

## 儿童骨膜新骨形成

- 感染 / 炎症。
- 愈合骨折；虐待创伤。
- 代谢（坏血病、维生素 A 和维生素 D 过多症、Gaucher 病等）。
- 生理性（快速生长期间）。
- 实体瘤（通常为侵袭性骨膜反应）。
- 白血病。
- 早产（早产儿的前列腺素 E、生理性、代谢性疾病）。
- 肢骨纹状肥大。
- Caffey 病。

## 肌肉骨骼肿瘤 MRI：技术性要求

1. 尽可能使用表面线圈。
2. 轴位图像用于评估间室和神经血管束。
3. 轴位扫描必须包括整个病灶，整个骨骼的纵向扫描用于评估跳跃转移。
4. 尽可能包含体表标志，从而在图像上的测量与手术部位的距离精确对应。
5. 必须包括 $T_1$ 加权成像，其肿瘤 - 脂肪有高对比度。
6. 脂肪抑制 $T_2$ 加权序列，显示肿瘤 - 肌肉高对比度。
7. 评估关节受累通常需要冠状位或矢状位成像。
8. 液体敏感序列如 STIR 可提高病变辨识度。
9. 钆增强成像可以提高病变的辨识度，显示病变的黏液部分，有助于引导活检远离病变坏死部分。

## 伴有 $T_1$ 缩短（$T_1$ 加权像上的高信号）的肌肉骨骼肿块的鉴别诊断

**常见**

- 脂肪（通过化学脂肪抑制和反转恢复序列抑制）：脂肪瘤、脂肪肉瘤、血管瘤、营养不良性脂肪。
- 高铁血红蛋白：血肿，肿瘤内出血。
- 钆增强。

**不常见**

- 高蛋白物质。
- 黑色素（尽管黑色素瘤转移灶内的高信号更可能是由于高铁血红蛋白）。

## $T_2$ 加权有明显低信号的肌肉骨骼肿块的鉴别诊断

- 少细胞的纤维组织。
- 纤维性肿瘤（如足底纤维瘤、其他纤维瘤病）。
- 瘢痕组织。
- 致密的矿化。
- 黑色素。
- 血液衍生物。
- 急性血肿。
- 含铁血黄素：陈旧性血肿、PVNS、TGCT、血友病患者的滑膜。
- 血管流空。
- 气体。
- 异物。
- 痛风石。
- 淀粉样变。
- 骨水泥（即甲基丙烯酸甲酯）。
- 富细胞性肿瘤，如淋巴瘤常呈等低信号。

## 伴有液-液平面的肌肉骨骼肿块

- 骨巨细胞瘤。
- 动脉瘤样骨囊肿。
- 毛细血管扩张型骨肉瘤。
- 孤立性骨囊肿。
- 肿瘤坏死。
- 血肿，肿瘤内的出血。
- 软骨母细胞瘤。
- 如有大的低流量通道则为血管瘤。
- 纤维结构不良中的囊性变。
- 肿瘤性钙质沉着症。

## MRI 上伴有周围骨髓水肿的病变

- 软骨母细胞瘤。
- 骨母细胞瘤。
- 骨样骨瘤。
- 骨巨细胞瘤。
- LCH。
- 骨髓炎。
- 应力性骨折。
- 继发性病理性骨折。

**近期活检病变的表现**　活检将导致周围水肿和强化，使病变在 MRI 上表现得更具侵袭性，从而难以或无法确定病变的真实边界。如果接近神经血管束，这可能使手术计划从保肢改变为截肢。因此，活检前进行 MRI 检查非常重要。

**治疗后病变的表现**　治疗后骨和软组织的表现会发生变化（图 11.20）。溶骨性转移灶硬化会更明显（尤其是在乳腺癌的转移灶）。骨扫描可显示由于骨愈合而代谢活跃的反常现象（闪烁现象）。

红骨髓的 MRI 表现可发生改变：化疗后反弹或集落刺激因子治疗可导致骨髓造血增加，这些造血骨髓通常更富有细胞，因此 $T_2$ 和 STIR 信号比正常红骨髓更高，可能类似于新发转移灶。

放疗除导致红骨髓被黄骨髓替代外，也可影响软组织：放疗可引起软组织水肿，特别是放射野内肌肉，这种水肿可能持续数年，与创伤、感染及神经源性病变相似，无占位效应。后期随访中，肌肉可能出现脂肪性萎缩。放疗可能有其他后果，包括骨坏死；儿童可发生生长障碍，以及辐射诱发的肉瘤：包括骨肉瘤、软骨肉瘤和纤维肉瘤——这些是侵袭性的继发性恶性肿瘤，通常在治疗后 10~15 年出现在照射野边缘（图 11.21 和图 11.22）。

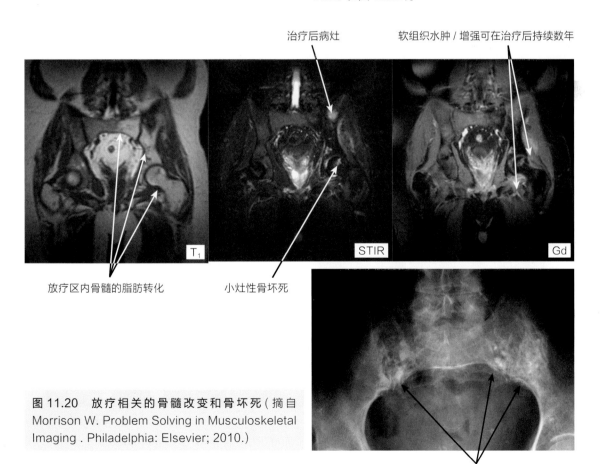

治疗后病灶

软组织水肿/增强可在治疗后持续数年

放疗区内骨髓的脂肪转化

小灶性骨坏死

**图 11.20　放疗相关的骨髓改变和骨坏死**（摘自 Morrison W. Problem Solving in Musculoskeletal Imaging . Philadelphia: Elsevier; 2010.）

另一患者：骨盆的放射性骨坏死

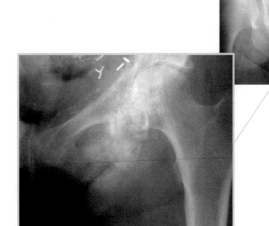

图 11.21　骨样基质和骨质破坏提示继发性骨肉瘤出现在放射野边缘，患者于儿童时期因横纹肌肉瘤接受放疗（摘自 Morrison W. Problem Solving in Musculoskeletal Imaging. Philadelphia: Elsevier; 2010.）

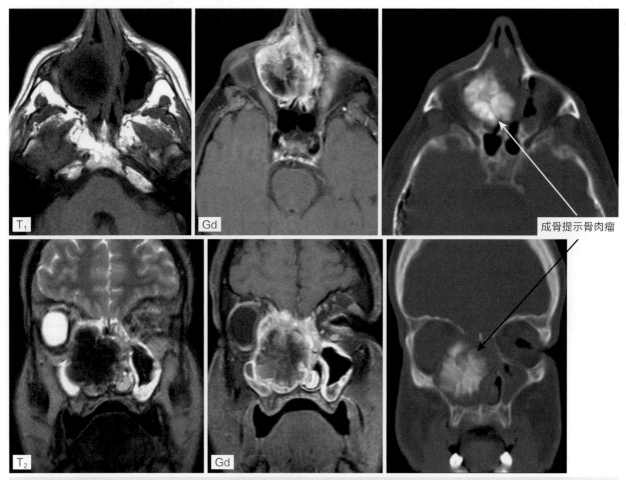

图 11.22　患者，男性，43 岁，儿童时期因视网膜母细胞瘤行眼球摘除和放射治疗。现在放疗区边缘出现继发性骨肉瘤（摘自 Morrison W. Problem Solving in Musculoskeletal Imaging. Philadelphia: Elsevier; 2010. ）

**肌肉骨骼肿瘤放射治疗的并发症**

- 肿瘤复发
- 早期生长停止
- 发育畸形
- 辐射诱发性骨软骨瘤
- 感染
- 放射性骨坏死
- 辐射诱发性肉瘤

# 良性成骨性肿瘤

## 骨瘤

- 骨瘤实际上是一种错构瘤，一种没有基质细胞增生的密质骨异常增生。
- 骨瘤通常见于膜化（扁）骨内，位于颅盖（通常起自外板）或鼻窦（图 11.23A）。
- 骨瘤可以多发，很少发生在管状骨表面，作为 Gardner 综合征的一部分，Gardner 综合征是一种常染色体显性遗传疾病，与多发性结肠腺瘤性息肉相关（图 11.23B）。
- 整个病变呈致密硬化，边界清楚。
- 病变不具有侵袭性，但偶尔可引起邻近骨骼的膨胀。
- 根据影像学特征可作出诊断，无需治疗。
- 如果在 MRI 上偶然发现骨瘤，由于其致密的矿化，在所有序列上都表现为低信号，偶尔可有轻度不均匀。

- 骨瘤的鉴别诊断包括成骨性转移瘤和邻近脑膜瘤的颅骨骨质增生。

## 内生骨疣（骨岛）

- 骨岛是髓腔内被骨小梁包围的致密骨区域。
- 它们可能是像骨瘤一样的错构瘤性增殖，或是在骨重建过程中破骨细胞活动失败的区域。
- 这种病变非常常见，通常在影像学检查中偶然发现。
- 仔细观察可以发现病灶边缘呈毛刺状与周围正常的小梁融合（图 11.24）。这种特征性表现具有诊断价值。
- CT 有助于评估边界；此外，骨岛密度通常高于大多数未经治疗的成骨性转移瘤，平均密度在 900 HU 或更高。如此高的密度不能完全排除成骨性转移。
- 骨岛大小差异很大，但大于 1 cm 的不常见，骨盆例外，可达 2~3 cm。大于 2 cm 被认为是"巨大骨岛"。
  - 大病灶或增大的病灶可以通过骨扫描进行评估，以排除成骨性骨转移或骨肉瘤（图 11.25）。
  - 骨扫描正常可以排除骨肉瘤可能性。请注意，较大骨岛可能有轻度的示踪剂摄取，因此骨扫描阳性不能可靠排除骨岛。但成骨性恶性肿瘤摄取常更高，很容易区分。
  - 结合前列腺特异性抗原对男性患者的诊断也有帮助，因为当前列腺癌转移到骨时，前列腺特异性抗原通常（尽管并不总是）升高。
  - 如果在 MRI 上发现骨岛，它在所有序列上都是低信号强度，与正常的骨皮质相同。
- 骨斑点症是一种以关节周围骨骺内聚集多个骨岛为特征的疾病。

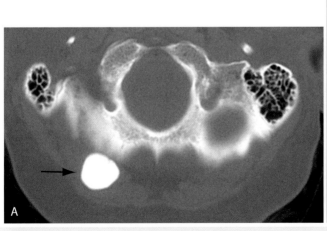
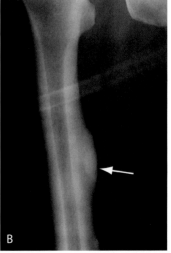

**图 11.23　骨瘤。**（A）头颅轴位 CT 显示枕骨下均匀极高密度圆形肿块（箭），是典型的骨瘤表现。（B）股骨 AP 位平片显示椭圆形致密的骨表面病变（箭）。这种骨瘤出现在 Gardner 综合征（肠息肉病）的背景下；骨瘤很少见于管状骨，除非作为 Gardner 综合征的一部分（图片 B 由 BJ Manaster, MD 授权使用，来自 STATdx 网站，Amirsys, Inc.）

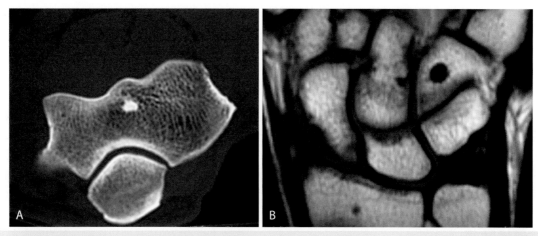

图 11.24　骨岛。（A）肱骨远端轴位 CT 显示典型的骨岛，表现为均匀致密的成骨，边缘与邻近的正常骨小梁融合。（B）冠状位 T₁ 加权 MR 图像显示钩骨和桡骨远端内的低信号圆形病变，周围的骨正常。未展示的其他序列表现类似，均为低信号，这是骨岛的典型特征

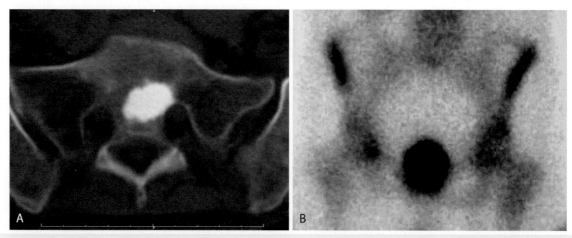

图 11.25　骨扫描有助于巨型骨岛的鉴别诊断。（A）乳腺癌患者腹部 CT 图像局部放大图像，显示骶骨有一个大的硬化灶。（B）双膦酸盐骨扫描显示病灶摄取微量示踪剂，可以排除活动性成骨性转移或骨肉瘤。较大骨岛可表现为轻度摄取

**关键概念**

**骨岛**

- 髓质内致密的小圆形或椭圆形密质骨
- 与周围的骨小梁融合
- 偶见缓慢增大或表现为体积较大；因此需要与生长缓慢的低度恶性骨肉瘤鉴别。骨扫描阴性可排除骨肉瘤

## 骨样骨瘤

- 骨样骨瘤是小的溶骨性病变（瘤巢）被致密的反应性成骨所包绕。
- 几乎所有患者年龄都在 10~25 岁。
- 男女比例为 3：1。
- 骨样骨瘤的典型临床表现为持续数周、数月或数年的疼痛。

- 夜间疼痛常更严重，使用非甾体抗炎药后可缓解。这种表现并非特有，但有助于诊断。
- 可通过病变完全切除或消融而显著缓解疼痛症状。
- 虽有疼痛症状，但骨样骨瘤是一种良性病变，可在大约 3 年后自发消退。然而，症状通常很严重，大多数病变都得到治疗。
- 在儿童中，病变可能导致生长障碍，当发生于脊柱时，可成为"疼痛性脊柱侧凸"的病因。
- 组织学上，骨样骨瘤与骨母细胞瘤相似，后者通常大于 2 cm，多累及中轴骨。
- 骨样骨瘤最常见的部位是管状骨的皮质（65%~70%）。
  - 60% 的骨样骨瘤位于股骨和胫骨皮质。
- 影像学表现相当有特征性：局灶性皮质硬化伴中心透亮区（瘤巢）。
  - 病灶由大量血管纤维组织、类骨质和未成熟的骨组成。

- 在平片或 CT 上，瘤巢表现为中央透亮区，但可以部分或几乎完全矿化，可能掩盖病变。
- 皮质骨样骨瘤的局部硬化反应可非常密集，以至于在平片上瘤巢可能被掩盖（图 11.26）。
- 若未见明显瘤巢，可能与应力性骨折的显著的修复性骨形成或其他原因混淆。
- CT 能清晰显示瘤巢和反应性骨（图 11.27 和 11.28），MRI 诊断不明确时，CT 可以确诊（图 11.29 和图 11.30）。

- MRI 的 $T_1WI$ 图像上瘤巢和周围硬化均表现为低信号；液体敏感序列上瘤巢可以表现为低信号或高信号；周围水肿的高信号可能掩盖病灶本身（图 11.29 和图 11.30）。钆造影剂有助于明显强化的骨样骨瘤病灶的检出。
- 骨扫描显示瘤巢内有非常明显的示踪剂摄取，周围摄取略低。请注意，首选 CT 或 MRI 进行病灶识别和定位。

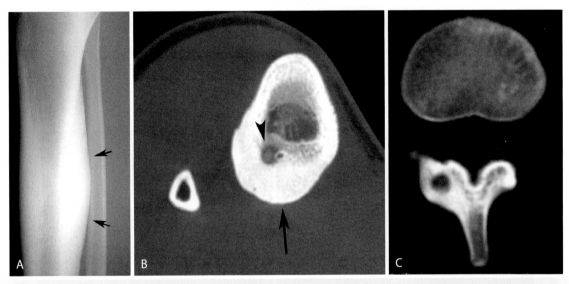

图 11.26　骨样骨瘤。（A、B）典型的皮质骨样骨瘤。14 岁男孩的胫骨侧位平片（A）显示胫骨干后部局灶性皮质增厚（箭），皮质增厚非常密集，以致瘤巢未能显示，但 CT 上很容易显示瘤巢（B 中的箭头）及其周围致密增厚的骨皮质（箭）。（C）$L_1$ 椎体后部附件骨样骨瘤。CT 表现与图 B 相似，小圆形透亮灶伴周围致密硬化。骨样骨瘤若发生于脊柱后部，疼痛使得患者体位固定，发展为非旋转性脊柱侧凸，凹向病变侧

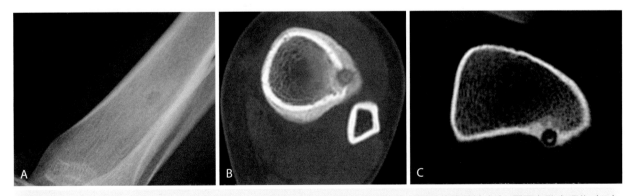

图 11.27　皮质骨样骨瘤反应性改变的比较。（A）下肢平片显示胫骨内有一个小但明显的溶骨性病变，周围有致密硬化。（B）同一病变的轴位 CT 显示溶骨灶和反应性改变的全部范围，包括骨膜、骨内膜和骨髓，这种反应性改变是骨样骨瘤的典型表现，但并不都像本例这样严重。（C）另一股骨远端皮质病变的轴位 CT 显示圆形溶骨性病变，中央有致密影，周围硬化性反应不很明显。这可能是骨膜下骨样骨瘤而并非起源于骨皮质内，典型的表现是骨膜隆起伴下方皮质缺损，不会引起太明显的骨反应。这些病例说明了骨样骨瘤中骨反应性改变的不同程度

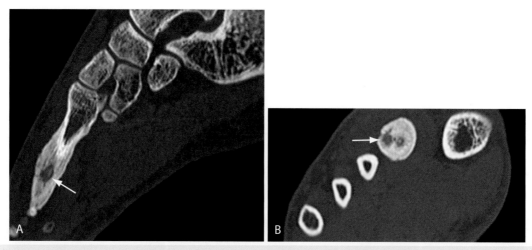

图 11.28　骨样骨瘤，与应力性骨折相似。矢状位 CT（A）和冠状位 CT（B）显示单个跖骨的骨内膜和骨膜明显增厚，这是应力性骨折骨愈合和反应性改变的典型表现。然而，两幅图像均显示位于骨皮质内的局灶性溶骨性病变（箭），证明骨样骨瘤是这种反应性变化的原因

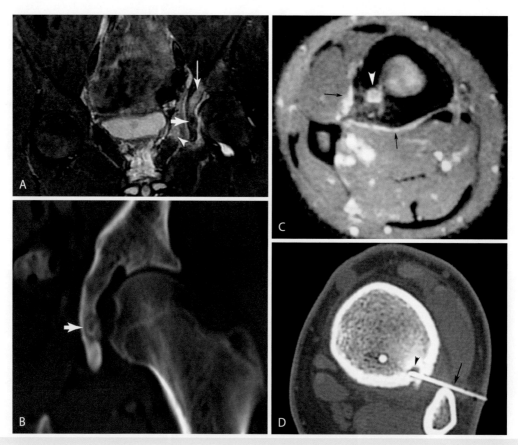

图 11.29　骨样骨瘤的 MRI 表现。（A）冠状位 T$_2$ 加权脂肪抑制图像显示左部积液，髋臼内侧壁（细箭）及邻近软组织（箭头）内有高信号，在所有高信号内隐藏着圆形低信号灶（粗箭），代表骨样骨瘤。这个瘤巢在 MRI 上很容易被忽视，从而对水肿的肌肉或髋臼壁进行无价值的活检。（B）同一患者的冠状位 CT 清晰显示局部瘤巢（箭）为真正病灶，而 MRI 的所有周围异常仅代表反应性改变。（C）另一患者，静注钆剂后轴位 T$_1$ 加权压脂图像显示胫骨后外侧皮质瘤巢明显强化（箭头），骨膜明显强化（小箭），覆盖在瘤巢周围增厚的皮质上。如本例所示，骨样骨瘤瘤巢，至少部分瘤巢几乎总是明显强化，而反应性组织的强化程度较低。（D）另一例胫骨骨样骨瘤（箭头）的轴位 CT 显示经皮射频消融的电极放置（箭）；这是骨样骨瘤的经典和非常有效的治疗方法

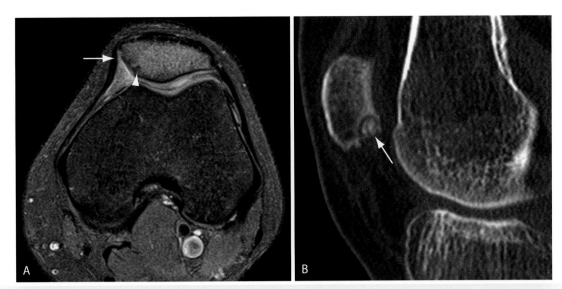

图 11.30　骨样骨瘤的 MRI 和 CT 对比。（A）膝关节轴位 PD 脂肪抑制 MRI 显示整个髌骨的水肿高信号（箭）。内侧小关节面的小圆形低信号病变（箭头）很容易被忽视。（B）同一病灶的矢状位 CT 显示瘤巢（箭）更清晰，表现为囊性圆形病灶伴中央钙化。CT 比 MRI 更容易诊断。事实上，这个案例是由一位非常敏锐的放射科医师发现的，他并没有将这个病例简单地诊断为"髌股关节综合征"，而是提出了骨样骨瘤的可能。MRI 增强扫描可以使骨样骨瘤显示更加明显。当怀疑骨样骨瘤时，增强扫描有助于诊断

## 关键概念

### 骨样骨瘤

- 小的圆形或卵圆形溶骨性病变（瘤巢），小于 1.5 cm。瘤巢内可能含有硬化中心
- 疼痛，夜间更严重，使用非甾体抗炎药（NSAIDs）可缓解
- 长骨骨干病灶有明显反应性硬化，平片上瘤巢显示不清。可能需要 CT 或 MRI
- 如果病变位于关节囊内，则反应性骨形成可距瘤巢有一定的距离
- 最好发部位：股骨骨干、胫骨骨干、股骨颈、脊柱后部附件
- 治疗：非甾体抗炎药；影像引导经皮消融［常用 CT 引导射频消融（RFA）或冷冻消融］；对难治性病例或消融不安全的部位进行手术切除；MRI 引导下聚焦超声手术（MRgFUS）是一种很有前景的无创的新技术

- 骨样骨瘤也可能发生在关节囊内，特别是股骨颈。
  □ 这些病变很难诊断。与关节外皮质骨样骨瘤不同，关节囊内者很少引起边缘硬化或骨膜骨形成，因为关节内没有骨膜。
  □ 然而，新骨形成常离瘤巢有一定距离，沿着更远侧的皮质，很像软骨母细胞瘤的远侧骨膜反应（图 11.31 和图 11.32）。

- 此外，可以表现为慢性滑膜炎伴有关节积液，后期会出现软骨磨损和骨关节炎（图 11.31）。
  □ 如果关节囊内骨样骨瘤的儿童发生慢性滑膜炎和股骨头外侧半脱位，可导致不可逆的肢体不等长和股骨颈外翻（图 11.32）。
  □ 由于硬化性骨反应距瘤巢有一定距离，关节的反应可能非常严重，此类型骨样骨瘤真正的元凶瘤巢很容易被漏诊。
  □ 当怀疑关节内骨样骨瘤时，MRI 是最好的"解决办法"。周围骨髓水肿有助于病灶定位。静脉注入对比剂也有助于确定病灶。

- 最少见的骨样骨瘤位于骨膜下。
  □ 表现为紧贴骨的圆形软组织肿块伴局部骨皮质扇贝样压迹、不规则骨吸收，反应性变化轻微（图 11.27C）。
  □ 距骨是这种罕见的骨样骨瘤的最常见部位。

- 骨样骨瘤也可见于脊柱，尤其是附件（图 11.26C）。
  □ 患者可发展为疼痛性脊柱侧弯，病变位于弯曲顶点的凹缘，不伴旋转。
  □ 由于对瘤巢的硬化反应，脊柱附件的骨样骨瘤可能被误认为成骨性转移或与异常应力相关的硬化，特别是单侧峡部裂时出现的对侧的硬化表现。

- 根据定义，骨样骨瘤的瘤巢小于 2 cm，大多数只有几毫米大（较大的病变被认为是骨母细胞瘤）。骨样骨瘤可能不是真正的肿瘤性病变，因为它的生长潜力有限且不会发生转移。

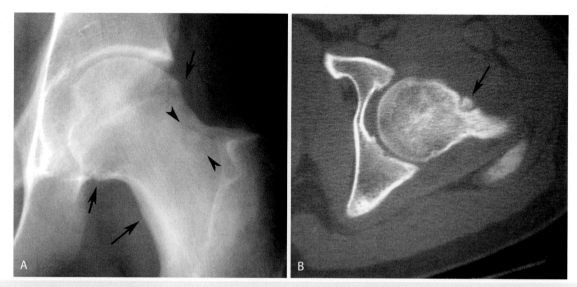

**图 11.31　关节囊内骨样骨瘤。** 17 岁男孩，正位髋关节平片（A）显示股骨头骨赘（短箭）和股骨颈距的加固（股骨颈内侧皮质增厚；长箭），这些属于反应性改变，骨样骨瘤的瘤巢位于股骨颈前缘皮质（箭头），（B）CT 显示更清晰（箭）。注意关节囊内骨样骨瘤的反应形式是关节炎

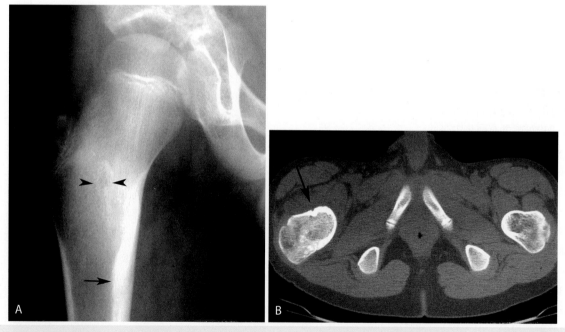

**图 11.32　10 岁男孩，骨样骨瘤导致生长畸形。**（A）髋关节 AP 位平片显示较远的皮质反应性骨硬化（箭）、股骨颈宽且外翻，隐约可见骨样骨瘤的瘤巢（箭头）。（B）CT 显示关节囊内瘤巢（箭）的位置。关节囊外骨样骨瘤也可发生生长障碍，但发生率较低且表现较轻（图片由 BJ Manaster 医学博士授权，来自美国放射学会学习档案）

- 关节外骨样骨瘤的骨扫描显示瘤巢内以及反应性骨有明显示踪性摄取。典型的表现是瘤巢摄取更明显，可导致"双重密度征"，即在斑点状明显摄取的瘤巢、周围更大范围摄取较低的区域。
- 皮质骨样骨瘤的鉴别诊断包括骨母细胞瘤、慢性骨髓炎和应力性骨折（图 11.33）。
  - 慢性感染可形成窦道经皮引流。CT 可显示在感染灶和邻近软组织之间的"引流腔"，骨样骨瘤中不

存在这种通道。
  - 应力性骨折疼痛的时间模式与骨样骨瘤不同，前者疼痛在夜间减轻和休息后改善。
- 关节内骨样骨瘤的鉴别诊断包括任何原因引起的单关节滑膜炎，如感染和炎性关节炎。儿童 Legg-Calvé-Perthes 病早期也可有相似的临床特征。
- 放射科医师通常在这些病变的治疗中起关键作用。CT 引导下的钻孔切除、射频消融、冷冻消融或热消

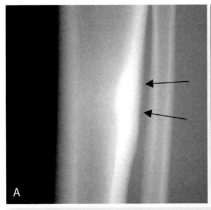
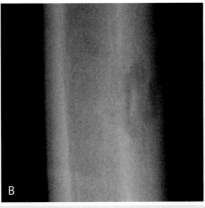
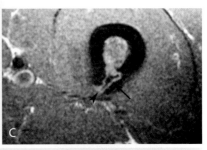

图 11.33 骨样骨瘤的鉴别诊断。（A）应力性骨折。一名 16 岁女孩的小腿侧位平片显示胫骨近端三分之一的后内侧骨皮质增厚（箭），与图 11.26A 中的骨样骨瘤的平片表现相同。这是应力性骨折的典型位置，本例确实为应力性骨折。其平片表现与瘤巢被掩盖的骨样骨瘤并不总是能够相互鉴别。（B、C）皮质内脓肿伴死骨。患者，男性，15 岁，股骨中段侧位平片（B）显示皮质增厚，伴不规则形溶骨性病变伴中央高密度影，尽管这可能是骨样骨瘤瘤巢伴中央钙化灶，然而脂肪抑制 $T_1$ 增强 MR 图像（C）显示出形状不规则、低信号的死骨（箭）伴边缘强化，骨皮质中断（箭头）

融疗效确切，且通常比手术切除的并发症更低（图 11.29D）。MRI 引导的聚焦超声手术（MRgFUS）是一种很有前景的新型无创技术。

## 骨母细胞瘤

- 骨母细胞瘤是一种罕见的良性成骨性肿瘤，在组织学上可能难以与骨样骨瘤鉴别。

- 骨母细胞瘤的特点是其好发部位在脊柱附件（40%~55% 发生在脊柱或扁骨，脊柱病例中 94% 发生于脊柱附件）。其余主要发生在长骨。

- 骨母细胞瘤的边界通常是 1A 型，具有狭窄的移行带和硬化边，局部骨膨胀性改变。病变表现为非侵袭性，偶有皮质突破。偶尔也会有侵袭性表现。

- 虽然是成骨性肿瘤，但在平片和 CT 上密度差异很大，可以从透亮到混合型再到完全成骨性（图 11.34 和图 11.35）。

- 由于矿化程度不同，$T_1$ 和 $T_2$ 加权 MRI 的信号强度变化很大。

- MRI 可显示邻近骨髓和软组织明显水肿（图 11.35）。

- 治疗采用刮除术或边缘性切除术，复发罕见。

- 鉴别诊断包括骨样骨瘤、骨髓炎和脊柱动脉瘤样骨囊肿；此外，由于在 MRI 上偶见骨样基质和闪烁现象，与软组织肿块相似，可被误诊为骨肉瘤。

- 超过 10% 的病变可发生继发性动脉瘤样骨囊肿。

- 与骨样骨瘤不同，极少数可发展为恶性（"侵袭性骨母细胞瘤"）。

**关键概念**

**骨母细胞瘤**

膨胀性且常为非侵袭性

最常见的部位：脊柱后部附件

骨样组织形成多变，溶骨（最常见）到致密硬化

组织学类似于骨样骨瘤，但体积较大，有无限生长潜能，恶变为骨肉瘤的风险小

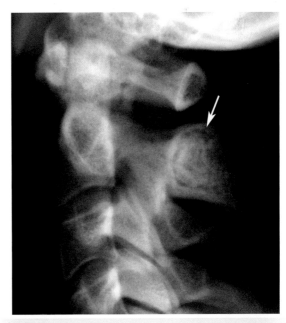

图 11.34 骨母细胞瘤。侧位平片显示溶骨性和成骨性混合病变，$C_2$ 棘突膨胀（箭）。36 岁女性，骨母细胞瘤的典型位置和表现

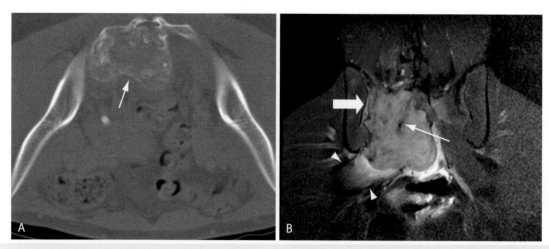

**图 11.35　骨母细胞瘤闪烁现象。**（A）俯卧位的轴位 CT 显示骶骨膨胀性、溶骨性破坏为主的病变（箭），病灶内有一些钙化。从统计学上看，病变很可能是脊索瘤，但必须考虑骨母细胞瘤。（B）同一病灶的冠状位 T₁ 脂肪抑制增强显示整个病灶增强（粗箭），钙化灶呈低信号（细箭），这不是特征表现。然而，邻近软组织内也可见到非常明显的高信号（箭头），即"闪烁现象"，可见于骨母细胞瘤附近的骨和软组织。（图片由 BJ Manaster 医学博士授权，来自 STATdx 网站，Amirsys, Inc.）

## 骨纤维结构不良（骨化性纤维瘤）

- 骨纤维结构不良（旧称"骨化纤维瘤"）是一种极其罕见的良性纤维 - 骨发育不良，几乎只发生在胫骨近端前部。
- 好发年龄为 20 岁以内，表现为发生于皮质的椭圆形地图样病变。
- 常引起胫骨前部皮质弯曲，常有局部骨膨胀。
- 病变有硬化边，可以完全透亮或包含骨样基质（描述为"磨玻璃"表现）。

- 组织学和影像学上与皮质的纤维结构不良和造釉细胞瘤相似。尽管有细微的组织学鉴别特征，但一些学者认为这三种病变属于一个疾病谱。
- 具有上述典型特征时，放射科医师应考虑骨纤维结构不良，具有更侵袭性表现时，应与造釉细胞瘤鉴别（图 11.36）。
- MRI 可证实骨纤维结构不良的皮质起源，也能评估更具侵袭性的造釉细胞瘤相关的软组织 / 骨髓腔侵犯（图 11.37）。

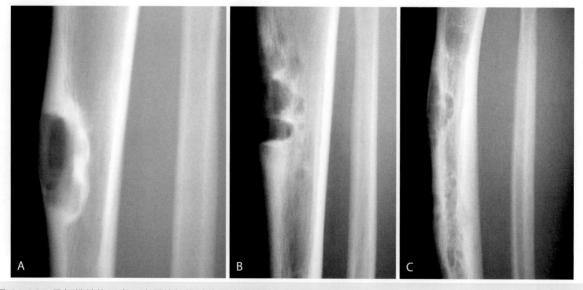

**图 11.36　骨纤维结构不良、皮质的纤维结构不良和造釉细胞瘤的影像学表现相似。**（A）12 岁女孩，AP 位平片显示胫骨近端皮质溶骨性病变，这是典型的骨纤维结构不良（也称为骨化性纤维瘤）。但平片表现并不一定能与皮质的纤维结构不良或造釉细胞瘤鉴别。（B）另一例 12 岁女孩，胫骨前部皮质溶骨性病变，邻近有子病灶，活检证实为纤维结构不良。（C）10 岁男孩，胫骨前部皮质溶骨性病变，证实为造釉细胞瘤

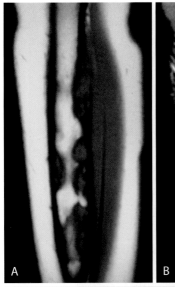
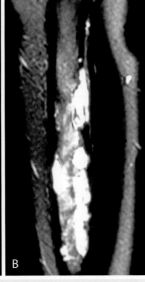

**图 11.37　骨纤维结构不良的 MRI。** 骨纤维结构不良患者的胫骨斜矢状位 $T_1$ 加权（A）和 $T_2$ 加权（B）MR 图像显示中等 $T_1WI$ 和高 $T_2W$ 信号的皮质病变。该患者的平片（未展示）类似于图 11.36，表现为边界清楚的溶骨性病变，与 MRI 范围相对应。与平片表现一样，MRI 征象对骨纤维结构不良与造釉细胞瘤或皮质的纤维结构不良并无特异性

## 恶性成骨性肿瘤（骨肉瘤）

一般而言，原发性骨恶性肿瘤罕见；骨肉瘤是青少年最常见的原发性恶性骨肿瘤。在所有年龄段中，它在原发性骨恶性肿瘤中的发生率仅次于骨髓瘤（15%~20%）。本文介绍了几种类型的骨肉瘤，由于它们的预后、治疗和影像学特征各不相同，因此逐个讨论。世界卫生组织（WHO）将骨肉瘤分为中央型（髓内）和表面病变，每组均有亚型和组织学变异。骨肉瘤的分类也分为原发性和继发性。

### 中央型（髓内）骨肉瘤

中央型骨肉瘤包括普通型、毛细血管扩张型、小细胞型和低级别骨肉瘤。小细胞和低级别骨肉瘤罕见，约占所有骨肉瘤的 2%。小细胞骨肉瘤与尤因肉瘤相似，但有骨样组织形成。低级别骨肉瘤发生在 20~40 岁，可表现为较低侵袭性，容易与良性病变如纤维结构不良混淆。

### 普通型骨肉瘤

- 与所有的肉瘤一样，病理学家将肿瘤分类为骨肉瘤不是根据其起源部位而是根据病变组织学特征，对骨肉瘤而言，特指骨样组织的产生。

- 骨肉瘤在组织学上具有相当的异质性，病理学家根据主要特征进一步对这些肿瘤进行分类：50% 形成足够的骨样组织，称为"成骨细胞型"，25% 主要产生软骨（成软骨细胞型），25% 主要产生梭形细胞（成纤维细胞）。

- 普通型骨肉瘤占所有骨肉瘤的 85%（图 11.38~ 图 11.42）。
  - 大多数（75%）发生于 10~25 岁的儿童和年轻人。

- 起源于髓腔。

- 大多数（91%）起源于干骺端，但也可以是骨干。尽管肿瘤起源于干骺端，但常穿过生长板累及骨骺；生长板并不是肿瘤的有效屏障（图 11.40）。
  - 75% 的病例骨骺受累，虽然很少通过平片检查发现，但在 MRI 上很容易看到。
  - 必须明确肿瘤的骨骺扩散，因为对骨骼不成熟患者有重要的治疗意义（由于生长和关节方面的考虑，首选的同种异体移植物通常不能使用；相反，应骨关节移植或放置假体）。

- 骨肉瘤最常发生在生长最快的部位：股骨远端是最常见的部位，其次是胫骨近端和肱骨近端。虽然扁骨受累少见，但髂骨翼骨肉瘤值得注意。

- 尽管必须注意诊断早期、不易察觉的病例，但骨肉瘤倍增非常快，常在首次发现时就很大。

- 影像学表现具有高度侵袭性：
  - 浸润性伴宽的过渡带。
  - 常可见皮质突破，常伴有较大软组织肿块。
  - 常有骨膜反应，常表现为侵袭性，呈竖发样、日光放射状或 Codman 三角。
  - 90% 的病例在平片或 CT 可见肿瘤骨样基质，出现于软组织肿块内时具有诊断意义。

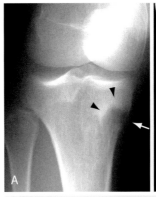
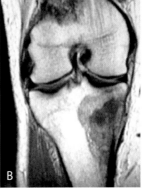

**图 11.38　普通型骨肉瘤。**（A）斜位平片显示胫骨近端干骺端侵袭性、溶骨为主的病变。注意皮质突破（箭）和宽的过渡带。骨内一个非常小的硬化区域（箭头）代表肿瘤基质或反应性骨形成。（B）冠状位质子密度加权 MR 图像显示病灶比平片更大，证实向内侧突破皮质

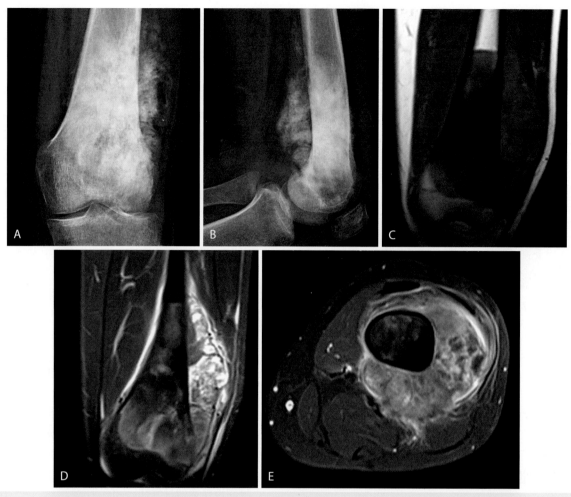

图 11.39　女性患者，20 岁，普通型骨肉瘤。AP 位（A）和侧位（B）平片显示骨肉瘤的典型表现，病变起源于股骨远侧干骺端，骨破坏区和软组织肿块内可见具有侵袭性的不成熟肿瘤骨基质，可见侵袭性骨膜反应和宽的过渡带。根据上述表现，可以直接诊断为普通型骨肉瘤，无需鉴别诊断。注意本例与图 11.38 所示骨质硬化的不同；两种病变均为骨肉瘤，预后相似。（C）冠状位 $T_1W$ MR 图像示病灶信号低于骨骼肌信号，这符合明显成骨性肿瘤的表现。（D）MR 冠状位 STIR 示骨组织和软组织肿块内高低混杂信号。（E）MR 轴位 $T_1W$ 脂肪饱和图像，增强后可见明显不均匀强化，软组织内可见少许低信号坏死区域。值得注意的是，轴向成像在确定肌肉 / 肌间室和神经血管受累方面远优于纵向成像

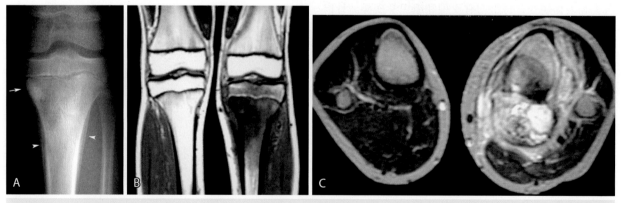

图 11.40　男性患者，14 岁，普通型骨肉瘤。（A）AP 位平片显示胫骨干骺端 - 骨干出现溶骨和硬化混合性病变伴宽的过渡带。病变具有高度侵袭性，伴有明显的骨膜反应（箭头），胫骨内侧骨膜反应中断，外侧呈分层样。肿瘤基质（箭）是干骺端内侧密度增加。根据平片诊断标准，这是骨肉瘤的典型表现，同时也符合骨骺未受累的平片诊断标准。而 MRI 能更好地显示肿瘤的真实范围。MR 冠状位 $T_1W$（B）示肿瘤侵袭所致的骨骺异常信号，干骺端和骨干的异常信号更广泛。MR 轴位 $T_2W$（C）显示大的软组织肿块累及前后筋膜室，以及胫神经血管束

◇ 基质特征性表现为无定形密度增高，没有规则的骨小梁结构。

◇ 基质的数量和钙化程度差别很大，因此平片表现可以从致密的成骨到几乎完全溶骨（图11.41）。溶骨性病变具有侵袭性（1C 或更高）边界。

### 关键概念

#### 普通型骨肉瘤

- 青少年最常见的原发性骨肉瘤
- 常位于膝关节周围，起于干骺端中央，常跨越骺板至骨骺
- 侵袭性强，生长迅速
- 边缘浸润性、皮质突破和软组织肿块
- 大多数有骨样基质（从极细微到显著致密不等），但偶有完全溶骨性表现
- 侵袭性骨膜反应：竖发样、日光放射状或 Codman 三角；也可以没有
- 扩散：直接侵犯，局部淋巴扩散，血行转移到骨、肺

- 平片表现通常（但不总是）与这些组织学性状相对应，成软骨细胞型和梭形细胞型的钙化较成骨细胞型更轻微。

- 如果病变部位典型，且在骨的侵袭性溶骨区出现骨样基质伴软组织肿块内出现骨样基质时，则根据平片表现可以得出诊断。

- 骨肉瘤的鉴别诊断包括尤因肉瘤。虽然尤因肉瘤好发于骨干，但也可发生于干骺端 - 骨干。此外，尤因肉瘤可以引起广泛的反应性骨形成，与骨样基质类似。然而，尤因肉瘤的反应性骨形成只限于受累的骨，而不会延伸到软组织中。这通常有助于区分这两种疾病。

- MRI 信号随成分而变化。

  □ 病灶内如有出血，MR $T_1WI$ 可见高信号。在最初的化疗后如果有坏死的良好反应，这种高信号也可以看到。

  □ $T_2WI$ 的信号各种各样。所有序列上致密钙化的大部分肿瘤病灶信号都很低，但在液体敏感序列上有不同范围的高信号。

  □ 增强有明显强化，可以鉴别有活性的实性肿瘤、硬化性骨形成和坏死区。

  □ 这些病变多发生在膝关节周围，冠状位或矢状位成像有助于评估关节受累情况。

  □ 此外，必须仔细观察受累骨的其余部分或相邻骨，以发现"跳跃性"病变（即转移到相同或相邻骨的病变），这种情况发生在 1%～10% 的病例（图11.42）。

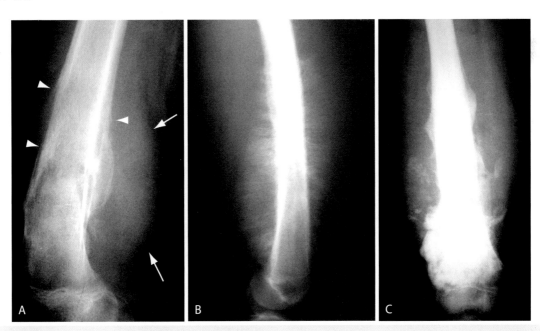

图 11.41　普通型骨肉瘤，平片显示肿瘤骨样基质的多样性。（A）女性患者，12 岁，侧位平片示股骨远侧干骺端高度侵袭性病变。注意骨膜反应中断（箭头），大软组织肿块延伸到骨膜反应之外（箭），其内部隐约可见无定形肿瘤基质；骨内部分也可以看到无定形基质。识别这种隐约的骨样基质至关重要。（B）另一例骨肉瘤患者的侧位平片显示更明显的肿瘤骨样基质，在整个大的软组织肿块中呈竖发状分布。病变的骨内部分延伸到了平片的上端。（C）另一例骨肉瘤患者的AP 位平片显示骨样基质密度更高，无定形区域更少，但没有形成规则骨小梁。这说明骨样基质的密度变化很大，骨膜反应也会影响肿瘤的 X 线密度

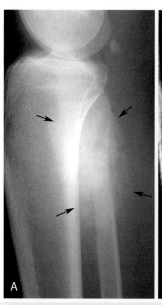
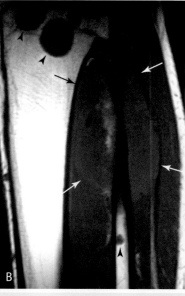
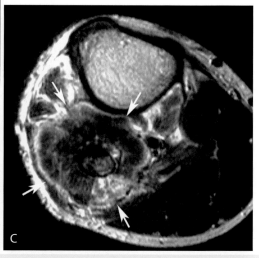

图 11.42　普通型骨肉瘤伴跳跃性病灶。（A）男性患者，17 岁，侧位平片示云雾状的骨质基质围绕着腓骨近端。MRI 矢状位 $T_1WI$（B）和轴位 $T_2WI$（C）图像示肿块（箭），同时在胫骨近端和腓骨干可见骨髓"跳跃性"转移（B 中箭头）

- PET-CT 可以指导活检和辅助分期，在评估肿瘤对治疗的反应和随访监测方面非常有用。

- 任何产生未成熟骨的疾病在组织病理学上都可能与骨肉瘤混淆，包括骨折愈合期、骨化性肌炎早期、股骨远端后内侧皮质牵拉性不规则（或牵拽性病变）和一些转移瘤。

  □ 重要的是要认识到这些病变，以避免或帮助解释活检，因为在这些病变的活跃修复期获得的组织学标本可能很难与骨肉瘤鉴别。仔细评估病史和影像学分析，可以减轻活检报告所带来的困惑。

**骨肉瘤：临床需要了解什么问题？**

- 肿瘤边缘：MRI 通常比其他方法更好地显示骨髓和软组织 / 关节受累情况

- 骨骺受侵

- 肌肉 / 肌间室受累

- 关节侵犯

- 神经血管束的侵犯

- 跳跃性病变：同一骨内或相邻骨内同时发现的病变

- 转移：肺（CT），骨骼（PET 或骨扫描），局部淋巴结

- 普通型骨肉瘤转移风险大，可经血行转移至肺和骨骼，也可经局部淋巴转移。

  任何这些部位的转移都可能产生肿瘤基质。

  □ 临床就诊时，5%~10% 的患者有转移。

  □ 与大多数肉瘤一样，肺转移往往较小，因此需要胸部 CT 来确定分期。

  □ 80% 的肿瘤复发发生在肺部，20% 在骨骼。局部复发和全身性疾病通常在最初诊断后 2 年内发生。

- 目前，无转移患者的 5 年生存率约为 75%，有转移的患者 5 年生存率更低。

- 无论化疗（或可能选择的放疗）是否成功，都需要广泛的手术切除以防止局部复发。如果可能的话，首选保肢术，因为它可以在不显著影响寿命的情况下提高生活质量。患者保肢后采用辅助多药化疗。

- 与大多数肉瘤一样，在治疗后的前 2~5 年影像学随访检查尤为频繁，因为大多数复发出现在这段时间。

**毛细血管扩张型骨肉瘤**

- 毛细血管扩张型骨肉瘤是一种罕见类型的骨肉瘤，发病年龄和位置与普通型骨肉瘤相似。

- 毛细血管扩张型骨肉瘤呈膨胀性（75% 表现为动脉瘤样扩张），大部分为溶骨性（58% 隐约可见病变外围的小灶性基质），并伴有皮质突破（图 11.43）。

- 地图样改变可能会导致误诊；必须寻找任何有宽过渡带的区域，这可以使人警惕侵袭性病变的可能。

- MRI 上液 - 液平面很常见（90%）。毛细血管扩张型骨肉瘤富有血管，含坏死组织和大的血池，肿瘤实性成分通常只位于周边和分隔处。

  □ $T_1WI$ 可能因出血表现为高信号。

  □ 周边的肿瘤实质可呈结节状或呈不规则。

  □ 边缘强化，实性结节强化。

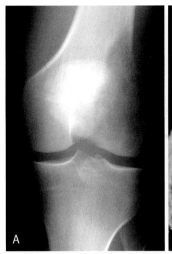
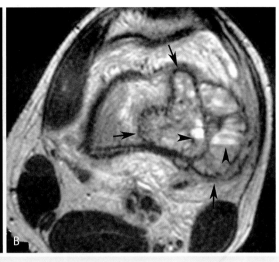

图 11.43　毛细血管扩张型骨肉瘤。（A）正位平片显示股骨远端干骺端低密度病灶伴宽过渡带（1C 型边缘），延伸至软骨下区。特别是与图 11.38~ 图 11.42 所见的高度侵袭性骨肉瘤相比，这种侵袭性骨质破坏有时被错误地解释为非侵袭性。（B）MR 轴位 $T_2WI$ 显示大的骨外软组织肿块（箭），内含液 - 液平面（箭头）。这是毛细血管扩张型骨肉瘤的典型 MR 表现，但也可见于其他病变，尤其是动脉瘤样骨囊肿和骨巨细胞瘤。结合侵袭性平片表现，术前可能得出毛细血管扩张型骨肉瘤的诊断

- □ 毛细血管扩张型骨肉瘤需要仔细观察，避免误诊为侵袭性较低的动脉瘤样骨囊肿（ABC）和骨巨细胞瘤（GCT），这两种病变都可有液 - 液平面。动脉瘤样骨囊肿通常没有边缘肿瘤结节。这些病变在平片上的过渡带比骨肉瘤窄。
- ■ 转移潜能、检查、预后和治疗与普通型骨肉瘤相同。

**骨肉瘤病**

- ■ 骨肉瘤病是一个较古老的术语，用来描述在多个部位同时出现的骨肉瘤，通常呈双侧对称分布。
- ■ 现在被认为是就诊时已广泛转移性疾病。

- ■ 病变分级高，预后差。

**表面骨肉瘤**

　　表面骨肉瘤亚型包括骨旁骨肉瘤、骨膜骨肉瘤和高度恶性表面骨肉瘤。

**骨旁骨肉瘤**

- ■ 骨旁骨肉瘤（图 11.44~ 图 11.47）是第二常见的骨肉瘤类型（占所有骨肉瘤的 4%~5%），也是最常见的表面骨肉瘤（65%）。

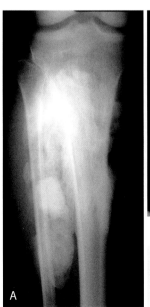
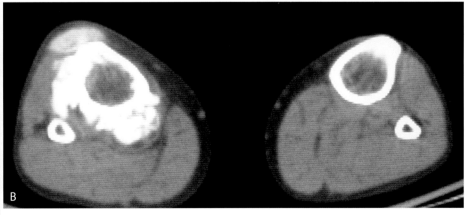

图 11.44　骨旁骨肉瘤。（A 和 B）广泛性病变伴致密硬化基质。（A）男性患者，41 岁，AP 位平片显示肿瘤有致密、边界明确的骨样基质，包绕胫骨近侧干骺端。（B）CT 证实肿瘤包裹骨质。这是典型位置的大型骨旁骨肉瘤，有特征性的致密骨样基质形成

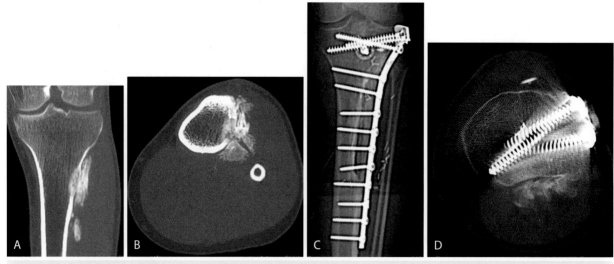

图 11.45　骨旁骨肉瘤。比图 11.44 所示的病变要小，也有致密的基质。（A）冠状位 CT 重建显示表面病变沿胫骨外侧皮质分布，有致密、相对成熟的类骨质，邻近骨髓有受累。（B）轴位 CT 更好地显示肿瘤骨骨化的特征以及骨髓受累情况。然而，要注意 MRI 评估骨髓受累程度优于 CT。病变开始包围胫骨，这是骨旁骨肉瘤的典型表现。（C、D）2 年后的 CT。CT 定位图像（C）显示保肢手术后改变。肿瘤被整个切除，胫骨缺损被带血管的腓骨移植段填充并用钢板和螺钉固定。如果肿瘤切除完全，这种手术可以保留肢体功能，预后与截肢相同。然而，术后病理检查发现切除标本边缘肿瘤没有完全清除。CT 轴位图（D）示肿瘤复发，胫骨后方出现新的软组织钙化

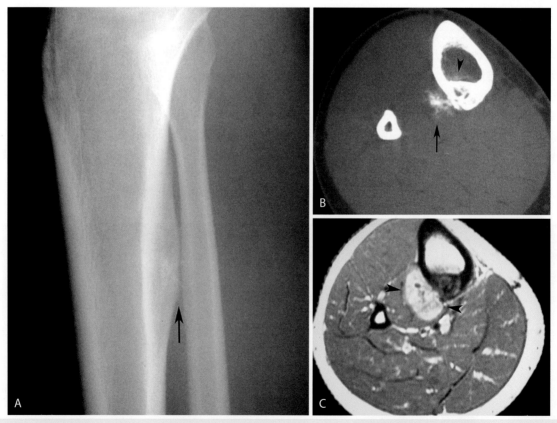

图 11.46　骨旁骨肉瘤，仅可见少许肿瘤钙化。（A）患者，男性，28 岁，侧位平片显示胫骨干骺端 - 骨干后部皮质有明显局灶性骨质形成，这是应力性骨折的典型位置。增厚皮质后方可见极少许的骨样基质（箭）。（B）CT 显示软组织内基质（箭）和髓内少许新骨形成（箭头），皮质可见致密新骨形成。CT 证实平片早期骨旁骨肉瘤的诊断。（C）MR 轴位 T$_2$W 图像可见软组织肿块（箭头）。由于没有进行脂肪抑制，骨髓受侵很难与正常的骨髓脂肪区分

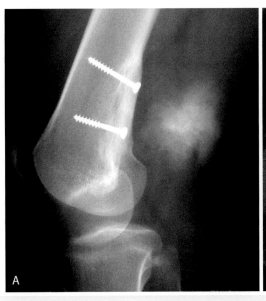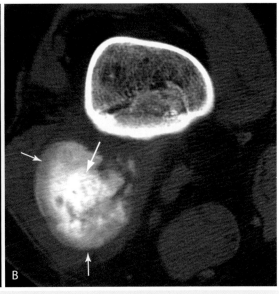

图 11.47　复发性骨旁骨肉瘤。（A）侧位平片显示骨旁骨肉瘤切除后改变，后侧皮质用螺钉固定植骨，现已愈合。肿瘤于软组织内复发，表现为典型的骨旁骨肉瘤的分区现象；肿块中央为较成熟肿瘤骨，周围为较不成熟的骨样组织。（B）CT 进一步显示分区现象，高密度中心（长箭）被不成熟的周边类骨质包围（短箭）

- 起源于骨膜的纤维层。
- 虽然发病的年龄范围很广，包括青春期，但 80% 以上的病例发生在 20~50 岁。因此，骨旁骨肉瘤的中位年龄比普通型骨肉瘤大。
- 与普通型和毛细血管扩张型骨肉瘤相比，往往是低级别的，分化更好。
- 最常见于股骨远端干骺端后部（65%）；其他常见位置是胫骨近端和肱骨近端。
- 90% 的病例位于干骺端。
- 肿瘤大部分位于骨周围软组织，边缘通常呈分叶状。
  □ 随着病变的扩大，它往往会包绕骨骼生长；部分病变与骨皮质相邻，但没有紧贴，导致病变的大部分和骨质之间存在"裂隙"。
- 几乎所有的病例都有骨髓受累，通常平片无法显示，但 MRI 可以发现。尽管骨髓受累本身并不改变预后，但受累程度描述至关重要，有助于指导初次手术完全切除，从而防止复发和病变级别进一步升高。
- 肿瘤基质常致密硬化、位于病灶中心，病灶周围可能不成熟甚至没有骨化。
  □ CT 及 MRI 均可以显示这种分区性表现。
  □ MRI 表现随基质骨化程度而变化。如果它细胞含量少，则在所有序列上显示为低信号。然而，除了软组织成分外，通常有更多的富细胞区存在，导致信号不均匀。
  □ 骨髓和软组织部分的病变都会强化。应仔细评估骨髓受累的程度，以及细胞较多的区域，这些区域可能代表更高级或去分化的成分。

- 骨旁骨肉瘤往往生长缓慢，级别较低，一般来说，经过适当治疗通常有良好预后（5 年存活率为 90%~95%）；广泛切除的保肢治疗是理想选择。
- 由于病变级别低，一般不需要化疗。然而，如果切除不充分，病灶局部复发可能更具侵袭性。
- 多次复发，可去分化为高级别肉瘤。
- 此外，骨旁骨肉瘤可能最初就有高级别瘤区或去分化形成普通型骨肉瘤。
- 与普通型骨肉瘤相比，单纯的骨旁骨肉瘤出现肺转移更晚，转移概率也更低。
- 骨旁骨肉瘤一般在平片上诊断并不困难。早期可能被误诊为骨化性肌炎或异位骨化。这些疾病表现为外周密度更高，而骨肉瘤中心密度更高。
- 骨旁骨肉瘤很容易与骨软骨瘤区分，因为后者的骨皮质及骨髓腔与母骨相延续。

### 骨膜骨肉瘤

- 表面骨肉瘤中，骨膜骨肉瘤罕见（在所有骨肉瘤中少于 2%，表面骨肉瘤的 25%）。
- 起源于骨膜的内（成骨）层。
- 骨膜骨肉瘤一般发生于 10~30 岁，比普通型骨肉瘤稍晚。
- 组织学常表现为一定程度的软骨样分化，常为中等级别。
- 与普通型骨肉瘤或骨旁骨肉瘤相比，骨膜骨肉瘤更多位于骨干。
- 股骨和胫骨是骨膜骨肉瘤最好发的部位，其次是肱骨。

- 与骨旁骨肉瘤或普通型骨肉瘤相比，它具有特征性的平片表现。
  - 由于它是一种表面病变，故通常会引起局部皮质"扇贝样"改变，偶尔也会在病变的近端或远端看到皮质增厚（图 11.48）。
  - 病变往往会包裹骨骼，但范围不及成熟骨旁骨肉瘤。
  - 发生于膝关节内侧时考虑骨膜骨肉瘤，而骨旁骨肉瘤发生在后部。
  - 病灶表面的软组织肿块向周围侵犯，常有骨针并呈日光放射状改变。
  - 侵袭性骨膜反应很常见，常表现为 Codman 三角。

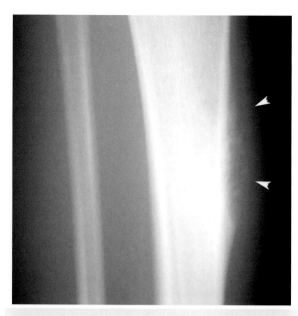

图 11.48　骨膜骨肉瘤。12 岁女孩，正位平片显示表面骨膜骨肉瘤，可见典型的肿瘤骨基质起自病灶表面，病灶边缘皮质轻度增厚，但在病灶中央皮质出现"扇贝样"改变（箭头）。可与图 11.3 对比

**关键概念**

**骨肉瘤亚型（按部位）**

髓内型：

- 高级别髓内型（普通型，中央型）（85%）
- 毛细血管扩张型：膨胀性生长并伴有液 - 液平面；高级别
- 低级别：罕见，发病年龄较大（20~40 岁），侵袭性较低，可与纤维性结构不良混淆
- 小细胞：罕见，与尤因肉瘤相似，但伴有类骨质形成
- 继发性：预后不良；常见病因：Paget 病、辐射、去分化软骨肉瘤；少见病因：纤维性结构不良，既往存在骨梗死

表面型：

- 骨旁 > 骨膜 > 高级别表面
- 骨旁：
  - 除了复发，往往为低级别
  - 股骨远端后部 > 胫骨近端 > 肱骨或股骨近端
  - 表面肿块
  - 通常有致密钙化（特别是中央型）
- 骨膜：
  - 中等级别
  - 股骨内侧远端，易包裹骨骼
  - 骨皮质扇贝样压迹，起自骨皮质的骨针
  - 骨内侵犯少见
- 骨旁和骨膜：平均年龄大，预后好于普通型骨肉瘤

骨外型：少见；软组织肿块，可钙化；高级别；预后不良

- MRI 可显示软组织肿块的范围，通常病变无髓内浸润，但应关注髓内浸润的罕见情况，因为这将影响保肢治疗方案。

  - MRI 信号上无特异性，$T_1$ 呈低信号，$T_2$ 呈高信号。
  - 在所有序列上，日光放射状肿瘤骨均为低信号。
- 治疗方法为广泛切除。预后虽不如骨旁骨肉瘤，但优于普通型骨肉瘤。
- 主要的鉴别诊断是骨膜软骨瘤，这是另一种表现非常相似的表面型病变（图 11.49）。罕见的高级别表面骨肉瘤也很难鉴别。

**高级别表面骨肉瘤**

- 高级别表面骨肉瘤很罕见（在所有骨肉瘤中少于 1%，所有表面骨肉瘤的 10%）。
- 起源于骨皮质外层。
- 与骨膜骨肉瘤一样，病变往往累及长骨骨干，股骨和肱骨最常见（图 11.50）。
- 大多数含有骨样基质，可能有部分骨皮质破坏。
- 骨膜反应常见，常为侵袭性。
- 影像学表现与早期骨旁骨肉瘤或更成熟的骨膜骨肉瘤相似，但高级别表面骨肉瘤髓内受累更为常见。
- 高级别表面骨肉瘤的预后与普通型骨肉瘤相同，处理方法也相似。

**骨外骨肉瘤**

- 骨外骨肉瘤是一种罕见的发生于软组织的骨肉瘤（占软组织肿瘤的 1%~2%，骨肉瘤的 2%~4%）。
- 病变多见于大腿，上肢和腹膜后较少见。

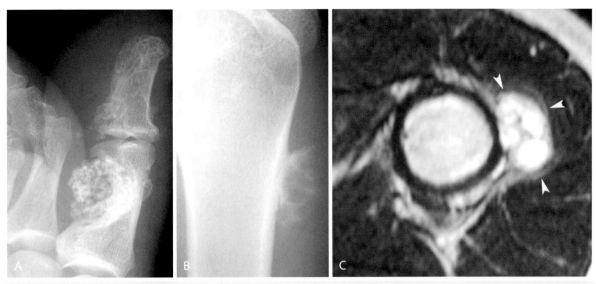

图 11.49　骨膜软骨瘤。（A）患者，女性，50 岁，拇趾骨侧位平片。注意近节和远节趾骨均有病灶，均显示为局部骨表面的扇贝样压迹和致密钙化的软骨样基质。这些表面型病变的表现都是骨膜软骨瘤的典型征象。两个相邻病灶不常见。（B）女性患者，18 岁，肱骨近端 AP 位平片，平片表现略有不同。也是表面型病变但没有扇贝样压迹，而表现为明显的基质向软组织内延伸。（C）MR 轴位 $T_2WI$ 图像显示皮质旁肿块伴高信号小叶（箭头），提示软骨成分，但不具有特异性。尽管活检证实为骨膜软骨瘤，但根据其影像学表现，诊断骨旁骨肉瘤、骨膜骨肉瘤或骨膜软骨肉瘤的影像学也是合理的

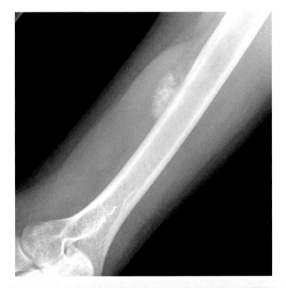

图 11.50　高级别表面骨肉瘤。AP 位平片显示肱骨表面肿瘤骨样基质。MR 图像（未展示）显示软组织肿块超出肿瘤基质。虽然表现提示更常见的骨旁骨肉瘤，但病变位于肱骨骨干而不是干骺端，对这个诊断提出质疑。病理检查证实为高级别表面骨肉瘤（图片由 BJ Manaster, MD 授权使用，来自 Manaster BJ, Petersilge CA, Roberts CC, Hanrahan CJ. Diagnostic Imaging: Musculoskeletal Non-Traumatic Disease. Salt Lake City: Amirsys; 2010.）

- 软组织肿块有不同数量的矿化的骨样组织（见于 50% 的病例；图 11.51）。
- MRI 表现是非特异性的。治疗方法为广泛切除及辅助化疗或放疗；肿瘤级别高，预后差，比普通型骨肉瘤更差。

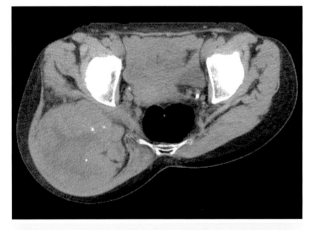

图 11.51　骨外骨肉瘤。老年男性患者，轴位 CT 显示臀大肌内一较大软组织肿块。肿块包含钙化基质，无特异性。活检显示为罕见的骨外骨肉瘤（图片由 BJ Manaster, MD, STATdx 网站, Amirsys, Inc. 授权使用）

## 老年人骨肉瘤

- 60 岁以上老年人的骨肉瘤通常不具有普通型骨肉瘤的典型表现。
- 好发位置往往不同（25% 在中轴骨，常见于颅 / 面骨，软组织中概率更高）。
- 80% 的骨病变表现为单纯溶骨性病变，并伴有侵袭性边缘。
- 虽然有些是原发性骨肉瘤，但大约一半发生于已存在的病变中（称为继发性骨肉瘤）。
  □ 继发性骨肉瘤常见的原发病变包括 Paget 病（67%~97% 的继发性骨肉瘤）、既往受到过辐射的骨骼（6%~22% 的继发性骨肉瘤）和去分化软骨肉瘤。
  □ 继发性骨肉瘤常为高级别和具有侵袭性。
  □ Paget 病患者发生骨肉瘤的可能性不超过 1%，如果发生骨肉瘤，那么 Paget 病患者通常是长期存在且病情严重的患者。
  □ 放射后骨肉瘤（图 11.52）的位置与常用放疗区域对应（乳腺癌在肩带，泌尿生殖系统肿瘤在骨盆）。
  □ 骨肉瘤是受辐射骨骼最常见的恶性肿瘤，从受到辐射到确诊的时间间隔为 3~40 年（平均 14 年）。
  □ 其他发生在受辐射骨骼的肉瘤包括未分化多形性肉瘤和软骨肉瘤。
  □ 高达 10% 的高分化软骨肉瘤可去分化为骨肉瘤或其他高级别肉瘤。

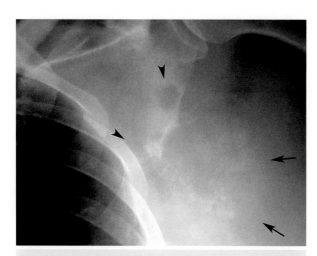

图 11.52 继发性骨肉瘤。肩部 AP 位平片显示肩胛骨骨质破坏（箭头），腋窝可见大软组织肿块，内部隐约可见骨样基质（箭）。这位 66 岁的女性因乳腺癌接受腋窝放射治疗，12 年后发展为放射诱导性骨肉瘤

  ◇ 影像学表现常显示高分化软骨肉瘤和高侵袭性去分化肿瘤之间明显分界。这种肿瘤可能含有纤维肉瘤、多形性肉瘤、高级别软骨肉瘤以及骨肉瘤的成分。
  □ 骨肉瘤也很少继发于良性疾病，包括骨软骨瘤、成骨细胞瘤、骨梗死和纤维性结构不良。
- 老年骨肉瘤的治疗以根治性切除和化疗为主。然而，老年骨肉瘤级别通常较高，生存率较低，老年原发性骨肉瘤患者的 5 年生存率平均低于 40%，而在已有病变的继发性骨肉瘤患者的 5 年生存率低于 7.5%。

## 成软骨性肿瘤

- 成软骨性肿瘤很常见，大多数是良性的。
- 许多患者有软骨样基质（见图 11.6）或其他容易诊断的特征（见下文）。
- 然而，某些情况下区分良性成软骨性肿瘤和软骨肉瘤非常困难。
- 软骨肉瘤是仅次于多发性骨髓瘤和骨肉瘤的第三大常见原发性恶性骨肿瘤；常被误诊为良性病变。

### 内生软骨瘤

- 内生软骨瘤是一种常见的起源于髓质骨的良性软骨肿瘤，是第二大常见的良性骨肿瘤，占所有良性骨肿瘤的 10%~25%。
- 软骨瘤常在平片上偶然发现，因为在没有病理性骨折或恶性转化的情况下通常是无症状的。
- 一般认为软骨瘤起源于骨髓腔，是由从生长板移位到骨髓的软骨巢持续生长所致。
- 位置：
  □ 内生软骨瘤在手或足的长骨中尤其常见，高达 50% 的内生软骨瘤发生在这些位置（图 11.53）。
  □ 常分布于长管骨干骺端（骨干少见），尤其是肱骨近端、股骨近端或远端和胫骨近端，但在中轴骨中很少发生。
  □ 内生软骨瘤很少发生于骨骺，因此如果病理诊断为骨骺软骨瘤，应该建议病理学家重新评估标本，寻找软骨母细胞瘤或软骨肉瘤的证据。
  □ 同样，内生软骨瘤在中轴骨极为罕见；骨盆或肋骨的软骨基质病变应考虑为软骨肉瘤。
- 内生软骨瘤通常是单骨性的。然而，手或足中可能呈多发性（见图 11.53）。多发性软骨瘤病（Ollier 病；见后文）有一个以上的内生软骨瘤，也可以发生在手或足以外的位置。

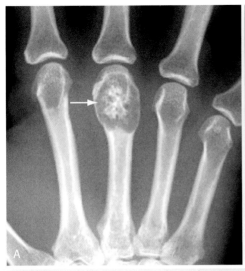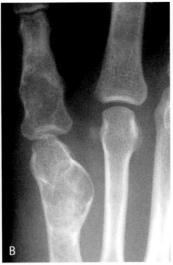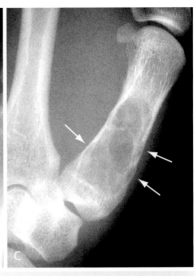

图 11.53　手部软骨瘤。50% 的内生软骨瘤发生在手或足。注意，这些病例中软骨基质的表现多种多样（参见图 11.6B）。（A）男性 35 岁，中指 AP 位平片显示地图样破坏伴狭窄过渡带并有致密钙化斑点（箭）。这是内生软骨瘤的特征表现。（B）另一位患者，男性 23 岁，第 4 和第 5 指 AP 位平片。本例基质密度低得多，病变膨胀性生长。这也是内生软骨瘤的典型表现。患者的手或足可以有一个以上的内生软骨瘤，但并非一定是多发内生软骨瘤病。（C）第三例患者的 AP 位平片显示第 1 掌骨中央溶骨性病变、无基质钙化，骨内缘扇贝样痕迹，有轻度膨胀性改变（箭）。由于没有基质钙化，完整的鉴别诊断包括孤立骨囊肿、巨细胞瘤、动脉瘤性骨囊肿或纤维结构不良，但由于其位置在手部，因此软骨瘤是最有可能的诊断

**关键概念**

**内生软骨瘤**

- 常见，常是偶然发现的良性成软骨性肿瘤
- 位于干骺端中央
- 软骨基质，但也可能是完全溶骨性改变（特别是在手或足）
- 局灶性，但常无硬化缘
- MRI $T_2WI$ 图像上显示分叶状高信号，伴有低信号的钙化
- 50% 的病例发生在手和足的长骨，可以表现为骨膨胀性改变伴皮质变薄，常伴有病理性骨折
- 恶变风险小，多发于多发性软骨瘤病（Maffucci 综合征高于 Ollier 病）

- 影像学表现：
  - 软骨瘤最常表现为明确的局灶性病变，边缘常为分叶状（图 11.54 和图 11.55；见图 11.6 和图 11.53），平片上通常无硬化缘。
  - 长管状骨病变可轻度膨胀、皮质变薄，在长骨膨胀常不明显。
  - 硬化缘在手和足更常见，小管状骨的病变可以显著膨胀，并表现为病理性骨折。
  - 软骨瘤通常包含软骨基质钙化，可表现为点状、曲线状（环状和弧形）或簇状（爆米花状）钙化，

密度通常高于正常骨骼（见图 11.54）。
  - 然而，内生软骨瘤也可以表现为溶骨性，只在 MRI 偶然发现，或通过皮质变薄或骨内膜侵蚀的影像学表现来推断（见图 11.53C）。
- 在无病理性骨折的情况下，内生软骨瘤没有皮质中断、软组织肿块或宿主反应；如有这些表现提示软骨肉瘤。
  - 内生软骨瘤和软骨肉瘤均可见骨内缘扇贝样压迹，范围更广者提示软骨肉瘤。
  - 随着时间的推移，病灶增大或其他变化，尤其是溶骨性改变，暗示着具有侵袭性。
  - 如果没有其他疼痛原因，软骨样病变区疼痛，尤其是夜间疼痛，应考虑为软骨肉瘤。
- 骨扫描不能帮助鉴别软骨瘤和软骨肉瘤，除非病变非常小，否则 30% 的软骨瘤在骨扫描中均显示摄取增加。
- PET-CT 显示高级别（2 级或 3 级）软骨肉瘤的标准摄取值（SUV）一般高于低级别软骨肉瘤或内生性软骨瘤，但差异较小。
- MRI 上，内生软骨瘤在 $T_1WI$ 上表现为中等信号（同肌肉信号）分叶状肿块，$T_2WI$ 上表现为极高信号（图 11.55 和 11.56）。
  - 肿瘤软骨的黏多糖细胞外基质含水量高是导致 $T_2WI$ 信号很高的原因。

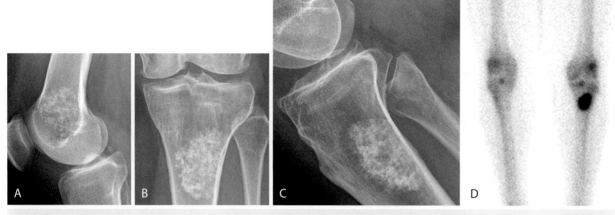

图 11.54　内生软骨瘤。（A）侧位平片示干骺端中央病变内含斑点状软骨样基质。注意基质密度略高于骨，病灶呈局限性分布，没有硬化边。另一例中年患者内生软骨瘤的前后位（B）和侧位（C）平片显示点状软骨基质几乎呈聚集融合。病变略呈偏心性，侧位平片可见后部皮质轻度扇贝样压迹。软骨基质周围明显的透亮"晕"影对预后没有意义。（D）同一病例的骨扫描显示明显摄取；这对鉴别软骨肉瘤和软骨瘤没有价值

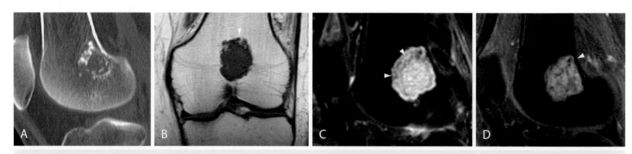

图 11.55　内生软骨瘤，MRI 表现。（A）矢状位 CT 重建显示股骨远端干骺端偏心位置的溶骨性病变。病变内可见散在点状软骨样基质，是典型内生软骨瘤表现。（B）同一病例的 MRI 冠状位 $T_1WI$ 显示为低信号，周围可见多发小结节（箭头），这种表现可见于正在增大的内生软骨瘤，并不一定提示恶变为软骨肉瘤。（C）矢状位 $T_2WI$ 脂肪饱和图像显示病灶遍布高信号结节（箭头）。这些是典型良性软骨结节。（D）矢状位脂肪饱和 $T_1WI$ 增强图像显示病灶周边强化（箭头）以及内部间质强化。软骨结节本身不强化。这是内生软骨瘤的典型强化模式

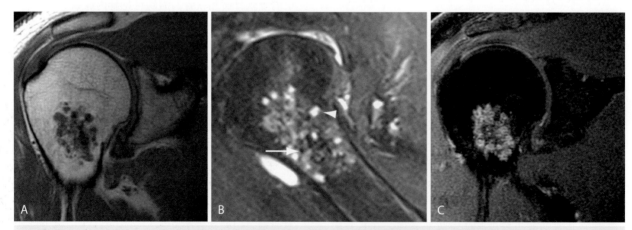

图 11.56　内生软骨瘤，MRI 表现。（A）MRI 冠状位 $T_1WI$ 显示肱骨近端干骺端无包膜的低信号结节样病变。（B）同一病例矢状位 $T_2WI$ 脂肪饱和图像显示低信号钙化基质（箭）以及点状高信号软骨结节（箭头）。注意软骨结节不像图 11.55 中那么多；有更多的基质存在。（C）脂肪饱和冠状位 $T_1WI$ 增强图像显示病灶及结节周围典型强化；没有其他融合性强化，如果有则可能是软骨肉瘤而不是内生软骨瘤

- 注入钆剂后，软骨结节周围及小叶间基质强化，但结节本身不强化。
- 偶尔可见内部分隔和表示基质钙化的信号缺失。然而，这种表现并不是内生软骨瘤特有的，因为低级别软骨肉瘤在所有影像学检查中都无法与内生软骨瘤鉴别。

- 手或足的内生软骨瘤的鉴别诊断与较近端管状骨内生软骨瘤不同。
  - 如果病变没有显示基质钙化，鉴别诊断考虑骨巨细胞瘤、表皮样包涵囊肿、动脉瘤样骨囊肿、孤立性骨囊肿和纤维结构不良。
  - 据统计，骨巨细胞瘤是小管状骨中第二常见的肿瘤。
  - 指 / 趾骨的内生软骨瘤可以有明显侵袭性表现，但无论影像学表现如何，手部或足部软骨肉瘤都极为罕见。
  - 有症状的手和足的内生软骨瘤一般采用刮除术和植骨术。出现病理性骨折的病变通常在刮除前让其愈合。

- 手足以外的部位，内生软骨瘤偶尔会在平片上与骨梗死相混淆，但根据成熟骨梗塞的清晰蛇形迂曲钙化模式通常可以明确区分，MRI 也是如此（见图 11.8）。

- 骨盆、肋骨或胸骨的单发软骨瘤非常罕见。除非有其他证据，上述任何一个位置出现软骨样基质的单发病变都应首先考虑软骨肉瘤。

---

### 关键概念

**内生软骨瘤和软骨肉瘤**

强烈支持内生软骨瘤：
- 部位在手或足

支持内生软骨瘤：
- 病变小，长期随访稳定
- 无骨皮质内缘的扇贝样压迹
- 无症状

支持软骨肉瘤：
- 位于近端骨骼
- 体积较大
- 进行性增大
- 无机械性原因的疼痛
- 破坏原有基质
- 扇贝样压迹大于皮质厚度的 2 / 3
- 突破骨皮质
- 位于骨盆、胸骨或肋骨

---

- 鉴别内生软骨瘤与低级别软骨肉瘤是困难的。
  - 如前所述，没有鉴别良性与低度恶性病变的特异性影像学表现。
  - 平片上，除了明显的表现（突破骨皮质、软组织肿块、骨膜反应）外，提示侵袭性的征象包括病灶体积大（大于 5 cm 应引起注意）和明显的骨内缘扇贝样压迹（如大于皮质厚度的 2/3）。当然，任何随时间的变化都是可疑的，包括增大和（或）扇贝样压迹的增加，或内部矿化模式的变化。病变引起的疼痛也要引起怀疑。
  - 虽说组织病理学是金标准，病理学家也会面临难题；经皮穿刺标本的采样偏差，以及区分良恶性的组织学标准（每个高倍视野有丝分裂数）并不明确，因此病理学家经常与放射科医师共同作出最终诊断。

- 如果病变在影像学上无法确定，且邻近病变无法解释疼痛，一般建议组织取样活检。
  - 由于潜在的采样误差（经皮活检只能对肿瘤的一小部分区域进行采样），常进行切开活检；但高危部位，常首选在影像学引导下经皮穿刺取样。
  - 与任何原发肿瘤一样，如果需要经皮穿刺活检，路径应与骨肿瘤外科医师讨论，以确保没有皮瓣受损风险，并确保活检通道与手术切口方向一致。

- 手术切除可以得到明确的诊断，但有的部位可能会引起严重的并发症。

- 如果病变具有良性内生软骨瘤的影像学特征，但患者有疼痛，而疼痛无法明确用其他肌骨病变（如相邻关节病变）解释，则需密切随访。
  - 对于无疼痛、无侵袭性，但体积较大的病变也建议随访。
  - 有既往平片进行比较有助于诊断；骨骼成熟之后，任何随时间的改变都应该引起关注。

- 无令人担忧的影像学特征、无症状病变或手足部的病变不需要随访。

- 不幸的是，对于不确定的软骨病变的影像学随访时间间隔，以及何时停止随访尚无相关理想的数据。
  - 随访间隔可以根据关注程度来决定。
  - 低级别病变生长缓慢，可以年度复查。
  - 在某些情况下，随访用平片就足够了，但如果需要关注的影像学表现在 CT 或 MR 上显示得更好，那就选择相应方式进行随访。

## 多发性内生软骨瘤病（Ollier 病和 Maffucci 综合征）

### Ollier 病

- 多发性内生软骨瘤病（Ollier 病）是一种罕见的发

育异常，其特点是多发骨骼的干骺端和骨干存在多发软骨瘤。

- 这种疾病出现在儿童早期，被认为是发育不良，而非遗传性或家族性。
- 大多数病例为单侧并局限于单个肢体。可以表现为典型的内生软骨瘤，或体积更大，或表现更加奇怪、特别是手指上。
- 长骨干骺端的病变常常没有典型的软骨瘤的外观，而是呈条索状，有垂直分布的透亮区和高密度区。大多数有一些软骨基质（图 11.57）。
- 受累肢体通常较短缩且常畸形。
- 到 40 岁时，恶变（通常为软骨肉瘤）的风险接近35%，因此建议定期监测。
- 这种疾病可能是由于生长板的软骨异位并继续生长，导致骨畸形。生长板软骨的丧失是肢体缩短的原因。

## Maffucci 综合征

- 属于多发性软骨瘤病谱系的罕见综合征，软骨瘤病伴软组织和内脏血管瘤。
- 除了内生软骨瘤病的特征外，可有静脉石，可作为影像诊断依据（图 11.58）。
- 研究表明 Maffucci 综合征比单纯的内生软骨瘤病具有更高的恶变潜能；除内生软骨瘤外，血管瘤也可能恶变为肉瘤。定期监测是必需的。

## 骨软骨外生骨疣（骨软骨瘤）

- 外生骨疣是骨骼表面赘生物的总称；这可能来自外伤（如骨折愈合不良）、发育性（如肘部的髁上突）或肿瘤（骨软骨瘤）。
- 骨软骨瘤是最常见的良性肿瘤之一，人群发生率约 3%。
- 骨软骨瘤是骺软骨移位的结果，导致干骺端的侧向骨生长。
  □ 移位的生长板软骨产生新骨，在干骺端形成赘生物。
  □ 这解释了骨软骨瘤的基本特征：骨软骨瘤的骨髓、皮质和骨膜与母骨相延续（图 11.59）。
  □ 骨软骨瘤由软骨帽覆盖，这是其生长的来源。
  □ 生长可以持续到骨骼成熟，但此后不应该继续生长。
  □ 软骨帽内可见软骨基质，其他表现为形态异常但结构正常的骨质。
  □ 体积可以从小到很大，周围软组织被推移。

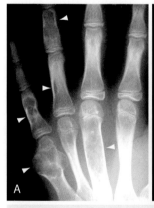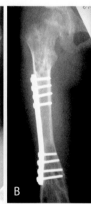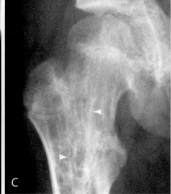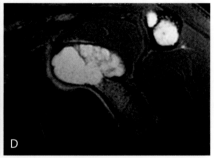

图 11.57 多发性内生软骨瘤病（Ollier 病）。（A）男性 13 岁，手部 AP 位平片显示多发内生软骨瘤（箭头），其中部分可见软骨样基质，是典型的内生软骨瘤的表现。Ollier 病的内生软骨瘤的骨膨胀可以比本例更明显，甚至引起明显畸形。（B）Ollier 病患者，9 岁，股骨 AP 位平片。注意：发育不良涉及干骺端和骨骺，而不累及骨干。本例患者行肢体延长术，可见侧位钢板。（C）为 B 图局部放大显示股骨近端细节。可见多发软骨瘤病中的垂直条纹（箭头）。注意多发性内生软骨瘤的发育不良与常规内生软骨瘤明显不同（见图 11.54）。多发性内生软骨瘤病不一定能显示软骨样基质。（D）肩胛骨矢状位 $T_2WI$ 脂肪饱和图像显示喙突和肩峰内两个明显的分叶状、膨胀性高信号病变，表现为典型的良性软骨；这是一例多发性内生软骨瘤病（Ollier 病）（B 和 C，图片由 BJ Manaster MD 授权使用，来自美国放射学会学习档案）

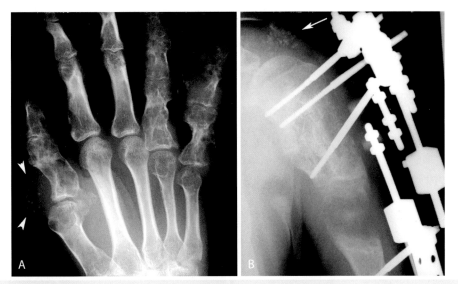

**图 11.58　Maffucci 综合征。**（A）Maffucci 综合征患者，31 岁，手部 AP 位平片。注意多发典型的内生软骨瘤，也可见多发软组织血管瘤、以拇指近节表现最突出，软组织肿块中可见静脉石（箭头）。（B）女性 Maffucci 综合征患者，11 岁，肱骨近端 AP 位平片。注意肱骨近端发育不良，这是 Ollier 病或 Maffucci 综合征的典型表现。然而，结合肩部软组织血管瘤（注意静脉石，箭）可诊断为 Maffucci 综合征。在 Maffucci 综合征中，由于生长板软骨转化为多发软骨瘤，导致肢体严重缩短，图中外固定用于肢体延长

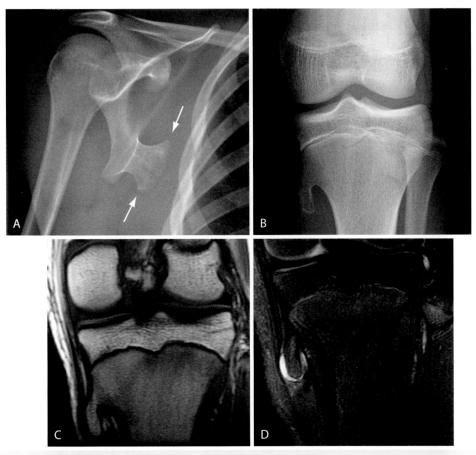

**图 11.59　骨软骨瘤（骨软骨外生骨疣）。**（A）AP 位平片显示肩胛骨骨软骨瘤（箭之间），可能会导致胸壁摩擦引起疼痛并形成滑囊炎。（B）AP 位平片显示胫骨骨软骨瘤，骨皮质、骨髓腔与母骨连续，并背离关节生长。（C）冠状位 $T_1WI$ 显示肿瘤蒂部骨髓信号与母骨正常骨髓相同。（D）冠状位 $T_2WI$ 脂肪饱和图像显示骨疣尖端周围高信号，代表软骨帽或滑囊炎

- 骨软骨瘤可以带蒂（菜花状；图 11.59 和图 11.60）或无蒂（宽基底；图 11.61）。
  - 带蒂骨软骨瘤通常远离相邻关节生长。
  - 无蒂骨软骨瘤可能被误认为干骺端发育不良，因为它们都导致骨明显增宽（管状化不足）。
- 95% 的病例发生在四肢，40% 发生在膝关节周围。其中 90% 是单发的。
  - 骨软骨瘤最常见的位置是股骨远端（30%）、肱骨近端（10%~20%）、胫骨（20%）和腓骨，这些

都是快速生长的区域，它们也可累及许多其他骨骼，包括骨盆、肩胛骨、脊柱和小管状骨。

- 骨软骨瘤的影像学表现通常具有特异性。
  - 根据骨肉瘤中基质的类型以及骨皮质和骨髓腔与母骨之间缺乏连续性，可以鉴别带蒂或菜花状骨软骨瘤与骨旁骨肉瘤。
  - 偶尔邻近皮质的骨化性肌炎可能会与骨软骨瘤混淆，但仔细检查可发现骨化肌炎与邻近骨之间没有皮质或骨髓腔的连续性。

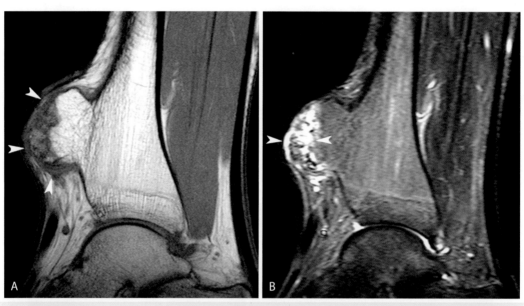

**图 11.60　带蒂骨软骨瘤。**（A）矢状位 $T_1WI$ 和（B）矢状位 $T_2WI$ 脂肪饱和图像显示胫骨前缘带蒂骨软骨瘤，被覆软骨帽，与肌肉相比，软骨帽呈 $T_1WI$ 低、$T_2WI$ 高信号（箭头），其软骨帽比图 11.59 所展示的骨软骨瘤的软骨帽更厚（图 11.59），但厚度仍小于 1 cm，软骨帽内可见一些低信号物质，代表钙化的软骨基质

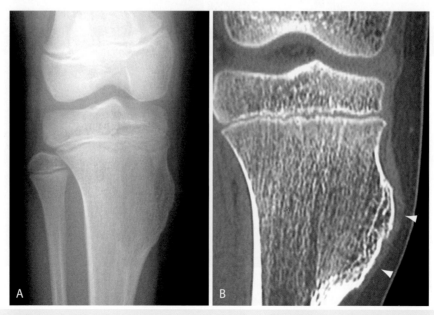

**图 11.61　无蒂骨软骨瘤。**（A）AP 位平片和（B）CT 冠状位重建示胫骨干骺端内侧典型的膨出型无蒂骨软骨瘤，（B）箭头所指考虑为薄的软骨帽

- 当鉴别困难时，CT 可能会提供帮助，宽基底无蒂骨软骨瘤易与陈旧性骨折后畸形、干骺端发育不良或偶见的皮质纤维结构不良混淆。
- 骨软骨瘤的 MRI 表现具有特征性，正常的母骨骨髓和骨皮质连续延伸至病灶内。
  - 表面的透明软骨帽在 T₂WI 上呈高信号，典型软骨帽厚度均匀或轻微变化，成人厚度一般小于 1 cm（见图 11.59~图 11.61），尽管儿童可能会达到 3 cm。
  - 软骨帽被一层薄软骨膜覆盖，在 T₁WI 和 T₂WI 呈低信号。
  - 只有覆盖软骨帽的薄层软组织和软骨帽内分隔可见强化。
- 孤立性骨软骨瘤的并发症（图 11.62）包括：
  - 表面形成的滑囊可能会发炎，滑囊的形成可伴随疼痛，并导致病灶明显增大。
  - 机械性并发症，如运动受限和压迫邻近的神经、肌肉或血管。
    - 偶尔会出现神经卡压和假性动脉瘤形成，特别是膝关节的腘窝。

- 肩胛骨体部向前突出的肿瘤在肋骨之间滑动可引起疼痛和触及摩擦。
  - 带蒂肿瘤的颈部骨折。
  - 软骨帽的恶变非常罕见。
    - 少数（可能远低于 1%）孤立性骨软骨瘤发生软骨帽恶变为软骨肉瘤（占所有软骨肉瘤的 8%）。
    - 特异性表现包括外生骨疣的骨破坏、软骨帽内基质的破坏、软骨帽厚度大于 1 cm 或不规则，或骨骼成熟后软骨帽继续增大。
    - 然而，骨盆骨软骨瘤恶变可能性更高，通常通过切除来积极治疗。
    - 更常见的情况是，早期影像学没有改变，但患者主诉有骨骼成熟后软骨瘤疼痛或增大。
    - 如果没有机械原因或骨软骨瘤刺激形成的滑囊炎、疼痛、肿块增大等表现在被证实之前，都提示恶变可能。
    - 如果怀疑恶变，则应完善针对软骨肉瘤的检查，其中包括 MRI。
- 有症状的骨软骨瘤采用切除治疗，必须摘除整个软骨帽以防止复发。

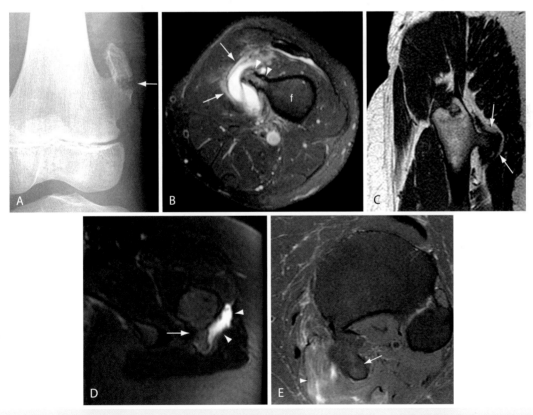

图 11.62　骨软骨瘤良性并发症。（A）穿过骨软骨瘤瘤基底部的骨折（箭）。（B）滑囊炎轴位 T₂WI 压脂显示充满液体的滑囊（箭）位于股骨内侧远端（f）带蒂骨软骨瘤（箭头）表面。（C）矢状位 T₁WI 显示股骨近端后部骨软骨瘤（箭），有症状，患者可以感觉到病变正在扩大。（D）与 C 图同一病变，轴位 T₂WI 脂肪饱和图像显示后部骨软骨瘤（箭）邻近含液体的滑囊（箭头），滑囊的膨胀导致外生骨疣增大的假象。（E）轴位 T₂ 加权脂肪饱和图像显示另一骨软骨瘤（箭），邻近腓肠肌水肿（箭头），原因是骨软骨瘤压迫神经导致去神经水肿

## 多发性遗传性骨软骨瘤

- 多发性遗传性骨软骨瘤，又称多发性遗传性外生骨疣（MHE），是一种罕见的常染色体显性遗传病，可导致多发性骨软骨瘤，通常数量较多。

- 患者存在多发性骨软骨瘤和身材矮小，后者是由于生长板软骨转化为骨软骨瘤，导致骨长轴生长减少。

- 这种病变最早出现在儿童时期，表现为邻近关节的肿块，长骨最常受影响，但脊柱也受影响高达27%。

- 虽然一些骨软骨瘤呈菜花状，但大多数为广基底无蒂病变，这些无蒂骨软骨瘤导致干骺端周径更大（图11.63），畸形可以被误认为骨骼发育不良，病变呈双侧时更是如此。
  □ 也可发现髋外翻和 Madelung 畸形。
  □ 肘和腕关节经常脱臼和（或）畸形。

- 由于骨软骨瘤病的肿瘤多发，患者发生软骨肉瘤的风险较高；目前估计终身风险不到1%，比以前认为的要低。
  □ 提示恶变的影像学表现与孤立性骨软骨瘤相同，包括基底部骨破坏、既往的软骨基质散开（称为"暴风雪样"）和随时间推移软骨帽增大。

- 多发性外生骨疣的治疗需视情况而定，机械性问题需要局部切除。预防性切除所有病变不是一个现实的选择，所以是否发生肉瘤转化需要随访观察。

## 半侧肢体骨骺发育不良（Trevor 病）

- 半侧肢体骨骺发育不良（DEH），也被称为 Trevor 病或 Trevor-fairbank 病，被描述为关节内骨骺骨软骨瘤导致关节畸形（图11.64），更准确的描述是骨骺软骨过度生长，有时伴有多个骨化中心并累及干骺端。

- 发病率1：1 000 000，男性大于女性。

- 病变可发生在单关节或单肢的多个关节，膝关节和踝关节是最常见的发病部位。

- 组织学上与骨软骨瘤相同，表现为起源于骨骺的分叶状肿块，通常矿化良好。

- MRI可以帮助确定病变的范围及其与关节面的关系，Trevor 病会导致关节畸形、疼痛和活动范围受限，这并不奇怪。

- 治疗方法是外科手术，切除骨性赘生物。

## 骨膜（皮质旁）软骨瘤

- 骨膜软骨瘤是一种起源于骨膜内层的良性软骨病变（见图11.49）。

- 病变产生软组织肿块和皮质压迫侵蚀，很难与骨膜骨肉瘤鉴别。

- 约50%的骨膜软骨瘤有软组织肿块钙化，也可能与骨膜骨肉瘤相似。

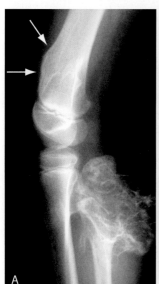
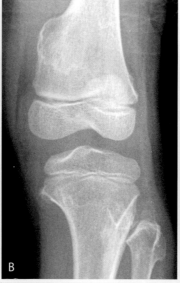
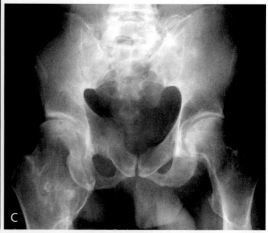

图11.63　多发性骨软骨瘤。（A）7岁女童膝关节侧位平片显示近端腓骨大的菜花状骨软骨瘤和股骨远端无蒂病变（箭）；这些无蒂骨软骨瘤偶尔被误认为干骺端发育不良，导致多发性遗传性骨软骨瘤的漏诊。（B）另一儿童的 AP 位平片显示股骨远端无蒂骨软骨瘤，胫骨和腓骨处则为更像带蒂的骨软骨瘤。（C）大龄儿童的骨盆 AP 位平片多发性骨软骨瘤，包括耻骨支病变，右侧耻骨支病变明显，而左侧仅表现为骨头增宽。同样，右侧股骨颈有明显的大的无蒂病变，而左侧可能只是表现为股骨颈距增粗，而它实际上是表现更轻微的无蒂病变。如果右半骨盆与左半表现对称，这种异常可能会被漏诊或误认为是管状化不足

- 骨膜软骨瘤的发生年龄范围广，并且大小管状骨均可发生（70% 发生在肱骨或股骨，25% 发生在指 / 趾骨）。
- 骨膜反应可以非常显著，从而易误认为病灶具有侵袭性。
- 在病变的末端可以发现皮质的支撑性增厚。
- MRI 表现可能有用，在液体敏感序列显示软骨结节；但与骨破坏相邻的组织肿块在 MRI 上比在平片表现上更具侵袭性。
  - 病灶不均匀强化，尤其病灶周边，20% 病例有骨髓受累，但临床行为是良性的。
- 病变应尽可能广泛切除以防止复发。
- 如前所述，主要鉴别诊断为骨膜骨肉瘤，骨膜软骨肉瘤极为罕见，影像学无法可靠鉴别两者，这是采用广泛切除治疗的另一个原因；TGCT 可引起皮质"碟形"（即外骨表面的扇形压迹）缺损伴软组织肿块，偶尔表现为表面病变，但 MRI 有助于鉴别这种起源于肌腱的病变。

## 软骨母细胞瘤

- 软骨母细胞瘤（Codman 肿瘤）是罕见的良性软骨肿瘤，几乎只见于骨骼发育不成熟和年轻人的骨骺。
- 这是以好发于骨骺为特征的少数肿瘤之一。
- 软骨母细胞瘤常偏心位于骨骺内，如果部分生长板闭合则病变可延伸至干骺端。
- 最好发部位是肱骨近端，其次是胫骨近端、股骨近端和远端。髌骨或后足跗骨也可受累。

- 病灶通常边界清楚，常有硬化边，通常呈分叶状，是典型的软骨病变，MRI、CT 显示最佳。
- 肿瘤主要是溶骨性的，尽管 25%~50% 显示一些软骨样基质，可能非常微小，只有通过 CT 才能看到；尽管病变没有侵袭性表现，但大多数软骨母细胞瘤在离病变较远的干骺端引起厚的骨膜反应（图 11.65）。
  - 这一表现的原因尚不确定，可能由肿瘤释放的激素样因子介导。

### 关键概念

**软骨母细胞瘤**

- 骨骺位置，骨骼不成熟的患者和青年
- 最常见的位置：肱骨近端
- 高达 50% 的病例存在软骨基质
- 可有液 - 液平面，常与继发性动脉瘤样骨囊肿（ABC）有关
- 在干骺端可能有显著的骨膜反应
- 鉴别诊断：LCH 与儿童感染（骨骺骨髓炎）；青少年和年轻人的 GCT 或关节病变（PVNS）

- MRI 显示 $T_1WI$ 上与肌肉呈等信号，$T_2WI$ 呈软骨样高信号，常呈分叶状，为软骨样病变的特征。
  - 30% 合并动脉瘤样骨囊肿伴有液 - 液平面。
  - 经常出现关节积液和邻近骨髓、骨膜、软组织水肿和强化。

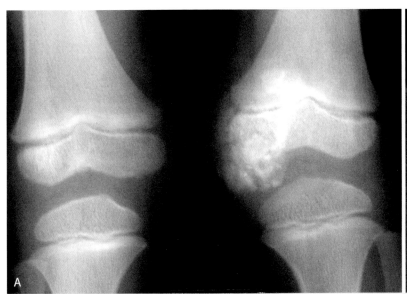
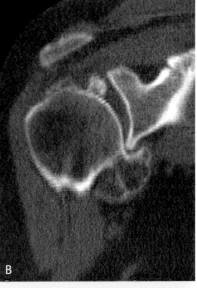

图 11.64　半侧肢体骨骺发育不良（DEH，Trevor 病）。（A）男性患者，9 岁，典型 DEH，膝关节 AP 位平片显示左股骨远侧骨骺的骨软骨瘤样病变，这种关节内的病变通常是单发的。（B）另一患者，右肱骨近端冠状位 CT 重建有相似表现，肱骨头多发骨软骨瘤样病变（图 A 由 BJ Manaster 医学博士授权使用，来自美国放射学会学习档案）

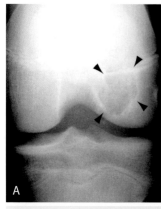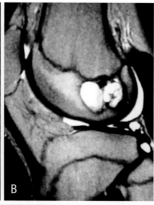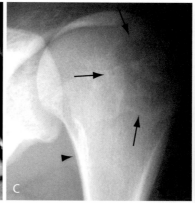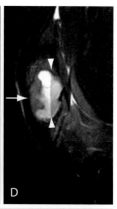

图 11.65 软骨母细胞瘤。（A）14 岁男孩膝关节 AP 位平片显示骨骺地图样（1A 型）骨质破坏区，移行区较窄，有硬化边（箭头），生长板未闭合的典型的软骨母细胞瘤。（B）矢状位 $T_2WI$ 显示骨骺内大的均匀高信号灶，这是典型的软骨病变，同时注意周围高信号的骨髓水肿和关节积液。（C）另一例患者，18 岁男性，软骨母细胞瘤，AP 位平片显示骨质破坏区同样主要位于骨骺，边缘部分无硬化（箭），离肿瘤较远的干骺端可见致密成熟骨膜反应（箭头）；病变位于肱骨近端骨骺和远离肿瘤的致密骨膜反应是软骨母细胞瘤的典型表现。（D）矢状位脂肪饱和 $T_2WI$ 图像显示髌骨病变前部有实性成分（箭），后部有液 - 液平面（箭头），这体现了起源于实性软骨母细胞瘤的动脉瘤样骨囊肿，软骨母细胞瘤是动脉瘤样骨囊肿常见原始病变（D 图由 BJ Manaster 博士授权使用，来自 STATdx 网站，Amirsys 公司）

- □ 由于相邻的骨髓和软组织反应，MRI 表现常比平片表现的更具侵袭性；一般来说，评估肿瘤的侵袭性时，平片比 MRI 更可靠。
- 平片和 CT 有助于确定基质钙化。
- MRI 可显示软骨母细胞瘤的其他特征，如合并的动脉瘤样骨囊肿（见图 11.65D）。
- 软骨母细胞瘤患者表现为局部疼痛。
- 治疗方法是刮骨和植骨，复发率高达 15%，但术前注射苯酚、酒精或类似佐剂可降低复发率，聚甲基丙烯酸甲酯（PMMA）可用于较大的病变；转移潜能可忽略，只有个案报道过转移扩散。
- 青少年或青年的主要鉴别诊断包括 GCT 累及骨骺、关节病变伴大囊肿（如 PVNS）和透明细胞软骨肉瘤；儿童的鉴别诊断包括 LCH 和骨骺骨髓炎。

### 软骨黏液样纤维瘤

- 软骨黏液样纤维瘤是一种非常罕见的良性软骨病变，同时包含纤维和黏液样组织。
- 这种病变非常罕见，被作为鉴别诊断的可能性极小。
- 虽然年龄范围广泛，但最常见于 10~30 岁。
- 50% 发生在膝关节，大部分在胫骨近端，其他分布在股骨近端、扁骨、跗骨及手足小骨。
- 肿瘤呈地图样伴硬化缘，常呈分叶状，常位于干骺端呈偏心性生长。
- 软骨黏液样纤维瘤通常伴较厚的硬化边，可引起轻微的皮质膨胀（图 11.66）。
- 虽然是软骨病变，但其内钙化的肿瘤基质少见。
- MRI 表现无特异性，$T_1WI$ 低、$T_2WI$ 高信号，常不均匀。
- 患者表现为局部疼痛和肿胀。
- 病变呈良性，极少恶变。
- 治疗方法是刮骨和植骨，但刮骨后复发概率很高（约 20%），可能是分叶性病变切除不完整所致。

### 软骨肉瘤

- 软骨肉瘤（又称中央型软骨肉瘤或普通型软骨肉瘤），是第三常见的原发性恶性骨肿瘤。
- 发病年龄广泛，但高峰年龄是 50~70 岁；由于属于常见肿瘤，在青少年或青年中，不能根据年龄来排除诊断。
- 软骨肉瘤可以是原发或继发性（原发即为软骨肉瘤或源于先前的良性软骨病变恶变，最常见为继发于内生软骨瘤）（图 11.67~图 11.70）。
- 这些病变常见于干骺端，尤其是近侧的长骨、骨盆和肩胛带。
- 虽然内生软骨瘤常见于手足骨，但这些病变发生恶性转化极其罕见；软骨肉瘤在四肢骨远侧很少见。
- 78% 的软骨肉瘤存在基质矿化，但软骨瘤基质的数量各不相同，从完全溶骨性病变到仅有少量钙化的溶骨性病变，再到软骨基质致密聚集（图 11.67 和图 11.68）。
- 90% 的软骨肉瘤是低级别的。
  - □ 尽管低级别软骨肉瘤通常就诊时较大（大于 5 cm），但它们往往界限清晰。
  - □ 与内生软骨瘤一样，低级别软骨肉瘤可能仅表现为轻微的骨内缘扇贝样压迹，但压迹深度超过三

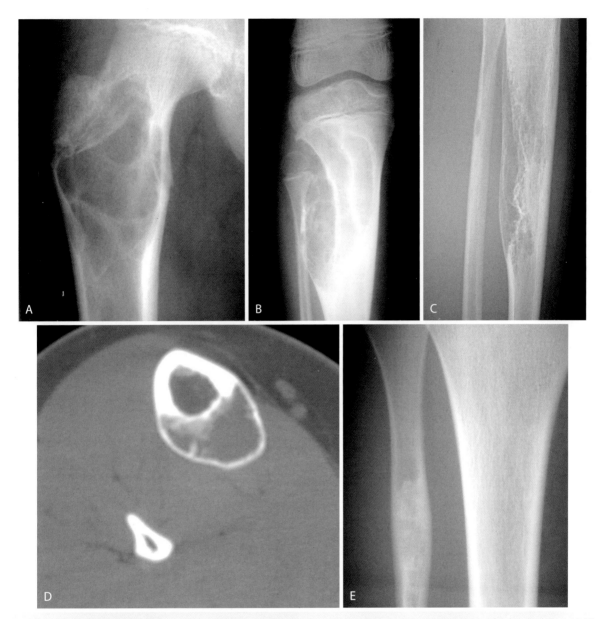

图 11.66 长骨肿瘤的横向位置。(A)11 岁男孩，AP 位平片显示股骨近端中央病变，单发骨囊肿。(B)女性患者，18 岁，AP 位平片显示干骺端偏心性病变，本例为软骨黏液样纤维瘤。(C)14 岁女孩，胫骨中段骨皮质病变，虽然仅凭平片可能无法确定病变完全位于皮质，但经 CT 得到证实。(D)本例是纤维结构不良的少见表现，该病偶尔起源于皮质。(E) AP 位平片显示非骨化性纤维瘤正在愈合硬化，非骨化性纤维瘤通常是一种皮质病变，但发生在非常小的骨骼，如腓骨时，可以充满整个骨髓腔，表现为中心型病变。邻皮质（表面）病变的例子见图 11.3（A）和（B）

分之二皮质厚度时更倾向于软骨肉瘤（请参阅"内生软骨瘤"一节中关于区分软骨肉瘤和软骨肉瘤的进一步讨论）。

▫ 低级别软骨肉瘤可有狭窄的移行带，边缘无硬化。

▫ 低级别软骨肉瘤通常没有突破皮质形成软组织肿块，然而，这些特征在 50% 的高级别病变中可以出现。

▫ 一般来说，低级别肿瘤含有更多的黏液组织，因此往往只有较少的软骨基质。

■ 骨膜和骨内膜化骨可能会引起邻近骨皮质增厚（见图 11.68），骨内膜增厚仅见于该年龄组的少数其他侵袭性病变，包括原发性骨淋巴瘤以及更小年龄组的尤因肉瘤，骨髓炎也可出现该征象。

■ 软骨肉瘤是常见的骨恶性肿瘤，在影像学表现上大多不具侵袭性，这一点非常重要。因此，如果在合适的年龄范围，表现为轻度至中度侵袭性的中央型病变，伴有可疑的宽过渡带或骨内缘扇贝样压迹，无论是否有明确的软骨样基质，都应考虑软骨肉瘤的可能。

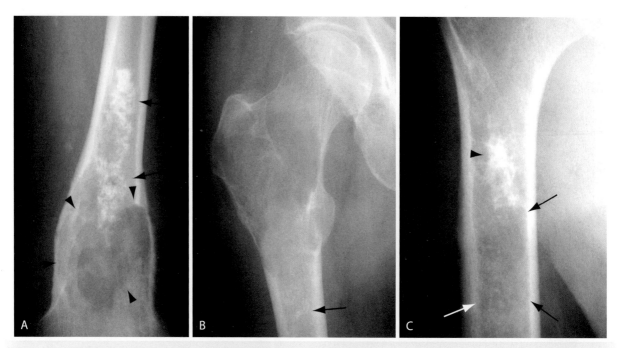

图 11.67　髓内软骨肉瘤起源于内生性软骨瘤明显恶变。（A）男性患者，79 岁，股骨远段 AP 位平片显示病变近端典型的内生软骨瘤基质（箭）向远端明显的骨质破坏区（箭头）内延伸，这是一例起源于内生性软骨瘤的软骨肉瘤（见图 11.56）。（B）男性患者，52 岁，股骨近端地图样骨质破坏，移行带轻度增宽（1C 型）；股骨干近端有细微的软骨基质（箭）。综合病边灶缘侵袭改变、软骨样基质、位置靠近端和患者的年龄，诊断只能是软骨肉瘤。（C）男性患者，58 岁，肱骨近段 AP 位平片；注意病变近端部分的软骨样基质（箭头），这是良性内生软骨瘤；然而，基质远端（箭）的溶骨性改变表示软骨肉瘤对母骨和内生性软骨瘤远端的破坏；内生性软骨瘤的远端已经转变为软骨肉瘤；这三个病例以及图 11.68 所示是软骨肉瘤中软骨基质的各种不同表现

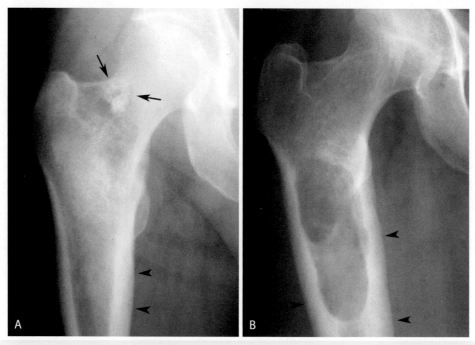

图 11.68　骨髓内软骨肉瘤起源于内生性软骨瘤，恶变征象轻微。（A）男性患者，38 岁，股骨近段 AP 位平片，病变近端可见软骨样基质（箭），病变呈破坏型伴较宽的过渡带，仅这些特征就可以考虑软骨肉瘤，明显的皮质增厚（箭头）也见于髓内软骨肉瘤，但并非特异性。（B）女性患者，51 岁，髋关节 AP 位平片，本例髓内软骨肉瘤未见软骨基质，过渡区狭窄但无硬化（1B 型边缘），可见与肿瘤生长缓慢相关的皮质增厚伴轻度膨胀（箭头）；尽管没有软骨样基质或侵袭性特征，但病变位置、患者年龄、骨内膜和骨膜增厚提示软骨肉瘤。这一类型经常被误诊为良性病变

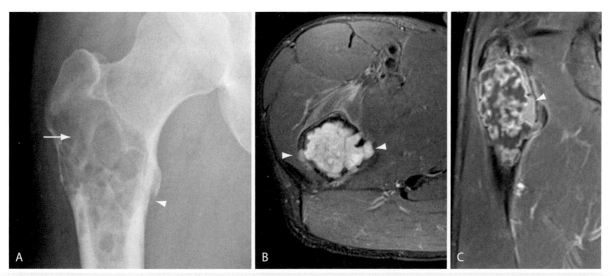

**图 11.69　中心型软骨肉瘤的 MR 表现。**（A）AP 位平片显示股骨干 - 干骺端有一溶骨性病变，其内无基质；病变使骨轻度膨胀，有微小的皮质突破（箭头）；远端皮质增厚，近端骨内缘明显扇贝样变薄（箭），尽管没有软骨样基质，仍必须考虑软骨肉瘤。（B）经转子下层面的轴位脂肪饱和 T$_2$WI 图像显示典型的良性软骨分叶状高信号；然而，也有明显的皮质变薄甚至突破皮质（箭头），这是与软骨肉瘤恶化有关的征象；（C）冠状位脂肪饱和 T$_1$WI 增强图像显示软骨结节周围及病灶边缘强化，表现与内生性软骨瘤一样，但病变周围（箭头）以及近端和远端有融合性强化区，再加上皮质突破，可以诊断为软骨肉瘤，病理学诊断为发生于内生性软骨瘤的低级别软骨肉瘤

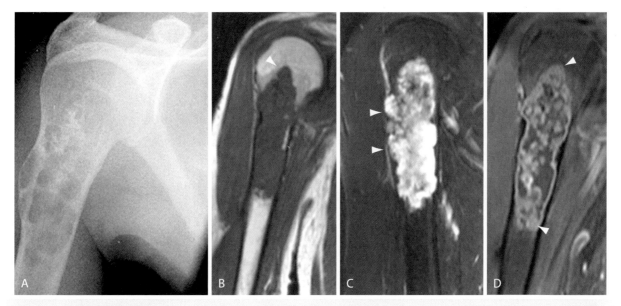

**图 11.70　低级别软骨肉瘤。**（A）AP 位平片显示肱骨近端干骺端 - 骨干中心溶骨性病变，病灶近端可见斑点状软骨样基质，骨膨胀伴广泛的骨内膜扇贝样压迹。（B）T$_1$ 加权图像显示均匀低信号（箭头）；（C）冠状位脂肪饱和 T$_2$WI 图像显示典型的高信号软骨结节，广泛骨内缘扇贝样压迹伴局灶性皮质突破（箭头）。（D）冠状位脂肪饱和 T$_1$WI 增强图像显示小叶周围和病灶边缘强化，符合典型的内生性软骨瘤；然而，在这种强化模式上叠加有小的融合性强化区（箭头），这部分可能是软骨肉瘤；病理学显示内生性软骨瘤伴小范围恶变成低级别软骨肉瘤

■ 这种病变的恶性程度常被低估，因为其常表现为无侵袭性，从而导致治疗延误，使患者面临疾病复发或转移的风险。

---

**关键概念**

**软骨肉瘤**

■ 第三常见的原发性恶性骨肿瘤
■ 常出现软骨样肿瘤基质
■ 通常为低级别，影像学表现无侵袭性
■ 中央型、干骺端、骨内膜增厚
■ 成人外生性骨软骨瘤或中心型内生性软骨瘤疼痛增加或病变增大应提示该诊断

---

■ MRI 上，高分化软骨肉瘤常表现为透明软骨分叶状 $T_2$ 高信号（见于 72% 的软骨肉瘤），这也是良性软骨病变的特征性表现。

  □ 软骨样结节间的纤维间质强化明显，病变边缘也是如此，但这是非特异性的，因为良性内生性软骨瘤也有类似的强化模式。

  □ 一些学者认为"泥浆样"或融合样强化可能有助于一些低级别软骨肉瘤与内生性软骨瘤的鉴别（见图 11.69，图 11.70）；高级别病变在 $T_2WI$ 上表现为非特异性、不均匀的高信号；病变显得更加紊乱，可能无法发现分叶；矿化基质在所有序列上都呈低信号；高级病变的强化更普遍，其中有低信号坏死区域。

■ 软骨肉瘤的主要鉴别诊断是内生软骨瘤，如前文所述。

  □ 如果骨梗死基质没有典型的清楚、迂曲蛇形边缘，也可能与软骨肉瘤混淆，但 MRI 或 CT 可以区分两者。

  □ 如果没有软骨样基质，鉴别诊断包括转移瘤、浆细胞瘤、多形性肉瘤、纤维肉瘤和淋巴瘤，如果病灶侵袭性较低且无基质，可能会考虑侵袭性 GCT。

■ 周围型（外生）软骨肉瘤可以是原发性的，也可以继发于骨软骨瘤的恶性转化。

  □ 最常见于 20~60 岁。

  □ 大的骨外病变，位于长骨干骺端及骨盆、肩胛带、胸骨和肋骨（图 11.71 和图 11.72）。

  □ 最常见的表现为正常的母骨延伸到外生骨疣，但有厚的软骨帽。

  □ 软骨帽的厚度引起了许多关注。一组研究认为，厚度小于 1.5 cm 的软骨帽与良性病变相关，而大于 2.5 cm 的软骨帽则更有可能是恶性病变。

  □ 随着时间的推移，骨软骨瘤软骨样钙化发生改变有助于诊断恶变为软骨肉瘤，但是 MRI 通常是评估软骨帽厚度的必要手段。

  □ 高级别病变可能显示蒂的破坏以及软骨帽以外的软组织肿块（见图 11.72）。

  □ 正如对骨软骨瘤的描述，恶变为软骨肉瘤可能没有明显的影像学征象，因此，新发的非机械性疼痛和骺板闭合后继续增大的临床征象在诊断时首先提示周围型软骨肉瘤。

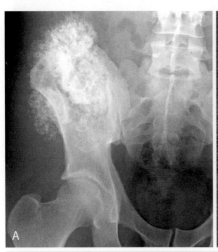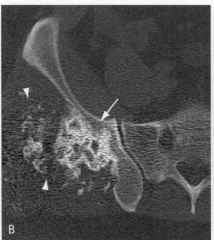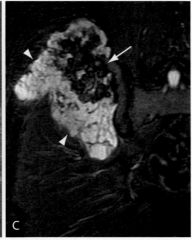

**图 11.71 周围型（外生）软骨肉瘤。**（A）AP 位平片显示右侧髂骨翼较大的外生赘生物，根据平片表现不太可能鉴别骨软骨瘤和软骨肉瘤。（B）同一病变的轴位 CT 显示有一个清晰的骨软骨瘤（箭），但周围有杂乱的软骨基质呈"暴风雪"样改变（箭头），这符合骨软骨瘤恶变为软骨肉瘤，但需要 MRI 来充分评估软组织肿块。（C）同一病变的冠状位脂肪饱和 $T_2WI$ 图像显示骨软骨瘤（箭）起源于髂骨翼，很厚且不规则的高信号软骨帽和软组织肿块（箭头）起源于骨软骨瘤，证实了软骨肉瘤的诊断，需要轴位充分评估肌肉和神经血管受累

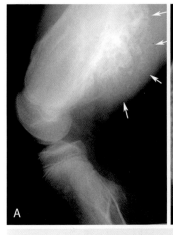
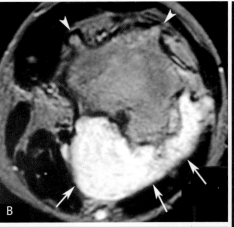
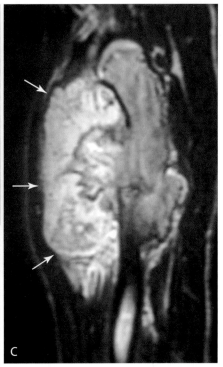

图 11.72　骨软骨瘤的恶性转化。（A）男性，13 岁，多发性遗传性骨软骨瘤，膝关节侧位平片，股骨远端后部病变表现为大的软组织肿块，丰富的软骨基质周围呈"暴风雪"样改变（箭），这是由骨软骨瘤向软骨肉瘤恶变引起的，平片并不总是能显示继发性软骨肉瘤。同一患者的轴位 $T_2$ 加权图像（B）显示多发性小骨软骨瘤（箭头）和后方巨大的骨软骨瘤及其厚而不规则的软骨帽（高信号，箭）；根据经验，软骨帽不应该厚于 1 cm。恶性转化的影像学表现可能更加轻微（例如，以前存在的基质的破坏区域，或部分肿块的局部增大）。（C）另一位多发性遗传性骨软骨瘤患者的恶性转化，冠状位 $T_2$ 加权图像显示股骨内侧骨软骨瘤非常厚的软骨帽（箭）

- 90% 的软骨肉瘤，无论是中心型还是外周型，都是低级病变，因此，局部复发比转移性疾病更常见。
- 如果肿瘤复发，它可能表现为一个更高级别的肿瘤。
- 肢体近端和中轴骨的病变预后较肢体远端更差。
- 5 年生存率约为 75%（1 级病变为 89%），影像诊断更加及时和手术更加细致可以进一步提高生存率。
- 软骨肉瘤不需要血液供应来生存，可以很容易地植入软组织。复发可能是由于活检或切除时肿瘤外溢所致。
- 治疗选择广泛切除，放疗和化疗不能改善低级别病变的生存或降低局部复发率，它们用于高级别病变、手术边缘不充分或复发的病例。

### 透明细胞软骨肉瘤

- 透明细胞软骨肉瘤非常罕见，经常被误认为软骨母细胞瘤，因为它也好发于骨骺，尤其是股骨近端和肱骨近端，影像学表现也相同。
- 透明细胞软骨肉瘤的发病年龄大于软骨母细胞瘤，高峰在 20~30 岁。
- 临床上表现为缓慢发作的疼痛。
- 发生于长骨骨骺（股骨近端最常见），而其他长骨软骨肉瘤多为干骺端。

- 破坏区通常呈地图样，有狭窄的过渡带和硬化边，骨膜反应和突破皮质罕见，可见软骨基质，但通常不存在。
- MRI 示 $T_2WI$ 高信号。
- 主要鉴别诊断为软骨母细胞瘤（软骨母细胞瘤患者通常较年轻）。
- 如果不及时治疗，透明细胞软骨肉瘤可能会变得更具侵略性，治疗为广泛切除，单纯刮骨术可导致具有侵袭性的复发。

### 去分化软骨肉瘤

- 低级别软骨肉瘤部分区域可能去分化为高级别、高侵袭性病变，这种去分化导致肿瘤在分化良好的软骨肿瘤上叠加多种成分，包括纤维肉瘤、多形性肉瘤、高级别软骨肉瘤和骨肉瘤，高达 10% 的软骨肉瘤发生去分化。
- 去分化软骨肉瘤的影像学表现与病理学表现相符。
- 53% 的区域表现为低级别软骨肉瘤特征，其他区域表现为高侵袭性特征，如溶骨（图 11.73）。
- 重要的是要选择的活检部位应位于侵袭性更强的肿瘤区域。
- 去分化软骨肉瘤预后较差，5 年生存率仅为 24%，常转移到肺。治疗方法是根治性切除和化疗。

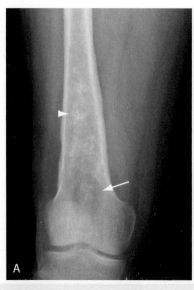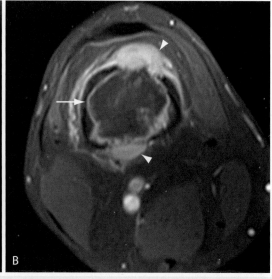

**图 11.73** 去分化软骨肉瘤。（A）AP 位平片显示大的溶骨区伴皮质增厚，内有典型的软骨基质（箭头），符合低级别软骨肉瘤的典型表现。在此基础上有一溶骨性病变，表现明显不同（箭）。（B）溶骨性病变水平的轴位脂肪饱和 $T_1WI$ 增强图像显示软骨肉瘤周围和部分中央强化（箭），明显强化的软组织肿块突破前和后方皮质（箭头），这种特征应该提示去分化病变，活检显示病变为低级别软骨肉瘤，而更有侵袭性的肿块被证实为高级别梭形细胞肉瘤，这符合去分化软骨肉瘤的定义

## 纤维性肿瘤和肿瘤样病变

### 纤维结构不良

- 纤维结构不良不是肿瘤，而是一种错构瘤性纤维 - 骨化生或异常增生，由纤维间质和岛状骨样和编织骨组成。
- 比较常见，发病年龄范围很广，但最常在 10~30 岁时发现。
- 纤维结构不良的病例中有 15%~20% 是多骨性病变。
  - 多骨性纤维发育不良的临床和影像学表现更具有侵略性，通常在 10 岁前出现症状。
  - 多骨病例中，90% 为单肢型（涉及单个肢体）。
- 纤维结构不良可在任何骨骼中发现，但脊柱不常见。
  - 最常见的受累部位包括管状骨（病变通常位于骺端 - 骨干的中央区）、肋骨、骨盆、颅骨（特别是颅底）和面骨。
- 病变从完全透亮、"磨玻璃密度"（前面讨论过），直到致密硬化。
  - 密度取决于纤维基质中编织骨的数量。
- 纤维结构不良有一系列的平片表现，取决于发病部位是颅骨、骨盆、或是管状骨。
  - 病灶密度与部位有关，颅底病变倾向于硬化（图 11.74）。
  - 颅盖骨病变从溶骨性到致密性，非侵袭性膨胀。
  - 肋骨和管状骨的纤维结构不良常为磨玻璃密度（图 11.75 和图 11.76）。

- 盆骨和肩胛骨病变可能呈泡状和膨胀性改变（图 11.77）。
- 纤维结构不良的骨骼常呈膨胀性改变，常伴皮质变薄（见图 11.76）。
  - 皮质细、膨胀的骨变"软"，长骨负重可能形成弯曲和成角畸形，经常导致四肢长度的差异。可能导致牧羊人曲柄杖畸形，严重的股骨颈内翻（见图 11.76C），该征象也可见于 Paget 病和成骨不全。
  - 多骨病变伴畸形，常呈磨玻璃密度，骨小梁界限不清，影像学表现颇具特征。
  - 虽然长骨的病变通常在中央，但也可以发生在骨皮质，发生在胫骨皮质时，其表现与骨性纤维结构不良（骨化性纤维瘤）和造釉细胞瘤难以区分（见图 11.36）。

### 关键概念

**纤维结构不良**

- **长骨:** 骨骼膨胀、皮质变薄、密度轻度增高（磨玻璃样）、弯曲，"长骨内长病灶"
- **颅骨:** 可能致密硬化，眼眶和鼻窦变小，CT 显示膨胀、磨玻璃改变
- **骨盆:** 溶骨性和皂泡状，通常较大，或轻度扩张
- 15%~20% 为多骨病变，通常为单侧
- 只能对症治疗
- **McCune-Albright 综合征:** 纤维结构不良 + 激素紊乱 + "缅因州海岸"咖啡牛乳色斑

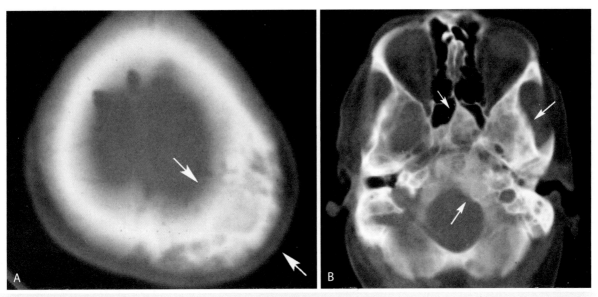

图 11.74 纤维结构不良，颅骨。（A）颅骨轴位 CT 显示板障间隙增宽和混合密度（箭）；（B）颅底 CT 显示颅底左侧较右侧轻度增大、硬化，磨玻璃密度（箭）；增大和硬化是颅骨纤维结构不良的典型表现

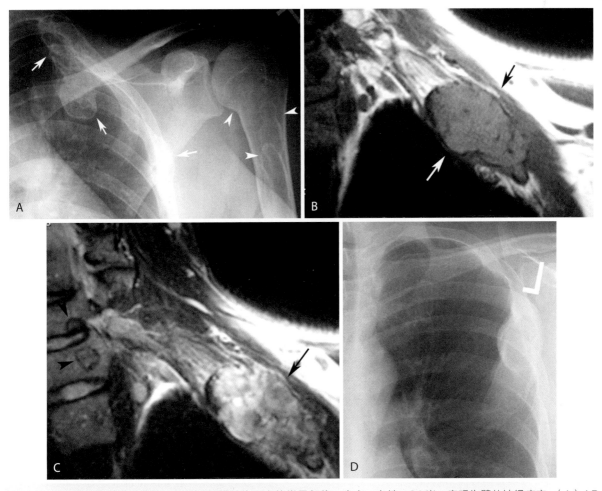

图 11.75 纤维结构不良，肋骨。肋骨是纤维结构不良的常见部位。患者，女性，24 岁，表现为臂丛神经病变；（A）AP 位平片显示肋骨膨胀（箭）以及肱骨近端典型病变（箭头）；其冠状位 $T_1WI$（B）和 $T_2WI$（C）MR 图像显示第一肋骨肿块样增大（箭）伴臂丛神经受压，$T_1WI$ 与肌肉等信号，$T_2WI$ 信号不均匀，注意相邻椎骨也有病灶（箭头）；（D）另一纤维结构不良患者的 AP 位平片显示第 3 肋骨明显膨胀、硬化，这是典型的纤维结构不良的表现，无需进一步检查

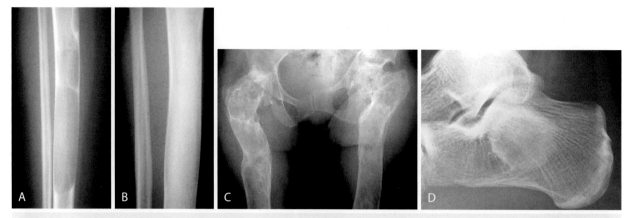

图 11.76　纤维结构不良，管状骨。（A）10 岁女孩，胫骨 AP 位平片显示轻度膨胀、均匀磨玻璃密度，这是长骨纤维结构不良的典型表现；（B）另一例胫骨纤维结构发育不良的 AP 位平片显示更高的磨玻璃密度，同样伴胫骨轻度扩张。两个病例并列展示，显示纤维结构不良的磨玻璃密度可以有高有低。这两个病例骨膨胀较轻，长度相对较长，过渡区窄，没有皮质中断。记住，虽然大多数纤维结构不良病例发生在骨髓腔中央，但偶尔也可发生在皮质，发生在皮质的病变表现可能有显著不同，示例见图 11.66C、D 和图 11.48；（C）另一例纤维结构不良患者的 AP 位平片显示中等密度，骨干明显异常扩张，注意双侧股骨颈内翻，被称为"牧羊人曲柄杖"畸形，是纤维结构不良的典型表现，股骨颈内翻也见于其他骨骼软化的疾病，如骨软化症和 Paget 病；（D）跟骨侧位平片显示在跟骨生理性中央透亮区附近有一个硬化灶，病灶很小，没有引起骨骼膨胀

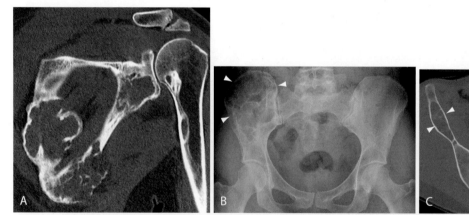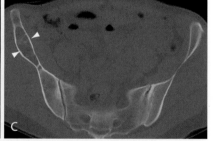

图 11.77　纤维结构不良，扁骨。（A）CT 冠状位重建显示肩胛骨皂泡状膨胀性溶骨病变，肱骨可见更小的密度较高的病变。肩胛骨或骨盆的纤维结构不良常表现为皂泡状膨胀性溶骨病变。（B）骨盆前后位显示右髂骨翼较左侧轻度膨胀（箭头）。病变界限不清，但表现为溶骨。CT 轴位证实整个右髂骨翼轻度膨胀（箭头）。虽然本例没有出现明显的膨胀，但非侵袭性的膨胀病变是纤维结构不良的典型表现

■ 颅面骨病变也可发生，特别是在多发性骨纤维结构发育不良的患者，以蝶骨最为好发。骨膨胀可引起面部畸形、颅神经受压和颅外凸。在极端情况下，面部被称为"骨性狮面"或"狮子脸"。该影像学表现可能提示 Paget 病，但皮质不增厚，经常出现磨玻璃密度而不是小梁增厚。

■ 纤维结构发育不良的骨骼扫描通常显示病变活跃时示踪剂摄取轻度增加。

■ MRI 表现为低到中等的 $T_1W$ 信号和多种不同的 $T_2W$ 信号，并无特异性（图 11.78；见图 11.75）。

　□ 增强表现多种多样，且可能不均匀。

　□ 偶有囊变，包括合并了动脉瘤样骨囊肿，可见液 - 液平面。

■ 纤维结构发育不良通常很容易通过平片诊断。对颅骨病变观察，CT 更具优势。

■ 鉴别诊断可包括 Paget 病、神经纤维瘤病 1 型（NF1），局限性病变需与其他纤维性病变鉴别。

■ 大多数病变在一生中保持静止状态，既没有进展，也没有消除。

■ 只有 5% 的患者会在骨骼成熟后继续扩大。

■ 恶变较罕见，通常转化为纤维肉瘤或骨肉瘤。

■ 治疗通常只针对有症状的病变，如骨折或畸形。

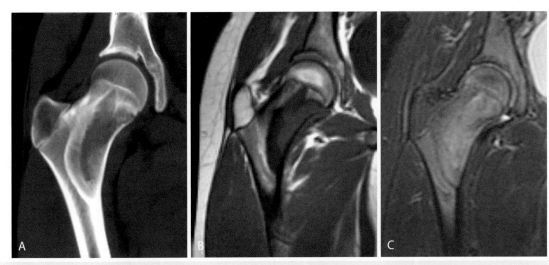

图 11.78　12 岁女孩股骨近端纤维结构不良。CT 重建（A）、T$_1$ 加权（B）、反转恢复 MR（C）冠状位图像显示典型的宽的硬化边。病灶周围可见较致密的矿化在 MR 上表现为低信号，中央区矿化程度较低，呈 T$_1$ 加权像中等信号，T$_2$ 加权像脂肪抑制或反转恢复时仅轻度升高，是纤维结构发育不良和其他纤维性病变的常见信号模式

- 患有纤维结构发育不良的儿童，若胫骨出现肢体不等长、成角畸形和假关节，可能需要截骨、植骨和固定治疗。对有症状的纤维发育不良部位进行切除或刮除通常是非必要的。
- 纤维结构不良（通常为多骨型）可能与多种内分泌紊乱有关，包括甲状腺功能亢进、甲状旁腺功能亢进、肢端肥大症、糖尿病和 Cushing 综合征。
  □ Mccun-Albright 综合征包括了多骨型纤维结构不良、内分泌紊乱（最常见的是青春期早熟或甲状腺功能亢进），以及伴有不规则的"缅因州海岸"边缘的牛奶咖啡色素斑（与 NF1 的"加州海岸"边缘相比）。
  □ 家族性巨颌症（Cherubism）是罕见的、家族性的，是先天性的纤维结构不良性下颌骨肥大，并伴有牙列异常。通常认为下颌骨的改变到青春期时趋于正常。
  □ 罕见的 Mazabraud 综合征是与肌内黏液瘤有关的纤维结构不良。
    ◇ 黏液瘤通常发生在异常骨附近。
    ◇ 黏液瘤是一种罕见的良性肿瘤，多发于四肢骨骼肌内，主要由黏液组织组成，T$_2$ 信号强度很高（见图 12.35）。

## 非骨化性纤维瘤 / 纤维骨皮质缺损（纤维黄色瘤）

- 非骨化纤维瘤（NOF）和纤维皮质缺损（FCD）组织学相同，为非肿瘤性骨皮质病变，被认为是生长板的缺损随生长发育而远离生长板所致。
- 两者都被称为纤维黄色瘤。NOF 和 FCD 之间的区

别在于大小；NOF 较大，大于 2 cm。
- 非常常见，在 2 岁以上的儿童中的发生率约 30%~40%。
- 其病因可能与生长中的骨骼肌肉附着部位的创伤有关，从而导致自限性纤维增生。
  □ 可见于膝关节股骨干骺端的后部，与靠近骨骺板的腓肠肌附着点相对应，过去被称为皮质硬纤维瘤，现在称为撕脱性皮质不规则。
- 大多数情况下是无症状和偶然发现的，但较大的病变可表现为病理性骨折。

**关键概念**

**纤维黄色瘤（非骨化纤维瘤、纤维骨皮质缺损）**

- 非常常见，儿科平片常偶然发现，特别是在膝和踝关节周围。不需要进一步检查
- 皂泡状溶骨性病变伴边缘硬化
- 干骺端 - 骨干皮质病变
- 病变较大可出现病理性骨折
- 最常见的自然演变是在数年内被骨取代（"愈合"），并残余轻度硬化

- 80% 发生在下肢长骨的干骺端或干骺端 - 骨干。
- 偏心性，位于骨皮质。虽然它们发生于骨皮质，但可以扩大进入骨髓腔，在诸如腓骨或尺骨等较细管状骨，也可位于中央（见图 11.66E）。
- 地图状伴有硬化缘的"皂泡状"溶骨性病变，无基质钙化（图 11.79）。
- 膨胀性病变可伴有骨皮质反应性增厚。除非发生病理性骨折，否则不会发生骨膜反应。

■ 病灶自发地消退（愈合），致密骨取代了纤维组织。愈合后的 NOF/FCD 可表现为均匀的骨质硬化（图 11.80，图 11.66E）。

■ MRI 表现为 $T_1$ 低信号、$T_2$ 信号多变，这取决于富细胞增生纤维组织和骨愈合的程度（图 11.80B）。至少 80% 的 NOFs/FCDs 病例在液体敏感序列显示有部分低信号。

■ 许多儿童有一个以上病变。然而，多发性纤维黄色瘤样骨病变（图 11.81）应考虑相关疾病，如 NF1 和 Jaffe-Campanacci 综合征。

□ Jaffe-Campanacci 综合征的特点是多发 NOFs/FCDs，有牛奶咖啡色素斑但没有神经纤维瘤病。

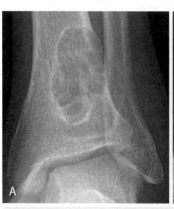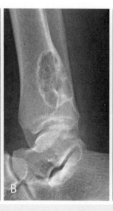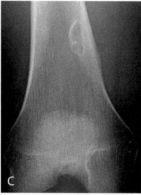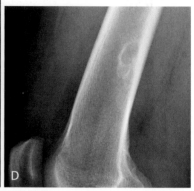

图 11.79 非骨化纤维瘤（NOF）。AP（A）和侧位（B）平片显示干骺端骨皮质的地图状病变，有清晰硬化缘。轻度膨胀性生长是非骨化纤维瘤的典型表现。AP（C）和侧位（D）平片显示干骺端 - 骨干皮质的病变伴硬化边。请注意病灶周围即下缘部分被正常骨组织填充。这代表了 NOF 的自然愈合

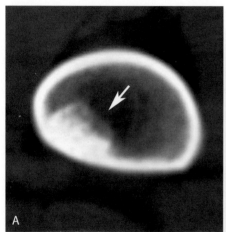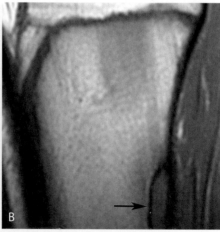

图 11.80 （A）21 岁男性，股骨远端干骺端轴位 CT 显示偏心性均匀骨硬化（箭），这是愈合的非骨化性纤维瘤（NOF），最终会重塑成为正常骨骼。（B）矢状位 $T_1$ 加权 MR 图像显示胫骨近侧干骺端 - 骨干后部皮质处的中等信号灶（箭），$T_2$ 加权像上也呈中等信号（未展示）；这是典型的 NOF MRI 表现

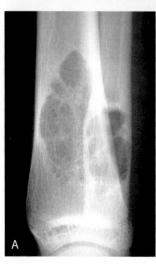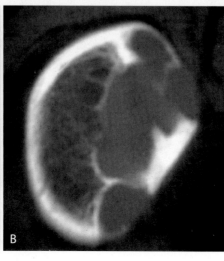

图 11.81 多发性非骨化纤维瘤（NOFs）。踝关节侧位平片（A）和轴位 CT（B）显示多个 NOFs 病变。注意 NOF 典型的边界清晰的"皂泡状"溶骨改变。NOFs 常为孤立性或数量很少，如果病灶多发，应马上考虑神经纤维瘤病 1 型

□ 有报道的其他与 Jaffe-Campanacci 综合征相关的病症包括智力低下、早熟、性腺功能减退、心血管和眼部异常。

## 脂肪硬化性黏液纤维瘤（骨的多形性纤维 - 骨性病变）

■ 脂肪硬化性黏液纤维瘤（LSMFT）是一种良性纤维 - 骨性骨病变，好发年龄为 40~60 岁。其好发部位最具特征性。

□ 超过 90% 的病变发生于股骨近端（转子间）的中央部。

■ 病变由多种组织构成，其中任何一种组织都可能在影像学上占主导地位。

■ 在组织学上，LSMFT 由未成熟骨和纤维组织混杂组成。黄色瘤和黏液样成分比较常见。不正常的脂肪组织中还含有缺血性骨化。

■ LSMFT 可能与纤维结构不良有关，或代表骨内纤维病变的终末期。

■ 病变通常表现为伴有 1A 型地图样改变（图 11.82），硬化边较厚，呈溶骨性或磨玻璃密度（可有致密硬化部分）。

■ 大多数（72%）病灶中存在无定形矿化。

■ 病灶基质呈球状、不规则形，也可能出现囊性区域，以及含有脂肪密度的区域。

■ MRI 表现不具特异性，$T_2$ 加权呈不均匀信号；$T_1$ 加权与肌肉呈等信号、较均匀。该病发生年龄范围较为广泛，但大多数病例发现在成人。

■ 尽管该病最初的放射学表现为非侵袭性，但有小的恶变可能，这是该病的重要特征。

■ 该病可伴有疼痛，也可偶然发现，文献报道有恶性潜能，所以建议临床和影像学随访。

## 成纤维细胞肿瘤

### 促结缔组织增生性纤维瘤

■ 促结缔组织增生性纤维瘤（DF）是一种罕见的骨纤维瘤病。

■ 好发年龄为 10~20 岁，并具有骨皮质膨胀变薄和骨内膜受侵的表现。

■ 病变常见于长骨干骺端的中央，也见于骨盆和下颌骨。

■ 该肿瘤没有肿瘤基质，通常也没有明显的宿主反应。

■ 平片上有侵袭性表现，因此平片表现与组织学上与分化良好的纤维肉瘤难以鉴别。

■ 该肿瘤生物学不是恶性，但复发很常见。

■ 较大的软组织肿块最好用 MRI 评估。通常可见粗大的血管，且血供丰富。局部出血或坏死常见。

■ 虽然影像学和组织学特征提示是一种高度侵袭性的病变，但根据患者发病年龄可正确诊断，预后较好。

■ 治疗方法包括观察、病灶刮除植骨或完全切除。

### 纤维肉瘤

■ 纤维肉瘤是一种恶性梭形细胞肿瘤，可发生于骨或软组织。

■ 约 70% 的骨纤维肉瘤累及长管状，9% 累及骨盆。

■ 放射学上表现为干骺端的溶骨、浸润性病变，过渡带较宽，呈中心性或偏心性生长。

■ 病变可能包含游离的骨片，可能引起或无骨膜反应，常见骨皮质穿破和软组织肿块。

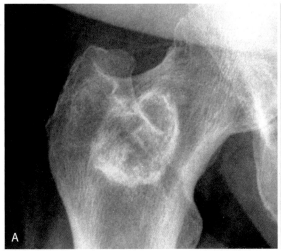
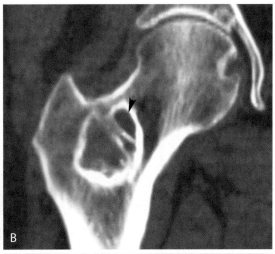

图 11.82 脂肪硬化性黏液纤维瘤（LSMFT）。AP 位平片（A）和 CT 冠状位重建（B）显示股骨近端地图样混合密度灶，有较宽的硬化边。这是 LSMFT 的典型部位和影像学表现。值得注意的是，部分病灶有脂肪密度（B 图箭头所示）。在该部位同时包含骨质硬化和脂肪密度的地图样病变是 LSMFT 的典型表现

■ MRI 表现不具特征性，T₁ 加权与肌肉等信号，液体敏感序列表现为不均匀高信号，对比增强可见强化。该病可能包含黏液样变、囊性变或坏死区域；对比剂增强扫描通常表现为明显强化（图 11.83）。

## 纤维组织细胞肿瘤

### 良性纤维组织细胞瘤

■ 良性纤维组织细胞瘤是一种罕见的地图状骨病变，组织学与纤维黄色瘤非常相似，但表现出不同的特征：
  □ 它位于长骨干骺端中央。
  □ CT 和 MRI 表现不具特异性。
  □ 与 NOF 不同的是，良性纤维组织细胞瘤在刮除后容易复发，并且可能有症状。
  □ 良性纤维组织细胞瘤也可起源于软组织，可位于皮下、深层软组织或器官内。
  □ 治疗方法为手术切除，但复发风险高。

### 多形性肉瘤

■ 未分化多形性肉瘤，或简单地说，多形性肉瘤，是一种含有不同比例的纤维母细胞和组织细胞成分的侵袭性肉瘤。多形性是指肿瘤细胞核的形态多种多样。该肿瘤多见于软组织，以前被称为恶性纤维组织细胞瘤（MFH），经 WHO 重新分类后，该术语很少使用。

■ 骨多形性肉瘤相对少见，占所有原发性骨恶性肿瘤的 2%~5%。

■ 骨多形性肉瘤可原发性或继发性。

■ 发病年龄范围较广，但最好发于 30~60 岁。

■ 骨多形性肉瘤多发生在长管状骨（75%；股骨最常见），通常位于干骺端或骨干的中央。

■ 影像学表现（图 11.84A）：
  □ 病灶通常表现为地图状，至少部分病变的过渡带较宽。
  □ 病变是溶骨性的，但 15% 的病例可出现营养不良性钙化。
  □ MRI 表现不具特异性，T₁ 加权呈低信号，T₂ 加权呈非均匀高信号，偶见与营养不良性钙化相关的低信号区。

■ 虽然大多数骨多形性肉瘤为原发性病变，但超过 28% 为继发性病变。
  □ 原发病变包括 Paget 病、骨放疗后、去分化软骨肉瘤、纤维黄色瘤（NOF/FCD），纤维结构不良、内生软骨瘤、慢性骨髓炎及骨梗死（骨坏死）。
  □ 继发性多形性肉瘤可表现侵袭性病灶与原发的良性病变相连续，如骨梗死出现的多形性肉瘤的表现：骨梗死常见的非侵袭性匍行钙化紧邻极具破坏性病灶（图 11.84B）。

■ 大多数多形性肉瘤为高级别肿瘤，5 年生存率为 34%~50%。

■ 转移瘤累及肺、骨、淋巴结和肝脏。

■ 局部切除后易复发。

■ 治疗包括积极的广泛的手术切除和化疗，通常辅以放射治疗。

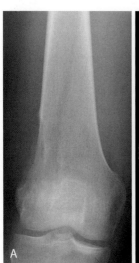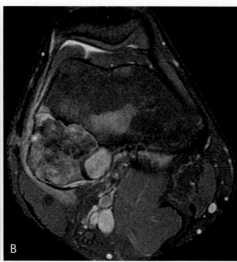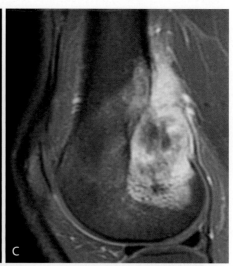

图 11.83　骨的纤维肉瘤。（A）AP 平片显示 22 岁男性的干骺端偏心性溶骨性病变，可见宽的过渡区和骨皮质破坏。（B）轴位脂肪饱和中等 T₂ 加权 MR 序列显示病灶信号不均，同时存在低信号区和高信号区，后内侧骨皮质突破。（C）注入钆对比剂后，矢状位脂肪饱和 T₁ 加权增强 MR 显示肿块明显强化，并伴有邻近骨髓水肿，骨皮质突破伴后方较大软组织肿块；病灶中央可见坏死区域

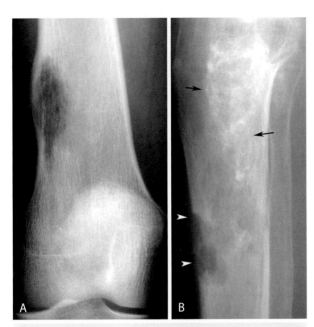

**图 11.84** 原发性和继发性骨性多形性肉瘤。（A）22 岁男性，AP 位平片显示股骨远侧干骺端 – 骨干中度侵袭性病变（注意较宽的过渡区，无硬化边缘），没有肿瘤基质钙化。平片表现不具特征性，但成人的侵袭性溶骨性病变的鉴别诊断应考虑原发性骨多形性肉瘤。（B）66 岁女性，胫骨近端侧位平片显示匐行的营养不良性钙化基质，是骨梗死的典型表现（箭），然而，在骨梗死相连续的稍远处发现了更具破坏性的病变（箭头）。这个起源于骨梗死的侵袭性病变是继发性骨多形性肉瘤（图片由医学博士 BJ Manaster 授权使用，来自美国放射学会学习档案）

## 脂肪源性肿瘤

### 骨内脂肪瘤

- 骨内脂肪瘤是一种由脂肪细胞组成的良性骨病变，某些病例可能是该部位其他良性病变"熄灭"后退化为脂肪所致。
- 大多数病变（71%）发生在下肢，最常见于股骨，其次是胫骨和跟骨。
- 跟骨病变位于距下关节下方的中心部位，该部位正常表现为生理性透亮区。
- 骨内脂肪瘤最初为溶骨性病变，平片或 CT 上表现为脂肪密度，所有 MRI 序列上显示脂肪信号，与皮下脂肪信号相同。
- 病灶呈地图样，常伴有薄硬化缘（图 11.85）。
- 当病变进展，发生脂肪坏死和中央钙化时，病变表现可能发生改变（图 11.86）。
- MRI 上病变以脂肪信号为主，其内任何区域可以出现低信号钙化，脂肪坏死区域在 $T_1$ 加权上呈低信号，$T_2$ 加权上呈高信号。

### 骨旁脂肪瘤

- 骨旁脂肪瘤是一种发生于骨表面的脂肪性病变，紧密附着于骨膜。
- 所有影像学检查中，脂肪密度 / 信号软组织肿块是脂肪瘤的典型表现。
- 特征性表现（见于 67%~100% 的病例）是来自邻近骨皮质的骨性赘生物（图 11.87 和图 11.88）。
- 赘生物可以是实性的，也可以是针状的。病变为良性，但可能会对包括神经在内的邻近组织造成压迫。

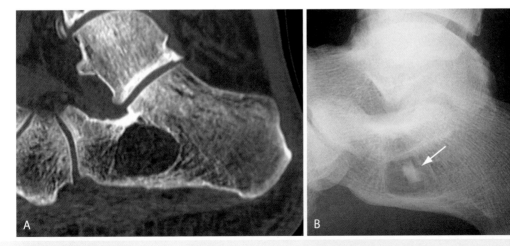

**图 11.85** 跟骨内脂肪瘤。（A）CT 矢状位重建显示跟骨中央边缘清楚的脂肪密度肿块。囊肿和许多其他肿瘤可发生在这个位置，但本例的脂肪密度具有特异性。（B）另一个病例的侧位平片显示脂肪密度的病灶中央营养不良钙化（箭），这是跟骨内脂肪瘤退化的典型特征

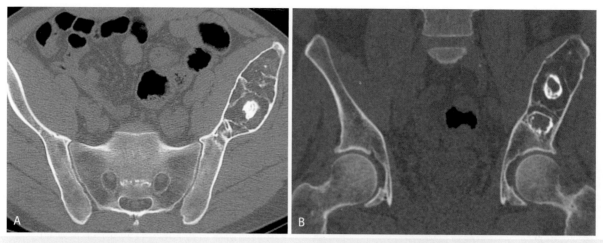

**图 11.86** 退化期的骨内脂肪瘤。CT 轴位（A）和冠状位（B）重组图像显示左髂骨前部的膨胀性病变，内部为脂肪密度，未见侵袭性征象。内含多个钙化灶，部分呈结节状、部分呈环形钙化，代表病变内的脂肪坏死区域

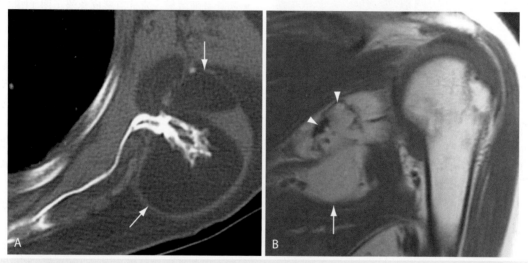

**图 11.87** 骨旁脂肪瘤。（A）CT 轴位示起源于肩胛骨的分支状骨性赘生物，周围有分叶状脂肪密度灶（箭）。（B）冠状位 $T_1$ 加权 MR 图像显示该病灶呈脂肪高信号（箭）和反应性骨的低信号（箭头）

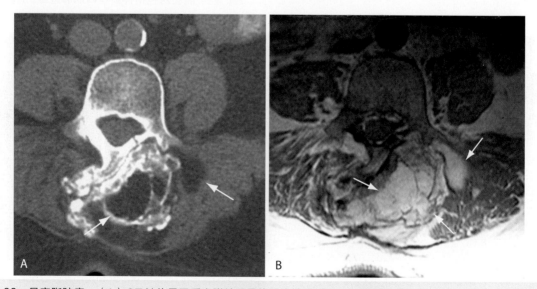

**图 11.88** 骨旁脂肪瘤。（A）CT 轴位显示后方附件明显的反应性骨质增生，周围有脂肪密度影（箭）。（B）MR 轴位 $T_1$ 加权图像显示棘突后方肌肉内脂肪高信号（箭），这些均为骨旁脂肪瘤的典型表现

## 血管性肿瘤

### 血管瘤（血管畸形）

- 血管畸形通常属于大的（海绵样）或小的（毛细血管样）内皮腔隙的良性增生，腔内充满血液。
- 虽然"血管瘤"术语在文献中被广泛应用，但涵盖性术语是"血管畸形"。
- 血管畸形分为高流量畸形和低流量畸形，包括了毛细血管瘤、海绵状血管瘤、动静脉畸形和静脉血管瘤／畸形。
- 血管畸形可以发生在任何地方，可以是骨性或软组织的来源。
- 虽然骨血管瘤好发年龄在 30~50 岁，但其发病年龄范围较广，绝大多数是偶然发现的，尤其是在脊柱中。
- 软组织血管畸形见第 12 章软组织肿瘤。

#### 关键概念

**血管瘤**

- 含有脂肪间质、供血／引流血管
- 脊柱中极常见
- 平片／CT：透亮区伴明显骨小梁（灯芯绒征或栅栏状）
- CT 轴位：圆点征或星空征
- MRI：脂肪信号，$T_2$ 信号视血管情况而定
- 偶有局部侵袭性，可以侵入椎管内

- 绝大多数骨性血管畸形为海绵状血管瘤，见于椎体、颅骨和面骨。
- 椎体中骨小梁的数量减少，只留下明显的垂直小梁，其数量减少但增厚。

- □ 形成垂直条纹样外观，平片、CT 冠状和矢状位重组图像显示为"灯芯绒征"或"栅栏状"改变。
- □ 轴位 CT 上，明显的骨小梁在透亮的背景下呈"圆点征"或"星空征"。
- 颅骨骨小梁呈典型的轮辐状，从中心延伸至周围。
- MRI 的 $T_1$ 加权上表现为肉眼可见的脂肪信号，$T_2$ 加权信号随血管组织的数量而变化，典型的血管瘤在 $T_1$ 和 $T_2$ 加权上表现为高信号（图 11.89）。
- 这些表现是良性血管瘤的特征性表现。
- 部分病灶在 MRI 上不含明显的脂肪信号，或不具有前文描述的特征性形态学表现，影像学表现也不典型，因而称为非典型血管瘤（图 11.90）。
- □ MRI 病灶常有强化，因此在不确定的病例中钆剂增强对其确诊作用不大。
- □ 反相位 MRI（化学位移成像或"同反相位"成像）可用于检测病灶内非常少量的脂肪，以明确诊断。采用 Dixon 脂肪 - 水分离序列获得"脂肪加水"（同相）和"脂肪减水"（反相）图像。病变感兴趣区域（ROI）的测量是必要的。如果反相图像上的信号下降超过同相图像的 20%，证明病变内有明确的脂肪。
- 血管瘤少数会表现出局部侵袭性伴膨胀，偶尔会有软组织肿块，可能导致神经症状。这些被称为侵袭性血管瘤，可能需要手术切除和脊柱固定，然而，如果病变在难以切除的部位，可以进行随访以确保病情稳定。
- Klippel-Trénaunay-Weber 综合征的典型三联征表现：骨软组织肥大、皮肤血管瘤和先天性静脉曲张。影像学表现包括偏身肥大或肢端肥大、静脉石、皮下脂肪增厚、表浅至深静脉连接异常和静脉瓣缺失（图 11.91）。

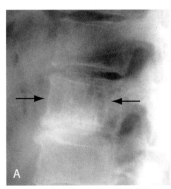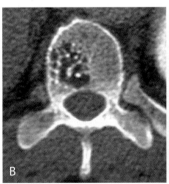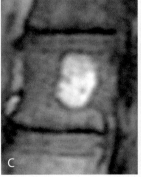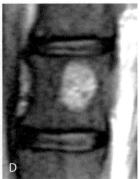

图 11.89 椎体血管瘤。（A）下胸椎体血管瘤（箭）侧位平片显示典型的垂直条纹。（B）典型的 CT 轴位表现，病灶边界清楚，内部为增厚但稀少的小梁，其间为脂肪或水密度组织。矢状位 $T_1$ 加权（C）和 $T_2$ 加权（D）MRI 图像均显示高信号，反映病变内的脂肪和游离水（A，图片由 BJ Manaster 医学博士授权使用，来自美国放射学会学习档案）

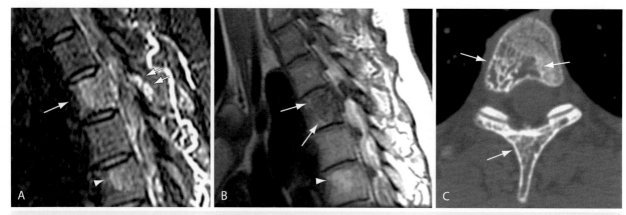

图 11.90 脊柱非典型血管瘤。（A）脂肪抑制 T₂ 加权 MRI 显示 T₃（箭）和 T₅ 椎体（箭头）血管瘤的高信号，由于肿瘤内有游离水和缓慢流动的血液所致。该表现为非特异性，因为转移瘤可能具有相同的表现。注意 T₃ 病变累及椎体（长箭）和后部附件（短箭）。（B）MRI 矢状位 T₁ 加权显示 T₅ 椎体肿瘤间质内的脂肪呈高信号（箭头），然而 T₃ 椎体病变只有边缘薄层高信号（箭），但足以作出血管瘤的诊断。有些脊柱血管瘤不含 T₁ 加权高信号，因此很难诊断。（C）T₃ 病变的轴位 CT 显示典型的垂直小梁增厚，并延伸至后部附件（箭）

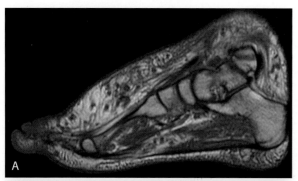
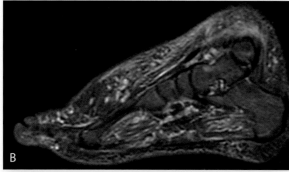
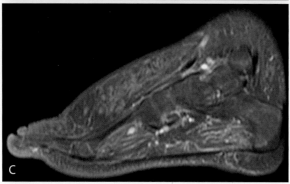

图 11.91 Klippel-Trénaunay-Weber 综合征。矢状位 T₁ 加权（A）、STIR（B）和脂肪饱加 T₁ 加权增强（C）图像显示脂肪过度生长和明显的低流量血管

- 罕见的关节内滑膜血管瘤可引起关节内反复出血，表现与血友病相似。膝关节和肘关节是滑膜血管瘤的好发部位，发病部位也使其与血友病难以鉴别。
- 四肢的其他良性骨血管肿瘤罕见，包括骨淋巴管瘤；囊性血管瘤病是一种罕见的良性多中心血管瘤病或淋巴管瘤病，常伴有严重的内脏受累。
  - 除非软组织中出现钙化的静脉石，否则多发性溶骨性病变的表现没有特异性。
  - 另一种变异型是 Gorham 病，即大量骨质溶解症。这是一种多中心血管瘤病，伴有局部溶骨，破坏迅速而严重，可以跨关节扩散。

**血管外皮细胞瘤和血管内皮瘤**

- 血管外皮细胞瘤和血管内皮瘤属于具有侵袭性特征的血管性病变。
- 血管外皮细胞瘤是一种恶性血管性肿瘤，通常起源于脑膜、副鼻窦或头颈部其他部位。发病年龄高峰出现在 30~50 岁。
  - 原发性骨血管外皮细胞瘤非常罕见，从非侵袭性到侵袭性，影像学表现多样。
  - 最常见的发病部位中轴骨及四肢近端骨。
  - 骨骼中发现血管外皮细胞瘤，应寻找脑膜或头颈部原发肿瘤。
- 血管内皮瘤也是一种低度恶性病变，在组织学上很难与血管肉瘤鉴别。
  - 发病年龄比较轻（20~40 岁）。
  - 与血管外皮细胞瘤一样，肿块的软组织部分通常没有钙化。

□ 平片表现为溶骨性，有时多灶性、有时膨胀性，肿瘤边缘侵袭程度不一。

- MRI 表现多变、非特异性，尽管偶尔见到血管影，但没有血管瘤那样的脂肪基质。

- 这些血管肿瘤可能是多中心的，并且可以转移。多中心病灶倾向于发生在同一个肢体的多块骨骼，通常是足。有趣的是，多中心病变的预后往往比单发病变好。

## 血管肉瘤

- 血管肉瘤是一种罕见的恶性血管性肿瘤，通常发生在老年患者软组织中，但也可以发生在骨骼，同时也可以发生在更年轻的患者中。

- 血管肉瘤在组织学上很难与侵袭性较低的血管内皮瘤鉴别。

- 骨血管肉瘤是一种非常罕见的无基质的浸润性、侵袭性病变。最好发部位为股骨、胫骨、肱骨的干骺端和骨盆（图 11.92 和图 11.93）。

- 38% 的血管肉瘤为多灶性，目前还不清楚这是同步出现还是转移性病变。多灶性病变多呈区域性分布。此外，如果病变是多灶性的，预后相对较好。

- 单发病灶转移至肺部或骨骼的患者 5 年生存率较低。其治疗包括广泛的切除术。

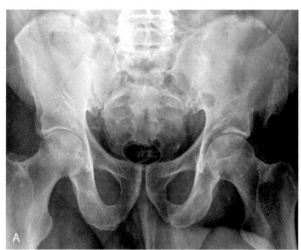
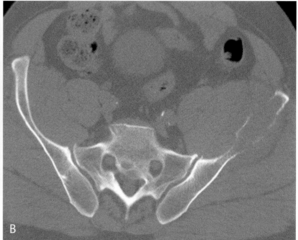

图 11.92 血管肉瘤。（A）AP 位平片显示左髂骨翼较大的溶骨性病变，可见病理性骨折，过渡带宽，提示病变具有侵袭性。（B）同一病变的轴位 CT 显示病变浸润型破坏伴骨皮质突破。这属于侵袭性病变，但无特异性

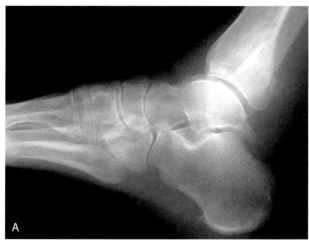
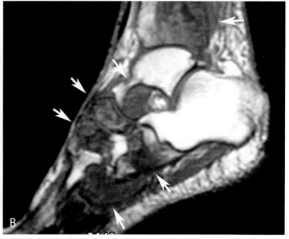

图 11.93 血管肉瘤。（A）67 岁男性，足侧位平片显示胫骨远端后部界限不清的骨质破坏区。有人可能认为足后部和中部广泛的骨质透亮区代表废用性骨质疏松。（B）$T_1$ 加权 MR 图像显示累及足、踝部多个骨骼的低信号病变（箭）。累及下肢的多发性病变常被证实为血管性肿瘤。本例诊断为多发性血管肉瘤

## 骨髓肿瘤

### 尤因肉瘤

- 尤因肉瘤是一种高度恶性肿瘤，主要见于儿童和青少年。
- 尤因肉瘤是10岁以内儿童最常见原发性恶性骨肿瘤，10~20岁的发病率仅次于骨肉瘤。
- 95%的病例发生在4~25岁，最好发于5~14岁。
- 尤因肉瘤与淋巴瘤、白血病、原始神经外胚层肿瘤（与尤因肉瘤一样有11，22号染色体易位，两者高度相似但不完全相同）和转移性神经母细胞瘤，因为组织学表现相似，有时被统称为"小圆细胞肿瘤"。
  - 这些恶性肿瘤，连同骨髓炎和LCH，有类似的放射学表现（小圆形细胞型表现，Lodwick 3型）。
- 尤因肉瘤位于骨髓腔中央，长骨中最常发生在骨干或干骺端-骨干。
- 75%的病例累及骨盆或长管状骨。
  - 其他受累部位包括肩带骨、肋骨和椎体。
  - 发病部位与年龄有关，小于10岁儿童多见于管状骨，大于10岁患者多发于中轴骨、骨盆和肩带骨。
  - 尤因肉瘤很少发生于软组织。
- 典型的肿瘤表现为浸润性伴较大的软组织肿块（图11.94）。事实上，相应的年龄段中，这个表现对尤因肉瘤比较特征。
- 肿瘤基质无钙化。
- 大多数尤因肉瘤是完全溶骨性的，但1/4有少量反应性骨增生，约15%有明显的反应性骨硬化（图11.95）。

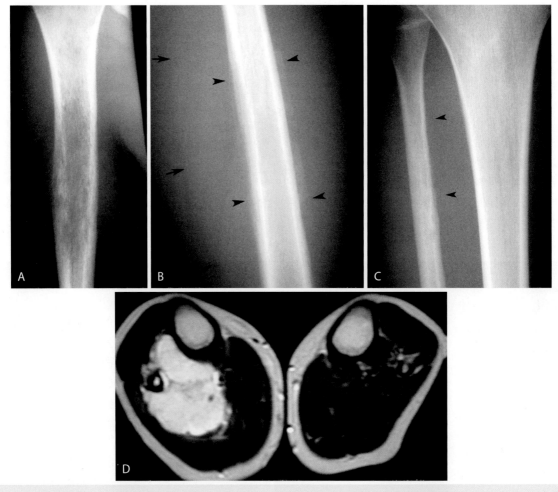

图11.94 尤因肉瘤。（A）14岁女孩，肱骨尤因肉瘤，可见典型的平片表现，即长骨的高度浸润性病变。（B）10岁女孩，股骨干中段侧位平片，几乎无法显示骨内的浸润性改变，但可见侵袭性、中断的骨膜反应（箭头）以及大的软组织肿块（箭），这也是尤因肉瘤常见的平片表现。（C）23岁女性，更难发现的尤因肉瘤，腓骨近端AP平片显示内侧皮质有轻微的浸润性改变，骨膜反应同样轻微（箭头）。轴位T$_2$加权MR图像（D）显示真实肿瘤范围，比平片显示更广

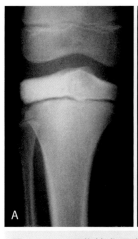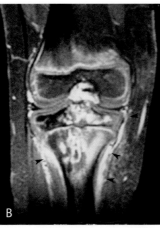

**图 11.95** 硬化性尤因肉瘤。（A）9 岁男孩的膝关节 AP 位平片显示胫骨近端骨骺硬化，但未见明确的破坏性改变。尤因肉瘤可以引起如此致密的反应性骨形成，以至于浸润性改变被掩盖。（B）冠状位脂肪抑制 $T_1$ 加权增强 MR 图像，显示病灶不仅累及胫骨近端骨骺，还广泛延伸至胫骨干骺端以及强化的软组织肿块（箭头），但大小不及图 11.94（D）中所见

- 这种反应性骨硬化的存在可能会误诊为骨肉瘤。
  - 然而，尤因肉瘤的反应性骨增生只在肿瘤的骨内部分出现，而不出现在软组织成分中。
    - 这一特征有助于将硬化性尤因肉瘤与骨肉瘤鉴别，后者最常见的表现是骨内的浸润性病变和骨外软组织肿块同时可见肿瘤基质。
- 侵袭性骨膜反应是尤因肉瘤的显著特征。
- 全身反应也可能很明显，因为 1/3 的患者有发热、白细胞增多和红细胞沉降率升高。这种临床表现类似于感染。

**关键概念**

**尤因肉瘤**

- <10 岁儿童中最常见的原发性恶性骨肿瘤
- 侵袭性高：浸润型，较大软组织肿块，侵袭性骨膜反应。偶尔出现的病灶内骨硬化和日光射线样骨膜反应类似于骨肉瘤
- 年龄较小的多累及管状骨；青少年和青年多累及扁骨及中轴骨
- 好发于骨干或干骺端 - 骨干的中央
- 全身症状很常见，临床上常与骨髓炎相混淆
- 骨和肺转移很常见

- 尤因肉瘤 MRI 表现为非特异性，呈 $T_1$ 低信号、$T_2$ 高信号。肿块的软组织成分常较大，可能出现内部坏死。

  - 然而，如前所述，相应年龄组侵袭性骨病变伴大的软组织肿块应想到这个诊断。
- 鉴别诊断主要包括其他"小圆细胞"病变（神经母细胞瘤转移、淋巴瘤、原始神经外胚层肿瘤和白血病）、骨髓炎和 LCH。
  - 虽然鉴别诊断中包括良性和高度恶性病变，但前面提到的每一个病变都可能有高度侵袭性表现，需要活检确诊。
  - 症状的持续时间可能有助于这些圆形细胞病变的鉴别。其中 LCH 局部侵袭性最强，骨破坏时间最短（1~2 周）。骨髓炎也有一个相对较短的骨破坏过程（2~4 周）。尤因肉瘤虽然具有高度的侵袭性，但病程较慢，在 6~12 周可见破坏性变化。有时尤因肉瘤在病程早期更慢。
- 尤因肉瘤最初是单骨性的，但骨转移常见，因此如果病变最初表现为多骨性疾病，可能会增加诊断的困难。
  - 15%~30% 的患者在确诊时发现了转移，实际的数字可能更高，因为转移灶太小，影像学检测不到，这可能是局部治疗效果不佳的原因。
  - 转移灶累及肺和骨的概率相等。在所有原发性骨肉瘤中，尤因肉瘤最常转移到其他骨骼。
- 治疗包括积极的化疗和手术和（或）放射治疗。尤因肉瘤对放射治疗高度敏感，但没有辅助化疗时易复发。截肢和保肢手术以及广泛切除是次要的选择。
- 尤因肉瘤在所有原发性骨恶性肿瘤中 PET-CT 上的 SUV 值最高，因此 PET 可用于重新分期和评估疗效。
- 尤因肉瘤患者的 5 年生存率已经提高到 70%。中心性生长、病变较大，组织学特征更具侵袭性，以及表达特定细胞受体的肿瘤预后较差。

## 原发性骨淋巴瘤

- 原发性骨淋巴瘤是淋巴瘤的不常见表现，必须与骨外原发疾病累及骨骼的继发型进行鉴别，因为后者需要更积极的治疗，且预后较差。
- 骨外淋巴瘤的骨转移远比原发性骨淋巴瘤常见。
- 好发年龄在 30~60 岁。
- 最初表现可为单骨性或多骨性。
- 最初表现多骨性者常见于儿童。
- 患者表现为骨痛，体格检查可发现明显的肿块。
- 病变多发生于四肢骨骨干或干骺端的中央，特别是股骨、胫骨和肱骨，也可发生于骨盆、肩胛骨和脊柱。
- 原发性骨淋巴瘤的典型表现是溶骨性，最常见的是虫噬样或浸润性（图 11.96），但由于反应性骨形成和明显的骨内膜增厚而可能表现为混杂密度。

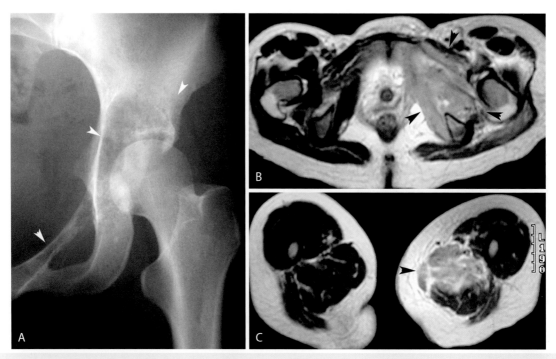

图 11.96  原发性骨淋巴瘤。（A）31 岁女性，左髋 AP 位平片显示高度浸润性病变，累及髋臼并延伸至耻骨上支（箭头）。经骨盆下部（B）和大腿（C）的轴位 T$_2$ 加权 MR 图像显示与此病变相关的非常广泛的软组织肿块（箭头）。软组织肿块近端累及闭孔内肌和外肌，并延伸至大腿近端累及收肌群。如此大的浸润性软组织肿块是原发性淋巴瘤的典型影像学表现

- 其他改变也能提示该病诊断：
  - 一种模式是大的软组织肿块包绕着骨骼，骨骼只有轻微的浸润性改变或骨皮质增厚。CT 或 MRI 可显示肿瘤通过小的骨皮质通道延伸，未见明显的皮质破坏（只有 28% 显示骨皮质破坏），伴周围软组织肿块。
  - 另一种模式，MRI 上类似于弥漫性骨髓浸润。MRI 表现常不具有特异性，但由于平片不能显示病变的真实大小和范围，因此需要 MRI 进行分期。淋巴瘤病灶在骨扫描显示示踪剂摄取增加，有时平片还没有任何异常之前就可以显示。
- 主要的鉴别诊断包括发生在不同年龄段的其他侵袭性病变：成人与转移瘤、骨髓瘤和高级别肉瘤鉴别；更年轻患者与骨髓炎、骨肉瘤、LCH 和尤因肉瘤鉴别。
- 原发性骨淋巴瘤可转移至淋巴结和骨。肺转移不常见，但一旦发生，大小和数量会迅速进展。
- 治疗以化疗为主，可能包括利妥昔单抗（抗淋巴瘤单克隆抗体），通常辅以放疗。有时需要手术固定相关的病理性骨折。
  - 若治疗成功，病变通常表现为硬化。
  - 所有原发性骨肿瘤中，5 年生存率位于最好之列。
- 转移到骨骼的非霍奇金淋巴瘤为预后较差的侵袭性肿瘤（图 11.97）。

**关键概念**

**原发性骨淋巴瘤**

- 浸润性的。巨大的软组织肿块，骨皮质相对保留
- 长骨：通常为骨干
- 长管状骨、骨盆和肩胛骨
- 正常骨的分离骨片被肿瘤包围
- 好发年龄：30~60 岁

## 霍奇金病

- 骨霍奇金病通常为转移所致。
- 20% 的霍奇金病患者有骨受累的放射学证据，但作为原发性骨肿瘤极罕见。
- 转移性霍奇金病可通过血行播散或相邻淋巴结直接累及骨骼。
- 胸骨是邻近肿瘤直接侵犯的常见部位。
- 骨霍奇金病最常见于 10~40 岁。
- 病变最常见于中轴骨，尤其是椎体。
  - 可以是溶骨性改变，但最常见的是成骨性改变，或溶骨和成骨的混合型。
  - "象牙椎"（图 11.98）是霍奇金病的典型表现，也见于成骨性转移瘤和 Paget 病。
  - 2/3 的病例为多骨累及。
  - 病变呈中度侵袭性，可有软组织肿块。

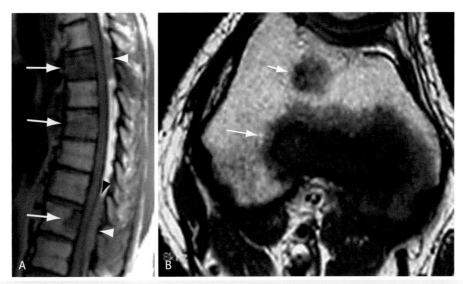

图 11.97　转移性非霍奇金淋巴瘤。（A）脊柱。男性患者，50 岁，胸椎矢状位 $T_1$ 加权 MR 图像显示部分椎体呈低信号（箭）及硬膜外肿瘤（箭头）伴有脊髓受压。淋巴瘤中累及硬膜外腔很常见，但许多肿瘤都可在硬膜外腔生长，因此不具有特异性。（B）股骨远端。轴位 $T_1$ 加权 MR 图像显示股骨远端内片状的低信号（箭），保留了部分正常的骨小梁，反映了淋巴瘤的浸润性生长

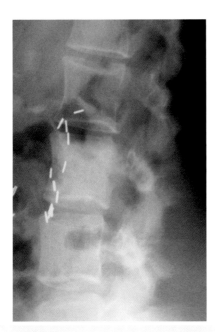

图 11.98　霍奇金病。脊柱侧位片显示 $L_3$ 椎体骨质密度增高，呈象牙椎样改变。虽然在其他疾病也可以表现为象牙椎，但本例腹主动脉周围淋巴结清扫的金属夹的位置，有助于诊断霍奇金病（图片由 BJ Manaster 医学博士授权，来自美国放射学会学习档案）

## 多发性骨髓瘤

- 多发性骨髓瘤病理基础为浆细胞的肿瘤性增生，是最常见的原发性骨肿瘤。
- 单发骨髓瘤称为浆细胞瘤，但多发性骨髓瘤更为常见。
- 95% 患者年龄在 40 岁以上。
- 浆细胞瘤是一种溶骨性、膨胀性、地图样病变（图

### 关键概念

**多发性骨髓瘤**

- 最常见的表现：多发的"穿凿性"溶骨性病变
- 可表现为弥漫性骨量减少，而无局灶性溶骨性病变
- 偶尔可表现为局灶性、溶骨性、膨胀性的病变（浆细胞瘤）
- 骨平片不如全身 MRI、CT 及 PET-CT 敏感

11.99）。
- 病灶有相对窄的过渡带，没有硬化边（Lodwick 1B 或 1C）。
- 无基质钙化。
- 最好发部位反映了红（造血）骨髓在骨骼中的分布区域：椎体、骨盆、股骨和肱骨。
- 根据浆细胞瘤的影像学表现进行鉴别诊断，有这类表现的病变包括转移瘤、高级别软骨肉瘤、GCT 和甲状旁腺功能亢进的棕色瘤。
- 70% 的浆细胞瘤患者为多发性骨髓瘤，通常表现为多量、局灶性、穿凿样的溶骨性病变，并伴有窄的过渡带。
  - 病灶通常小于 5 cm，一般小于 1 cm（图 11.100）。
  - 少数病变可呈侵蚀性的膨胀性改变，呈气球样。
  - 多发性骨髓瘤较少见的表现是弥漫性骨量减少（图 11.101），没有明显的局灶性病变。正常不应该出现骨质疏松的患者（如中年男性），出现不明原因的全身性骨量减少并可能伴有压缩性骨折时，应考虑多发性骨髓瘤。

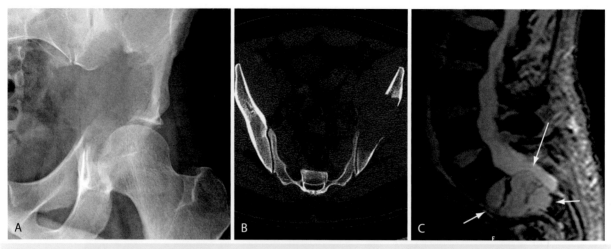

**图 11.99　浆细胞瘤。**（A 和 B）髂骨翼大的孤立性溶骨性病变。平片（A）和 CT 平扫（B）显示大的、边界清楚的、纯溶骨性病变，突破骨皮质（爆破性病变）。（C）骶骨浆细胞瘤患者的矢状位 $T_2$ 加权 MR 图像显示病灶呈分叶状 "迷你脑征"，这个征象被认为是浆细胞瘤的典型表现

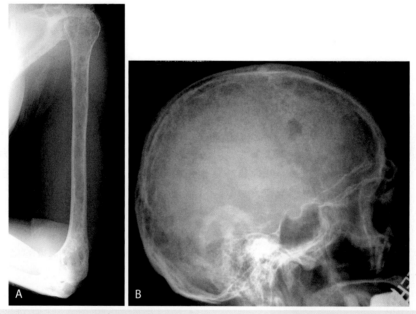

**图 11.100　多发性骨髓瘤。**肱骨（A）和侧颅骨（B）显示多个 "穿凿样" 的圆形溶骨性病变伴窄的过渡带，属于骨髓瘤的典型表现

- □ MRI 上斑驳征（或椒盐征）是指弥漫性骨髓浸润，表现为大量微小的 $T_1$ 低信号、$T_2$ 点状高信号病变。
- □ 无论是表现为局灶性穿凿样破坏、爆破样改变或广泛性骨量减少，多发性骨髓瘤都起源于红骨髓分布区域，然后发展到骨皮质及其他区域。
- □ 多发性骨髓瘤的主要鉴别诊断是转移瘤及较少见的甲状旁腺功能亢进引起的多发性棕色瘤。
- 多发性骨髓瘤的某些表现是不常见的。
  - □ 10%~15% 的多发性骨髓瘤病例与有症状的淀粉样变有关。当淀粉样蛋白沉积在滑膜时，平片表现与类风湿性关节炎相似（淀粉样变已在第 9 章关

节炎中讨论过，另将在第 13 章骨髓和代谢性骨病中进一步讨论）。
  - □ 硬化性病灶、伴有硬化边的溶骨性改变或者完全硬化的圆形病变在骨髓瘤中都很少见。如图 11.102 所示的硬化性骨髓瘤与 POEMS 综合征相关。POEMS（首字母缩略词）综合征是临床以 polyneuropathy 多发性周围神经病、organomegaly 脏器肿大、endocrinopathy 内分泌障碍、M protein M 蛋白血症、skin changes 皮肤病变为特征的一组综合征。
- 影像学在骨髓瘤诊断、分期和复发的评估作用正在

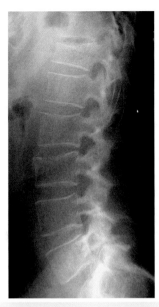

图 11.101　骨髓瘤。本例表现轻微，仅发现弥漫性骨疏松以及 $T_{12}$ 和 $L_3$ 上终板的压缩性骨折。患者为 32 岁男性，没有代谢性疾病及使用类固醇激素的相关病史。严重的全身性骨质疏松，而其年龄和性别不支持老年骨质疏松时，强烈提示多发性骨髓瘤

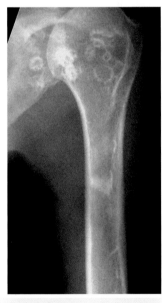

图 11.102　硬化型骨髓瘤。很少的多发性骨髓瘤可以出现完全硬化或边缘硬化的病灶。硬化骨髓瘤罕见，是 POEMS 综合征的一部分，见正文。这种现象也可见于治疗有效和（或）病灶的愈合期

不断演变。
- 有重要的临床肿瘤学组织依然主张将平片作为检查骨髓瘤的金标准,部分原因是平片检查普遍可及,且 MRI 和 CT 作用较为局限。
- 但显而易见的是，全身 MRI 的 STIR 及 $T_1$ 加权序列和 CT 比平片能更敏感地发现小病灶，也能更

可靠地评估全身肿瘤负荷，因此成为许多中心的标准检查程序。
- ◇ MRI 可显示治疗的并发症，包括类固醇药物治疗后引起的骨坏死、双膦酸盐引起的下颌骨骨坏死、股骨近端骨折以及病灶的硬膜外扩散，后者可能是肿瘤急症。
- □ MRI 的潜在缺点是假阳性：多发性骨髓瘤通常在 $T_2$ 上呈高信号，$T_1$ 上呈中等信号，这是许多疾病都有的非特异性影像表现,包括不典型的造血骨髓。对于不确定的病变，采用化学移位（同相位和反相位）成像可提高特异性。
- □ 扫描 FDG PET-CT 可以进一步提高 MRI 检查的特异性，两者结合起来可极大提高诊断的准确性。
- □ FDG PET-CT 是评估疾病反应和治疗后疗效监测最准确的检测方法。
- 大多数浆细胞瘤几年内发展为多灶性或全身性疾病，尽管少数仍为局灶性。
- 确诊时使用全身 MRI 或 CT 扫描可以使许多骨髓瘤更清楚，可为患者提供更好的生存机会。在将来，这些技术将可能成为初期评估的标准。
- 多发性骨髓瘤的 5 年生存率正在提高，在美国 5 年生存率已经超过了 50%。
- □ 多发性骨髓瘤预后不良的特征包括多个骨病变、肿瘤高负荷、血清肿瘤标志物升高、肾功能衰竭和更高侵袭性的肿瘤基因的表达。
- 治疗取决于分期和疾病活动度。
- □ 局灶性病变和脊髓压迫可采用放射治疗，有些时候浆细胞瘤患者可行消融手术。
- □ 活动性病灶则是通过积极的化疗与干细胞移植来治疗。
- □ 新的药物包括免疫调节剂、单克隆抗体和其他药物可以避免一些患者进行干细胞移植。
- □ 病情较轻的患者（冒烟型骨髓瘤）治疗较保守或仅观察随访。
- □ 双膦酸盐可以维持骨密度的稳定。
- □ 病理性骨折或有骨折风险的脆弱骨（如病变较大或累及宽度超过 50% 的骨皮质）需通过手术进行固定。
- ◇ 预先放置髓内钉可预防长骨骨折。
- ◇ CT 能更好地量化单个病变的皮质破坏程度。
- □ 椎体成形术或后凸成形术可以稳定疼痛性脊柱骨折。

### 骨转移瘤

- 20%~35% 的恶性肿瘤发生骨转移瘤。
- 骨转移瘤明显比原发性骨肿瘤更常见（比例为

25:1）。

- 超过50岁的患者，侵袭性骨病变有很大的概率代表转移瘤或多发性骨髓瘤。
- 大约80%的骨转移来自肺、乳腺、前列腺和肾脏的原发肿瘤。其他转移到骨骼的常见原发病变包括胃肠道肿瘤、甲状腺肿瘤和小圆细胞恶性肿瘤。
- 骨扫描对成骨性骨转移的检测具有很高的敏感性，并可用于成骨性骨转移（如前列腺）与良性硬化灶（如巨大骨岛）的鉴别。而骨扫描对于溶骨性骨转移，如来自肺癌的转移瘤没那么敏感。总的来说骨扫描筛查转移瘤的总体特异性较差。
- PET-CT（在FDG摄取增高的恶性肿瘤中）和全身MRI可以替代骨扫描，但应用较少。PET-CT对于检测FDG摄取增高的肿瘤治疗后复发有重要价值。
- 最常采用平片、CT、MRI与临床表现和骨扫描相互结合的方式来提高检测的准确性。
- MRI对肿瘤转移的评估具有较高的敏感性和中等的特异性。
- 伴有骨痛的溶骨性骨转移需要特别注意，因其有发生病理性骨折的风险。
  □ 易发生骨折的影像学征象包括占据髓腔大部分以及破坏50%及以上骨皮质厚度的病变，特别是在负重部位。
  □ CT和MRI对评估骨皮质破坏程度和肿瘤真实范围具有重要作用。
- 值得注意的是骨转移瘤影像表现可能与各种原发性骨肿瘤类似，包括溶骨性和成骨性骨肿瘤。

- 大多数骨转移瘤呈虫蚀状或地图状、过渡带边界不清或较宽，无硬化边缘，通常很少有骨膜反应或软组织肿块（图11.103）。
- 偶尔，转移瘤可表现为地图状、皂泡状、膨胀性病变（图11.104）。

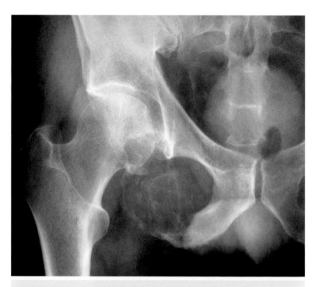

图11.104　溶骨性骨转移瘤。50岁男性的骨盆前后位片显示右侧坐骨来源于肾细胞癌的膨胀性溶骨性转移瘤。肾细胞和甲状腺转移瘤通常血管丰富，活检后可能大量出血。当出现溶骨性病变并要求经皮活检时，许多专家建议在活检前通过体格检查、胸部平片和腹部CT寻找原发肿瘤。因为该患者在CT上有一个肾肿块（未展示），活检时使用较小的活检针可降低出血的风险

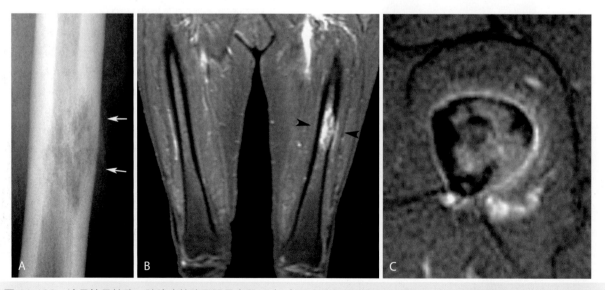

图11.103　溶骨性骨转移。肺腺癌转移至股骨中段。（A）股骨中段浸润性溶骨性病变，有骨皮质破坏（箭），患者病灶处疼痛且有病理性骨折的风险。（B）冠状位反转恢复序列MR图像显示左股骨中段病变（箭头之间），注意外侧的骨皮质破坏。（C）轴位压脂T$_1$加权增强MR图像显示肿瘤浸润正常为低信号的骨皮质。对于这个病变采取放射治疗和预防性股骨髓内钉置入

- 膨胀性单发转移瘤通常来源于富血管病变，如肾细胞癌或甲状腺癌。术前栓塞可以降低这些转移瘤出血的风险。
- 转移瘤的密度各不相同。
  - 单纯溶骨性转移瘤最常见于肺源性肿瘤，但也见于肾、乳腺、甲状腺、胃肠道的恶性肿瘤和神经母细胞瘤。
  - 成骨性骨转移（图 11.105）的原发瘤常见于前列腺、乳腺、膀胱、胃肠道（腺癌和类癌）、肺（通常是小细胞肺癌）和髓母细胞瘤。
  - 溶骨和成骨混合性骨转移瘤可见于乳腺（图 11.106）、肺、前列腺、膀胱和神经母细胞瘤。
  - 经过治疗或放射后坏死，可出现骨密度变化。

**关键概念**

**转移瘤**

- 单纯溶骨性转移瘤：肺癌最常见，其次来自肾、乳腺、甲状腺、胃肠道（GI）、神经母细胞瘤
- 成骨性转移瘤：前列腺、乳腺、膀胱、胃肠道（腺癌和类癌）、肺（通常为小细胞肺癌）、髓母细胞瘤
- 溶骨和成骨混合性转移瘤：乳腺、肺、前列腺、膀胱和神经母细胞瘤
- 经治疗或放疗坏死可以改变病变密度（例如，溶骨性转移瘤恢复到更正常的骨密度）
- 大多数转移瘤发生在红骨髓区，因此 80% 的转移瘤位于中轴骨（肋骨、骨盆、椎骨和头骨）（图 11.107；图 11.106），以及肱骨和股骨近端（见图 11.94 和图 11.106）。骨骺很少累及

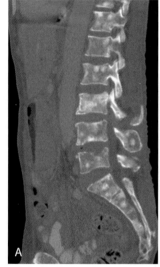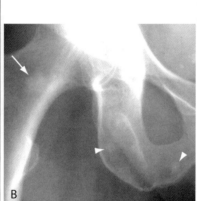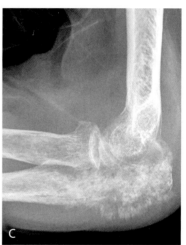

图 11.105　**成骨性转移瘤。**（A）前列腺癌的脊柱多发性转移。（B）患者，45 岁男性，隐约可见的前列腺癌骨转移病灶。注意右侧股骨颈的小的成骨性转移病灶（箭）和坐骨微小的硬化灶（箭头）。这些病灶显然不是骨岛，因为它们与周围的骨小梁不融合。骨扫描（未展示）发现这些病变中的示踪剂摄取量很高，而骨岛则不会。前列腺特异性抗原（PSA）水平升高，骨病变活检显示为前列腺癌。转移性前列腺癌患者的 PSA 水平经常升高，但并非绝对。（C）罕见的膀胱移行细胞癌转移至尺骨近端，影像学改变类似于原发性骨肉瘤，呈竖发状表现

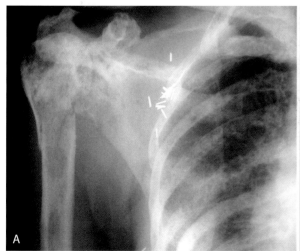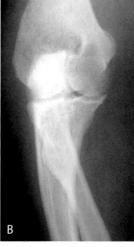

图 11.106　**混合密度的骨转移瘤及转移瘤的分布模式。**（A）女性患者，45 岁，乳腺癌伴广泛转移，多根肋骨和肩带骨的溶骨性和成骨性破坏性病变，肱骨近段病理性骨折。（B）相比之下，同一时间拍摄的的同侧肢体的肘关节和相邻骨骼是正常的。该病例体现了转移瘤分布于造血骨髓的特征，即成人的中轴和四肢近端骨骼

- 肘或膝关节以远的转移瘤通常由侵入肺静脉系统的原发性肺癌所致。
- 虽然大多数转移是骨髓腔病变，但偶尔会发生骨皮质转移，原发癌最常见的是肺或乳腺（图 11.108）。
- 转移瘤常见于脊柱，可表现为椎体破坏引起的非特异性压缩骨折。
- 骨扫描或 PET-CT 扫描和 MRI 是检查脊椎转移瘤的首选方法。MRI 可评估脊髓受压的程度。

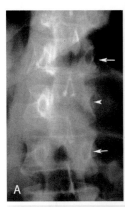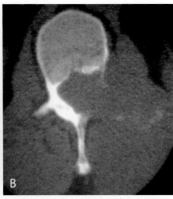

图 11.107　脊柱转移瘤伴椎弓根消失。（A）AP 位平片显示左侧 L1 椎弓根消失（箭头），与 T12 和 L2 椎弓根（箭）的正常卵圆形高密度影形成对比。（B）轴位 CT 图像显示左侧 L1 椎弓根破坏，并伴有软组织肿块。大多数脊柱转移发生在椎体，在平片很难发现，除非有广泛骨质破坏丢失

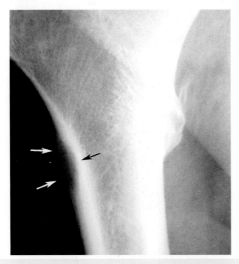

图 11.108　少见部位的骨转移。65 岁男性患者的 AP 位平片显示了股骨近端皮质的溶骨性病变（箭）。骨皮质转移并不常见，一旦发生则很可能来自肺部或乳腺的原发瘤

- 关于骨转移瘤，一些特定的部位是值得一提的。
  - 首先，证实之前，成人小转子撕脱性骨折应被视为病理性骨折（图 11.109）。

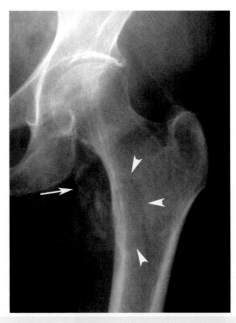

图 11.109　小转子撕脱性骨折（箭头），本例为转移性肺癌。注意邻近部位隐约可见的溶骨性病变（箭）。这是肺癌的典型表现，但骨髓瘤、肾癌或其他侵袭性肿瘤也可以这样表现。另见图 5.29

- 此外，乳腺癌患者，孤立性的胸骨病变很少见，如果存在，有 80% 的可能性是转移瘤。
- 最后，患者在没有明显外伤病史出现长骨横向骨折时，放射科医师应警惕病理性骨折的可能性。

**关键概念**

**平片表现**

骨转移瘤和骨髓瘤的平片表现：溶骨性 *vs.* 成骨性 *vs.* 混合性：典型病例

- 溶骨性：骨髓瘤、肺、肾、甲状腺、乳腺、淋巴瘤
- 成骨性：前列腺、乳腺、类癌、淋巴瘤、治疗后的病变
- 混合性：胃肠道 / 腺癌、淋巴瘤、乳腺

## 其他肿瘤和肿瘤样病变

### 骨巨细胞瘤

- 骨巨细胞瘤（GCT）是一种相对常见的肿瘤，常为良性，但局部可有侵袭性，占原发性骨肿瘤的 5%。
- 它由结缔组织、类似破骨细胞的多核破骨巨细胞和纤维间质组成。肿瘤细胞不是巨细胞，而是基质中的梭形细胞，这有助于将 GCT 与许多其他包含反应性巨细胞的病变区分开来。
- GCT 多发生在骨骺融合后；80% 发生在 20~50 岁。

- GCT 是少数在女性中更常见的骨肌肿瘤之一 [女性与男性的比例为（1.1~1.5）：1]。
- 肿瘤位于干骺端，偏心性生长（图 11.110）。
  - 成熟骨骼，肿瘤向骨骺延伸是其标志性特征，典型的骨巨细胞瘤延伸到软骨下骨。
  - 在未成熟骨骼，GCT 可能局限于干骺端。
- 大多数骨巨细胞瘤（50%~65%）发生在膝关节周围，其余大部分发生在桡骨远端和尺骨或肱骨近端。

- 绝大多数 GCT 是孤立的。可以有多发病变，特别好发于有 Paget 病的颅面骨。
  - 值得注意的是，有 Paget 病的骨骼若出现侵袭性溶骨性病变应被视为肉瘤转化，除非已经证明为其他病变。需与继发性 GCT 鉴别。
- GCT 也可发生在脊柱（占所有 GCT 的 7%），最常累及骶骨或椎体（图 11.111）。
  - 90% 的脊柱 GCT 发生在骶骨。

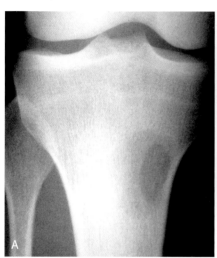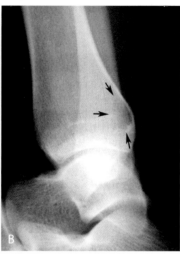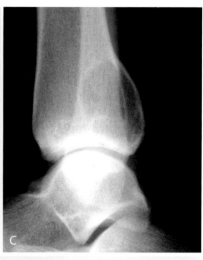

图 11.110　干骺端骨巨细胞瘤（GCT）。（A）22 岁女性患者，胫骨近端 AP 位平片显示干骺端偏心性、溶骨性病变，移行带窄，无硬化边。有些患者可能很难诊断，因为病变没有一直延伸到软骨下骨。应该记住的是，GCTs 起源于干骺端，只有达到中等程度大小时才可能到达软骨下骨。（B 和 C）显示另一例 18 岁男性患者的 GCT，表现为中等速度的生长。侧位平片（B）隐约显示胫骨远侧干骺端后部小的溶骨性病变向骨骺延伸，过渡带窄、无硬化边（箭）。18 个月后，同一踝关节侧位平片（C）显示病变扩大，已延伸至远端关节面。这种增长的速率是意料之中的，并不意味着 GCT 具有侵袭性或恶性（A 图，经 BJ Manaster，MD 许可使用，来自美国放射学会学习档案）

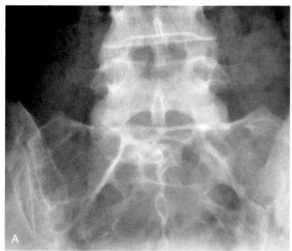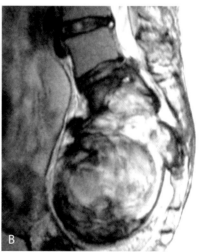

图 11.111　脊柱巨细胞瘤（GCT）。（A）腰椎前后位平片显示骶骨上有一扩大的溶骨性病变。使用 MRI 可以更好地观察病变的范围。（B）矢状位 $T_2$ 加权 MR 图像显示从骶骨向前延伸的一个非常大的不均匀信号的肿块。注意病灶内密集的轮状低信号区；这是 GCT 在流体敏感序列上的典型表现。可能是由病灶内富含的含铁血黄素或胶原蛋白所致。脊柱，尤其是骶骨，是轴向骨骼中 GCT 最好发的位置

- GCT 是仅次于脊索瘤的第二大最常见的骶骨原发肿瘤，也是最常见的良性原发骶骨肿瘤（71% 为 GCT）。
  - 在骶骨内，GCT 倾向于累及上部椎体（$S_1$ 或 $S_2$）；它还可能累及邻近的椎体且（或）横跨骶髂关节。
- GCT 通常生长缓慢，据报道在怀孕期间会快速生长。
- 骨巨细胞瘤的典型平片表现是长骨末端地图样溶骨性病变，伴有窄的移行带且无硬化缘（1B 型边缘），常伴有轻度的骨膨胀（图 11.112 和图 11.113；图 11.110 和图 11.111）。

- 可见较宽的过渡带（1C 型边缘），偶有边缘部分硬化（记住，根据溶骨病变边缘最具侵袭性的部分来评估其侵袭性）。
- 病变可突破骨皮质，表现更具侵袭性；然而，很少有骨巨细胞瘤向骨外延伸形成软组织肿块（图 11.114）。
- CT 上可见典型的反映骨皮质丢失的"点划线"征象，导致皮质浸润表现，但不伴有软组织肿块。
- 虽然可以存在钙化的微观病灶，但在成像上看不到钙化基质。

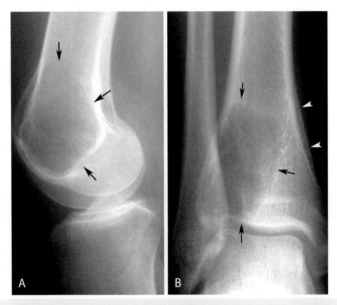

图 11.112　骨巨细胞瘤（GCT）。（A）31 岁女性患者，膝关节侧位平片显示股骨远侧干骺端大的溶骨性病变（箭），延伸至股骨髁前部的软骨下骨和髁间窝顶部。没有基质，过渡区窄且无硬化边（1B 型边缘），这是 GCT 的典型表现。（B）16 岁男性患者，胫骨远端的 GCT（箭）具有相似的特征。注意成熟的骨膜新骨形成（箭头），这是对胫骨远端结构减弱的正常应力反应，而不是对肿瘤的直接反应

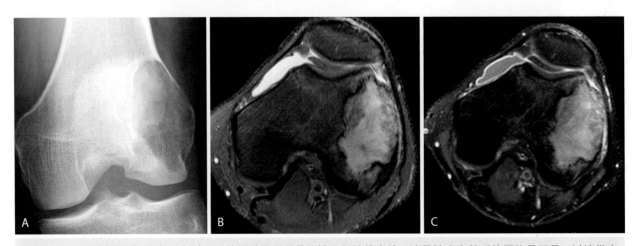

图 11.113　典型骨巨细胞瘤。（A）AP 位平片显示股骨远端干骺端偏心性、溶骨性病变并延伸至软骨下骨，过渡带窄且边缘没有明显硬化，没有宿主骨的反应，这是 GCT 的典型影像表现。（B）同一病灶的轴位 $T_2$ 加权脂肪饱和 MR 图像显示病灶呈不均匀高信号伴轻度骨膨胀，病灶约有四分之一区域呈结节样低信号，这是 GCT 的典型特征。（C）同一水平轴位脂肪饱和和 $T_1$ 加权增强图像显示病变呈不均匀强化

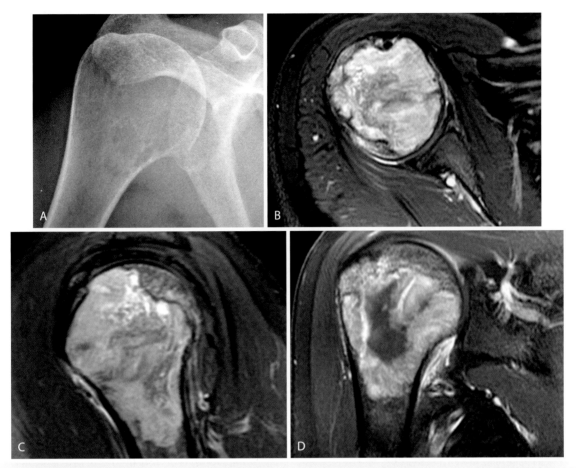

图 11.114　侵袭性骨巨细胞瘤。（A）女性患者，27 岁，AP 位平片隐约显示肱骨近端内溶骨性病变伴模糊不清的过渡带，呈侵袭性表现。（B）同一病变的轴位 $T_2$ 加权脂肪饱和 MR 图像显示病灶呈不均匀高信号，内可见漩涡状低信号灶，后方一小片骨皮质被突破。（C）矢状位 $T_2$ 加权脂肪饱和图像更加清晰显示了低信号区。（D）冠状位脂肪饱和和 $T_1$ 加权增强图像显示病灶明显强化，部分病变已突破皮质，中央部分坏死

## 关键概念

### 骨巨细胞瘤（GCT）

- 典型表现为长骨末端的溶骨性病变，边缘无硬化。在成熟骨骼，病变延伸至软骨下骨

- MRI：在 $T_1$ 和 $T_2$ 加权像上大多呈中等信号，伴低 $T_2$ 信号区。实性部分明显强化。继发动脉瘤样骨囊肿可见液 - 液平面

- 最常见部位：膝关节、桡骨 / 尺骨远端、椎体或骶骨

- 起源于干骺端

- 很少发生于骨骺融合前，最常见于 20~40 岁

- 大多数是良性的，但可转移到肺

- 局部复发率约 25%~50%；不彻底的手术复发率更高。复发的肿瘤可能更具侵袭性

- 磁共振影像表现。
  - 典型的 MRI 表现是 $T_1$ 加权像上呈均匀等 - 低信号。高细胞密度、富含铁血黄素和胶原蛋白沉积导致病变内的 $T_2$ 加权信号相对较低（63%~90%）。

  - 相对低 $T_2$ 加权信号的区域至少占病灶的 20%。这一特征有助于将 GCT 与其他常见的软骨下病变鉴别开来，如软骨下囊肿或 Brodie 脓肿，这些病变在 $T_2$ 加权图像上通常呈均匀高信号。

  - 液 - 液平面可见于 GCT 继发动脉瘤样骨囊肿，其发生率大约 14%。

  - 所有病例中增强后都可见强化，且通常是不均匀的。

  - 图像上病灶的边缘周围可见明显的骨髓水肿和强化。这并不代表骨髓浸润，而是骨髓的反应性水肿。

- 骨巨细胞瘤通常借助影像学进行诊断。发生在长骨的病灶，需与动脉瘤样骨囊肿鉴别，尤其是当出现液 - 液平面时。如上所述，骨巨细胞瘤（GCT）和动脉瘤样骨囊肿（ABC）可能同时存在。

  - 还需与软骨下囊肿或 Brodie 脓肿鉴别，后者应该有更明显的硬化边，且无骨膨胀性改变。

  - 软骨母细胞瘤也是一种软骨下肿瘤，也可能含有液 - 液平面，但软骨母细胞肿瘤通常见于骨骼发育未成熟的骨骺（GCT 起源于干骺端，但通常在

骨骺闭合后穿过骨骺延伸至软骨下骨）。软骨母细胞瘤通常有硬化边缘并含有软骨样基质钙化。

□ 甲状旁腺功能亢进的棕色肿瘤可能具有与 GCT 相似的影像表现。然而，这些患者有相关的临床病史以及典型的甲状旁腺功能亢进的影像学特征。

□ 其他溶骨性病变，如浆细胞瘤、转移瘤或无基质肉瘤，可能与 GCT 影像表现类似。

□ 非骨化性纤维瘤是一种位于干骺端偏心性的病变。它的位置稍有不同，并有硬化边，应该很容易与 GCT 鉴别。

□ 在脊柱和骶骨中，GCT 最常与脊索瘤或软骨肉瘤混淆，因为在骶骨或椎骨体内其发生位置相似。

□ 脊柱的动脉瘤样骨囊肿和骨母细胞瘤多发生在脊柱的后部附件而不是椎体，椎体是 GCT 的典型好发部位。

- 几乎所有 GCT 都是良性的，组织学分级较低，但尽管如此，仍有约 2% 为恶性。

- 这些是众所周知的不可预测的肿瘤。组织学或影像学表现不能很好地预测病变的局部侵袭性。

- 约 5% 骨巨细胞瘤转移到肺部，包括良性病变（良性转移性巨细胞瘤）。肺转移瘤生长非常缓慢，并且具有与原发肿瘤相同的良性组织学行为。这种奇怪现象的机制可能是由于静脉栓塞。对于发生转移的患有组织学良性病变的患者中，手术切除肺转移瘤的预后非常好。

- 长期以来，原发骨巨细胞瘤的主要治疗方法是切除和刮除，但局部复发率高达 40%，且复发肿瘤往往比原发肿瘤更具侵袭性。

□ 联合使用双膦酸盐可稳定肿瘤附近的骨骼并降低复发率。

□ 刮除术后辅以消融疗法（热、苯酚、过氧化氢、PMMA、磨钻）进一步治疗，可将局部复发率降低到 10% 或更低。

◇ 如果使用甲基丙烯酸甲酯（PMMA），可支撑菲薄的残留关节骨，并在高温下固化，强化对于术区周围肿瘤的杀伤力。

◇ 平片复查显示甲基丙烯酸甲酯（PMMA）周围有薄层透亮带，这是正常的影像表现。

- 地诺单抗是一种用于 GCT 免疫治疗的单抗药物，可抑制多核破骨细胞的产生，对治疗 GCT 非常有效。在不久的将来，很大一部分病例可能会通过单抗药物进行治疗。

- GCT 局部复发的评估：肿瘤床或手术切缘出现新的、进行性扩大的、不对称的溶骨性病变提示复发（图 11.115）。

□ MRI：复发肿瘤呈中等信号，有强化，但其表现可被周围组织的术后改变所掩盖。然而，如果用甲基丙烯酸甲酯（PMMA）治疗，复发性肿瘤在低信号水泥附近很容易被发现。

□ 复发肿瘤可采取积极的手术治疗，对肿瘤骨广泛切除，并用骨关节移植物或长柄定制假体替换切除的骨，但在年轻患者一生中这种假体可能需要多次翻修而导致较明显残疾。

□ 此外，尽管切除广泛，肿瘤仍可能复发。由于切除困难，脊柱 GCT 可采用放射治疗。

□ 但放射治疗有导致肿瘤恶变的风险。

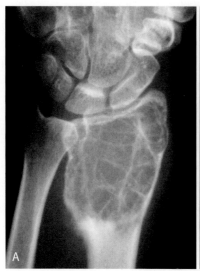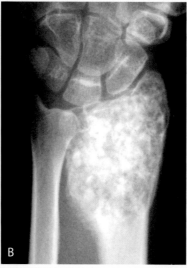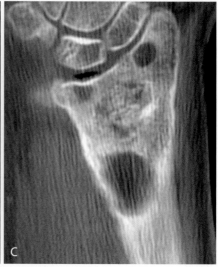

图 11.115　复发性骨巨细胞瘤。（A）女性 GCT 患者，25 岁，术前腕关节 AP 位平片。桡骨远端是 GCT 的常见部位，本例仅在假小梁的程度上不够典型。（B）病灶经刮除和植骨后平片复查。（C）术后一年，冠状位 CT 复查，尽管大部分移植骨已经融合且成熟，但三个单独的透亮区提示桡骨远端 GCT 复发

- 巨细胞修复性肉芽肿是一种非肿瘤性反应性溶骨性病变，主要发生在下颌骨、上颌骨、手和足。
  - 影像学特征可能与 GCT 相似，但病变在其他方面与 GCT 无关（当然，组织学上两者均可含有巨细胞）。
  - 肿瘤名称的相似性是造成混淆的潜在原因。

### 单纯性骨囊肿（单房性或孤立性骨囊肿）

- 单纯性骨囊肿（SBC），也被称为"孤立性或单房性骨囊肿"，是儿童时期非常常见的非肿瘤性病变，20 岁之内最常见（85%）。
- 它是一种良性的充满液体的（浆液性或血性浆液性）囊性骨病变，通常偶然发现或出现病理性骨折时就诊。
- 90% 的儿童病例发生在长骨，最常见的部位是肱骨近端（50%），其次是股骨近端（20%）。
- SBC 是边缘锐利的溶骨性病变，边缘通常为硬化性（1A 型），但偶尔为非硬化性（1B 型）。
- 病变可轻度膨胀，骨皮层内缘变薄，没有肿瘤基质。
- 在没有病理性骨折的情况下，不会出现骨膜反应。
- 病变不会跨越骺板。
- SBC 是一种中央性病变，最初位于干骺端，紧邻骺板。
- 随着骨骼的生长，SBC 可"迁移"到骨干中（图 11.116）。
  - 这种"迁移"实际上代表了正常骨骼随生长远离囊肿。
- 顾名思义，病灶内充满液体。

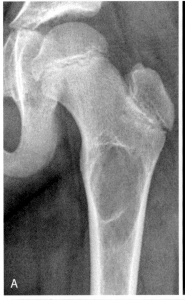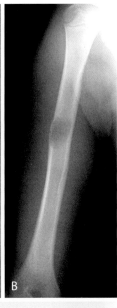

图 11.116　单纯性骨囊肿（SBC）。（A）儿童股骨近端 AP 位平片显示股骨干骺端 - 骨干中央型轻度膨胀性溶骨性病变，局部骨皮质变薄，缺乏基质，过渡区狭窄。（B）另一儿童肱骨 AP 位平片显示 SBC 已从干骺端"迁移"到骨干，并伴有病理性骨折穿过病变

- 病变内部可见骨分隔或假骨小梁（图 11.117），但病变通常为单囊，因此被称为"单纯性"和"单房性"。
- 出现病理性骨折的病灶可能有骨片陷落征，这代表骨折碎片沉降在充满液体的囊肿的下垂侧（图 11.10A 和图 11.117）。年轻的患者中，在典型的部位出现边界清楚的溶骨性病变，这是 SBC 的特征性表现。

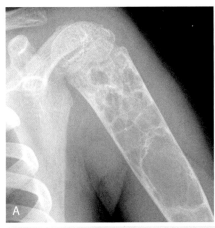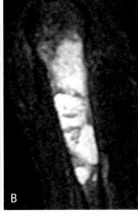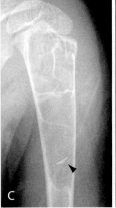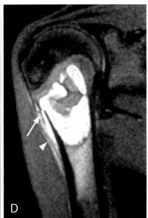

图 11.117　单纯性骨囊肿。（A）肱骨 AP 位平片显示肱骨干骺端 - 骨干中央型溶骨性病变，导致骨轻度膨胀，有狭窄的过渡带和硬化缘。内可见小囊腔和假小梁，使病变看起来比"简单"的骨囊肿更复杂，但这种改变很常见。（B）同一病灶的矢状位脂肪饱和 T₂W 图像显示病灶内呈高信号，可见有分隔和囊腔。（C）另一例典型 SBC 的 AP 位平片，表现为向中心性膨胀的地图样溶骨性改变。此外，囊肿内见一小块骨漂浮（箭头），这是"骨片陷落征；该小骨片被认为是 SBC 的特征性表现。另见图 11.10A 中骨片陷落典型的例子。另一例 SBC 冠状位 T₂ 加权脂肪饱和图像（D）显示病理性骨折（箭）和骨膜下积液（箭头），其囊液复杂，并不像"单纯性"骨囊肿这个名字那样简单

- SBC 很少在成人中发现，儿童常见于不常见的病变部位，如髂骨翼、跟骨或距骨（图 11.118）。
- 诊断 SBC 很少需要 MRI。典型的 MRI 表现为囊内具有长 $T_1$、长 $T_2$ 信号的液体，如果囊肿先前受到创伤，囊内偶尔可出现提示内出血的液 - 液平面（图 11.119）。病灶内可见纤维间隔。
  - MRI 增强后只能看到病灶边缘非常细的强化。
- 值得注意的是，只有不到 50% 的确诊 SBC 病例符合所有"单纯性"骨囊肿的诊断标准。
  - $T_1$WI 上，40% 病灶信号不均匀，内见小片高信号，

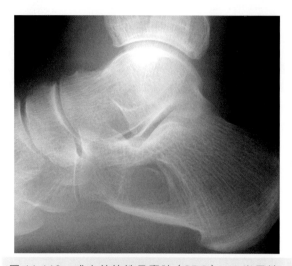

图 11.118　成人单纯性骨囊肿（SBC）。43 岁男性，跟骨侧位平片显示跟骨前部溶骨性病变，这是单纯性骨囊肿和脂肪瘤典型的好发部位。本例活检提示单纯性骨囊肿

推测可能与病理性骨折引发的出血有关。流体敏感序列上的信号可能不均匀。
  - 病变内可见间隔，增强后可有强化。间隔可能不完整，液体可通过，整个病灶连通。但 75% 病灶可能有分隔囊腔形成。
  - 因此，许多 SBC 的 MRI 表现不完全符合单纯的含液囊肿的标准。
  - 年龄符合的患者有特征性平片征象，即使其 MRI 表现复杂，也不影响 SBC 作为最合理的诊断。
- 主要的平片鉴别诊断包括纤维结构不良（没有基质钙化时、不出现典型的磨玻璃样密度）和 LCH。
  - ABC 通常不作为鉴别诊断，相较于 SBC 中心性生长，ABC 是偏心性的。
  - 成人跟骨的单纯性骨囊肿类似于骨内脂肪瘤或假性囊肿（假性囊肿是指在平片上看到的位于骨小梁之间的相对透明的区域）。
- 单纯性骨囊肿通过注射皮质醇来治疗，通常需要数月时间的多次注射，大多数情况下，病变会缩小、消失。
- 手术刮除和植骨适用于对注射皮质醇无反应或存在病理性骨折风险的病变。应尽量避免对靠近骨骺的单纯性骨囊肿进行手术，以防骺板损伤和生长障碍。
- 手术刮除后单纯性骨囊肿的复发率很高（35%～50%）。复发主要与患者的年龄有关，年轻患者（小于 10 岁）复发可能性高得多。肱骨近端的单纯性骨囊肿伴有病理性骨折需要固定。骨折愈合也可以诱导单纯性骨囊肿"愈合"。

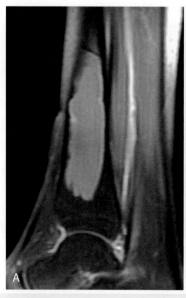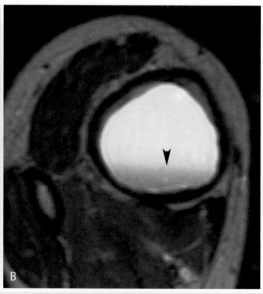

11.119　成人单纯性骨囊肿（SBC）。（A）矢状位压脂 $T_1$WI 增强和（B）轴位压脂 $T_2$WI MR 图像显示了囊肿的典型特征，在（B）中可见均匀 $T_2$ 高信号和液 - 液平面（箭头），A 中病灶呈 $T_1$ 等低信号，增强后边缘可见强化。肿瘤周围没有骨髓或骨膜的水肿或强化，说明尽管病变造成骨质缺损，但周围骨质没有应力性改变

**单纯性骨囊肿**

- 好发年龄小于 20 岁
- 最常见于肱骨近端干骺端或干骺端 - 骨干的中央
- 膨胀性、地图样、非侵袭性
- 如果有骨折，可见"骨片陷落征"
- 通常不具有"单纯性"囊肿的表现
- 用多次类固醇注射治疗，必要时刮除
- 手术刮除后复发率高

## 动脉瘤样骨囊肿

- 动脉瘤样骨囊肿（ABC）是一种良性的、膨胀性的（通常是极度膨胀的，因此称为"动脉瘤样"）、偏心性生长的骨病变，由充满血液的囊腔组成，其间以结缔组织相隔。
- 动脉瘤样骨囊肿好发于小于 30 岁的青少年及儿童，70% 的病例发生在 5~20 岁。
- 动脉瘤样骨囊肿可以是原发的，也可以是继发的。
  - 有一部分动脉瘤样骨囊肿的发生与基因易位有关，这提示这些动脉瘤样骨囊肿是原发性的肿瘤。
  - 继发性动脉瘤样骨囊肿是在骨内原发肿瘤的基础上发生的，最常见于骨巨细胞瘤、软骨母细胞瘤、纤维结构不良、骨母细胞瘤或非骨化性纤维瘤。
  - 这些病例中高达 30% 可以继发动脉瘤样骨囊肿。
  - 这些研究结果表明，需要对动脉瘤样骨囊肿进行仔细的放射学评估，以防在活检时遗漏相关原发肿瘤。切除活检通常作为首选，因为它可以避免这个陷阱。

**动脉瘤样骨囊肿**

- 膨胀性（通常是极度膨胀）、溶骨性、偏心性的长骨病变，骨质破坏区与正常组织间可见细窄移行带。骨皮质变薄，完整，局部可见骨膨胀
- 也可见于脊柱后部附件
- 发病年龄一般小于 30 岁
- 大多数病例在 CT 及 MRI 上可见液 - 液平面
- 偶尔会迅速进展，类似具有侵略性的病变
- 可能继发于创伤（通常以皮质为基础）或继发于原发性肿瘤 - 寻找可能代表原发肿瘤的强化的实性成分
- 病变通常位于长骨的干骺端（70%~80%），最常见于股骨、胫骨和肱骨。
  - 发生于扁骨者少见，其中有 50% 位于骨盆。
  - 10%~15% 发生于手或足骨（图 11.120）。

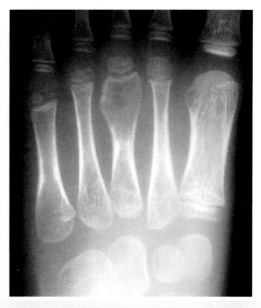

图 11.120　动脉瘤样骨囊肿（ABC）。一名儿童的足部平片示第 3 跖骨远端膨胀性病变，不伴有基质钙化或骨皮质破坏。尽管骨膨胀比一般的单纯性骨囊肿更明显，但也可以考虑为单纯性骨囊肿（SBC）。也可能是完全溶骨性的内生软骨瘤。本例证实为 ABC

  - 15% 起源于脊柱附件，但可能累及椎体。
- ABC 通常呈地图样改变，骨质破坏区与正常组织间可见细窄移行带，病变通常较大，伴有极度（动脉瘤样）骨膨胀，边缘可见薄层硬化缘（1A 型）（图 11.121）。
  - 这种硬化缘平片上可能无法显示（图 11.121），但 CT 可以看到（图 11.121），不过只有 63% 病例有完整硬化缘。
- 没有肿瘤基质。
- CT 和 MRI 均可见液 - 液平面（图 11.122~图 11.125），但应该注意，液 - 液平面并不是 ABC 所特有的，也可见于 SBC、GCT、毛细血管型骨肉瘤、骨母细胞瘤、软骨母细胞瘤，以及其他少见的病变。
  - 这些肿瘤中有一些与 ABC 相关，因此这些肿瘤的继发性动脉瘤样骨囊肿可以看到液 - 液平面。
  - 较厚的边缘、分隔或周边结节、肿块提示可能存在这些相关肿瘤（图 11.123D 和图 11.125）。
- 实性的 ABC（5%）没有液 - 液平面；这些病变在影像上表现为侵袭性。
- ABC 的主要鉴别诊断：位于长骨者主要与非骨化性纤维瘤、纤维结构不良和 SBC 鉴别；位于脊柱者与骨母细胞瘤鉴别；以及如前所述的可能含有液 - 液平面的其他病变。
  - 尤其重要的是要避免将毛细血管扩张型骨肉瘤误诊为 ABC，因为其治疗方法与 ABC 完全不同。

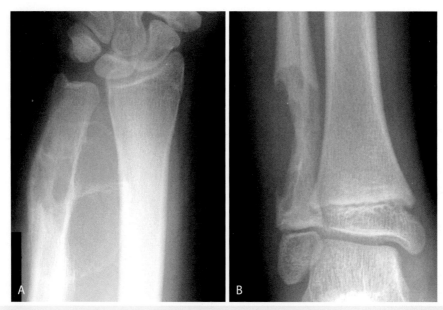

图 11.121　动脉瘤样骨囊肿（ABC）。（A）一个 16 岁男孩的前臂远端 AP 位平片示干骺端偏心性的膨胀性病变。病变大而无侵袭性，是典型 ABC 的表现。向外膨胀的边缘仅部分可见。（B）一个青少年的踝关节 AP 位平片示腓骨干骺端偏心性、溶骨性病变。由于外侧的骨皮质太薄，平片上无法显示，使病变表现具有侵袭性

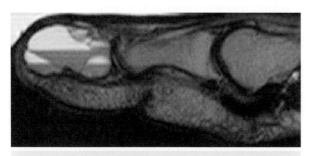

图 11.122　大拇趾动脉瘤样骨囊肿（ABC）。矢状位反转恢复序列 MR 图像显示大拇趾远节趾骨膨胀性病变伴多个液 - 液平面

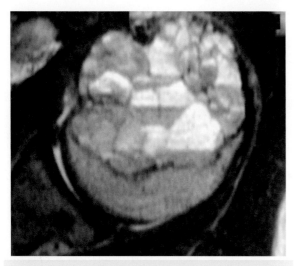

图 11.123　肱骨近端动脉瘤样骨囊肿（ABC）。35 岁女性患者，左肩 MR $T_2W$ 轴位图像显示肱骨近端 ABC，可见典型的骨质膨胀和多发液 - 液平面

- 与 GCT 一样，ABC 的治疗也在不断完善。既往主要的治疗方法是手术刮除，是否进行植骨取决于病变的大小和位置。然而，手术刮除后复发率高达 59%。
- 目前采用以下辅助治疗方法减少复发：
  - 高速磨钻：在刮除术后，高速磨钻可以对病变内部造成机械性破坏。
  - 氩灯凝集器：经刮除术后，可引起术腔内干燥和凝固。
  - 苯酚注射：对病变内部进行"灭活"以破坏残留的肿瘤细胞。
  - 冰冻手术：低温具有细胞毒效应。
  - PMMA：发生放热反应，也可产生细胞毒效应。
  - 硬化剂治疗：包括聚多卡醇和酒精玉米朊纤维在内的药剂会导致血栓形成和凝聚。
  - 对病变部位进行选择性的动脉栓塞可以减少术中出血，也可以与经皮的硬化剂结合使用。
  - 双膦酸盐和地诺单抗也可能有助于治疗。
  - 无法切除的病变，建议用放射治疗。

## 朗格汉斯细胞组织细胞增生症

- 朗格汉斯细胞组织细胞增生症（LCH），既往被称为组织细胞增生症 X 或嗜酸性肉芽肿（EG），是一种主要发生在儿童的罕见疾病，其特点是各器官系统的组织细胞受侵。

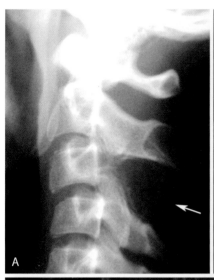
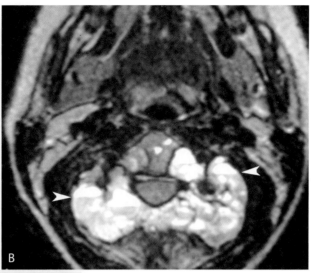
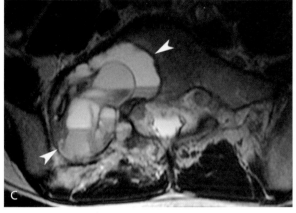

图 11.124　脊柱动脉瘤样骨囊肿（ABC）。（A）青少年患者，颈椎侧位平片显示 C₃ 后部附件膨胀性、近乎完全的骨质破坏区（箭）。（B）轴位 T₂WI 图像显示病变大并遍布许多液 - 液平面（箭头）。结合患者的年龄、病变位于脊柱后部附件，以及多个液 - 液平面，可以诊断为 ABC。（C）另一患者的骶骨动脉瘤样骨囊肿（箭头）。轴位 T₂WI 图像显示液 - 液平面遍布整个病变

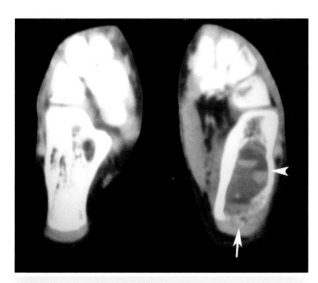

图 11.125　继发性动脉瘤样骨囊肿（ABC）。轴位 CT 图像显示左侧跟骨肿块伴液 - 液平面（箭头），跟骨后部骨皮质可见骨质破坏（箭），这些表现提示毛细血管扩张性骨肉瘤。本例是骨巨细胞瘤继发大的动脉瘤样骨囊肿占据病灶的大部分

- 有诊断意义的浸润细胞是朗格汉斯细胞，这是一种特殊类型的免疫细胞。中性粒细胞、嗜酸性粒细胞和巨噬细胞也可存在。
- LCH 的病因目前还不清楚，该病是反应性还是肿瘤性病变看法也并不统一。
- 总的来说，LCH 在男性中更常见，尽管它可以发生于任何年龄，但通常在 15 岁以下发病。
- LCH 最常见表现为局限型，即单发的、溶骨性骨病变。
- 累及多器官系统的变异型 LCH（包括 letters-siwe 综合征和 Hand-Schüller-Christian 病）更具侵略性。其他类型 LCH 也已经有报告，但许多患者并不能清晰地划归到任何一种类型。
  □ Letters-Siwe 综合征：
    ◇ Letter-Siwe 综合征是一种发生于 2 岁以下婴幼儿的多系统侵袭性疾病，其中男孩更多见，是 LCH 中最严重和最少见（10%）的一种临床类型。
    ◇ 大约只有一半的 Letter-Siwe 综合征患儿可以出现其主要的平片表现，即以颅骨为主的溶骨性病变，但骨髓浸润很常见。

◇ 临床表现包括肝脾肿大、淋巴结肿大、全血细胞减少（由骨髓内组织细胞浸润引起）和皮肤浸润。

◇ 死亡率超过 50%。

### 关键概念

**朗格汉斯细胞组织细胞增生症（LCH）**

- 一组与儿童各器官系统组织细胞浸润相关的罕见疾病。并非所有患者都符合典型亚型
- Letterer-Siwe 综合征：累及多器官系统的侵袭性疾病，0~2 岁，死亡率高
- Hand-Schüller-Christian 病：中等侵袭性，慢性多器官系统疾病
- 骨骼朗格汉斯细胞组织细胞增生症：单纯骨受累
- 骨病变可以有各种不同的表现。典型的长骨病变开始表现为高侵袭性，伴有浸润性病变和软组织肿块，但通常在 6~24 个月后自行愈合
- 10%~20% 的病例多骨受累
- 脊柱：扁平椎
- 颅骨：边缘锐利、倾斜的溶骨性病变
- 鉴别诊断取决于病变的表现。通常包括尤因肉瘤、骨髓炎和转移性神经母细胞瘤

□ Hand-Schüller-Christian 病。

◇ Hand-Schüller-Christian 病是临床上较常见（20%）、侵袭性不强的 LCH 类型，表现为慢性多器官系统受累。

◇ 临床发病年龄通常为 2~10 岁。

◇ 典型的临床特征包括突眼、尿崩症和多发溶骨性病灶。胸腺、肝脏和肺可能受累。

◇ 可能会发生自发性气胸，以及最终可能会导致肺纤维化。

◇ 如果没有肺部受累，则死亡率很低。

- LCH 最常见的表现是单骨受累。

- 长期以来，这种独立的骨病变被称为骨嗜酸性肉芽肿——"EG"，但现在更倾向于称其为朗格汉斯细胞组织细胞增生症。"EG"这一术语被包括在 LCH 范围内以利于维持与临床相关，并可以持续存在，但本文接下来的讨论使用骨的 LCH 这个术语。

- 大多数发生在 5~15 岁，但也可以晚至 20 岁或在更小的儿童中出现。

- 年龄较小的患者进展为多发性骨病的可能性更大。

- 临床表现为有触痛的肿块。

- 大多数病例骨骼病变为单个，但 25%~34% 的病例在出现第一个病变后的 6 个月内发展为多骨病变。

- 颅骨和扁骨是最常见的部位（65%~70%），其次是长骨（25%~30%，股骨最常见）；脊柱受累占 9%。

- LCH 的影像学表现各不相同。因此，它可作为多种类型病变的鉴别诊断。

□ 长骨病变通常最初表现为高度侵袭性的虫噬样骨质破坏及浸润性破坏。这些病变通常位于干骺端 - 骨干中央，但骨的任何部分都可能受累（儿童骨骺溶骨性病变的鉴别诊断不多，包括 LCH，以及感染和软骨母细胞瘤）。可伴有软组织肿块。

□ LCH 局限于骨内时，病变可在数月至 2 年内自愈，边缘变得清楚，原来表现为高度侵袭性的骨膜新生骨变得密实（图 11.126，图 11.127）。

□ 因此，随着时间的变化，病变的表现可以从侵袭性到非侵袭性。

□ 儿童长骨骨干浸润性病变（高侵袭性）周围包绕有密实的骨膜新生骨（非侵袭性），这种不协调是 LCH 正在自愈的典型表现（见图 11.126）。

- 颅骨病变与正常组织之间有窄的移行带，为内、外板骨质破坏程度不同，侧位观察时边缘可呈斜坡状，正位观察时呈同心圆状的溶骨性病变。

- 病变边缘往往没有硬化边。虽然没有肿瘤基质，但病变中心偶可见骨碎片，类似于死骨。骨膜反应常见，可伴有软组织肿块。

- LCH 也可以累及椎体（图 11.128 和图 11.129）。

□ 椎体受累的典型影像学表现为椎体压缩性改变（扁平椎），其后部附件和椎间盘完整，且缺乏软组织肿块（见图 11.128）。

□ 然而，如果骨质塌陷是新近发生的，椎旁血肿可类似软组织肿块。

### 关键概念

**扁平椎**

- LCH（轴位影像上无软组织肿块，除非是急性塌陷伴血肿）
- 肿瘤（转移瘤、骨髓瘤、白血病、血管瘤）
- 骨折（骨质疏松症、成骨不全症）
- 感染

- 由于朗格汉斯细胞组织细胞增生症在影像学上具有高度侵袭性，而且发展迅速，因此鉴别诊断包括尤因肉瘤、淋巴瘤、骨髓炎、侵袭性骨转移瘤。

- 虽然朗格汉斯细胞组织细胞增生症可以有软组织肿块和侵袭性的表现，但它是一种良性病变。当病变为多发性或有上述放射学特征时，放射学检查可提示诊断。但可能需要进行活检以明确诊断。

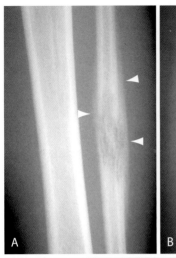
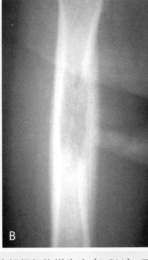
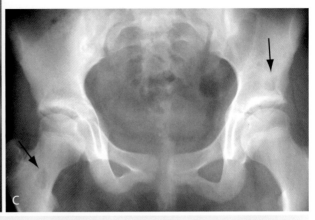

图 11.126　骨的朗格汉斯细胞组织细胞增生症（LCH）。可以有各种各样的表现，从高度侵袭性到完全无侵袭性。（A）3 岁女孩的 AP 位平片示腓骨中段高度侵袭性的浸润性病变，提示为尤因肉瘤。然而，病变周围可见非侵袭性的骨膜反应（箭头），这种少见的侵袭性表现和非侵袭性表现并存的现象表明病变正在愈合，本例是自愈中的朗格汉斯细胞组织细胞增生症。（B）2 岁儿童的股骨有类似表现，侵袭性的骨干病变，很可能是 LCH 或尤因肉瘤。活检证明是 LCH。（C）12 岁女孩，LCH 患者。病变表现为多发，有窄的移行带，但无硬化边（箭）

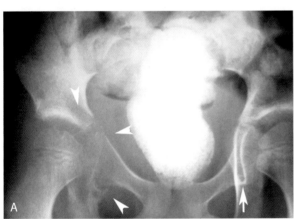
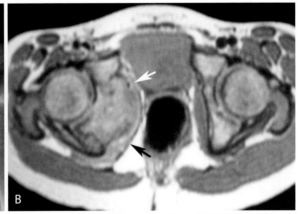

图 11.127　朗格汉斯细胞组织细胞增生症（LCH）。（A）6 岁男孩，骨盆 AP 位平片显示地图样溶骨性病变伴宽移行带（箭头）。与左侧泪滴（箭）相比，右侧髋关节泪滴被破坏。（B）轴位质子密度加权 MR 图像显示大的软组织肿块（箭）。在这个年龄段的患者中，结合侵袭性的骨质破坏和软组织肿块的表现，最应该考虑的是尤因肉瘤，但应该记住的是，LCH 也可以有侵袭性表现。本例经活检证实为 LCH（图片由 BJ Manaster，MD 授权使用，来自美国放射学会学习档案）

■ LCH 患儿的预后与受累器官系统的数量和患儿的年龄有关。
　□ 累及多器官系统的儿童，特别是患有肺部疾病的儿童和 2 岁以下的儿童的预后较差。
　□ LCH 的治疗并没有统一标准，许多治疗方案均被采用。
　□ 对于仅累及骨骼的单发 LCH，手术刮除、广泛切除和注射类醇都有效。
　□ 由于单发骨的 LCH 常能自愈。因此，患者如没有疼痛症状或广泛的骨病变，是否需要任何治疗仍存在争议。
　□ 多系统病变最适于化疗。

　□ 放射治疗可用于有脊髓压迫的椎体疾病。
■ Erdheim-Chester 病是一种罕见的非朗格汉斯细胞组织细胞增生症，表现为长骨的疼痛性硬化，不累及骨骺。
　□ 组织学中可见含脂巨噬细胞、多核巨细胞、淋巴细胞和组织细胞的多器官系统浸润，与 LCH 有一定的相似性。
　□ 然而，Erdheim-Chester 病是一种成人疾病，而不是儿童疾病。
　□ 这种病是致命的，会导致器官衰竭，如心脏 / 肾脏衰竭或肺纤维化。

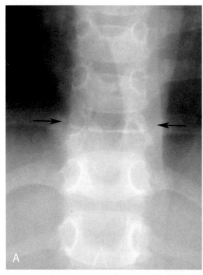
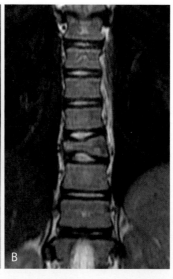

图 11.128　朗格汉斯细胞组织细胞增生症扁平椎。（A）患者 10 岁，胸腰段 AP 位平片示 $T_{10}$ 椎体完全塌陷（箭），但其后部附件及相邻椎体正常，无椎旁软组织肿块。（B）另一患者 MR 冠状位 $T_2$WI 示单个低位胸椎变扁，这是典型的 LCH，并且也被证实。该病变不是急性的，因为没有骨髓水肿或椎旁血肿

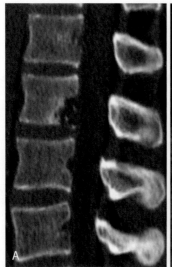
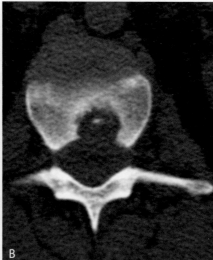
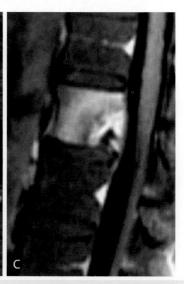

图 11.129　脊柱朗格汉斯细胞组织细胞增生症（LCH）。矢状位（A）和轴位（B）CT 图像显示在 $L_2$ 椎体后下部溶骨性病变，其中可见小死骨片；死骨和病变的位置强烈提示 LCH。（C）矢状位脂肪抑制 $T_1$WI 增强图像显示病变周围明显增强，并可见小硬膜外软组织肿块、整个椎体水肿

## 甲状旁腺功能亢进性棕色瘤

- 棕色瘤是由于甲状旁腺功能亢进或肾性骨营养不良导致破骨细胞的局部聚集，产生的膨胀性的溶骨性病变。
- 从平片表现和病理学角度看，棕色瘤可能难以与骨巨细胞瘤区分。
- 未经治疗的病变在 MRI 上呈溶骨性、地图状和非特异性。但是甲状旁腺功能亢进的其他表现通常也会出现，从而有助于诊断（图 11.130，另见图 13.36）。
- 棕色瘤被认为在原发性甲状旁腺功能亢进症中发生的频率更高，但由于继发性甲状旁腺功能亢进症更

为常见，大多数棕色瘤发生在继发性甲状旁腺功能亢进症中。
- 甲状旁腺功能亢进症治疗后，棕色瘤可能会骨化，有时密度会很高。

## 脊索瘤

- 脊索瘤是发生于脊索的残余部分的低度恶性肿瘤，多见于成人（30~70 岁）。
- 脊索瘤是脊柱最常见的原发性恶性骨肿瘤（20%~34%）。
- 男性更多见（男女比例为 2：1）。

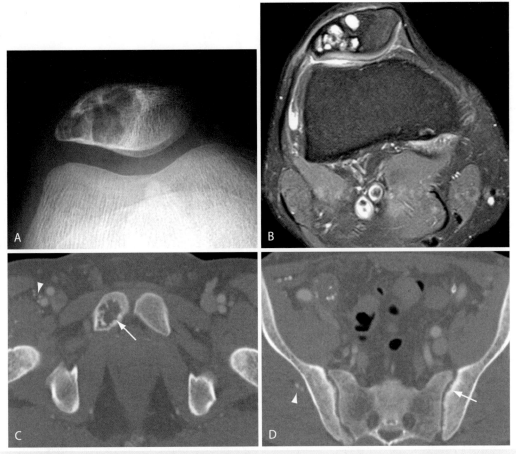

图 11.130　棕色瘤。（A）患者 30 岁，膝关节轴位平片显示髌骨内有多个溶骨性病变，边缘清晰，没有反应骨改变。（B）轴位脂肪抑制中等加权序列 MR 图像显示病变为高信号，没有特异性。（C）同一患者轴位 CT 图像显示右侧耻骨内非侵袭性溶骨性病变（箭），以及这个年龄段少见的散在软组织钙化（箭头）。（D）骨盆较上方平面的轴位 CT 图像示骶髂关节软骨下吸收伴塌陷（箭），与关节面糜烂相似，可见软组织钙化（箭头）。值得注意的是，对 30 岁患者而言，骨质密度下降、骨小梁显示不清，这是肾性骨营养不良的表现；上述溶骨性病变是棕色瘤（另见图 13.36）

- 细胞起源的特殊性，发病局限于斜坡、脊柱和骶骨这些部位。
  - 最好发于骶骨和尾骨（50%）。事实上，脊索瘤占所有骶尾部肿瘤的 40%。好发于骶骨下部。
  - 第二常见的部位是斜坡（35%）；15% 发生在脊柱，最常见于腰椎。
  - 脊柱脊索瘤开始于椎体中央，但可延伸至椎体后部附件。
- 脊索瘤引起局部广泛的骨质破坏，常伴有较大的软组织肿块，延伸到椎管或脊柱旁的软组织（图 11.131）。
- 肿瘤浸润周围软组织，可出现神经系统症状，在骶骨可出现直肠出血或肠道或膀胱刺激症状。
- 常累及相邻椎体，也可横跨骶髂关节。
- 颅底脊索瘤发现时通常较小。
- 转移不常见（可转移到肺），但因为脊索瘤常累及局部神经，故病残率高。

**关键概念**

**脊索瘤**

- 起源于脊索的残余部分；骶尾部、颅底 / 斜坡、椎体，尤其是 $C_2$
- 较大的溶骨性病变，伴有软组织肿块；通常含有细小的钙化（非特异性）
- 可能会发生转移，但病变局部的致残性更值得关注；病变难以完全切除；局部复发频繁

　　瘤内钙化常见；平片检出率为 50%~70%，CT 检出率达 90%。
- 需要 CT 或 MRI 增强来确定骨和软组织受累的范围。
- MRI 上可见内出血和囊肿形成。
  - $T_1$ 呈低至等信号，但有些部位因出血及蛋白含量高可呈高信号。
  - $T_2$ 呈高信号，但钙化和含铁血黄素 $T_2$ 信号发生改变；一般的低信号不具有特征性（图 11.132）。

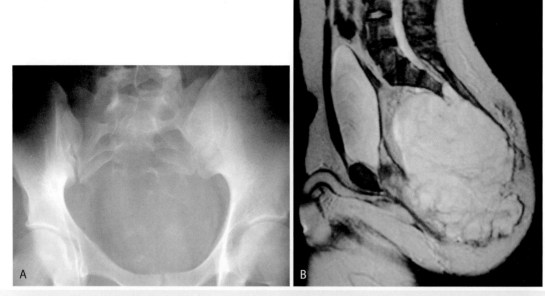

图 11.131　脊索瘤。（A）骨盆 AP 位平片和（B）矢状位 T$_2$ 加权 MR 图像显示脊索瘤的体积和局部侵袭性，表现为骶骨远端广泛破坏和大的软组织肿块。平片显示肿块内有细小钙化，这在教科书的复制图像中很难再现

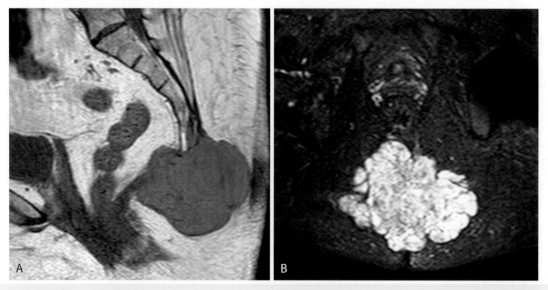

图 11.132　脊索瘤。（A）MR 矢状位 T$_1$WI 显示起源于骶尾骨交界处的大肿块，累及整个尾骨，伴周围较大肿块，T$_1$ 呈相对均匀的低信号。（B）轴位 STIR 图像显示肿块大而不均匀；肿块的位置和表现符合典型骶骨脊索瘤

- □ 增强呈中度、不均匀强化。
- ■ 脊索瘤在骨扫描中不或很少表现出活动性。
- ■ 脊索瘤生长缓慢，可能有窄的移行带，边缘硬化，但肿瘤的大小、明显的骨破坏区和发病位置是诊断的线索。
  - □ 椎体的鉴别诊断包括转移瘤、多发性骨髓瘤、GCT 和淋巴瘤。
  - □ 骶尾部脊索瘤通常较大；常伴不规则形钙化（非软骨基质或骨样基质）；与软骨肉瘤、骨巨细胞瘤或浆细胞瘤类似。然而，由于盆腔结构重叠，骨盆的基质评估可能比较困难，某些情况下可能会

考虑软骨肉瘤。
  - □ 盆腔内的软骨肉瘤往往偏离中线，而脊索瘤则位于中线。
  - □ 在 MRI 上偶然发现的斜坡、椎骨或骶骨/尾骨的小 T$_2$ 高信号病变的诊断可能比较困难。这些病变通常是良性脊索细胞瘤（以前称为椎体内巨大脊索残余），几乎无法与小的脊索瘤鉴别。
    - ◇ 良性脊索细胞瘤不表现出侵袭性的特征，与小脊索瘤相比，MRI 增强后强化的可能性小。
    - ◇ 较少的良性脊索细胞瘤可以转化为脊索瘤或与之并存。因此，常建议常规随访。

- 如果有可能的话，早期可进行广泛切除，或减瘤手术。复发时常采用放射治疗。
  - 5 年生存率为 74%，软骨瘤型的生存率更高。
  - 脊索瘤常在术区复发，也可沿着活检路径和手术切口种植。这可导致多中心局部复发。

## 釉质瘤

- 釉质瘤是一种罕见的上皮细胞肿瘤，其发病机制未明，包含鳞状细胞、腺泡和血管组织（图 11.133）。
- 釉质瘤是一种低级别恶性肿瘤，有时是多中心性。
  - 20% 会转移到肺部、淋巴结或骨骼。
  - 然而，局部常无侵袭性，病变存在数年才可能出现转移性病变。

- 釉质瘤最常见的部位是在中端或近端胫骨骨干前缘（80%~90%），通常是偏心或以皮质为主。这是釉质瘤最明显的特征。病变范围可能很大。
- 早期的骨质破坏是地图样的，在晚期或复发的情况下，可更具有侵略性。
- 一般有硬化边，病变常呈泡沫状溶骨性的表现。
- 随着病变的增大，可出现软组织肿块。
- 病变是单骨受累，但在胫骨甚至相邻腓骨上可能有与主病灶相邻的卫星灶。
- 釉质瘤的主要鉴别诊断包括纤维结构不良和骨化性纤维瘤（骨性纤维结构不良）。事实上，许多研究人员认为这三种疾病属于一个谱系。
  - 所有病变均位于胫骨皮质，表现出一定的侵袭性（图 11.133 和图 11.134）。

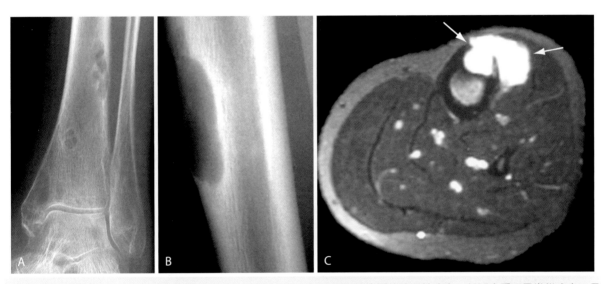

图 11.133　釉质瘤。（A）女性患者，17 岁，胫骨 AP 位平片显示胫骨皮质的溶骨性病变，邻近皮质可见类似病变。虽然它是典型的釉质瘤，但平片表现与骨性纤维结构不良或皮质型纤维结构不良难以鉴别（见图 11.36）。（B）另一例釉质瘤，胫骨侧位平片显示胫骨皮质内溶骨性病变。（C）与图 B 同一病变的轴位 $T_2$ 加权 MR 图像确认了病变位于皮质，并显示软组织肿块及皮质突破（箭）；这些提示浸润性改变，是釉质瘤的典型表现

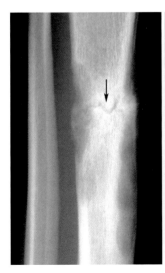
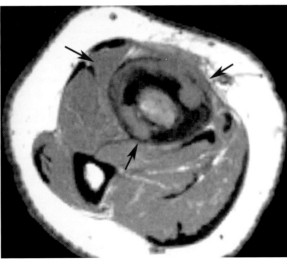

图 11.134　釉质瘤。（A）青少年患者，AP 位平片显示胫骨多发皮质溶骨性病变伴病理性骨折（箭）。（B）轴位 $T_1$ 加权 MR 图像显示这是一个以皮质为基础的围绕皮质的病变（箭）。与其他病例一样，虽然该病变是典型的釉质瘤，但在平片上无法与骨化性纤维瘤或皮质型纤维结构不良相鉴别

□ 这些病变在组织学上相似但不完全相同，因为釉质瘤内总是有上皮肿瘤细胞成分（图 11.36）。

- 手术后复发很常见。理想的治疗方法是广泛切除；然而，由于病变常常被误认为没有侵袭性，手术刮除治疗往往不充分。
- 老年患者的病变往往更具侵略性，总的 5 年生存率为 60%。
- 釉母细胞瘤是一种组织学上呈良性、具有局部侵袭性的下颌骨溶骨性病变，既往被称为"下颌骨釉质瘤"。
  □ 该病变与釉质瘤无关，在此提及只是因为术语的重叠可能会导致混淆。

## 骨内腱鞘囊肿

- 分叶状的骨内囊性病变常见于腕、膝、踝关节和其他关节周围，有狭窄的"颈部"与关节或韧带或肌腱附着点相连，称骨内腱鞘囊肿，类似于关节囊和肌腱腱鞘起源的软组织腱鞘囊肿。
- 常见的发生部位是在胫骨棘，与前交叉韧带（ACL）的黏液性变性有关。位于胫骨后部的病变则与后交叉韧带（PCL）的附着点有关。另一个常见的部位是跟骨体，起源于距下关节。
- MRI 液体敏感序列通常显示非常明亮、边界清楚、单房或多房的肿块。静脉注入对比剂仅显示薄层囊壁强化。关节造影有时可显示与相邻关节相连接。
- 可与软组织（骨外）腱鞘囊肿相通。

## 模板

　　以下是一个单发性骨肿瘤的平片表现描述的模板：在（特定的骨和骨内位置：骨干等）有一个 ___ cm 的（中央性、偏心性、表面性、外生性）（溶骨型、成骨型、混合型）病变。病变起始于（一个临床上可触及的骨性标志，如关节线或骨骺线）（远端，近端）___ cm。肿瘤边缘 / 骨破坏类型（如为溶骨性）为（1A、1B、1C、2 或 3/"地图样改变伴有硬化边"等）。肿瘤含有（软骨、骨质、无）肿瘤基质。有 / 无（实性、中断性、分层状、竖发状等）骨膜反应。有 / 无（骨膨胀、皮质穿破、骨外软组织肿块）。总之，病变具有（非侵袭性、侵袭性、高度侵袭性）的平片表现特征。

　　完整的报告还应该包括诊断意见以及对进一步影像学检查、活检、实验室和临床评估的合理建议。例如，建议有些病变不要处理，即"don't touch"的病变（良性的病变，但在组织学上有具有恶性特征，如骨化性肌炎和骨折的愈合过程）。

## 参考文献和推荐阅读

Alípio GOF, Carneiro BC, Pastore D, et al. Whole-body imaging of multiple myeloma: diagnostic criteria. Radiographics. 2019;39:1077–1097.

Axoux EM, Saigal G, Rodriquez MM, Podda A. Langerhans cell histiocytosis: pathology, imaging and treatment of skeletal involvement. Pediatr Radiol. 2005;35:103–115.

Costelloe CM, Macapinlac HA, Madewell JE, et al. 18F-FDG PET/CT as an indicator of progression-free and overall survival in osteosarcoma. J Nucl Med. 2009;50(3):340–347.

Costelloe CM, Chuang HH, Madewell JE. FDG PET/CT of primary bone tumors. AJR Am J Roentgenol. 2014;202:W521–W531.

D'Anastasi M, Notohamiprodjo M, Schmidt GP, et al. Tumor load in patients with multiple myeloma: 2-microglobulin levels versus wholebody MRI. AJR Am J Roentgenol. 2014;203:854–862.

Degnan AJ, Ho-Fung VM. More than epiphyseal osteochondromas: updated understanding of imaging fi ndings in dysplasia epiphysealis hemimelica (Trevor disease). AJR Am J Roentgenol. 2018;211:910–919.

Espinosa LA, Jamadar DA, Jacobson JA, et al. CT-guided biopsy of bone: a radiologist's perspective. AJR Am J Roentgenol. 2008;190(5):W283–W289.

Fayad LM, Jacobs MA, Wang X, et al. Musculoskeletal tumors: how to use anatomic, functional, and metabolic MR techniques. Radiology. 2012;26(2):340–356.

Ganeshan D, Menias CO, Lubner MG, et al. Sarcoidosis from head to toe: what the radiologist needs to know. Radiographics. 2018;38: 1180–1200.

Gupta P, Potti TA, Wuertzer SD, et al. Spectrum of fat-containing soft tissue masses at MR imaging: the common, the uncommon, the characteristic, and the sometimes confusing. Radiographics. 2016;36: 753–766.

Hanrahan CJ, Christensen CR, Crim JR. Current concepts in the evaluation of multiple myeloma with MR imaging and FDG PET/CT. Radiographics. 2010;30(1):127–142.

Jelinek J, Murphey M, Kransdorf M, et al. Parosteal osteosarcoma: value of MR imaging and CT in the prediction of histologic grade. Radiology. 1996;201:837–842.

Jesus-Garcia R, Osawa A, Filippi RZ, et al. Is PET–CT an accurate method for the differential diagnosis between chondroma and chondrosarcoma? SpringerPlus. 2016;5:236. DOI 10.1186/s40064-016-1782-8.

Liu PT, Valadez SD, Chivers FS, et al. Anatomically based guidelines for core needle biopsy of bone tumors: implications for limb-sparing surgery. Radiographics. 2007;27(1):189–205:discussion 206.

Manaster BJ, Petersilge CA, Roberts CC, Hanrahan CJ. Diagnostic Imaging: Musculoskeletal Non-Traumatic Disease. Salt Lake City: Amirsys; 2010.

Manaster BJ, Dalinka M, Alazraki N, et al. Follow-up examinations for bone tumors, soft tissue tumors, and suspected metastasis post therapy. American College of Radiology ACR Appropriateness Criteria. Radiology . 2000;215(suppl):379–387.

Methta M, White L, Knapp T, et al. MR imaging of symptomatic osteochondromas with pathological correlation. Skeletal Radiol. 1998;27:427–433.

Matsuo M, Ehara S, Tomakawa Y, et al. Muscular sarcoidosis. Skeletal Radiol . 1995;24:535–537.

Moore SL, Teirstein AE. Musculoskeletal sarcoidosis: spectrum of appearances at MR imaging. Radiographics. 2003;23:1389–1399.

Moore SL, Kransdorf MJ, Schweitzer MJ, et al. Can sarcoidosis and metastatic bone lesions be reliably differentiated on routine MRI? 2012. AJR Am J Roentgenol. 2012;198(6):1387–1393.

Mulligan M, McRae G, Murphey M. Imaging features of primary lymphoma of bone. AJR Am J Roentgenol. 1993;173:1691–1697.

Murphey M, Flemming D, Boyea S, et al. Enchondroma vs chondrosarcoma in the appendicular skeleton: differentiating features. Radiographics . 1998;18:1213–1237.

Murphey MD, Jelinek JS, Temple HT, et al. Imaging of periosteal osteosarcoma: radiologic-pathologic comparison. Radiology.

2004;233:129–138.

Patel NB, Stacy GS. Musculoskeletal manifestations of neurofi bromatosis type 1. AJR Am J Roentgenol. 2012;199(1):W99–W106.

Ryu K, Jaovisidha S, Schweitzer M, et al. MR imaging of lipoma arborescens of the knee joint. AJR Am J Roentgenol. 1996;167:1229–1232.

Shah JN, Cohen HL, Choudhri AF, et al. Pediatric benign bone tumors: what does the radiologist need to know? Radiographics. 2017;37:1001–1002.

Springfi eld D, Rosenberg A, Mankin H. Relationship between osteofi brous dysplasia and adamantinoma. Clin Orthop. 1994;309:234–244.

Stacy GS, Mahal RS, Peabody TD. Staging of bone tumors with illustrative examples. AJR Am J Roentgenol. 2006;186(4):967–976.

Tannenbaum MF, Noda S, Cohen S et al. Imaging musculoskeletal manifestations of pediatric hematologic malignancies. AJR Am J Roentgenol. 2020;214:455–464.

Tavare AN, Robinson P, Altoos R, et al. Postoperative imaging of sarcomas. AJR Am J Roentgenol. 2018;211:506–518.

Ulano A, Bredella MA, Burke P, et al. Distinguishing untreated osteoblastic metastases from enostoses using CT attenuation measurements. AJR Am J Roentgenol. 2016;207:362–368.

Wu JS, Hochman MG. Soft tissue tumors and tumorlike lesions: a systematic imaging approach. Radiology. 2009;253(2):297–316.

# 第12章　软组织肿瘤

## 介绍

本章介绍了影像学发现的软组织肿块的处理方法、各种影像学检查技术，并介绍了许多常见的软组织肿块。本章的目标是要为放射科医师提供足够的知识储备和专业词汇，以缩小鉴别诊断的范围，并为转诊临床医师提供患者管理方面的指导。最后讨论了软组织肿瘤分期、肿瘤活检和肿瘤治疗反应评估等问题。

软组织肿瘤种类繁多，有良、恶性之分，其中只有一部分的影像学表现具有特异性而可以作出诊断。幸运的是，少数几种常见的肿瘤占了日常碰到的软组织肿瘤的大多数，其中许多是良性的。恶性软组织肿瘤可以是原发性、继发性（由于原有病变的恶性转化），也可以是转移性的。可能遇到的众多原发性软组织恶性肿瘤中，许多是极为罕见的，影像学表现通常为非特异性，本文不作讨论。最后，请记住，有多种非肿瘤性病变可能表现为软组织肿块。此类肿瘤类似物（即不是真正肿瘤的肌肉骨骼肿块病变）可被视为另一类。

软组织肿块评估的第一步是确定病变是肿瘤还是"假性肿瘤"，假性肿瘤即类似肿瘤的非肿瘤性占位病变。如果真的是肿瘤，下一个问题是病变是否一定是良性的。许多假性肿瘤和良性肿瘤不需要通过进一步影像学检查或活检。如果不是，放射科医师的职能将从分析调整为描述，详细说明解剖位置、所累及的间室、边缘、与邻近神经血管结构的关系以及血管分布。应报告占位效应、软组织水肿和邻近结构的侵犯等伴随的表现。一些软组织肿瘤没有特异的影像学表现，通常需要组织病理学分析才能明确诊断，所以影像学没有必要强求特异性诊断。对影像学特征的简要描述对于缩小鉴别诊断范围、制订活检计划和骨科肿瘤专家的最终治疗方案是非常宝贵的。最后，如果病变无法确诊，放射科医师可根据临床和影像学对恶性可能性的怀疑程度，推荐其他影像学进一步检查、短期随访或活检。

磁共振成像（MRI）是评估软组织肿块的首选方式。然而，MRI 在鉴别良、恶性病变方面并不可靠，除非它显示出良性病变特有的影像特征。恶性软组织肿瘤并不总是浸润性的；事实上，大多数肿瘤的边界都很清楚。MRI 的某些特征有助于缩小软组织肿块的鉴别诊断范围。病变信号总结如下：框 12.1 所示 $T_1$ 高信号病变，框 12.2 所示 $T_2$ 低信号病变，框 12.3 所示 $T_2$ 高信号病变。

**框 12.1　T₁ 加权高信号的软组织病变**

**常见**
- 脂肪（用化学脂肪抑制或反转恢复序列抑制）
  - 脂肪肿瘤
    - 脂肪瘤
    - 脂肪肉瘤
  - 脂肪性成熟骨髓
    - 骨化性肌炎
    - 异位骨化
  - 血管瘤 / 血管畸形
- 正铁血红蛋白
  - 血肿
  - 肿瘤内出血
- 钆增强（静脉注射对比剂）

**罕见**
- 蛋白质物质
- 黑色素（黑色素瘤转移灶内的高信号更可能是由于正铁血红蛋白造成的）

**框 12.2　T₂ 加权低信号的软组织病变**

- 少细胞的纤维组织
  - 纤维瘤及其他纤维瘤病
  - 瘢痕组织
- 致密矿化
- 黑色素
- 血液
  - 急性血肿
  - 含铁血黄素
  - 陈旧性血肿
  - 色素沉着绒毛结节性滑膜炎（PVNS）和腱鞘巨细胞瘤（TGCT）
  - 血友病患者的含铁血黄素滑膜炎
- 血管流空
- 气体
- 异物
- 痛风石
- 淀粉样变性
- 甲基丙烯酸酯

**框 12.3　T₂ 加权高信号的软组织病变**

**良性**
- 囊肿
  - 腱鞘囊肿
  - 半月板旁囊肿
  - 盂旁囊肿
- 积液
  - 滑囊炎
  - 血清肿
  - 淋巴囊肿
  - 血肿
  - 脓肿
  - Morel-Lavallée 损伤（闭合性脱套损伤）
- 血管畸形和淋巴管畸形
- 黏液瘤（通常在肌肉内）
- 周围神经鞘瘤（PNST），最常见的是神经鞘瘤和神经纤维瘤
- 血管球瘤（通常在手指）

**恶性**
- 滑膜肉瘤
- 黏液样肉瘤
- 未分化多形性肉瘤
- 任何恶性肿瘤的囊性或坏死成分

## 影像检查技术

### 平片

虽然平片在骨肿瘤的诊断工作中是必不可少的，但在评估软组织肿瘤方面通常帮助较小。在某些情况下，平片可能显示与软组织病变相关的钙化或脂肪密度或邻近骨骼受累。

### MRI

由于其极佳的软组织对比度和多平面成像能力，MRI 是评估软组织肿块和进行恶性肿瘤局部分期的最佳成像方式。对整个病灶进行高质量的检查是非常有必要的。必须清楚显示肿瘤与邻近重要结构（如肌肉间隔、神经血管结构和关节）的关系。完整的检查需要包括三个平面进行 T₁ 加权和 T₂ 加权脂肪抑制序列的成像。为了能够鉴别实性和囊性病变、区分存活（强化）和坏死或出血性（无强化）肿瘤，静脉注射钆对比剂行增强成像是有必要的。一些研究者主张用动态增强 MRI 来帮助区分恶性肿瘤和反应性组织，或良性和恶性肿块，因为恶性肿瘤往往由于有新生血管的存

在而更快增强。此外，将弥散加权成像（DWI）纳入肿瘤成像的常规 MRI 方案已逐渐得到普及，DWI 是一种不使用对比剂的功能成像技术，富细胞性的肿瘤更容易弥散受限、具有较低的表观扩散系数（ADC）值。

MRI 无法可靠地区分瘤周水肿及肿瘤组织的信号，它可能会夸大或低估肿瘤大小。此外，MRI 可能无法显示肿瘤对邻近组织的微浸润。MRI 对于诊断或预测肿瘤分级并不是绝对可靠的。然而，MRI 可以提供诊断线索（见框 12.1～框 12.3）。例如，经化学脂肪抑制后软组织肿块中显示均匀一致的脂肪信号强度，则证明是脂肪瘤。MRI 可以显示病变内的流空信号影，如动静脉畸形。与其他（非钙化）的恶性肿瘤相比，淋巴瘤等富细胞性病变在 $T_2WI$ 上往往具有相对较低的信号强度。

出血、血肿和炎症性改变可能会产生异常的信号模式，容易与肿瘤相混淆。感染可累及多个间室，表现为高度侵袭性，并引起明显的组织反应，类似于肿瘤。感染性病变出现包裹性脓肿（增强显示最佳）之前，MRI 上为非特异性信号改变。同样的，血肿，特别是在慢性期的血肿，可能被 MRI 误诊为肿瘤。慢性血肿通常会引起显著的邻近组织反应，可能表现为累及多个间室的信号高度不均匀肿块。然而，同样重要的是要记住，肿瘤可能会出血，出血可以掩盖肿瘤本身。当临床病史或影像特征对病变是否真的血肿有疑问时，建议进行活检或 MRI 密切随访直到明确诊断。

### US

US 可以显示相对浅表的软组织肿块并进行定位和定性。较小的病变和明显的囊性病变的特征仅用 US 即可以充分显示。然而，更大或更深的病灶可能只能部分评估，并可能需要通过 MRI 进一步评估。可以通过超声多普勒检查来评估肿瘤的血运。US 常用于其可及软组织肿块的影像引导下的活检。

### CT

一般来说，在评价软组织肿瘤方面，MRI 比 CT 更适合。由于 CT 软组织对比度差，CT 对软组织病变的定性不是很有用，但是 CT 可能有助于显示病变内肉眼可见的脂肪（如脂肪瘤）或相关的软组织钙化。CT 平扫对检测创伤后血肿（高密度血液分解产物）可能有用，对自发性血肿应该进一步检查，以评估潜在的软组织肿瘤。

### 核医学

与 CT 相结合的 $^{18}F$-氟脱氧葡萄糖（$^{18}F$-FDG）正电子发射断层扫描（PET-CT）是一种基于葡萄糖的摄取和滞留来评估肿瘤代谢活动的功能成像技术。PET-CT 被应用于多种类型的癌症，包括肺癌、结直肠癌、乳腺癌和头颈部癌症，以及黑色素瘤和淋巴瘤。PET-CT 对某些软组织肉瘤的诊断也有一定的价值，包括肿瘤初始代谢特征、分期和治疗反应的评估。

## 软组织肿块

### 腱鞘囊肿

- 囊肿常见于腕、膝关节和其他许多关节周围，通常用总称腱鞘囊肿来描述。
- 表示在关节、肌腱、韧带或其他胶原结构周围聚集的黏性液体。
  - 尽管用这个名字（英文 ganglion 可以译为神经节），但这些肿块与神经因素无关。
  - 大多数关节周围腱鞘囊肿起源于小的关节囊或腱鞘缺损，该缺损起到单向阀的作用，允许液体和碎片离开关节但不返回。
  - 膝关节前、后交叉韧带等韧带退化可能伴有韧带旁或韧带内腱鞘囊肿。这些腱鞘囊肿可以很大。
  - 在极少数情况下，腱鞘囊肿可以在肌腱的实质内出现并完全保留在肌腱鞘内。
- 其大小从几毫米到几厘米不等，可能是单房或多房的；后者的多个囊腔之间常是相通的。
- 腱鞘囊肿是手和腕关节周围最常见的肿块。
- 类似的病变与肩胛盂唇或髋臼盂唇或半月板撕裂相关，分别称为盂旁囊肿或半月板囊肿。
  - 半月板囊肿可能位于半月板旁，或偶尔位于半月板内。
- MRI 表现具有特征性（图 12.1）：
  - 液体敏感 MRI 序列上显示一个非常明亮、界限清楚的单房或多房肿块。
  - $T_1$ 加权常呈低信号，但由于蛋白质碎屑或出血可能呈中等或高信号。
  - 增强扫描仅显示腱鞘囊肿壁的薄层增强。
- 超声显示一个无回声或低回声的薄壁病灶伴后壁回声增强，有时还伴有内部分隔。
- 有时 MRI 上可以看到连接腱鞘囊肿和邻近关节或腱鞘的细"颈部"，这一点应被注意到，因为成功切除腱鞘囊肿需要切除颈部，以避免病变复发。
  - 与其他软组织肿块鉴别时，发现"颈部"可以可靠地诊断为腱鞘囊肿。
  - MR 关节造影可以显示囊肿与关节相沟通，或者如果囊肿已被包裹，则无法显示沟通。
- 偶尔，可能难以区分腱鞘囊肿和充满关节液的正常关节隐窝。

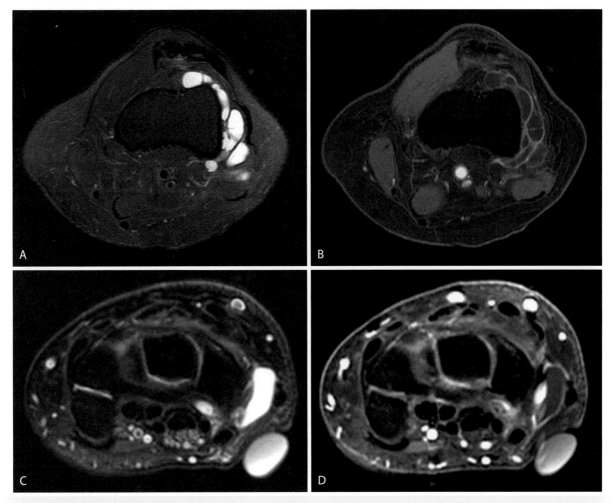

图 12.1　腱鞘囊肿。膝关节的 MR 横断位 $T_2WI$ 脂肪抑制像（A）和脂肪抑制 $T_1WI$ 增强图像（B）显示了沿股骨远端外侧的多房性液体样高信号的腱鞘囊肿，薄的囊壁和分隔有强化。另一例患者的腕关节 MR 横断面 $T_2WI$ 脂肪抑制像（C）和脂肪抑制 $T_1WI$ 增强图像（D）显示腕关节桡侧腱鞘囊肿，也呈明显液体样高信号和囊壁薄层强化。请注意，通常不需要对比增强来诊断腱鞘囊肿

　□ 存在内部分隔、细颈或对邻近结构有占位效应等影像特征提示腱鞘囊肿而非关节隐窝。
- 完整的位置描述对于术前计划非常重要，特别是与邻近神经血管结构的关系。
- 复杂的腱鞘囊肿偶尔与软组织肿瘤鉴别困难。
　□ 可能是复杂、不均匀，包含滑膜碎片或慢性血液分解产物。
　□ 腱鞘囊肿很常见，而来自关节或腱鞘的恶性肿瘤则非常罕见。
　□ 如果囊性病变与滑膜腔室没有明确的联系，则可能需要进行增强 MRI 检查或活检。

## 肿瘤类似物与假性肿瘤
### 副肌
- 副肌或肌肉肥大有时可以类似软组织肿块。
- US 和 MRI 显示正常肌肉结构和典型的回声 / 信号

特征。

### 筋膜缺损
- 筋膜缺损可能是由创伤或手术引起的，在筋膜上留下一个缺口，使肌肉可以通过，称为肌筋膜疝（图12.2）。
- MRI 可能显示肌肉组织于筋膜缺损处突出，并伴有肌内或筋膜周围水肿。
- 如果疝是暂时性的且仅在某些活动中明显，则 US 更方便于动态评估。

### 淋巴结
- 如果可触及正常和肿大的淋巴结，临床上可能会将其误认为是软组织肿块。
- 关节周围常见的淋巴结包括膝后腘窝淋巴结和肘内侧的滑车上淋巴结。

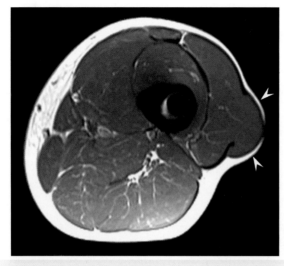

**图 12.2　肌筋膜疝。** MR 横断面 T₁WI 上显示股外侧肌筋膜疝（箭头），有股骨骨折髓内钉置入史

- 正常和炎症性淋巴结通常表现为特征性的肾形结构和正常的含脂肪的淋巴结门；而肿瘤缺乏这些特征。
- 淋巴结可能因反应性炎症过程而肿大，如四肢远端感染。
- 与滑车上淋巴结肿大有关的典型感染包括猫抓病（汉氏巴尔通体）和玫瑰花园丁病（申克孢子丝菌病），但任何肢体远端感染都可能导致这一表现。
- 外周淋巴结肿大的非感染性原因很广泛，包括淋巴瘤、转移性疾病、自身免疫性疾病、淀粉样变性、结节病和其他杂症。

### 炎性假瘤和沉积病

- 炎症性关节病，包括类风湿性关节炎、痛风和莱姆关节炎，可表现为肌腱、滑囊和关节周围的软组织

肿块。

- 非炎症性关节病，如色素沉着绒毛结节性滑膜炎（PVNS）和淀粉样变性，也可表现为关节周围的软组织肿块。
- 肿块可能是由于肿块样滑膜增生（在类风湿性关节炎中称为血管翳）、痛风中的痛风石和淀粉样变性中的淀粉样蛋白沉积造成的。

### 血肿

- 在肌肉骨骼系统中可能会出现血肿，包括自发的和创伤性的。
- 与背景肌肉相比，急性血肿在平扫 CT 上呈高密度。
- 在 MRI 上，T₁WI 高信号不是因脂肪的存在造成的，而是急性或亚急性血液分解产物的特征性表现，这可以通过平扫 T₁ 加权脂肪抑制序列来证实（图 12.3）。
  - 与中枢神经系统不同，肌肉骨骼系统的血液分解产物不遵循可预测的时间进程，急性和慢性血液分解产物通常并存。
  - 慢性期，血液最终在 T₂ 加权和 T₁ 加权序列上演变为低信号。
  - 血液分解产物可持续数天至数周（甚至数月），并且常呈高低混杂信号。
  - 当血肿开始"机化"时，血肿就会血管化，并可能不均匀地增强，常类似于软组织肿瘤。
    - 如果怀疑血肿正在缓慢机化，可能需要随访以证实血肿的消退并排除出血性肿块的可能，除非临床能明确是血肿。
    - 请记住，软组织肉瘤可以在轻微创伤后就诊，轻微外伤会引起患者的注意或导致病灶内出血。
- 在肌肉骨骼系统中，尽管文献中关于疑似但不确定

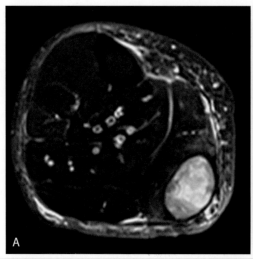
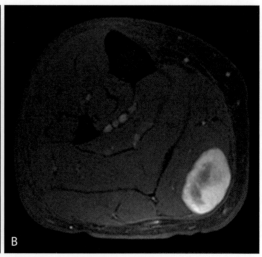

**图 12.3　肌肉内血肿。** 跑步，小腿损伤，MR 横断位 STIR 图像（A）显示腓肠肌内侧头不均匀 T₂ 高信号灶，有低信号边缘。MR 横断位脂肪抑制 T₁WI 平扫图像（B）显示病变内部 T₁ 高信号，证实了肌肉内血肿的诊断

性的血肿的检查方案很少，但根据临床怀疑的程度，诊断方案包括短期间隔随访 MRI（1~2 个月内）、对比增强前后 MRI、PET-CT、或抽吸和（或）活检。

## 骨化性肌炎和异位骨化

- 骨化性肌炎和类似的异位骨化是指由于结缔组织的化生而在软组织中异位形成非肿瘤性骨和软骨。
- 骨化性肌炎特指肌肉内的骨化，而异位骨化是一个更通用的术语，代表在任何软组织中发生的骨化。
- 通常是钝伤所致，有时只是轻微伤，最常见于易受此类损伤的部位，如大腿和肘部周围。
- 骨化性肌炎也可能与烧伤和神经系统疾病有关，超过三分之一的截瘫患者表现为广泛的、非创伤性的骨化性肌炎。
- 骨化性肌炎的组织学演变与放射学表现平行（图 12.4~图 12.6；见图 1.57）。

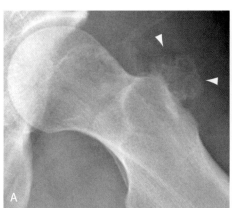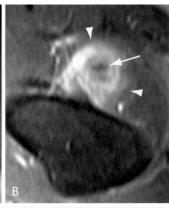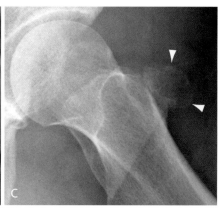

图 12.4　骨化性肌炎。（A）髋关节的蛙式位平片显示大转子后方附近有不规则的骨性密度（箭头）。该患者在 9 周前有外伤；在这个时间段内，骨化性肌炎的组织骨具有某种程度的不规则。（B）同时获得的横断位中等加权脂肪饱和图像显示该病变中央低信号（箭）和周边高信号（箭头）。这是骨化性肌炎骨化过程中的 MRI 表现，然后才显示出成熟过程中有序的周边骨形成。（C）创伤后 20 周获得的同一病变的蛙式位平片显示病变周围成熟的骨化（箭头）。这种分带模式是骨化性肌炎的特异性表现，标志着病变已经成熟

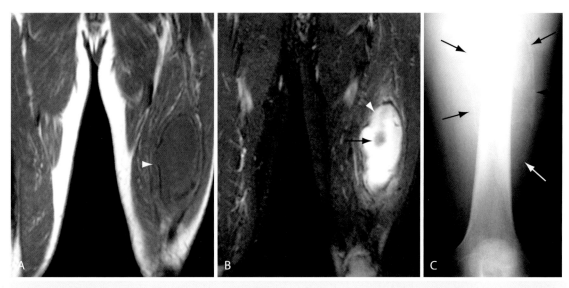

图 12.5　Myositis ossificans. Coronal T1-weighted (A) and fat-suppressed T2-weighted (B) MR images in an athlete who sustained a deep bruise to the anterior thigh 2 weeks earlier show a thigh mass that is hypointense to skeletal muscle (arrowhead in A). On T2-weighted image, the majority of the lesion is hyperintense (arrowhead in B), with a central region of hypointensity (arrow). Radiographs at this time were normal. The timing is such that one would expect to see the earliest hints of osteoid formation on MR images, but one does not expect to see ossification by radiograph until 3 to 4 weeks post injury. (C) Radiograph obtained 2 months later shows classic peripheral, mature ossification of myositis ossificans (arrows). (Reproduced with permission from May DA, Disler DG, Jones EA, et al. Abnormal signal intensity in skeletal muscle at MR imaging: patterns, pearls, and pitfalls. Radiographics. 2000;20 Spec No:S295–S315.)

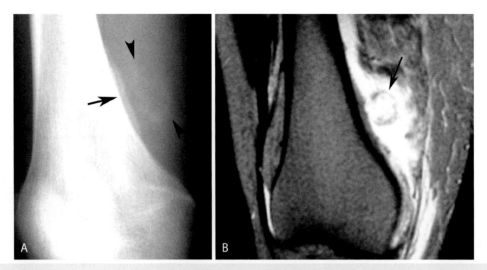

图 12.6 骨化性肌炎。（A）15 岁女孩大腿远端疼痛性肿块，斜位平片隐约显示肿块内类骨质（箭头），以及沿邻近股骨的骨膜反应（箭）。这是一种非特异性表现，可能代表骨化性肌炎或早期表面型骨肉瘤。（B）MRI 非常有帮助，MR T$_2$WI 冠状位图像显示病变周围有一个低信号环（箭），环内和环周围有广泛的软组织水肿。低信号环代表成熟中的类骨质，是骨化性肌炎的分区现象

- ▫ 在病变演变的前 4 周，骨化性肌炎在其中心区域出现假性肉瘤样表现，这可能误认为恶性肿瘤。
  - ◇ 最初 2 周内，只有软组织肿块存在，局部可能有疼痛、皮温较高和柔韧感。
  - ◇ 第 3~4 周，肿块内开始显示无定形高密度影，通常伴有邻近骨的骨膜反应，可能被误诊为是早期表面型骨肉瘤。
- ▫ 第 4~8 周，组织学检查显示为一种离心性的成熟模式，即病变外周以未成熟的类骨质为界，随着时间的推移逐渐演化为成熟骨。
  - ◇ 不规则类骨质在外周成熟为致密骨，包围着花纹状的较不成熟的骨。
  - ◇ 如放射学和组织学所见，成熟是以离心方式进行的。
  - ◇ 分区现象在平片上表现为高密度肿块伴边缘钙化，其边缘比中心密度更高。
  - ◇ 在接下来的几个月里，骨性肿块达到完全成熟，通常体积缩小，并向着邻近骨的骨膜迁移。
  - ◇ 病史和时间框架对于骨化性肌炎的早期诊断至关重要，也可以避免误诊为骨肉瘤的灾难性后果。
- ■ 骨化性肌炎的 MRI 表现与病变的时间有关，与平片表现相似（图 12.4~图 12.6）。
  - ▫ 早期病变在 T$_1$ 加权像上表现为与肌肉呈等信号的肿块，在 T$_2$ 加权像上呈高信号或不均匀信号。
  - ▫ 病变周围软组织水肿明显。
  - ▫ 如果肌炎位于骨骼附近，可能会出现骨膜反应和骨髓水肿。
  - ▫ 越成熟的病变（8 周以上），边界越清晰；中心仍

是不均匀的，但可能存在中央低信号，或中央病变周围出现所有序列均为低信号的晕状边缘（相当于 MRI 的分区现象）。

- ■ 骨化性肌炎的鉴别诊断考虑包括表面型骨肉瘤（骨旁或骨膜骨肉瘤）、皮质旁软骨瘤、骨软骨瘤和肿瘤样钙质沉着症。
  - ▫ 骨旁骨肉瘤典型表现为与骨化性肌炎相反的分区现象，中心钙化比周围更密集。
  - ▫ 骨膜骨肉瘤常表现得更具侵袭性，常侵及深部骨皮质形成扇贝形缺损。
  - ▫ 皮质旁软骨瘤也常表现为皮质扇贝形压迹和皮质旁钙化密度；早期骨化性肌炎的表现可能与此类似。
  - ▫ 骨软骨瘤与骨化性肌炎很容易区分，因为骨软骨瘤起源于骨骼，其皮质和骨髓腔与母骨延续。
  - ▫ 肿瘤样钙质沉着症表现为关节周围的钙化性软组织肿块，通常位于髋、肩和肘部，常见于肾功能衰竭患者。
    - ◇ 肿瘤样钙质沉着症中的钙化是不规则的，通常在横断面成像上显示液 - 液平面。
- ■ 进行性骨化性纤维发育不良，以前称为进行性骨化性肌炎，是一种以横纹肌、肌腱和韧带进行性骨化为特征的遗传性中胚层疾病。
  - ▫ 通常为自发突变，但可能以常染色体显性遗传方式遗传，其表达范围广泛。
  - ▫ 以肌肉、肌腱、筋膜和韧带的异位骨化为特征。
  - ▫ 最常见的症状和部位是急性斜颈，胸锁乳突肌可见疼痛性肿块，继而累及肩胛骨、肋骨、上臂、脊柱和骨盆。

□ 异位骨化常在相邻的骨骼之间架起桥梁，导致严重的运动受限、残疾并最终导致死亡。

## 骨外软组织的骨或软骨源性肿瘤

在极少数情况下，通常发生在骨的肿瘤可能出现在软组织中，如骨外骨肉瘤、尤因肉瘤或软骨肉瘤。同样，多发性骨髓瘤也可以累及骨髓外，甚至是单发的髓外浆细胞瘤。良性的骨外软组织肿瘤，如软组织骨瘤或软组织软骨瘤，也非常罕见。骨或软骨源性骨外肿瘤通常具有与骨内肿瘤相似的影像特征和内部基质。

- 骨外骨肉瘤。
  □ 罕见（占软组织肿瘤的 1%~2%，骨肉瘤的 2%~4%），发病通常较晚（40 岁后）。
  □ 最常见于大腿，上肢和后腹膜较少见。
  □ 软组织肿块有不同数量的矿化类骨质（见于 50% 的病例），MRI 表现通常是非特异性的（图 12.7）。
  □ 治疗采用广泛切除，辅以化疗或放疗；预后不良，较普通型骨肉瘤更差。

## 血管畸形

- 血管畸形的术语历来多种多样，国际血管畸形研究学会（ISSVA）于 2018 年作了最近一次的更新。
- 根据当前的分类方案，血管畸形（与血管肿瘤分开）可细分为单纯性血管畸形、混合性血管畸形、主要命名血管的血管畸形，以及伴其他异常的血管畸形综合征。
  □ 单纯性血管畸形包括毛细血管畸形、静脉畸形、淋巴管畸形、原发性淋巴水肿、动静脉畸形（AVMs）和动静脉瘘（AVFs）。

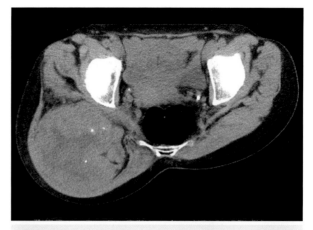

图 12.7　骨外骨肉瘤。横断位 CT 图像显示了一名老年男性患者臀大肌内有一个大的软组织肿块。肿块内含有无特异性表现的钙化基质。活检证实这是一种罕见的骨外骨肉瘤（图片经医学博士 Manaster，MD 许可使用，来自 STATdx website, Amirsys, Inc.）

  □ 混合性血管畸形包括同一病变内两种或多种不同类型的畸形。
- 影像学检查可能无法区分各种类型的血管畸形。
  □ 许多软组织血管畸形表现为肿块，其中可能包含脂肪间质、供血或引流血管和静脉石。
    ◇ 病灶内脂肪在 $T_1$ 和 $T_2$ 加权像上均表现为高信号，脂肪抑制序列上表现为相应的低信号。
  □ 许多软组织血管畸形包括许多迂曲的血管，紧密堆积在一起，导致在 CT 或 MRI 上呈特征性的"蠕虫罐"样外观（图 12.8 和图 12.9）。
    ◇ 在 MRI 上，迂曲的血管表现为高信号影或流空影，取决于流速。
    ◇ 动态增强 MRI 可以帮助区分高流速和低流速血管畸形。

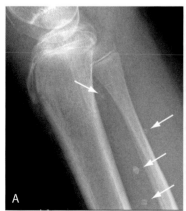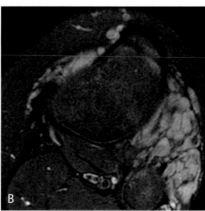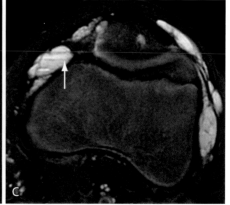

图 12.8　低流速静脉畸形。（A）侧位平片显示小腿软组织内有静脉石（箭）。（B 和 C）同一患者的膝关节 MR 横断位中等加权脂肪饱和图像显示多条迂回血管穿过肢体前部，似乎包绕在膝关节周围。这个巨大的畸形血管中血流非常缓慢，以至于可以看到液 - 液平面（C，箭）

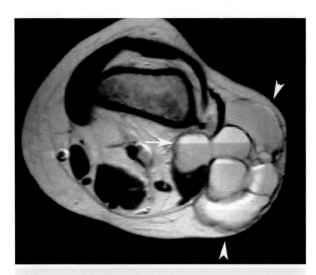

图 12.9　低流速静脉畸形。大腿内侧远端低流速血管畸形（箭头）。MR 横断位 T$_2$WI 显示扩张的血管腔，静脉注射对比剂后腔内有强化，可以排除淋巴管瘤。流动缓慢，以至于细胞成分分层，产生液 - 液平面（箭）

- 如果骨骼未成熟患者发生血管畸形，可能会由于慢性充血而导致局灶性骨过度生长。
- 动静脉畸形。
  - 儿童或成年早期出现的高流速血管病变，大小和范围不等，通常伴有边界不清和软组织浸润。
  - 当位于深部软组织时，这些病变可与肢体过度生长（由于通过动静脉畸形的血流量增加）有关，并伴有大的供血和引流血管。
  - 栓塞治疗前可要求行计算机断层扫描血管成像（CTA）或磁共振血管成像（MRA）来显示血管供血情况（图 12.10）。
- 静脉畸形。
  - 俗称软组织血管瘤，但 ISSVA 将这个术语用于真正的血管瘤。
  - 儿童时期或成年早期出现的柔软、可压缩、无搏动性的肿块。
  - 缓慢、逐渐增强的低流速血管病变；可能含有静脉石和液 - 液平面（图 12.8 和图 12.9）。
  - 肌肉内病变可能与局部肌肉萎缩有关。

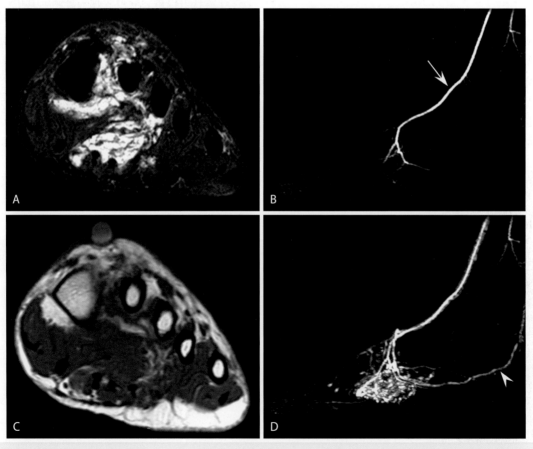

图 12.10　动静脉畸形。足部脂肪抑制 T$_2$WI 短轴位 MR 图像（A）和 T$_1$WI（C）显示了大的 T$_2$ 高信号肿块，蔓延生长于足中部，病变内夹杂着 T$_1$ 高信号脂肪。静脉注射对比剂后，使用对比剂动力学时间分辨成像（TRICKS）的动态 MRA 显示供血动脉来自胫前动脉（B，箭）和静脉引流到大隐静脉（D，箭头）

- 淋巴管畸形。
  - 由扩张的淋巴管组成的良性发育性病变。
  - 75% 发生在头部、颈部或腋窝。
  - 大多数肿块为液体信号（图 12.11）。
- Klippel-Trénaunay-Weber综合征是指局部巨人症（骨骼和软组织肥大）、皮肤血管瘤（"葡萄酒色斑"）和先天性静脉曲张或静脉曲张的三联征。
  - 影像学表现包括偏身肥大或巨指、静脉石、皮下脂肪肥厚、浅静脉与深静脉的异常连接以及缺乏静脉瓣（图 12.12）。
  - 膝关节和肘关节是滑膜血管瘤的好发部位；这种好发部位也使其难以与血友病相鉴别。

## 血管球瘤

- 血管球瘤（球状血管瘤或神经肌动脉球瘤）是一种良性血管周围病变，由类似于血管球体细胞的神经、肌肉和动脉成分组成。
  - 不应与副神经节瘤混淆，副神经节瘤是神经内分泌肿瘤，有时也被称为血管球瘤。
- 尽管已有报道它们在全身都可以发生，但是手指的甲下区域最好发（图 12.13）。
  - 最常见于 30~60 岁的患者。
  - 表现为柔软的有触痛的红蓝色甲床结节，伴阵发性剧痛，常因温度变化而加重。
- 可能导致末端指骨背侧出现边缘清晰的扇形缺损。
- MRI 显示甲下区域有一个小肿块（通常小于 1 cm），呈明显的 T₂ 高信号，静脉注射对比剂后肿块明显强化。

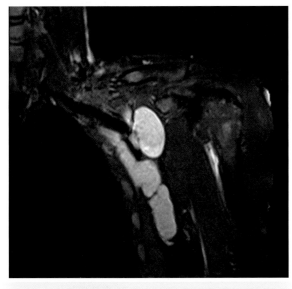

图 12.11　淋巴管畸形。检查胸大肌撕裂的胸部冠状位 STIR 图像，偶然发现大的、分叶状的 T₂ 高信号淋巴管畸形，沿头臂和腋窝神经血管束走行分布

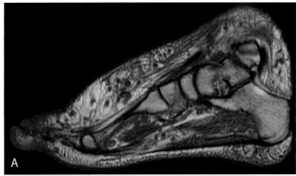
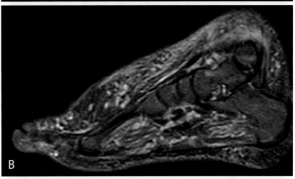
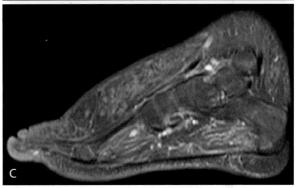

图 12.12　Klippel-Trénaunay-Weber 综合征。足部 MR 矢状位 T₁WI（A）、短 tau 反转恢复序列（B）和 T₁WI 脂肪饱和增强图像（C）显示脂肪过度生长和明显的低流速血管

- 治疗采用局部切除；MRI 用于发现和准确定位病变，并用于术后随访成像以确保病变完全切除和（或）评估局部复发。

## 脂肪组织肿瘤
### 软组织脂肪瘤

- 脂肪瘤是由脂肪组织组成的常见肿瘤（占所有软组织肿瘤的 50%）。
- 80% 的脂肪瘤发生于皮下组织，其他大多数是肌间或肌内脂肪瘤。
  - 如果发生在肌间或肌内，可能会浸润筋膜平面和肌肉间室。
- 脂肪瘤常表现为无痛、柔软、可压缩、可移动的肿块（图 12.14 和图 12.15）。

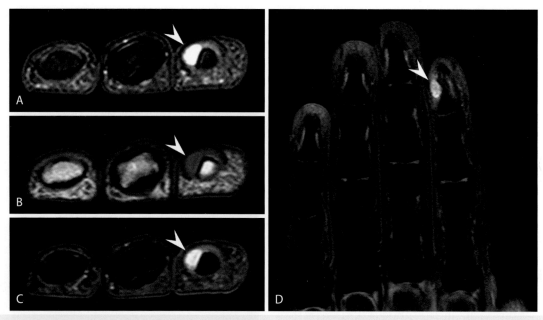

图 12.13　血管球瘤。MR 轴位 T$_2$WI 脂肪抑制（A）、T$_1$WI（B）和轴位及冠状位脂肪抑制 T$_1$WI 增强图像（C 和 D）显示示指甲下区域（箭头）T$_2$ 高信号、T$_1$ 低信号且明显强化的病灶，符合血管球瘤。其发病部位甲床是诊断的最重要线索

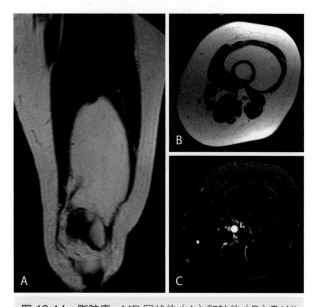

图 12.14　脂肪瘤。MR 冠状位（A）和轴位（B）T$_1$WI 图像显示股外侧肌远端为中心的巨大肿块，呈均匀高信号伴少许细小内部分隔。其信号与皮下脂肪的信号一致。轴位 T$_2$WI 脂肪抑制图像（C）显示信号完全被抑制，与皮下脂肪一致。这是典型的脂肪瘤

- 影像学特征如下：
  - □ 如果足够大，平片可以显示为透亮（脂肪组织密度）肿块。
  - □ CT 上显示为脂肪密度（在 −120 到 −90 HU 之间）。
  - □ MRI 在 T$_1$WI 和 T$_2$WI 上均显示为边缘清晰的高信号病灶，信号与皮下脂肪一致，脂肪饱和序列上信号被抑制。

- □ 超声同样可以显示一个明确的病变，回声起源和回声纹理类似于皮下脂肪。
- 有些皮下病变很难与周围脂肪区分开来。
  - □ 在可触及的病灶上使用标记物成像，并扩大视野包括两侧肢体，以比较对称性，这有助于评估小病灶。
- 脂肪瘤可能含有钙化和骨化，通常代表由既往创伤和出血引起的营养不良钙化。
  - □ 这种钙化通常非常致密，通常呈块状或小线状或小角状。
  - □ 皮下脂肪损伤后可能表现出类似的钙化。
  - □ 软骨样脂肪瘤是一种极其罕见的良性软组织肿瘤，含有不同数量的脂肪和软骨样组织，可显示内部软骨样基质钙化。
- 放射科医师在影像上评估肌肉骨骼系统脂肪瘤性病变中最重要的作用是发现罕见的不典型脂肪瘤样肿瘤或低级别、高分化的脂肪肉瘤。
  - □ 应仔细阅读 MR 图像，以发现脂肪瘤内未显示典型脂肪信号的任何部位，如结节、增厚的间隔、或不规则或结节状强化区域，这些需要警惕低级别脂肪肉瘤（框 12.4）。
  - □ 脂肪瘤可能含有薄的强化间隔（小于 2 mm），但没有其他强化。
  - □ 肌肉内脂肪瘤可能会包裹肌肉纤维（图 12.16）；重要的是要避免将横行肌肉组织误诊为增厚的间隔或结节。

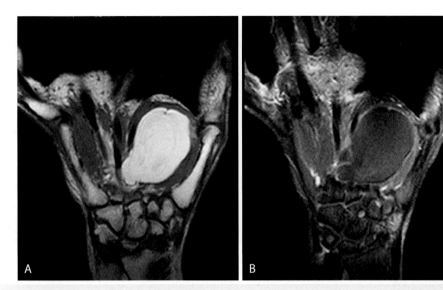

图 12.15　脂肪瘤。冠状位 T$_1$WI（A）和脂肪抑制 T$_1$WI 增强（B）示手掌脂肪瘤。值得注意的是，所有序列上肿瘤信号均与皮下脂肪信号相同，包括化学脂肪抑制序列在内。注意：肿块内没有结节或厚分隔的强化，这种强化提示为脂肪肉瘤

### 框 12.4　脂肪瘤与非典型脂肪瘤性肿瘤（高分化脂肪肉瘤）的比较

**脂肪瘤**
- 脂肪密度和信号
- 可能包含薄分隔（厚度小于 2 mm）
- 无结节
- 无强化

**非典型脂肪瘤性肿瘤（高分化脂肪肉瘤）**
- 大部分为脂肪组织，密度和信号符合脂肪
- 厚（大于 2 mm）、不规则的强化分隔
- 增强结节

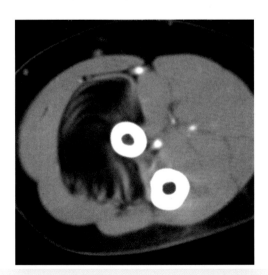

图 12.16　肌内脂肪瘤。轴位 CT 示前臂内低密度肿块。需要注意，此病变发生在肌肉内而非肌肉周围。病灶内包含数条肌纤维，重点是不要将这些肌纤维误诊为脂肪瘤内的增厚分隔

- 术语无包膜脂肪瘤经常被非正式地用来描述肥胖症中脂肪的不对称分布，但无包膜脂肪瘤确实存在。
  - 影像学表现包括脂肪瘤区域的间隔比周围皮下脂肪少，以及肿块效应所致的筋膜平面偏移。

### 弥漫性脂肪过多症
- 弥漫性脂肪过多症是一种以过多脂肪随机分布或对称分布于全身为特征的疾病。
- 脂瘤性营养异常性巨大发育症是一种局部形式的巨人症，伴有脂肪和血管成分的过度生长；相关的血流增加导致软组织和骨骼过度生长，通常发生在手或脚（图 12.17）。
  - 神经脂肪瘤（纤维脂肪瘤性错构瘤）常与手部正中神经相关，将在稍后讨论。
  - 骨骼增殖通常在骨骼成熟后停止，但软组织过度生长会持续到成年。

### 非典型脂肪瘤性肿瘤
- 非典型脂肪瘤性肿瘤（ALT）是一种主要由脂肪组成的低级别恶性肿瘤，也被称为高分化脂肪肉瘤。
- ALT 是最常见的脂肪肉瘤类型（40%~50%）。
- 通常为无痛性，最常位于四肢深层组织；大腿最常见（图 12.18）。
- 超过 75% 由脂肪组成，伴厚度不均的分隔和结节（见框 12.4）。
  - 液体敏感成像示分隔和结节为高信号，且常伴强化。
- 治疗采用广泛切除；复发率与部位有关，四肢复发率相对较低（23%~43%），腹膜后复发率极高（90%~100%）。

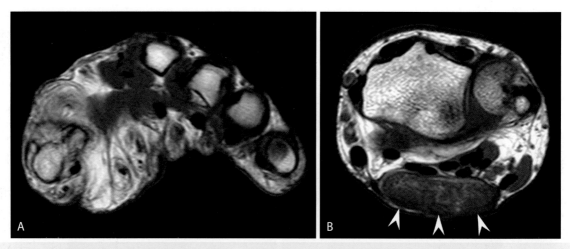

图 12.17　脂瘤性营养异常性巨大发育症。手部（A）轴位 $T_1$WI 示桡侧结构过度生长（局限性巨人症）。腕部（B）轴位 $T_1$WI 示正中神经纤维脂肪瘤性错构瘤（箭头）伴神经明显增大，主要是低信号纤维成分和交错其间的 $T_1$ 高信号脂肪成分

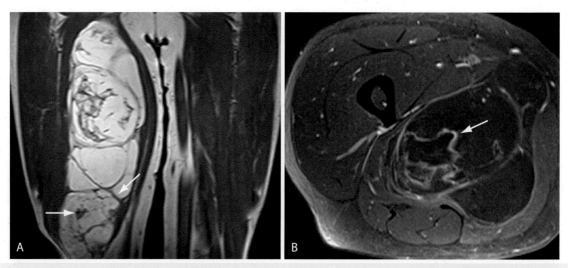

图 12.18　非典型性脂肪瘤性肿瘤。（A）冠状位 $T_1$WI 示在大腿内巨大的脂肪病变。病变有明显结节和厚分隔（箭），提醒诊断为非典型脂肪瘤性肿瘤。（B）同一病变的轴位脂肪饱和 $T_1$ 加权增强示分隔强化（箭）。单纯性脂肪瘤内的分隔不应很厚，也不应以这种方式强化（图片经医学博士 BJ Manaster 授权使用，来自 STATdx 网站 Amirsys, Inc.）

## 脂肪肉瘤

- 软组织脂肪肉瘤常见，是成人第二常见恶性软组织肿瘤，仅次于未分化多形性肉瘤。
- 软组织脂肪肉瘤的分级可从高分化（即 ALT）到高级别。
- 分为各种亚型，在 ALT 后最常见的是黏液样脂肪肉瘤（占脂肪肉瘤的 33%，占成人软组织肉瘤的 10%）。
- 最常见的年龄范围为 30~60 岁，大多数病例发生在下肢（75%），最常见部位是大腿；腹膜后部位相对较少。
- 根据病变的等级和组织学病变特征，脂肪肉瘤在影像学检查上可能有很大差异性。
  □ 低级别分化良好的病变，在平片和 CT 上可显示为脂肪密度，在 MRI 上可显示为脂肪信号强度；这种分化良好的脂肪肉瘤属于 ALT。
  □ 高级别脂肪肉瘤通常脂肪含量低于 25%，且含量可能远低于 25%。
    ◇ 医师应尽可能找到难以察觉的脂肪信号区域（图 12.19），有些可能找不到脂肪信号（图 12.20）。
    ◇ 因此，高级别脂肪肉瘤在 MRI 上可能无特异性，$T_1$ 加权为低信号，$T_2$ 加权为不均匀高信号。
  □ 黏液样脂肪肉瘤可能含大量 $T_2$ 加权上类似液体信号的黏液样组织，增强对于鉴别其是黏液性而非囊性至关重要。
    ◇ 这些区域通常含有圆形细胞成分，MRI 表现各有不同。

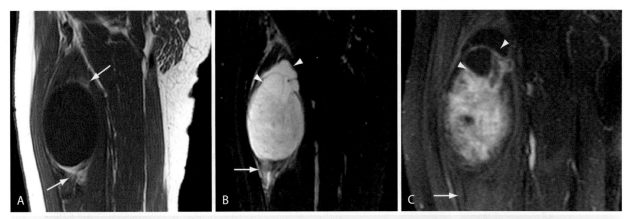

图 12.19　少量脂肪的脂肪肉瘤。（A）矢状位 $T_1$WI 示大腿前部有较大病变，信号低于骨骼肌。然而，隐约可见两个脂肪信号区域（箭）位于病变内，据此可诊断为脂肪肉瘤。（B）同一平面矢状位 STIR 序列示轻度不均匀高信号病变，$T_1$WI 示脂肪信号区域已经被饱和、信号减低（箭），这证实该区域确实是少量脂肪。肿块附近可见特别像液体的区域（箭头），这是黏液样病灶。（C）矢状位脂肪饱和 $T_1$ 加权增强再次显示脂肪区完全被饱和（箭）。黏液样区域（箭头）的强化相对轻微，但病变其余部位表现出不均匀明显强化。上述为典型黏液样脂肪肉瘤表现

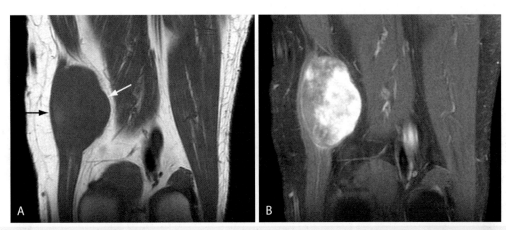

图 12.20　无法显示脂肪的脂肪肉瘤。（A）冠状位 $T_1$WI 示一大的低信号软组织肿块（箭）；没有脂肪信号。（B）冠状位脂肪饱和 $T_1$ 加权增强示病变不均匀明显强化。表现没有特异性，很可能是未分化的多形性肉瘤或脂肪肉瘤，这两种最常见的软组织肉瘤。活检证实为高级别脂肪肉瘤

◇ 强化程度随细胞组成而变。

□ 罕见的多形性脂肪肉瘤高度未分化，影像学检查中可能发现少量脂肪或不含脂肪。

- 脂肪肉瘤可以转移到包括肺、肝和其他实质器官的其他软组织，也可以转移到骨。
- 可局部侵犯邻近结构。
- 高级别脂肪肉瘤具有侵袭性，需要进行广泛切除和化疗，且常联合放疗。

□ 预后较差，组织学上圆形细胞成分越多、恶性程度越高。

### 纤维性肿瘤和肿瘤样病变

良性纤维性软组织肿瘤包括纤维瘤病和成纤维细胞增生。存在较罕见变异型，依赖于组织学鉴别而非影像学鉴别。最常见和最易识别的种类将在下文讨论。

请记住，良性纤维性肿瘤通常是少细胞的且具有致密的胶原成分，因此 $T_2$ 加权像信号通常低于其他细胞较多的软组织肿瘤。恶性纤维性肿瘤，如隆突性皮肤纤维肉瘤和纤维肉瘤，也将会讨论。

### 表浅纤维瘤病

- 为局部浸润性良性成纤维细胞病变，最常发生于手掌或足底筋膜 / 腱膜。
- 掌部纤维瘤病，也称为 Dupuytren 挛缩，是手掌部的纤维瘤病。

□ 累及掌侧腱膜的纤维束，束缚了屈肌腱，导致屈曲挛缩，且最常发生于第 4 指和第 5 指（图 12.21）。

□ 为最常见的表浅纤维瘤病类型，通常见于老年人，特别是北欧血统。

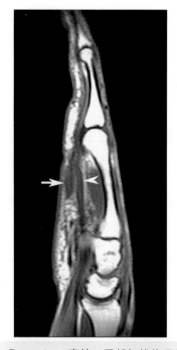

图 12.21 Dupuytren 挛缩。手部矢状位 T₁WI 示屈肌腱（箭头）掌侧有低信号纤维带（箭），符合纤维瘤病的典型表现

- 跖部纤维瘤病，也被称为 Ledderhose 病，可见于儿童和成人。
  - 以良性但具有局部潜在侵袭性的跖筋膜小叶状肿瘤样生长为特征。
  - 可表现为孤立性足底纤维瘤或多发性足底纤维瘤。
- 表浅纤维瘤病在 T₁WI 信号较低，在液体敏感序列上信号通常较低（但更多情况下是多变的）；增强与病变成熟度有关，强化程度不一（图 12.22）。
- 明显增强和 T₂WI 高信号提示病变不成熟和切除后复发风险增加。
- 超声检查中也可显示表浅纤维瘤病（图 12.23）。
  - 沿受累筋膜可发现软组织结节或增厚条索。
- 诊断通常很容易，但由于局部侵袭性和复发倾向，这种疾病可能很难治愈。
- 掌部和跖部纤维瘤病在同一患者可以并存。

### 深部（或硬纤维瘤样）纤维瘤病

- 深部（或硬纤维瘤样）纤维瘤病，也称为硬纤维瘤和侵袭性纤维瘤病，是一种良性成纤维细胞肿瘤，具有局部侵袭性和浸润性，但不发生转移。

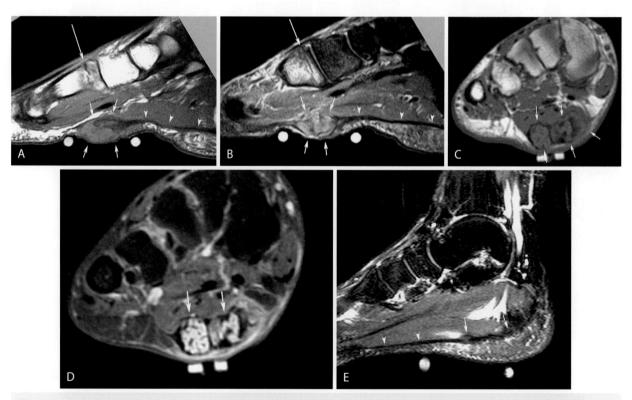

图 12.22 跖部纤维瘤病。矢状位 T₁WI（A）和脂肪抑制 T₂WI（B）示起源于跖筋膜（箭头）的多叶状肿块（箭），呈相对不均匀低信号。还需要注意第 1 跖骨近端的应力性骨折（长箭）。（C）另一名患者的短轴位 T₁WI 示足底不均匀低信号肿块（箭），同一病变的脂肪抑制 T₁WI 增强。(D) 显示不均匀明显强化（箭）。（E）另一名患者的矢状位脂肪抑制 T₂WI 图像显示低信号的足底纤维瘤（箭）和更远端正常的跖筋膜（箭头）。该肿块 T₁WI 为低信号且没有强化（未展示）。这两种情况均可见于跖部纤维瘤病

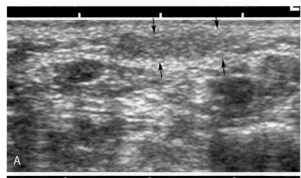

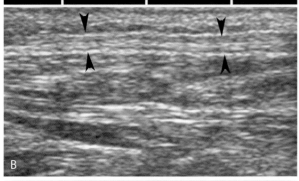

**图 12.23　超声检查下的跖部纤维瘤。**纵向超声图像，图像顶部为足底表面。注意跖筋膜的低回声不规则增厚（A，箭）。与同一患者跖筋膜的不同部位薄而均匀的回声（B，箭头）形成对比

- □ 以纤维性带状或腱状成分为特征；组织学上由人字形排列的片状成纤维细胞组成，无大量有丝分裂。
- □ 这一类软组织纤维瘤病往往较大，局部浸润，且偶尔呈多中心。
- □ 肿瘤浸润常突破间室屏障，手术或影像学检查中均无可见包膜。

- 硬纤维瘤通常表现为无痛、浸润性软组织肿块，可起源于身体任何地方，但可按位置细分为：腹内、腹壁和腹外。
  - □ 腹腔内病变最常累及小肠肠系膜并可导致肠梗阻。
  - □ 腹部病变通常发生在年轻女性的腹壁肌肉和筋膜，通常发生于怀孕期间或怀孕后，或与口服避孕药有关。
  - □ 腹外病变最常累及四肢（70%），通常发生在肌肉间或肌肉内。
- 腹外硬纤维瘤在肌肉骨骼方面文献中通常称为侵袭性纤维瘤病（图 12.24 和图 12.25）。
  - □ 侵袭性表现可能误诊为恶性病变，但 MRI 信号特征有助于正确诊断。
    - ◇ 多达 80% 的病例由于肿瘤细胞数量少，在 $T_1WI$ 和 $T_2WI$ 表现为低信号。
    - ◇ 其余 20% 的病例由于 $T_1WI$ 的非特异性低或等信号以及 $T_2WI$ 的高信号，诊断困难（见图 12.24）。

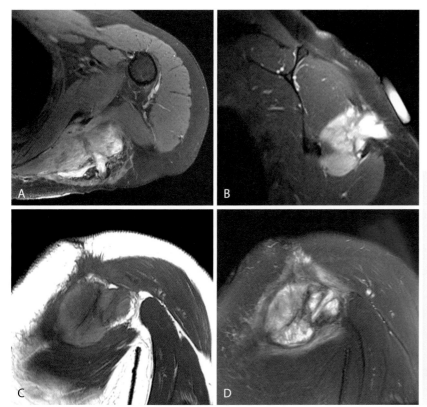

**图 12.24　既往脂肪瘤切除部位发生的侵袭性纤维瘤病（韧带样纤维瘤）。**左肩轴位质子密度加权脂肪抑制（A）、矢状位脂肪抑制 $T_1WI$ 增强（B）、冠状位 $T_1WI$（C）、冠状位脂肪抑制 $T_2WI$（D）显示以冈下肌和小圆肌为中心的 $T_2$ 高信号侵袭性肿块。肿块在 $T_1WI$（C）为中等信号，内部有带状低 $T_1$ 和低 $T_2$ 信号（C 和 D）。通过影像引导的芯针活检技术获得的组织样本显示为低级别梭形细胞病变，符合硬纤维瘤样纤维瘤病，也称为硬纤维瘤或侵袭性纤维瘤病

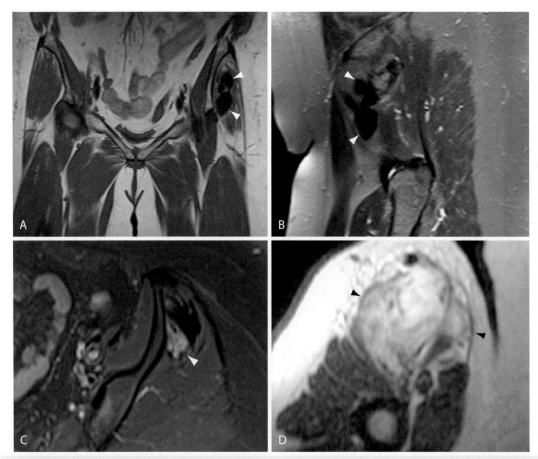

**图 12.25 侵袭性纤维瘤病（硬纤维瘤）。**（A）冠状位 $T_1WI$ 显示三个相邻圆形肿块（箭头），信号低于骨骼肌。（B）矢状位脂肪饱和 $T_2WI$ 显示多个病灶相邻，并呈低信号（箭头）。（C）轴位脂肪饱和 $T_1WI$ 增强示病变部分呈低信号，而其他部位明显强化（箭头）。本病例为硬纤维瘤的典型信号特征。（D）另一例 42 岁男性患者的轴位 $T_2WI$ 显示上臂近端有侵袭性高信号肿块（箭头）。活检证实为侵袭性纤维瘤病。本病例表明，侵袭性纤维瘤病（硬纤维瘤）在液体敏感成像和增强成像上可有多种信号特征

◇ 增强多变，但常为明显强化。

◇ 病变倾向于沿着筋膜平面生长，这可以作为诊断线索。

▫ 病变无论位置如何，被发现时都可很大，并对邻近肌肉、血管、神经和肌腱有局部浸润。

▫ 肿瘤多直接侵犯邻近骨骼，表现为骨重塑（压迫侵蚀）或刺激形成"蕨叶状"骨膜新生骨。

▫ 病变虽不发生转移，但有高度局部侵袭性，术后复发率为 19%~88%。

■ 由于这些肿瘤为浸润性和无包膜的，因此很难通过影像学检查或手术时直接触诊来评估切缘，故需要较宽的手术切缘。

■ 辅助治疗包括非甾体抗炎药物（NSAIDs）、激素疗法（抗雌激素和前列腺素抑制剂）、化疗药物和新型激酶抑制剂。

■ 局部复发的病例可能导致极高致残率，可以考虑外照射或热消融。

**结节性筋膜炎**

■ 为沿筋膜表面发生的良性、富细胞性、非肿瘤性皮下组织的纤维性病变，临床和组织病理学上都可类似于快速生长的肉瘤。

■ 最常见于上肢和躯干，于头颈部和下肢相对少见。

■ 见于儿童和约 40 岁以下的成人；局部可能有创伤史。

■ 经快速生长后可以自发消退，具有自限性，但可能需要细针穿刺或经皮活检来确认诊断。

▫ 如果实施手术切除，通常可治愈且复发率低。

▫ 病灶内注射皮质醇可能会消退。

■ MRI 或超声影像显示小的（小于 4 cm）沿筋膜表面的皮下肿块（图 12.26）。

■ 根据组织学亚型不同，MRI 特征不同：

▫ 黏液样和细胞亚型显示 $T_2$ 高信号，$T_1WI$ 与肌肉信号相等。

▫ 纤维亚型通常在 $T_1$ 和 $T_2$ 相比肌肉呈低信号。

▫ 增强通常为弥漫性，但如果有中央囊性或黏液样成分，则为外周性。

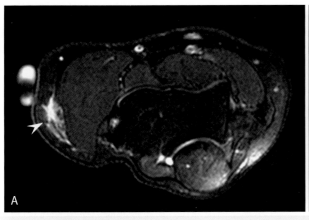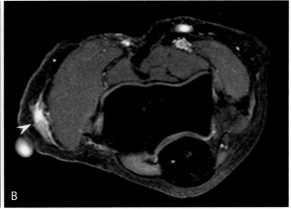

图 12.26  结节性筋膜炎。肘关节轴位 T$_2$WI 脂肪抑制（A）和 T$_1$WI 脂肪抑制增强（B）显示沿肱桡肌浅筋膜处（箭头所示）有边缘不规则的 T$_2$ 高信号强化肿块

## 背部弹力纤维瘤

- 肩胛骨与后胸壁之间的慢性机械性摩擦引起的良性纤维性假瘤。
- 影像学上典型表现为前锯肌和背阔肌深面边界不清的三角形或卵圆形软组织肿块，夹杂脂肪。
- 最常见于中老年女性，且高达 25%~30% 病例可能为双侧。
- CT 和 MRI 显示肩胛骨下内侧界限清楚的不均匀软组织肿块，纤维成分密度与骨骼肌相似，夹杂有脂肪条纹（图 12.27）。
- 如果有症状，则采用手术切除治疗。

## 腱鞘纤维瘤

- 沿四肢肌腱生长（特别是手）的良性、缓慢生长性肿块。

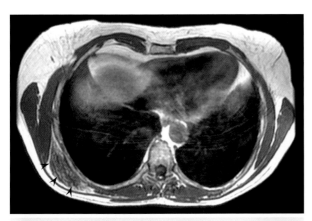

图 12.27  背部弹力纤维瘤。胸部轴位 T$_1$WI 示右前锯肌和背阔肌深部的卵圆形、等信号软组织肿块（箭头所示），合并散在 T$_1$ 高信号脂肪

- 临床和影像上可能与腱鞘巨细胞瘤难以区分，与后者具有重叠的影像学特征（本章稍后讨论）。
- MRI 显示附着于肌腱或腱鞘的软组织肿块，T$_1$WI 和 T$_2$WI 与肌肉呈等信号或低信号。
- 经切除治疗后，组织病理学可以证实诊断；如果未完全切除则可能复发。

## 隆突性皮肤纤维肉瘤

- 累及真皮和皮下组织的低级别梭形细胞恶性肉瘤。
- 50% 发生在胸部、背部和腹壁；35%~40% 累及上肢；头部、颈部、头皮也常见。
- 肿块通常是外生性的，但其他方面的影像学表现缺乏特异性。
  - 不含钙化。
  - T$_1$WI 为低信号，液体敏感序列为中度高信号（图 12.28）；大多数表现为中度强化。
  - 较大的病变往往较不均匀。
- 往往根据病变的位置和外生性作出诊断。
- 病变虽然生长缓慢，但在晚期病例中可能出现溃疡和卫星病变。
- 需要广泛切除以防止复发；很少转化为纤维肉瘤。

## 纤维肉瘤

- 骨或软组织的恶性梭形细胞肿瘤。
- 纤维肉瘤起源于软组织相对少见，往往位于四肢的深部组织。
- MRI 特征完全缺乏特异性：
  - T$_1$ 信号与肌肉相比呈等信号，液体敏感序列呈不均匀高信号，增强有强化。
  - 可能有黏液样、囊性或坏死性区域。

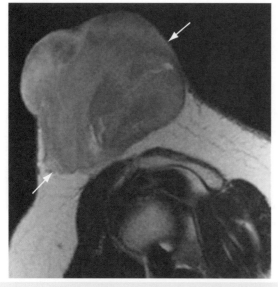

图 12.28　隆突性皮肤纤维肉瘤。肩部矢状位 T$_2$WI 示在浅表软组织外生性大肿块（箭）。信号相比肌肉呈中度高信号，轻度不均匀。这是典型的隆突性皮肤纤维肉瘤（图片经医学博士 BJ Manaster 授权使用，来自 Manaster BJ, Petersilge CA, Roberts CC, Hanrahan CJ. Diagnostic Imaging: Musculoskeletal Non-Traumatic Disease. Salt Lake City: Amirsys; 2010.）

## 未分化的多形性肉瘤

- 未分化的多形性肉瘤，或简称为多形性肉瘤，早先被称为恶性纤维组织细胞瘤（MFH），是成人最常见的软组织肉瘤，约占成人软组织肿瘤的 25%~40%。
- 发病年龄范围广泛（10~90 岁），大多数患者年龄在 30~60 岁。
- 最常见的部位是四肢，且 50% 的病例发生于下肢；90% 为深部病变。

- 高度侵袭性肿瘤；通常无痛，发现时可能已很大。
- 平片表现缺乏特异性，肿块周围的脂肪平面被推移扭曲。
  - 多达 15% 的多形性肉瘤可能包含营养不良性钙化，类似于骨化性肌炎或滑膜肉瘤。
  - 邻近长骨时，肿瘤可能会导致皮质出现光滑的压迫侵蚀。
- MRI 表现通常缺乏特异性：
  - T$_1$WI 与肌肉呈等信号，T$_2$WI 不均匀高信号（图 12.29）。
  - 增强呈明显强化，但常伴大面积坏死（图 12.30）。
  - 出血时表现为 T$_1$ 高信号；出血区域有可能存在液 - 液平面。
    - 重要的是不要误诊为血肿。
  - 病变虽然可能表现为反应性假包膜，但必须认为其具有侵袭性，肿瘤细胞总是在边缘局部浸润。
- 病变采用广泛手术切除和辅助化疗进行治疗；复发率很高（19%~31%），且 5 年生存率在 50%~70%。

## 滑膜肉瘤

- 滑膜肉瘤占所有恶性软组织肉瘤的 2.5%~10%，是年轻成人（15~35 岁）最常见的软组织肉瘤之一。
- 病变的名称虽然提示与关节相关，但 90% 的滑膜细胞肉瘤并非起源于关节，而是在关节附近的软组织中发现。
  - 肿瘤主要以组织学分化来命名，本病的肿瘤细胞类似于滑膜细胞。
- 大多数发生在下肢，特别是膝关节处或膝关节以远，但也可发生在任何肢体，或罕见病例可发生于其他部位。

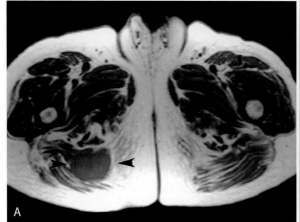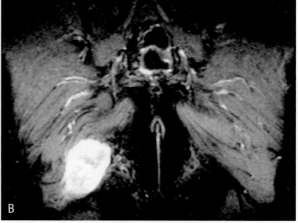

图 12.29　未分化的多形性肉瘤。（A）轴位 T$_1$WI MRI 图像显示右臀大肌肌内软组织肿块，与肌肉呈等信号（箭头）。（B）冠状位 T$_2$WI 图像显示轻微不均匀，但大部分为高信号。虽然这是非特异性表现，但必须考虑肉瘤

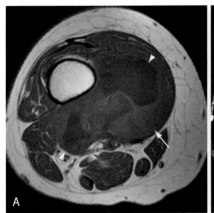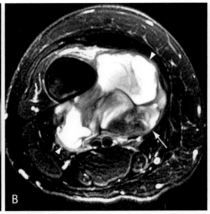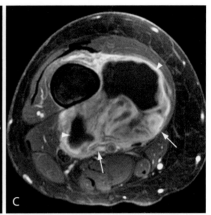

**图 12.30**　女性患者，76 岁，未分化的多形性肉瘤。（A）$T_1WI$ 轴位 MRI 图像显示大腿后部巨大肿块，部分区域与肌肉呈等信号（箭），其他区域信号低于肌肉（箭头）。（B）同一水平轴位，脂肪饱和中等加权 MR 图像示肿块呈不均匀高信号（箭），明显液体样高信号区（箭头）相当于 $T_1WI$ 图像上极低信号区。（C）轴位脂肪饱和 $T_1$ 加权增强显示强化肿块（箭）围绕着两个大的坏死区域（箭头）

- 滑膜细胞肉瘤的营养不良性钙化发生率高于其他软组织肉瘤。
- 如果存在年龄（年轻人）、位置（下肢、关节旁）和钙化等三个特点符合，则可提示该肿瘤（图 12.31 至图 12.33）。
- 平片表现可能未见异常或仅隐约显示软组织肿块，但多达 30% 的病例中存在软组织钙化。
  - 如果存在钙化，则为营养不良性钙化并且往往位于肿块周围或偏心性。

- 邻近骨可表现为骨膜反应或压迫侵蚀；5% 患者可见骨侵犯。

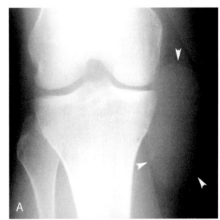

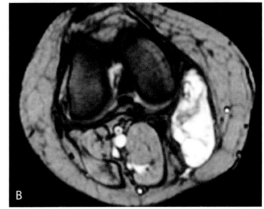

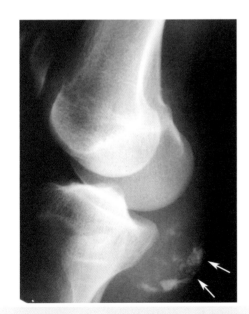

**图 12.31**　滑膜肉瘤伴营养不良性钙化。男性患者，18 岁。膝关节斜位平片显示含有营养不良性钙化（箭）的软组织肿块。滑膜肉瘤比其他软组织肉瘤更容易发生钙化。发病部位、钙化和患者年龄强烈提示滑膜肉瘤（影像图片经医学博士 BJ Manaster 授权使用，来自美国放射学会学习文件）

**图 12.32**　无钙化的滑膜肉瘤。（A）女性患者，17 岁，膝关节 AP 位平片显示膝关节附近软组织肿块（箭头），但不在膝关节内。（B）轴位梯度回波 MR 图像显示病变位于关节旁，有较大囊性成分。尽管病变缺乏钙化并呈包裹状，但根据患者的年龄、位置和病变的患病率应怀疑为滑膜肉瘤，最终活检得以证实

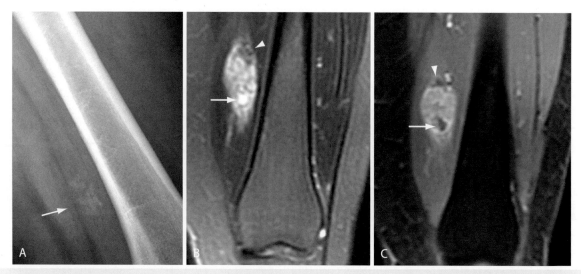

图 12.33　年轻女性的滑膜肉瘤。（A）侧位平片示股骨远侧干骺端 - 骨干后方的非特异性营养不良性钙化（箭），未见其他异常。（B）冠状位脂肪饱和 T$_2$ 加权图像示位于大腿深部软组织高度不均匀性病变，有极高信号灶（箭）和与钙化相关的低信号灶（箭头）。（C）冠状位脂肪饱和 T$_1$ 加权脂肪增强扫描示病变呈不均匀明显强化，伴低信号钙化（箭头）和囊性成分的圆形低信号灶（箭）。这种异质性称为三重信号征。这些 MRI 特征，联合患者年龄（年轻成人）、位置（下肢，邻近但不累及膝关节）和营养不良性钙化，都指向滑膜肉瘤（已证实）

- MRI 表现包括：
  - T$_1$WI 与肌肉呈等信号。
  - T$_2$WI 呈高信号，可能明显不均匀。
    - T$_2$ 明显不均匀高信号，常伴有内出血区、内部囊性区，偶有液 - 液平面（图 12.33）。
  - 三重信号征是指病变的出血 / 坏死、实性组织和钙化导致的三种不同的 T$_2$ 信号。
  - 葡萄碗征是指 T$_2$WI 上有内部分隔的肿物表现为多房囊状。
    - 可能以囊性成分为主，在 T$_2$WI 上表现为非常亮的信号，这可能会误诊为腱鞘囊肿（图 12.32）。
    - 增强有助于鉴别实性肿块和腱鞘囊肿，因为后者仅在病变边缘轻微强化。
- 滑膜细胞肉瘤治疗采用广泛切除，通常联合辅助化疗和偶尔的放疗。
- 虽然肿瘤钙化预后较好，但滑膜肉瘤预后通常较差，但经常发生肺转移（包括晚期转移），尽管局部积极进行侵袭性较大的治疗，约 25% 的患者出现局部复发。

## 淋巴瘤

- 淋巴瘤的肌肉骨骼受累可能是继发性的或为原发性（结外淋巴瘤）。
- 骨原发性淋巴瘤虽然总是累及骨结构，但可能有较大软组织肿块。
  - CT 或 MRI 可显示肿瘤通过小的皮质孔道蔓延，

而没有明显的皮质破坏（只有 28% 显示皮质破坏），并伴有周围软组织肿块。
  - 系统性淋巴瘤累及骨骼时通常采用化疗。
- 肌肉淋巴瘤可继发于弥漫性淋巴瘤、骨或淋巴结淋巴瘤的局部蔓延，或罕见的原发性肌肉淋巴瘤。
  - 好发于四肢（特别是大腿）和躯干。
  - MRI 是评估肌肉受累情况的最佳检查方法（图 12.34）。
    - 可表现为局灶性肌内肿块或弥漫性肌肉浸润和肿大。
    - 由于富于细胞，肿瘤在 T$_1$WI 与肌肉呈等信号或稍高信号，T$_2$WI 上为中等信号（相比肌肉呈高信号）。
    - 增强扫描可显示弥漫性或较厚的周围 / 分隔强化。

## 肌肉内黏液瘤

- 通常为无痛良性软组织肿瘤，好发于较大肌肉，最常见于大腿、臀部和肩部。
- 最常见于 40~70 岁的女性（男女比例 2∶1）。
- 无恶变风险。
- 肿块的 CT 值介于液体和肌肉之间。
- MRI 最常用于诊断和定性。
  - T$_1$WI 通常表现为均匀低至等信号。
  - T$_2$WI 为极高信号（可能被误认为囊性病变）。
    - 液体敏感成像最有用的特征之一是由黏液瘤组织渗漏所致的病变本身以外的高信号（图 12.35）。

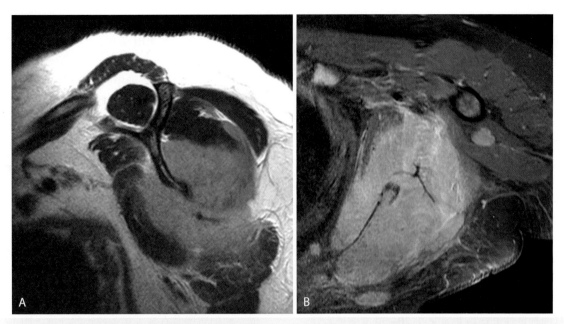

**图 12.34**　51 岁女性的弥漫性大 B 细胞淋巴瘤。肩部矢状位 $T_2WI$（A）和脂肪抑制轴位 $T_1$ 加权增强图像（B）显示以肩胛骨为中心的中等 $T_2$ 信号、有强化的肿块，伴骨质破坏和较大软组织成分，肩袖肌肉广泛受累

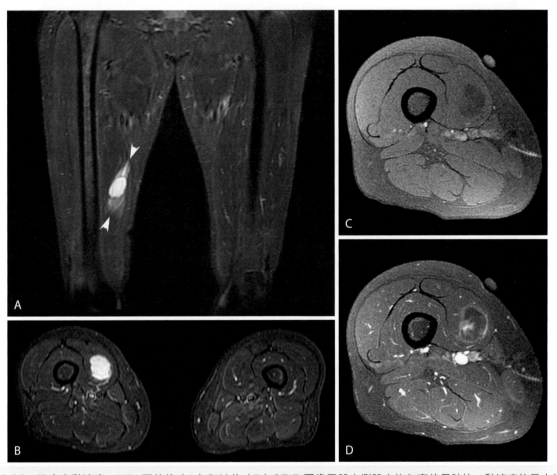

**图 12.35**　肌肉内黏液瘤。MRI 冠状位（A）和轴位（B）STIR 图像示股内侧肌内均匀高信号肿块。黏液瘤的最大特征是高信号的"尾巴"从病变处向外延伸（A，箭头），表明黏液瘤性物质渗漏到周围软组织中。轴位脂肪抑制增强前（C）和增强后（D）$T_1$ 加权图像示轻度不均匀强化，为黏液瘤的典型表现

- □ 常有高信号的脂肪边缘，特别是在病变的上、下缘周围。
  - □ 轻至中度强化；病变内可能有分隔和纯囊性病灶。
- Mazabraud 征的特征是多发性肌内黏液瘤和纤维结构不良（通常为多骨性的）。

## 神经源性肿瘤

- 无论是良性还是恶性周围神经鞘肿瘤（PNSTs），其梭形表现是最典型的特征。
  - □ 肿块一端或两端逐渐变细，连接进出肿瘤的神经；神经通常被视为从肿瘤近端和（或）远端延伸的"尾巴"（尾征）。
- 良性 PNSTS 包括神经纤维瘤和神经鞘瘤。
  - □ 这些肿瘤约占所有良性软组织肿瘤的 10%，其中神经纤维瘤比神经鞘瘤略常见。
  - □ 这两种良性 PNSTs 最常见于 20~30 岁的患者。
  - □ 两者最初都缓慢生长，发现时通常较小。

- □ 肿瘤可能极其疼痛，活检时更甚。
- PNSTs 有三种典型 MRI 表现，但不是特异性的。
  - □ 束状征：在横截面上可见增大的神经纤维呈多个小的环状结构，似电缆中的纤维（图 12.36A 和 B）。
  - □ 靶征：液体敏感序列在病灶中心可见低信号，形似靶（图 12.36C）。
  - □ 脂肪裂隙征：病变部分被薄的脂肪边缘所包围，将其与邻近肌肉分开，在渐渐变尖的肿瘤边缘最常见。
- 请记住，这些征象无助于组织学上鉴别这些肿瘤，也无助于鉴别其良恶性。某些 PNSTs 并未显示这些征象（图 12.36D）。

## 神经纤维瘤

- 神经纤维瘤由施旺细胞、成纤维细胞和胶原蛋白组成，它们包围并吞噬了相关神经的纤维（图 12.37；图 12.36）。

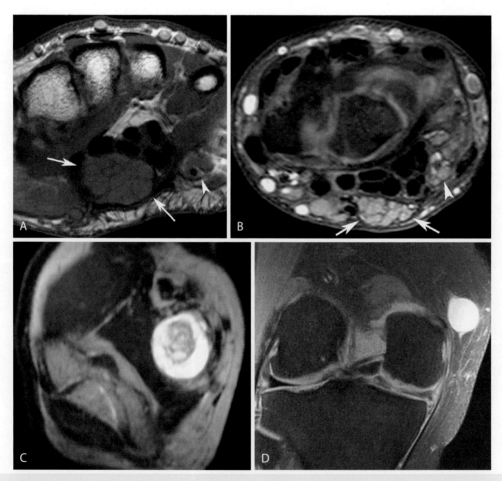

图 12.36　周围神经鞘肿瘤（PNSTs）征象。1 型神经纤维瘤病患者，腕部 MR 轴位 $T_1WI$（A）和抑脂 $T_2WI$ 图像（B）显示正中神经（箭）和尺神经（箭头）神经纤维瘤内多发性小束状结构（"束状征"）。（C）周围神经纤维瘤伴靶征。男性患者，52 岁，MRI 轴位 $T_2WI$ 图像显示肘前软组织肿块，注意其周边呈高信号、中心呈低信号，即靶征。靶征常见于神经纤维瘤但也可见于其他 PNST。（D）冠状位 $T_2WI$ 脂肪饱和图像显示具有尾巴样神经从神经鞘瘤的近远端发出（"尾征"）。这个病变既没有靶征也没有束状征，但其形态为梭形并伴有神经发出，是典型的 PNST

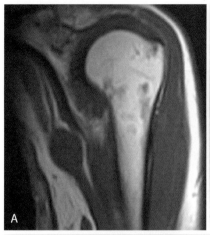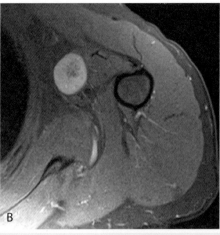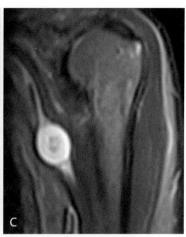

**图 12.37**　老年男性患者，局部孤立性神经纤维瘤，上臂刺痛向下放射。（A）T₁加权冠状位 MR 图像显示梭形肿块，信号低于骨骼肌，位于正中神经分布，可见神经进出病灶。（B）轴位脂肪饱和中等加权显示病灶呈高信号、中央呈低信号，典型的靶征。（C）冠状位脂肪饱和 T₁加权增强图像显示病灶强化伴靶征；进出病灶的神经增粗伴强化，易于辨别。病变为典型的周围神经鞘肿瘤表现；但活检证实为神经纤维瘤

- 神经纤维瘤可分为局限性、弥漫性或丛状神经纤维瘤。
- 局限性神经纤维瘤。
  - 90% 的神经纤维瘤是局限性和孤立性的，最常发生于浅表皮神经，且与神经纤维瘤病 1 型（NF1）无关。
  - NF1 患者除了患有弥漫性和丛状神经纤维瘤（图 12.38）外，还可能患有数百个局限性神经纤维瘤。
  - 神经纤维瘤侵入神经束，使神经束相互分离并与肿瘤密切相关。
  - CT 通常显示肿块接近水的密度。
  - MRI 显示 $T_1WI$ 的低信号和 $T_2WI$ 不均匀高信号。
  - 肿瘤内可见神经纤维束，MRI 表现为多个小环状结构，称为束状征（图 12.36）。
  - 脂肪劈裂征是脂肪将肿瘤与相邻肌肉分开，最常出现在肿瘤逐渐变细的边缘。
  - 尾征常被发现在锥形结构近端和远端边缘。
  - 束状征、劈裂脂肪征和尾征是 PNST 的特征，但不是神经纤维瘤特有的，其他 PNST 也有。
  - $T_2WI$ 图像上，更常见的靶征是中央低信号，周围有较高信号的环（图 12.36）。
    - 这反映了肿瘤的组织学特征，周围有黏液瘤组织（具有 $T_2$ 高信号）围绕纤维胶原核心。
    - 这种模式对神经纤维瘤更具特异性，尽管偶尔可能会遇到神经鞘瘤和恶性 PNST。
  - 增强可能不均匀，强化模式与 $T_2WI$ 上的靶征相似或相反。
  - 与更深部的病变相比，皮肤神经纤维瘤表现可能并不典型。
- 弥漫性神经纤维瘤。

  - 表现为斑块状皮肤隆起。
  - 可与 NF1 相关（类似于局部神经纤维瘤），但更可能为偶发出现。
  - MRI 弥漫性神经纤维瘤是非特异性的，在皮下组织浸润或膨胀性生长。
- 丛状神经纤维瘤。
  - 与局部和弥漫型不同，丛状神经纤维瘤与 NF1 高度相关。
  - 表现为长段的弥漫性和不规则扩大的神经和神经分支，临床上可能导致肢体变形和感觉迟钝。
  - 恶变风险增高（8%~12%）。

### 神经鞘瘤

- 神经鞘瘤，也称为神经鞘膜瘤、神经瘤、神经周围纤维母细胞瘤和周围神经胶质瘤，是另一种常见的良性 PNST。
- 组织学上，神经鞘瘤由 Schwann 细胞和数量不等的黏液样物质和胶原蛋白组成，对 S-100 蛋白呈阳性。
- 与神经纤维瘤相比，神经鞘瘤不会吞噬相关神经，因此通常可以在手术中"剥离"相关神经。
  - 由于在影像学上无法确切地区分神经鞘瘤与神经纤维瘤，因此通常需要在手术治疗前进行活检。
- 神经鞘瘤最常见于脊神经和交感神经根，它们通常累及上下肢屈侧神经，特别是尺神经和腓神经（图 12.39）。
- 神经鞘瘤和神经纤维瘤一样，通常是孤立的。
- 如果有多个神经鞘瘤，它们通常发生在皮肤，其中很少一部分与 NF1 相关（注意颅内神经鞘瘤与 NF2 相关）。

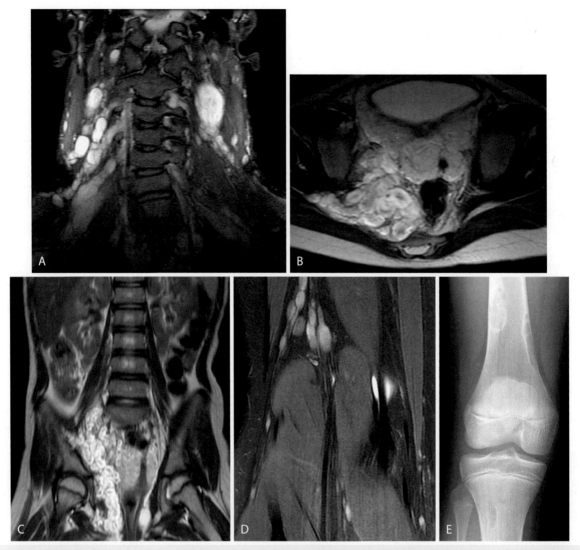

图 12.38　1 型神经纤维瘤病。（A）颈椎冠状位反转恢复 MR 图像显示双侧不计其数的高信号神经纤维瘤。注意左侧扩大的神经孔。1 型神经纤维瘤病患儿的 $T_2$ 加权轴位（B）和冠状位（C）图像显示沿坐骨神经根具有类似表现，轴位图像上可以区分单个扩大的神经，可以确定诊断。（D）冠状位脂肪饱和中间加权图像显示腘窝不计其数的神经纤维瘤沿胫神经和腓神经分布，皮下也有肿瘤。这些表现符合典型的神经纤维瘤病。（E）AP 位平片显示典型的干骺端 - 骨干位置有多个非骨化性纤维瘤，起源于皮质。非骨化性纤维瘤通常是孤立性病变，多发时应该考虑神经纤维瘤病，正如本例所示

- 神经鞘瘤病是罕见的综合征，有多发性外周神经鞘瘤。
- 与神经纤维瘤一样，MRI 与神经相关的梭形以及靶征、劈裂脂肪征和尾征。
- 神经鞘瘤通常是典型的 $T_2$ 高信号，尽管有些在 $T_2WI$ 上表现为相当均匀的中低信号。
- "古老神经鞘瘤"是生长缓慢、持续时间长的神经鞘瘤，通常伴有囊性变性和钙化。

**恶性外周神经鞘瘤**

- 恶性 PNST（MPNST；也称为神经纤维肉瘤或恶性神经鞘瘤）占所有软组织肉瘤的 5%~10%。
- 一般见于 20~50 岁的患者，女性中略多见，但 NF1 患者中的 MPNST 男性更多。

- 与 NF1 相关的 MPNST 可能接近 50% 的病例，比与 NF1 无关的 MPNST 出现更早且年龄范围更广。
- 尽管有些来自先前的神经纤维瘤，但应该强调，神经纤维瘤的恶性潜能非常低。
- 恶性 PNST 通常是深部病变，累及主要神经干，如坐骨神经、臂丛和骶丛（图 12.40）。
  □ 许多恶性 PNST 的大病灶、不规则边缘和不均匀信号可能提示恶性病变，但这些表现没有特异性。
  □ 偶尔会出现靶征。
  □ 先前稳定的神经纤维瘤可能出现快速生长、邻近组织被侵袭或破坏，这些表现更有特异性。
- 恶性 PNST 是侵袭性病变，需要广泛的手术切除、化疗和放射治疗。

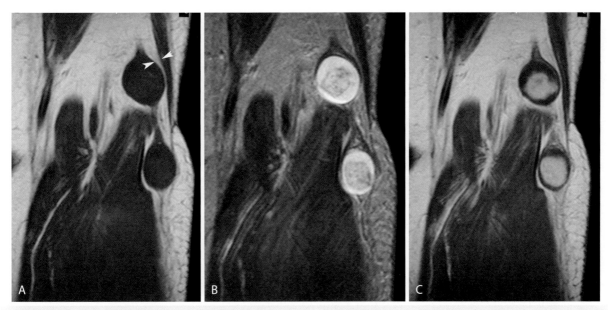

图 12.39 外周神经鞘瘤。通过膝后区的冠状位 T₁WI（A）、T₂WI（B）和对比增强 T₁WI（C）MR 图像显示腓神经有两个神经鞘瘤。注意肿瘤呈梭形，近远侧边缘逐渐变细、靶征以及肿瘤和相邻肌肉之间的 "劈裂脂肪征"（A，箭头）。虽然这些很容易认为是神经纤维瘤，但活检证实为神经鞘瘤。2% 的神经鞘瘤病例为多发。腓神经是发生神经鞘瘤特别常见的部位

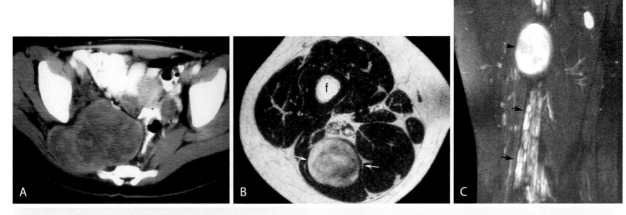

图 12.40 恶性外周神经鞘瘤（MPNSTs）。（A）CT 图像显示右侧坐骨神经切迹处大肿块，活检显示是坐骨神经的神经纤维肉瘤。这种病变处理很困难，因为需要广泛切除，牺牲坐骨神经。（B 和 C）神经纤维瘤病伴 MPNST。轴位 T₂WI 图像（B）显示肿块（箭）不均匀的高信号和靶征。冠状位脂肪抑制 T₂WI 图像（C）可见肿块（箭头），活检为 MPNST，还可见位于胫神经和腓总神经的多发较小神经纤维瘤（箭）。f，股骨

- 局部复发和肺、骨和淋巴结的远处转移很常见；5 年生存率为 23%～44%。

## Morton 神经瘤

- Morton 神经瘤（或跖骨间神经瘤）不是肿瘤，而是发生在跖骨头之间的足趾间间隙的神经周围纤维化和跖趾神经变性。
- 原因是重复性创伤，连接相邻跖骨头的跖间韧带磨损趾神经。
- Morton 神经瘤与高跟鞋的关联可解释性别差异（女

性与男性的比例为 18：1）。
- 病变最常见于第 2 和第 3 或第 3 和第 4 跖骨头之间（分别为第 2 和第 3 跖骨间隙）。
- 临床上可以作出诊断，但可能与其他病变相似，如应力性骨折、跖骨间滑囊炎、跖趾关节病和肌腱炎。
- MRI 有助于鉴别诊断。
  □ 短轴横断面 MRI 图像显示跖骨头之间有小的哑铃状肿块，T₁WI 呈低信号、边界清楚，T₂WI 常为低信号或中等信号（图 12.41）。
  □ 病灶强化程度不一，但通常不需要增强来进行诊断。

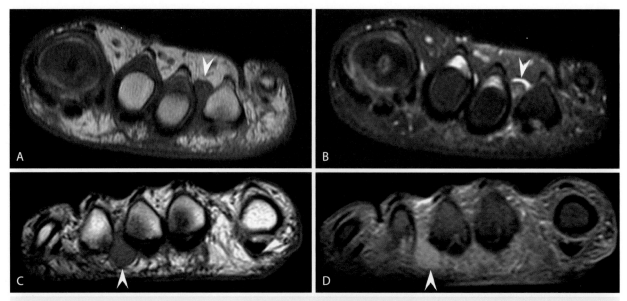

图 12.41　Morton 神经瘤。短轴位 T$_1$WI（A）和抑脂 T$_2$WI（B）MR 图像可见第 3 和第 4 跖骨头之间的第 3 跖骨间隙中的 Morton 神经瘤（箭头）。病灶在 T$_1$WI 图像上最明显，因为它被脂肪勾勒出来。另一名患者的短轴位 T$_1$WI（C）和抑脂 T$_1$WI 增强（D）MR 图像可见第 3 跖骨间隙的 Morton 神经瘤（箭头），有轻度强化

- Morton 神经瘤在使用高频探头的超声成像中很容易被诊断，显示为低回声、不可压缩的肿块（图 12.42）。

- 较大的病变更可能出现症状；较小的病变可能会被偶然发现。

### 纤维脂肪瘤性错构瘤（神经纤维脂肪瘤）

- 纤维脂肪瘤性错构瘤或神经纤维脂肪瘤是中胚层和表皮成分的肿瘤样错构瘤性过度生长，导致神经增粗，脂肪组织夹在增粗的神经纤维之间。

- 多见于儿童或青壮年，特别好发于正中神经。

- MRI 表现具有特异性，T$_1$ 和 T$_2$ 上高信号的脂肪瘤组织围绕纵向走行的低信号增厚神经束（图 12.43）。

- 可能伴有巨指（趾）和脂瘤性营养异常性巨大发育（见图 12.17）。

### 腱鞘巨细胞瘤

- PVNS 是单关节滑膜良性肿瘤样增生，发生在关节、滑囊和腱鞘。

- 当它位于关节外腱鞘时，该病症被称为腱鞘巨细胞瘤（TGCT，以前称为腱鞘的巨细胞瘤）。

- 肿瘤的发生发展是一种非恶性的过程；它在组织学上与 PVNS 相似（图 12.44），一些病理学家把两者均称为 TGCT。

- TGCT 常见，占所有软组织肿瘤的 5%，表现为腱鞘的无痛、缓慢生长的滑膜增生病变，常位于手指（85%）。

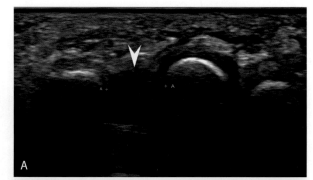
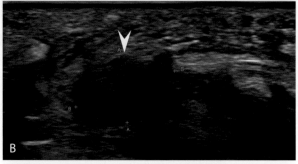

图 12.42　Morton 神经瘤的超声表现。轴位（A）和冠状位（B）超声图像显示跖骨间低回声肿块（箭头）。神经瘤在超声上是不可压缩的，据此可以与跖骨间滑囊炎鉴别

- 平片表现为非钙化性软组织肿块；约 10%~20% 伴骨的压迫侵蚀（图 12.45 和图 12.46）。

- MRI 在 T$_1$WI 呈低信号分叶状肿块，液体敏感序列上信号从低到高不等；增强扫描强化明显（图 12.47，图 12.44 和图 12.46）。

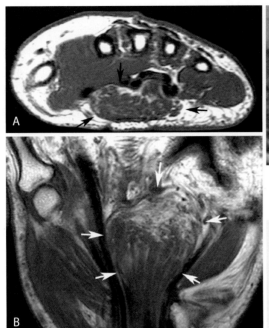

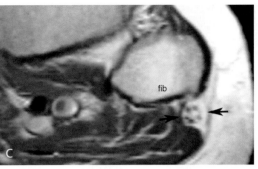

图 12.43　纤维脂肪瘤性错构瘤（神经纤维脂肪瘤）。腕和手近侧的轴位（A）和冠状位（B）T₁WI 图像显示正中神经显著增粗伴多个神经束，周围有高信号脂肪瘤样信号（箭）包绕。（C）左小腿近端的轴位 T₁WI 图像显示腓神经的类似病变（箭）。Fib：腓骨头

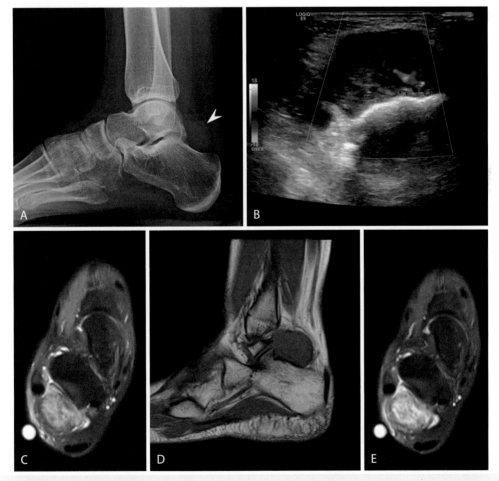

图 12.44　色素沉着绒毛结节性滑膜炎（PVNS），局限型。（A）15 岁女孩，踝关节侧位平片显示踝后方软组织肿块（箭头）。（B）肿块的彩色血流多普勒超声图像显示内部血流。踝关节的 T₂WI 抑脂轴位（C）、T₁WI 矢状位（D）和脂肪抑制 T₁WI 增强轴位（E）图像显示不均匀的 T₂ 高信号、T₁ 等信号，强化肿块位于距下关节的后外侧。活检显示局限型 PVNS，组织学上与腱鞘巨细胞瘤相同

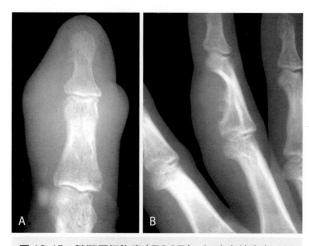

图 12.45 腱鞘巨细胞瘤（TGCT）。（A）女性患者，52岁，手指 AP 位平片显示结节性软组织肿块，骨骼正常。这是 TGCT 最典型的表现。然而，这些病变偶尔会引起相邻骨骼的扇贝形压迫缺损，如该 20 岁男性患者手指的表现（B）

- TGCT 通常比关节内 PVNS 出血少得多，因此 MRI 的特征性表现较少。
- 肌腱本身未受累，动态超声评估中可沿肿瘤自由移动。
- 通常根据临床和影像学特征进行诊断，颇具特征的是肿块沿着腱鞘延伸。
- 治疗方法是手术切除，但在高达 20% 的病例中可能会出现局部复发。
- 恶性 TGCT（原发恶性或 TGCT 恶变）是罕见但极具侵袭性的肉瘤，具有局部破坏性并且常发生转移。

## 软组织转移瘤

- 淋巴结外软组织转移瘤并不常见，但可见于某些实体肿瘤，如黑色素瘤（由于黑色素的顺磁性或病灶内出血，可能在 $T_1WI$ 上呈高信号）、淋巴瘤（弥漫性软组织浸润类似于蜂窝织炎），罕见于其他各种侵袭性恶性肿瘤。
- 多发性软组织病变应怀疑软组织转移瘤的可能。

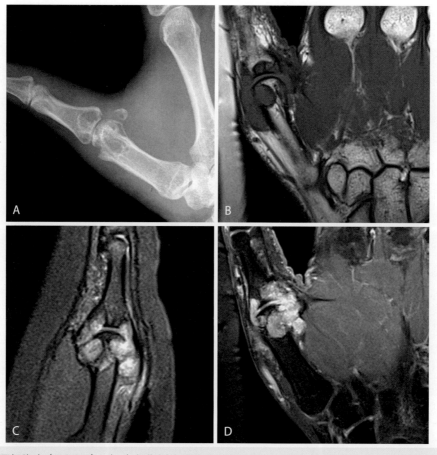

图 12.46 腱鞘巨细胞瘤（TGCT）。（A）拇指侧位平片显示掌骨头和近节指骨基部大的、境界清楚的骨"侵蚀"。可能会首先考虑关节炎，如痛风。注意，软骨间隙、骨密度保持不变。（B）同一患者手部的 $T_1WI$ 冠状位 MR 图像显示大的骨"侵蚀"伴邻近低信号软组织肿块。（C）拇指矢状位脂肪饱和 $T_2$ 加权图像显示高信号"侵蚀"和肿块，伸肌腱被抬高。（D）拇指斜位脂肪饱和 $T_1WI$ 增强图像再次显示高信号"侵蚀"和软组织肿块。尽管肿块没有沿着屈肌腱向下延伸，但对于这位年轻患者，必须考虑 TGCT。本例的"侵蚀"是机械性压迫造成的扇贝形缺损，不是真正的关节炎

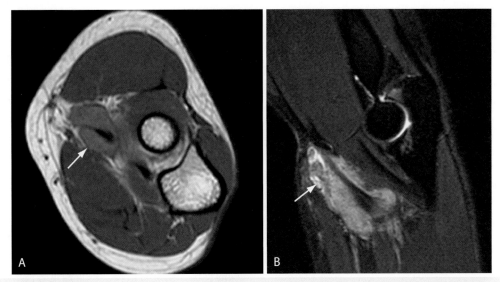

图 12.47　腱鞘巨细胞瘤。（A）轴位中间加权 MR 图像显示肱二头肌腱周围的液体信号稍高于骨骼肌信号（箭）。（B）同一患者的矢状位脂肪饱和 T₂WI 图像显示低信号结节样增生（箭）伴周围高信号液体沿二头肌腱延伸，是腱鞘巨细胞瘤典型的表现

## 皮肤和皮下病变

- 皮肤和皮下病变通常很小，并且众所周知难以通过成像区分。
- 诊断范围包括良性（表皮样囊肿、异物肉芽肿、外伤性脂肪坏死）和恶性（黑色素瘤、浸润性皮肤癌、隆突性皮肤纤维肉瘤）。
- 一般需要直接检查并结合临床病程；不确定病变可能需要活检。
- 影像学（US 或 MRI）偶可作出特定诊断，可用于手术前评估恶性肿瘤的侵犯深度。

## 肿瘤分期、活检和随访

### 肿瘤分期

　　美国癌症联合委员会（AJCC）研发了最常用的原发性恶性肌肉骨骼软组织肿瘤的分期系统。AJCC 癌症分期手册第 8 版最初于 2016 年 10 月出版，框 12.5 和框 12.6 总结了原发性恶性肌肉骨骼软组织肿瘤的相关分期。

- 分期基于组织学分级（G）、淋巴结受累（N）和转移灶（M）。
- 第 8 版引入了软组织肉瘤的四个肿瘤部位：①躯干和四肢；②腹膜后；③头部和颈部；④内脏部位。
- 对于躯干和四肢部位，肿瘤（T）按大小分级，现在分为四类：（a）≤5 cm；（b）>5 cm 并≤10 cm；（c）>10 cm 并≤15 cm 以及（d）>15 cm。
- 第 8 版中删除了与筋膜表面之间的距离。

- 对于躯干和四肢肿瘤，淋巴结转移现在被分类为Ⅳ期，无论组织学分级或肿瘤大小如何（即，任何 TN1M0 任何 G = Ⅳ期）。

---

**框 12.5　骨肌系统躯干、四肢原发性软组织恶性肿瘤 AJCC 分期：T、N、M 和 G 的定义**

T（原发肿瘤）根据肿瘤最大径

　　T1：≤5 cm

　　T2：>5~10 cm

　　T3：>10~15 cm

　　T4：>15 cm

　　其他：TX = 原发肿瘤无法评估；T0 = 没有原发肿瘤的证据

N（淋巴结扩散）

　　N0：无淋巴结扩散

　　N1：有淋巴结扩散

　　如果淋巴结状态不明，则记 N0

M（远处转移）

　　M0：无远处转移

　　M1：有远处转移

G（组织学分级）根据框 12.7 的组织学分级系统

　　G1：总分 2~3

　　G2：总分 4~5

　　G3：总分 6~8

　　其他：GX = 无法评估分级

数据摘自 AJCC 癌症分期表格，第 8 版。

分期依据是肿瘤大小、组织学、淋巴结或远处转移

ⅠA 期：肿瘤小（＜5 cm），组织学低级别

ⅠB 期：肿瘤任何大小，组织学低级别

Ⅱ 期：小肿瘤，组织学中或高级别

ⅢA 期：肿瘤中等大小（5～10 cm），组织学中或高级别

ⅢB 期：肿瘤大（＞10 cm），组织学中或高级别

Ⅳ 期：存在任何淋巴结或远处转移

■ 组织学分级基于法国癌症中心联盟（FNCLCC）系统，该系统考虑了肿瘤分化、有丝分裂计数和肿瘤坏死（框 12.7）。

**框 12.7　FNCLCC 组织学分级系统**

**肿瘤分化程度**

1 分　肉瘤组织分化很接近正常间叶组织

2 分　肉瘤组织类型明确

3 分　胚胎型和未分化的肉瘤、滑膜肉瘤、类型不明确的肉瘤

**有丝分裂计数**

1 分　0～9/10 HPF

2 分　10～19/10 HPF

3 分　≥ 20/10 HPF

**肿瘤坏死**

1 分　无坏死

2 分　坏死 ＜50%

3 分　坏死 ≥50%

FNCLCC：法国癌症中心联盟；HFP：高倍视野。

肌骨肿瘤协会（MSTS）的外科肿瘤分期系统（也称为 Enneking 分期系统）可能会受到一些骨科肿瘤学家的青睐。这与 AJCC 系统之间的最大区别在于原发性肿瘤（T）的定义。该分期系统不强调肿瘤大小，而是强调肿瘤包膜以及是否延伸到其起源的间室之外。请注意，用于肉瘤分期的肢体间室的概念与间室综合征概念不同。后者的四肢间室定义为不可扩张的筋膜围成的腔隙，如第 1 章肌肉骨骼影像学介绍中所述。肿瘤分期中，该术语的用法有所不同，因为它指的是与手术治疗相关的具有共同血液和淋巴引流的肢体部分（例如，大腿前部包括股内侧肌、外侧肌和中间肌，顺便说一句，它们不容易受到间室综合征的影响）。正如在肉瘤分期中使用的那样，了解和准确报告肿瘤的间室位置至关重要，因为侵袭性肉瘤可能会污染整个间室。除了隔室受累外，MSTS 系统还评

估肿瘤靠近或侵犯神经血管束的情况。这些是考虑保肢手术时的关键因素。轴位成像，通常是 MRI，用于肿瘤部位情况的评估，其中轴位平面成像最有用。无论人们更喜欢使用 AJCC 还是 MSTS 系统，影像报告中必须包括神经血管束和特定的肌肉／间室受累情况，因为这些因素反映了患者的预后，也是制订手术计划的依据。

软组织肌肉骨骼病变检查的流程如图 12.48 所示。比骨病变的检查流程简单得多。首先选用平片，这种方式通常不会提供太多信息（寻找脂肪密度、软组织钙化、脂肪平面变形的特征以及相邻骨结构的继发性受累情况）。如果病变浅表并可能是良性的，则可以进行 US 检查。然后进行 MRI 检查，如果病变不是明确的良性，则进行活检。一旦确定恶性肿瘤后，进一步进行是否有转移检查，通常包括胸部 CT，某些恶性肿瘤可能需要进行全身 $^{18}$F-FDG PET-CT 检查。

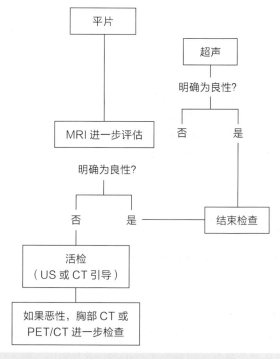

图 12.48　骨肌系统软组织病变检查的建议流程

## 肿瘤活检

肿瘤分期和治疗决策都有赖于活检获得的标本真正具有代表性。超声能够显示的软组织肿瘤常在超声引导下进行活检，CT 引导适用于更深的病变。无论活检是由放射科医师经皮进行还是通过外科手术切口进行，影像学资料对活检计划都有重要作用。针对强化、非坏死、非出血区域的肿瘤可以获得最佳组织取样，从而得到准确的组织学诊断。值得注意的是，一

些研究人员最近提出，避开坏死区域取样，理论上可以降低肿瘤分期，因为 FNCLCC 组织学分级系统将肿瘤坏死作为总体评分的一个因素（见框 12.7）。因此，除了获取肿瘤活性成分外，对肿瘤的多个区域进行采样可能是有意义的，特别是影像显示不均匀的区域。

考虑穿刺路径对于疑似原发性骨和软组织肉瘤至关重要，以避免间室污染和肿瘤种植。必须与外科医师一起确定进针路径，以避免污染一个以上的间室以及外科医师可能需要重建的软组织。Liu 等人在文章中概述了活检中要避开的软组织间室和特殊结构（见文后参考文献）。为了使患者有更好的预后，必须仔细阅读术前 MRI，并与进行关键治疗步骤的外科肿瘤专家共同会诊。

有关与肌肉骨骼病变活检相关的其他原则、特定部位建议和技术要点，请参见第 16 章肌肉骨骼介入手术和技术。

## 肿瘤的再分期和评估

尽管手术切除是大多数恶性肌肉骨骼软组织肿瘤的最终治疗方法，但许多肿瘤最初进行全身性化疗以控制肿瘤生长和局部放射治疗以缩小肿瘤，这被认为有助于许多肿瘤的局部控制。这些病变必须在术前重新分期，评估手术部位和对治疗的反应。再分期通常包括胸部 CT 以评估肺转移和原发部位的 MRI（平扫和增强，所有三个平面图像）检查。原发部位重新评估包括对治疗前扫描的整个受累区域进行成像，以及将关键成分与初始 MRI 进行直接比较，以确定病变大小的变化和肿瘤对治疗的反应程度。

化学疗法治疗肿瘤的初始治疗阶段，影像学表现解读很难。最重要的反应指标是肿瘤坏死的百分比，尽管通过影像学检查很难定量。一些影像学表现与对化疗的较好反应有关。两个最大垂直径线的乘积减少 50% 表明肿瘤缩小，治疗反应佳。动态对比增强 MRI 评估静脉注射钆对比剂后的增强率，已被提倡用于评估肿瘤对化疗的反应，因为恶性肿瘤往往比其他组织增强得更快。如果肿瘤对 FDG 摄取浓聚，PET-CT 还可以通过提供 [18]F-FDG 摄取的客观、半定量测量，从而提供有关治疗反应的关键信息。

## 手术治疗注意事项

尽管化疗和放疗经常用作辅助治疗，但几乎所有肌肉骨骼肉瘤都需要切除原发瘤。软组织肿块有三种手术治疗方案：

1. 边缘性切除。
   □ 解剖分离平面穿过病变的反应性组织或假包膜。
   □ 残留肿瘤的卫星灶可能会被留下。

   □ 对恶性肿瘤或复发率高的病变治疗不足，但偶尔为了保留功能而选择，需结合放射或化学疗法。
2. 广泛切除。
   □ 移除整个病变，包括完整正常组织的环绕袖带。
   □ 解剖分离平面远远超出影像学上病变周围的反应性组织，但并未去除整个肌肉或骨骼。
   □ 被认为足以治疗复发性肿瘤、侵袭性良性肿瘤以及大多数肉瘤。
3. 根治性切除。
   □ 病变与受影响间室或多个间室中的肌肉、骨骼或其他组织整体切除。
   □ 肌肉骨骼肿瘤的治疗通常不需要根治性切除术。

尽管侵袭性肿瘤的最佳治疗需要广泛切除，但为了保留肢体功能可以施行边缘性切除辅以放疗或化疗。请注意，"保肢" 这一术语不是特定的治疗方案，而只是指那些不牺牲肢体的情况下控制肿瘤的手术。大多数属于广泛切除的范畴，但边缘切除也是保肢手术。保肢的考虑基于病变的分期、解剖位置、患者的年龄和预期生长、局部疾病的范围以及术后的预期功能。

## 肿瘤随访

随访的时间和影像学方法是关键，理想状态是针对每个肿瘤类型以及每个患者制订个体化方案。影像学复查应该结合肿瘤复发的危险率（即复发时间的可能性）。个体危险率的相关因素有：肿瘤的类型、等级、大小和位置，患者年龄和性别，肿瘤分期，治疗类型；手术切缘。

制订影像学随访方案的目标是在最可能复发的时段积极检查。然而，对于大多数具体的肢体肿瘤类型，并没有与危险率和效用／风险分析相关的模型，文献中最多是将肉瘤视为一类疾病。大多数文献认为，大约 80% 的肉瘤的局部或全身复发出现在首次治疗后的 2 年内。这表明最频繁的复查应该在前 2 年，此后影像随访频率逐渐降低。某些肿瘤类型的迟发性复发和转移率非常高，因此需要常规的长期监测。例如，滑膜肉瘤的平均复发和转移时间分别为 3.6 年和 5.7 年。

对于恶性或侵袭性肌肉骨骼软组织肿瘤的局部复发，最新的美国放射学会（ACR）标准建议在初次手术或治疗后 3~6 个月进行 MRI 平扫和增强作为基线检查。建议每 3~6 个月进行一次 MRI 监测，持续 10 年。前 5 年后，MRI 复查频率可能会减少到每年 1 次，如果患者出现症状则提前检查。请注意，骨科内固定可能会影响 MRI 的价值，可能需要使用金属抑制技术或辅以平片检查、CT 和（或）超声检查。如果 MRI 由于金属伪影而不理想或影像学检查结果模棱两可，全身 [18]F-FDG PET-CT 可能适用于评估有葡萄糖浓聚的肿瘤的局部复发。

对于低风险和高风险患者，ACR 适宜性标准指南建议在初次手术或治疗后 3~6 个月内进行基线胸部 CT 平扫以评估肺转移。前 10 年应每 3~6 个月进行胸部 CT 平扫复查，但根据个人情况可考虑在 5 年后将频率降低至 6~12 个月。对于高危患者，$^{18}$F-FDG PET-CT 可用作评估肺转移的工具。不建议对无症状患者进行常规影像学检查来评估骨转移瘤，但由于软组织和骨转移率高，需要警惕黏液样脂肪肉瘤的患者。对这种特定肿瘤类型患者，首选全身 MRI 筛查，因为 PET-CT 的假阴性率很高。

肿瘤治疗后 MRI 复查，重要的是要认识到 $T_2WI$ 的高信号并不是肿瘤复发的特异性表现，也可见于几种治疗后改变。例如术后血清肿、血肿、与放射治疗相关的变化、脂肪坏死、填充材料、瘢痕组织或其他组织疝入到肿瘤床中。单独的强化不一定是复发的迹象，特别是非肿块状强化，因为手术后瘢痕和放射后效应可能会出现强化。将范围缩小到增强结节可提高复发肿瘤的特异性。动态对比增强 MRI 一直被提倡，因为复发性肿瘤通常比良性病变增强得更快。对照治疗前的初始 MRI 检查至关重要，因为复发性肿瘤通常具有与原始肿瘤相似的影像学特征。回顾治疗前 MRI，观察原来的肿瘤范围和边缘可以了解复发的可能部位。PET-CT 也是发现肿瘤复发的有用技术，提倡用来解决其他影像方法模棱两可的疑难病例。在某些情况下，可能需要对可疑的术后病变进行活检以排除肿瘤复发。

使用同种异体移植物保肢手术的随访是一种艺术，体现在如何获得高质量图像以及如何解读影像方面。降低金属植入物引起的 MRI 伪影的策略，参见第 1 章肌肉骨骼影像学检查介绍和第 10 章关节成形术。即使受到金属伪影的限制，MRI 通常也能提供有用的信息。在特殊的病例，CT 增强或超声检查可能有用。

## 报告技巧和建议

- 影像学上将病变描述为良性或不一定良性。
  - 如果所有影像学检查后仍不能确定为良性，则建议活检以进行组织病理学诊断。
- 描述病变特征，包括位置、大小和范围、边缘、累及间室以及与主要神经血管束的关系或受累情况。
  - $T_1WI$ 对于评估将肿块与其他间室和神经血管束分开的脂肪平面至关重要。
- 对于需要经皮活检的病例，在活检前咨询制订治疗计划的骨肿瘤科医师，设计活检路径。
  - 活检过程可能会污染针道沿路的组织，从而污染针头穿过的任何间室，如果病变是原发性肉瘤，可能会影响手术计划和组织重建。
  - 外科医生可能会要求沿着预期的手术切口或已经累及的间室作为活检路径，以便在手术中切除针道。
- 尽可能提供准确的鉴别诊断，或者承认鉴别范围很广。
  - 许多软组织肉瘤 MRI 表现相似；某些病例，可以根据患者年龄、肿瘤位置和影像学特征对组织学类型进行有根据的推测。

## 参考文献和推荐阅读

Amin MB, Edge, SB, Greene FL, et al (eds). AJCC Cancer Staging Manual. 8th ed. New York, NY: Springer Publishing; 2017.

Anderson MW, Temple HT, Dussault RG, et al. Compartmental anatomy: relevance to staging and biopsy of musculoskeletal tumors. AJR Am J Roentgenol. 1999;173(6):1663–1671.

Baheti AD, O'Malley RB, Kim S, et al. Soft tissue sarcomas: an update for radiologists based on the Revised 2013 World Health Organization Classification. AJR Am J Roentgenol. 2016;206(5):924–932.

Bakril A, Shinagare AB, Krajewski KM, et al. Synovial sarcoma: imaging features of common and uncommon primary sites, metastatic patterns, and treatment response. AJR Am J Roentgenol. 2012;199(2):W208–W215.

Beaman FD, Kransdorf MJ, Andrews TR, et al. Superficial soft tissue masses: analysis, diagnosis, and differential considerations. Radiographics. 2007;27(2):509–523.

Bermejo A, De Bustamante TD, Martinez A, et al. MR imaging in the evaluation of cystic-appearing soft tissue masses of the extremities. Radiographics. 2013;33(3):833–855.

Blacksin MF, Ha DH, Hameed M, et al. Superficial soft tissue masses of the extremities. Radiographics. 2006;26(5):1289–1304.

Chhabra A, Soldatos T. Soft tissue lesions: when can we exclude sarcoma? AJR Am J Roentgenol. 2012;199(6):1345–1357.

Del Grande F, Subhawong T, Weber K, et al. Detection of soft tissue sarcoma recurrence: added value of functional MR imaging techniques at 3.0 T. Radiology. 2014;271(2):499–511.

Dinauer PA, Brixey CJ, Moncur JT, et al. Pathologic and MR imaging features of benign fibrous soft tissue tumors in adults. Radiographics. 2007;27(1):173–187.

Eary JF, Hawkins DS, Rodler ET, Conrad EU 3rd. (18)F-FDG PET in sarcoma treatment response imaging. Am J Nucl Med Mol Imaging. 2011;1(1):47–53.

Fayad LM, Jacobs MA, Wang X, et al. Musculoskeletal tumors: how to use anatomic, functional, and metabolic MR techniques. Radiology. 2012;26(2):340–356.

Flors L, Leiva-Salinas C, Maged IM, et al. MR imaging of soft tissue vascular malformations: diagnosis, classification, and therapy follow-up. Radiographics. 2011;31(5):1321–1340; discussion 1340–1341.

Garner HW, Bestic JM. Benign synovial tumors and proliferative processes. Semin Musculoskelet Radiol. 2013;17(2):177–178.

Garner HW, Kransdorf MJ, Bancroft LW, et al. Benign and malignant soft tissue tumors: posttreatment MR imaging. Radiographics. 2009;29(1):119–134.

Gaskin CM, Helms CA. Lipomas, lipoma variants, and well-differentiated liposarcomas (atypical lipomas): results of MRI evaluations of 126 consecutive fatty masses. AJR Am J Roentgenol. 2004;182 (3): 733–739.

International Society for the Study of Vascular Anomalies (ISSVA) Classification of Vascular Anomalies. Approved at the 20th ISSVA Workshop, Melbourne, April 2014, last revision May 2018. Available at https://www.issva.org/UserFiles/file/ISSVA-

Classification-2018.pdf. Accessed 2020 Mar 20.

Kransdorf M. Benign soft tissue tumors in a large referral population: distribution of specific diagnosis by age, sex, and location. AJR Am J Roentgenol. 1995;164:395–402.

Kransdorf M. Malignant soft tissue tumors in a large referral population: distribution of specific diagnosis by age, sex, and location. AJR Am J Roentgenol. 1995;164:129–134.

Kransdorf M, Meis J, Jelinek J. Myositis ossificans: MR appearance with radiologic pathologic correlation. AJR Am J Roentgenol. 1991;157:1243–1248.

Kransdorf MJ, Bancroft LW, Peterson JJ, et al. Imaging of fatty tumors: distinction of lipoma and well-differentiated liposarcoma. Radiology. 2002;224 (1):99–104.

Kransdorf MJ, Murphey MD. Imaging of soft tissue musculoskeletal masses: fundamental concepts. Radiographics. 2016;36(6):1931–1948.

Krieg AH, Hefti F, Speth BM, et al. Synovial sarcomas usually metastasize after. 5 years: a multicenter retrospective analysis with minimum follow-up of 10 years for survivors. Ann Oncol. 2011;22(2):458–467.

Lee JC, Thomas JM, Phillips S, et al. Aggressive fibromatosis: MRI features with pathologic correlation. AJR Am J Roentgenol. 2006;186(1): 247–254.

Lim CY, Ong KO. Imaging of musculoskeletal lymphoma. Cancer Imaging. 2013;13(4):448–457.

Lim HJ, Johnny Ong CA, Tan JW, et al. Utility of positron emission tomography/computed tomography (PET/CT) imaging in the evaluation of sarcomas: a systematic review. Crit Rev Oncol Hematol. 2019;143:1–13.

Liu PT, Valadez SD, Chivers FS, et al. Anatomically based guidelines for core needle biopsy of bone tumors: implications for limb-sparing surgery. Radiographics. 2007;27(1):189–205; discussion 206.

Macpherson RE, Pratap S, Tyrrell H, et al. Retrospective audit of 957 consecutive (18)F-FDG PET-CT scans compared to CT and MRI in 493 patients with different histological subtypes of bone and soft tissue sarcoma. Clin Sarcoma Res. 2018;8–9.

Manaster BJ. Soft tissue masses: optimal imaging protocol and reporting. AJR Am J Roentgenol. 2013;201(3):505–514.

May DA, Disler DG, Jones EA, et al. Abnormal signal intensity in skeletal muscle at MR imaging: patterns, pearls, and pitfalls. Radiographics. 2000;20 Spec No:S295–S315.

Middleton WD, Patel V, Teefey SA, et al. Giant cell tumors of the tendon sheath: analysis of sonographic findings. AJR Am J Roentgenol. 2004;183(2):337–339.

Moulton J, Blebea J, Dunco D, et al. MR imaging of soft tissue masses: diagnostic efficacy and value of distinguishing between benign and malignant lesions. AJR Am J Roentgenol. 1995;164:1191–1199.

Mulligan ME, McRae GA, Murphey MD. Imaging features of primary lymphoma of bone. AJR Am J Roentgenol. 1999;173(6):1691–1697.

Murphey M, Gross T, Rosenthal H. Musculoskeletal malignant fibrous histiocytoma: radiologic pathologic correlation. Radiographics. 1994;14:807–826.

Murphey M, Smith W, Smith S, et al. Imaging of musculoskeletal neurogenic tumors: radiologic pathologic correlation. Radiographics. 1999;19:1253–1280.

Murphey MD, Arcara LK, Fanburg-Smith J. From the archives of the AFIP: imaging of musculoskeletal liposarcoma with radiologic-pathologic correlation. Radiographics. 2005;25(5):1371–1395.

Murphey MD, Gibson MS, Jennings BT, et al. From the archives of the AFIP: imaging of synovial sarcoma with radiologic-pathologic correlation. Radiographics. 2006;26(5):1543–1565.

Murphey MD, Rhee JH, Lewis RB, et al. Pigmented villonodular synovitis: radiologic-pathologic correlation. Radiographics. 2008;28(5):1493–1518.

Nieweg O, Pruins J, Von Ginkel R, et al. FDG-PET imaging of soft tissue sarcoma. J Nucl Med. 1996;37:257–261.

Patel NB, Stacy GS. Musculoskeletal manifestations of neurofibromatosis type 1. AJR Am J Roentgenol. 2012;199(1): W99–W106.

Petscavage-Thomas JM, Walker EA, Logie CI, et al. Soft tissue myxomatous lesions: review of salient imaging features with pathologic comparison. Radiographics. 2014;34(4):964–980.

Roberts CC, Kransdorf MJ, Beaman FD, et al. ACR Appropriateness Criteria ® Follow-up of Malignant or Aggressive Musculoskeletal Tumors. Available at https://acsearch.acr.org/docs/69428/Narrative/. American College of Radiology. Accessed 2020 Mar.

Shapeero L, Vanel D, Couanet D, et al. Extra skeletal mesenchymal chondrosarcoma. Radiology. 1993;186:819–826.

Sookur PA, Naraghi AM, Bleakney RR, et al. Accessory muscles: anatomy, symptoms, and radiologic evaluation. Radiographics. 2008;28(2): 481–499.

Steiner JE, Drolet BA. Classification of vascular anomalies: an update. Semin Intervent Radiol. 2017;34(3):225–232.

Subhawong TK, Jacobs MA, Fayad LM. Diffusion-weighted MR imaging for characterizing musculoskeletal lesions. Radiographics. 2014;34(5):1163–1177.

Tanaka K, Ozaki T. New TNM classification (AJCC eighth edition) of bone and soft tissue sarcomas: JCOG Bone and Soft Tissue Tumor Study Group. Jpn J Clin Oncol. 2019;49(2):103–107.

Tavare AN, Robinson P, Altoos R, et al. Postoperative imaging of sarcomas. AJR Am J Roentgenol. 2018;211(3):506–518.

Wu JS, Hochman MG. Soft tissue tumors and tumorlike lesions: a systematic imaging approach. Radiology. 2009;253(2):297–316.

Zhao F, Ahlawat S, Farahani SJ, et al. Can MR imaging be used to predict tumor grade in soft tissue sarcoma? Radiology. 2014;272(1):192–201.

# 第13章　骨髓和代谢性骨病

## 骨髓影像学检查

### 关键概念

#### 骨髓

成分：红骨髓（细胞、造血）、黄骨髓（脂肪）、骨小梁

左右对称分布

新生儿：红骨髓广泛分布

婴儿：骨骺和骨骺类似结构（骨突）在最初几个月发生脂肪转化

儿童：脂肪骨髓逐步替代红骨髓，由远端向近端，由骨干向干骺端

成人：红骨髓通常分布于中轴骨骼和四肢骨骼的近端部分；女性、吸烟者、耐力运动员、慢性贫血患者、肥胖患者和高海拔地区人群中红骨髓分布更广泛

骨髓再转化（黄骨髓转化为红骨髓）：获得性贫血、药物、缺氧

　　从影像学的角度来看，骨髓腔的基本成分：

- 黄骨髓（脂肪）。
- 红骨髓（造血）。
- 小梁骨。
- 某些疾病状态：肿瘤、脓液、纤维化或代谢异常产物的沉积。

#### 黄骨髓

- 大约 80% 的脂肪。
- MRI 所有序列上的信号强度与脂肪相似。

#### 红骨髓

- 含有细胞成分和脂肪（40%），富血管。
- MRI 信号：
  □ $T_1$ 加权和 $T_2$ 加权：中等信号。
  □ 液体敏感序列，如脂肪抑制 $T_2$ 加权和短时反转恢复序列（STIR）（图 13.1）上，信号高于黄骨髓。
  □ 化学位移成像（同反相位）表现为反相图像上信号降低，原因是每个体素内有脂肪和水混合存在。
- 红骨髓可能充满整个骨髓腔，或可能呈"束"状、边缘模糊，也可能呈边缘清楚的圆形，类似于转移瘤（称为局灶性结节性骨髓增生）。

#### 小梁骨

- 可以直接显示，特别是在高分辨率图像上。
- 也会导致磁敏感性伪影，从而改变骨髓信号强度。
  □ 这在梯度回波序列上最为明显，表现为小梁骨分布广泛区域的信号丢失。

### 骨髓转化

- 骨髓是肌肉骨骼系统中高度活跃的部分，生长过程中会发生变化，并会对局部和全身的状态作出反应。
- 局部由红骨髓变为黄骨髓或逆转称为骨髓转化。

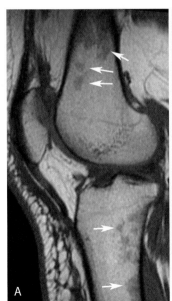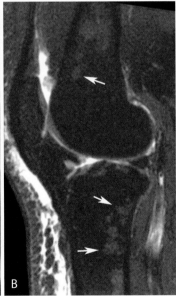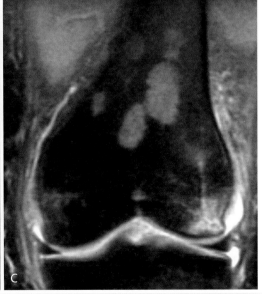

图 13.1　骨髓 MRI。一位 39 岁肥胖女性因子宫肌瘤导致月经过多。膝关节（A 和 B）矢状位 $T_1$ 加权（A）和脂肪抑制 $T_2$ 加权（B）MR 图像。造血（红）骨髓有中等的 $T_1$ 和 $T_2$ 信号强度，本例表现为结节样（箭），脂肪（黄）骨髓具有典型的脂肪信号强度。这是常见的模式。（C）另一患者，位于股骨远段的正常骨髓与转移瘤相似

### 与年龄相关的骨髓转换

- 红骨髓转变成黄骨髓。
- 生长过程中遵循可预测的模式（图 13.2）。
- 出生时：红骨髓广泛分布。
- 婴幼儿：最早的骨髓脂肪化骨骺和骨突，发生在这些中心开始骨化后的最初几个月内。
  - 有用的经验法则：骨化开始后 6 个月内，骨骺和骨突应该只含有黄骨髓（值得注意的例外：肱骨近端可以一直含有红骨髓，直到成年）。
  - 下一步转化的是末节指 / 趾骨。
- 儿童期和青春期：长骨骨髓转换从骨干向干骺端发展，从远端到近端（图 13.2 和图 13.3）。
  - 红骨髓的分布模式可能会令人困惑。
    - ◇ 保留下来的岛状红骨髓可能有多种表现，可能与转移瘤混淆。
    - ◇ 多条带状红骨髓可以从生长板延伸到干骺端，被比作火焰（"骨髓火焰"）。
- 扁平骨中骨髓的转化滞后于长骨。
- 成人模式：
  - 向脂肪骨髓的转化在 25 岁前基本完成，红骨髓集中在中轴骨以及肱骨和股骨的近侧干骺端。红骨髓也可能出现在膝关节周围的干骺端和肱骨头，尤其是绝经前女性和肥胖患者。
- 成人后期：
  - 脂肪转化过程缓慢持续。

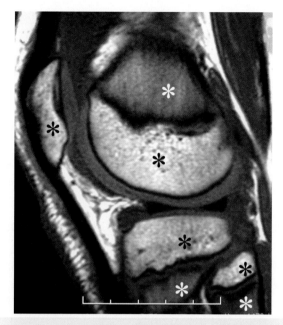

图 13.3　一名年龄较大儿童的正常造血骨髓分布。12 岁男童，膝关节外侧矢状位 T₁ 加权像显示骨骺和髌骨脂肪骨髓呈均匀高信号（黑色星号），干骺端造血骨髓呈均匀中等信号（白色星号）

  - 到 70~80 岁，椎弓根和脊椎后部附件也含有脂肪骨髓。
- 这种正常转换可能在女性或慢性贫血、肥胖、吸烟或有其他原因引起缺氧的人群中会延迟或停顿。

### 骨髓再转化

- 脂肪骨髓非常不稳定，应力下很容易转化为造血骨髓（黄骨髓转变为红骨髓）（图 13.4）。
- 再转化为造血性骨髓通常遵循有序的模式，其与原来的转化正相反，从脊椎和扁骨开始，再延伸到四肢骨骼。
  - 再转换可能是零星斑点状的或完全的，特别是在股骨和肱骨。与广泛的骨髓再转化相关的疾病包括获得性贫血（溶血性、慢性病或慢性失血）、大量吸烟、低通气性缺氧、代偿不佳的心脏病、获得性免疫缺陷综合征（AIDS）和"运动性贫血"（耐力运动员，如马拉松运动员的生理反应）。
  - 促红细胞生成素或粒细胞集落刺激因子等骨髓刺激药物可以引起骨髓广泛再转化。
  - 再转化的骨髓可以表现为结节状，类似于转移瘤。局灶性结节状骨髓增生是指正常红骨髓呈结节状分布。MRI 同反相位成像可以显示红骨髓内含脂质，可用来排除恶性病变。

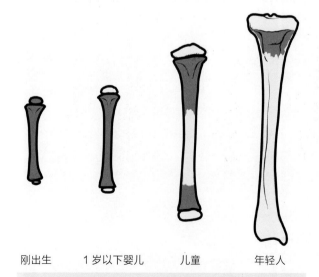

刚出生　　1 岁以下婴儿　　儿童　　年轻人

图 13.2　生长过程中骨髓转化的正常顺序。这些图像显示了刚出生的孩子、1 岁以下的婴儿、儿童和年轻人（从左到右）红骨髓（阴影）和黄骨髓（无阴影）的典型分布

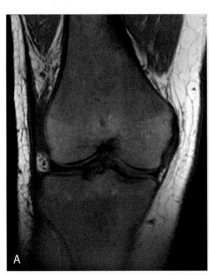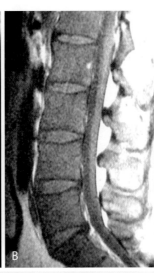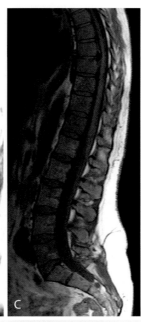

图 13.4　细胞浸润性骨髓信号异常。（A）严重的慢性贫血。年轻患者，罕见的血红蛋白病，大量增生的造血细胞，膝关节冠状位 $T_1$ 加权 MR 图像显示骨髓信号降低。骨骺的异常最明显，正常成人的骨骺只含有脂肪和骨小梁。（B）急性髓系白血病（AML）、骨髓浸润。30 岁男性，有严重的下腰痛，平片未见异常，矢状位 $T_1$ 加权 MRI 图像显示腰椎弥漫性均匀低信号。根据经验，$T_1$ 加权图像上椎体信号应该高于椎间盘。患者怀疑慢性贫血，因此建议进行外周血涂片检查，结果显示为急性髓细胞白血病。（C）45 岁男性，弥漫性非霍奇金淋巴瘤，矢状位 $T_1$ 加权像显示骨髓浸润较不均匀，如此广泛的骨髓低信号区是异常的

## 骨髓浸润

- 正常的骨髓成分被异常细胞或异常代谢物替换。
- 例如，骨髓瘤、真性红细胞增多症、淋巴瘤、白血病、血色素沉着症、淀粉样变性、Gaucher 病、骨髓纤维化和转移瘤。
  □ 请注意，转移瘤通常见于红骨髓。
- 感染也可引起局灶性骨髓浸润。
- 病理性骨髓浸润的 MRI 表现可与骨髓再转化相似。
  □ 骨髓填充性疾病，如 Gaucher 病，在 $T_1$ 加权和 $T_2$ 加权像都可呈中等信号。
  □ 感染或肿瘤浸润在 $T_1$ 加权像上通常为低信号，液体敏感像上通常为高信号。
- 浆液性萎缩，也称为明胶样转化，可类似于弥漫性骨髓浸润，可能呈弥漫性不均匀 $T_1$ 低和 $T_2$ 高信号。
  □ 由严重营养不良、进食障碍所致。
  □ 骨髓脂肪被代谢，被胶状物质取代。

## 鉴别正常骨髓和病理骨髓的方法

- 分布：分布随年龄变化（见上文）。
- 在出现骨化 6 个月后，骨骺或骨突中只能有黄骨髓，否则都应怀疑骨病变（肱骨头除外）。
- 经验：正常红骨髓的 $T_1$ 信号强度高于骨骼肌或正常椎间盘。

  □ 例外情况包括重复时间（TR）大于 700 ms（不是真正的 $T_1$）、婴儿脊柱以及广泛的骨髓再转换（例如，严重贫血、骨髓移植）。
- 液体敏感序列的异常高或低信号提示骨髓病变。
- 骨质破坏或骨外肿块不可能是正常的。
- 化学位移（同反相位）磁共振成像。
  □ Dixon 成像使用类似的物理原理来生成同相位和反相位图像，以及脂肪图和水图。
  □ 很好地解决难以定性的骨髓难题（红骨髓与肿瘤）。
  □ 采集时间短，不到 1 分钟。
  □ 正常红骨髓含有脂肪和细胞成分的混合物。
  □ 每个体素中的脂肪和水会导致反相位图像的信号丢失（图 13.5）。
  □ 肿瘤不含脂肪，也不会出现信号衰减。
- 从同相位到反相位至少 20% 的信号衰减表明是良性病变，准确率高（图 13.5）。
- 经验表明，较小或没有信号衰减都不能诊断良恶性。换句话说，低于 20% 的下降是不能确定良恶性的。
- 扩散加权成像（DWI）可以显示恶性椎体压缩骨折的异常扩散受限（高信号），而良性骨质疏松性压缩骨折通常扩散不受限。缺点是空间分辨率低。

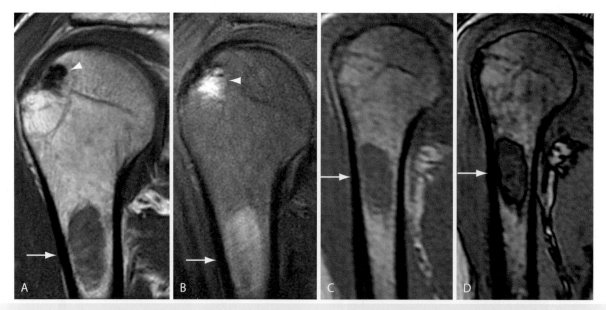

图 13.5　化学位移 MRI。这项技术利用了脂肪和水的不同进动频率。（A 和 B）常规肩部 MRI 的斜冠状位 T₁ 加权图像（A）和脂肪抑制 T₂ 加权图像（B）显示与肩袖撞击有关的大结节内骨髓水肿（箭头）。注意，意外发现的肱骨近侧干骺端的卵圆形异常信号灶，表现为 T₂ 高、T₁ 中等信号，需要进一步排除侵袭性病变，如转移瘤（箭）。患者平片正常，没有恶性肿瘤病史，其肩部疼痛的原因应该与干骺端异常信号灶无关。（C 和 D）化学位移图像。同相图像（C）和反相图像（D）再次显示病变（箭）。同相位图像（C）是脂肪和水的同相图像，因此每个体素的信号是这两个元素的和。反相位图像（D）是在脂肪和水 180° 反相的情况下获得的，因此，同时包含脂肪和水的体素（例如，骨髓脂肪和细胞）信号降低，因为脂肪信号和水信号相减导致信号降低。注意与（C）相比，（D）的整个病变信号显著下降，这基本可以排除转移，因为转移瘤常不包含明显脂质。6 个月后随访的 MRI 显示病变稳定。由于避免了不必要的活检，因此无法得到明确的诊断。MRI 表现与不典型的造血骨髓相吻合

- ¹⁸F- 脱氧葡萄糖（¹⁸F-FDG）正电子发射断层扫描 - 计算机断层扫描（PET-CT）也有助于鉴别椎体压缩性骨折的良恶性。
- 双能 CT 可以区分含脂肪的骨髓和密度较高的转移瘤，但不如 MRI 敏感。
- 锝 -99m（⁹⁹ᵐTc）硫胶体被红骨髓摄取，因此可用来区分骨髓浸润和再转化。但这并不常用。

## 骨髓衰竭

- 缺乏造血成分的骨髓腔。
- 见于再生障碍性贫血患者、接受放射治疗的区域和一些化疗患者。
- 骨髓信号在所有序列上呈脂肪信号（图 13.6）。

## 骨髓水肿

- 作为液体敏感序列上局部或区域性的骨髓信号增高的通用术语。
- 常见原因包括创伤（骨折或骨挫伤）、机械性骨应力反应、感染、炎症以及对邻近骨骼或软组织病变的反应。

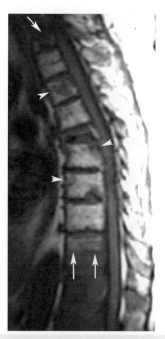

图 13.6　女性患者，50 岁，乳腺癌病史，因放射治疗导致的骨髓衰竭。患者既往因胸椎中段转移瘤而接受放射治疗。矢状位 T₁ 加权 MR 图像显示放射野（箭之间）内脂肪替代。治疗椎体内的低信号区域（箭头）可能代表已治愈的成骨性转移瘤或存活的转移瘤。本例为转移瘤复发

- 严格地说，并不是所有这样的信号变化都反映了真正的细胞外水肿，此外，骨髓水肿在病理学上有一个特定的狭义定义。因此，一些学者倾向于使用术语——水肿样信号。

## 含铁血黄素沉积

- 慢性溶血性贫血或多次输血可导致骨髓含铁血黄素沉积，所有序列的骨髓信号强度均降低（图13.7）。
- 其他网状内皮细胞部位（即肝和脾）也会出现类似的变化。

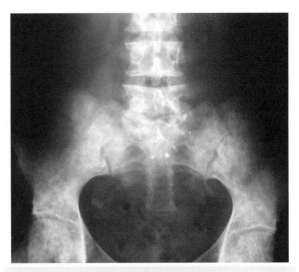

图 13.8　骨髓纤维化。正常参与造血的骨骼区域（中轴骨）出现纤维化，而大管状骨的脂肪骨髓中出现代偿性造血，代偿性造血灶随后也纤维化。受累的骨骼显示不均匀密度降低和硬化混合型表现，正如该 AP 位平片的所有骨骼的表现

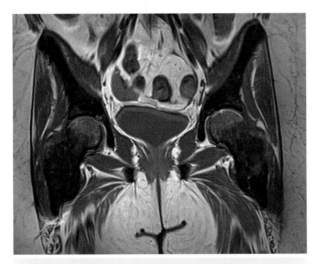

图 13.7　多次输血引起的含铁血黄素沉着症。注意图中所有骨髓部位信号丢失。这是 $T_1$ 加权序列，但其他所有序列的表现都是相似的

## 骨髓纤维化

- 骨质纤维化是骨髓增生性疾病，导致正常情况下与造血有关的骨骼区域的纤维化。
- 这迫使造血移向外周（例如，股骨干和肱骨干的骨髓再转化）和髓外造血。
- 随后，再转化的骨髓也可能纤维化。
- 影像表现：
  □ 平片：含造血组织的骨（椎骨、骨盆、肋骨和长管状骨）内对称性骨小梁硬化（弥漫性或片状局部密度增加伴皮质增厚），无骨膨胀（图13.8）。
  □ MRI：由于造血骨髓的纤维化，$T_1$ 和 $T_2$ 加权图像上均呈低信号，在粗大管状骨的骨干和更远端，脂肪骨髓重新转化为红骨髓。
- 根据疾病的严重程度和阶段不同，外观也不同。髓外造血导致肝脾肿大和椎旁肿块。

## 放疗后骨骼和骨髓的变化

- 对快速分裂的造血成分有直接毒性。
- 对骨内血管也有毒性。
- 毒性是剂量依赖性的，并随着时间的推移而变化。
- 数天：
  □ 骨髓水肿、出血，或无变化。
- 数周或数月：
  □ 高剂量：永久转为黄骨髓（髓系衰竭）。
  □ 低剂量：转换为黄骨髓，但最终在数月或多年后恢复为红骨髓。
    ◇ 从辐射野中消除造血成分可能导致骨髓在其他部位再转化，表现与疾病相似。
- 数月到 2 年以上：
  □ 放射性骨坏死（放射性骨炎）：
    ◇ 骨密度减少、斑点状密度增高，MRI 的 $T_1$ 和 $T_2$ 加权上由脂肪信号转化为不均匀信号。
    ◇ 骨膜新骨形成。
    ◇ 骨髓炎的风险增加。
    ◇ 表现可能类似于骨髓炎和（或）肿瘤复发。
  □ 机能不全性骨折。
    ◇ 骨盆和骶骨是典型的部位（图13.9）。
  □ 儿童发育障碍（生长板损伤）。
- 数年：
  □ 机能不全性骨折。
  □ 继发性肿瘤：
    ◇ 成人：少见的高级别肉瘤。
    ◇ 幼儿：骨软骨瘤。

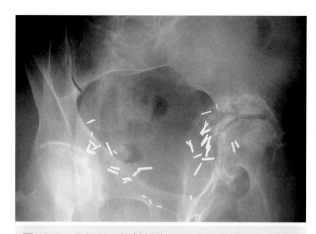

图 13.9　骨坏死、辐射损伤。64 岁，男性患者，因前列腺癌接受放射治疗。左侧股骨头和髋臼放射性骨坏死，表现为硬化和破坏的混合性表现，股骨头塌陷和髋臼顶部碎裂。骨盆内金属夹是淋巴清扫术表现

## 骨坏死

### 关键概念

**骨坏死**

平片：硬化，随后出现软骨下透亮区、骨折、关节面塌陷、继发性骨关节炎

MRI：双线征

CT：细长迂曲硬化线

软骨保持正常，直到出现继发性退行性关节病

原因是多方面的，ASEPTIC 可以帮助记忆：镰状细胞性贫血（A）、类固醇（S）、酒精滥用（E）、胰腺炎（P）、创伤（T）、特发性或感染（I），以及沉箱病（减压性缺血性坏死）（C）。还要记住 Gaucher 病和辐射损伤。最常见的原因是创伤、类固醇、酒精中毒、镰状细胞病。许多病例是特发性的

最好发部位：股骨头、月骨、舟状骨近端、肱骨头、椎体

骨坏死［无血供性坏死（AVN）、缺血性坏死、无菌性坏死或骨梗塞］是一种尚未完全了解的现象，可能与创伤性或压迫性供血动脉中断、髓内压力升高并伴有静脉引流障碍，或血管腔内阻塞有关。其结果都是骨的细胞成分的坏死。

死骨能短暂地和活骨一样坚固。正常的磨损，特别是在负重的骨骼上，就会导致微小骨折，随着时间的推移而进一步削弱骨骼强度。更关键的是，骨坏死后的修复过程可以在新骨形成之前大大削弱骨骼。这为骨折和塌陷创造了一个脆弱的窗口期，这正是骨坏死令人担忧的后果。

相关疾病：

- 助记符 ASEPTIC：镰状细胞性贫血（A）、类固醇（S）、酒精滥用（E）、胰腺炎（P）、创伤（T）、特发性或感染（I），以及沉箱病（减压性缺血性坏死）（C）（氮气泡阻塞小血管的减压病；见下文注释）。
- 可以添加 Gaucher 病、高凝状态和放射治疗。
- 骨坏死在肾移植患者中更为常见，可能只是因为类固醇的使用。
- 最常见的原因是创伤、类固醇、酒精中毒、镰状细胞性贫血，许多病例是特发性的。
- 出现在被关节软骨广泛覆盖的部分骨骼中：
  □ 血管供应有限，因为血管不跨越关节面。
  □ 股骨头。
  □ 月状骨。
  □ 创伤：舟状骨近端、距骨顶端、肱骨头。
- 具有凸起轮廓的骨骺在负重情况下髓内压力增加。
  □ 这种升高的压力有助于增加骨骼强度，但血管闭塞和骨坏死可能性增大。
  □ 股骨头、距骨顶端和月骨。
- 骨坏死并不局限于这些小骨头和骨骺，可能发生在任何骨骼，特别是：
  □ 椎体。
  □ 下肢长骨干骺端。
    ◇ 这些部位的梗塞在临床上不那么重要，因为它们与骨折的相关性较小。
    ◇ 骨梗死是干骺端或骨干的骨坏死的常用术语。AVN 通常用于描述骨骺缺血坏死。

历史回顾：沉箱病是呼吸加压空气并快速减压后的氮气栓塞。快速减压会导致溶解在血液中的氮气形成微泡，堵塞小血管。这种情况在纽约市布鲁克林大桥施工期间很常见。这座桥的基座是在含有加压空气的防水沉箱下手工挖出的。工人们在每个班次结束时都会迅速减压。如今，潜水员最常出现这种情况。在纽约沉箱病流行之前，大多数髋部骨坏死病例是由感染，特别是结核病引起的，因此今天最常见的病因被称为无菌性坏死。

骨坏死的组织学发现是，通常被骨细胞占据的板层骨内腔隙是空的（空陷窝）。

### 骨坏死愈合

- 骨坏死通过缓慢地将死骨替换为新的未成熟骨来愈合，这一过程被称为爬行替代。
- 骨坏死后，沿着反应性界面发生血运重建和肉芽生长，并进入梗塞灶，最初用较弱的修复组织取代死骨，然后用硬化壳将坏死骨隔开。
- 愈合通常是有限的，在随访研究中硬化线仍然存在

于原位。据报道，一些小梗塞可以完全愈合，但很少见。

- 愈合过程会暂时削弱骨骼。此外，随着时间的推移，由于微骨折未能修复，坏死骨比活骨更加脆弱。
- 可发生软骨下骨折，并伴有进行性软骨下碎裂、扁平和畸形。
- 最初，关节软骨不受骨坏死的影响，因为它是由滑液滋养的。如果关节表面因软骨下骨折而变形，可能会发生继发性骨关节炎（OA）。

### 成人股骨头坏死的影像学表现

本文以髋部骨坏死为例讨论其影像特征。

### 平片

- 髋部骨坏死的第一个平片征象是硬化，通常位于股骨头中心（图 13.10）。
  - □ 发生在骨梗死后数周或数月。
  - □ 最初，硬化本质上是相对的，因为坏死骨周围的骨由于局部充血而骨量减少。
  - □ 后期，反应性界面形成，新骨形成和修复使区域性密度增加。新生骨相对硬化。
  - □ 新月征。
    - ◇ 软骨下透亮的细带。
    - ◇ 软骨下小梁骨折。
    - ◇ 被认为是由修复过程中软骨下骨吸收所致。
    - ◇ 最常见的是前外侧股骨头，蛙式侧位平片显示最佳，但前后位也常可显示（图 13.11 和 13.12）。
    - ◇ 进展为塌陷的可能性很高。

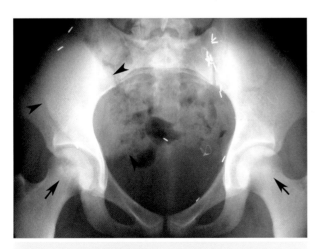

图 13.10 肾移植后骨坏死。女性患者，27 岁，AP 位骨盆平片显示两侧股骨头中央的硬化区（箭），这是骨坏死的最早的平片表现。骨坏死的原因是显而易见的，移植肾表现为右侧髂窝的软组织肿块（箭头）

- □ 进展期骨坏死：
  - ◇ 进行性软骨下碎裂、扁平和畸形。
  - ◇ 继发性骨性关节炎。

### MRI

- 对骨坏死高度敏感和特异（图 13.13 和图 13.14）。
- 最常见表现是 $T_1$ 和 $T_2$ 加权像上清晰的正常脂肪骨髓区域，周围有低信号薄边围绕。
  - □ 低信号线是将坏死骨隔开的硬化壳。
  - □ 双线征：$T_2$ 加权序列上曲线状信号内侧出现线状高信号。
    - ◇ 表示界面上的肉芽组织。
    - ◇ 见于大多数但不是所有的骨坏死病例。
    - ◇ 几乎是骨坏死特异性表现。
  - □ 线轮廓可以是波状和环状、楔形和（或）蛇形。骨骺坏死，该线常与软骨下骨相连。
    干骺端骨坏死的线条通常呈高度迂曲。
  - □ 梗死可以是广泛的或局限于股骨头的一部分（通常是上部）。
  - □ 梗死区内的骨髓最初维持正常的脂肪信号，但后来可能水肿，晚期纤维化呈低 $T_1$、$T_2$ 信号。
- 可以出现骨髓水肿，特别是后期，并与疼痛相关。
  - □ 当出现软骨下塌陷时，可能会出现非常严重的骨髓水肿，遍及整个股骨头和颈部，并延伸到股骨粗隆间。
- MRI 鉴别正常骨与异常骨的特异度为 98%，而鉴别骨坏死与其他非骨坏死疾病的特异度仅为 85%，除非出现双线征（其特异度接近 100%）。
- MRI 在检测 AVN 方面的超高灵敏度导致了一个有趣的现象，就是骨坏死在临床没有症状。因此，筛查高危但无症状患者的价值尚未确定。

### CT

- 这条线表现为细长蛇形硬化线（图 13.15）。
- 当出现新月征和软骨下塌陷时，很容易显示。

### 放射性核素骨扫描

- 平片阴性时，已经可以发现骨坏死。
- 最初表现为光子减少区。
- 随后血运重建、修复、骨性关节炎，表现为放射性活性增加。
  蛇形迂曲的骨坏死线有时会与软骨下骨折相似。
- 鉴别很重要，软骨下骨折如果采用非负重治疗，可以愈合而不会坍塌。
- 软骨下骨折通常是直的，呈轻微均匀弯曲，或之字形，可以不连续，但不呈蛇形迂曲。

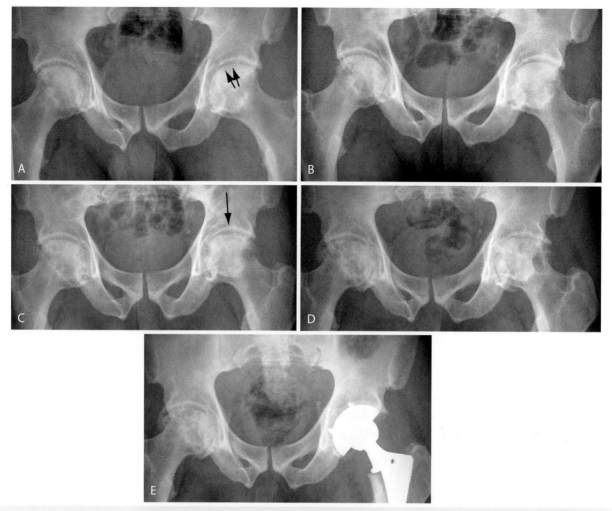

图 13.11　髋部骨坏死。男性患者，45 岁，双侧股骨头坏死的影像学进展。（A）最初平片显示两侧股骨头硬化、左侧股骨头软骨下新月征伴早期塌陷（箭）。（B）3 个月后，由于进一步坍塌，左侧新月征消失，右股骨头变扁平。（C）B 图拍摄后 1 年，双侧股骨头塌陷进展，左侧更明显（箭），继发性骨关节炎（OA）形成，软骨下硬化和骨赘形成。（D）C 图拍摄后 20 个月，塌陷和继发性骨性关节炎更为突出。（E）5 个月后，左侧全髋关节置换术。右髋也很快被置换

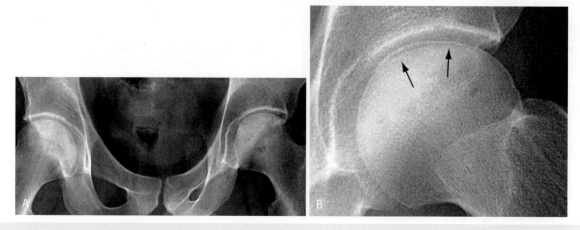

图 13.12　骨坏死的影像学评估，蛙式侧位片。（A）男性患者，29 岁，双侧股骨头坏死，左髋 AP 位平片，双侧股骨头仅表现为非常轻微的斑驳样密度增高。（B）左侧髋部蛙式侧位片显示软骨下新月状透亮影（箭），使股骨头坏死的诊断变得容易。右侧髋关节侧位片表现相同

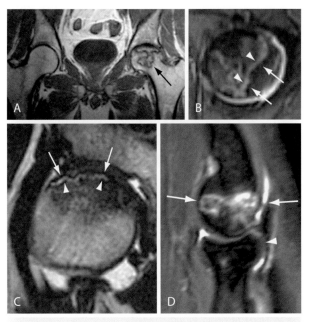

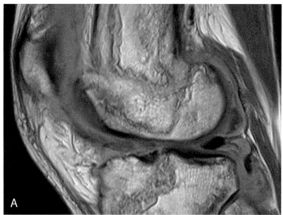

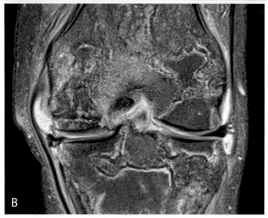

图 13.13　骨坏死的 MRI 表现。（A）髋关节冠状位 $T_1$ 加权 MR 图像显示左股骨头典型的蛇形迂曲线（箭）。同时注意左侧股骨头上方轻度扁平。（B）另一患者的矢状位 $T_2$ 加权 MR 图像显示蛇形迂曲的低信号（箭）和高信号（箭头）的双线征。（C）与（A）图同一患者，左髋轴位脂肪抑制的 $T_2$ 加权像显示高信号（箭头）和低信号（箭）线，脂肪抑制时低信号线显示不明显。（D）创伤后的肱骨小头坏死。几个月前患者桡骨头脱位成功复位后，疼痛持续。矢状位脂肪抑制的 $T_2$ 加权 MR 图像显示肱骨小头骨坏死（箭），桡骨小头正常（箭头）

图 13.14　膝关节骨坏死的 MRI。冠状位脂肪抑制 $T_2$ 加权 MR 图像（A）和矢状位质子密度加权图像（B）显示骨梗死的典型蛇形迂曲的双线征

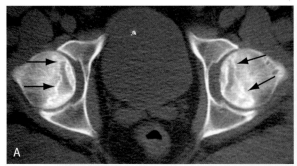

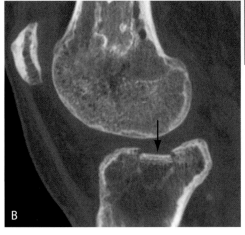

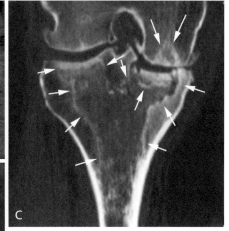

图 13.15　骨坏死的 CT 表现。（A）双侧髋关节骨坏死。MRI 上骨坏死的蛇形迂曲线在 CT 为纤细硬化线（箭）。（B）镰状细胞性贫血患者的膝关节表现相似。注意，仅为中度创伤后的胫骨平台骨折（箭）。（C）长期接受类固醇治疗的患者的内侧胫骨平台骨折。注意梗死区（短箭）与凹陷骨折的关系。也请注意膝关节小的软骨下骨坏死灶（长箭）

- 相对于邻近的软骨下皮质，软骨下骨折可能是凸形，而骨坏死线可能是凹形。
- 骨髓水肿通常出现在软骨下骨折之前，而骨坏死的骨髓水肿出现在蛇形迂曲线之后。

### 股骨头坏死分期

- 在 MRI 之前，根据平片表现进行分期（Ficat）。
- 目前的分期结合了平片表现和 MRI 表现。
  - 广泛使用的 Steinberg 系统在框 13.1 中。
- Ficat 和 Arlet 系统以及国际骨微循环研究协会（ARCO）系统还结合了临床表现。

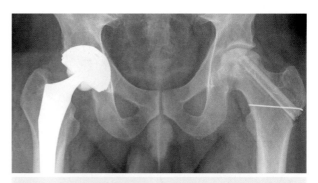

图 13.16　几年前左侧髋关节髓内减压术并行带血管腓骨移植，注意左侧股骨头轻微塌陷。右髋关节置换术治疗股骨头缺血性坏死

---

**框 13.1　Steinburg System for Staging of Femoral Head Osteonecrosis**

**Stage 0:** Radiographs, MRI, and bone scan are normal
**Stage I:** Radiographs normal, abnormal bone scan and/or MRI
**Stage II:** Radiographs: femoral head sclerosis and/or lucencies (but not a subchondral crescent)
Modifiers for stages I and II:
A: mild: <15% head involvement as seen on radiograph or MRI
B: moderate: 15~30%
C: severe: >30%
**Stage III:** Subchondral crescent sign (present or impending subchondral collapse)
A: mild: collapse/crescent beneath <15% of articular surface
B: moderate: 15~30%
C: severe: >30%
**Stage IV:** Flattening of femoral head, with depression graded into
A: mild: <15% of surface has collapsed and depression is <2 mm
B: moderate: 15~30% collapsed or 2~4 mm depression
C: severe: >30% collapsed or >4 mm depression
**Stage V:** Secondary osteoarthritis with joint space narrowing and femoral head flattening
Modifiers: Average the extent of femoral head involvement (same as stage IV) and acetabular abnormality to derive A (mild), B (moderate), or C (severe)
**Stage VI:** Severe secondary osteoarthritis

Source: Steinberg DR, et al. A quantitative system for staging avascular necrosis. The Bone and Joint Journal. 1995;77:34-41.

### 影像报告中的有用信息

- 骨坏死的程度大致相当于股骨头塌陷风险的程度。
  - 冠状位和矢状位上报告疾病程度（以钟面描述）。
  - 这有助于外科医师选择合适的治疗方法，如减压术（图 13.16）、截骨调整未塌陷的承重部分对位或关节置换。
- 股骨头的扁平 / 塌陷及其范围。
- 随时间推移的进展。

- 继发性骨性关节炎。
- 对侧受累（临床上可能无症状）。

### 髋关节以外的骨坏死

- 月骨："月骨软化"，Kienböck 病。
  - 这是由创伤、增加月骨应力的解剖结构（特别是尺骨阴性变异）和月骨血供变异等综合因素造成的（图 13.17）。
- 被关节软骨广泛覆盖的骨骼在创伤后特别容易出现 AVN。包括股骨头、舟状骨近端、肱骨解剖头、距骨顶和体部（图 1.28）。
- Freiberg 病（又称 Freiberg 梗死）是指距骨头软骨下塌陷，最常见的是第 2 距骨。其坏死的作用机制尚有争议，但很可能是其中一个因素，尤其是对年轻患者而言。创伤是诱发因素，最常见于穿高跟鞋的女性。其机制是微骨折导致局部血管中断。

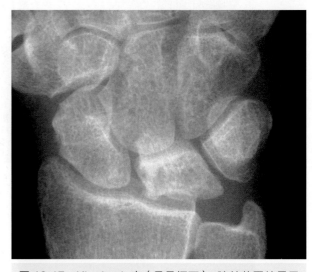

图 13.17　Kienböck 病（月骨坏死）。腕关节平片显示月骨致密伴近端塌陷，代表骨坏死

- 镰状细胞病和系统性红斑狼疮（SLE）是导致肱骨头和距骨坏死的常见原因。
- Kümmell 病是一种创伤后脊柱骨坏死。
  - 典型表现是下胸椎或上腰椎部分塌陷的椎体内横向气体（空气裂隙征）。
  - 这被认为是真空现象，类似于关节中的气体。
  - 含气间隙在所有 MRI 序列上都是低信号，但也可能充满液体或肉芽组织（图 13.18）。
  - 骨折椎体中的气体常表明是良性骨折而不是恶性。
- 镰状细胞病和 Gaucher 病产生 H 形椎体，这是坏死椎体的上下终板的中部受到嵌压所致。

## 成人骨坏死的类似病变

- 应力相关性股骨头软骨下机能不全性骨折的临床和影像学表现与骨坏死相似。上面的碎片可能会出现嵌压，类似于骨坏死的塌陷。
  - 无论有无塌陷，软骨下机能不全性骨折线通常均匀或呈之字形，与骨坏死的一条或多条蛇形、波浪状线条不同。
- 股骨内侧髁前部软骨下骨折最初被认为是骨坏死，因此被错误地命名为自发性膝关节骨坏死（SONK）。这种情况现在被认为是由创伤引起的。
- 髋关节的一过性骨质疏松症可能类似于髋部骨坏死的表现，稍后讨论。

## 成人骨坏死的治疗

- 股骨头：
  - 物理治疗法。
  - 双膦酸盐。但其有效性证据有限。
  - 髓内降压。
    - ◇ 以降低髓内压力。
    - ◇ 可以植入一些活骨和一个电刺激器。
    - ◇ 可结合从髓内向梗死区钻小孔来刺激新生血管。
    - ◇ 平片上可见从股骨粗隆间经颈部延伸至头部的圆柱形透亮区。
    - ◇ 在有效性方面有些争议。
  - 可将带血管的腓骨移植入减压区，以促进愈合和血运重建（图 13.16）。
  - 旋转截骨术。
    - ◇ 仅限小病变。
    - ◇ 股骨头相对于颈部旋转，将死骨从承重部位移开。
  - 关节置换术。
- 舟状骨：
  - 夹板固定。
  - 血运重建。
- 月骨：
  - 截骨术可以减少月骨上的机械负荷，如矫正尺骨阴性变异或缩短桡骨。
  - 血运重建。

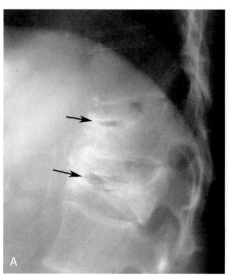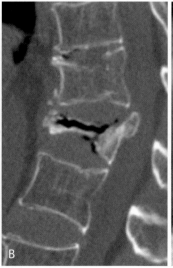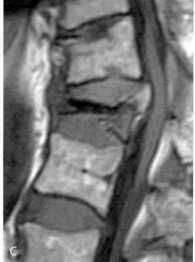

图 13.18　脊柱骨坏死。（A）男性患者，因器官移植而服用类固醇激素，脊椎侧位平片显示 T₁₂ 和 L₁ 椎体（箭头）内有气体。椎体塌陷含有气体被称为 Kümmell 病，被认为是良性塌陷而不是肿瘤的标志。另一位 T₁₂ 塌陷患者的矢状位 CT 重建（B）和 T₁ 加权 MR 图像（C）表现相似。注意 C 中的气体表现为信号丢失。椎体内线状信号丢失的另一个可能是椎体成形术中应用的甲基丙烯酸甲酯

### Legg-Calvé-Perthes 病（LCP, Legg-Perthes）

- 儿童髋关节的骨坏死（图 13.19~ 图 13.21）。
- 通常出现在 4~8 岁，这是股骨头血供最脆弱的时候。
- 男性比女性约 5：1。
- 多于 10% 病例中可能双侧受累，但双侧表现常不对称。
- 第一个放射征象可能是积液，临床表现可能类似感染。
- 随后表现为受累股骨头骨化中心可能比对侧小，关节间隙内侧较宽。

- 再往后，股骨头骨骺因为坏死和愈合过程而变得脆弱，加上机械应力导致股骨头碎裂和扁平。股骨头外侧受影响常较小。
- 干骺端不规则和生长板旁的干骺端"囊肿"（图 13.19B）是生长异常的表现，导致股骨颈短而宽。后者在旧术语中被强调，称为髋膨大（coxa magna）。
- 股骨头畸形导致髋臼继发畸形，表现为扁平和不规则。
- 可出现关节内游离体。
- 后果不尽相同。有些病例结局正常或接近正常。然而，大多数儿童长期存在一定程度的关节活动受限，早期骨性关节炎常见。

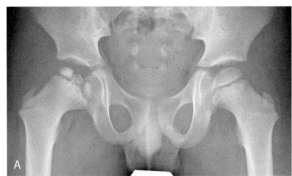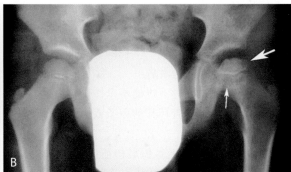

图 13.19　Legg-Calvé-Perthes（LCP）病。（A）7 岁女孩，髋关节 AP 位平片显示右股骨头骨骺碎裂、扁平和增宽。（B）发病较早期的病例。注意左侧股骨头骨骺较小，密度较高，边缘不规则（大箭）。还要注意 LCP 中经常发现的紧邻生长板的小的低密度"干骺端囊肿"（小箭）

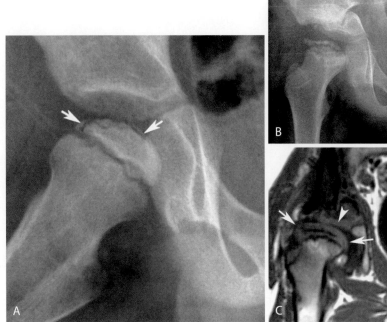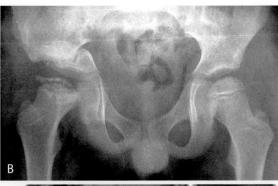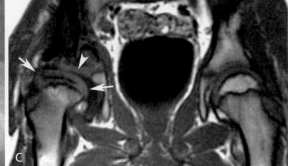

图 13.20　LCP 病随着时间进展。（A）蛙式侧位平片显示右侧股骨头骺软骨下透亮区（箭）。（B）1 年后 AP 位平片显示典型的进展，股骨头骨骺宽阔、碎裂，股骨颈增粗，髋臼不规则。（C）冠状位 T₁ 加权 MR 图像表现相似。与正常左侧比较，中等信号强度的右股骨头软骨（箭）和髋臼软骨（箭头）较厚

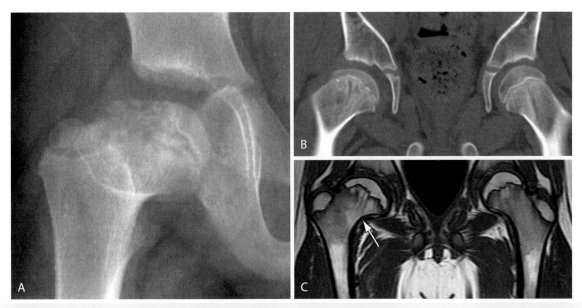

图 13.21　Legg-Calvé-Perthes（LCP）病，随时间进展。（A）6岁儿童，右髋 LCP 病，股骨头上部广泛碎裂，左髋正常。6 年后冠状位 CT（B）和 T$_1$ 加权 MR（C）图像显示 LCP 愈合，右侧股骨颈（图 C，箭）比左侧粗，右侧股骨头比左侧宽而扁但边缘光滑，密度（图 B）和信号（图 C）正常。但右髋臼可见代偿性改变。右髋畸形容易出现盂唇撕裂和早发性骨关节炎

- LCP 的预后因素：
  - 确诊时年龄较大的儿童，尤其女孩（通常比同龄男孩在骨骼上更成熟）预后较差，因为这些患者剩余的生长时间少，病变髋关节重塑到正常形态时间也较少。
  - 超过 50% 的股骨头受累也预示着预后较差。髋臼顶对股骨头骨化中心的不全覆盖也表明早期骨性关节炎的风险更大。
- MRI 可用于评估股骨头坏死的程度、髋臼对股骨头的覆盖以及髋臼的继发性改变（图 13.20）。尽管有这些好处，MRI 并不经常用于 LCP 的诊断，因为大多数治疗方案都是保守的，只有在出现临床问题后才会进行手术，如股骨或髋臼截骨术。

### 儿童 LCP 的类似病变

- Meyer 发育不良是股骨头骨化中心的延迟和不规则骨化，可类似于 LCP。放射学表现常见于 2~4 岁儿童。这种良性疾病的放射学表现可在儿童时期自然消退。
- 甲状腺功能减退症、镰状细胞病、Gaucher 病和骨骺发育不良可导致儿童股骨头骨骺碎裂。与 LCP 不同，这些疾病的股骨头骨骺碎裂通常是双侧。

### 其他部位的生长骨骺的骨坏死及其类似病变

- 骨骼生长发育时期，许多部位的骨骺和骨骺类似结构（骨突、手足小骨）可以见到分裂和（或）硬化，可以是生理性的或病理性的。

  - Server 病（跟骨骨突）。
  - Blount 病（胫骨近端内侧）。
  - 股骨髁。
  - Panner 病（肱骨小头）。
  - Sinding-Larsen-Johansson 病（髌骨下极）。
  - Osgood-Schlatter 病（髌腱的近端和远端）。
  - Scheuermann 病（椎体终板）。
  - 肘关节内上髁。
  - Köhler 病（跗舟骨）。
  - Frieberg 病（跖骨头）。
- 发育过程中，胫骨结节、跟骨骨突、跗舟骨和股骨髁骨化中心出现分裂可能是正常变异。
  - MRI 有助于区分正常变异和病理改变。正常变异往往没有相关骨髓水肿，而严重骨髓水肿往往是病理性的。
- 目前认为 LCP 病、Köhler 病和 Panner 病是由骨坏死导致的，而其他则是由创伤导致的。儿童中 Frieberg 病同时具有这两种因素，而在成人可能由单纯创伤所致。
- 最初的假设是，这些都是骨坏死以及相关的生长障碍和修复的表现，采用"骨软骨病"这个术语。
  - 现在认为，这些疾病的病因、自然病史和临床意义有很大的不同，而且分组的有效性值得怀疑。学者们不喜欢这个术语，但该术语被美国放射学委员会（ABR）的学习指南采用，因此本章也予以使用。

# 骨质疏松症

## 关键概念

**全身性骨质疏松症**

重大的世界性健康问题

主要并发症为骨折：脊柱、髋部、前臂最常见

诊断：双能 X 射线骨密度仪（DEXA）

T 评分：相对于正常年轻人

世界卫生组织标准：−1 至 −2.5 表示骨量减少；低于 −2.5 表示骨质疏松

Z 评分：相对于年龄匹配的参照组；用处较小

诊断：其他定量检查：定量计算机断层扫描；跟骨和桡骨超声检查

平片不敏感

平片表现

半定量：皮质隧道、皮质变薄

定量：骨密度降低，骨小梁明显变细，皮质骨和髓质骨对比度增加

---

骨质疏松症是一种骨量的减少、骨折风险增加的疾病。

- 骨是不断转换的活组织，破骨细胞的吸收和成骨细胞的成骨持续进行。
- 总体而言，骨量在生长过程中增加，男性和女性在大约 30 岁时达到最大值。
- 后来，由于某些不明原因，骨转换失去平衡，骨丢失超过了骨生成。
- 女性通常在 30 岁开始骨质流失，男性则在 40 或 50 岁。30%~50% 60 岁以上的女性有明显的骨质流失征象。
- 骨的代谢活跃部分是骨表面，因为成骨细胞和破骨细胞主要位于骨表面。小梁骨的表面积比皮质骨大得多，因此在骨转换不平衡的情况下最容易发生骨丢失。
- 与骨软化症相比，骨质疏松症患者类骨基质与羟基磷灰石矿物的比例正常。组织学上，类骨基质与羟磷灰石矿物都减少，皮质变薄，骨小梁的数量和厚度都减少。
  - 因此，骨较弱主要原因骨量较少，次要原因是骨小梁完整性和微弹性的丧失。
- 骨质疏松的主要并发症是脆性骨折。
- 骨质疏松性脆性骨折最常见的部位是骨小梁含量高的部位：脊柱、髋部、肱骨近端、前臂远端。

- 正是这种骨折风险使骨质疏松症正在成为一个主要的世界性健康问题，因为老年人，特别女性患病率较高，对致残率、死亡率和社会成本有巨大影响。

## 骨质疏松症相关因素

- 高龄（"老年性骨质疏松"）。
- 绝经后骨质疏松症：与绝经后妇女雌激素水平降低有关。
- 女性中任何导致雌激素下降的原因，如双侧卵巢切除、年轻女性耐力运动员长时间闭经、性腺功能减退综合征如 Turner 综合征。
- 男性体内的睾酮偏低。
- 低体重。
- 低水平负重运动、制动。
- 骨质疏松症家族史。
- 白种人和亚洲女性的发病率比黑种人女性更高。
- 内分泌：甲状腺功能亢进/减退、Cushing 病、甲状旁腺功能亢进症。
- 营养不良、低钙饮食、进食障碍，以及乳糜泻、炎症性肠病、胆道疾病、肠部分切除或旁路手术引起的吸收不良。
- 先天性代谢疾病：如血色素沉着症、低磷酸酯酶症、同型半胱氨酸尿症。
- 药品（部分清单）：
  □ 皮质类固醇（或 Cushing 病）。
  □ 抗癫痫药：苯巴比妥、苯妥英。
  □ 抗凝剂：肝素和华法林。
  □ 质子泵抑制剂。
- 酗酒。
- 吸烟。
- 成骨不全。
- 淀粉样变性。
- 肥大细胞增多症。
- 多发性骨髓瘤可导致广泛骨丢失。
- 少见的青少年特发性骨质疏松症。

## 术语

- 骨量减少是主观术语，通常用来描述平片上观察到的因骨矿密度（BMD）降低引起的密度降低。
- 骨质疏松症是一个更具体的术语，指的是骨量减少伴骨结构异常，脆性骨折可能增大。
- 这两个术语在解释双能 X 射线骨密度扫描（DEXA）时有些不同，有特定意义（见下文）。
- 骨质疏松症是骨密度降低的最常见原因，但必须记住还有其他原因，如骨软化症。

## 骨质疏松症治疗

- 双膦酸类药物抑制破骨细胞活性。
  - 由于适当的破骨细胞活动是正常骨转换和维持骨强度所必需的，因此目前该药物的使用时间不超过 3~4 年。
  - 长期使用的罕见并发症：股骨干近端外侧异常应力性骨折（见图 5.34D）和下颌骨坏死。
- 缺乏钙和（或）维生素 D 时，膳食补充有益，但尚未证实没有缺乏时补充的益处。

## 骨折风险评估工具（FRAX®）

- 骨折风险评估工具（Fracture Risk Assessment Tool）。
- 结合患者的 BMD 的 T 评分和临床信息，提供髋部和其他部位骨质疏松性骨折在后 10 年中的风险估计。
- 基于精算数据。
- 可以在线免费使用，也可以通过应用程序使用。
- 用于辅助决定是否给患者服用双膦酸盐。
- 主要用于尚未服用双膦酸盐的患者。

## 骨密度的定量测量

### 双能 X 线吸收计量法（DEXA）

现代的扫描仪使用两种不同的管电压，根据系统的不同，有效电压从大约 40 keV 至 100 keV 不等。比较每个能量的射线总的衰减，可以相对精确地减掉瘦肉和脂肪软组织的衰减成分。患者电离辐射暴露微小，以 μSv 为单位。

- 患者体位：
  - 仰卧，注意避免倾斜。
  - 股骨近端：下肢外展 15°，内旋 25°。
    - 目标是使股骨颈平行于床面，垂直于射线。
    - 常用的测量部位包括股骨颈、Ward's 区（股骨颈下段）、大转子和股骨粗隆间。
  - 脊柱：髋和膝屈曲，以尽量减少腰椎前凸。
- DEXA 测量骨密度的单位是 $g/cm^2$（面积），所以严格地说不是真正的 BMD。
- 世界卫生组织使用 DEXA 诊断骨质疏松症指南：
  - 有效的骨折风险预测指标。
  - 测量几个部位的骨密度，包括股骨近端和脊柱（图 13.22A、B）。
  - 与正常青壮年比较（标准差为 T 评分）。
  - 与年龄和性别匹配的参考人群进行比较（标准差是 Z 评分）。
  - 骨量减少：T 评分在 –1 到 –2.5 之间（即骨密度比正常同性别年轻人的平均值低 1 到 2.5 个标准差）。

- 骨质疏松症：T 评分低于 –2.5。
- 请注意，这些对骨量减少和骨质疏松的定义是针对 DEXA 扫描报告而言。

DEXA 误区：

- DEXA 测量面积的骨密度。因此，DEXA 高估了骨骼较大的患者骨密度，低估了骨骼较小的患者骨密度。
- 虚高的骨密度测量：
  - 脊椎骨赘（图 13.22C）。
  - 脊椎压缩骨折。
  - 软组织钙化，如腹主动脉钙化。
  - 弥漫性特发性骨质增生（DISH）。
  - 骨岛。
- 虚低的骨密度测量：
  - 以前做过椎板切除术。
  - 体型较小患者。
- 在本部位测量比从其他部位更准确预测该部位的骨折风险。例如，髋部骨折的风险最好通过髋部的骨密度测量来确定。
- 对儿童的诊断价值有限。
- 较老的设备使用放射性核素，这会导致患者射线暴露水平升高。

## 定量 CT

- 测量真实骨密度（$mg/cm^3$）。
- 骨密度本身并不能完全描述骨骼的强度。骨小梁结构也是影响整体骨强度的重要因素（或者更准确地说，在骨质疏松症中骨脆性）。定量 CT（QCT）密度测量可以局限于小梁骨，这是全身骨质疏松最明显的部位。
- 使用体模校准后对患者进行扫描。
- T 评分来自已有的 QCT 数据库。
- 可以报告绝对 BMD：
  - 根据美国放射学会（ACR）指南：正常：>120；骨量减少：80~120；骨质疏松症：<80。
- 避免了在 DISD、主动脉钙化、脊柱骨折和退行性骨赘形成 DEXA 中的虚高。
- DEXA 的应用更广泛，因为它更便宜，且辐射更少（DEXA 髋部和脊柱：0.001 mSv。而脊柱 QCT 达 0.2 mSv 或更高）。

### 常规腹部和骨盆 CT 骨密度的半定量测量

- 使用常规的身体 CT 扫描。
- 优势：没有额外辐射。
- 简单快速：在腰椎体或股骨（不包括皮质）的小梁骨周围绘制感兴趣的区域。测量的 Hounsfield 单位（HU）可作为骨质疏松的粗略筛查试验。

| 年龄： | | 64.5 岁 | 申请医生： | |
|---|---|---|---|---|
| 身高 / 体重： | 66.0 英寸 | 180.0 磅 | 测量： | (13.60) |
| 性别 / 种族： | 女性 | 白种人 | 分析： | (13.60) |

### 双侧股骨骨密度（BMD）趋势图

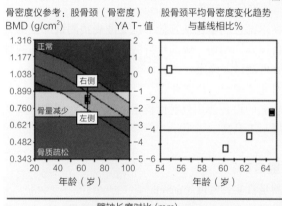

图像不用作诊断

| 区域 | BMD [1] （g/cm²） | 与年轻成人比较 [2,7] T 值 | 与同龄人比较 [3] Z 值 |
|---|---|---|---|
| 股骨颈 | | | |
| 左侧 | 0.823 | −1.5 | −0.5 |
| 右侧 | 0.830 | −1.5 | −0.4 |
| 平均值 | 0.826 | −1.5 | −0.4 |
| 差值 | 0.007 | 0.0 | 0.0 |
| 全髋 | | | |
| 左侧 | 0.893 | −0.9 | −0.1 |
| 右侧 | 0.906 | −0.8 | 0.0 |
| 平均值 | 0.900 | −0.9 | −0.1 |
| 差值 | 0.013 | 0.1 | 0.1 |

骨密度仪参考：股骨颈（骨密度）
BMD (g/cm²)　　　　YA T- 值

股骨颈平均骨密度变化趋势
与基线相比%

髋轴长度对比 (mm)

左侧 =−3.6　　右侧 =−1.5

−30　−20　−10　平均值　10　20　30

（右侧 =106.4 mm）（理论长度 =107.9 mm）（左侧 =104.3 mm）

诊断意见：

| 股骨颈平均骨密度变化趋势 | | | |
|---|---|---|---|
| 测量 日期 | 年龄 （岁） | BMD （g/cm²） | 与前次比较的 变化 (g/cm²) | 与前次比较的 变化 (%) |
| | 64.5 | 0.826 | 0.014 | 1.7 |
| | 62.5 | 0.812 | 0.007 | 0.9 |
| | 60.2 | 0.805 | −0.045* | −5.3* |
| | 54.8 | 0.850 | − | − |

*. 变化具有显著性（基于 95% 置信区间）。

1. 在统计上 68% 的重复扫描将在 1 个标准差内（双侧股骨颈 ±0.012 g/cm²）

2. 美国 [ 综合 NHANES（20~30 岁）/ Lunar（20~40 岁）] 股骨参考人群（v112）

3. 与同龄同种族以及同体重（25~100 kg 女性）人群比较

7. 两侧股骨总 T 值差值为 0.1，没有显著不对称

11. 世界卫生组织（WHO）对白种人女性骨质疏松症和骨含量减少的定义：正常 T- 值 ≥ −1.0 SD；骨量减少 −1.0＞T 值 ＞−2.5 SD；骨质疏松 T- 值 ≤ −2.5 SD；（WHO 使用年轻正常白人女性的数据来定义 T 值）

打印；　　（13.60）；文件名：4xsy2q6gya.dfx；右侧股骨：18.5；% 脂肪 =31.9%；颈角（度）=55 扫描模式：标准　37.0 μGy；左侧股骨；19.0；% 脂肪 =33.2%；颈角（度）=59；扫描模式：标准　37.0 μGy

A

图 13.22　（A 和 B）自动生成的 DEXA 报告示例。患者正在服用双膦酸盐类药物

| 年龄： | | 64.5 岁 | | 申请医生： | | |
|---|---|---|---|---|---|---|
| 身高 / 体重： | | 66.0 英寸　180.0 磅 | | 测量： | | (13.60) |
| 性别 / 种族： | | 女性　白种人 | | 分析： | | (13.60) |

脊柱 AP 位骨密度趋势图

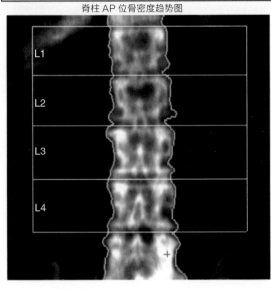

骨密度仪参考：L1~L4 (BMD)
BMD (g/cm²)　　　　　YA T- 值

骨密度变化趋势：L1~L4 (BMD)
与基线相比 %

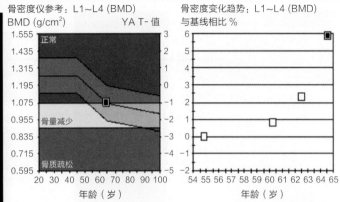

| 区域 | BMD[1] (g/cm²) | 与年轻成人比较[2] T 值 | 与同龄人比较[3] T 值 |
|---|---|---|---|
| L1 | 1.002 | −1.1 | −0.1 |
| L2 | 0.927 | −2.3 | −1.3 |
| L3 | 1.179 | −0.3 | 0.7 |
| L4 | 1.147 | −0.6 | 0.4 |
| L1~L4 | 1.071 | −1.0 | 0.0 |

| | 脊柱 L1~L4 骨密度变化趋势 | | | |
|---|---|---|---|---|
| 测量 日期 | 年龄 （岁） | BMD[1] (g/cm²) | 与前次比较 变化 (g/cm²) | 与前次比较 变化 (%) |
| | 64.5 | 1.071 | 0.036* | 3.5* |
| | 62.5 | 1.035 | 0.015 | 1.5 |
| | 60.2 | 1.020 | 0.008 | 0.8 |
| | 54.8 | 1.012 | − | − |

诊断意见：

影像不用作诊断
　　　　(13.60)76:3.00:50.03:12.0 0.00:11.10

0.60 × 1.05 23.5； % 脂肪 ＝46.7%
0.00:0.00 0.00:0.00
文件名：4xsy2q6gya.dfx
扫描模式：标准；一次扫描　37.0 μGy

*. 变化具有显著性（基于 95% 置信区间）。

1. 在统计上 68% 的重复扫描将在 1 个标准差内（±0.010 g/cm，脊柱 AP 位 L1~L4）
2. 美国 [ 综合 NHANES (20~30 岁)/ Lunar (20~40 岁)] AP 位脊柱参考人群 (v112)
3. 与同龄同种族以及同体重 (25~100 kg 女性 ) 人群比较
11. 世界卫生组织（WHO）对白种人女性骨质疏松症和骨含量减少的定义：正常 T- 值≥ −1.0 SD；骨量减少 −1.0>T 值 >−2.5 SD；骨质疏松 T- 值≤ −2.5 SD；（WHO 使用年轻正常白人女性的数据来定义 T 值）

B

图 13.22 续

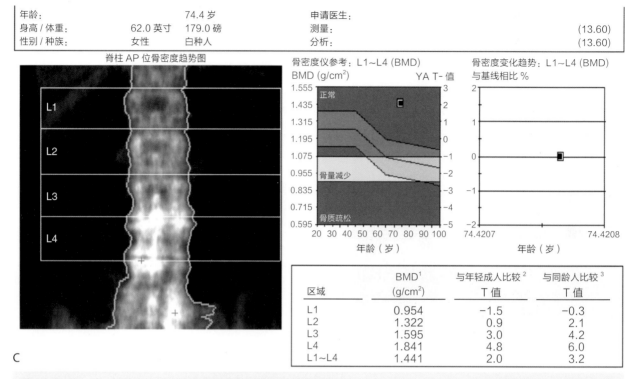

| 年龄：| | 74.4 岁 | 申请医生：| | |
| 身高 / 体重：| 62.0 英寸 | 179.0 磅 | 测量：| | (13.60) |
| 性别 / 种族：| 女性 | 白种人 | 分析：| | (13.60) |

脊柱 AP 位骨密度趋势图

骨密度仪参考：L1~L4 (BMD)

骨密度变化趋势：L1~L4 (BMD)

| 区域 | BMD[1] (g/cm²) | 与年轻成人比较[2] T 值 | 与同龄人比较[3] T 值 |
|---|---|---|---|
| L1 | 0.954 | −1.5 | −0.3 |
| L2 | 1.322 | 0.9 | 2.1 |
| L3 | 1.595 | 3.0 | 4.2 |
| L4 | 1.841 | 4.8 | 6.0 |
| L1~L4 | 1.441 | 2.0 | 3.2 |

C

**图 13.22 续** （C）增生性退行性变导致测量的腰椎骨密度假性升高。注意从 L₁~L₄ 的 T 评分范围很大，L₁ 是唯一可能准确的测量

- 比 DEXA 和 QCT 精度低。
- 骨质疏松症和骨量减少的判定值根据测量椎体的不同而不同，而且也因不同检查而异。
- 骨小梁密度测量随 kV 变化。
- 在 120 kV 时，诊断骨质疏松和显著增加骨折风险的建议阈值为：L₁ 椎体 90~100 HU。

### 超声

- 专用超声设备可评估 BMD。
- 还可以提供关于骨小梁结构和骨微弹性的信息，这也是导致骨折风险的因素。
- 仅限于浅表部位：跟骨、胫骨、桡骨远端和指骨。
- 优势：
  □ 便宜。
  □ 便携。

### MRI

- 高分辨率 MRI 可评估骨小梁结构。
- 需要专门的序列，技术具有挑战性。
- 对于定量评估，MRI 主要是一种研究工具。
- 已经有些序列可以在半定量和定性评估骨形态和骨小梁密度方面与 CT 媲美，在某些常见临床应用方面有可能取代 CT，如肩关节置换前肩胛骨存量评估。

## 骨质疏松症的非定量表现
### 长骨

- 脆性骨折（不会引发正常骨骼骨折的创伤所造成的骨折）。
  □ 在适当条件下评估骨质疏松具有相对特异。
  □ 未移位的脆性骨折在平片上可能是隐匿性的，偶尔 CT 也无法显示。
  □ MRI 敏感性很高：T₁ 加权像上骨折线呈低信号，液体敏感序列有周围骨髓水肿。
  □ 骨质疏松患者的脆性骨折可能是不全性的。
- 第 2 掌骨和第 3 掌骨皮质变薄。
  □ 骨密度正常时，骨干中段皮质厚度应至少占横径的 50%（图 13.23）。
  □ 少于这个值则提示骨质疏松症。
- 皮质隧道和空洞。
  □ 也称为皮质内透亮区。
  □ 皮质隧道是皮质骨中微细透亮线，与骨长轴平行，长度数毫米，直径通常小于 0.5 mm（图 13.24）。它们是正常骨转换过程的一部分，因为破骨细胞聚集在板层骨中产生这些圆柱形的缺陷，正常情况下成骨细胞会产生新骨迅速予以填充。
  □ 皮质空洞就像皮质隧道，但更大、更不均匀。
  □ 放射学上可见的皮质隧道和空洞反映了骨质疏松时成骨细胞活动的延迟和减弱。

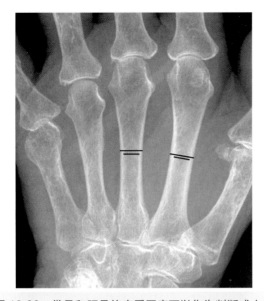

图 13.23　掌骨和跖骨的皮质厚度可以作为判断成人是否存在全身性骨质疏松症的粗略征象。本例骨质疏松症的老年女性患者，由于皮质骨丢失，骨髓腔的横径（横跨第 2 和第 3 掌骨的短线）超过了骨干横径（长线）的一半。这一标准不适用于儿童

□ 也可见于与甲状旁腺功能亢进、甲状腺功能亢进、局部充血和复杂的局部疼痛综合征（以前称为反射性交感神经营养不良）相关的高骨转换和（或）相对快速的骨丢失。在这些情况下也可以看到小的、散在的骨内膜或骨膜下皮质骨丢失。

■ 承压或承重区的骨小梁显示明显，最后被吸收。

■ 骨干或干骺端的横形骨小梁，称为骨条或加强线。

### 脊柱

■ 椎体终板可能看起来变薄，椎体终板与椎体中央密度之间的对比加大（图 13.25）。

■ 压缩骨折可呈前部楔形、终板双凹形或整体高度丢失。

■ 由于水平方向的骨小梁的广泛丢失，垂直方向的骨小梁显示明显。

■ 骨质疏松症患者的椎体骨髓在 $T_1$ 加权 MR 图像上常呈斑驳样，但这种表现既不敏感也不特异。

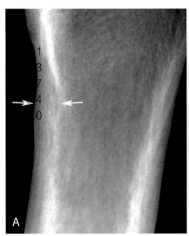
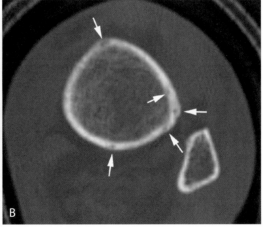

图 13.24　骨质疏松的皮质内透亮区（皮质隧道）。（A）男性患者，65 岁，骨折固定。股骨局部放大摄片显示与皮质平行的细微透亮线（两箭间）。（B）95 岁女性的胫骨远端 CT 轴位显示皮质内隧道（箭）

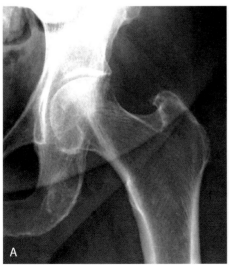
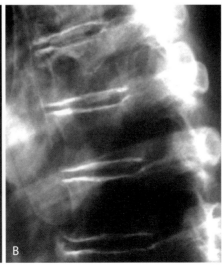

图 13.25　骨质疏松症。（A）髋关节 AP 位平片显示骨小梁明显的沿主要压力线分布模式。张力线大部分缺失，提示明显骨质疏松。（B）脊柱侧位平片显示终板和骨髓腔之间形成鲜明对比

## 椎体压缩性骨折影像学表现

- 平片和 CT：
  - 骨折检测。与既往影像资料比较，是诊断骨折的敏感指标。
- MRI：
  - 骨折检测。
  - 液体敏感序列上的骨髓水肿是近期、活动性（急性或亚急性）或即将发生压缩性骨折的有用标志。
  - 对治疗有帮助：椎体成形术对新近骨折效果最好。
- 骨扫描：
  - 骨折后几天呈阳性。
  - 原发性骨质疏松症患者的骨扫描通常是正常的。
  - MRI 是测定骨折时间的首选方法。

## 儿童骨密度降低

- 平片很容易过度诊断。
- 定量评估是有限的。
- 病因：
  - 药物（与成人相同的清单，儿童最有可能是皮质类固醇、抗癫痫和免疫抑制药物）。
  - 佝偻病。
  - 神经肌肉疾病（废用）。
  - 成骨不全。
  - 糖尿病。
  - 幼年特发性关节炎。
  - 营养不良（特别是饮食中缺乏钙和维生素 D），如吸收不良和神经性厌食症。
  - 肾脏疾病。
- 幼年特发性骨质疏松症是一种排除性诊断。

- 疼痛、骨折、长骨和脊柱畸形。
- 骨密度最终会恢复，但畸形可能会持续存在。

## 区域性骨质疏松症

- 骨密度减低局限于骨骼系统的一部分。

原因：

- 废用。
  - Wolff 定律（用之或废之）体现在局部。
- 局部血流量增加
  - 充血诱导破骨细胞活化，从而导致骨吸收。
  - 例如，炎性关节病、富血管肿瘤、复杂区域疼痛综合征和骨折固定愈合期（图 13.26）。
  - 骨质流失会迅速发展，形成一种"侵袭性骨质疏松症"模式。
    - 平片和 CT：明显的小灶性密度减低，类似侵袭性骨肿瘤的浸润型。
    - MRI 可显示斑片状水肿。
  - 至少在最初，这种侵袭性骨质疏松症模式（图 13.27）是由于骨矿物质的丢失，而保留了类骨质基质。刺激消失时可以相对快速地进行再矿化。

---

**关键概念**

**区域性骨质疏松症**

局部骨量减少，通常有症状，放射学上可能表现为侵袭性

区域性迁移性骨质疏松症

髋部一过性骨质疏松症

复杂性局部疼痛综合征

局部充血：骨折愈合、富血管肿瘤、感染、滑膜炎

负荷减少、废用

---

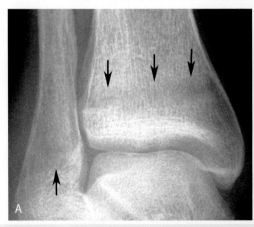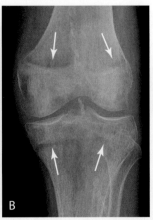

图 13.26　废用和局部充血相关性骨质疏松。（A）石膏固定后干骺端局部不成比例性骨密度减低。这张平片拍摄于第 5 跖骨骨折更换石膏期间。注意胫骨和腓骨远侧干骺端的横行密度降低带（箭），反映了这部分骨的丰富血供。（B）老年人的膝关节有类似表现（箭）

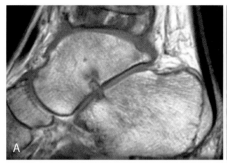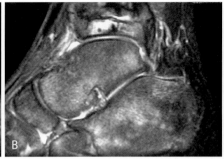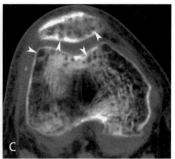

图 13.27　废用和局部充血相关性"侵袭性"骨质疏松。（A 和 B）14 岁男孩，胫骨远端骨折内固定及石膏固定后，MRI 上的骨髓变化。后足部矢状位 T₁ 加权（A）和反转恢复序列（B）MR 图像显示骨髓"斑驳"样 T₁ 加权（A）低信号和 T₂ 加权（B）高信号，可能提示侵袭性浸润性病变或感染。平片（未展示）显示了相应的轻微的骨密度减低。恢复负重时，这些变化可逆转。（C）最近手术的成人胫骨平台骨折愈合中，轴位 CT 图像显示多个微小的溶骨区（箭头），可能会误诊为高度侵袭性浸润性肿瘤或感染

## 髋关节一过性骨质疏松症

### 髋关节一过性骨质疏松症（transient osteoporosis of the hip, TOH）[髋关节特发性一过性骨质疏松症（idiopathic transient osteoporosis of the hip，ITOH）]

- 突发严重单髋疼痛。
- 最常见于中年男性和妊娠晚期的孕妇。
- 平片表现：
  □ 骨密度不对称性降低。
  □ 软骨下骨吸收。
  □ 关节软骨间隙保留。
- 骨扫描：大量示踪剂摄取（与骨坏死相反，骨坏死最初示踪剂摄取减少）。
- MRI：
  □ 股骨头和颈部严重的骨髓水肿，T₁ 加权像上信号减弱（图 13.28 和图 13.29）。
  □ 整个股骨头和颈部的 Gd 对比剂增强。
  □ 关节积液常见。
- 骨髓水肿可能是广泛的，并延伸到股骨颈以下。
- 股骨颈骨折很少发生，最常见于孕妇。

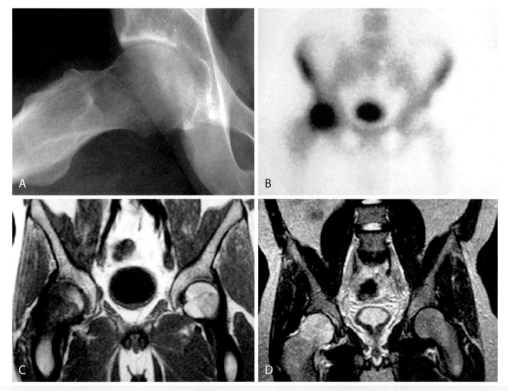

图 13.28　髋关节一过性骨质疏松。（A）患者，男性，45 岁，右髋 AP 位平片显示轻微骨质疏松。（B）放射性核素骨扫描显示右侧股骨头浓聚（另见图 13.29）

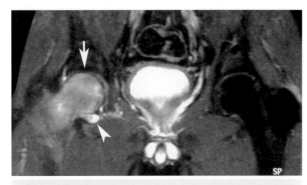

图 13.29　髋关节一过性骨质疏松。冠状位反转恢复序列 MR 图像显示股骨头颈部有严重的水肿（箭）和关节积液（箭头）

- 最近一项观察发现许多病例的病程早期，高分辨率 MRI 可以显示小的软骨下骨折。这可能会改变我们对 TOH 的理解，因为它提示股骨头软骨下骨折可能是 TOH 的原因而不是结果。
- 令人困惑的是，一些 TOH 病例进展为伴有软骨下塌陷的骨坏死的放射学表现，但大多数并非如此。
- 自限性，通常在几个月后逆转。治疗方法为禁止负重、止痛和双膦酸盐治疗。

　　**一过性区域性骨质疏松症**（transient regional osteoporosis, TRO）[**一过性区域性游走性骨质疏松症**（transient regional migratory osteoporosis, TRMO）]

- 下肢关节疼痛伴骨髓水肿，类似于 TOH。
- 不同部位多次发作。
- 各关节的临床病程与 TOH 相似。

　　**复杂性区域疼痛综合征**（complex regional pain syndrome, CRPS），以前称为反射性交感神经营养不良（RSD）和 Sudeck 萎缩。

- 肿胀、极度疼痛和感觉过敏，通常呈"手套"或"袜子"分布，延伸到受累肢体的远端。
- 局部骨质疏松症。
- 大多数病例都是在受伤之后发生的。可继发于偏瘫。
- 病理生理学复杂，尚未完全了解，中枢神经系统、躯体神经系统和自主神经系统都有改变。
  - □ 交感神经和副交感神经失衡被认为是导致局部骨质疏松的原因之一。
- 影像学表现（图 13.30）：
  - □ 平片：快速发展的局部骨量减少。
    - ◇ 侵袭性骨质疏松症模式，与侵袭性浸润性病变相似。
    - ◇ 可能出现在发病后 2 周内。
  - □ 骨扫描：异常早于平片。三个时相都呈浓聚改变。
  - □ MRI：骨髓斑片状水肿样信号。

## 钙稳态失调

　　骨主要是矿物质（钙羟磷灰石）沉积在主要由胶原（类骨质）组成的基质上。正常的骨强度的基础是正常的矿物质和胶原的成分和数量。

　　代谢、激素或遗传条件会改变基质或钙羟磷灰石的组成或数量，导致骨骼脆弱、变形或脱钙，通常有典型的表现模式。

### 正常钙磷平衡

　　钙磷平衡和钠磷平衡在细胞电解质平衡和依赖能量的细胞代谢中起着关键作用，包括三磷酸腺苷的产生和肌肉活动。

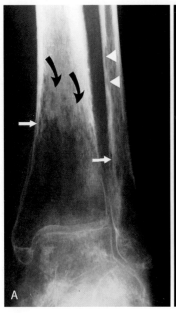
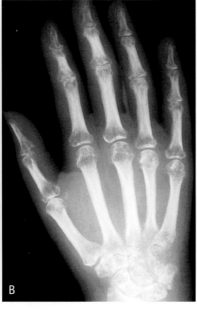

图 13.30　复杂性区域疼痛综合征（以前称为反射性交感神经营养不良）。（A）踝关节 AP 位小腿远端和后足明显脱钙，呈侵袭性改变，表现为皮质内透亮区（直箭）、骨内膜吸收（箭头）以及与相对近侧的正常胫腓骨骨干之间宽的移行带（弯箭）。（B）另一患者手部 PA 位平片显示明显的关节周围骨量减少、腕部和手部广泛软组织肿胀

　　骨骼不仅在结构维持上很重要，而且是巨大的钙磷储备库。大多数骨钙以羟磷灰石钙的形式存在，沉积或释放相对较慢。然而，一小部分骨矿物质是以可溶性骨盐的形式存在的，如果需要的话，可以在几分钟内维持血清钙水平。

- 钙和磷在血清中以结合和游离（非结合）的形式存在。
- 游离钙和磷水平是相对平衡的。
- 正常水平是通过肠道吸收电解质、可用骨储备和肾小管作用来维持的。
- 负责与这些靶点相互作用的激素是甲状旁腺激素（PTH，甲状旁腺激素）、维生素 D 和降钙素。

### 关键概念

**钙稳态**

甲状旁腺激素和维生素 D 是钙磷稳态的两种主要调节剂

甲状旁腺激素作用于骨骼和肾脏，升高血钙，同时轻度降低磷酸盐水平

维生素 D 作用于骨骼和肠道，调节血清钙和磷水平以达到磷平衡

维生素 D 依赖于饮食摄入量和小肠、肝脏和肾脏的正常功能

## 甲状旁腺激素（PTH）

- 由四个甲状旁腺产生。
- 低水平的血清钙会诱导腺体产生这种激素。
- 甲状旁腺素作用于多个部位，以增加血清中钙水平。
  □ 肾脏：甲状旁腺素作用于近端小管，通过钙 - 磷泵促进磷酸盐排泄和钙的重吸收。甲状旁腺素还作为辅助因子促进维生素 D 的完全活性形式 1, 25- 羟基维生素 D（1, 25- 维生素 $D_3$）的合成，从而通过维生素 D 的作用间接增加钙水平。
  □ 骨：甲状旁腺素刺激破骨细胞介导的骨吸收，导致钙羟磷灰石溶解，从而增加血液中钙和磷水平。
- 基本要点：甲状旁腺素可以增加血液中钙含量，温和地降低血液中的磷含量。

## 维生素 D

- 内源性形式（胆钙化醇、维生素 $D_3$）来自胆固醇，并于暴露在紫外线下后在皮肤中合成。
- 然而，大多数维生素 D 来自饮食补充。
- 外源形式的维生素 D 通过肠道吸收，并在肝脏中转化为 25- 羟基维生素 D。
- 维生素的活性形式随后在肾脏中产生，在那里它被 1- 羟化。

- 1, 25- 羟基化形式是激素（1, 25 维生素 $D_3$）的活性形式。
  □ 作用于骨骼、肠道、肾脏、甲状旁腺和其他组织，包括皮肤。
  □ 在骨骼中，维生素 D 与核内受体结合，导致骨钙素、骨桥蛋白和碱性磷酸酶的转录。这一作用导致钙和磷的动员，也促进了类骨质基质的成熟和矿化。在这一活动中，维生素 D 需要甲状旁腺素作为辅助因子。
    ◇ 骨钙素是一种由成骨细胞产生的激素。除了促进骨形成，骨钙素还有多种其他作用，包括降低胰岛素抵抗和导致急性应激反应（"战斗或逃跑"）。
    ◇ 骨桥蛋白是一种连接蛋白，由成骨细胞和骨细胞等多种细胞产生。除了有助于骨形成，骨桥蛋白还有其他作用，包括促进类风湿性关节炎和炎症性肠病的炎症细胞激活。
  □ 在肠道中，1, 25- 维生素 $D_3$ 导致钙结合蛋白的产生，从而增加肠道钙的运输，被动吸收磷酸盐。维生素 D 的这种作用需要甲状旁腺素作为辅助因子。
  □ 作用于增加近端肾小管的磷酸盐吸收，也需要甲状旁腺素的存在。
  □ 抑制甲状旁腺释放甲状旁腺激素，是甲状旁腺激素在骨骼中作用的辅助因子。
- 基本要点：维生素 D 会增加血液中的钙和磷水平。

## 降钙素

- 不如甲状旁腺素和维生素 D 重要。
- 主要由甲状腺的滤泡旁细胞产生。
- 甲状旁腺素的拮抗剂。
  □ 作用：抑制破骨细胞介导的骨吸收，促进肾钙清除。
- 血液中钙水平的增加会导致降钙素水平的增加。
- 基本要点：降钙可以降低血液中的钙水平。

## 甲状旁腺功能亢进

### 关键概念

**甲状旁腺功能亢进症**

矿化骨与类骨质的正常比例（*vs.* 骨软化症）

原发性甲状旁腺功能亢进症：通常由功能亢进的腺瘤引起；与多发性内分泌肿瘤有关

继发性甲状旁腺功能亢进症：通常由引起激素生理性激活的肾脏疾病引起

三发性甲状旁腺机能亢进症：最初刺激已纠正，自主激素分泌过剩。典型表现是肾移植患者的四个腺体分泌过多

平片表现：

多个部位的脱矿，最典型的是第 2 和第 3 中节指骨的桡侧骨膜下脱矿

鉴别原发性、继发性甲状旁腺功能亢进的线索：

焦磷酸钙沉积，棕色瘤多见于原发性

骨硬化、骨膜炎、软组织钙化多见于继发性

有三种形式：原发性、继发性和三发性

## 原发性甲状旁腺功能亢进症

- 甲状旁腺腺瘤（占所有病例的 60%~90%）。
- 其余病例：甲状旁腺增生或罕见的腺癌。
- 在大约 10% 的病例中，腺瘤可以是多发性的。
- 发生于 95% 的多发性内分泌肿瘤（MEN）1 型患者和约 25% 的 MEN 2A 型患者。
- 实验室：血清钙水平升高，而血清磷水平下降。
- 临床：通常表现为全身无力、尿路结石、消化性溃疡、胰腺炎、骨关节疼痛和压痛（"骨头、结石和呻吟"）。
- 甲氧基异丁基异腈核医学扫描可能会定位原发腺瘤。治疗方法是手术切除腺瘤。

## 继发性甲状旁腺功能亢进症

- 低钙水平刺激腺体。
- 到目前为止，继发性甲状旁腺功能亢进症最常见的原因是肾功能衰竭。
  - 机制：肾小管功能障碍和排磷能力减弱。血清磷水平升高使钙磷结合导致血清钙水平降低，进而促进甲状旁腺激素的合成。
- 治疗方法可以是内科治疗，也可以是外科治疗（肾移植）。
- 实验室：血钙水平正常或低于正常；血磷升高。

## 三发性甲状旁腺机能亢进症

- 发生于长期存在的继发性甲状旁腺功能亢进症。
- 尽管继发性甲状旁腺功能亢进症的病因已得到纠正（如肾移植），但激素仍产生过剩。
- 甲状旁腺的功能是自主的，尽管没有钙失衡的刺激，腺体仍产生激素。
- 典型表现是肾移植患者的四个腺体增生。
- 治疗方法是手术摘除腺体。
- 实验室检查：血钙正常或高，血磷低。

## 甲状旁腺功能亢进症的影像表现

- 全身性骨脱矿（图 13.31）。
- 最明显的骨丢失表现在表面积最大的部位，因为破骨细胞位于骨表面。因此，骨丢失在骨膜下、皮质内、骨内膜、骨小梁、软骨下和韧带下最为明显（图 13.32，图 13.31）。
- 骨膜下：
  - 甲状旁腺功能亢进症特有的骨吸收：沿第 2 和第 3 中节指骨的桡侧骨膜下。
  - 指骨远端甲粗隆骨吸收（肢端骨溶解，图 13.31）。
  - 骨膜下骨吸收的其他部位包括肱骨、股骨和胫骨的内侧；肋骨上下缘；以及齿槽骨板。
- 软骨下：
  - 可类似于炎症性关节病，尤其见于骶髂关节、肩锁关节、胸锁关节、颞下颌关节和耻骨联合（图 13.32）。
- 韧带下：
  - 最常见的部位是股骨转子、坐骨结节、跟骨下表面、锁骨远端和肘部。
- 皮质内和骨膜下吸收可以类似于高度侵袭性的肿瘤，而骨内膜骨吸收可以类似于骨内侵蚀，如多发性骨髓瘤等（图 13.33）。
- 其他典型表现：
  - 颅骨："椒盐征"外观（图 13.31B）。
  - 软组织钙化（由于钙磷乘积升高所致）。
  - 骨膜炎（图 13.34）。
  - 二水焦磷酸钙沉积和骨硬化（图 13.35）。软组织钙化、骨膜炎和骨硬化与钙磷乘积升高有关，继发性甲状旁腺功能亢进症中更为常见。
  - 甲状旁腺功能亢进症导致骨骼脆弱而出现机能不全性骨折。
  - 棕色瘤（图 13.36）。
    - 破骨细胞和纤维组织堆积，并伴有不同的囊变。
    - 可能含有血液成分，因此得名。
    - 影像学表现：偏心性、溶骨性病灶，偶见于皮质内，常为膨胀性病变，放射学上易与骨巨细胞瘤或纤维结构不良相混淆。可以是多发性的。原发疾病治疗后可以痊愈。
    - 患病率以原发性甲状旁腺功能亢进症最高（高达 40%），但也可见于继发性甲状旁腺功能亢进症。由于继发性甲状旁腺功能亢进症比原发性更常见，因此大多数棕色肿瘤发生在继发性甲状旁腺功能亢进症。

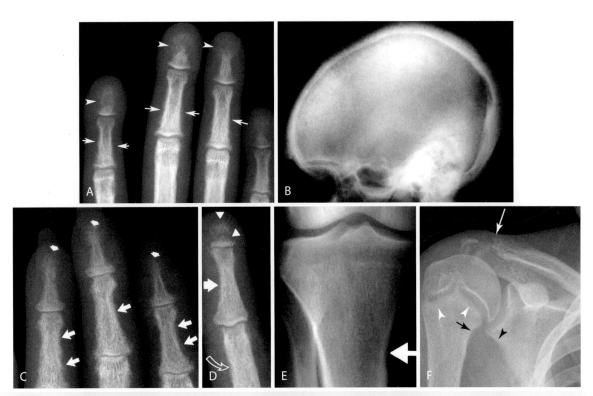

图 13.31　甲状旁腺机能亢进症的平片表现。（A）手指的 PA 位平片显示弥漫性骨质脱矿。骨小梁因弥漫性吸收而模糊。注意指骨远端甲粗隆（箭头）和中节指骨（箭）的局限性骨吸收。（B）头颅侧位平片呈椒盐样改变。（C）手指 PA 位平片显示指骨骨膜下骨吸收（箭）和皮质下甲粗隆吸收（箭）。（D）手指 PA 位平片显示骨膜下骨吸收（实心箭）在桡侧（图像左侧）较明显。还要注意皮质内（空心箭）和甲粗隆（箭头）吸收。（E）胫骨近端的 AP 位平片显示胫骨近端干骺端内侧有骨膜下骨吸收（箭）。（F）儿童肩部 AP 位平片显示锁骨外侧吸收（白箭）、近端干骺端内侧（黑箭）和肩胛颈内下缘（黑箭头）骨膜下吸收，均有模糊的边缘。还可见肱骨近端生长板增宽、干骺端近侧边缘模糊（白箭头）

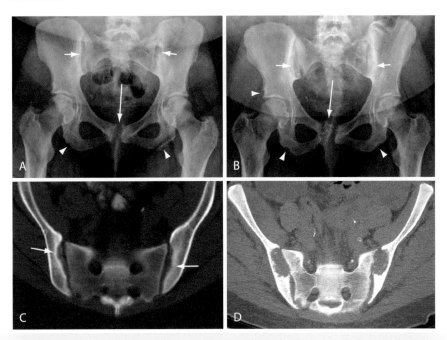

图 13.32　骨盆，甲状旁腺功能亢进症的平片表现。原发性甲状旁腺功能亢进症患者确诊时（A）和 6 个月后（B）的 AP 位平片。患者最初拒绝治疗。注意耻骨联合（长箭）、骶髂关节髂骨侧（短箭）以及腘绳肌起始处的坐骨结节（箭头）的骨吸收进展。（C 和 D）不同患者的 CT 图像显示双侧软骨下骨吸收（C，箭）。这些病例与炎性关节病不同，吸收累及骶髂关节的纤维部分

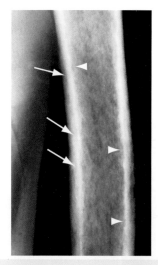

图 13.33　继发性甲状旁腺功能亢进症患者的肱骨 AP 位平片显示多发皮质内透亮区（箭）和骨内膜骨吸收（箭头），类似于侵袭性肿瘤

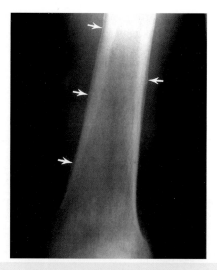

图 13.34　继发性甲状旁腺功能亢进症患者股骨远端的 AP 位平片显示实性骨膜新骨形成（箭）

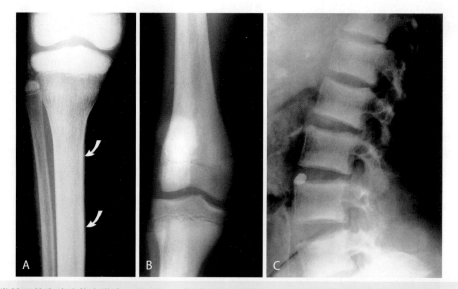

图 13.35　继发性甲状旁腺功能亢进症和骨硬化。（A）胫骨近端的 AP 位平片显示骨骺硬化和胫骨骨干实性骨膜新生骨（箭）。（B）膝关节 AP 位平片显示广泛骨密度增高，可见皮质骨增厚。（C）腰椎侧位平片显示典型的橄榄球衣征，即高密度和透亮区呈条带状交替分布，骨硬化靠近终板

□ 纤维囊性骨炎是骨量减少、骨畸形和棕色瘤的综合表现，是慢性甲状旁腺功能亢进症的典型表现（图 13.37）。由于早期的干预，现在很少看到这种情况。

□ 肌腱和韧带的松弛与断裂（图 13.38）。

## 骨软化症和佝偻病

　　维生素 D 缺乏会导致成人的骨软化症和儿童的佝偻病。

---

**关键概念**

**骨软化症**

维生素 D 缺乏

干扰活性维生素 D 合成的多种原因

相对于类骨质，矿物质减少

骨密度降低和假性骨折（较疏松的区域）

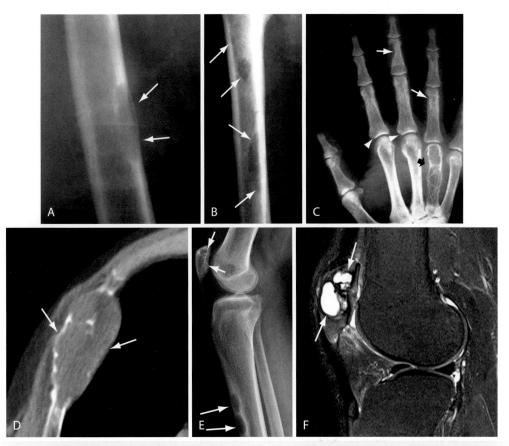

图 13.36　甲状旁腺机能亢进症的棕色瘤。（A）股骨 AP 位平片显示轻度膨胀的皮质内溶骨性肿块（箭）。（B）股骨 AP 位平片显示多个棕色肿瘤（箭）。（C）手部 PA 位平片显示第 4 掌骨的棕色瘤（黑箭）以及甲状旁腺机能亢进症的其他典型特征：弥漫性骨脱钙、骨膜下骨吸收和边缘性软骨下骨吸收（箭头）。第 3 指中节指骨和第 4 指近节指骨另外可见两个棕色瘤（箭）。（D）右肋骨 CT 轴位扫描显示典型的棕色瘤，呈膨胀性溶骨灶（箭）。（E）甲状旁腺功能亢进症患者，平片显示在髌骨（短箭）和胫骨前缘皮质（长箭）边缘清晰的溶骨性病变，符合棕色瘤。（F）与（E）同一患者，脂肪抑制 $T_2$ 加权矢状位显示棕色瘤（箭）的 $T_2$ 加权明显高信号。棕色瘤的 MR 表现因为肿瘤内出血、囊性变和纤维组织的相对数量不同而异。请注意，没有软组织肿块

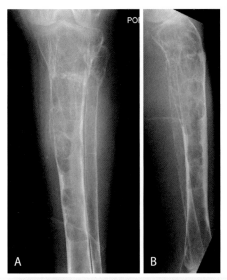

图 13.37　纤维囊性骨炎。小腿正侧位平片显示严重的骨丢失和多发透亮的棕色瘤

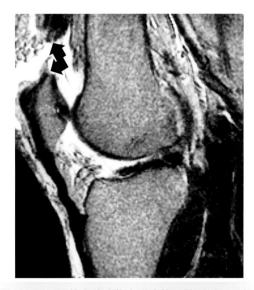

图 13.38　甲状旁腺功能亢进症的肌腱断裂。原发性甲状旁腺功能亢进症患者，膝关节矢状位 $T_2$ 加权 MR 图像显示股四头肌腱髌骨附着处急性断裂（箭）

### 骨软化症（软骨症）

- 骨矿物质减少，类骨质保存不变。
- 全身性骨脱矿是其主要特征。
  - 与甲状旁腺功能亢进症和骨质疏松症比较：它们都会导致弥漫性的骨矿物质丢失，这在平片上可以显示。甲状旁腺功能亢进症和骨质疏松症同时减少骨矿物质和类骨基质。骨软化症减少矿物质含量，但类骨质（相对）保存完好。这是因为在骨软化症中成骨细胞丧失了在软骨基质上沉积羟磷灰石晶体的能力。因此，骨软化症病理变化与它们不同。
- 原因：母亲的以下任何一种情况都可能导致新生儿或婴儿佝偻病：
  - 缺乏饮食摄入。
  - 缺乏阳光曝晒：皮肤黝黑，文化原因（身体被遮盖），季节性。
  - 肠道对维生素 D 或钙的吸收减少，表现为吸收不良，如克罗恩病、乳糜泻或小肠切除术。
  - 肝细胞疾病：干扰维生素 D 的 25- 羟基化。
  - 肾脏疾病：干扰 25- 维生素 D 的 1- 羟基化。
  - X- 连锁低磷酸血症。
    - 一种抗维生素 D 的佝偻病。
    - 由于遗传缺陷，肾脏减少了 1, 25- 羟基维生素 D 的产生和磷酸盐的重吸收。
    - 导致可用于骨矿化的磷酸盐减少。
    - 成骨细胞功能也存在内在缺陷，这会进一步损害骨生成。
  - 受体抵抗维生素 D 的作用（罕见）。
  - 苯妥英钠（Dilantin）和苯巴比妥等药物会干扰维生素 D 羟化。
  - 肿瘤源性骨软化症通常是良性肿瘤产生的激素引起的，该激素干扰了磷酸盐的肾小管重吸收（例如，成纤维细胞因子 23）。
    - 这些肿瘤大多是小的、良性的、无症状的。
    - 例如，血管瘤、非骨化性纤维瘤、骨巨细胞瘤、血管外皮细胞瘤和磷酸盐尿性间叶性肿瘤。切除肿瘤，骨软化症可以治愈。
    - 影像诊断可能具有挑战性。用奥曲肽正电子发射计算机断层扫描或单光子发射计算机断层扫描（SPECT）可以发现一些肿瘤。全身核磁共振也可以使用。
    - 肿瘤源性骨软化症很少见。

骨软化症的平片表现：

- 广泛性骨脱矿。
- 平片表现：骨软化症的骨骼表现为透亮、粗糙和模糊（图 13.39），这可能是由骨密度降低和非矿化类

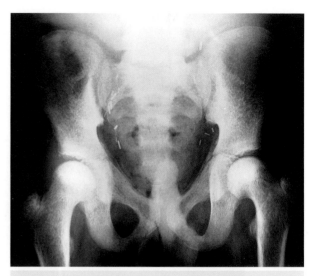

图 13.39　AP 位平片显示弥漫性骨脱钙和粗糙外观，是骨软化症的典型表现

骨质的密度共同作用所致。

- Looser 带，或假骨折线：
  - 骨软化症的高度特异性表现。
  - 机械负荷部位的线状类骨质矿化不足区（图 13.40）。常双侧对称。
  - 垂直于骨骼皮质的线状透亮带，不完全穿透整个骨骼宽度。
  - 通常发生在骨弯曲的凹陷（压缩）侧。
    - 与许多应力性骨折或 Paget 病的假性骨折不同。
  - Looser 带的特征位置包括近端股骨内侧、耻骨、近端尺骨背侧、肩胛骨远部和肋骨。

### 佝偻病

- 佝偻病是生长发育中骨骼的骨软化症。
- 佝偻病患者缺乏维生素 D 会导致生长板临时钙化区的矿化减少。尤其是在骨骼快速生长的部位，如股骨近端和远端、胫骨近端、肱骨近端和桡骨远端的表现尤为明显。

#### 佝偻病的放射学表现

- 典型表现是矿化减少、生长板软骨过度生长（生长板增宽），常伴有干骺端扩张（图 13.41A）。
- 肋骨末端：肋骨某端膨大形成串珠肋（图 13.40B）。
- 全身性"骨质软化"：股骨弯曲，负重开始后有时可以出现奇异畸形，这是由反复的机能不全性骨折所致（图 13.41C）。严重者可表现为骨骼粗短，提示骨骼发育不良。
- Salter-Harris I 型骨折（股骨头骨骺滑脱），常发生在两侧髋关节。
- 纠正代谢缺陷将逆转骨骺表现，但骨变形常在一定程度上持续存在（图 13.42）。

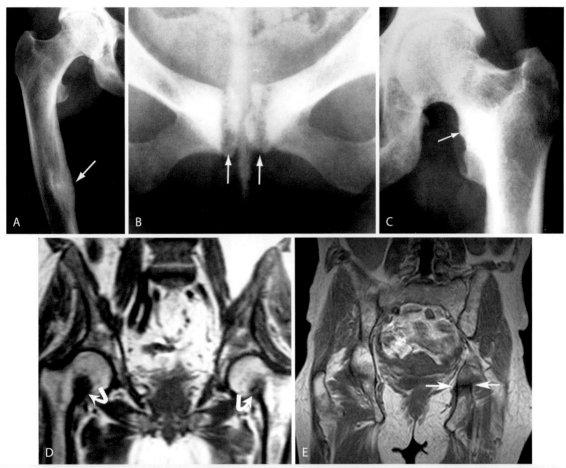

图 13.40　假骨折线（Looser 带）。（A）股骨的 AP 位平片显示假性骨折的典型表现，即股骨的凹侧或承重面不完全的横向线状透亮带（箭）。（B）骨盆 AP 位平片显示双侧耻骨内侧对称性透亮线（箭），符合假性骨折。（C）左股骨 AP 位平片显示，负重的股骨颈基底部内侧边缘不清晰的线状透亮影，周围有硬化灶（箭）。（D）同一位患者的髋关节冠状位 T$_1$ 加权 MR 图像显示股骨颈双侧对称性假性骨折，较大范围的信号减低区（箭）就是平片所见的硬化带。（E）另一患者的骨盆冠状位 T$_1$ 加权 MR 图像显示左侧坐骨（箭之间）的 Looser 带

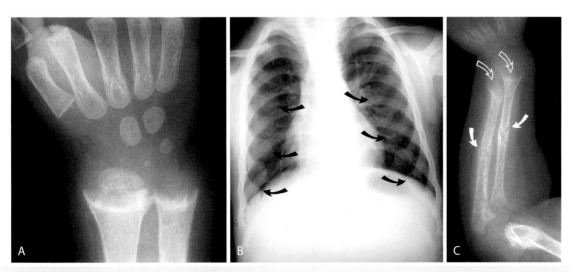

图 13.41　佝偻病的平片表现。（A）腕关节 PA 位平片显示生长板增宽，临时钙化区不规则，尺、桡骨远端干骺端扩张。可见弥漫性骨量减少和骨小梁粗糙。（B）AP 位胸片显示双侧肋骨软骨交界处广泛性串珠状增大（箭）。（C）前臂的 AP 位平片显示佝偻病特征性表现以及桡、尺骨机能不全性骨折（实心箭）。注意：弥漫性骨脱钙、骨小梁粗糙、干骺端变宽、临时钙化带边缘不规则（空心箭）

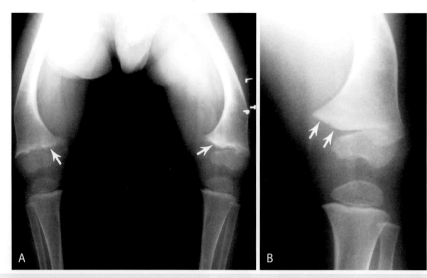

图 13.42　治疗前后的佝偻病。（A）膝关节 AP 位平片显示股骨干骺端临时钙化带（箭）不规则、干骺端扩张和股骨远端内翻畸形。（B）治疗后，左膝 AP 位平片显示生长板变窄，股骨远端临时钙化带（箭）恢复光滑轮廓，干骺端扩张减轻。股骨内翻畸形持续存在

**关键概念**

**佝偻病**

佝偻病 = 儿童软骨病

生长板增宽（临时钙化带未矿化）

干骺端不规则、扩张；治疗后干骺端可以硬化

下肢骨骼弯曲（其他：先天性、Blount 病、神经纤维瘤病 1 型、成骨不全、软骨发育不全）

肋骨末端膨大（串珠肋）

Salter-Harris I 型骨折，股骨头骨骺滑脱

**佝偻病的鉴别诊断**

■ Schmid 型干骺端软骨发育不良，表现与佝偻病相似，生长板增宽，但该病是由软骨骨化的先天性异常所致，其实验室指标和骨矿化正常。

■ 低磷酸酯酶症骨量重度减低、生长板较宽，可见多处骨折。然而，血清碱性磷酸酶水平较低，这与其他原因佝偻病的高碱性磷酸酶水平不同。该病很少见。

## 肾性骨营养不良

**关键概念**

**肾性骨营养不良**

长期肾功能衰竭

甲状旁腺功能亢进症和骨软化症的综合特征；其中之一可能占主导地位

骨密度增加

软组织钙化：血管、肿瘤样钙质沉着症

淀粉样变性

慢性肾功能衰竭导致复杂的激素和电解质失衡以及钙稳态的改变。目前慢性肾脏疾病 - 矿物质和骨代谢异常（CKD-MBD）这个概念将激素和血清钙磷变化、骨异常和软组织钙化统一起来。

■ 肾性骨营养不良是这种综合征必须具备的因素。

■ 肾性骨营养不良的影像表现不同程度地包括甲状旁腺功能亢进、骨软化和骨硬化（图 13.43 和图 13.44）。

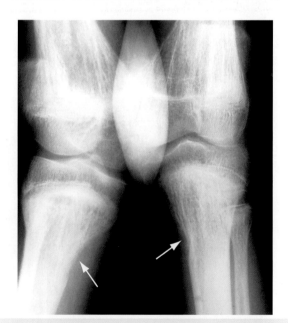

图 13.43　男性患儿，肾性骨营养不良，双膝 AP 位平片显示骨软化和甲状旁腺功能亢进的综合特征。可见骨软化症的典型表现：粗糙骨小梁，也可以见到甲状旁腺功能亢进症的典型表现：胫骨上端凹侧皮质的骨膜下骨吸收（箭）。本例所示的膝外翻常见于儿童甲状旁腺功能亢进症患者

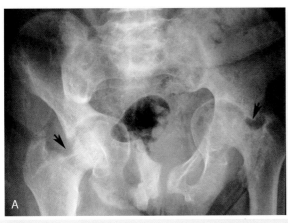
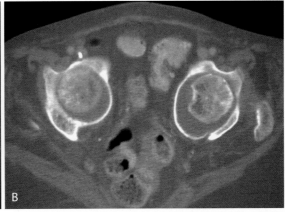

图 13.44　**肾性骨营养不良。**骨盆 AP 位平片（A）和 CT 轴位（B）显示肾性骨营养不良的严重表现，包括髋臼内陷、骶髂关节和耻骨联合软骨下骨吸收、双侧股骨颈骨膜下骨吸收（A，箭）、脊柱橄榄球衣征、右侧耻骨机能不全性骨折、弥漫性骨小梁粗糙、骨密度高低混杂

简化的肾性骨营养不良病理生理学：

- 肾功能衰竭导致高磷血症，从而增加甲状旁腺素的合成，减少肾脏中 1, 25- 羟基维生素 D 的产生。
- 维生素 D 的生成减少会激活甲状旁腺素的合成。
- 因此，肾功能衰竭患者将同时经历甲状旁腺素升高和活性维生素 D 减少。
- 这些不同激素和代谢失衡的相互作用（以及本简化讨论中省略的其他因素）在不同的患者中表现不同，因此临床和影像表现各不相同。
  - 部分患者表现为高骨转换为特征的肾性骨营养不良。这些患者的甲状旁腺功能亢进症的影像表现最为明显。甲状旁腺素、磷酸盐和碱性磷酸酶（骨转换的标志）增加。血清钙降低。
  - 部分患者骨转换低，甲状旁腺水平正常。主要表现为骨软化症。PTH 可以是正常的。
  - 许多患者影像学表现同时具有甲状旁腺功能亢进症和骨软化症的特点。
- 此外，钙磷乘积升高导致骨和软组织中钙沉积（有个奇怪的名字：转移性钙化），导致骨密度增加，广泛的血管钙化，许多患者有不同程度的其他软组织钙化。
- 治疗在一定程度上取决于骨转化、矿化程度和骨体积中类骨质比例。如上所述，影像学表现可以提供骨转换高低的依据，但准确评估可能还是需要骨活检。

　　历史记录：以往，血液透析和口服磷酸盐结合剂中的铝是导致肾性骨病的另一个因素，但现在已不再使用。

**其他疾病**

- 透析相关性淀粉样变性（DRA）可见于接受长期透析的患者。β -2 微球蛋白是一种正常的细胞表面抗原，

不能通过透析完全清除。长期的透析会导致 β -2-微球蛋白的积聚，形成淀粉样纤丝。淀粉样物质沉积在关节内部和周围以及椎间盘，其影像学表现与感染相似（图 13.45，另见图 9.110、图 9.111 和图 9.112）。
  - 淀粉样变性已在第 9 章关节炎中讨论过。

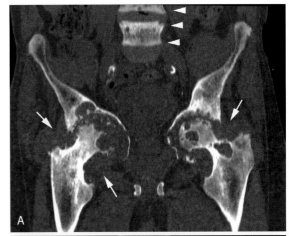
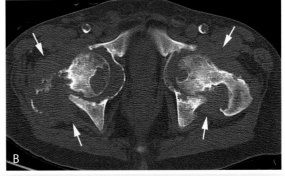

图 13.45　**肾性骨营养不良患者的**冠状位（A）和轴位（B）CT 图像显示双髋关节有肿块状淀粉样物质沉积（箭）。注意淀粉样物质沉积造成双侧股骨头和左侧股骨颈的大范围侵蚀。也可以见到脊柱的橄榄球衣征（A，箭头）、髋臼内陷和大粗隆上方的肌腱附着点的骨吸收

- 由于慢性免疫抑制，骨髓炎和感染性关节炎的风险增加。
- 长期服用类固醇治疗会增加 AVN 的风险。
- 病理性骨折和软骨下骨质塌陷发生在骨量减少骨骼。
- 钙过敏症（钙化性尿毒症性小动脉病，CUA）。
  - 皮肤的供血小动脉转移性钙化，随后出现不明原因的血栓形成，导致皮肤坏死（回想一下，转移性钙化 = 钙化是由于钙磷乘积增高所致，而不是恶性肿瘤）。
  - 许多相关的危险因素包括药物、糖尿病、肥胖、女性、蛋白质 S 或 C 缺乏症等。
  - 尽管称为钙过敏症，但并不是免疫介导的。

### 肾性骨营养不良的影像学表现

通常包括甲状旁腺功能亢进症和骨软化症，以及不同程度的骨硬化：

- 混合性骨密度，骨密度降低和硬化区混合存在。总体骨密度常增加（见方框 13.2）。

- 椎体终板硬化：脊椎橄榄球衣征（传统的橄榄球球衣有宽阔的水平条纹）。
- 广泛的软组织钙化：
  - 血管钙化，尤指动脉钙化。
  - 关节旁钙磷沉淀物堆积，有时会呈钙乳症的液态；呈体积大且呈多囊状时，称为肿瘤样钙质沉着症（图 13.46）。

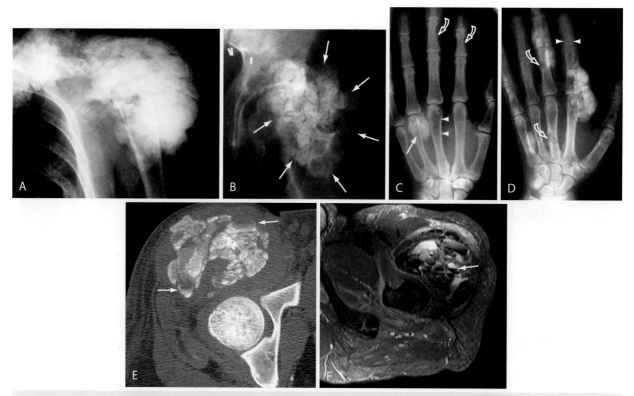

图 13.46　肿瘤性钙质沉着症。（A）左肩 AP 位平片显示肿瘤性钙质沉着症的大量关节旁软组织钙化。可见骨骼弥漫性脱矿、左侧肋骨多发性骨折。（B）左髋 AP 位平片显示肿瘤钙质沉着症所致的关节旁多个钙化灶（箭）。（C）右手 PA 位平片显示肿瘤性钙质沉着症的软组织钙化灶（箭）和甲状旁腺功能亢进引起的弥漫性骨脱钙、骨膜下骨吸收（空心箭）和第 3 掌骨棕色肿瘤（箭头）。（D）右手 PA 位平片显示多发性肿瘤性钙质沉着、弥漫性骨脱矿、第 3 掌骨和指骨棕色瘤（空心箭）和第 2 指中节指骨 Looser 带（箭头）。（E）长期透析患者，右髋 CT 图像显示前方肿瘤性钙质沉着。注意一些充满钙质的囊内隐约可见分层（箭）。（F）脂肪抑制 $T_2$ 加权 MR 图像也显示分房内的液-液平面（箭），沉积在下方的钙质在所有序列上均呈低信号

- 除甲状旁腺功能亢进症的典型特征外，还可以见到功能不全性骨折和 Looser 带。

## 甲状旁腺功能减退

- 甲状旁腺不能产生足够的激素来维持钙稳态。
- 最常发生在甲状旁腺功能亢进症甲状旁腺切除术后。
- 实验室检查：低钙血症和高磷血症。
- 临床表现：易怒、癫痫和手足抽搐。
- 影像学表现：
  - 转移性的磷酸钙盐沉积，通常位于皮下或大脑的基底节区。
  - 骨硬化可以是局限性的，也可以是全身性的。骨质疏松症很少见。

### 假性甲状旁腺功能减退症

- 靶细胞对 PTH 的抗性。
  - 临床表现类似甲状旁腺功能减退症。
- 实验室检查：血清甲状旁腺素水平较高。
- 特征的体型：矮小、肥胖，掌骨和跖骨短，特别第 1、4、5 跖骨（图 13.47）。
- 身材矮小和掌骨骨小是由生长板早期闭合引起的。
- 颅盖骨可以增厚，颅内和软组织可以出现钙化。也可见不寻常的小骨软骨瘤，与骨干成直角突出（图 13.47D）。
- 放射学特征在其他方面类似于甲状旁腺功能减退症。

### 假假性甲状旁腺功能减退症

- 临床和放射学上与假性甲状旁腺功能减退症相同。
- 实验室检查：血清甲状旁腺素和钙的水平正常。

## 甲状腺相关疾病

### 甲状腺功能减退

- 成人：轻度骨质疏松、软组织水肿和肌病。
- 儿童：骨骼成熟严重延迟（图 13.48A）。
- 牙齿发育也严重延迟。
- Wormian 骨（缝间骨）。
- 胸腰椎交界处的子弹状椎体（图 13.48B）。
- 骨骺碎裂（发生在股骨近端骨骺时类似于 Legg-Calvé-Perthes 病）。

### 甲状腺功能亢进

- 骨转换增加，骨密度降低。

### 甲状腺性杵状指 / 趾

- 甲亢治疗的罕见后遗症。
- 可见蓬松、实性的大量骨膜新生骨，尤其是跖骨 / 跗骨和指 / 趾骨（图 13.49）。
- 还有：杵状指和软组织肿胀，如眼眶（眼球突出）和下肢（黏液水肿）。

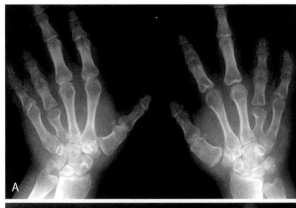
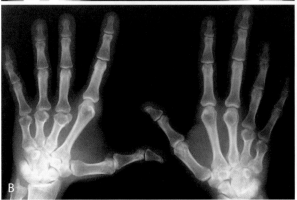
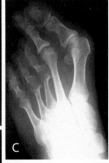
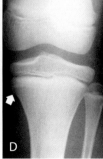

图 13.47 假性甲状旁腺功能减退症的平片特征。（A）手的 PA 位平片显示多个小管状骨的特征性缩短和轻度增宽，本例以第 1 和第 4 掌骨为主。（B）另一患者的手部 PA 位平片显示右第 3 至 5 掌骨以及左第 4、5 掌骨明显缩短。（C）足部正位平片显示第 3 至 5 跖骨缩短。（D）膝关节 AP 位平片显示微小的骨软骨瘤（箭）

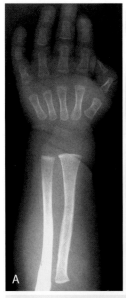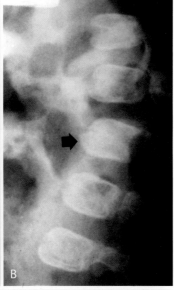

图 13.48　女婴，11 月龄，先天性甲状腺功能减退症。（A）手和前臂 PA 位平片显示骨骼成熟严重延迟，腕骨和骨骺完全没有骨化。（B）胸腰椎交界处的侧位平片显示子弹形椎体（箭）

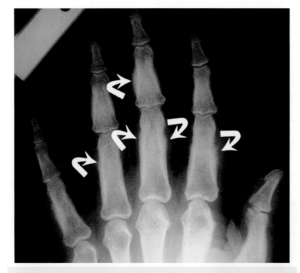

图 13.49　甲状腺性杵状指患者手部的 PA 位平片示近、中节指骨大量蓬松的骨膜新骨形成（弯箭），手指普遍肿胀

## 其他代谢性疾病

### 氟骨症

- 氟或含氟化合物是从地下水或其他来源经消化道摄入或自呼吸道吸入。
- 世界许多地区，地下水中氟含量高是常见的。
- 氟化物被结合到骨骼中。由此产生的含氟盐相对不溶，很难去除，这干扰了正常的骨转化和正常的钙代谢。

- 长期接触会导致骨骼平片上密度较高，但强度较弱（图 13.50）。骨折风险增加。
- 软组织钙化，尤其是结缔组织和骨膜。
- 钙代谢受损会导致继发性甲状腺功能亢进。
- 氟斑牙是由儿童早期较温和的暴露引起的。牙齿外观斑驳，对龋齿有很强的抵抗力。

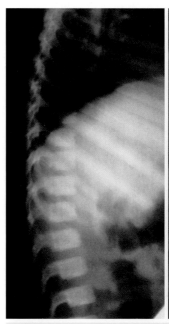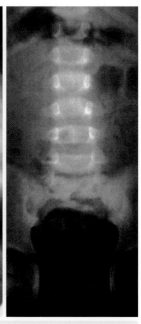

图 13.50　氟中毒。非洲儿童，4 岁，居住地饮用水中氟化物含量高。注意弥漫性骨密度增加，侧位平片显示明显

### 维生素 A 过多症

- 原因：摄入过多。
- 儿童特别容易受到维生素 A 中毒的影响。
- 骨骼转换增加。
- 血清钙升高，软组织钙化。
- 骨膜新骨形成可以非常显著（图 13.51）。
- 影像学表现可能类似于 Caffey 病（婴儿骨皮质增生症）。维生素 A 增多症中下颌骨受累通常少见，而下颌骨骨膜新骨形成是 Caffey 病的典型表现。
- 在脊柱上可以类似 DISH 和血清阴性的脊柱关节病。
- 肝脾肿大和肝中毒性黄疸。
- 急性中毒性脑积水。

### 维甲酸类药物

- 维甲酸衍生物与维生素 A 有关，用于治疗痤疮和神经母细胞瘤的化疗药物。
- 在儿童中，骨骼的生长和成熟速度加快。

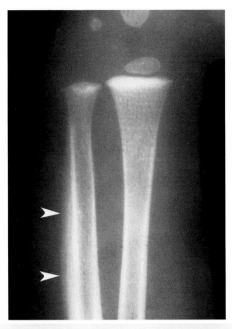

图 13.51　维生素 A 增多症。注意尺骨远段（箭头）密实的骨膜新骨形成，这是非特异性表现。这名儿童口服了过量的维生素 A

■ 与维生素 A 增多症一样，脊柱中新骨形成可能类似 DISH。使用维甲酸类药物，最常见于颈椎（图13.52）。

■ 已观察到韧带和肌腱钙化或骨化。

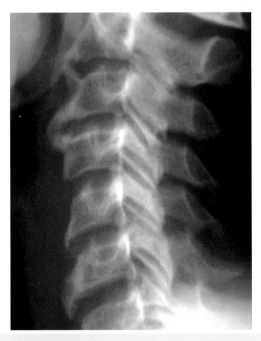

图 13.52　维甲酸关节病。患者，男性，22 岁，颈椎侧位显示明显的颈椎前缘骨赘，与年龄不相符。有使用维生素 A 类似物维甲酸来治疗皮肤病的既往史（图片经BJ Manaster, MD 特许可使用，摘自美国放射学会学习档案）

## 维生素 D 过多症

■ 实验室检查：高钙血症、高钙尿和磷尿症。

■ 原因：

  □ 摄入过多。

  □ 有时结节病之类肉芽肿性疾病和淋巴瘤（罕见）能够在肾外激活维生素 D。

■ 影像学表现大多与高钙血症有关：软组织转移性钙化、肾结石和胰腺炎。

■ 可能会发生全身性骨量减少。

■ 儿童的临时钙化区变宽，形成干骺端致密横行带。

## 重金属中毒

■ 几种重金属，最明显的是铅，对破骨细胞具有毒性，导致骨密度增加和干骺端缺乏正常重塑、管状化不足。

■ 儿童生长期正常也可以发现干骺端致密带（框13.3），但出现在腓骨近端、尺骨远端等非负重的长骨时，强烈提示铅中毒（图 13.53）。

■ 愈合中的佝偻病也会出现干骺端致密带。临床病史以及佝偻病其他表现（如干骺端增宽）有助于作出正确的诊断。

■ 干骺端致密带的罕见原因包括维生素 D 过多症、治疗后的甲状腺功能减退，以及极少见的坏血病。

## 坏血病

■ 原因：膳食中维生素 C 摄入量低。

■ 维生素 C 是合成胶原蛋白所必需的，因此也是骨基质（类骨质）、软骨、肌腱和韧带合成所必需的。没有维生素，胶原蛋白的生成就会减少，从而骨骼的生成也会减少。

■ 影像学表现：弥漫性骨脱矿。

■ 机能不全性骨折可能性增加。

| 框 13.3　干骺端致密带（部分原因列表） |
| --- |
| 重金属中毒（如铅） |
| 愈合中的佝偻病或甲状旁腺功能亢进症 |
| 治疗后的白血病 |
| 创伤 |
| 化疗 |
| 生长恢复线（细且清晰） |
| 负重骨骼的正常变异 |
| 慢性贫血 |
| 维生素 D 增多症 |
| 石骨症 |
| 双膦酸盐疗法，如用于成骨不全 |

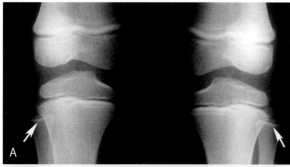

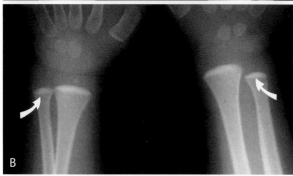

图 13.53 两例铅中毒。（A）膝关节 AP 位平片显示两侧股骨、胫骨和腓骨有多条干骺端致密带（箭）。腓骨干骺端密度增加强烈提示重金属中毒。（B）双腕 AP 位平片显示两侧桡尺骨（箭）干骺端致密带。尺骨远端干骺端密度增加高度提示铅中毒

- 儿童：
  - □ 广泛明显的骨膜下出血和随后的骨膜骨化。
  - □ 骨小梁减少导致长骨皮质变薄，平片显示异常清晰。
- Wimberger 环征指骨骺边缘硬化，与骨骺骨化中心的骨生成紊乱有关（不要与先天性梅毒多灶性干骺端破坏的 Wimberger 征混淆）。
- Frankel 线，这是一条与生长板相邻的干骺端致密线。
- Trummerfeld 区，位于 Frankel 线近侧的透亮区。

- Pelkan 骨刺，从干骺端向远端延伸。
- 鉴别诊断包括先天性梅毒和神经母细胞瘤。

## 血液系统疾病

### 血友病
- 一组由凝血因子缺乏引起出血相关性疾病。
- 两种最常见的血友病，血友病 A（凝血因子Ⅷ缺乏症）和血友病 B（凝血因子Ⅸ缺乏症，"Christmas 病"）是 X 连锁隐性遗传，因此只在男性中发生。
- 肌肉骨骼的表现包括关节积血、生长畸形、关节病和肿瘤样血肿。

---

**关键概念**

**血友病**

一组由凝血因子缺乏引起的出血性相关疾病

两种最常见的血友病，血友病 A（凝血因子Ⅷ缺乏症）和血友病 B（凝血因子Ⅸ缺乏症，"Christmas 病"）是 X 连锁隐性遗传，因此只在男性中发生

肌肉骨骼的表现包括关节积血、生长畸形、关节病和肿瘤样血肿

---

### 血友病性关节病
- 可发生在几个关节。
- 通常是不对称的。
- 可能是由轻微创伤引起。
- 最常受累关节：膝、肘和踝。
- 较少见：髋和肩。
- 关节出血多次发作导致滑膜肥大，常有含铁血黄素沉积。
- 平片：关节软组织密度增加（见图 13.54）。

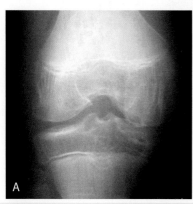
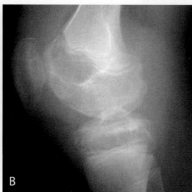
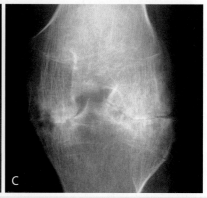

图 13.54 血友病。（A 和 B）男孩，13 岁，膝关节 AP 位及侧位平片显示典型的血友病表现，大量高密度关节积液、方形骨骺增大、干骺端膨大、髁间窝增宽和软骨下侵蚀。注意生长板相对较窄，接近成熟、正在闭合中。（C）男孩，16 岁，典型进展期表现，平片表现与幼年特发性关节炎（JIA）没有区别，但血友病双侧受累（未展示），这在 JIA 不常见

- MRI：关节出血的 $T_1$ 信号升高（高铁血红蛋白）。含有含铁血黄素的滑膜呈低 $T_1$ 信号、中到低 $T_2$ 信号强度，梯度回波序列有特征性的"开花"效应的极低信号（图 13.56），类似于色素沉着绒毛结节性滑膜炎。
- 关节积血会引起滑膜炎症，进而导致局部充血。

- 充血相关性表现：
  - 局部骨量减少。
  - 骨骺过度生长。干骺端扩张和骨骺（"气球状"）增大，骨干相对纤细。典型的表现包括肘关节的桡骨小头增大，膝关节的髁间窝增宽（图 13.55和图 13.54）。

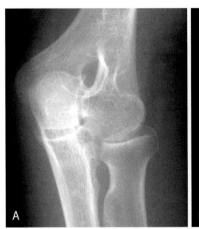
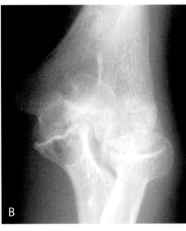

图 13.55　血友病：肘关节。（A）患者，男性，18 岁，肘关节斜位平片显示典型但轻微的血友病改变，髁间切迹增宽、桡骨头过度生长和轻度软骨丢失。（B）患者，男性，34 岁，表现相似但更严重。桡骨头增大、侵蚀性改变更加严重

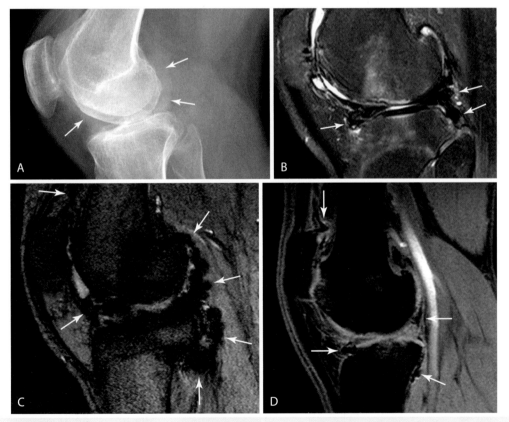

图 13.56　血友病性关节病，慢性期表现。（A）青年血友病患者，膝关节侧位平片显示软骨丢失、软骨下骨不规则，以及隐约可见的高密度滑膜（箭）。（B）同一患者的脂肪抑制 $T_2$ 加权矢状位图像表现相似。滑膜明显低信号（箭），与色素沉着绒毛结节性滑膜炎相似。（C）同一患者的梯度回波序列显示滑膜内巨噬细胞吞噬含铁血黄素所致的典型的"开花样"信号缺失（箭）。（D）另一例，青年患者，轻度血友病。滑膜含铁血黄素较少，快速自旋回波序列（未展示）未发现 B 中的滑膜信号缺失，但在脂肪抑制抗相梯度回波（SPGR）矢状位图像（箭）上可见。在寻找陈旧性或慢性出血的证据时，梯度回波序列对含铁血黄素引起的磁敏感伪影是有用的

□ 生长加速。

□ 生长板早期闭合。

□ 关节软骨被破坏，滑膜炎症造成侵蚀和关节下囊肿（图 13.56）。

□ 继发性退行性关节炎。

　　JIA 可能有相同表现，即过度生长和破坏性，这并不令人惊讶，因为两者都是生长期骨骼的炎性滑膜炎所致。放射学可能无法鉴别这两种疾病，然而两者临床表现不同。

### 血友病假瘤

■ 血肿（骨间、骨膜下或软组织），血液产物导致奇怪的 MRI 信号。

■ 可侵蚀邻近骨质表面，类似侵袭性肿瘤。

■ 股骨、骨盆、胫骨和跟骨是最常见的部位。

■ 由同一部位反复出血引起。

■ 平片表现模式：

□ 骨皮质外或皮质内的扇贝样压迹，对邻近骨骼皮质的压迫性侵蚀。

□ 骨破坏和膨胀性骨膜反应可能广泛，但境界清楚并在愈合过程中出现硬化缘。

□ MRI 表现可能非常奇怪，因为存在不同时段的血液产物（图 13.57）。由于纤维包膜和含铁血黄素沉积，MRI 可显示低信号边缘，而中心信号将根据血肿的时间和其中的血凝块而变化。通常表现为许多不同信号组合，反映了陈旧和反复的出血以及血块的机化。

### 地中海贫血

■ 一组遗传性血红蛋白病，最常见于地中海血统，但也可发生在非洲人后裔中。

■ 最严重的形式是重型地中海贫血（Cooley 贫血，β-

地中海贫血）。

□ 常染色体隐性遗传。

□ 生命早期即有临床症状；儿童期常发生死亡。

□ 骨髓增生伴骨髓腔扩大是主要的放射学特征，可以很明显（图 13.58）。

□ 颅骨：颅骨板障间隙增宽，可呈致密条纹，出现竖发征。骨髓腔扩张使副鼻窦闭塞，牙列改变，并导致眼距过宽。

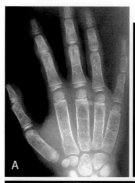
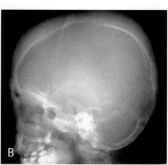
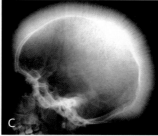
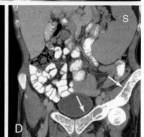

图 13.58　重型地中海贫血：骨髓腔扩大。（A）手 PA 位平片显示弥漫性骨量减少，掌骨和指骨变宽并呈方形。这些特征见于严重骨髓增生和髓腔扩大的疾病。（B）颅骨显示板障增宽，上颌窦闭塞。（C）另一患者表现相似。如此严重的骨髓腔扩张最常见于重型地中海贫血。（D）冠状 CT 重建显示耻骨和髂骨（箭）增粗和脾（S）增大，这与造血增加有关（经医学博士 BJ Manaster 的许可，图像摘自美国放射学会学习文件）

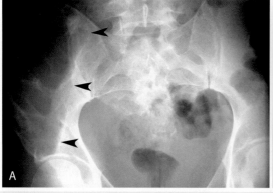
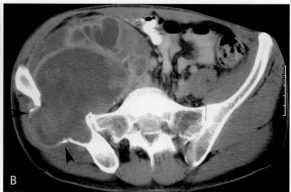

图 13.57　血友病性假瘤。（A）男性，35 岁，骨盆 AP 位平片显示右侧髂翼（箭头）边缘清楚的溶骨性病变。病变内可见假性小梁、无基质。（B）CT 显示境界清楚的巨大软组织肿块，密度不均匀，边缘强化。CT 扫描显示肿块内没有小梁，平片的假小梁是膨胀的假瘤外壳后缘所致（箭头）

□ 四肢骨：骨量减少，骨髓腔增大。股骨远端可能表现为 Erlenmeyer 烧瓶样畸形，就像其他骨髓堆积疾病一样。多次输血会导致血色沉着症，可能表现为焦磷酸二氢钙关节病和骨髓含铁血黄素沉着症（框 13.4）。

□ 轻度地中海贫血的放射学表现较轻或不存在。

---

### 框 13.4　股骨远端烧瓶样畸形

扩张的远端干骺端边缘呈直线而不是凹形

贮积症

　　Gaucher 病

　　Niemann-Pick 病

某些严重的贫血，如镰状细胞病和地中海贫血

多种骨骼发育不良

　　特别是 Pyle 病，管状骨的干骺端扩张而骨干正常的干骺端发育不良，特别好发于膝周围

石骨症

软骨发育不全

破骨细胞毒素，特别是铅等重金属，可导致骨骼生长过程中管状化失败，干骺端增宽

---

## 镰状细胞性贫血

- 这是一种常染色体隐性遗传性血红蛋白病，在 0.2% 的非裔美国新生儿和略低于 0.1% 的西班牙裔美国新生儿中发现。

- 血红蛋白可以聚合，使红细胞（RBC）变形，堵塞微血管。

- 其杂合子的基因可以对抗疟疾。

- 特征：
  □ 贫血。
  □ 骨和软组织梗死。

- 骨髓炎风险增加（沙门菌 > 葡萄球菌、肠道革兰阴性杆菌）。

- 影像学表现：
  □ 与慢性溶血性贫血有关。
  □ MRI 显示骨髓细胞成分增多。
  □ 由多次输血引起的含铁血黄素沉着症。
  □ 与镰状细胞在低氧压下产生的微血管闭塞有关的因素：
    ◇ 骨梗死（图 13.59 和图 13.60）。
    ◇ H 形终板，中央椎体终板塌陷（因骨坏死所致，图 13.61）。

　　指/趾炎，也称为手足综合征，见于 10%~20% 的镰状细胞病幼儿，出生第一年即可发生。

- 平片：骨膜反应和软组织肿胀（图 13.62）。

- 骨髓炎、骨梗塞和指炎可以有重叠的临床和放射学特征。MRI 有帮助，但有时必须依靠标记白细胞进行放射性核素扫描和（或）活组织检查。

- 双膦酸骨扫描通常显示示踪剂摄取弥漫性增加，梗塞修复中或感染表现为局部"热区"。

- 镰状细胞病的肌肉骨骼外表现包括肾乳头状坏死、胆结石（红细胞溶解导致胆红素钙结石）、脾自体梗塞、心脏增大、中风和肺梗死。

　　镰状细胞性状（一个镰状细胞基因和一个正常基因）几乎不会出现肌肉骨骼表现。偶尔可见骨梗死。

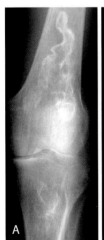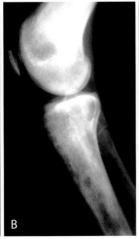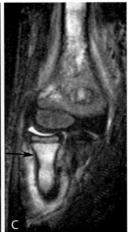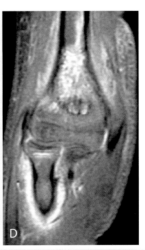

图 13.59　镰状细胞病：长骨梗死。骨梗死可表现为蛇形迂曲钙化（A）或广泛的斑片状骨密度增高（B）。后者是镰状细胞性贫血患者常见的骨梗死表现。儿童，镰状细胞疾病，（C 和 D）冠状位反转恢复（C）和脂肪抑制增强 $T_1$ 加权（D）MR 图像显示急性骨梗死。注意桡骨近端均匀的骨髓水肿（C，箭），D 中仅有轻微强化。梗死灶周围有明显的骨膜水肿和强化。肱骨远端干骺端和骨干也有类似的表现。这些发现可能代表感染，本例是急性梗塞。在疾病早期并不出现骨缺血性坏死典型的迂曲双线征

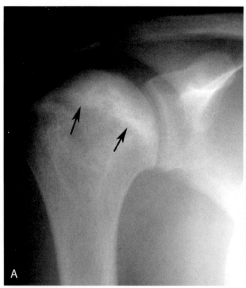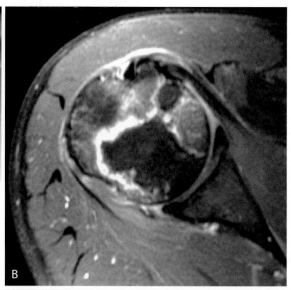

图 13.60　镰状细胞病：骨坏死。缺血性坏死，尤其是肱骨头和股骨头，是镰状细胞病的典型表现。（A）AP 位肩部平片显示斑片状硬化（箭），没有塌陷。（B）另一患者轴位 $T_2$ 加权像显示缺血性坏死的典型蛇形迂曲双线征

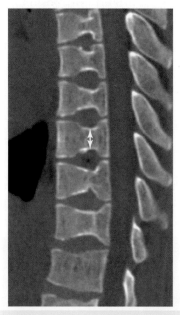

图 13.61　镰状细胞贫血：脊椎。矢状位 CT 重组图像显示多个椎体典型的中央终板塌陷，称为 H 形椎体（箭）。镰状细胞可能会在椎体终板的环状拱形中堆积，导致中央部分坍塌

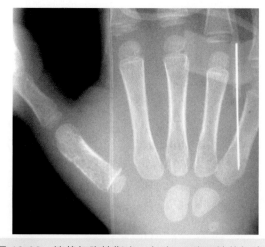

图 13.62　镰状细胞性指炎。女孩，3 岁，镰状细胞病伴拇指急性疼痛肿胀，平片显示第 1 掌骨轻度不均匀密度和骨膜反应。这些发现可能提示感染，但本例代表骨梗死的早期变化，该患儿有手足综合征的临床表现（图片经医学博士 BJ Manaster 许可使用，摘自美国放射学会学习档案）

## 镰状细胞血红蛋白 C

- 镰状细胞病和血红蛋白 C 均为杂合子。
- 颅骨骨髓增生。
- 软骨下骨坏死。干骺端 - 骨干骨梗死较少见。
- 脾肿大。

## 肥大细胞增多症

- 罕见的肥大细胞增生性疾病。

- 临床表现可能仅限于皮肤（皮疹、色素性荨麻疹），通常没有放射学表现，也可能是全身性的。全身性疾病可能是由对未知刺激的增生性反应引起的，也可能是白血病的一种极其罕见的变体。
- 与组胺释放相关的临床表现包括潮红、恶心和呕吐。
- 全身性肥大细胞的骨髓浸润和组胺释放可能导致全身性或局限性骨质疏松、非特异性溶骨性病变、局灶性或全身性骨硬化（图 13.63 和图 13.64）。
- 治疗以疾病的侵袭性为根据，包括组胺阻滞剂。侵袭性更大的可以用类固醇和化疗。

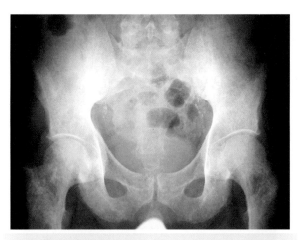

图 13.63　肥大细胞增多症。肥大细胞增多症可表现为混合性骨质疏松和硬化，如本例 50 岁男性患者所示。骨硬化可以是弥漫性的（如本例），也可以是局灶性的

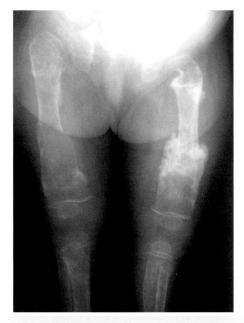

图 13.64　肥大细胞增多症。肥大细胞增多症的放射学表现包括弥漫性骨量减少，如本例 4 个月大的儿童患者所见，已遭受多处骨折（图片经医学博士 BJ Manaster 许可，摘自美国放射学会学习档案）

## 白血病

- 异质性白细胞肿瘤性增殖。
- 儿童时期最常见的恶性肿瘤。
- 临床表现可能包括骨骼或关节疼痛（髋关节最常见），可能与幼年类风湿性关节炎混淆。
- 影像学表现：
  □ 肝脾肿大。
  □ 骨髓浸润。
  □ 出血（由于血小板计数低）。
  □ 机会性感染。

□ 广泛骨质疏松常见。
□ 颅缝可能会变宽。
□ 干骺端透亮带。
□ 白血病线是毗邻生长板的干骺端横向透亮带（图 13.65），常见于年龄较大的儿童，被认为是软骨内骨化紊乱，新生骨矿化减少，而不是白血病浸润。
□ 与缓解期和化疗周期相关的生长恢复线通常很明显。

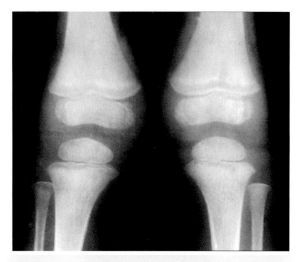

图 13.65　白血病线。急性髓系白血病患儿的膝关节 AP 位平片显示干骺端透亮带

## 骨 Paget 病

　　Paget 病本身不是代谢性疾病，但它与许多代谢性骨病一样，都是成骨细胞和破骨细胞平衡失调。

　　1877 年，James Paget 首次将其描述为"畸形性骨炎"。

　　Paget 病是一种破骨细胞疾病。正常的破骨细胞体积大，多核。Paget 病的破骨细胞比正常更大，含更多的核。这些破骨细胞被激活，导致迅速的骨溶解。成骨细胞剧烈反应，形成无序和脆弱的骨骼。

---

**关键概念**

Paget 病

机制：破骨细胞被激活

三个连续阶段：溶骨期、溶骨和硬化混合期、硬化期

影像学表现

特征：骨膨胀，皮质及骨小梁增厚，溶骨病灶进展边缘："草叶状" = "火焰状"

颅骨相应表现：局限性骨质疏松

晚期：脊柱：画框样椎骨；颅骨："棉花样"板障骨

并发症

骨关节炎

骨畸形（"骨质软化"）：颅底凹陷、机能不全性骨
　折、髋臼内陷和股骨近端内翻

颅神经麻痹

骨髓炎

疾病广泛时可能出现高输出性心力衰竭

恶变（新发疼痛）；寻找新的溶骨性病灶；预后不良

巨细胞瘤

## 相关因素

- 遗传：
  - 英国血统。
  - 特定的基因突变，其中一些与破骨细胞的活性有关。
  - 男性发病稍常见。
- 老年，40 岁以前很少见。
- 环境因素：
  - 慢性病毒感染假说，但还没有得到证实。在 Paget
    破骨细胞中观察到的包涵体类似于副黏病毒包涵
    体。犬瘟热、呼吸道合胞病毒和麻疹病毒也被认
    为是可能因素。
  - 疾病的患病率和严重程度正在下降，发病年龄正
    在上升。这可能与卫生条件的改善和人类接触的
    减少有关。然而，这只是猜测。
- Paget 病表现为三个连续的阶段，但通常是共存的：
  - 阶段 I：溶骨期，也称为热期。骨溶解迅速。
  - 阶段 II：溶骨和成骨混合期；相对于破骨细胞性
    骨吸收反应，成骨细胞开始激活。
  - 阶段 III：硬化期。最终，在成骨和溶骨之间建立
    新的平衡。快速、无序的骨吸收和成骨导致类骨
    质和骨质的异常、马赛克样的组织学表现，无序
    而脆弱。
- 实验室：血清磷和钙水平通常正常，但血清碱性磷
  酸酶和羟脯氨酸水平升高，分别反映骨生成和骨吸
  收增加。
- 最常见的骨骼受累部位：头骨、脊柱、骨盆、股骨、
  胫骨和肱骨。

### Paget 病影像学表现

　　Paget 病的特征性影像表现如图 13.66~图 13.72
所示。

阶段 I：

- 长骨：通常始于一端，每年进展约 1 cm，最终可能
  累及整个骨骼（极少数情况下，Paget 病始于骨干；
  胫骨最常见）。

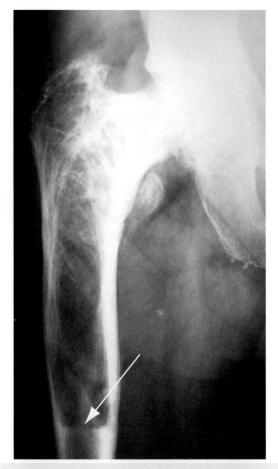

图 13.66　Paget 病。股骨 AP 位平片显示病变区域与
正常骨组织之间清晰的分界线，这个征象不符合肿瘤。
根据中度骨膨胀、皮质增厚和小梁增粗，可以明确诊断
为 Paget 病

- 溶骨期常在正常骨和受累骨质之间有清晰的楔形
  边缘，这不是肿瘤的特征（图 13.66）。长骨病变
  的进展前端被描述为"火焰状"或"草叶状"（图
  13.67）。
- 颅骨：颅骨的表现称为局限性骨质疏松，描述了疾
  病溶骨期清晰的边缘（图 13.68）。

阶段 II：

- 在溶骨进展前缘后方，溶骨和硬化合并存在，疾病
  的发展往往是杂乱无章的。

阶段 III：

- 通常是 Paget 病的典型表现：骨膨胀、皮质增厚和
  骨小梁增厚或"粗化"（图 13.71）。
- 脊柱中的"画框样椎骨"（图 13.69A）。
- "棉花样"颅骨（图 13.70）。
- CT 表现与平片一致，表现为骨小梁增厚、混合溶解
  和硬化，这取决于疾病的分期和骨的膨胀程度。
- 骨扫描：1 期和 2 期极度浓聚，3 期浓聚（图
  13.67C）。

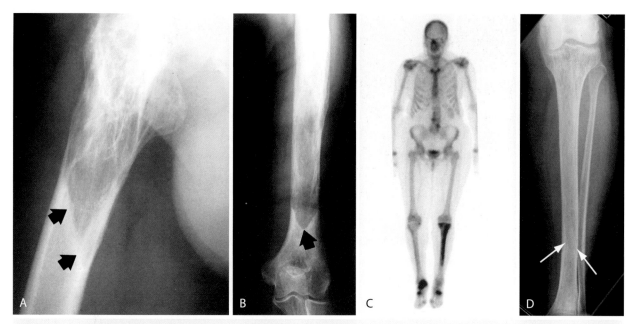

图 13.67 Paget 病，长骨：草叶状。（A）右侧股骨近端侧位平片显示近端为溶骨－成骨混合期，远端为溶骨期。这表明 Paget 病的进展前端位于病变远端。图中可见位于 Paget 病的病变和正常骨之间锐利的叶片状边缘（箭），不符合典型的肿瘤表现。（B）另一患者肱骨 AP 位平片显示 Paget 病的远端边缘呈火焰状（箭），突然转变为正常骨骼。注意更近端为混合期，伴有骨膨胀、皮质骨增厚和骨小梁增厚。在火焰状的边缘，Paget 病为纯溶骨期。（C）骨扫描偶然发现的 Paget 病。注意左侧胫骨和右侧跟骨中典型的高强度示踪剂摄取，与过度活跃的骨重建有关。其胫骨平片（D）表现与（A）和（B）相似，包括火焰状的边缘（箭）

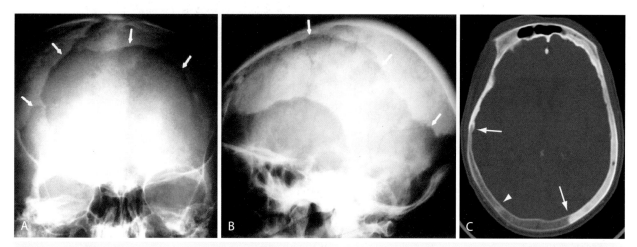

图 13.68 Paget 病，溶骨期，颅骨：局限性骨质疏松。疾病的急性、溶骨期，颅骨 AP 位（A）和侧位（B）平片显示颅骨宽阔的溶骨区，与正常骨之间有锐利的边缘（箭）。（C）另一 Paget 病患者，CT 扫描显示类似的透亮区（箭头），具有特征性的锐利边缘（箭）

- MRI 显示骨髓信号高度不均匀，奇形怪状、混乱无序，常伴 $T_2$ 高信号区（图 13.69C 和 D）。脂肪信号表现不一，慢性 Paget 病中常可见明显显示。诊断的其他线索是骨膨胀、低信号皮质和骨小梁增厚，以及骨畸形。
- Paget 病可能是无症状的。

**平片报告示例**

"股骨近端扩张伴皮质增厚、骨小梁变粗。股骨近端和正常的股骨远端之间可见边缘清晰的透亮区。这些发现符合 Paget 病的特征。无骨折或有令人担心的溶骨性病变"

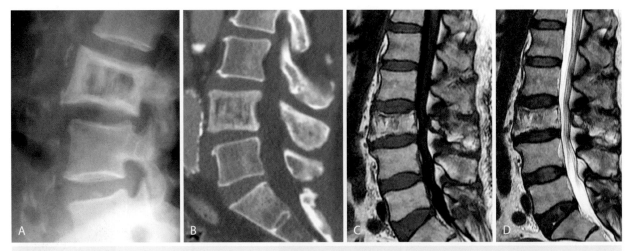

图 13.69　Paget 病，混合期和硬化期，脊柱。（Ａ）腰椎侧位平片显示 L₃ 椎体呈画框征，椎体密度增高，边缘密度更高，骨小梁增厚，椎体膨胀。（Ｂ）另一患者的 CT 矢状位重建表现相似。另一患者（Ｃ 和 Ｄ）的矢状位 T₁ 加权像（Ｃ）和 T₂ 加权像（Ｄ）显示典型的明显不均匀骨髓信号，并伴有 T₂ 高信号区。还要注意椎体和附件膨胀引起的椎管狭窄和"骨质软化"相关性终板变形（Ａ 图经 BJ Manaster 博士许可，摘自美国放射学会学习档案）

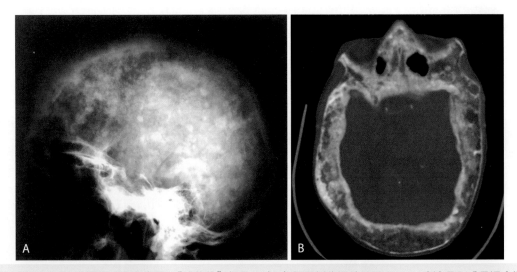

图 13.70　Paget 病，溶骨和成骨混合期，"棉花状"颅骨。（Ａ）颅骨侧位平片显示 Paget 病溶骨和成骨混合期的棉花样外观。（Ｂ）另一患者的横轴位 CT 图像显示斑片状硬化并伴有颅板增厚

## Paget 病并发症

- 受累骨"柔软"，容易骨折和畸形（图 13.73）。
- 承重骨骼常出现典型的变形模式。
  □ 髋臼内陷。
  □ 股骨向外侧弯。
  □ 胫骨前弓。
- 长骨骨折通常始于骨凸侧的不完全横形骨折，常为多发性（香蕉样骨折，图 13.73A）。
- 关节内，软骨下骨质变弱会导致骨性关节炎，Paget 病患者占 50%~96%（图 13.71A）。
- 颅底凹陷很常见，约占所有患者的 1/3。与骨膨胀相关的神经系统并发症包括感觉神经性和传导性听力损失和椎管狭窄。

- 不到 1% 的 Paget 病患者可以发生肿瘤转化，尤其是骨肉瘤（图 13.74）。然而，颅骨最常见的是转化为巨细胞瘤。Paget 肉瘤通常发生在弥漫性 Paget 病患者。Paget 病患者出现新的疼痛时，应提醒临床医师肉瘤转化的可能性。这些是侵袭性肉瘤，预后差，5 年生存率为 11%。
- 骨髓炎在 Paget 病患者中更为常见，病变骨骼血管增多，因此金黄色葡萄球菌等微生物在这些区域播种的风险增加。
- 晶体沉积疾病，如痛风和二水焦磷酸钙沉积疾病，在 Paget 病患者中发生的频率更高，可能与钙离子动员增加有关。

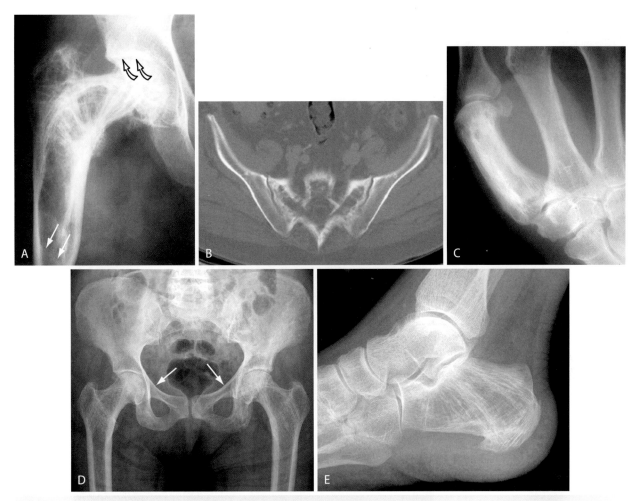

图 13.71　Paget 病的基本特征是骨膨胀、皮质骨增厚和骨小梁增厚。（A）右髋 AP 位平片显示骨膨胀、皮质骨增厚、骨小梁增厚。注意病变区与正常骨骼的截然分界（直箭）。此外，髋关节有中度骨性关节炎（弯箭），这是邻关节 Paget 病的常见并发症。（B）骨盆 CT 轴位图像显示骶骨扩张、皮质骨增厚、骨小梁增厚。这些对称性病变很容易被忽视。（C）拇指掌骨的 Paget 病；无论是什么骨，体积增大伴有骨小梁增粗、溶骨和硬化混合性改变，应考虑到 Paget 病。（D）双侧股骨近端和左半侧骨盆轻型 Paget 病。注意左侧骨盆的髂耻骨皮质较正常右侧厚（箭）。（E）跟骨。与图 13.67（C）中的同一患者。Paget 病可以累及任何骨骼，但不知何种原因累及腓骨的情况极为罕见

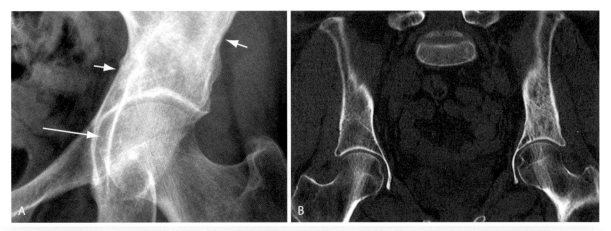

图 13.72　Paget 病的典型表现。（A）AP 位平片显示骨盆髋臼上区域轻度扩张（短箭）。髋臼上方正常的透亮三角形区域被溶骨和硬化的混合密度所取代。未见明显的皮质增厚，但有髋臼内陷（长箭），这是典型的 Paget 病，因为受累的骨骼软化、因承重而变形。（B）同一病例的冠状位 CT 图像显示左侧髋臼较正常右侧轻度膨胀，骨密度差异显示更明显

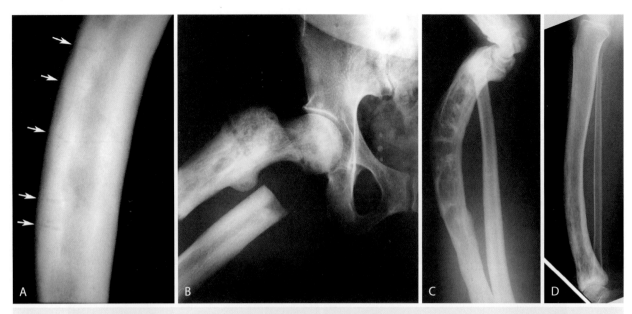

图 13.73 Paget 病并发症。（A）股骨局部放大平片显示"香蕉样骨折"（箭），这是由于 Paget 病长骨凸面的牵拉性机能不全性骨折。（B）右髋蛙式侧位平片显示股骨粗隆下机能不全性骨折，骨折部位及其近端骨骼有 Paget 病的特征。（C）左前臂侧位平片显示桡骨明显膨胀，并有皮质和小梁骨增厚，桡骨由于多处机能不全性骨折愈合而出现成角畸形。（D）小腿侧位平片显示胫骨远端 Paget 病形成前弓。请注意，病变进展缘很明确，但比图 28.2 病例轻微。也请注意图 13.71A 中的股骨近端内翻畸形，称为牧羊人手杖状畸形，这是一种常见的畸形

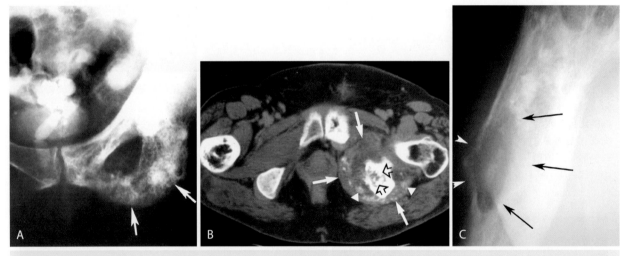

图 13.74 Paget 肉瘤。（A）骨盆左侧 AP 位平片显示耻骨骨膨胀、皮质骨增厚、骨小梁增厚，符合 Paget 病。然而坐骨可见境界不清的溶骨和硬化的混合密度区（箭），疑似恶变为肉瘤。（B）轴位 CT 显示 Paget 病的左侧耻骨，皮质骨增厚伴轻度骨膨胀。然而，坐骨周围可见巨大软组织肿块（箭）伴茸毛状基质钙化（箭头）。坐骨中央也发现类似钙化（空心箭）。手术诊断为 Paget 病伴骨肉瘤。（C）另一恶变为肉瘤的患者。近端肱骨平片显示 Paget 病特征，外侧皮质新出现溶骨性病变（箭）伴外侧皮质破坏（箭头），这是高度恶性的骨肉瘤

- 髓外造血。
- 高输出性心力衰竭是一种罕见的并发症，这与 Paget 病的骨内血管增多有关。仅见于广泛型病变，该型 Paget 病常伴有心脏疾病。
- 骨质疏松症通常与负重减少有关，可由于破骨细胞的激活而迅速发生。

## 鉴别诊断

- 颅骨：额骨内板骨质增生症，纤维结构不良。
- 长骨：其表现通常具有特异性。

## 治疗

- 无法痊愈。
- 抑制破骨细胞介导的骨吸收的双膦酸盐。

■ 降钙素也被使用（二线药物）。

■ 矫正并发症的手术。髋关节置换术等过程中的出血常见，因为 Paget 骨血管丰富。

## 参考文献和推荐阅读

Blomlie V, Rofstad E, Skjonsberg A, et al. Female pelvic bone marrow: serial MR imaging before, during, and after radiation therapy. Radiology. 1995;194:537–543.

Chan BY, Gill KG, Rebsamen SL, Nguyen JC. MR imaging of pediatric bone marrow. Radiographics. 2016;36:1911–1930.

Chan SS, Rosenberg ZS, Chan K, Capeci C. Subtrochanteric femoral fractures in patients receiving long-term alendronate therapy: imaging features. AJR Am J Roentgenol. 2010;194(6):1581–1586.

Chang CY, Rosenthal DI, Mitchell DM, et al. Imaging findings of metabolic bone disease. Radiographics. 2016;36:1871–1887.

Fidler JL, Murthy NS, Khosla S, et al. Comprehensive assessment of osteoporosis and bone fragility with CT colonography. Radiology. 2016;278:172–180.

Guglielmi G, Muscarella S, Bazzocchi A. Integrated imaging approach to osteoporosis: state-of-the-art review and update. Radiographics. 2011;31:1343–1364.

Jang S, Graffy PM, Ziemlewicz TJ. Opportunistic osteoporosis screening at routine abdominal and thoracic CT: normative L1 trabecular attenuation values in more than 20000 adults. Radiology. 2019;291:360–367.

Kopecky K, Braunstein E, Brandt K, et al. Apparent avascular necrosis of the hip: appearance and spontaneous resolution of MR findings of renal allograft recipients. Radiology. 1991;179:523–527.

Laor T, Jaramillo D. MR imaging insights into skeletal maturation: what is normal? Radiology. 2009;250:28–38.

Link TM. Osteoporosis imaging: state of the art and advanced imaging. Radiology.

Maclachlan J, Gough-Palmer A, Hargunani R, et al. Haemophilia imaging: a review. Skeletal Radiol. 2009;38(10):949–957.

Murphey MD, Foreman KL, Kalssen-Fischer MK. From the radiologic pathology archives imaging of osteonecrosis: radiologic-pathologic correlation. Radiographics. 2014;34:1003–1028.

Sidhu HS, Venkatanarasimha N, Bhatnagar G, et al. Imaging features of therapeutic drug-induced musculoskeletal abnormalities. Radiographics. 2012;32:105–127.

Stevens S, Moore S, Amylon M. Repopulation of marrow after transplantation: MR imaging with pathologic correlation. Radiology. 1990;175:213–218.

Swischuck LE, Hayden CK. Rickets: a roentgenographic scheme for diagnosis. Pediatr Radiol. 1979;8:203–208.

# 第14章　肌骨感染

## 引言

　　感染可能是一种真正的骨肌影像学中的急诊。骨肌感染很常见，放射科医师应熟悉其典型和非典型影像学表现。影像学表现取决于解剖位置、致病菌、宿主反应和成像方法。感染的影像学可与其他疾病相似，因此鉴别诊断应始终包括感染。

　　肌骨系统有 3 种主要感染途径：

- 血行感染。
  - 这是儿童骨髓炎和成人椎间盘炎 - 骨髓炎最常见的感染机制。
- 邻近部位感染蔓延。
  - 卧床不起患者压疮附近的骨髓炎和脓肿。
- 直接种植感染。
  - 穿透性损伤后的感染，如人咬伤。

　　临床疑似感染时，根据具体情况使用不同的成像方式，依当地诊疗水平和所拥有的扫描设备而变化。因此，相关的成像方式将纳入本章的每一节讨论。

　　本章首先介绍发达国家最常见的细菌性肌骨感染。

　　非细菌性 "非典型" 致病菌的肌骨感染将在本章后面进行讨论。执业放射科医师必须具备两种类型感染的相关知识。

## 细菌感染类型和影像学表现

### 蜂窝织炎

- 蜂窝织炎是真皮和皮下组织的急性感染。

**影像学特征**

- 平片及 CT 特征：
  - 皮肤增厚和皮下脂肪水肿。
  - 平片可显示肌肉 - 皮下脂肪间隙模糊。
- MRI 表现：
  - 典型表现：感染的皮下脂肪水肿和轻度均匀强化，不伴有脓肿。
  - 水肿是蜂窝织炎高度敏感的征象、但不具特异性。
  - 轻度均匀强化特异性较高。
  - $T_1$ 序列脂肪内信号消失虽然不总是存在，但对感染具有高度特异性：
    - 某些感染，无论是在软组织还是骨骼中，都会导致组织的脂肪代谢，从而使其 $T_1$ 信号减低。
    - 如果结合相应的临床表现，$T_1WI$ 低信号、$T_2WI$ 高信号和脂肪内强化（无论是皮下脂肪还是骨髓内脂肪）是感染的特征性表现（图 14.1）。

◇ 由于这种脂肪代谢需要一些时间，在感染的早期阶段（蜂窝织炎和骨髓炎），T₁ 信号可能正常或仅轻微降低。注意，脂肪信号不缺失并不排除感染，因为许多感染性致病菌不会代谢或溶解脂肪。

□ 不伴有强化的水肿：

◇ 非炎症性水肿，如坠积性水肿或非感染性水肿，即使水肿广泛，与周围组织相比也不会表现出更多的强化。

◇ 或者，软组织失活（早期坏死）未显示强化；这一点很重要，因为这些区域抗生素治疗无效（图 14.2）。这些区域通常界限分明，通常（但不总是）水肿，周围有明显强化。

◇ MRI 对比增强也有助于辨别以边缘强化为特征的脓肿和窦道，并用于评估肌肉和筋膜的炎症。

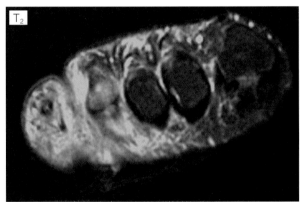

T₂ 显示弥漫性水肿；炎症组织模糊

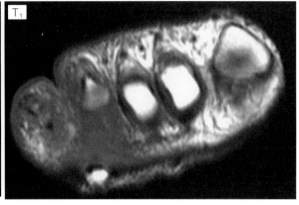

T₁ 皮下脂肪信号被替代

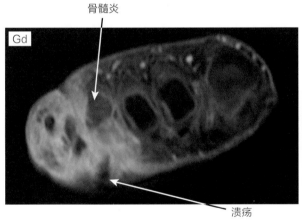

强化的区域代表炎症组织

图 14.1　前足蜂窝织炎的 MRI 表现。蜂窝织炎取代了 T₁WI 图像上的脂肪信号，液体敏感序列表现为水肿，并在增强扫描后炎症区域出现强化。与液体敏感序列相比，增强后图像更好地显示了炎症组织（摘自 Morrison W.Problem Solving in Musculoskeletal Imaging. Philadelphia: Elsevier; 2010. ）

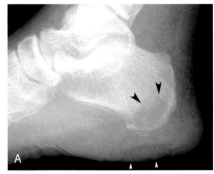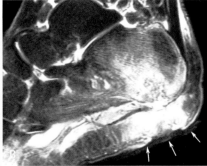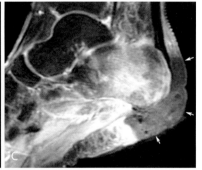

图 14.2　糖尿病足跟溃疡患者。（A）跟骨侧位片显示足底溃疡（白色小箭头）、邻近跟骨骨质吸收（黑色箭头）和邻近骨皮质破坏。矢状位脂肪抑制 T₂ 加权（B）和脂肪抑制对比增强 T₁ 加权（C）MR 图像显示跟骨后部有明显的骨髓水肿和强化。T₁ 加权图像（未展示）为低信号，也符合骨髓炎。还应注意足底和跟骨后方的软组织缺乏强化（C，箭），其范围比足底溃疡及其周围的脓和水肿更广泛（B，箭）。这是失活组织，尚未液化，需要在手术中清创

## 脓肿

- 脓肿是含坏死组织、炎性细胞和中性粒细胞的局限性积液，常有富血管的且不规则的炎性假包膜。
- 周围的软组织可无或少许到显著水肿和强化。这种变化常反映了传染源毒力和宿主反应，但并非总是一致。
- 液化前的密实或复杂炎性组织被称为蜂窝织炎，表现为皮下或深部软组织的局灶性炎症区域，具有占位效应，但没有明确无强化的液体聚集。
- 随着感染组织坏死和液化而形成成熟脓肿，周围形成富细胞和富血管区域，特别是在急性期。

## 影像学特征

- MRI 上脓液在 $T_2$ 加权或 STIR 序列上常显示为液体信号，周围软组织水肿程度不一。周围水肿可能相当严重，脓肿可能与周围组织炎症融合在一起。
  - □ MRI 上脓肿信号多变，可能有与出血性和蛋白质含量相关。
  - □ 脓腔中心在 $T_1$ 加权图像上通常为等或低信号（和肌肉相比），信号与邻近蜂窝织炎或肌肉接近而难以明显显示。
    - ◇ 脓腔在 MRI 扩散加权成像（DWI）序列上呈高信号，这是由脓肿中的脓液扩散受限所致。
  - □ 脓肿边缘由富血管的炎症组织组成，静脉注射造影剂后 MRI 显示厚层强化。脓肿壁可能平滑或不规则。中央部分不强化，在脂肪抑制后对比增强使脓腔明显可见（图 14.3 和图 14.4）。
  - □ MRI 多平面成像和良好的软组织对比使其成为手术或经皮引流术前评估的理想成像模式。

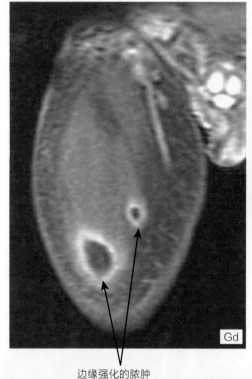

局部积液代表脓肿

筋膜水肿：非特异性 MRI 表现

边缘强化的脓肿

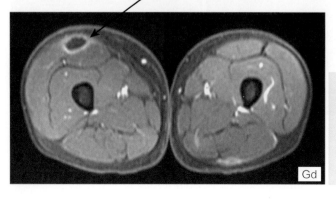

图 14.3　心内膜炎患者与血行播散相关的软组织脓肿。对比增强 MR 图像（左侧）显示了脓肿的边缘强化。$T_2$ 加权图像（右上）显示液体聚集和筋膜水肿（可能是反应性的，不一定代表感染性筋膜炎）（摘自 Morrison W.Problem Solving in Musculoskeletal Imaging. Philadelphia: Elsevier; 2010.）

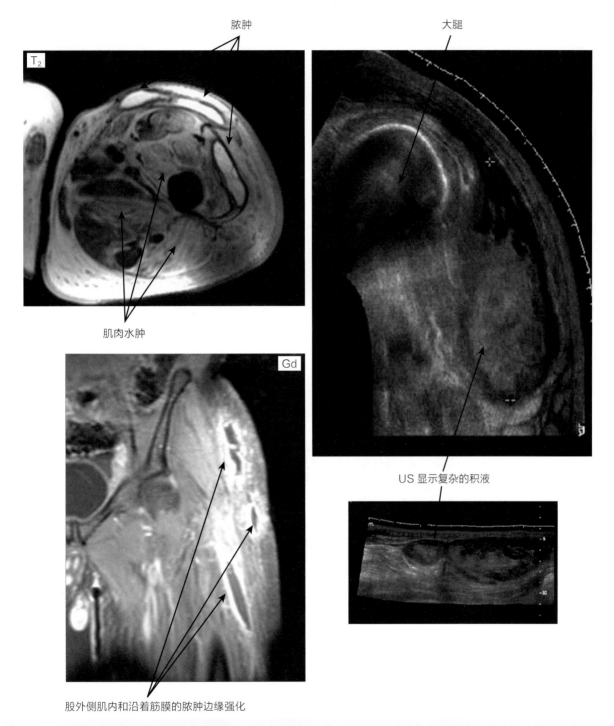

脓肿

大腿

肌肉水肿

US 显示复杂的积液

股外侧肌内和沿着筋膜的脓肿边缘强化

图 14.4　MRI 和 US 显示大腿软组织脓肿。MRI 在 $T_2$ 加权图像（左上）显示复杂的液体信号，增强后图像（左下）上显示厚的不规则边缘增强。US（右侧）显示了内部回声复杂的局限性积液（摘自 Morrison W.Problem Solving in Musculoskeletal Imaging. Philadelphia: Elsevier; 2010.）

□ MRI 上与蜂窝织炎和脓肿易混淆的是异位骨化和骨化性肌炎的早期，如脊髓损伤、创伤或术后的异位骨化和骨化性肌炎。

　◇ 这些病变也常表现为 $T_2$ 高信号，钆增强后边缘强化。

　◇ CT 有助于发现异位骨化早期的细微边缘钙化（图 14.5）。

■ 增强 CT 可替代 MRI 用于脓肿的检查和评估。

　□ 增强 CT 可显示脓肿的边缘强化；这种表现类似于增强 MR 图像，但通常不如 MRI 明显。

　□ 如果没有增强，脓肿只能在 CT 标准的软组织窗上隐约可见或呈等密度。调整窗宽窗位增加对比度可以更有利于观察。

CT 显示钙化边缘

T₁ 低信号

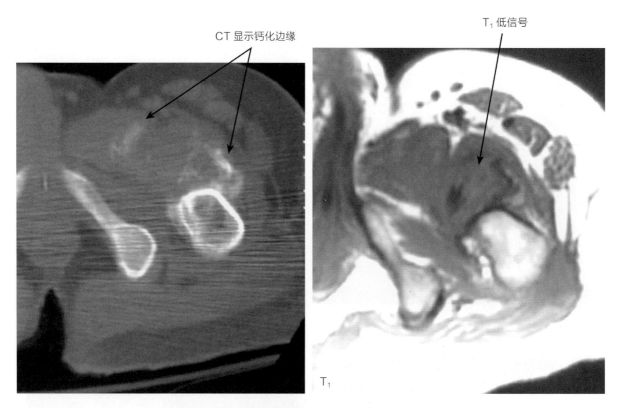

T₁

边缘强化的肉芽组织

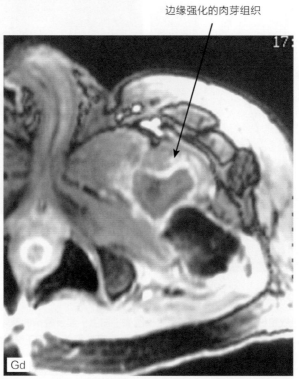

Gd

图 14.5　增强 MRI，早期异位骨化边缘强化，类似软组织脓肿（下图）。CT（左上）显示边缘钙化，对应 MRI（右上）T₁ 低信号（摘自 Morrison W.Problem Solving in Musculoskeletal Imaging. Philadelphia: Elsevier; 2010.）

- US 非常适用于更浅表脓肿的检查，彩色和能量多普勒可以显示假包膜和周围组织的充血，这也是其他影像检查出现边缘强化的原因。

- 如上所述，US 是影像引导下浅表脓肿抽吸的首选方式。
  - 然而，与对比增强 MRI 和 CT 相比，US 在评估深部脓肿和体型较大患者中的作用有限。

- 对于可能因不相关因素而扫描的瘫痪患者，应仔细检查有无脓肿，因为这些患者出现褥疮和脓肿的风险更高。

- 与皮肤连通的窦道和脓肿也可能充满空气，可根据这一表现发现部分病灶。

## 脓性肌炎

- 脓性肌炎 = 细菌性肌肉感染（图 14.6）。

- 主要发生在下肢，尤其是大腿，通常为多发性。

- 通常通过邻近部位传播：如邻近蜂窝织炎。

- 肌肉血源性感染不常见，但常作为邻近传播的病因。如椎间盘炎和骨髓炎经小交通静脉引起腰大肌脓肿。

- 穿透性损伤也可能引起脓性肌炎。

- 过去在热带以外的地区不常见（热带脓性肌炎或"热带肌炎"）。

- 由于免疫抑制（如器官移植、骨髓移植、化疗）、耐甲氧西林金黄色葡萄球菌（MRSA）和静脉注射药物滥用，温带气候条件下的脓性肌炎的发病率有所增加。

- 肌肉损伤（如外伤或横纹肌溶解）也是危险因素。

## 影像学特征

- 平片和 CT 平扫可能仅显示非特异性软组织肿胀和水肿导致的软组织平面模糊。

- US 表现为受累肌肉内弥漫性低回声，如果存在脓肿，则有局部液体聚集（图 14.4）。多普勒超声有助于显示充血。

- MRI 是高度敏感的，在液体敏感（脂肪抑制 T$_2$ 加权或 STIR）序列上最初呈弥漫性高信号。
  - 在 T$_1$ 加权图像上，肌肉可能出现增大，肌内脂肪（如果存在）可能消失，但信号可能相对正常。
  - 在 T$_1$ 和 T$_2$ 加权序列上可显示筋膜周围水肿。
  - 增强后早期弥漫性强化有助于将这一病变与其他进行鉴别，如糖尿病性肌坏死（与脓肿相似）。后期可能出现坏死，坏死的重叠可导致不均匀强化。
  - 随着疾病进展，更多的代表脓肿的局灶性积液可能变得清楚。增强显示脓肿边缘强化。

- 脓肿和坏死区域通常需要清创。MRI 增强序列或 CT 增强可以为外科医师提供治疗路线图。

　　注：MRI 上的肌肉水肿是非特异性的，有许多鉴别诊断，包括过度运动、挫伤、失神经支配、横纹肌溶解症、梗死、糖尿病性肌坏死、自身免疫性肌炎和肿瘤。因此，需要密切结合临床进行诊断。

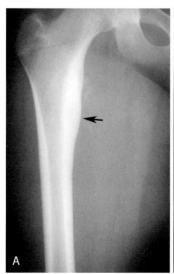
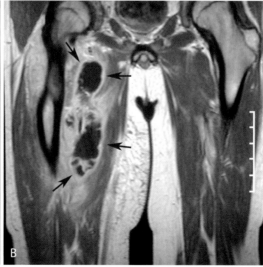

图 14.6　软组织感染。（A）16 岁患者，疼痛 6 个月，大腿 AP 位平片显示股骨粗隆下内侧弥漫性软组织肿胀和增厚密实的骨膜新骨（箭）。（B）静脉注射钆对比剂后冠状位 T$_1$ 加权 MR 图像显示肌肉内多腔脓肿的厚壁强化及邻近组织水肿（箭）。但除了平片上反应性的骨皮质增厚之外，骨骼无其他异常。这是软组织脓肿的常见表现，本例病程较长，所以骨骼反应性增生更明显

### 感染性筋膜炎

- 感染性筋膜炎的严重程度取决于致病菌和免疫反应。
  - MRI：
    - 对筋膜炎非常敏感。
    - 应注意包括皮下脂肪和皮肤在内的邻近组织的水肿和积液，这是严重感染的证据。
    - 可显示感染程度和潜在脓肿、脓毒性关节炎和骨髓炎。
- 坏死性筋膜炎是最严重的形式，由侵袭性、产生毒素的细菌引起。
  - 大多数糖尿病或其他免疫功能低下病例常为多种微生物感染。
  - 这是真正的外科急症，需要立即进行清创、减压和积极的抗生素治疗。
  - 患者可直接前往手术室，不必因为影像学检查而耽搁。
  - 筋膜积气是特异性表现，CT 显示最佳，平片次之（图 14.7～图 14.9），MRI 显示可能轻微。
    - 可能没有气体，没有筋膜积气并不能排除坏死性筋膜炎。
  - 增强 CT 或 MRI 可显示沿筋膜平面强化和（或）积液、肌坏死以及邻近脂肪的坏死和液化。
    - 如果存在横纹肌溶解，静脉注射对比剂可能是禁忌的。
- 注意，单独筋膜水肿，对临床诊断侵袭性筋膜感染没有特异性（图 14.10）。
- 还要注意，并非所有软组织积气都是产气菌感染或感染性筋膜感染的征象。
  - 皮肤溃疡可使空气通过窦道渗透到坏死性区域。

- 筋膜积气的其他潜在原因包括近期关节成形术（尤其是髋关节）和插管（尤其是颈部、胸肌）的漏气，以及穿透性损伤。

### 化脓性滑囊炎

- 感染引起的滑囊炎。
  - 与其他原因（如创伤或晶体沉积病）不同。
- 影像学检查显示滑膜炎，常伴有滑囊积液。化脓性滑囊炎与化脓性关节炎有许多共同特征，将在下文中讨论。
- 平片：解剖滑囊区域或骨突处的局灶性软组织肿胀可能提示化脓性滑囊炎。
- US 和 MRI：滑膜增厚和充血，常伴有积液和邻近软组织水肿。

### 化脓性关节炎

- 化脓性关节炎是关节感染。
- 通常为血源性播散。
- 病原体：
  - 金黄色葡萄球菌是最常见的病原体。
  - 淋病是性活跃的年轻患者最常见的病因。
  - 另外还有多种其他病原体。
- 免疫抑制药物的大量使用、静脉药物滥用、关节置换术和老年患者的发病率增加。
- 18 个月左右的儿童常与邻近骨髓炎共存。
- 关节积液是化脓性关节炎的标志，通常为首发症状。
- 滑膜炎症引起充血。一般情况下，充血引起邻近骨的"稀疏"，即骨脱矿质，平片和 CT 上密度下降。MRI 的相应表现是软骨下骨髓水肿（图 14.11～图 14.13）。

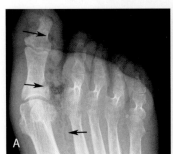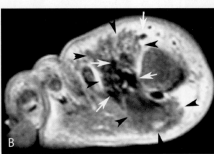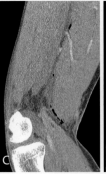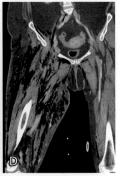

图 14.7　坏死性感染相关的软组织气体 / 空气。（A）糖尿病患者足部正位平片显示，以第 1 和第 2 跖骨头为中心的软组织积气，延伸至第 1 趾外侧（箭）。（B）跖骨头平面短轴位脂肪抑制增强 T₁ 加权 MR 图像显示非强化的坏死区域（黑箭头）内的空气呈信号缺失区（白箭）。有溃疡的糖尿病患者软组织积气常见，因为溃疡与坏死区域相通。（C）另一例坏死性感染患者组织平面内的少许气体。（D）另一例旺炽性坏死性筋膜炎患者，产气菌引起广泛软组织积气

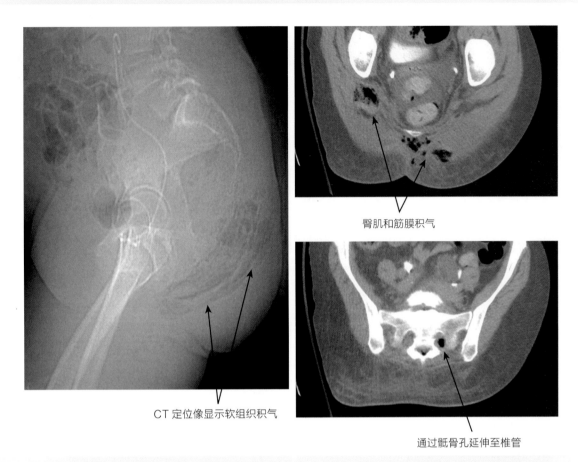

臀肌和筋膜积气

CT 定位像显示软组织积气

通过骶骨孔延伸至椎管

图 14.8　**臀部坏死性筋膜炎的 CT 表现。**定位图像（左）和断位图像（右）很好地显示了软组织中的气体，本例与产气菌感染有关。压力作用下，感染可沿筋膜表面迅速扩散（摘自 Morrison W. Problem Solving in Musculoskeletal Imaging. Philadelphia: Elsevie, 2010. ）

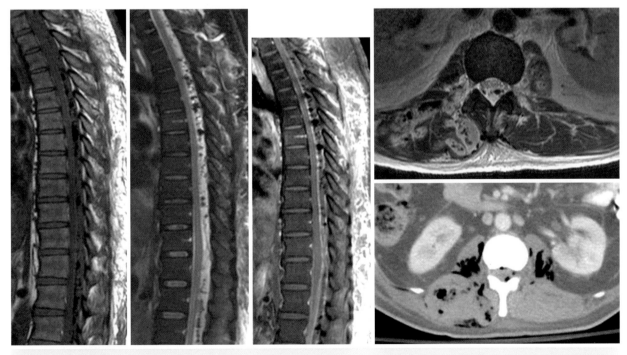

图 14.9　**累及硬膜外腔的坏死性感染。**MRI 矢状位（从左至右：$T_1$、$T_2$ 及增强扫描）显示硬膜外腔代表气体的低信号灶，弥漫性水肿及硬脊膜强化符合感染。轴位图像（上方为 $T_2$ 加权 MRI，下方为增强 CT）显示气体沿椎旁肌肉和硬膜外腔延伸（摘自 Morrison W.Problem Solving in Musculoskeletal Imaging. Philadelphia: Elsevier; 2010. ）

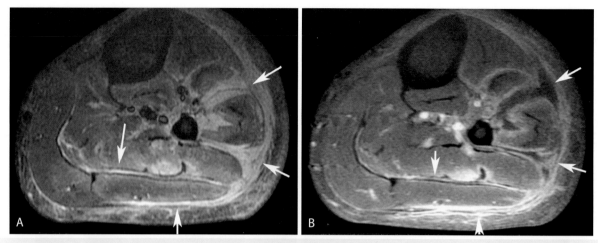

图 14.10 感染性筋膜炎。轴位反转恢复（A）和脂肪抑制增强 T₁ 加权（B）MR 图像显示沿小腿外后侧筋膜平面的（箭）水肿、积液和强化

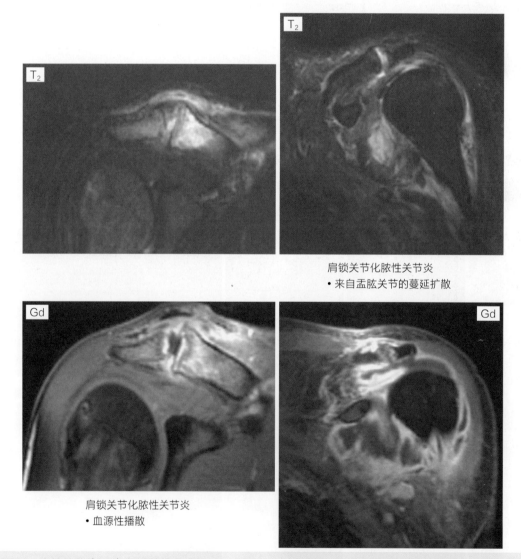

肩锁关节化脓性关节炎
• 来自盂肱关节的蔓延扩散

肩锁关节化脓性关节炎
• 血源性播散

图 14.11 肩锁关节（AC）化脓性关节炎的 MRI 表现。左侧图像显示一例血源性感染的积液、水肿和强化。右侧图像是另一位盂肱关节化脓性关节炎，通过全层撕裂的肩袖扩散到肩锁关节。化脓性关节炎通常表现为显著的关节积液伴周围水肿和强化，有助于与其他关节病鉴别（摘自 Morrison W. Problem Solving in Musculoskeletal Imaging. Philadelphia: Elsevier; 2010.）

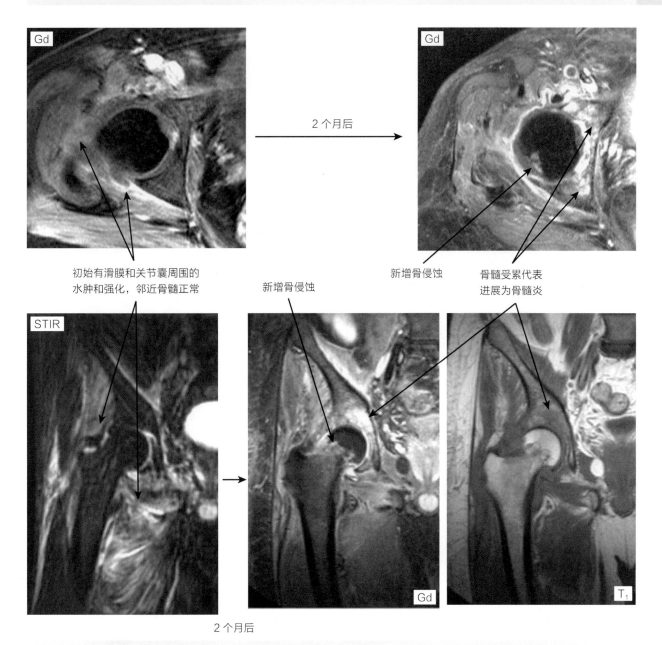

初始有滑膜和关节囊周围的
水肿和强化，邻近骨髓正常

新增骨侵蚀

新增骨侵蚀

骨髓受累代表
进展为骨髓炎

2 个月后

**图 14.12　化脓性关节炎进展为骨髓炎的 MR 表现。**髋关节 MR 起初表现为少量的关节积液，伴关节周围的水肿和强化（左侧图像）。2 个月后 MR 图像（右侧图像）显示新增骨髓强化，正常的脂肪信号被替代，代表进展为骨髓炎（摘自 Morrison W. Problem Solving in Musculoskeletal Imaging. Philadelphia: Elsevier; 2010.）

- 关节感染也会形成血管翳（滑膜发炎、增厚）。侵蚀始于关节边缘，类似于类风湿性关节炎，但随着感染的进展，可能会发生关节表面的明显破坏（图 14.14 和图 14.15）。
- 激活的中性粒细胞和金黄色葡萄球菌释放软骨溶解酶，相关关节软骨可迅速被破坏，最终导致关节间隙狭窄，后期平片可以显示。
  □ 淋球菌性关节炎的化脓性较低，因此软骨侵蚀慢得多。
- 晚期改变包括继发性骨髓炎相关的表现，包括骨质明显破坏以及邻近厚而光滑的骨膜反应。

- 超声显示积液方面很有价值，彩色或能量多普勒可以显示滑膜和邻近软组织充血。
- MRI 通常显示复杂的关节积液。
  □ 复杂的积液也是其他非感染性关节炎的特征，如类风湿性关节炎、痛风、银屑病，骨关节炎也可以出现复杂积液但程度较轻。没有临床资料，就不可能确定病因。
  □ 单关节病变，鉴别诊断应考虑感染。
  □ 感染性关节的滑膜增厚可以强化、形态不规则，类似于脓肿的假包膜。

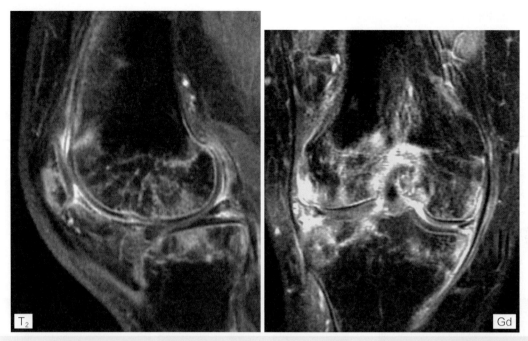

图 14.13　化脓性膝关节炎伴充血的 MRI 表现。T$_2$ 加权像（左）和增强后图像（右）显示股骨远端和胫骨近端的关节边缘和软骨下骨、沿着供血血管分布的水肿和强化，代表充血（摘自 Morrison W. Problem Solving in Musculoskeletal Imaging. Philadelphia: Elsevier; 2010.）

初次平片　　　　　　　　　　　　　1 周后平片

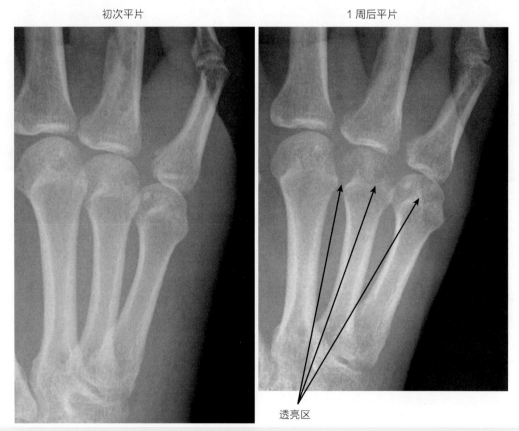

透亮区

图 14.14　平片示化脓性关节炎的进展。第 4 和第 5 掌指关节感染发作后一周复查平片显示关节边缘骨质疏松，反映充血和早期骨侵蚀（摘自 Morrison W. Problem Solving in Musculoskeletal Imaging. Philadelphia: Elsevier; 2010.）

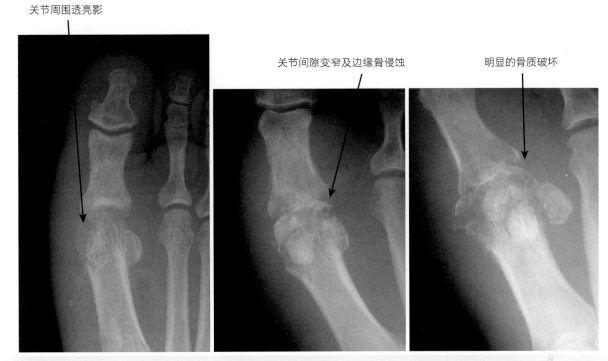

关节周围透亮影      关节间隙变窄及边缘骨侵蚀      明显的骨质破坏

图 14.15 化脓性关节炎进展为骨髓炎。随着时间的推移，平片显示关节周围透亮影（左图）进展为关节间隙变窄和边缘骨侵蚀（中图），最终随着骨髓炎的发生而出现明显的骨质破坏（右图）（摘自 Morrison W. Problem Solving in Musculoskeletal Imaging. Philadelphia: Elsevier; 2010.）

- □ 脓毒性关节炎的 MRI 表现为软骨下骨髓水肿带。这可以是反应性的、没有骨髓炎，但如果水肿或强化超出软骨下区而深入骨髓腔时，应怀疑是骨髓炎。
- ■ 骶髂关节化脓性关节炎影像学表现与关节解剖有关。
  - □ 平片不敏感，很难显示糜烂、软骨丢失和（微量）积液。
    - ◇ 技巧：仔细观察骶髂关节下部（滑膜部分）的软骨下骨的细白线是否消失，这反映充血和侵蚀。
  - □ MRI 更加敏感。
    - ◇ 早期表现可能很轻微。
    - ◇ 寻找关节囊膨隆伴软组织水肿和关节囊周围积液。这些表现更常见于前囊，这反映了关节解剖特点（前囊更薄）。继续进展则可见邻近的水肿或脓肿。
    - ◇ 进一步发展可出现骨髓水肿和骨质破坏，可能类似于血清阴性脊柱关节病的骶髂关节炎表现。
    - ◇ 然而，血清阴性脊柱关节病不会出现周围软组织的变化，这对感染性病变有相当的特异性。
- ■ 潜在陷阱：关节镜或其他关节手术后，影像上出现暂时性的软组织和骨髓改变，类似于感染表现。
  - □ 滑膜充血。

- □ 关节积液和滑膜增生。
- □ 根据手术路径和范围不同，关节周围软组织常有明显水肿及关节周围积液。
- □ 一些植入物，尤其是可吸收生物材料（螺钉、锚钉、缝合线等）会引发炎症反应。MRI 表现为非常复杂的关节积液和软骨下骨髓水肿。使用了生物可吸收螺钉或锚钉的一个线索是，在预期位置的骨髓中可见低信号，且没有任何金属伪影。可吸收生物材料平片无法显示，如果没有病史，手术导致的变化轻微，很可能会导致漏诊。
- □ 白细胞（WBC）标记核医学扫描有助于识别术后感染，但如果临床怀疑感染，关节腔穿刺是诊断的金标准。
- □ MRI 可用于排除与骨髓炎相关的骨髓水肿或强化（图 14.16）。
- ■ 术后除非有广泛的骨髓钻孔或暴露，否则骨髓异常信号通常仅限于手术区。
  - □ 如前交叉韧带（ACL）重建术后不久，骨髓水肿局限于隧道周围和软骨下骨。
  - □ 远离手术部位的骨髓异常信号应引起警惕（图 14.17）。

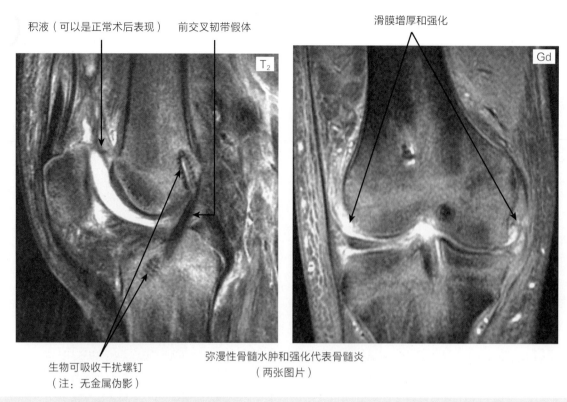

积液（可以是正常术后表现）　前交叉韧带假体

滑膜增厚和强化

生物可吸收干扰螺钉
（注：无金属伪影）

弥漫性骨髓水肿和强化代表骨髓炎
（两张图片）

图 14.16　ACL 重建术后的膝关节化脓性关节炎。T$_2$ 加权（左）和增强图像（右）显示关节积液伴关节周围水肿及强化，骨髓水肿和强化（怀疑与形成骨髓炎有关）（摘自 Morrison W. Problem Solving in Musculoskeletal Imaging. Philadelphia: Elsevier; 2010.）

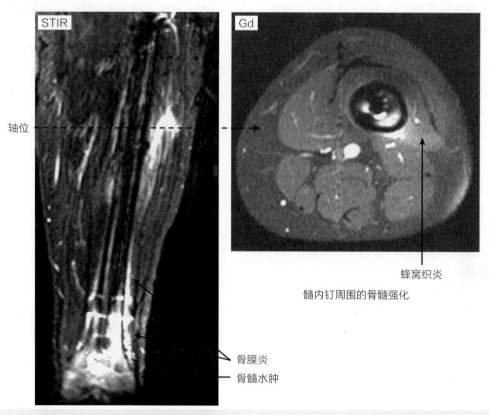

轴位

蜂窝织炎

髓内钉周围的骨髓强化

骨膜炎

骨髓水肿

图 14.17　髓内钉感染的 MRI。术后骨髓信号应相对正常（除外隐匿骨折）；图像上股骨有骨髓水肿和强化伴骨膜反应，应怀疑有感染（摘自 Morrison W. Problem Solving in Musculoskeletal Imaging. Philadelphia: Elsevier; 2010.）

## 小儿化脓性关节炎的注意事项

- 新生儿和婴幼儿中，骨髓炎经常与化脓性关节炎并存，部分原因是 2 岁以下儿童发生骨骺骨髓炎的频率较高。

- 所有年龄段的儿童骨髓炎蔓延至邻近关节，髋关节最常见，因为股骨干骺端位于髋关节囊内（如下文所述，在骨骼发育未成熟人群中，骨髓炎最常见的部位是干骺端）。

- 当儿童出现临床疑似化脓性髋关节炎时，经常会遇到两个难题。

  □ 第一个难题是判断有无关节积液，因为化脓性关节炎几乎总是伴有关节积液。平片可能显示泪滴和股骨干骺端之间的距离增加，或标准 AP 位平片显示脂肪平面的膨隆。这些表现提示关节积液，但不如 US 或 MRI 可靠。通过牵拉，髋关节中产生真空现象可排除关节积液和化脓性髋关节炎。超声在诊断儿童髋关节积液方面具有更高的敏感性和特异性（图 14.18）。超声检查速度较快，且不需要镇静剂。MRI 检查也很准确，可发现骨髓炎（图 14.19）；但是，MRI 检查可能需要镇静剂。

  □ 如果有髋关节积液，则会出现第二个难题，即并非所有积液都代表化脓性关节炎。髋关节一过性滑膜炎（中毒性滑膜炎）是一种非感染性髋关节炎症，其临床和影像学表现可能与化脓性关节炎无法区分。髋关节一过性滑膜炎具有自限性，其病因可能继发于病毒感染或创伤，不需要治疗。如果临床真正怀疑化脓性髋关节炎，应立即紧急处理，进行髋关节抽吸。

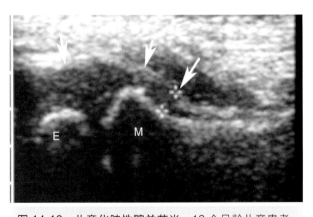

图 14.18　儿童化脓性髋关节炎。13 个月龄儿童患者，化脓性髋关节炎的超声矢状位图显示低回声的关节积液及髋关节囊前缘的膨隆（箭）。注意股骨头骨骺（E）和股骨近端干骺端（M）被低回声生长板分开

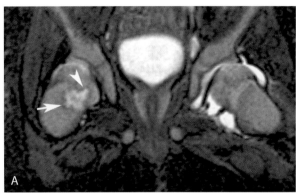

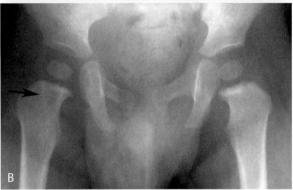

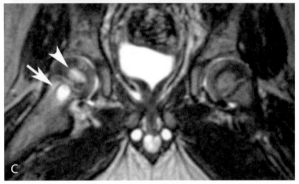

图 14.19　婴儿骨髓炎。（A）冠状位反转恢复 MR 图像示右股骨近端骨髓炎。注意骨骺（箭头）和近端干骺端（箭）信号增高。注意左髋关节积液，需要诊断性抽吸，本例抽吸排除了感染。（B）另一名 13 个月龄的儿童，髋关节 AP 位平片示近端干骺端有边界清楚的溶骨性病变（箭）。（C）同一儿童的冠状位 T$_2$ 加权 MR 图像示干骺端的高信号脓肿（箭）以及骨骺（箭头）骨髓炎的高信号

## 骨髓炎

  □ 骨髓炎是因感染引起的髓腔炎症。

- 最常见于儿童（6 岁高峰，男性多于女性）和老年人。

- 常见部位包括糖尿病患者的足部、长期卧床患者的髋关节和骨盆、脊柱及儿童的长骨。

- 由于 MRSA、糖尿病和免疫抑制，骨髓炎变得越来越普遍和危重。

- 重要的并发症包括骨质破坏、骨质坏死、儿童生长发育障碍及邻近关节和软组织的感染。

- 主要影像学检查手段是 MRI 和平片，但 CT、US 和核医学也很有用。

　　骨髓炎按感染方式可分为：血行播散、邻近组织感染蔓延或直接细菌种植感染。

　　骨髓炎也可分为急性、亚急性或慢性。这些术语可以重叠，一些学者只使用急性和慢性。

### 感染方式
#### 血行播散
- 儿童最常见的感染方式。
- 干骺端血供丰富，尤其是生长发育期。靠近生长板中的干骺端血管（干骺端血窦）由于其解剖结构，容易发生细菌感染。
- 感染方式因年龄而异（图 14.20）。
  - 18 个月以下的新生儿和婴儿：一些血管穿过生长板，这种解剖特点使干骺端的骨髓炎很容易进入骨骺，随后可能进入关节而减压，继发化脓性关节炎，最常见的是髋关节。这也是骨髓炎可以始于骨骺的原因，但较少见。
  - 儿童 / 青少年：穿过骨骺线的血管退化，理论上可以保护骨骺。
    - ◇ 2 岁以后伴发于骨髓炎的化脓性关节炎少见，但还是可以见到，特别是髋关节，因为股骨干骺端位于关节内。生长板是感染的相对屏障，但临床实践中，任何年龄的儿童患者，同时在生长板两侧出现骨髓炎也较常见。
  - 成人：骨骺闭合后，骨骺 - 干骺端血管连接重新建立，使得感染可以发生于骨骺（骨端）并且有继发性化脓性关节炎的可能。然而，在成人中，血源性骨髓炎较邻近感染传播少见。

#### 邻近组织感染蔓延
- 因溃疡、邻近软组织感染或脓毒性关节炎扩散所致。
- 例如：
  - 瘫痪患者（特别是骨盆 - 骶骨、坐骨、大转子）。
  - 糖尿病患者（足 / 踝 - 胼胝破损）。
  - 患有周围血管疾病的患者。

#### 直接细菌种植感染
- 细菌从外部直接接种于组织。
- 例如：
  - 穿透伤（如刀伤、钉子踩伤、人咬伤）。
  - 开放性骨折。
  - 手术 / 介入操作（特别是脊柱融合术或髋关节置换术，以及椎间盘造影、硬膜外注射或关节注射等穿刺相关操作）；手术 / 无菌技术少见，偶尔可以溯源到供应商的污染物质。需要分析确定根源。

### 急性骨髓炎
　　细菌通过血行播散或直接接种进入骨骼，引起免疫反应，白细胞聚集。脓液在髓腔内积聚，腔内压力增大。
- 压力升高会影响血液供应，导致骨坏死。
- 脓液可以通过皮质的 Haversian 系统减压，这可能会破坏骨膜到骨髓的血液供应，增加骨坏死的风险，也可以引起儿童的生长板损伤和生长障碍。
- 如果治疗不成功，其他并发症包括：
  - 骨质破坏。
  - 邻近软组织、腱鞘及关节感染。
  - 皮肤窦道。
  - 慢性骨髓炎。
　　由受感染的邻近软组织直接播散引起的骨髓炎基本上是上述前部过程的逆转。

#### 急性骨髓炎的影像学表现
- 平片检查虽然不敏感，但经常是骨髓炎的一线检查方法。
  - 急性骨髓炎首先在平片上表现为软组织脂肪界面模糊或消失（图 14.21）；邻近软组织肿胀是非特异性的，深层组织中可能根本无法显示。
  - 即使出现这种平片改变也比临床发病晚 1～2 周。
  - 随后的骨皮质稀疏或吸收表现为骨皮质局限性密度降低或浸润性改变。皮质明显破坏时，感染诊断已经很明确并且病变范围较大。
  - 典型的平片表现为溶骨性、浸润性病变，类似于"小圆形细胞"肿瘤。目前平片检查仍用来排除其他病变，是首选的基线检查。

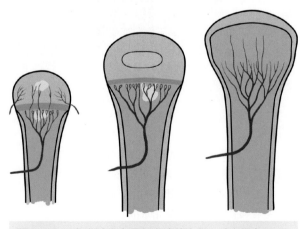

图 14.20　发育过程中骨骺血流的变化。（左图）18 个月之前的新生儿。骨髓炎的起始部位是干骺端和骨骺。（中图）较年长的儿童。骨髓炎的起始部位为干骺端（见正文）。（右图）成年人。血源性骨髓炎可始于骨端

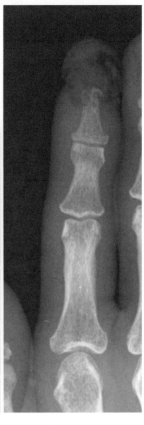

晚期：骨质破坏

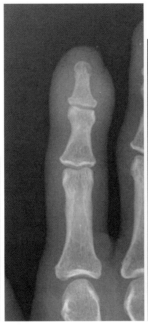

早期：软组织肿胀

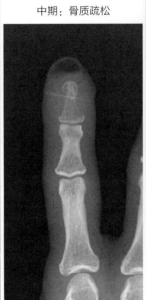

中期：骨质疏松

图 14.21 骨髓炎的自然病史，示指末节甲粗隆的表现。示指的 AP 位平片最初只显示软组织肿胀（左图），随后出现骨质稀疏（透亮）（中图）；后期有明显的骨质破坏（右图）（摘自 Morrison W. Problem Solving in Musculoskeletal Imaging. Philadelphia: Elsevier; 2010.）

- 骨髓炎急性期的平片表现为高度侵袭性，可能很难与侵袭性肿瘤鉴别（图 14.22）。了解疾病的病程可能会有所帮助，因为急性骨髓炎导致骨质破坏的速度比肿瘤快得多。
- 随着感染趋于稳定，骨膜反应随之发生。骨膜新生骨通常较厚、完整且呈波浪状，具有良性特征。少数情况，骨膜反应可能表现为中度侵袭性（层状或"洋葱皮"）甚至侵袭性（如 Codman 三角）。
- MRI 是大多数情况下选择的检查方法。
  - 最早的影像表现是骨髓水肿，可在感染的前两天就出现。
  - 骨髓炎的典型 MRI 征象是 $T_1$ 加权图像上骨髓脂肪信号被替换，液体敏感序列表现为骨髓水肿，增强序列有强化（图 14.23）。
  - $T_1$ 和 STIR 或脂肪抑制 $T_2$ 加权序列上表现为正常骨髓信号则基本不可能为骨髓炎。
    - 然而，这些表现并不是感染的特异性征象，可以在各种各样的疾病和损伤中看到。
  - 骨膜反应表现为皮质边缘 $T_2$ 信号增高。
  - MRI 的灵敏度和特异性高，还可以发现脓肿、化脓性关节炎和腱鞘炎、窦道来帮助内、外科制订治疗计划，并且可以准确显示软组织和骨的受累范围。

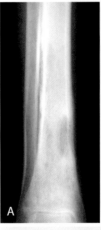
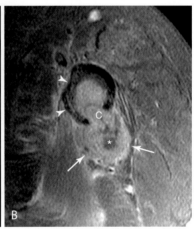

图 14.22 骨髓炎伴骨膜反应。（A）本例的骨质破坏具有高度侵袭性，呈虫蚀样。骨髓炎可以具有高度侵袭性的平片表现，类似于恶性肿瘤。然而，光滑的骨膜反应提示感染而不是肿瘤。（B）另一名成年静脉吸毒患者，肱骨干通过直接接种感染金黄色葡萄球菌。轴位抑制脂肪增强 $T_1$ 加权 MR 成像显示骨髓和皮质明显强化（箭头）、骨瘘道（"C"）伴邻近骨髓强化和小脓肿（*）周围的软组织强化（箭）

- MRI 报告应该描述无强化的坏死组织，这通常需要清创处理。
- 有助于鉴别诊断的其他因素包括：

613

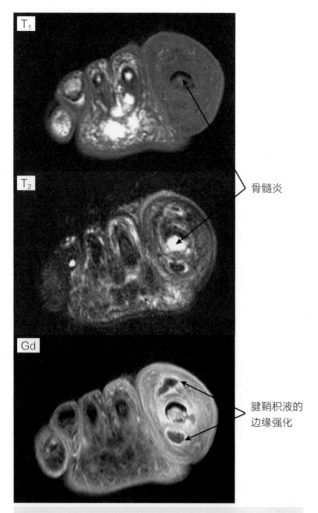

$T_1$

$T_2$

Gd

骨髓炎

腱鞘积液的
边缘强化

**图 14.23 　拇趾骨髓炎伴化脓性腱鞘炎。**冠状位（短轴位）MR 图像显示拇趾肌腱鞘边缘强化，代表化脓性腱鞘炎。深部趾骨表现为骨髓水肿，$T_1$ 呈低信号，增强后可见强化，符合骨髓炎症状（摘自 Morrison W. Problem Solving in Musculoskeletal Imaging. Philadelphia: Elsevier; 2010.）

　　□ 查看感染相关性实验室指标（WBC 计数、红细胞沉降率、C 反应蛋白）以及可能揭示基础疾病的指标（葡萄糖：糖尿病；肌酐：肾功能不全）。
- CT 通常能反映平片表现，但对骨破坏更敏感；增强检查有助于明确有无脓肿。
- 如果有足够的血流显示放射性示踪剂分布情况，$^{99m}$Tc- 二膦酸甲酯（MDP）三相骨扫描对骨髓炎的检测具有高灵敏度。
　　□ 由于充血，在血液流入相表现为示踪剂快速摄取，血池期活性持续增高。数小时后的延迟相表现为骨内摄取增高，表明骨转换增加（图 14.24）。上述为骨髓炎的典型表现。
　　□ 所有期相均有摄取提示骨髓炎，但也可见于其他炎症、创伤性和肿瘤性疾病以及神经性关节病。

据报道，在 24 小时后获得"第四期"扫描可以提高特异性。
　　□ 儿童生长板的正常示踪剂摄取使解释复杂化。
　　□ 注意：在一些小儿骨髓炎病例中，由于骨髓腔压力增加和相关的缺血，没有观察到放射性示踪剂摄取。这可能会延误诊断并导致病情加重。MRI 更加可靠。

### 骨膜炎

- 众所周知，骨膜炎（反应性骨膜新骨形成）是骨髓炎的表现，尤其是在长骨。与感染相关的骨膜炎通常表现为呈非侵袭性、连续、增厚、波浪状（图 14.22）。
- 在 MRI 上，骨膜炎表现为沿外皮层的线状水肿和强化，包裹在骨骼周围。平片和 CT 显示骨膜新生骨更佳。
- 骨膜炎不是感染所特异的。许多其他情况，如应力性骨折、肿瘤和骨坏死也可出现骨膜反应。
- 腕骨和跗骨未见骨膜炎，骨盆或肩胛骨的扁骨中骨膜炎常很轻微（图 14.25）。

### 软组织的表现

- 怀疑感染时，MRI 评估邻近软组织非常重要（图 14.23、图 14.26 和图 14.27）。
- 关节或骨骼的血行感染通常会引起邻近软组织的炎症反应。这表现为"炎性"关节积液，伴有滑膜肥大、水肿和关节周围软组织水肿。在没有外伤的情况下，出现这些表现应要怀疑化脓性关节炎的可能（见图 14.11）。
- 感染的骨 / 关节可产生窦道和脓肿。
- 在某些情况下，骨髓水肿但相邻软组织正常可以排除骨髓炎诊断。例如，糖尿病足和瘫痪患者骨盆发生骨髓炎通常是通过邻近组织传播，如果存在骨髓异常但相邻皮下脂肪正常，则应考虑其他病因，例如神经源性疾病。

### 其他实用技巧

- 影像学表现往往模棱两可，既不正常，也不具有骨髓炎的特征，尤其是糖尿病足等复杂病例。我们的经验是，糖尿病足溃疡附近骨髓水肿越严重，越可能是骨髓炎，而轻度水肿通常被视为反应性表现。
- 不确定病例，可以根据影像学表现的严重程度，使用骨髓炎可能性较大或骨髓炎可能性较小等表达方式。
- 临床表现和检查会有所帮助：
　　□ 与影像学表现的严重程度相比，症状是否轻微？如果是，也许应该考虑神经性关节病、淀粉样变性或慢性炎症性关节病而不是感染。

第 2 相：血池相，注射后 3 分钟

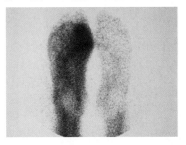

<sup></sup>99m</sup>Tc-MDP 骨三相显像
第 1 相：流入相，每 3 秒 1 幅

第 3 相：延迟相，注射后 3 小时

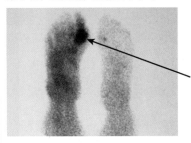

骨内持续摄取

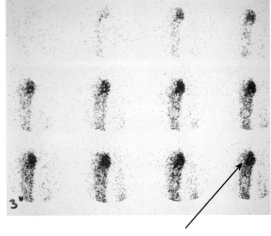

<sup></sup>99m</sup>Tc 标记的抗粒细胞抗体

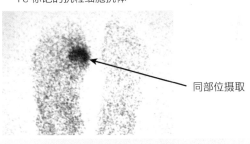

同部位摄取

**图 14.24　核医学诊断拇趾骨髓炎。**<sup></sup>99m</sup>Tc-MDP 骨三相显像血流相（左图）显示拇趾摄取增加。血池相和延迟相（右上图和中图）显示骨放射性示踪剂浓聚。单独注射 <sup></sup>99m</sup>Tc 标记的抗粒细胞抗体显示拇趾的炎症活动（经 Hans Ledermann, MD, Basel, Switzerland 同意使用）

脓肿

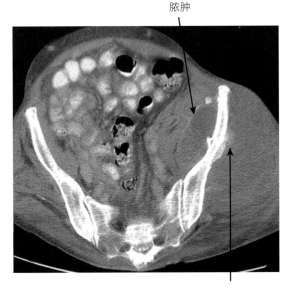

较厚的骨膜反应

**图 14.25　骨髓炎伴邻近脓肿。**骨盆的轴位 CT 图像显示髂骨较厚的骨膜反应，提示髂骨骨髓炎。髂肌下有液体密度并有占位效应，提示脓肿形成

- □ 症状严重程度是否大于影像学表现？如果是，应当考虑痛风，痛风极痛。
- ■ 感染的传播方式：正常或异常的交通会加速感染的传播。根据筋膜平面的位置和方向，一些扩散模式是可以预测的：
  - □ 腰椎感染沿腰大肌扩散。
  - □ 骶髂关节感染沿同侧髂肌扩散，以及进入坐骨切迹和臀肌（图 14.27）。
  - □ 胸锁关节感染扩散到胸骨后间隙、下颈部和胸大肌。
  - □ 手足感染可沿肌腱鞘扩散。
  - □ 化脓性关节炎可沿肌腱鞘扩散，尤其是当腱鞘与关节相通的部位（二头肌长头和盂肱关节；拇长屈肌和踝/距下关节；腘肌和膝关节）。
  - □ 关节可以连通（胫距和距下关节；韧带撕裂时的腕关节各部分间室）。
  - □ 关节和滑囊可以连通（髋关节和髂腰肌滑囊；肩袖撕裂时盂肱关节、肩峰下-三角肌下囊、肩锁关节相通）。

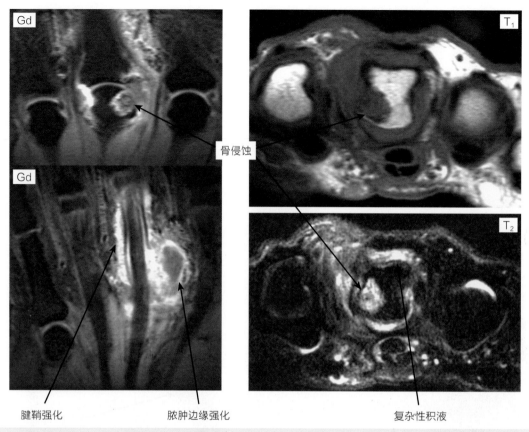

图 14.26 手部化脓性关节炎和腱鞘炎。MRI 显示掌指关节积液，增强后显示滑膜强化。注意关节边缘的侵蚀。沿邻近腱鞘延伸的强化代表化脓性腱鞘炎。打架时掌指关节打在对方牙齿上造成局部破损，特别容易出现这种情况

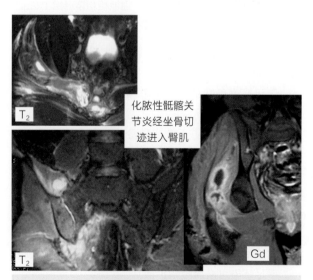

图 14.27 化脓性骶髂关节炎的 MRI 表现。T$_2$ 加权图像（左侧）显示右侧骶髂（SI）关节积液伴包括坐骨切迹和臀肌在内的关节周围软组织水肿、积液。增强图像（右）显示肌内脓肿的边缘增强。由于骶髂关节靠近坐骨切迹，化脓性骶髂关节炎患者常出现快速发作的坐骨神经痛（摘自 Morrison W. Problem Solving in Musculoskeletal Imaging. Philadelphia: Elsevier; 2010.）

□ 如果关节软骨受到破坏，如风湿性关节炎，关节感染可能更容易扩散到邻近骨骼。

■ 感染很容易穿过滑膜关节和椎间盘，这些结构代表了肿瘤的相对屏障。因此，穿过关节的病变不太可能是肿瘤。

□ 然而，一些侵袭性肿瘤可以穿过关节，尤其是具有广泛韧带连接的关节，如骶髂关节，它为肿瘤细胞的迁移提供了途径。

■ 不应使用 MRI 来确定病变的侵袭性，如果感染是主要诊断则应始终考虑还有肿瘤的可能性，尤其是在临床情况与影像学结果不符的情况下。

**关键概念**

**急性骨髓炎影像学表现**

平片检查是有用的筛查方式但敏感性低

核医学：$^{99m}$Tc-MDP 三期相骨扫描、白细胞标志扫描、PET-CT 和 PET-MRI

增强 MRI 通常是最佳检查方法

骨髓水肿和强化

寻找：脓肿、窦道、皮肤溃疡

急性骨髓炎某些常见特殊情况将在以下章节中讨论。

## 儿童血源性骨髓炎

- 大多数是金黄色葡萄球菌，通常是社区获得性耐甲氧西林金黄色葡萄球菌。
- 儿童的骨膜在生长板紧密附着，其余部位附着松散，可以被脓液抬高。骨膜下脓肿是抽吸的极好目标，应在 MRI 或 US 报告中予以注意（图 14.28 和图 14.29）。
- 并发症包括骨质破坏和生长板损伤及随后的生长障碍。
- 未满 18 个月：
  - 如前所述，18 个月前，血管穿过生长板，干骺端向骨骺扩散、形成化脓性关节炎常见。
  - 18 个月或更小的儿童中化脓性关节炎常伴发于骨髓炎。
- 在年龄较大的儿童中，生长板两侧的受累相对较少，但仍属常见（图 14.30）。
- 在年龄较大的儿童中，化脓性关节炎最常发生于髋关节（干骺端位于关节内）。
  - 主要与暂时性髋关节滑膜炎鉴别；见前文。
- 在年幼的儿童中，静脉注射对比剂有助于检测或排除未骨化软骨的感染。
- 骨髓炎与软骨母细胞瘤和朗格汉斯细胞组织细胞增生症（嗜酸性肉芽肿）一起被列入儿童溶骨性骨骺病变的鉴别诊断（图 14.31）。
- 治疗方法是使用抗生素，有时也采用手术清创。

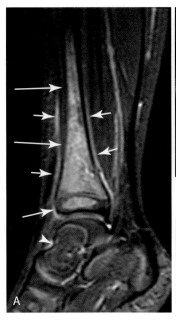
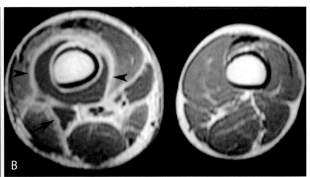

图 14.28　早期急性骨髓炎。（A）STIR 矢状位 MR 图像显示胫骨骨干、干骺端（长箭）和骨骺（中箭）明显骨髓水肿；箭头所示为距骨正常骨髓信号。同时注意骨膜水肿和轻度抬高（短箭）。（B）另一例儿童的轴位 T₁W 增强 MR 图像显示骨膜脓肿（箭头）和邻近软组织脓肿（箭），均表现为边缘增厚、强化。水敏感成像序列（未展示）表现为骨髓水肿。该病例为葡萄球菌性骨髓炎

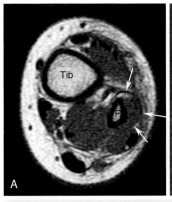
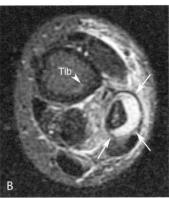
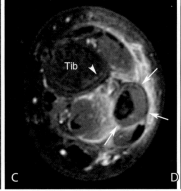
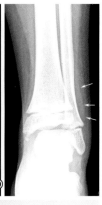

图 14.29　骨髓炎伴骨膜下脓肿。9 岁儿童腓骨远端急性骨髓炎。图 A、B、C 分别为轴位 T₁W（A）、STIR（B）和增强 T₁（C）图像。注意低信号的骨膜（箭）被脓液抬高。脓液 T₂WI 呈高信号、无强化。还需注意胫骨远端外侧有轻微的骨髓水肿（B 图箭头），该表现不是骨髓炎，而是反应性改变。（D）在 AP 位平片骨膜抬高（箭）隐约可见。（Tib：tibia 胫骨；F：fibula 腓骨）

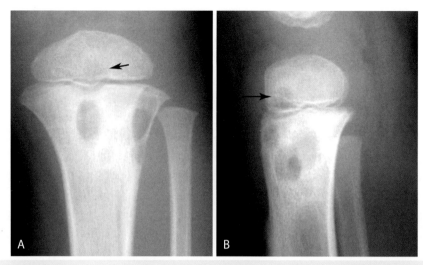

图 14.30 幼儿骨骺骨髓炎。AP 位（A）和侧位（B）平片显示多发边界清楚的溶骨性病变，主要位于干骺端，骨骺（箭）亦有受累。可能导致生长板损伤和生长障碍

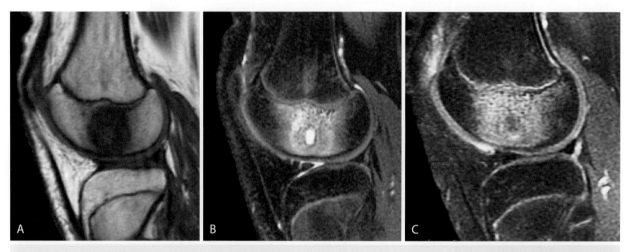

图 14.31 儿童骨骺骨髓炎。1 例儿童股骨远端骨骺脓肿的矢状位 $T_1WI$（A）、压脂 $T_2WI$（B）和压脂 $T_1WI$ 增强 MR 图像（C），表现为小的液体信号灶伴周围明显水肿及强化

### 新生儿期血源性骨髓炎

- 出生 30 天内为新生儿期。
- 最常见的病原体为金黄色葡萄球菌、B 组链球菌、革兰阴性菌。
- 多见于重症监护病房（NICU）的新生儿或早产儿。
- 新生儿和月龄很小婴儿骨髓炎常表现为多发病灶，且常伴化脓性关节炎。
- 骨扫描灵敏度有限，全身 MRI 有助于发现所有病灶。

### 静脉吸毒者血源性骨髓炎

- AC（肩锁关节）、SC（胸锁关节）和 SI（骶髂关节）（所谓的"首字母关节"）感染比其他患者更常见（见图 14.11 和图 14.27）。
- 感染的病原菌较少见，如铜绿假杆菌。

### Brodie 脓肿

是一种儿童常见的骨髓腔脓肿，由金黄色葡萄球菌引起的亚急性或慢性感染。

- 常见于干骺端（图 14.32A、B）。
- 典型平片表现为边界清晰的地图样溶骨性病变，常伴宽的硬化边（图 14.32C）。
- 病灶常表现为椭圆形，长轴与骨干平行，病变可达骨骺板。
- Brodie 脓肿与急性骨髓炎不同，平片常表现为非侵袭性改变。
- MRI 表现为干骺端邻近生长板的椭圆形液体信号（图 14.33）。可见典型的病灶周围边缘模糊的骨髓水肿，常见骨膜反应，这些征象提示炎症。
- 临床上，Brodie 脓肿患者可不伴发热或红细胞沉降率升高表现。

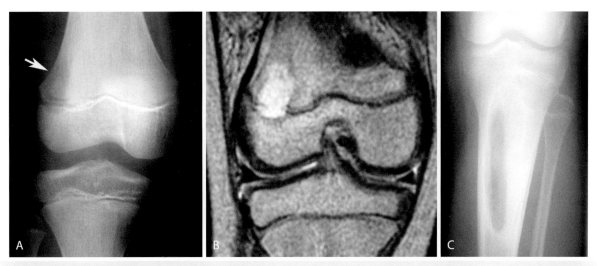

**图 14.32**　较年长儿童骨髓炎。8 岁儿童 AP 位平片（A）和冠状位 T₂WI 自旋回波 MR 图像（B）显示典型骨髓炎表现，病变位于股骨外侧髁干骺端（A，箭），未进入骨骺。（C）Brodie 脓肿：儿童病例的典型影像表现为干骺端边界清楚的类圆形溶骨性病变伴边缘硬化和厚的骨膜反应，该病例病灶比一般大

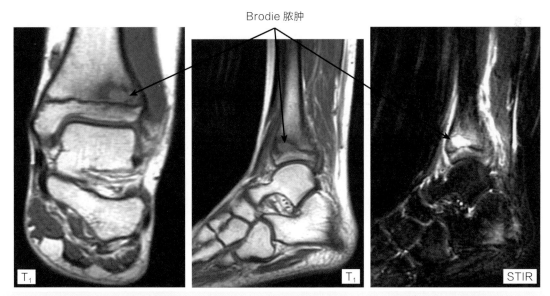

**图 14.33**　青少年 Brodie 脓肿的 MRI 表现。踝关节 MRI 显示靠近生长板的局限性液体信号，提示骨内（Brodie）脓肿。周围可见骨髓水肿及沿胫骨干的骨膜反应（摘自 Morrison W. Problem Solving in Musculoskeletal Imaging. Philadelphia: Elsevier; 2010.）

- 偶尔发生在骨皮质的 Brodie 脓肿可引起严重的骨硬化和骨膜反应。骨皮质 Brodie 脓肿具有明显的反应性骨形成，与皮质骨样骨瘤或亚急性应力性骨折周围反应性骨形成相似。

**慢性骨髓炎**

慢性骨髓炎为骨感染持续时间至少 4~6 周，慢性感染有不同的表现。常见骨硬化和骨破坏并存，若治疗不成功，可出现一些特征性的表现，如死骨和骨包壳（见下文叙述）。骨髓炎从急性到慢性的转化并非截然，同时有急慢性感染特征时可称为"亚急性"，

如 Brodie 脓肿，但一些学者不使用该术语。

- 慢性骨髓炎常见于瘫痪患者、糖尿病足或偶尔继发于开放性骨折或骨科植入术患者。也可发生于免疫功能低下患者、非典型病原菌感染、未经治疗或治疗不当的慢性感染。感染可能会无症状持续多年，可偶然表现为引流物通过窦道排出和慢性骨髓炎急性发作。

- 感染急性期或前期骨折引起的骨坏死为细菌提供滋生地。

- 死骨为坏死骨片，由肉芽组织包裹与活骨分离（图 14.34）。

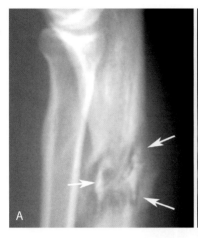
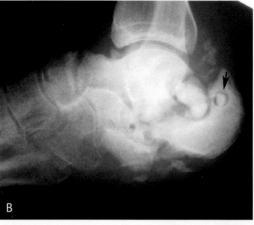

图 14.34 骨髓炎的死骨。（A）尺骨近端侧位平片显示开放性骨折后发生的骨髓炎。有浸润性骨破坏，以及 H 形致密骨片（箭），即死骨。（B）糖尿病患者伴神经性关节病足的侧位平片显示跟骨后部的圆形死骨（箭）（A 图经 BJ Manaster 博士允许，摘自美国放射学会学习档案）

- □ 死骨作为持续感染灶；由于缺乏活性，抗生素和白细胞无法进入该组织，细菌可长时间处于休眠状态，出现周期性地反复感染。
- □ 死骨在 CT 上表现为局限性骨质致密影伴周围低密度肉芽组织，在 MRI 所有序列中均表现为局灶性或区域性低信号伴周围炎性水肿组织。
- □ 即使在有效治疗后，也常有微生物根殖。
- □ 为避免再次出现活动性感染，必须进行清创。
- □ 骨科植入物的感染可以类似于死骨的作用。
- 骨包壳为死骨周围形成的一层活骨组织（图 14.35）。
- 被感染的组织可通过一个骨孔破入邻近软组织，该骨孔称为"骨瘘"（图 14.22，图 14.36 和图 14.37）。
- 如果窦道形成，则会延伸至皮肤，最终排出脓液和坏死物。
  - □ 窦道 $T_2WI$ 上常表现为高信号，增强扫描可见轨道样强化。
  - □ 胫骨或股骨慢性骨髓炎常伴发慢性的引流窦道。如果引流窦道持续存在多年（常数十年），易发生鳞状细胞癌。当肿瘤位于体表，临床表现明显，也可位于窦道深处。当平片显示骨质破坏或 MRI 显示软组织肿块，患者出现新的疼痛时需怀疑肿瘤发生。
- 在多数发达地区，骨肌感染通过临床和影像学表现得到早期诊断，而并没有发展到典型的进展期。
  - □ 因此，上述慢性骨髓炎的典型表现并不常见，甚至可以被认为"非典型"。
- 然而，个别患者或者农村、欠发达地区可出现慢性骨髓炎典型影像学表现，放射科医师应该识别这些少见但重要的影像学征象。

一种慢性骨髓炎影像的不同表现是溶骨和硬化并存，并伴有骨皮质增厚或波浪状骨膜反应。

- □ Garre 硬化型骨髓炎是一种慢性骨髓炎的表现类型。
- □ 硬化在 $T_1WI$ 和 $T_2WI$ 均表现为典型的低信号，肉芽组织提示活动性感染，$T_2WI$ 和增强影像均为高信号（图 14.38～图 14.40）。

## 关键概念

### 儿童血源性骨髓炎

血管解剖结构使感染好发于远侧干骺端

**新生儿**

- B 族链球菌最常见
- 多发病灶

**小于 2 岁**

- 滋养血管跨越生长板，感染常累及骨骺
- 感染灶多起源干骺端
- 常伴发化脓性关节炎

**超过 2 岁**

- 常见金黄色葡萄球菌，尤其是 MRSA（耐甲氧西林金黄色葡萄球菌）
- 病灶起源干骺端（跨生长板的血管闭锁），但仍可发生骨骺感染
- 化脓性关节炎相对少见，但仍常见于髋关节，因为干骺端位于髋关节内。肩、肘和踝关节的化脓性关节炎相对少见，不发生于膝关节
- 脓液抬高骨膜（骨膜下脓肿 - 穿刺位置）
  - □ 骨和关节破坏
  - □ 骨内压增加、骨膜掀起使骨髓血供减少——骨坏死
  - □ 生长板损伤、生长畸形
  - □ 邻近软组织感染
- 大龄儿童可进展为 Brodie 脓肿（远侧干骺端透亮区伴硬化边）、慢性骨髓炎伴死骨等

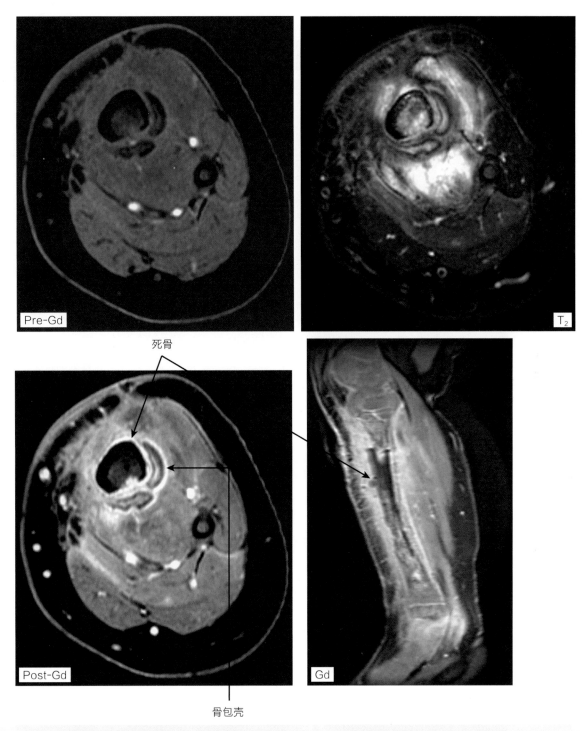

死骨

骨包壳

图 14.35　6 岁男孩，胫骨慢性骨髓炎 MRI 表现。$T_2WI$ 图像（右上）显示骨髓和软组织水肿，为骨髓炎和蜂窝织炎；增强前（左上）后（下一行）对比图像，显示胫骨水肿、无强化，说明无活性（死骨）。死骨周围的新骨有强化称为骨包壳（摘自 Morrison W.W. Problem Solving in Musculoskeletal Imaging. Philadelphia: Elsevier; 2010.）

低密度脓肿

骨瘘

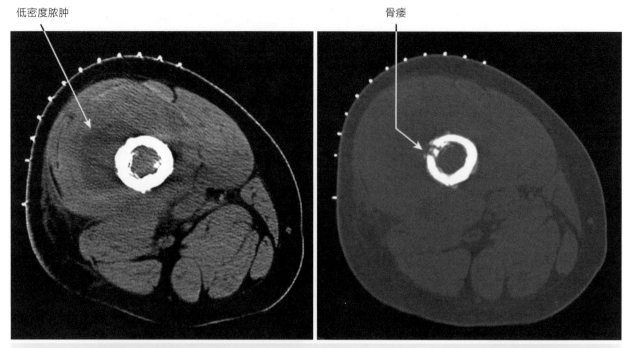

图 14.36  骨髓炎伴骨窦形成。股骨轴位 CT 图像，软组织窗（左）和骨窗（右）显示感染的股骨干皮质局部形成开口，称为骨瘘，骨髓腔的感染通过该骨瘘进入邻近软组织形成脓肿（摘自 Morrison W.W. Problem Solving in Musculoskeletal Imaging. Philadelphia: Elsevier; 2010.）

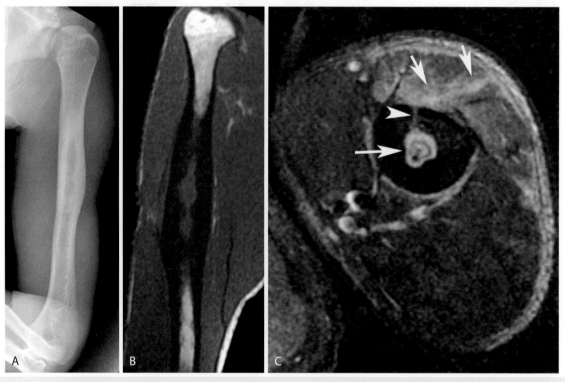

图 14.37  慢性骨髓炎伴引流窦道。（图 A~C）29 岁男性患者，几年前开放性肱骨骨折病史，目前上臂外侧出现引流窦道。平片（A）显示肱骨中段皮质增厚伴轻度膨胀。MR 矢状位 T$_1$ 图像（B）表现类似，为肱骨干中段骨髓腔异常低信号。轴位压脂 T$_1$ 增强 MR 图像（C）显示骨髓腔（长箭）、骨瘘（箭头）和三角肌的窦道（短箭）明显强化

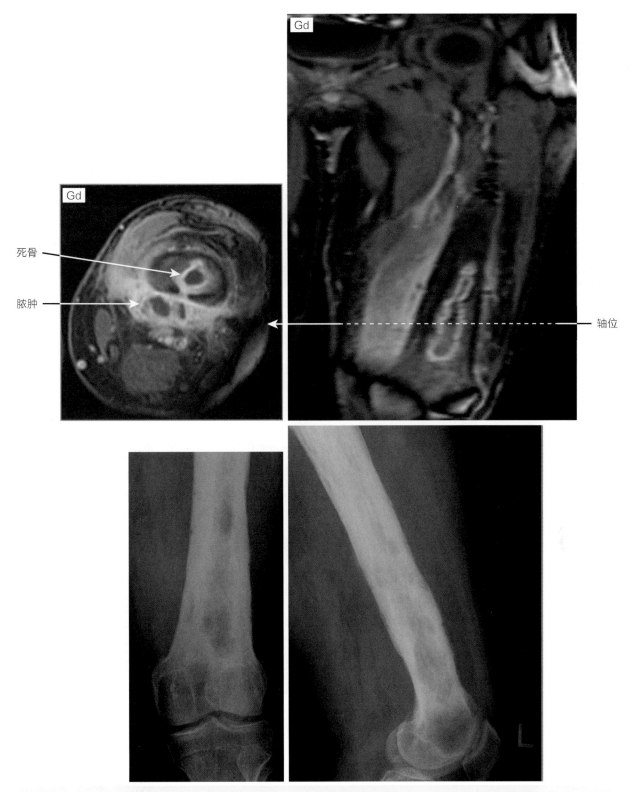

**图 14.38 慢性骨髓炎急性发作。**股骨干骨质硬化、骨膜增厚符合病程漫长。骨和邻近软组织局部强化提示活动性感染。股骨干远端骨梗死，与死骨相似，成为长期感染灶（摘自 Morrison W, Problem Solving in Musculoskeletal Imaging. Philadelphia: Elsevier; 2010.）

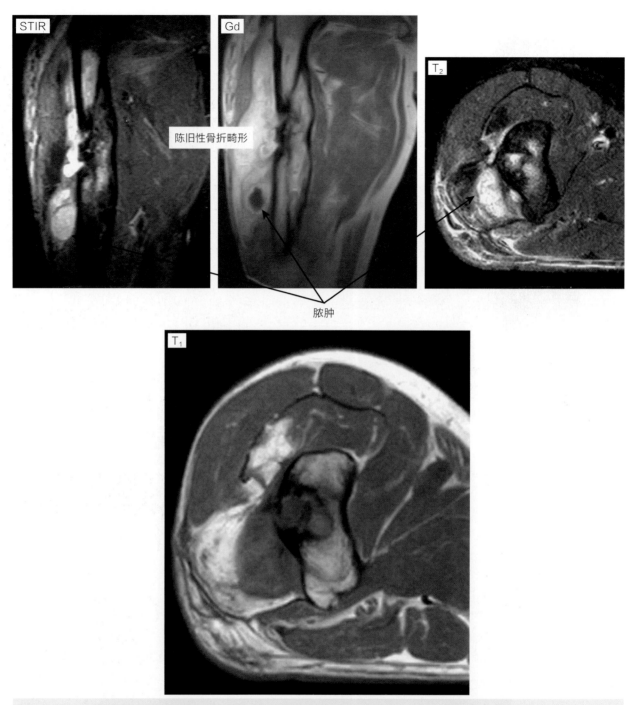

STIR

Gd

陈旧性骨折畸形

T₂

脓肿

T₁

图 14.39　骨折后慢性骨髓炎急性发作。MRI 显示骨髓和邻近软组织水肿、强化，伴局部脓肿（摘自 Morrison W, Problem Solving in Musculoskeletal Imaging. Philadelphia: Elsevier; 2010.）

通过导管进行活检　　　　　　骨膜增厚反应　　　感染部位脂肪密度改变

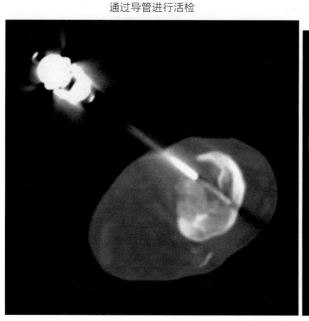

窦道（泄殖腔）引流至皮肤

图 14.40　慢性骨髓炎活检。溶骨性破坏区代表活动性炎症区域，适合作为活检靶区（摘自 Morrison W, Problem Solving in Musculoskeletal Imaging. Philadelphia: Elsevier; 2010.）

**关键概念**

**慢性骨髓炎**

感染超过 4~6 周

硬化、骨瘘、死骨

窦道（如果持续很多年易发生鳞状细胞癌）

可以静息数年后再次活动

MRI 表现为脓肿、窦道、骨瘘、骨髓水肿和强化

白细胞标记扫描有助于检出、定位

**关键概念**

**骨骼肌肉感染相关术语**

蜂窝织炎：边界不清的软组织感染

脓性蜂窝织炎：感染 / 炎性组织较硬，血供完好，可进展为脓肿

脓肿：腔内充满脓液，伴周围肉芽组织

窦道：两个腔室之间或空腔到皮肤的软组织通道，引流脓液

骨瘘：骨皮质和骨膜上的开口，可与皮肤相通，引流脓液

死骨：感染性坏死骨片。慢性感染的潜在来源

骨包壳：死骨周围包绕的新生骨组织

**慢性骨髓炎的常见类型**

**瘫痪患者感染**

- 瘫痪、长期卧床患者易发生褥疮、邻近感染蔓延（图 14.41~14.43），好发于骨盆（坐骨结节、大转子和骶尾骨）、跟骨后缘及膝关节的髁隆凸。
- 典型的是深部溃疡蔓延至邻近骨质，伴发急性或慢性骨髓炎。
  □ 溃疡及相关窦道宽大、管壁增厚，周围明显强化代表慢性肉芽组织和急性炎性反应。
  □ 慢性骨髓炎和充血常导致骨吸收，坐骨结节尤为明显，常表现为坐骨结节缩小、缺如，残余骨质硬化。
  □ 邻近关节的急性感染化脓性关节炎常见，皮肤窦道可以使气体进入关节腔引起关节积气；关节周围软组织脓肿形成；感染还可沿着筋膜远处蔓延。例如，在坐骨压疮导致急性感染，炎症、脓肿常常向前蔓延至闭孔区和耻骨区，沿着坐骨切迹至臀肌区，向上延伸至骶骨和腰椎。

**糖尿病足**

- 白细胞功能受损、血液循环障碍、疼痛感觉减退导致皮肤破溃，继而软组织感染蔓延引起骨髓炎。
  □ 通常是多种微生物混合感染。
- 糖尿病足也可发生神经性关节病（夏科关节病）。

625

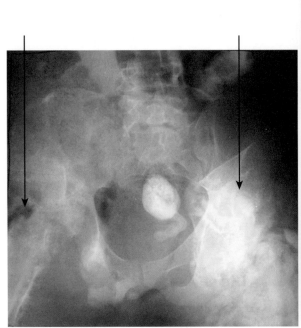
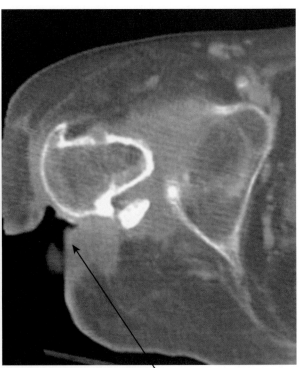
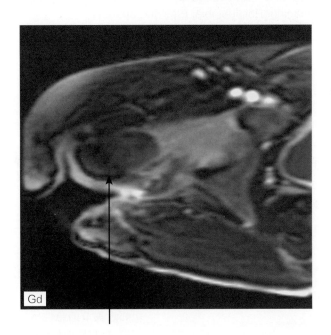

图 14.41　瘫痪患者骨盆影像。AP 位平片（左上）显示左髋关节广泛性异位骨化，邻近右髋关节透亮影代表压疮溃疡。CT（右上）和增强 MRI（下）显示溃疡延伸至骨骼，骨髓信号正常，表明无骨髓炎（摘自 Morrison W, Problem Solving in Musculoskeletal Imaging. Philadelphia: Elsevier; 2010.）

- 两者具有相似的临床特征和影像学表现，但治疗方法不同。
- 如果合并神经性关节病，MRI 诊断骨髓炎的特异性下降。
- 伴或不伴感染的神经性关节病影像表现的细微差别将在下面章节详细讨论。

- 骨髓炎表现简要总结：
  - 部位——趾骨、跖骨远端。
  - 非对称性——位于足的一侧。
  - 邻近皮肤溃疡。
  - 窦道。
  - 脓肿。

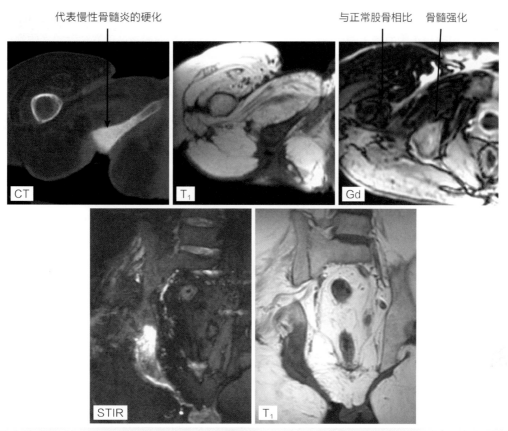

**图 14.42** 瘫痪患者的压疮和慢性骨髓炎。骨盆下部（左上图）CT 显示溃疡延伸至坐骨，坐骨硬化符合慢性骨髓炎症状。相应的 MRI 显示骨髓水肿和强化，代表活动性感染（摘自 Morrison W. Problem Solving in Musculoskeletal Imaging. Philadelphia: Elsevier; 2010.）

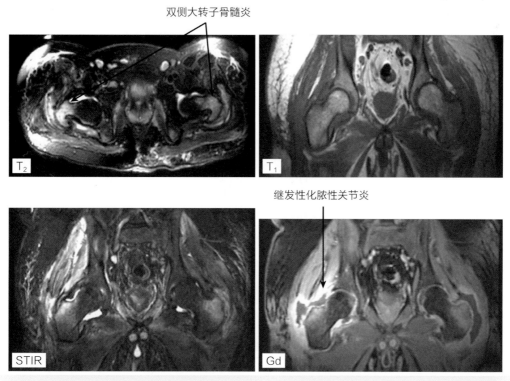

**图 14.43** 瘫痪患者，双侧化脓性大转子滑囊炎和右髋化脓性关节炎。相邻大转子骨髓水肿与骨髓炎相符（摘自 Morrison W. From Morrison W. Problem Solving in Musculoskeletal Imaging. Philadelphia: Elsevier; 2010.）

### 神经性关节病（Charcot 关节病）与感染

- 临床怀疑糖尿病患者伴有足部感染，医学影像检查是常见的评估手段。
- 有两种基本的临床情况需要进一步影像学检查：
  - 早期神经性关节病患者（例如，几乎无关节畸形）出现足部皮肤温暖、肿胀及红斑，这应考虑感染或不伴感染的神经性关节病？
  - 慢性神经性关节病伴关节畸形出现足部皮肤溃疡或肿胀，有无合并感染？
- 糖尿病足 MRI 常见典型表现为弥漫性软组织水肿、肌肉萎缩（早期表现 $T_2WI$ 高信号）。这些影像表现敏感性强，但提示糖尿病足感染的特异性差，易出现假阳性而误诊为感染。

### 早期神经性关节病（图 14.44 和图 14.45）

- 神经性关节病早期阶段，平片敏感性较低。
  - 平片表现为软组织肿胀，但深部骨质改变不明显。受累关节可出现轻度对位不佳。糖尿病神经性关节病最常累及跗跖关节，表现为轻微对合不良，第 2 跖骨基底部向背外侧移位。
- CT 能够更好显示关节轻微对位不佳。尽管关节半脱位是早期神经性关节病的标志，但不具特异性。
- 神经性关节病在 $^{99m}$Tc-MDP 三相骨扫描中都呈阳性表现，这主要与关节损伤、不稳导致显著充血和反应性新骨形成有关。
- 白细胞标记扫描有助于判断是否合并感染，延迟相阳性但白细胞缺乏摄取强烈提示该区无感染。白细胞标记扫描必须结合骨扫描检查，因为白细胞标记扫描无摄取可能提示血流不足，高摄取也可见于蜂窝织炎或脓肿。因此，白细胞标记扫描表现必须与三相骨扫描局部均高摄取结合才支持骨感染。
  - 早期神经性关节病患者中，非感染神经性关节病出现炎性细胞可能导致偶尔的假阳性。应用 $^{67}$Ga 检查尤其如此，白细胞标志检查更具有特异性。
- 早期非感染神经性关节病 MRI 常表现为弥漫性软组织肿胀，增强扫描轻微强化，这些征象提示炎症反应不明显。
  - 骨髓水肿和强化显著、弥漫，关节积液常见。
  - 在神经性关节病的情况下出现骨折会导致严重、弥漫性骨髓水肿和强化（图 14.46）。
  - 在这个阶段骨髓水肿和强化容易被误诊为感染。

### 合并感染的神经性关节病

- 神经病变合并感染的平片和 CT 征象包括骨溶解、骨膜炎和关节侵蚀，尽管这些征象也可见于慢性神经关节病。
- $^{99m}$Tc-MDP 三相骨扫描可能会产生误导：
  - 缺血可以表现为假阴性，该人群中很常见。
  - 出现假阳性检查，因为溃疡和蜂窝织炎会导致早期摄取，而慢性关节疾病会导致摄取延迟。
- $^{67}$Ga 扫描是非特异性的，感染和神经性关节病均可摄取。
- 标记的白细胞扫描更具特异性，有助于区分严重的非感染性神经关节病和合并感染。
- MRI 有些经验法则可以用来帮助确定是否存在感染。这些指南是基于这样一个事实：到目前为止，足踝部的骨髓炎最常与皮肤感染的直接蔓延相关。
  - 骨髓异常而无相邻皮肤溃疡、窦道或软组织炎症，不太可能代表感染。

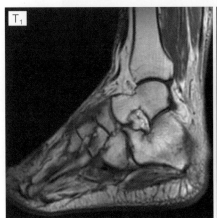
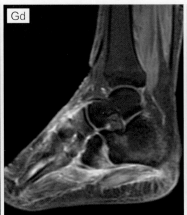
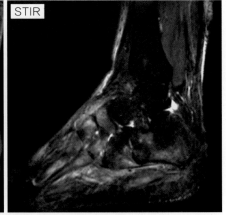

图 14.44　足部早期神经性关节病的 MRI 表现。注意整个中足和后足的软骨下和关节周围水肿和强化，无明显畸形。没有溃疡引起邻近感染的征象（摘自 Morrison W.From Morrison W. Problem Solving in Musculoskeletal Imaging. Philadelphia: Elsevier; 2010.）

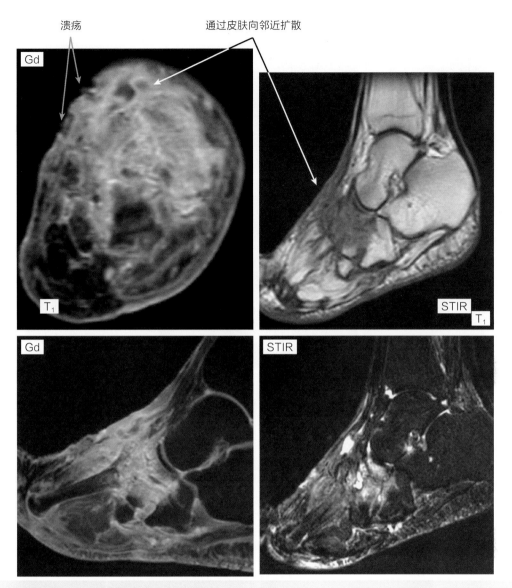

溃疡　　　　　　　通过皮肤向邻近扩散

**图 14.45　糖尿病患者中足神经性关节病合并骨髓炎。** MRI 显示中足软组织、骨髓水肿及强化，背部溃疡。邻近扩散的表现提示是骨髓炎而不是神经性疾病（摘自 Morrison W.From Morrison W. Problem Solving in Musculoskeletal Imaging. Philadelphia: Elsevier; 2010.）

◇ 当出现广泛的骨髓信号异常时，这一概念尤其有用，这时如果不累及皮下组织，感染可能不大。

◇ 相反，如果溃疡或窦道旁边有骨髓异常，则很可能是骨髓炎（图 14.47）。

□ $T_2$ 加权或 STIR 图像上的弥漫性软组织水肿是非特异性的，见于许多与血管功能不全、鞋摩擦、创伤有关的患者，尤其是糖尿病患者。

◇ 然而，如果水肿与脂肪信号的替代和强化并存，则可能为蜂窝织炎，其邻近的骨髓信号异常提示骨髓炎。

□ 另一个神经性关节病的主要特点是以关节病变为主，主要表现是关节不稳定，常累及一个区域的多个关节（例如，整个跗跖关节，跗横关节，或多个相邻的跖趾关节）。

◇ 这一表现和其他神经性关节病的表现（半脱位、囊肿、坏死碎片）在感染中并不常见。

□ 此外，与神经性关节病相关的骨髓改变可能是广泛的（特别是在足中部），但往往集中在关节和关节下骨质，并且在关节两侧相当对称。

□ 骨髓炎表现为更广泛的骨髓受累，除非有原发性化脓性关节炎，否则关节一侧的骨髓变化常更明显。

□ 疾病的位置也很重要。

◇ 骨髓炎主要发生在距骨头、趾骨、跟骨和内外踝，反映了摩擦、骨痂和溃疡的部位。

神经性骨折

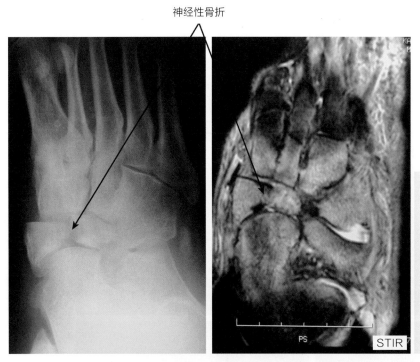

图 14.46　神经性关节病伴骨折。足部斜位平片和相应的 MRI 显示舟骨骨折。整个后足有明显的软组织和骨髓水肿。神经性关节病可发生骨折，当患者继续用失去知觉的足部行走时，会导致严重水肿（摘自 Morrison W. From Morrison W. Problem Solving in Musculoskeletal Imaging. Philadelphia: Elsevier; 2010.）

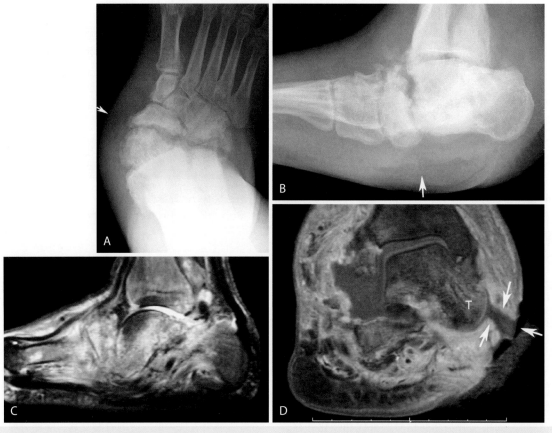

图 14.47　糖尿病足神经性关节病合并骨髓炎。AP 位（A）和侧位（B）平片显示中足和后足神经性关节病典型表现，即骨密度增加、足弓塌陷和严重的退行性改变。距骨头内侧半脱位，其附近可见内侧足底溃疡（箭）。（C）矢状位反转恢复 MR 图像显示弥漫性骨髓水肿和积液，可以解释为严重的神经性关节病的发现，并不是骨髓炎的特异表现。（D）通过后足远端获得的短轴位对比增强脂肪抑制 $T_1$ 加权 MR 图像显示骨髓强化、大量积液和从距骨头（T）延伸到外侧溃疡的窦道（箭）。窦道提高了 MRI 诊断骨髓炎的特异性

◇ 迄今为止，神经性关节病最常见于跗跖关节和跗横关节。然而，如果有足部畸形，感染的邻近扩散可能发生在不典型位置（例如，摇椅足畸形的骰骨）

- 由于邻近感染或定植软组织的污染，经皮骨活检标本在足部感染中的培养结果可能不可靠。

□ 如果进行经皮骨活检，穿刺路径应远离软组织感染区域。这样做有两个原因：一是避免培养假阳性，二是避免接种骨骼而并发感染。

### 报告样例

检查类型：左足 MRI 平扫

检查日期和时间：日期 / 时间

指证：65 岁女性糖尿病患者，拇趾伤口，排除骨髓炎

比较：1 天前左足平片检查

印象：

1. 拇趾早期骨髓炎累及远节趾骨和近节趾骨头，伴第 1 趾间关节化脓性关节炎及软组织溃疡

2. 第 3 趾远侧趾间关节水平切除术后改变，切缘正常

3. 整个前足固有肌肉的去神经水肿 / 萎缩

技术：

　　1.5T 设备，标准平扫方案，左足三个平面（轴位、矢状位和冠状位）MRI 检查

影像学表现：

　　拇趾足底有软组织溃疡，相邻第 1 远节趾骨和近节趾骨头部可见骨髓水肿，伴正常 $T_1$ 骨髓信号轻微替代，符合早期骨髓炎和第 1 趾间关节化脓性关节炎。余部未发现骨髓炎，未发现与脓肿相应的局限性积液

　　第 3 趾远侧趾间关节水平切除术后变化、切缘正常，未见骨折，中足未见明显神经性（夏科）关节病表现

　　前足有弥漫性非特异性软组织肿胀，整个前足内在肌肉组织存在严重的去神经水肿，伴有中度脂肪浸润。第 4 跖骨和第 5 跖骨近端之间可见小的腱鞘囊肿

　　所见屈肌肌腱、伸肌肌腱和腓骨肌肌腱部分完好无损。Lisfranc 韧带复合体完好无损

### 截肢后复发性感染

- 几十年前，糖尿病患者足部骨髓炎的治疗方法是截肢，留下功能性残端［经跖骨、跗跖关节、跗横关节、Symes（整足切除），或膝下截肢（BKA）］。
- 由于血管重建技术的改进和截肢后负重转移导致对

侧肢体疾病加速的新认识，过去 10 年的手术目标是尽可能多地保存组织（和功能），只切除受感染的骨骼。

- 术后面临的新挑战是缺血性足术区愈合，保留的非感染骨不会导致感染复发。
- 如果担心持续性 / 复发性感染，MRI 是首选的成像方法。

□ 截肢后，无论时间长短，骨髓应无水肿或强化。当然，也有例外：例如，如果患者使用不合适的假肢或由于缺乏感觉而使残端承受应力，就可能出现水肿。然而，截肢部位的任何骨髓水肿都应被认为是可疑的感染（图 14.48）。

□ 复习术前 MRI 检查有助于判断感染骨骼是否被全部切除。

□ 边缘强化的积液和窦道是有用的间接征象（图 14.49）。

### 金属植入物周围的感染（图 14.17、14.50～图 14.52）

- 术后患者的评估，特别是关节置换术后，可能是困难的。
- 建议平片检查筛查，可能显示松动的征象，如骨 - 水泥或骨 - 假体界面透亮带、下沉（假体"下沉"到骨内）和（或）骨膜反应。

□ 感染过程的晚期才出现平片表现，相对不敏感。

- 金属伪影可能会限制 MR 或 CT 的评估价值。增加管电流（mAs）和千伏峰值（kVp），在 CT 上使用专门的重建算法，以及在 MRI 上使用金属伪影抑制技术是有帮助的，详见第 1 章肌肉骨骼成像介绍和第 10 章关节成形术。

□ CT 显示植入物周围透亮带和邻近积液与感染有关。

□ MRI 偶见邻近骨髓水肿及强化。

◇ 植入体周围出现单发或多发积液伴囊壁较厚、边缘强化，提示感染。

◇ 关节造影术可用于检测积液是否与关节相通。

◇ MRI 还可以起到辅助作用，诊断远离植入物的积液，这些积液可能需要手术排出。

- 骨扫描可以显示感染区域的放射性摄取增加，标记 WBC 扫描也很有用。
- 然而，最终可能需要用培养和液体分析来证实是否存在感染（见第 16 章肌肉骨骼介入技术）。

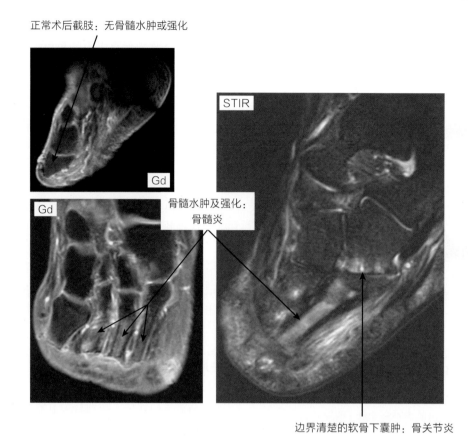

正常术后截肢：无骨髓水肿或强化

STIR

Gd

Gd

骨髓水肿及强化：
骨髓炎

边界清楚的软骨下囊肿：骨关节炎

图 14.48　经跗骨截肢术治疗糖尿病足部感染，术后改变。无复发性感染患者（左上）术后增强 MRI 显示骨髓信号正常、无强化。另一位患者的 MRI（下图）显示骨髓水肿、强化表现，符合残留跗骨复发性感染（摘自 Morrison W. Problem Solving in Musculoskeletal Imaging. Philadelphia: Elsevier; 2010.）

图 14.49　膝上大腿截肢后残肢感染复发。平片（左图）显示溃疡、软组织肿胀和骨质侵蚀。MRI（右图）显示大的脓肿，相邻的骨髓水肿和强化提示为骨髓炎（摘自 Morrison W. Problem Solving in Musculoskeletal Imaging. Philadelphia: Elsevier; 2010.）

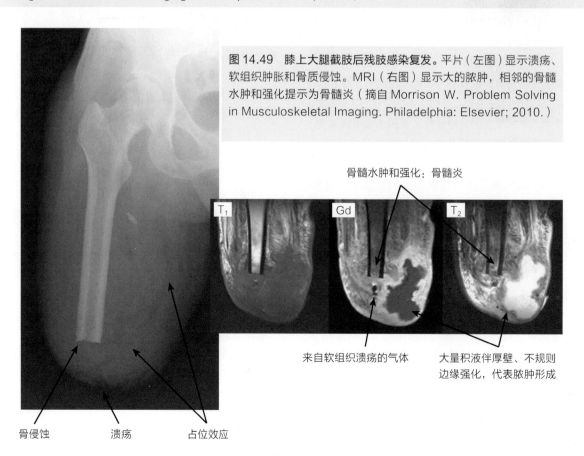

骨髓水肿和强化：骨髓炎

$T_1$　　Gd　　$T_2$

来自软组织溃疡的气体

大量积液伴厚壁、不规则
边缘强化，代表脓肿形成

骨侵蚀　　溃疡　　占位效应

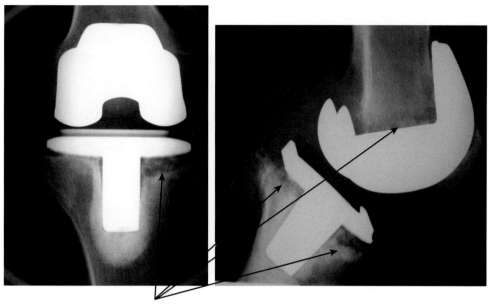

骨 - 水泥或金属 - 水泥分界面的透亮带提示感染

图 14.50　全膝关节置换术伴感染。与骨交界面处的透亮带提示感染或松动，应该结合临床，可能需要抽吸作出诊断（摘自 Morrison W. Problem Solving in Musculoskeletal Imaging. Philadelphia: Elsevier; 2010.）

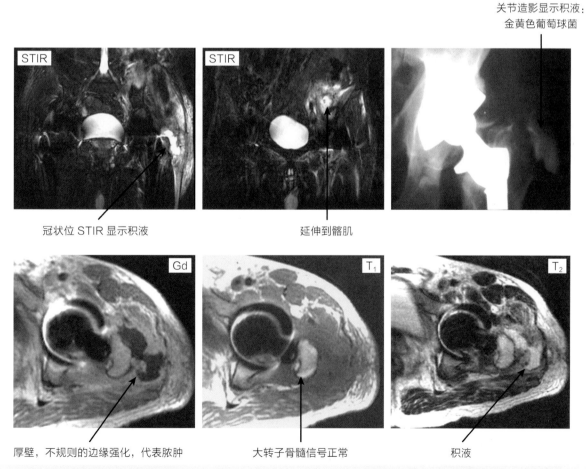

关节造影显示积液：
金黄色葡萄球菌

冠状位 STIR 显示积液

延伸到髂肌

厚壁，不规则的边缘强化，代表脓肿

大转子骨髓信号正常

积液

图 14.51　MRI 显示髋关节假体感染。STIR 序列（左上，中间）显示大转子滑囊积液，延伸至髂肌下方；轴位图像（下行）显示与假体关节相通。关节抽吸术后注射造影剂证实了这一点，显示滑囊对比剂充盈（右上图）（摘自 Morrison W. Problem Solving in Musculoskeletal Imaging. Philadelphia: Elsevier; 2010.）

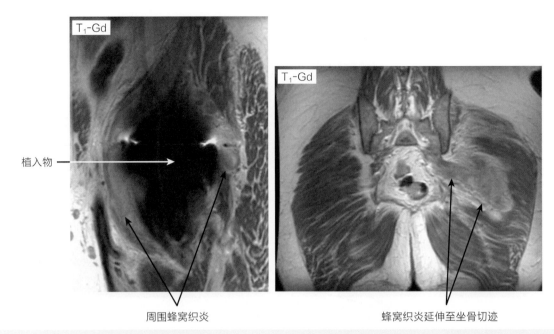

图 14.52　髋关节假体感染。全髋关节置换术后，患者出现发热和坐骨神经刺激症状。增强 MRI 显示强化的蜂窝织炎，从臀部一直延伸至坐骨切迹（摘自 Morrison W.Problem Solving in Musculoskeletal Imaging. Philadelphia: Elsevier; 2010.）

## 脊柱细菌感染

脊柱感染应该特别注意这是一种相对常见的临床疾病，可能严重致残。本文主要讨论椎间盘和骨感染。
- 椎间盘炎是指椎间盘感染。
- 如果感染超出终板进入髓腔，称为椎间盘 - 骨髓炎或感染性脊柱炎。
- 识别早期平片和 MRI 征象对于避免严重并发症极为重要。

### 脊柱感染的方式

前面描述的三种骨骼肌感染方式也适用于脊柱：血行、邻近感染播散和直接细菌植入。

### 血源性

大多数脊柱感染是血源性的。
- 动脉性：通过沿椎体后缘的成对动脉发生扩散。
  - 一个分支进入椎体后缘并提供中央 - 后部血供。
  - 另一条分支穿过椎间孔，形成椎体干骺端（与终板相邻）周围的血管吻合网，终末小动脉位于椎体前外侧终板附近。
- 静脉性：经 Batson 静脉丛扩散。
  - Batson 血管丛：一种无静脉瓣的静脉网，引流来自骨盆、腰椎和下胸椎血液。
  - 多数情况下血流离开脊柱，但腹腔内压增加，方向可以逆转，盆腔的血液可以逆行流向椎体。

- 静脉丛在椎体后缘中央贯穿椎体，椎体内呈 Y 形通道，分支至周围形成吻合网。
- 盆腔感染的患者可发生继发性椎体感染；最常见的是结核分枝杆菌（TB；来自常见的泌尿生殖系统结核），椎间盘骨髓炎发生在胸腰椎连接处。
- 在成人，动脉和静脉传播途径都首先发生在终板。
  - 因此，最常见的椎间盘感染原因是邻近终板的直接传播。
  - 椎间盘由黏液蛋白物质组成，为微生物提供丰富的营养物质，感染通过椎间盘迅速扩散到对面的终板。
  - 这导致了椎间盘和邻近终板的累及，是椎间盘 - 骨髓炎常见的典型表现。
- 虽然椎间盘被认为是无血管的，但儿童和一些年轻人有血管从终板进入椎间盘，这种分布已经从理论上解释了儿童原发性椎间盘炎的发生率。
- 退行性椎间盘疾病的老年人，椎间盘可能发生血运重建，这可以解释退行性椎间盘感染发生率增加的原因。

### 邻近感染播散

从脊柱外播散到脊柱少见。一些相对常见的来源包括：
- 咽旁感染蔓延至颈椎。
- 肺部感染蔓延至胸椎。
- 骶髂关节感染向近侧蔓延至下腰椎。

□ 盆腔感染或肠道窦道蔓延至邻近的骶骨或腰椎。

□ 瘫痪患者压疮性溃疡感染直接累及脊柱并向头侧蔓延。

### 直接细菌种植

□ 脊柱外科和经皮手术，如椎间盘造影，椎体成形术和疼痛注射。

### 细菌感染性脊柱炎的影像学表现

- 平片检查通常是疑似感染时首选的放射学检查。
- 化脓性椎间盘炎 - 骨髓炎的早期平片表现包括椎间隙狭窄、椎体终板骨质溶解或不规则、椎旁软组织占位效应（图 14.53）。
- 最终可能发生终板的严重破坏、椎体塌陷、变形和硬化。
- 大多数细菌感染病例只累及一个椎间盘水平。在较严重或慢性病例中，可沿椎旁韧带或筋膜平面扩散至邻近的椎体水平。
- 分枝杆菌感染与细菌感染明显不同，主要表现为椎旁扩散而不累及椎间盘、多节段累及、骨质破坏和变形。

### MRI 表现

- MRI 是诊断椎间盘炎 - 骨髓炎的主要方法。敏感性（90%~100%）和特异性（80%~95%）较高，结合解剖细节，可以准确诊断、描述累及范围和确定椎管和硬膜外脓肿（图 14.54）。
- 感染的椎间盘在 $T_1$ 加权像上表现为低信号，在 $T_2$ 加权像上表现为高信号（近似液体）（图 14.53）。
- 为了更好地显示终板水肿，建议在 $T_2$ 加权图像上使用脂肪抑制技术。
- 在 $T_1$ 和 $T_2$ 加权矢状图像上，终板可能表现不规则、失去正常皮质的低信号线。
- 静脉注射以钆对比剂，结合脂肪抑制 $T_1$ 加权成像序列，可提高诊断信心；感染椎间盘的边缘强化，邻近的椎体终板也有强化。
- 最初，邻近椎间盘的椎体强化，但通常受累椎间盘上下的整个椎体都会弥漫性强化。
- $T_2$ 加权图像和脂肪抑制 $T_1$ 加权增强图像有助于显示椎旁或硬膜外脓肿。
  - □ 脓肿通常呈纵向，沿椎旁韧带或筋膜平面延伸，常远离原发感染位置。
  - □ MRI 可以很好地确定受累部位和范围，以及累及椎管的水平和范围，以便进行手术规划。

### 与感染性脊柱炎表现相似的非感染性疾病

某些非感染性疾病的平片表现可能与椎间盘炎 - 骨髓炎相似。

### 退行性疾病

- 像感染一样，退行性疾病可导致椎间盘狭窄、终板不规则和硬化。

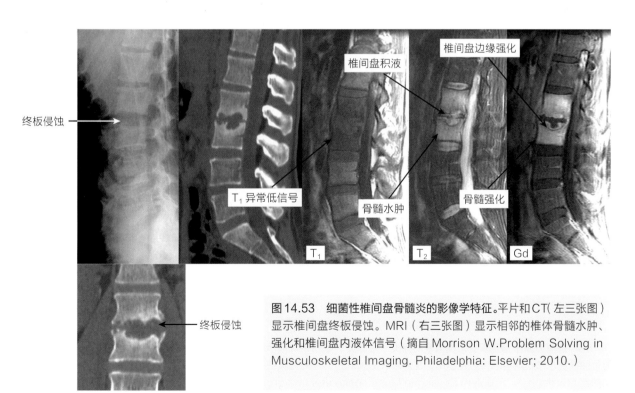

图 14.53　细菌性椎间盘骨髓炎的影像学特征。平片和 CT（左三张图）显示椎间盘终板侵蚀。MRI（右三张图）显示相邻的椎体骨髓水肿、强化和椎间盘内液体信号（摘自 Morrison W.Problem Solving in Musculoskeletal Imaging. Philadelphia: Elsevier; 2010.）

- 虽然椎间盘退变不存在软组织肿块效应（椎间盘膨出／突出除外），但平片或 CT 并不能可靠判定。
- 椎间盘退变常伴真空征，对椎盘退变有 100% 特异性，几乎可以排除感染。因此，在疑似感染病例中应寻找该征象；过伸过屈侧位片可有助于显示真空征（图14.55）。CT 对轻微真空征具有高度的灵敏性。
- MRI 上，Modic 1 型退行性终板改变类似感染，$T_1$

信号降低、$T_2$ 信号升高。然而，如果椎间盘退变，椎间盘本身 $T_1$ 和 $T_2$ 为低信号，而感染时则表现为 $T_2$ 高信号。

- 虽然还没有得到明确证实，但已有的一些证据表明，一部分有椎间盘症状的 Modic 1 改变是由低毒力微生物感染引起。

- MRI 还能发现椎间盘退行性疾病中不存在的椎管旁

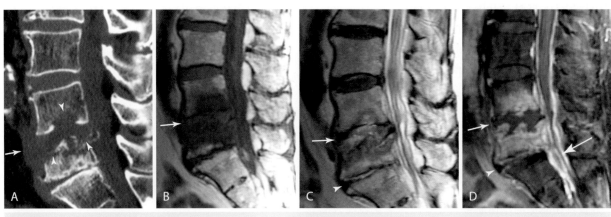

图 14.54　成人腰椎间盘炎 - 骨髓炎伴硬膜外脓肿。（A）矢状位 CT 重建显示 $L_4$~$L_5$ 终板破坏（箭头）和前部软组织密度（箭）。（B~D）矢状位 $T_1$ 加权（B）、$T_2$ 加权（C）和增强脂肪抑制 $T_1$ 加权（D）MR 图像显示 $L_4$~$L_5$（箭）和 $L_5$~$S_1$（箭头）椎间盘水肿，邻近 $L_4$~$L_5$ 椎间盘的椎体骨髓水肿和强化，椎体终板低信号皮质线消失。D（长箭）$S_1$ 后方硬膜外脓肿周围可见明显强化

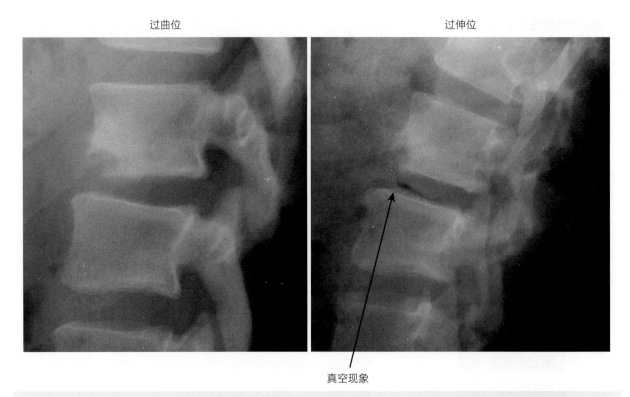

过曲位　　　　　　　　　　　　　　过伸位

真空现象

图 14.55　椎体节段不稳定表现可类似椎间盘炎 - 骨髓炎。侧位平片显示上腰椎椎间隙变窄，邻近终板侵蚀。然而，过屈过伸位图像显示该椎间盘水平过度运动，在伸展时出现真空。椎间盘真空在椎体节段性不稳定中很常见，但在感染中很少见（摘自 Morrison W. Problem Solving in Musculoskeletal Imaging. Philadelphia: Elsevier; 2010.）

水肿和肿块效应。椎小关节骨关节炎和其他关节炎一样，可以表现出邻近骨髓水肿，不应与感染混淆。

- 许莫结节（椎间盘椎体内突出）导致终板不规则，早期在 MRI 上可表现为骨髓水肿（图 14.56），这可能会误诊为感染。

### 节段性不稳 / 神经性骨关节病（图 14.57 和图 14.58）

- 节段性不稳和神经性骨关节病的影像学表现为侵袭性退行性椎间盘疾病，通常出现其他关节的神经性骨关节病的典型表现：半脱位（脊椎滑脱）、骨碎片和结构紊乱、骨密度特殊。
  - 终板不规则可以很明显，伴椎间盘狭窄，类似于感染。同样，椎间隙真空现象是最佳的鉴别征象，很幸运真空现象在节段性不稳和神经性骨关节病很常见。
  - 小关节受累在节段性不稳中常见，在椎间盘炎 - 骨髓炎中罕见。
  - 节段性不稳定与感染的 MRI 表现相似；节段性不稳定可表现为椎间盘 $T_2$ 高信号、邻近椎体水肿、椎旁水肿和占位效应。
- 在某些情况下，很难区分节段性不稳和感染，可能需要穿刺活检。

### 透析相关性脊柱关节病

- 长期血液透析导致 β-2 微球蛋白潴留，β-2 微球蛋白可形成淀粉样蛋白。

- 淀粉样蛋白可在关节内积聚，类似炎性关节炎；在椎间盘内积聚，引发疼痛，影像表现类似于椎间盘炎 - 骨髓炎（图 14.59）。
  - 通常不止一个椎间盘受累；
  - 寻找肾功能衰竭和继发性甲状旁腺功能亢进的证据。
  - 四肢骨中的淀粉样沉积可表现为关节旁软组织肿块或邻关节透亮区。
  - 在 MRI 上，淀粉样变在 $T_1$ 和 $T_2$ 加权序列上通常表现为低信号。这些表现有助于诊断，但特异性不高。
  - 在某些情况下，与感染很难鉴别，需要穿刺抽吸 / 活检。
    - 怀疑存在淀粉样变时，需与病理医师沟通，使用刚果红染色进行检测。
- 淀粉样变在第 9 章关节炎、第 13 章骨髓病变和代谢性骨病中有进一步的探讨。

### 术后改变

- 不幸的是，很难区分椎间盘切除或融合等手术的近期术后变化是否叠加感染。
  - 术后可见 $T_2WI$ 高信号、弥漫性强化以及积液。
  - MRI 随访可提供有用信息，术后变化应逐渐消退。
    - MRI 可显示可疑的强化和积液，存在积液时可抽液培养。利用标记白细胞的核医学检查也可能有助于诊断。

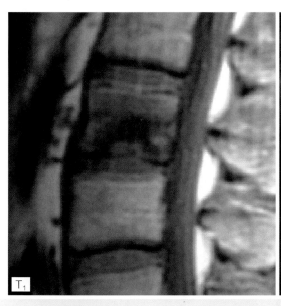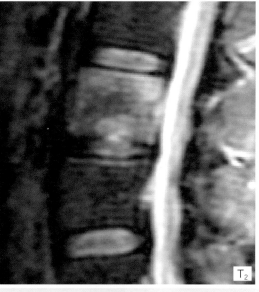

图 14.56　急性创伤性许莫结节。椎间盘穿破终板疝入椎体形成许莫结节，早期通常伴有骨髓水肿，与感染类似。需要注意的是，许莫结节可以出现于肿瘤或其他原因所致的局部骨质脆弱区（摘自 Morrison W. Problem Solving in Musculoskeletal Imaging. Philadelphia: Elsevier; 2010.）

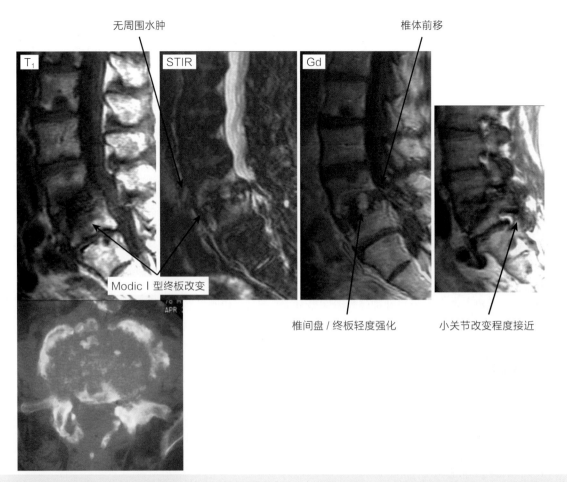

图 14.57　椎体节段性不稳的 MRI 和 CT 表现。MRI 图像（上行）示椎体前移、椎间隙狭窄以及 Modic Ⅰ型终板炎（如箭头所示）。注意和椎小关节的退行性变严重程度类似。CT（下方图片）示另一名行椎板切除术的椎体节段性不稳患者，可以看到骨质增生和骨碎片，与神经性骨关节病表现相似（摘自 Morrison W. Problem Solving in Musculoskeletal Imaging. Philadelphia: Elsevier; 2010.）

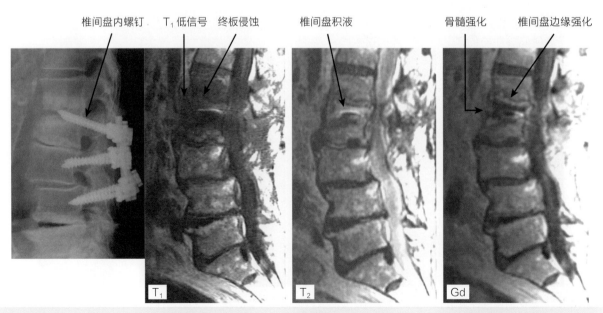

图 14.58　与椎体融合失败相关的脊柱节段性不稳。（左）侧位平片示后路金属固定，上部椎弓根螺钉移位至相邻椎间盘。由此导致的椎间隙变窄和终板损伤与感染类似，在 MRI 上均可见水肿和强化表现（摘自 Morrison W. Problem Solving in Musculoskeletal Imaging. Philadelphia: Elsevier; 2010.）

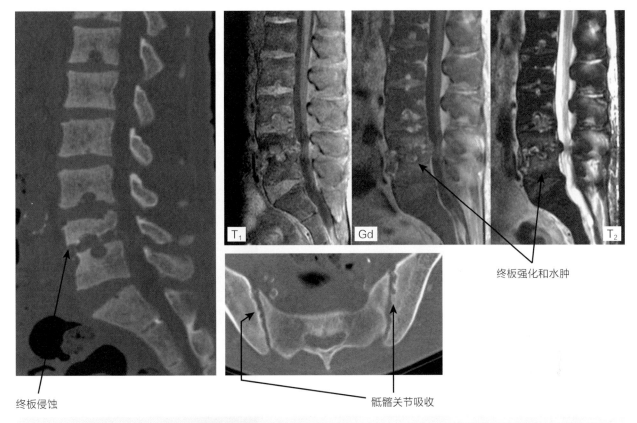

终板强化和水肿

终板侵蚀

骶髂关节吸收

**图 14.59** 肾衰竭和继发性甲状旁腺功能亢进与感染表现相似。CT（左、下图）显示骶髂关节骨吸收和椎体终板侵蚀。MRI（右上图）显示终板侵蚀伴有水肿，增强后病灶强化（摘自 Morrison W. Problem Solving in Musculoskeletal Imaging. Philadelphia: Elsevier; 2010.）

## 组织学 / 培养

- 如果临床和放射学诊断不明确时，或是需要微生物学试验来选用抗生素时，则需要进行骨活检。
- 骨髓炎的明确诊断的依据是骨标本致病微生物培养阳性或有特征性组织学表现，包括炎性细胞（中性粒细胞、淋巴细胞、组织细胞和浆细胞）的聚集、骨小梁侵蚀以及骨髓改变。骨髓改变多样，从急性骨髓炎时正常骨髓脂肪丢失一直到慢性骨髓炎时的纤维化和反应性骨形成。
- 经皮和手术骨活检的局限性包括：取样错误、假阴性（尤其是正在使用抗生素的患者）、难以从组织学上区分其他骨病和骨髓炎，以及穿刺针穿过污染软组织后正常骨组织被感染的风险。
- 足底感染时，经皮骨活检标本培养结果可能因为邻近感染软组织的污染呈假阳性；此外，糖尿病足患者通常存在多种微生物感染。
- 骨髓炎患者的骨活检培养通常可能存在高达 50% 的假阴性。如果使用了抗生素，假阴性结果可能高达 80%。
- 组织病理学诊断可提高骨髓炎检测的敏感性。

- □ 因此，骨活检不仅要做培养，还需要行组织学检查。仅行抽吸活检可能无法作出诊断。

### 细菌性骨髓炎的常见致病菌

- 急性骨髓炎通常由化脓性细菌引起。
- 急性骨髓炎的常见病原体因患者年龄而异。
  - □ 新生儿，金黄色葡萄球菌、B 组链球菌和大肠杆菌最常见。
  - □ 儿童，金黄色葡萄球菌［通常为耐甲氧西林金黄色葡萄球菌（MRSA）］最常见。
  - □ 镰状细胞贫血的儿童也可能感染沙门氏菌。
  - □ 成人，葡萄球菌和肠道病原体最常见。
  - □ 使用静脉注射的吸毒者通常感染革兰阴性菌，如假单胞菌和克雷伯菌。
- 金黄色葡萄球菌是感染性关节炎和骨髓炎最常见的细菌。其他相对少见的包括链球菌、克雷伯菌、假单胞菌等。
- 当慢性溃疡是感染源时，常培养出多种微生物。
- 随着耐药菌株的出现，分枝杆菌感染在普通人群中变得越来越常见。

□ 分枝杆菌感染将在本章后面更详细地讨论。

■ 寄生虫和真菌感染相对罕见，患病率取决于地区、旅行史以及临床因素。

□ 有美国西南部居住史或旅行史时，应警惕球孢子菌病。免疫力低下时真菌等机会致病菌患病率可能增大。

■ 季节性发病因素；例如，蜱虫活动季节，儿童单侧炎性关节炎应考虑到莱姆病的可能。

■ 一些特殊类型的骨髓炎需特别关注。

□ 先天性梅毒性骨髓炎最初表现为干骺端不规则和先期钙化带增宽，偶尔导致骨骺滑脱。继续进展可以侵犯骨干并引起骨膜反应（图 14.60）。

□ 新生儿和婴儿的全身骨膜反应的鉴别诊断应考虑到先天性梅毒，其他包括非意外创伤、肿瘤、其他感染和代谢疾病。

□ 获得性三期梅毒骨髓炎是慢性感染，伴有骨膜炎和骨内膜反应，导致骨膨大、弯曲，呈溶骨和硬化混合性表现。梅毒性骨髓炎可累及扁骨和颅骨。胫骨受累易形成前弓畸形，称为军刀状胫骨。梅毒的另一种表现是神经性骨关节病，尤其好发于膝关节。

■ 皮肤破损和损伤与软组织和骨的感染有关，通常是多种细菌感染。

□ 手部掌骨和指骨存在咬伤后感染的风险，常见于拳头击打在对方口腔导致皮肤破损的情况。

□ 指趾可能会引起甲沟炎或末端软组织感染，并可能发展为甲粗隆骨髓炎。

□ 由于骨膜紧邻甲床，拇趾远节趾骨的甲床损伤可能导致末节趾骨骨髓炎（图 14.61）。手或足软组织感染可沿腱鞘和筋膜传播，因此骨髓炎部位可能远离软组织损伤部位。

□ 手或足的异物损伤可能导致感染（见图 1.75）。

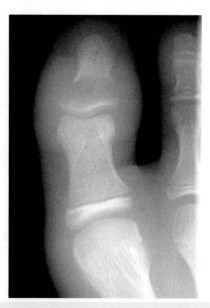

图 14.61 拇趾撞伤后骨髓炎。AP 位平片示拇趾软组织肿胀和末节趾骨溶骨性破坏。患者，13 岁，有拇趾撞伤和甲床受伤病史。拇趾甲床与末节趾骨的背侧骨膜相连，为细菌提供了一条感染途径（图片来源于 BJ Manaster, MD, 美国放射学会教学档案）

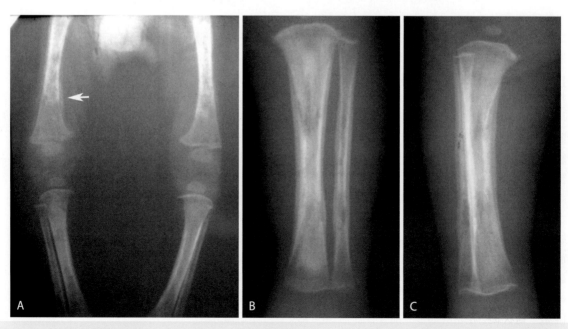

图 14.60 先天性梅毒性骨髓炎。（A）下肢 AP 位片显示骨膜反应（箭）和干骺端透亮影。（B、C）小腿 AP 位和侧位平片表现相似。请注意图 B 中的胫骨骨干透亮影和胫骨前弓畸形（图 B 摘自 Morrison W. Problem Solving in Musculoskeletal Imaging. Philadelphia: Elsevier; 2010. ）

## 细菌感染的非典型表现

### 基础疾病合并感染

- 代谢性疾病会改变骨髓的 MRI 信号和骨扫描摄取，导致诊断错误。
  - 例如，骨髓堆积障碍，Gaucher 病或者严重贫血或集落刺激因子治疗后骨髓增生（两者均可导致 $T_2$ 信号弥漫性增高），以及含铁血黄素沉积（大量输血或血色素沉着症）和骨髓纤维化（导致 MRI 信号的弥漫性减低）。
  - 骨坏死也会造成诊断困难（图 14.62）。干骺端或骨干的急性骨坏死（通常称为骨梗死）可导致平片上出现骨膜反应、MRI 上出现骨髓水肿、核医学扫描上出现反应性骨转换及炎性细胞聚集所致异常摄取。

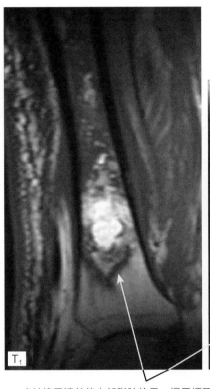

广泛骨髓水肿伴明显骨膜反应

病灶境界清楚伴内部脂肪信号，提示梗死

皮质骨瘘

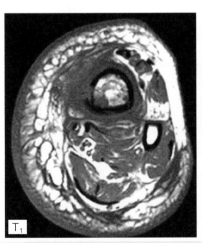
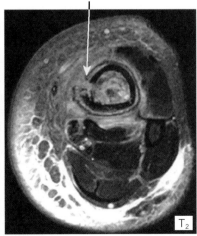
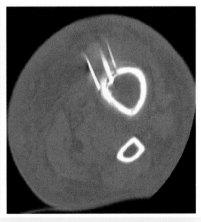

图 14.62　镰状细胞病骨梗死伴发骨髓炎。急性梗死在平片、CT（骨膜反应）、MRI（弥漫性水肿）和骨扫描（周围示踪剂摄取）表现与感染相似。窦道、积液伴边缘强化和弥漫性骨髓强化等特征有助于鉴别。然而，在急性镰状细胞危象中，对比剂可能属于使用禁忌。骨膜反应、弥漫性水肿和骨瘘（皮质缺口）提示感染，活检（右下图）证实（摘自 Morrison W. Problem Solving in Musculoskeletal Imaging. Philadelphia: Elsevier; 2010.）

◇ 慢性骨梗死在不同影像学检查中常有特征性表现（已在第 13 章骨髓和代谢性骨疾病中讨论过），但影像学表现可能与骨髓炎重叠，而且骨髓炎和骨坏死可能同时存在。

◇ MRI 上积液、窦道和蜂窝织炎等感染的间接征象，以及增强扫描出现强化，都有助于诊断。骨梗死组织不会出现强化。

■ 偶尔影像学无法鉴别感染和基础疾病，需要活检。

## 邻近软组织炎症的非感染性骨反应

对于慢性溃疡和（或）蜂窝织炎，骨膜可局部形成新骨，形成所谓的溃疡性骨瘤或炎性外生骨疣（图 14.63，另见图 14.6）。

相应的 MRI 表现：邻近软组织炎症，邻近皮质可能充血，MR 图像上表现为皮质下水肿、强化（反应性改变）。

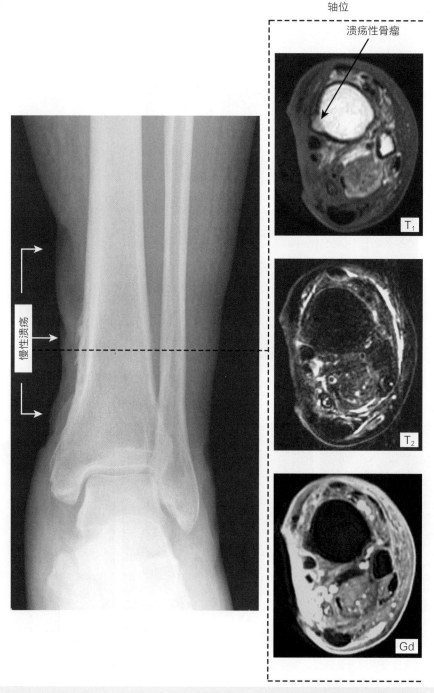

图 14.63　溃核性骨瘤。慢性溃疡附近可形成骨，类似骨膜反应和骨感染。MRI 有助于确认正常骨髓信号。另请参见图 14.6（摘自 Morrison W. Problem Solving in Musculoskeletal Imaging. Philadelphia: Elsevier; 2010. ）

■ 以前被称为骨炎，表示皮质炎症，以区别于骨髓腔炎症（骨髓炎）（图 14.64，另见图 14.29）。

　　□ 然而，这一发现可能代表早期骨髓炎。

　　□ 主要的临床问题是有无骨髓炎。

　　□ 因此，建议诊断报告应包括骨髓炎可能程度（如

"低可能性"或"高可能性"）以及随诊建议。

◇ 还建议避免同时使用术语"骨炎"，因为其应用各不相同（耻骨骨炎、髂骨致密性骨炎等），并且使用不同的 MRI 特征来描述。

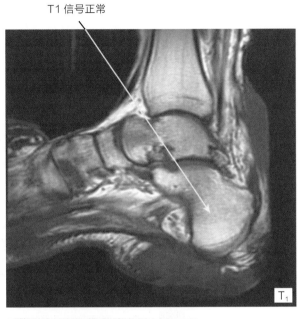

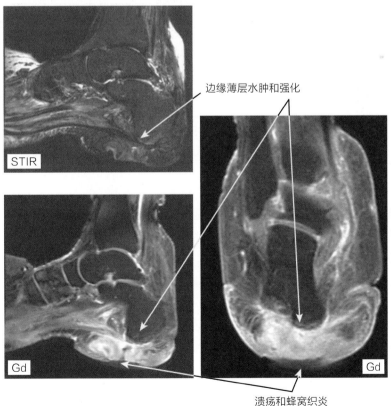

图 14.64　软组织感染可以引起邻近骨皮质下轻度水肿、而无感染。在本例中，未排除早期骨髓炎，但可能性也较低。如果临床继续怀疑骨髓炎，影像学随诊可能有帮助（摘自 Morrison W. Problem Solving in Musculoskeletal Imaging. Philadelphia: Elsevier; 2010.）

## 骨骼肌肉的"非典型"微生物感染

- 所谓"非典型感染"（即真菌、分枝杆菌或寄生虫感染）的影像学表现可能与前面描述的常见细菌感染不同。

- 此外，与细菌感染不同，全身临床表现和实验室结果可能不会立即提示为感染。

- 细菌感染的影像学表现源于共同特征，如病程进展迅速、软骨和脂肪的溶解和破坏、免疫反应导致碎屑和炎性浸润（脓液）生成的以及反应性骨改变。非典型微生物通常进展缓慢，生存环境不同，影像学表现和免疫反应也随之不同。

  □ 例如，滑膜关节或椎间盘的感染细菌（尤其是金黄色葡萄球菌）迅速溶解透明软骨和椎间盘的蛋白多糖基质，导致关节/椎间盘迅速狭窄和破坏。分枝杆菌有不同的营养偏好，因此早期倾向于保留关节软骨和椎间盘，表现为惰性感染，且更易沿椎旁筋膜多节段传播，而不是单一层面椎间盘。

  □ 然而，许多分枝杆菌感染类似于典型的细菌感染。

### 结核分枝杆菌感染

- 分枝杆菌，尤其是结核分枝杆菌（TB），可以感染脊柱（图 14.65~图 14.67）。

- Pott 于 1779 年作出了早期描述。在史前人类骨骼观察到结核性脊柱炎的证据。

- 现代抗生素的出现使结核性脊柱炎变得相对罕见。

- 近年来，由于耐药菌株和免疫缺陷患者的不断增加，结核病开始再次增多。

- 结核通常通过血行途径传播，胸椎病变可由肺实质和胸膜结核的直接侵犯所致。

- 大多数骨骼结核来自其他器官系统的原发感染，尤其是肺或泌尿生殖系统。

- 结核性脊柱炎临床表现隐匿，多为进行性背痛，偶尔伴有神经系统症状。

- 可能低热或不发热，白细胞计数可能轻微升高或正常。其他器官系统的受累在临床上可能并不明显。

- 纯化蛋白衍生物（PPD）皮肤试验通常为阳性，但在严重感染期间可能为阴性。

- 脊柱和四肢骨骼的常见影像表现与常见细菌感染相同。

- 然而在未经治疗的慢性病例中，会出现"典型"特征，包括椎间盘或关节软骨的保留、椎旁扩散、广泛的骨破坏、畸形和邻近软组织钙化（图 14.66 和图 14.67）。

- Phemister 三联征是结核性关节炎的"典型"表现，包括关节旁骨质减少、关节间隙保存和关节侵蚀（图 14.68）。

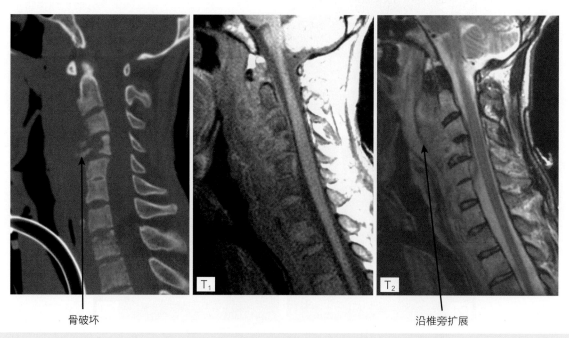

骨破坏　　　　　　　　　　　　　　　　　沿椎旁扩展

图 14.65　颈椎结核。结核性感染开始沿椎旁软组织扩散至其他椎体，而椎间盘得以保留。后期可能会出现骨破坏和畸形（摘自 Morrison W. Problem Solving in Musculoskeletal Imaging. Philadelphia: Elsevier; 2010.）

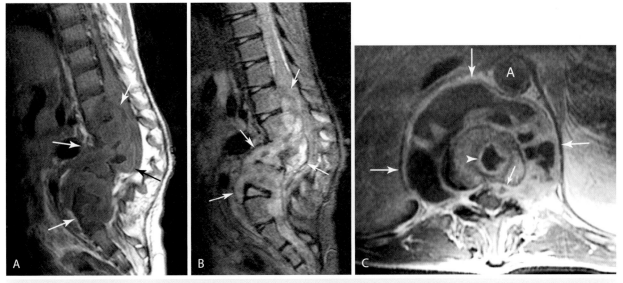

图 14.66 脊柱结核，活动期病变的 MR 表现。（A 和 B）矢状位 T₁ 加权（A）和反转恢复序列（B）MR 图像显示多节段椎体和椎间盘浸润，周围大范围肿块（箭），代表椎间盘炎 – 骨髓炎和大范围脓性蜂窝织炎。注意腰椎后凸（gibbus 畸形）。（C）另一位 Pott 病患者。轴位 T₁ 加权增强 MR 图像显示 L₁ 椎旁大脓肿（大箭）、椎体小脓肿（箭头）和硬膜外脓肿（小箭）。A 为主动脉

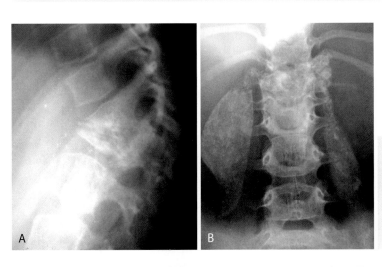

图 14.67 脊柱结核，晚期 X 线表现。（A）侧位和（B）AP 位平片显示 T₁₁、T₁₂ 和 L₁ 大部分椎体和椎间隙的破坏和局部后凸畸形，AP 位平片显示双侧腰大肌脓肿伴致密钙化（图片摘自美国放射学院学习文件，经 BJ Manaster 医学博士许可使用）

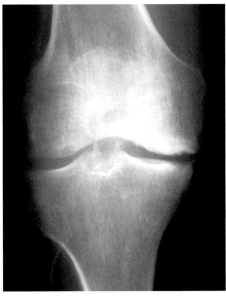

图 14.68 结核性关节炎。AP 位平片显示骨量减少和皮质小侵蚀，但软骨厚度接近正常。这种组合是典型的结核或真菌性关节炎表现

**关键概念**

**结核性与细菌性脊柱感染**

| 细菌 | 结核 |
|---|---|
| 侵袭性 | 隐匿 |
| 进展快 | 进展缓慢 |
| 单脊柱水平 | 多脊柱节段 |
| 通过椎间盘扩散到终板 | 绕过椎间盘、椎旁扩散 |
| 椎旁、硬膜外脓肿 | 椎旁、硬膜外脓肿 |
| 无钙化 | 椎旁钙化 |
| 终板破坏、侵蚀 | 大量骨质破坏、坍塌 |
| 轻微/无畸形（进展快） | 后凸畸形（"Gibbus"畸形） |

## 其他分枝杆菌感染

- 其他非典型分枝杆菌感染也可能累及肌肉骨骼系统，包括堪萨斯分枝杆菌、瘰疬分枝杆菌和鸟胞内分枝杆菌（MAI）。
- 虽然没有特定的肌肉骨骼影像学特征，但根据其他器官受累的典型表现（例如，肺有MAI，淋巴结瘰疬）可以进行诊断。
- 麻风分枝杆菌是麻风的病原体；在非洲、南美洲和亚洲流行。
  □ 潜伏期很长，可能长达数年。
  □ 直接累及肌肉骨骼系统可导致骨骼破坏。外周神经受累（偶尔可见神经钙化）可导致萎缩性神经性骨关节病。
  □ 最终可能导致四肢和面部的残缺。

## 其他"非典型"感染

- 这类感染发达国家不常见，但可见于容易受到感染（例如，来自流行国家的移民）的人群。影像科医师必须了解当地人群中普遍存在的非典型感染的表现（图14.69~图14.71；另见图14.60）。
- 提示非典型感染的特征性表现是存在一个或多个破坏性肿块，可见于一些分枝杆菌、真菌和寄生虫感染，尽管不具特异性，但提示不是常见的细菌感染的可能性。
- 更常见的情况是，除非全身表现或病史提示感染，否则这类感染的表现与原发性或转移性骨肿瘤相似。
- 进行骨肿瘤活检时都必须牢记还有非典型感染的可能性。
- 免疫功能低下的状态也可能改变感染的影像表现或导致非典型微生物感染。

表14.1中列出了那些可能遇到的不典型感染及其典型的（如果有的话）影像学特征。

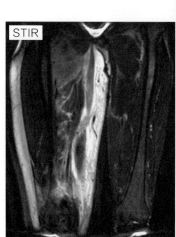
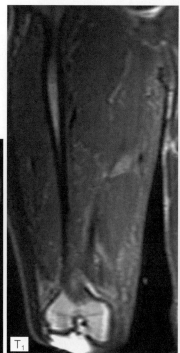
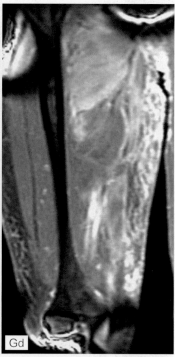

图14.69 获得性免疫缺陷综合征（AIDS）的人体免疫缺陷病毒（HIV）阳性患者的大腿念珠菌性肌炎。可见弥漫性水肿和内侧肌肉强化。真菌感染在免疫功能低下的患者中更为常见（摘自 Morrison W. Problem Solving in Musculoskeletal Imaging. Philadelphia: Elsevier; 2010.）

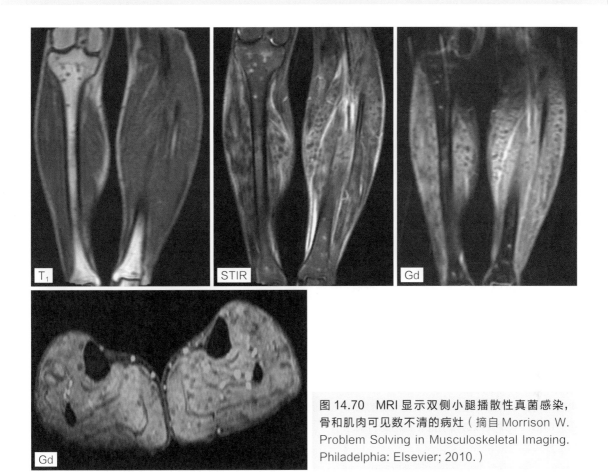

图 14.70 MRI 显示双侧小腿播散性真菌感染，骨和肌肉可见数不清的病灶（摘自 Morrison W. Problem Solving in Musculoskeletal Imaging. Philadelphia: Elsevier; 2010.）

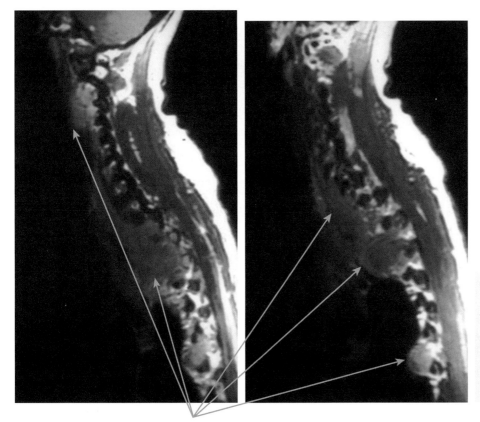

图 14.71 球孢子菌病播散性感染，MRI 上表现为多发肿块（摘自 Morrison W. Problem Solving in Musculoskeletal Imaging. Philadelphia: Elsevier; 2010.）

多发肿块是许多播散性非典型感染的特征，容易与转移性疾病混淆

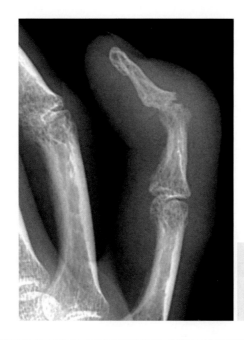

图 14.72　男性患者，40 岁，球孢子菌感染性关节炎。关节感染是由原发性肺部感染的血行播散引起。真菌感染也可通过直接感染引起

表 14.1　"非典型"感染

**莱姆病（莱姆疏螺旋体病）**
- 蜱虫病在美国东北部和上中西部的春末夏初最常见，但在蜱虫季节，可出现在北半球的大部分地区
- 蜱虫病由伯氏疏螺旋体细菌引起，由鹿蜱传播
- 圆形皮疹可以类似真菌感染
- 全身症状（流感样疾病、发烧、体重减轻）
- 可导致关节痛和不明原因的关节积液，在儿童中与少关节型幼年特发性关节炎相似

**布鲁菌病**
- 流行于美国中西部，沙特阿拉伯，南美洲，南欧
- 摄入受感染的牛奶/肉类制品
- 引起脓毒性关节炎、骨髓炎、椎间盘骨髓炎，脊柱受累较为常见
- 影像学表现上"缺乏特异性"，类似结核病；没有特异性征象

**放射菌病**
- 最常见的部位：下颌骨、脊柱、肋骨、骨盆
- 通常起始于肺部感染，并穿过肋间隙进展（破溃性脓胸）

**猫抓病**
- 由亨塞巴尔通体引起，这是一种对生长环境要求苛刻的革兰阴性细菌
- 引起皮损附近淋巴结肿大
- 引起肘关节内侧滑车上淋巴结肿大的原因之一；可引起软组织肿块

**杆菌性血管瘤病**
- 在免疫缺陷状态下感染巴尔通氏体可导致明显血管病变性皮损
- 见于 AIDS 患者
- 病变与卡波西肉瘤相似
- 深部骨质受累，表现为浸润性破坏

**真菌感染（见图 14.70）**
*曲霉病*
- 形式多样：局部骨质破坏，常伴有软组织肿块；播散性
- 肺常被累及
- 常有免疫抑制基础病

**表 14.1 续**

球孢子菌病（见图 14.71 和 14.72）

- 在美国西南部和墨西哥北部部分地区流行；非疫区居民常有旅居史
- 局部破坏性病变和（或）软组织肿块
- 播散型伴多发肿块
- 可引起转移或软组织肉瘤

念珠菌病（见图 14.69）

- 通常与免疫抑制有关；可表现为播散性脓肿

孢子丝菌病

- "玫瑰刺病"
- 被称为孢子丝菌的真菌生活在世界各地的土壤和植物上，如苔藓、玫瑰丛和干草
- 植被上的腐生菌
- 通过切口进入身体；进入淋巴系统
- 四肢感染伴发淋巴结受累
- 影像学表现为淋巴结肿大（尤其是因手部细菌接种所致的肱骨内上髁淋巴结）

毛霉菌病

副鼻窦受累；影像学上表现为骨质破坏

组织胞浆菌病

- 荚膜组织原体在美国流行
- 肺/纵隔受累；骨受累罕见
- 非洲杜波西组织胞浆菌，骨受累较为常见

足分支菌病

- 各种生物；热带气候，印度、非洲、南美洲
- 慢性肉芽肿感染，侵袭性，足部最常见（马杜拉足）

**寄生虫感染**

棘球绦虫

- 细粒棘球绦虫 *vs.* 多房棘球绦虫
- 寄生虫囊肿在 CT 和 MRI 上表现类似脓肿，并伴有钙化
- 骨受累罕见，但会导致溶骨性"吹气球样"病变

囊虫病

- 累及肌肉，表现为平行于肌纤维的多灶性长条状 $T_2$ 高信号囊性病变。晚期：病变钙化

丝虫病

- 累及淋巴管，导致阻塞/瓣膜不全及四肢肿胀（象皮肿）

**梅毒**

- 螺旋菌感染
- 成人感染三期具有破坏性病变
- 先天性形式（见图 14.60）：母胎传播
  - 弥漫性硬化、骨破坏和骨膜反应
  - 干骺端不规则
  - 生长板增宽

**HIV**

- 肌肉骨骼表现——主要与机会性感染有关，这种感染往往由于免疫缺陷状态而全身播散（见图 14.69）。也容易发生肿瘤，包括淋巴瘤和卡波西肉瘤。获得性免疫缺陷综合征（AIDS）和慢性消耗患者也可能发生浆液性萎缩，也称为骨髓胶质转化，已在第 13 章骨髓和代谢性疾病中讨论，由于骨髓脂肪代谢导致骨髓呈低 $T_1$ 和中高 $T_2$ 信号。人类免疫缺陷病毒（HIV）阳性而药物有效的患者没有出现这种情况

## 慢性复发性多灶性骨髓炎

- 慢性复发性多灶性骨髓炎（CRMO）又称为慢性非细菌性骨髓炎（CNO）。
- 见于青少年和儿童的罕见病，其特征是涉及多个骨骼的持续或波动的感染样过程。
- 受累骨骼有典型的骨髓炎和（或）Brodies 脓肿的影像学表现（图 14.73）。
- 通常为多灶性、能自发缓解或复发，随后在新部位发病。

- 尽管骨的影像学和组织学表现以及临床特征提示感染，但未发现致病微生物，培养阴性，没有相关的脓肿或瘘管。
- 目前观点：CRMO 是一种自身炎症（对骨骼的直接免疫攻击），类似于炎症性肠病（IBD）。
- 可能与银屑病和 IBD 相关。
- 采用排除性诊断。
- 可能会导致生长障碍。
- 抗炎药物治疗。更严重的病例用甲氨蝶呤或生物制剂治疗。

胫骨远端

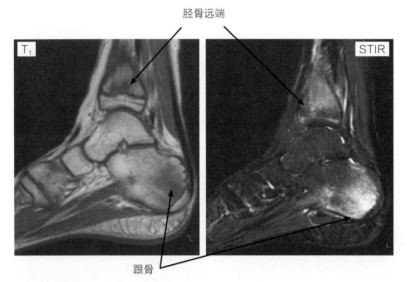

跟骨

多部位 Brodie 脓肿样表现

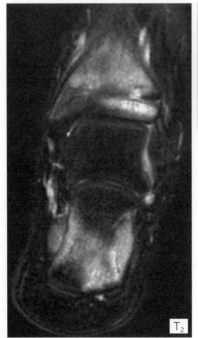

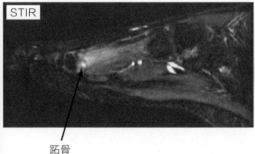

跖骨

**图 14.73 慢性复发性多灶性骨髓炎。**青少年患者，足踝部多发病灶类似于 Brodies 脓肿（摘自 Morrison W. Problem Solving in Musculoskeletal Imaging. Phila- delphia: Elsevier; 2010. ）

## 结节病

- 结节病是一种系统性肉芽肿性疾病。结节病不是感染疾病，被纳入本章是因为它与非典型感染有一些共同的影像学特征。

- 结节病患者常伴有肌肉和关节疼痛。大多数患者（80%~90%）存在肺门淋巴结肿大、肺部浸润和肺纤维化、肺尖部肺大疱等肺部的异常改变。

- 可见结节性肝病伴肝脾肿大，眼部异常如葡萄膜炎和虹膜炎也可能出现。

- 结节病见于青壮年，无明显性别差异。黑种人比白种人或亚洲人更常见。

- 由于肉芽肿浸润，约 10% 结节病患者可见骨的平片异常，最常表现为中或远节指骨的网眼状溶骨性病变（图 14.74）。
  - 其他较少见的骨的影像学表现包括广泛性骨量减少、指骨甲粗隆硬化、局灶性或广泛性硬化。

- 结节病患者会出现多关节关节痛。在疾病早期，这种症状是反应性的，影像学检查未见明显异常，或者可能只显示积液。

- 相对于平片或骨扫描，MRI 显示肉芽肿广泛累及骨髓更常见（图 14.75）。
  - 肉芽肿表现为大小不等的结节或浸润，呈高 $T_2$ 信号、中等 $T_1$ 信号，增强扫描可见强化，很容易被误诊为转移性疾病。

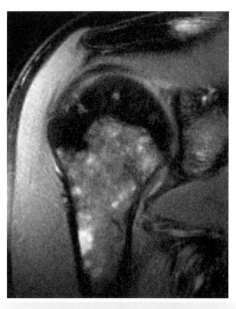

图 14.75　结节病，骨髓疾病。冠状位 $T_2$ 加权抑脂 MR 图像显示多个小的高信号结节性肉芽肿。结节病的骨髓常广泛受累，但只能通过 MRI 或活检发现（经 Sandra Moore 博士允许使用图片）

  - 慢性结节病引起肉芽肿性关节炎。MRI 可显示关节和腱鞘的滑膜增厚和强化。

- 肌肉结节病并不常见。MRI 上偶尔可见散在的增强结节，典型表现为低信号强度的针状中央区域。全身性结节性肌炎更为常见，临床和 MRI 与多发性肌炎相似，如果不使用类固醇治疗可出现近端肌肉的脂肪性萎缩。结节病的类固醇治疗也会引起脂肪性肌肉萎缩。

### 参考文献和推荐阅读

Browne LP, Guillerman RP, Orth RC, et al. Community-acquired staphylococcal musculoskeletal infection in infants and young children: necessity of contrast-enhanced MRI for the diagnosis of growth cartilage involvement. AJR Am J Roentgenol. 2012;198(1):194–199.

Chaudhry AA, Baker KS, Gould ES, Gupta R. Necrotizing fasciitis and its mimics: what radiologists need to know. AJR Am J Roentgenol. 2015;204:128–139.

Crockett MT, Kelly BS, van Baarsel S, Kavanagh EC. Modic type 1 vertebral endplate changes: injury, inflammation, or infection? AJR Am J Roentgenol. 2017;209:167–170.

Collins M, Schaar M, Wenger D, Mandrekar J. T1-weighted MRI characteristics of pedal osteomyelitis. AJR Am J Roentgenol. 2005;185:386–393.

Fayad LM, Carrino JA, Fishman EK. Musculoskeletal infection: role of CT in the emergency department. Radiographics. 2007;27(6): 1723–1736.

Gilbertson-Dahdal D, Wright JE, Krupinski E, et al. Transphyseal involvement of pyogenic osteomyelitis is considerably more common than classically taught. AJR Am J Roentgenol. 2014;203:190–195.

Harish S, Chiavaras MM, Kotnis N, Rebello R. MR imaging of skeletal soft tissue infection: utility of diffusion-weighted imaging in detecting abscess formation. Skeletal Radiol. 2011;40(3):285–

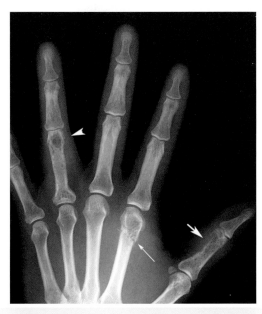

图 14.74　结节病。手部 PA 位平片显示溶骨性病变（箭头），拇指近节指骨某些病灶很小形成网眼状表现（粗箭），第 2 掌骨远端病变发生病理性骨折（细箭）

294.

Jaramillo D. Infection: musculoskeletal. Pediatr Radiol. 2011; 41(suppl 1): S127–S134.

Khanna G, Sato TS. Imaging of chronic recurrent multifocal osteomyelitis. Radiographics. 2009;29(4):1159–1177.

Kim KT, Kim YJ, Lee JW, et al. Can necrotizing infectious fasciitis be differentiated from nonnecrotizing infectious fasciitis with MR imaging? Radiology. 2011;259(3):816–824.

Morrison WB, Schwietzer ME, Batte WG, et al. Osteomyelitis of the foot: relative importance of primary and secondary MR imaging signs. Radiology. 1988;207:625–652.

Morrison WB, Schwietzer ME, Bock GE, et al. Diagnosis of osteomyelitis: utility of fat-suppressed contrast-enhanced MR imaging. Radiology. 1993;189:251–257.

Morrison WB, Schwietzer ME, Wapner KL, et al. Osteomyelitis in feet of diabetics: clinical accuracy, surgical utility and cost effectiveness of MR imaging. Radiology. 1995;196:557–564.

Santiago Restrepo C, Lemos D, Gordillo H, et al. Imaging findings in musculoskeletal complications of AIDS. Radiographics. 2004;24: 1029–1049.

Steinbach L, Tehrawzadeh J, Fleckenstein J, et al. Human immunodeficiency virus infection: musculoskeletal manifestations. Radiology. 1993; 186:833–838.

# 第15章　先天性和发育异常

本章讨论影响骨骼生长的各种疾病。

# 脊柱侧凸

- 正常婴儿的脊柱是直的。婴儿期之后，正常成人会形成生理曲度，即颈椎前凸、胸椎后凸、腰椎后凸。
- 正常情况下，脊柱冠状面无侧弯。
- 脊柱侧凸是在冠状面上脊柱发生了侧弯。
- 轻度的脊柱侧凸是常见的，大约 4% 的人脊柱会发生 10° 或更大弯曲，但大多数小于 20°。
- 脊柱排列异常会导致外观畸形，甚至严重的脊柱侧凸可能会减少胸腔大小，进而限制肺和心脏功能。
- 管理决策是复杂的，通常基于以下因素：
  - 脊柱侧凸原因，是最重要的独立因素。
  - 弯曲的程度。
  - 孩子的年龄和预计脊柱生长程度。
  - 随着时间推移脊柱弯曲是否会增加，如果会增加，有多快？

## 脊柱侧凸的原因

- 特发性（达到 85%）。
- 双腿长度差异。
- 先天性：
  - 脊柱分节异常。
  - 单侧栓系带或骨桥。
- 神经肌肉性：
  - 神经管闭合缺陷、脑瘫、Chiari 畸形、脊髓栓系。
- 综合征、骨发育障碍、结缔组织病：
  - 尤其（但不仅限于）NF1、马方综合征、软骨发育不全、Ehlers-Danlos 综合征和成骨不全。
- 创伤。
- 肿瘤：
  - 骨样骨瘤最常见。
- 放射治疗：
  - 目前已少见。

## 特发性脊柱侧凸

- 是脊柱侧凸的最常见原因。
  - 需要排除其他诊断（框 15.1）。
- 婴幼儿型、儿童型或青少年型：
  - 婴幼儿型：发病早、家族史、男性多于女性，一些伴发 CNS 异常。
    - ◇ 轻微的病例会自行缓解，但弯曲进展或更严重的畸形，如果得不到治疗可能会影响肺通气甚至致命。
    - ◇ 大部分向左侧凸出。

---

**框 15.1　非特发性脊柱侧凸的线索**

出生时存在

椎体畸形

多个肢体畸形（关节畸形、染色体异常）

胸椎向左侧凸出（与脊髓空洞症和脊髓肿瘤有关）

长的 C 形弯曲（神经肌肉疾病）

局限性急弯（创伤；局限的骨桥；神经纤维瘤病，常常伴有驼背和椎体发育异常）

放射治疗病史

骨盆倾斜（双侧腿不等长）

疼痛（骨样骨瘤或其他肿瘤；骨折；感染）

---

  - 儿童型：4~10 岁发病。一些伴发中枢神经系统异常（脊髓空洞症、Chiari 畸形、脊髓栓系、脊柱裂）。
    - ◇ 女性多于男性。
    - ◇ 常常向右侧凸出。
    - ◇ 常需要治疗。
  - 青少年型：10~18 岁发病。
    - ◇ 女：男为 7：1。女孩发病常更严重。
    - ◇ 30% 有家族史。
    - ◇ 大部分向右侧凸出。

## 脊柱侧凸影像学

下面重点讨论青少年特发性脊柱侧凸，但是这些影像技术和概念在不同程度上适用于任何类型的脊柱侧凸。

- 特发性脊柱侧凸的主要影像检查是平片。
- 站立位、长盒式平片。
  - 数张小片可以通过拼接技术制作成单幅图像（图 15.1）。
- 正确的摄影体位对准确测量和历次检查的比较都至关重要。
- 与前后位比较，后前位减少了乳腺和甲状腺的辐射剂量。
- 性腺保护已不再受关注（好意但无效），每个地方要求不一样。
- 一个合理的摄影范围应该包括颅底至股骨近段，但为了减少辐射剂量，复查时可以采取更有针对性的摄片范围，即第 7 颈椎至骶骨上部。

## 脊柱序列不齐术语和测量

下文中对青少年突发性脊柱侧凸描述和分类的术语来自 Lenke 分型，该分型越来越受脊柱外科医师欢迎。还有其他分型系统。

- 脊柱侧凸是脊柱在冠状面发生了弯曲。

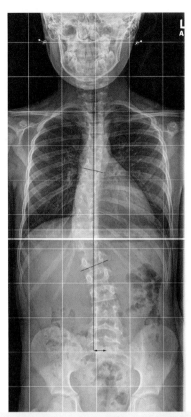

**图 15.1　脊柱侧凸。**脊柱上段和下段图像的拼接图像

报告样例描述如下：

病史：女，11 岁 6 个月，脊柱侧凸

全脊柱站立后前位片

支具：无

弯曲：

主弯：$T_6 \sim L_1$ 向右侧凸 29°，顶点 $T_{10}$；轻度旋转

次弯：$C_7 \sim T_6$ 向左侧凸 7°

次弯：$L_1 \sim L_5$ 向左侧凸 21°

冠状位平衡：$C_7$ 位于 $S_1$ 右侧约 21 mm

椎体畸形：无明显异常

双腿长度差异：无

Risser 分级：0

与前次检查比较的变化：之前的检查未显示

其他表现：无

- □ 向右侧凸：凸向右侧的脊柱侧凸，脊柱右侧旋转侧凸或者脊柱右侧侧凸。
- □ 向左侧凸：凸向左侧的脊柱侧凸，脊柱左侧旋转侧凸或者脊柱左侧侧凸。
- □ 用 Cobb 角测量：对于每个侧弯，测量其最头端椎体上终板和最尾侧椎体下终板。如果终板显示不清，可以使用椎弓根测量。
- □ Cobb 角 >10° = 脊柱侧弯。
- 异常的脊柱后凸或前凸是发生在矢状位的椎体异常排列。测量在侧位平片上进行，方法类似于

Cobb 角。

- 旋转畸形是沿着脊柱长轴发生的椎体旋转。
  - □ 正位片表现为椎弓根的偏移。
- 这些畸形可以合并发生，例如脊柱侧后凸畸形、旋转侧凸畸形。

### 原发弯（主弯）

- 最大弯。
- 青少年特发性脊柱侧凸患者中常常表现为偏离降主动脉（即大多数患者向右侧凸）。
  - □ 如果向左侧凸，注意右位主动弓可能。如果左位降主动脉，有必要进行 MRI 检查，排除脊髓轴病变，如脊髓空洞症。
- 描述上、下端椎并测量 Cobb 角之外，还需要描述顶端，即偏离左或右最远的椎体或椎间盘。
- 主弯可能不止一个（图 15.2 存在双主弯的脊柱侧凸）。
- 常伴有旋转成分。

### 次弯

- 主弯之外的弯曲。
- 试图纠正主弯造成的排列不齐的代偿性弯曲。平衡是 $C_7$ 至骶骨正中线之间的关系。
- 平衡在脊柱侧凸评价中逐渐被认为是个重要的概念。
- 通常情况下颈基位于骨盆中央，脊柱侧凸的移位会导致患者不适感加重和更影响美观。

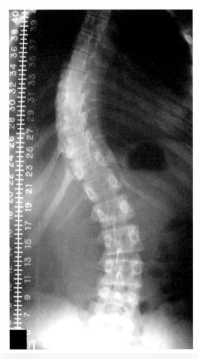

**图 15.2　双主弯的特发性脊柱侧凸**

- 矢状位平衡是矢状位上头和骨盆的关系（向前或向后移位）。
  □ 站立矢状位片上作自 $C_7$ 椎体中心到 $S_1$ 后上缘的垂直线。
  □ 矢状位正性平衡表现为 $C_7$ 前于 $S_1$ 后上缘 >2 cm。
  □ 矢状位负性平衡表现为 $C_7$ 后于 $S_1$ 后上缘 >2 cm。
  □ 或简单描述 $C_7$ 相对于 $S_1$ 的前或后。
- 冠状位平衡是 $C_7$ 和骨盆在冠状位关系（向左或向右移位）
  □ 站立正位片作自 $C_7$ 椎体中心到骶骨垂直线。
  □ 冠状位正性平衡表现为 $C_7$ 位于骶骨中线右侧的距离 >2 cm（图 15.1）。
  □ 冠状位负性平衡表现为 $C_7$ 位于骶骨中线左侧的距离 >2 cm。
  □ 抑或简单描述 $C_7$ 相对于 $S_1$ 在右或左侧。

### 固定的与可活动的弯曲

- 弯曲正位上评估向右侧和左侧弯曲（图 15.3）
- 固定的弯曲在左右弯曲正位上无法纠正。
- 可活动的弯曲可以被纠正。
- 许多弯曲常是固定弯曲和可活动弯曲的组合，即可以部分但不能完全得到纠正。
- 弯曲开始时常是可活动的，但随着时间的推移，进展为部分或完全固定。

### 结构性与非结构性弯曲

- Leken 分型系统对固定的和可活动性弯曲作了修正，用于手术计划。
- 同样在左右弯曲正位上进行测量。

- 结构性的：
  □ 主弯的固定弯曲成分在 25° 或更大。
  □ 次弯的固定弯曲成分在 10° 或更大。
- 非结构性：固定弯曲成分更轻微。

### 旋转畸形

- 脊柱旋转使得椎弓根移向弯曲的凹侧。
- 旋转的程度可以在正位平片上通过椎弓根移动进行描述。
- 中立椎是椎体没有旋转畸形，常位于两个弯曲之间。

### 其他注意事项

- 务必注明患者是否有支具。
- 脊柱外科医师通常会自己进行测量，一些医师可能会要求放射科报告中不作测量，仅使用描述性术语即可。

## 特发性脊柱侧凸的治疗

- 随着时间的推移，特发性脊柱侧凸常会进展。在青春期的生长高峰，弯曲可能很快加重。
- 骨骼成熟时，轻微弯曲常会停止进展。
- 脊柱侧凸约 25° 或更大，或弯曲不太严重但快速进展的年龄较小儿童都应该使用支具治疗。
  □ 支具治疗目的是阻止弯曲进展，直到脊柱成熟。
- 大于 40° 的严重弯曲常需要手术治疗，防止呼吸道和其他并发症的发生。

  骨骼成熟以后的手术大部分是成功的。因此至关重要的管理策略需要了解脊柱骨成熟的相关知识，特别是脊柱完成生长的时间点。
- 脊柱环状骨突融合（图 15.4）并不能可靠提示脊柱生长已经完成。

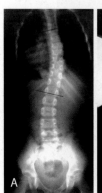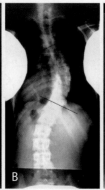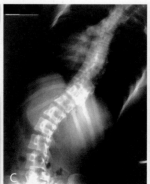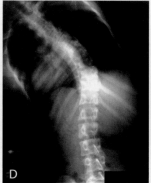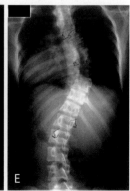

图 15.3　特发性脊柱侧凸。整形外科医师从背后对患者进行体检，同样也喜欢从后方观察脊柱平片。（A）青春期女孩站立位片显示从 $T_5$~$L_1$ 向右侧凸 25°，进行支具治疗。（B）3 年后站立位后前位片复查，尽管进行了支具治疗，但弯曲进一步发展接近 50°。右侧（C）和左侧（D）弯曲位平片显示主弯得到部分而非完全矫正。（E）术前站立位平片显示计划植入椎板钩（图上所画箭），作为脊柱融合的部分计划

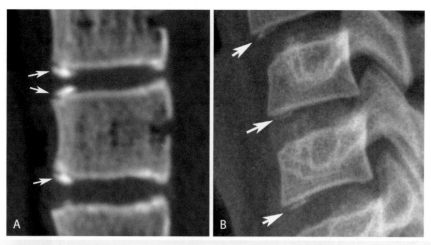

图 15.4　胸椎（A）矢状位 CT 重建和颈椎（B）的脊椎环状突骨骺（箭）

- 第 1 章肌肉骨骼影像学介绍中的 Resser 方法是判断青少年骨骼成熟的首选方法（图 15.5）
  - 青少年快速生长期常发生在 Risser 0~2 级，大部分发生于 0 级。
  - Risser 4 或 5 级可以视作脊柱成熟的指标
- 外科医师有时候会使用其他的骨龄来判断，如 GP 图谱法和 Tanner-Whitehouse 法。

## 手术选择

- 目的是改善脊柱排列，防止进一步加重。
- 大部分采用内固定结合前路（椎间盘）或后路（附件）脊柱融合。
- 如果脊柱融合没有完成，内固定最终会松动或失败，可能形成假关节。因此，成功的骨融合是至关重要的。

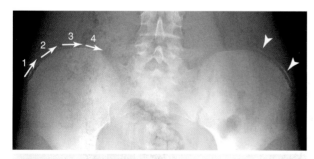

图 15.5　脊柱成熟度评估的 Risser 分级。这种分级以髂骨骨骺从外向内推进的骨化并最后与髂骨翼融合为基础。0 级：髂髂嵴骨突未见骨化；1 级：髂髂嵴骨突外侧 1/4 骨化；2 级：髂髂嵴骨突外侧 1/2 骨化；3 级：髂髂嵴骨突外侧 3/4 骨化；4 级：髂髂嵴骨突全部可见骨化，与髂骨翼无融合；5 级：髂髂嵴骨突与髂骨翼融合。Risser 4、5 级意味着脊柱生长发育完成。本例为 Risser 分级 2 级（箭头）

## 后路脊柱融合术

目前，大部分后路融合术使用椎弓根螺钉与个体化定制的双侧脊柱棒内固定（图 15.6），在该系统上端结合使用椎板钩，这样每个椎体都得到最好控制，实现最优曲度矫正。有时候需要做术前 CT，评估椎弓根大小与椎弓根螺钉适配性。

其他的固定技术包括单根脊柱牵引棒或量身定做的单根或成对的脊柱棒，通常成对位于左侧或右侧椎弓根，通过椎板钩或金属丝进行固定（图 15.7）。

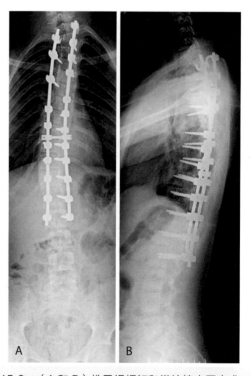

图 15.6　（A 和 B）椎弓根螺钉和脊柱棒内固定术。这是目前常见的外科手术技术，在椎弓根螺钉和脊柱棒头端使用了椎板钩

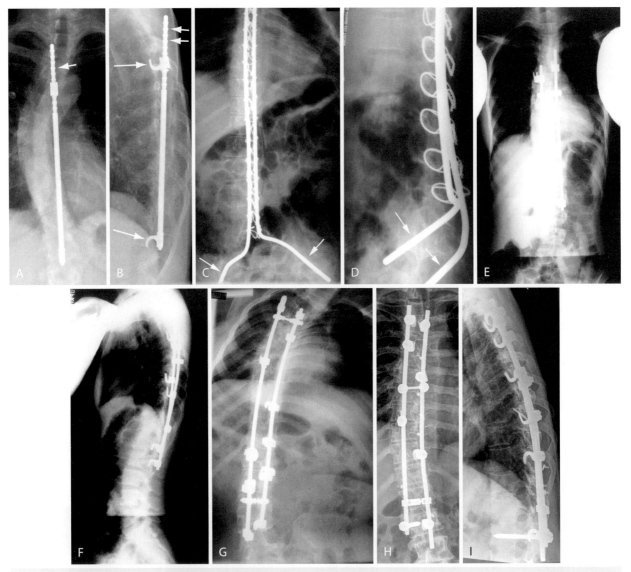

图 15.7　其他内固定技术。（A 和 B）Harrington 脊柱牵引棒。注意椎板钩（B 长箭）和杆子上端特有的锯齿状轮廓（B 短箭）。（C 和 D）椎板金属丝。定制的弯曲的脊柱杆通过钢丝固定于多个平面椎板上。注意脊柱杆伸入髂骨里（箭），这已经不再作为首选。需要时，骨盆固定目前可以通过螺钉完成。（E 和 F）椎板钩和脊柱杆装置，与图 15.3 是同一患者。值得注意的是脊柱侧凸明显改善。还需注意的是在术前弯曲位片上（C）超过固定弯之外主弯没有得到矫正。这是因为进一步拉直脊柱会损伤椎旁的支撑软组织。（G）另一患者类似的内固定装置得到更好显示。（H 和 I）结合椎弓根螺钉、椎板钩和椎板金属丝的复合内固定器

- 历史备忘录：早期著名的脊柱侧凸内固定是 Harrington 棒（图 15.7A）。沿着侧弯凹侧放置一根直的脊柱棒，脊柱棒通过两枚钩子固定到脊柱上：一枚钩子固定于侧弯上端椎板的下缘，另一枚钩子固定于侧弯下端椎板的上缘。牵引钩子最终使弯曲变直。弯曲的矫正取决于作用力的大小，而这种方法的作用力仅能安全作用于两侧椎板。在矫直胸椎后凸和腰椎前凸时，该方法同样也有不可避免的副作用。采用平滑或螺纹牵引棒和（或）现代合金的牵引棒技术新技术，很少出现棒的失效。

**前路脊柱融合术**

使用椎体螺钉和连接杆或线。螺钉沿着凸侧被横行植入椎体内，部分位于椎体外侧，螺钉由一根棒、板或绳连接在一起。最常应用于治疗神经肌肉性或先天性脊柱侧凸。

每种术式都有它的优缺点，常依医师的偏好而选择手术方式。由于外科器械和技术一直在更新。提醒在阅读平片时不要拘泥于内固定系统的名称，特别需要注意，并不是所有的棒都是 Harrington 棒，其实现在已经基本弃用。除非放射科医师对植入的内固定系统非常确定，否则最好用"脊柱棒"这样的通用术语。

**并发症**

　　脊柱侧凸手术有许多潜在的并发症。有些可以通过平片检查得到诊断：

- 硬件断裂。
- 脊柱硬件的固定装置松动：
  □ 椎弓根螺钉的松动 - 寻找螺钉周围的透亮影。
  □ 椎板钩从脊柱上脱落。
- 骨折。
- 畸形加重，可能与硬件失效、脊柱融合失败或脊柱成熟前手术等有关。

## 脊柱侧凸的其他原因

### 双下肢长度不一致

- 下肢不等长：两侧下肢长度相差大于 1~2 cm 认为是有意义的。原因很多：
- 单侧下肢缩短：
  □ 生长板损伤（创伤、感染）。
  □ 股骨近端和髋关节疾病。
    ◇ 先天性髋关节发育不良（DDH）。
    ◇ 股骨头骨骺滑脱（SCFE）。
    ◇ 股骨近端局灶性发育不全（PFFD）。
  □ 神经系统疾病，如脑瘫。
- 单侧下肢延长：
  □ 任何导致生长板附近充血的疾病都可能使生长板加速生长，例如炎性关节炎、高流量的血管畸形和骨折。
  □ 偏侧肢体肥大。

下肢长度差异影像检查：

- 站立位平片：股骨头高度不等导致骨盆倾斜。
- 下肢长度测量：
  □ 长盒式射线摄影术。
  □ 移床技术（图 15.8）。
  □ CT AP 定位图：尽可能降低电离辐射。
- 测量标记。股骨：股骨头顶部、股骨内侧髁远端；胫骨：胫骨内侧平台、胫骨穹隆（距骨顶上方）。

　　下肢不等长的骨科干预包括短缩的单侧下肢延长术（图 15.9），或者对较长的下肢施行骨骺骨干固定术（生长板融合防止骨骼进一步生长：图 15.10）。

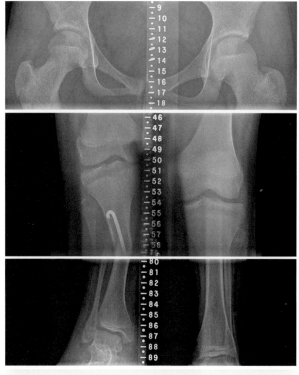

图 15.8　下肢不等长。右下肢发育不全患儿的标绘图

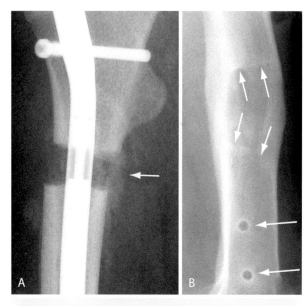

图 15.9　下肢延长术。（A）局部放大图像，股骨近段截骨及骨牵引术（箭）后不到 3 个月。骨膜保留完好无损，以利于新骨形成。注意内固定（仅部分显示）以及缝隙内早期新骨形成（箭）。缝隙以大约每天 1 mm 的速度慢慢拉大，允许神经生长。（B）另一手术部位的晚期表现：短箭标记股骨远端既往截骨边缘，成熟骨组织已跨越缺损。注意之前的外固定钉道（长箭）

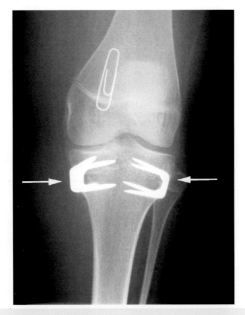

图 15.10　骨干骺端固定下肢缩短术。一年以前，胫骨近侧生长板使用 U 形钉（箭）进行融合（骨干骺端固定），以等待较短的对侧下肢（未显示）追赶。（回形针是伪影）注意股骨远端的骨骺正在闭合，预示两侧下肢即将完成生长。四肢也可以通过切除长骨一段并进行内固定来实现缩短

### 先天性脊柱侧弯

- 由于先天性椎体畸形，特别是孕期前三个月的椎体形成和分节异常。
- 每一个椎骨（节段）通常由三个骨化中心形成。一个是椎体和椎间盘骨化中心，以及两侧附件骨化中心。这些骨化中心其中之一可能无法形成，或者与相邻节段异常融合到一个中心（值得注意的是脊柱含有额外的骨化中心，如横突。但这些通常不是脊柱重要畸形的潜在原因）。
- 由此导致的畸形包括椎体畸形（如半椎体）或一个椎体通过骨或纤维条带与另一个椎体融合（图 15.11）。

先天性脊柱侧凸的相关并发症：

- VACTERL（vertebral 椎体、anarectal 直肠肛门、cardiac 心脏、tracheoesophageal fistula 气管食管瘘、renal 肾脏、limb 四肢畸形）如图 15.11D。
  □ 建议肾脏超声检查。
- 脊髓畸形如脊髓栓系或脊髓纵裂。
  □ 考虑做脊柱 MRI 检查。
    ◇ 包括翻转恢复或 $T_2$ 加权序列冠状位，有助于区分椎间盘和畸形的椎体，因为儿童椎间盘呈 $T_2$ 高信号。

先天性脊柱侧凸通常采用外科手术，以稳定脊柱和防止不对称生长，以防止畸形加重。

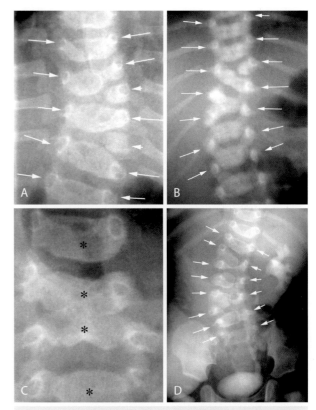

图 15.11　椎体分节异常。（A）半椎体，箭示椎弓根，注意半椎体（短箭）伴有脊柱侧凸。（B）伴有融合畸形、半椎体及脊柱侧凸的分节异常，箭示椎弓根。（C）分节失败，椎体上标有 *，注意图像中心两个椎体融合。（D）形成失败和 VACTERL 综合征（脊椎、肛门直肠、心脏、气管食管瘘、肾脏和肢体畸形）。箭示椎弓根。注意右侧椎弓根数目多于左侧并伴有脊柱侧凸。静脉尿路造影显示右肾不发育（D 图由 Spootswood 博士提供）

### 神经肌肉性脊柱侧凸

- 肌肉痉挛或松弛所致的椎旁肌肉失平衡会导致脊柱侧凸。
- 神经肌肉性脊柱侧凸常呈长 C 形，上方或下方没有代偿性侧弯（图 15.12）。
- 病因包括脑瘫、肌营养不良症、瘫痪和关节挛缩。
- 常常伴有单侧或双侧髋关节发育不良或脱位。

### 神经纤维瘤病 1 型（NF1）

中胚层发育不良导致骨骼脆弱，包括脊椎，容易发生变形。

NF1 患者的脊柱侧凸有两种类型：

- 明显成角的中胸段脊柱后侧凸（营养不良型，图 15.13）。
  □ 有可能迅速发展为严重的成角或半脱位，从而导致瘫痪。
  □ 处理难，脊柱融合常常是失败的。

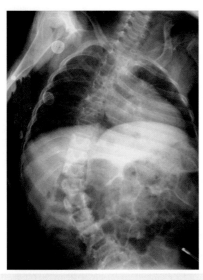

图 15.12　神经肌肉疾病引起的脊柱侧凸呈长 C 形（图由 Das Narla 博士提供）

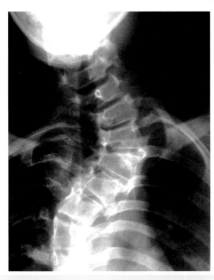

图 15.13　神经纤维瘤病引起的脊柱侧凸。注意硬脊膜扩张引起的椎弓间距（椎弓根之间的横向距离）过大

- 较长的侧弯与特发性脊柱侧凸相似，但往往发生得更早，进展风险更大。

　　其他与 I 型神经纤维瘤病相关的影像学表现：硬脑膜扩张（椎体后缘扇形缺损、椎间孔扩大）和肋骨异常（扭曲、狭窄的"飘带状肋骨"）。神经纤维瘤病的肌肉骨骼表现将在本章后面进一步讨论。

　　结缔组织疾病如马方综合征和 Ehlers-Danlos 综合征经常会导致脊柱侧凸。这些疾病将在本章后面进行讨论。

　　脊柱创伤可导致脊柱侧凸，可能需要器械来保持其稳定性。

　　疼痛性脊柱侧凸应检查是否有脊柱或脊髓肿瘤、应力性骨折或感染。

**脊柱骨样骨瘤**

- 是导致脊柱侧凸的最常见肿瘤。
- 常见于后部附件。
- 肿瘤引起同侧肌肉痉挛，从而引起脊柱侧凸，因此，肿瘤位于凹陷侧。
- 放射性核素骨扫描显示肿瘤周围有示踪剂浓聚。
- 切除病灶前，CT 是病灶定性和精准定位的首选检查技术。

　　放射治疗以往常用于治疗脊柱附近的儿童肿瘤，如肾母细胞瘤，通常会因为辐射侧的脊柱停止生长，或者肌肉损伤使肌肉失衡而导致脊柱侧弯。现代放射技术已将这种风险降到最低。

## 其他脊柱疾病

### 青少年脊柱后凸与 Scheuermann 病

　　青少年脊柱后凸是指 $T_3 \sim T_{12}$ 的后凸角度大于 40°。青少年脊柱后凸的可能原因有多种，也可能是特发性的。

　　特发型：

- 体位性后凸（长时间无精打采），无相关异常。
- Scheuermann 病（图 15.14）：
  □ 胸椎邻近椎体楔形变、椎间隙变窄、椎体终板不规则伴过度后凸。
  □ 腰椎代偿性过度前凸。
  □ 常有疼痛。

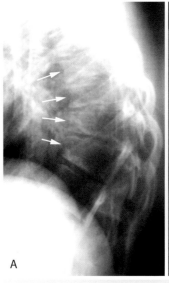
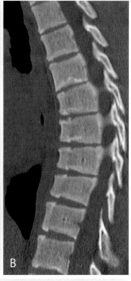

图 15.14　Scheuermann 病。（A）十几岁的男孩，明显的疼痛性脊柱后凸畸形。注意中段胸椎几个相邻椎体（箭）呈楔形变伴终板不规则改变。（B）另一名十几岁孩子的矢状位 CT 重建显示类似表现

□ 原因不明。有几种理论（先天性终板薄弱、局灶性骨坏死、外伤导致部分椎体生长障碍）。

□ 常染色体显性遗传。

□ 男女比例相同，发病高峰在 13~16 岁，主要累及下胸椎。

### 腰椎峡部裂

- 应力反应、骨折和脊椎滑脱主要累及后方的椎弓峡部（图 15.15~图 15.18）。

- 后方的应力性骨折可以发生在椎弓峡部以外的部位，尤其是椎弓根（图 15.19）。

- 常发生于重复性腰椎屈伸的青少年运动员中，如体操、橄榄球、足球和许多其他运动。

- 在某些人当中似乎也存在遗传倾向。

- 罕见的原因包括肿瘤和先天性后部畸形（图 15.20）。

- $L_5$ 是最常见的受累水平。

- 可能是有症状的。

- 保守治疗通常能使骨折愈合。有时需要支具。

- 双侧峡部裂可导致腰椎滑脱（受累椎体相对于下位椎体的前移，也称为前滑脱）。

    □ 按位移程度分度：

    ◇ 1 度滑脱是指上位椎体前移不超过椎体终板矢状径的 25%。

    ◇ 2 度：25~50%。

    ◇ 3 度：50~75%。

    ◇ 4 度：75~100%。

    ◇ 5 度：> 100%（脊椎下垂，椎体之间完全失去接触）。

    □ 当存在后凸时也可以通过椎体间的后凸来描述（滑移角）。

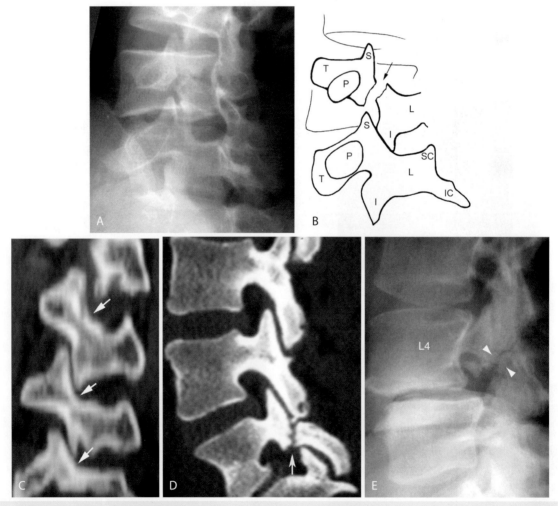

图 15.15　脊椎峡部裂。正常和断裂的椎弓峡部。右后斜位片（A）和相应的线图（B）显示 $L_5$ 右侧椎弓峡部完整，$L_4$ 右侧椎弓峡部缺损，表现为"苏格兰犬"颈部项圈征（B，箭）。（C）正常椎弓斜矢状位 CT 重建，注意完整的椎弓峡部（箭）。（D）峡部裂的矢状位 CT 重建显示 $L_5$ 的峡部缺损（箭）。（E）$L_4$ 双侧峡部缺损（箭头）伴 $L_4$~$L_5$ 平面 1 度向前滑移。双侧峡部缺损通常在侧位片上容易显示。I，下关节突（苏格兰狗的前腿）；IC，对侧下关节突（后腿）；L，椎板（体）；P，椎弓根（眼）；S，上关节突（耳）；SC，对侧上关节突（尾）；T，横突（鼻）

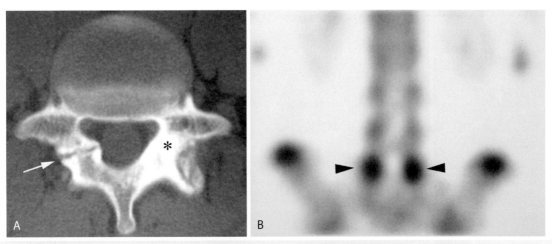

图 15.16 （A）单侧脊椎峡部裂的轴位 CT 图像。注意右侧的脊椎峡部裂（箭），对侧椎弓峡部硬化（∗）。这种表现是非特异性的，由右侧峡部缺损从而左侧应力增加的适应性改变所致，或是左侧峡部应力性骨折的前奏。（B）双侧 L$_5$ 峡部缺损的 $^{99m}$Tc-MDP 骨扫描。通过后方附件的单光子发射（SPECT）冠状位图像显示 L$_5$ 两侧附件示踪剂增加（箭头）。需要 CT 扫描（未展示）来确定双侧缺损，因为单侧缺损伴对侧适应性增生的骨扫描征象可能有相似表现

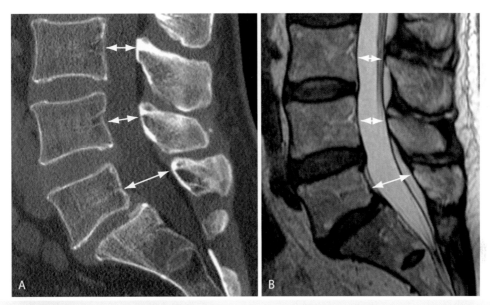

图 15.17 L$_5$ 双侧峡部裂伴 L$_5$～S$_1$ 1 度滑脱。矢状位 CT 扫描（A）和 T$_2$ 加权 MR 图像（B）显示了滑脱椎体上方椎管的特征性前后径扩大（双头箭）。相反，无峡部裂的小关节退变引起的腰椎滑脱在腰椎 MRI 上没有这种征象。不管腰椎滑脱的原因是什么，椎间孔狭窄都是常见的相关表现

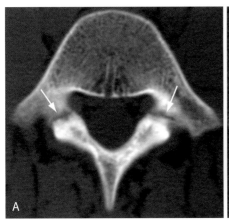 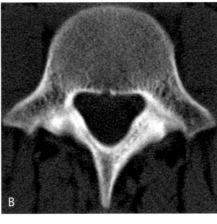

图 15.18 峡部缺损的愈合。（A）CT 显示一名 16 岁女孩 L$_4$ 双侧峡部缺损（箭）。她接受了支具治疗并停止体育活动。（B）6 个月后复查 CT，显示缺损已愈合

663

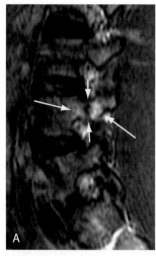
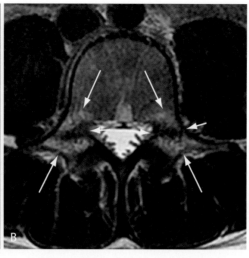

图 15.19　椎弓根应力性骨折。矢状位 STIR（A）和轴位 $T_2$ 加权（B）MR 图像显示穿过双侧 $L_4$ 椎弓根的低信号应力性骨折（短箭）伴有周围骨髓水肿（长箭）

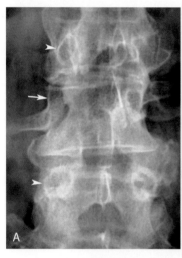
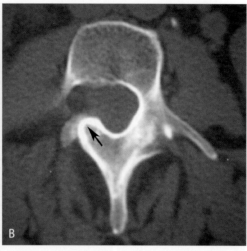

图 15.20　先天性无椎弓根。（A）AP 片显示右侧腰椎椎弓根缺失（箭），与正常椎弓根的正常环形影形成对比（箭头）。（B）轴位 CT 显示缺损边缘有完整的皮质（箭）

◇ 滑移角越大，则后凸越大，脊椎滑脱进展的风险也更大。

脊椎滑脱在大约 20 岁后往往不会进展，但在该年龄后可能会变得疼痛。有时需要进行脊柱融合术。

**腰椎峡部裂的影像学表现**

斜位平片峡部缺损表现为著名的"苏格兰犬"颈部断裂征（图 15.15），狗鼻指向患侧。双侧椎弓峡部裂常可在以受累节段为中心的局部放大的侧位片上显示。

CT 在诊断和定性方面优于平片，并且可以通过低剂量技术完成。

放射性核素骨扫描的示踪剂摄取量增加可以出现在患侧的亚急性期或愈合期，也可以出现在机械应力增加或也将发生峡部裂的对侧，或双侧同时存在。单光子发射 CT 成像（SPECT）有助于将示踪剂摄取定位到后部附件。慢性完全性峡部缺损的骨扫描可能表现为冷区。

液体敏感的 MR 图像通常能显示峡部的骨髓水肿，与骨扫描一样，可以在 CT 或平片之前显示出即将发生的骨折。这种敏感性，再加上无电离辐射以及 MRI 能够识别或排除腰痛的其他原因，如椎间盘疾病，增加了 MRI 在可疑峡部缺损初步评估作用。

**移行椎**

正如前面在先天性脊柱侧凸的讨论中所提到的，椎体形成和分节异常可能会导致一系列脊柱畸形。

移行椎是指 7 个颈椎、12 个胸椎、5 个腰椎以及 5 个骶椎的标准排列方式发生先天性变异。

- 最常发生在腰骶部脊柱。
- 有许多变异类型。
- 最常见的腰骶移行椎同时具有腰椎和骶椎的形态学特征（图 15.21）。
- 每个椎体（例如，$L_1$、$L_2$）具体定位有些困难。结合不同的影像学资料指导脊柱手术时，综合分析定位是定位准确的前提。

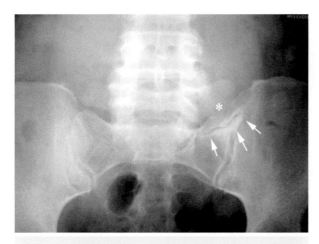

图 15.21　腰骶椎移行。下腰椎 AP 位平片显示最远端腰椎节段横突宽大（＊），与骶骨形成假关节。注意沿着这个关节的硬化（箭）。这种形式的移行椎可以有疼痛

- 帮助椎体定位的指南适用于"正常"脊柱：胸片通常显示 12 对肋骨，但也可能 11 或 13 对；两侧髂嵴顶部连线穿过 $L_4$~$L_5$；最宽的横突常位于 $L_3$，左肾静脉常位于 $L_1$~$L_2$ 的前面。

## Klippel-Feil 综合征

- 多个颈椎分段失败，短颈，后侧低发际（图 15.22）。
- 由于缺乏正常的椎间盘和椎小关节，颈椎活动受限。可能伴有肾、脊髓、内耳、中耳和外耳异常的相关表现。
- 约 1/3 的 Klippel-Feil 综合征有 Sprengel 畸形（图 15.24）。
  - Sprengel 畸形是指通过异常纤维或骨（肩椎骨）与颈椎相连，导致肩胛骨的高位和肩关节活动受限。
- 术语 Klippel-Feil 也常被较宽泛地用来描述任何颈椎的先天性融合畸形（图 15.23）。
  - 这种畸形最常累及单个椎间盘且无症状，先天融合节段椎体的前后径较小。

## 尾部退化综合征

- 妊娠的前三个月早期，尾侧中胚层和外胚层的损伤引起的一系列尾侧中轴骨骼及相应的神经和软组织缺陷（尾部序列发育不良）。
- 从轻微的部分骶骨发育不全到骶骨、腰椎和胸椎远端的完全缺失（图 15.25）。
- 其他中轴骨表现可以有脊柱裂、椎管狭窄、角状的楔形脊髓圆锥和骶前脑膜膨出。
- 临床表现多样，从轻度腿部无力到肠和膀胱控制困难，再到肛肠闭锁、肾脏未发育和肺发育不全。

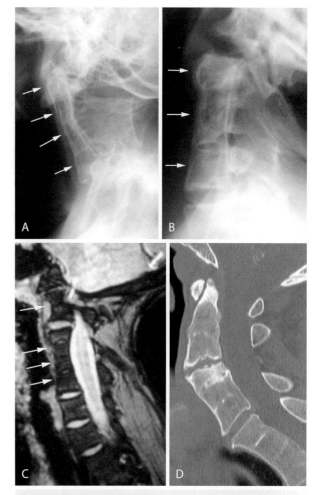

图 15.22　Klippel-Feil 综合征。（A）颈椎侧位平片显示多个颈椎节段没有分节（箭）。（B）侧位平片表现相似（箭）。（C）矢状位 $T_2$ 加权 MR 图像表现相似（箭）。（D）矢状位 CT 重建显示 $C_3$~$C_4$ 椎间盘的退行性变，其承担了原来多个椎间盘平面的运动和力

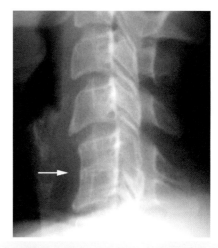

图 15.23　$C_5$~$C_6$ 无分节（箭）。注意融合椎体的 AP 径变小，据此可以与成熟的手术融合鉴别。幼年类风湿性关节炎可以有相似表现，但可能累及更多椎体

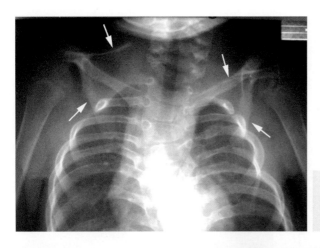

图 15.24　Sprengel 畸形。比较肩胛骨的位置（箭），右侧高于左侧。注意：上胸椎脊柱分割异常伴脊柱侧凸

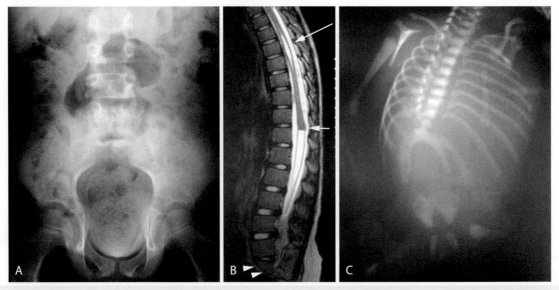

图 15.25　骶骨发育不全（尾部退化综合征）。（A）这张平片拍摄于静脉尿路造影之后（注意膀胱内的造影剂）。注意骶骨中下部缺失。由于相关结肠功能障碍，结肠中有大量粪便。（B）T$_2$ 加权矢状位 MR 图像显示脊髓圆锥的特征角样轮廓（短箭），但骶骨发育不全并不总是有这个征象。脊髓空洞（长箭）可能与尾部退化有关。注意小骶骨（箭头）。（C）严重病例。腰椎和骶骨完全缺失

- 尾部退化综合征在糖尿病母亲的孩子中更为常见，但大多数病例是散发性的。

　　尾部退化综合征与先天性下肢融合（并肢畸形，图 15.26）有关，但这些很可能是不相关的疾病。先天性下肢融合与严重羊水过少有关。这种疾病以希腊神话中的海妖塞壬命名。

## 股骨和胫骨扭转

- 扭转是指围绕着骨长轴的旋转。这个术语最常用于描述沿着股骨或胫骨长轴的异常扭转。
- 与其他骨畸形不同，扭转的平片上诊断并不容易，而且这个概念刚开始可能令人困惑。想象一下，从上向下沿股骨长轴观察，股骨扭转是由股骨颈轴线和股骨髁后缘连线所形成的角度所决定的（图

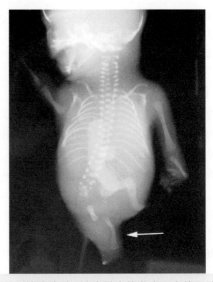

图 15.26　并肢畸形。注意融合的发育不良的下肢（箭）

15.27）。如果股骨头位于股骨髁平面的前侧，则存在向前扭转，同义词"前倾"更常用于股骨。如果股骨头在这个平面后方，则存在向后扭转或后倾。

- 用来描述胫骨扭转的术语略有不同。胫骨向内侧扭转导致胫骨远端向内侧旋转（鸽子趾）胫骨向外侧扭转则相反（企鹅脚）。
- 股骨前倾和胫骨扭转可通过低剂量 CT 或 MRI 进行评估，轴位图像包括股骨颈和股骨髁，并确定它们的相对角度（图 15.28）。
  - 请注意，如果髋关节弯曲，股骨的测量值可能会错误地减少。垂直于侧位标绘图上的股骨干进行 CT 斜横轴位重建，在这种斜横轴位图像上测量可以避免这种误差。
- 出生时正常股骨前倾 30° 以上，16 岁时下降到 16° 左右，成年后下降到 10°。

- 过度的股骨前倾会导致步态和后足异常，导致髋关节发育不良。
  - 股骨前倾可见于 DDH、Legg-Calvé-Perthes 病、神经和神经肌肉疾病。
- 过度前倾在生长过程中常会自行消退，但也可能需要手术。手术治疗为股骨反旋截骨术：横切股骨近端，改善对齐，用矫形器械内固定，并用石膏固定愈合（图 15.28C）。
  - 并发膝外翻或内翻时首选股骨远端截骨术，以同时纠正膝关节的异常排列（图 15.29）。

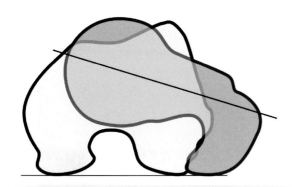

图 15.27　股骨前倾。股骨"鸟瞰"图，前倾是由股骨颈（深灰色阴影）和连接股骨髁（浅灰色阴影）后缘连线形成的角度

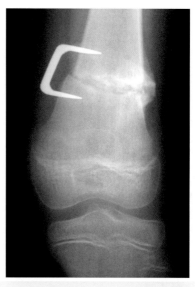

图 15.29　股骨远端截骨术纠正儿童过度前倾

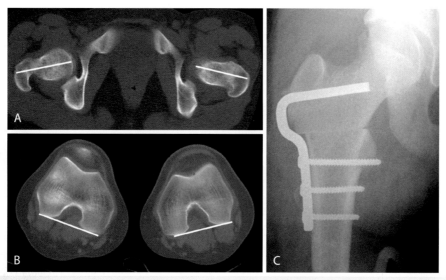

图 15.28　保持患者体位不变的情况下获取股骨颈（A）和股骨髁（B）平面的轴位 CT，可以准确测量股骨前倾。图中 CT 图像的 13 岁女孩的股骨前倾度为右侧 33°，左侧 26°，行双侧股骨近端反旋截骨术。（C）右髋关节术后，注意接骨板内固定和截骨术后改变

- 平片可以评估扭转，但当需要更高精度时，可以使用 CT 或 MRI。
- 明显的胫骨向内扭转常伴发于先天性足部畸形或膝内翻。胫骨向内扭转明显的学步儿童常有弓形腿和鸽趾步态。过度外侧扭转会导致企鹅脚的步态。
  □ 异常的胫骨扭转通常在生长过程中消退。

## 先天性和发育性髋关节疾病

股骨头骨骺滑脱（SCFE）已在第 5 章中讨论。

Legg-Calvé Perthes 病，儿童股骨头的骨坏死，已在第 13 章中讨论。

### 关键概念

**髋关节发育不良**

髋关节畸形和半脱位，或更常见的潜在的新生儿发育不良和婴幼儿、儿童期可能的脱位

真正的先天性脱位罕见

如果得到早期诊断和治疗，大多数病例可以完全治愈

延迟诊断会导致关节活动受限、疼痛和早期骨关节炎

平片在新生儿中的作用有限

超声敏感性高，但大多数病例最好在 4 周之后进行超声检查，因为新生儿可能出现假阳性

### 髋关节发育不良

DDH 是一组髋关节疾病，包括出生时的髋关节发育不良或脱位，或更常见的是潜在的发育不良的可能，以及婴儿期和（或）儿童期可能发生脱位。

新生儿髋关节发育不良最常见的形式是轻微的髋关节松弛和（或）出生时髋臼较浅。这种情况似乎无害，很难或几乎不可能通过体格检查发现，但可能数月或数年内发展为明显的髋关节发育不良、早期骨关节炎，偶尔有髋关节脱位。

先天性髋关节脱位以前用于 DDH。这个术语应该仅用于出生时髋关节脱位或可能脱位的病例，这种病例不常见。

- 无其他异常的正常婴儿，严重的髋关节松弛使关节容易脱位和复位，这也属于 DDH 疾病谱。
- 致畸性（或病理性）脱位是由严重的先天性畸形，如关节挛缩或 Chiari Ⅱ 型畸形引起的先天性脱位。病理脱位通常在出生时很容易通过体格检查发现，并通过平片得到证实。

### DDH 相关知识

- DDH 相对常见（每 1000 例新生儿中有 1 例），大约 1/3 是双侧的。
- 女：男 = 6：1，被认为是由于女性对放松韧带的母体激素的敏感性更高所致。
- 宫内位置，特别是臀位使股骨头容易脱离髋臼。现在提倡臀位胎儿的常规 US 筛查。
- 左髋更常受累，顶先露胎儿的脊柱通常在母体左侧，使胎儿的左膝抵住强壮母体脊柱，这个位置使左股骨头容易脱离髋臼。
- 遗传——家族史。
- 在非洲裔儿童中少见。
- 宫内环境紧缩。
  □ 羊水减少。
  □ 头胎。
  □ 先天性斜颈。
- 对侧髋关节发育不良。
- 脊柱侧凸（骨盆倾斜使单侧股骨头裸露）。
- Ehlers-Danlos 综合征（全身性关节松弛）。
- 神经肌肉失衡（如脑瘫）。
- 某些风俗文化中的婴儿兜使髋关节处于内收和伸展位，增加了 DDH 的风险。

### DDH 发病机理

正常髋关节，股骨头和髋臼一起协调生长。增大的球形股骨头作为髋臼生长的模具，髋臼包含股骨头。

DDH 的起始因素是新生儿韧带松弛，与母体激素效应（女婴更敏感）、宫腔紧缩因素（臀位、头胎、羊水过少）和遗传有关。股骨头相对于髋臼可能会"中心偏移"，最初常向前外侧偏移。髋臼变宽变浅（髋臼发育不良）以适应股骨头的异常活动范围。可能出现股骨头半脱位增加和髋臼发育不良增加的恶性循环，髋关节半脱位进行性加重、最终脱位。髋关节周围的软组织最终收紧，限制了股骨头移位，但以活动受限作为代价。

股骨前倾（股骨颈向前成角）增加。髋臼变浅，前倾增加。晚期慢性病例，股骨头完全脱位与髂骨外侧缘反复碰撞，导致股骨头内上缘变平。与慢性脱位股骨头接触的髂骨外侧可能出现浅凹，称为假髋臼。

慢性半脱位或脱位成功复位的潜在障碍（图15.30）：

- 纤维脂肪组织，称为枕，可以填充髋臼。
- 髋臼唇可向下翻转至半脱位的股骨头内缘并过度生长，称为倒缘或倒唇。
- 可能在髋臼盂唇的内侧形成软骨脊，在骨科文献中称为软骨缘或新软骨缘，有时也称为倒缘（注意术语可能存在混淆）。

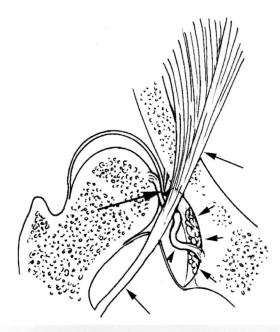

图 15.30 慢性髋关节半脱位或脱位：相关的软组织改变。软组织枕（短箭）、圆韧带延长（箭头）、盂唇内翻（"翻转盂缘"，大长箭）。髂腰肌肌腱拉紧、跨过关节囊（小长箭）前部

- 紧绷的髂腰肌肌腱在外移股骨头的内侧跨过关节囊前方，关节囊呈沙漏形结构。
- 内收肌因股骨近端上迁移而缩短。
- 股骨头延伸到髋臼中心的圆韧带冗长。

　　即使是相对较轻的病例，晚期也可以出现疼痛和早期骨关节炎。可能早在 30 多岁就需要进行髋关节置换手术。

### DDH 影像学

　　早期 DDH 的体检可能没有异常或轻微异常，因此影像学检查必不可少。

　　DDH 影像学检查的主要方法是平片和 US。

- US：新生儿到 4 个月的首选检查方法，许多婴儿使用到 6 个月。
- 4 个月后进行平片检查。
- CT、MRI、MR 关节造影和术中关节造影用于晚期 DDH，将在下文中进行讨论。

### DDH 超声检查

- 提供了优异的股骨头软骨和未骨化的髋臼的图像（图 15.31）。
- 动态评估髋关节稳定性。
- 根据股骨头骨化的程度，有时可在 6 个月后继续使用。
- 技术难度小。

- 无电离辐射。

　　历史回顾：US 对 DDH 婴儿的最初强调静态冠状位成像，类似 AP 位平片。一个复杂的测量和分类系统称为 Graf 系统，以纪念其开发者，奥地利整形外科医师 Reinhard Graf 博士。随后，美国儿科放射科医师、医学博士 H. Theodore Harcke 和其他人开创了髋关节稳定性的动态评估方法。类似于筛查新生儿髋关节脱位的 Barlow 手法，即后方施加应力可以发现婴儿髋关节松弛伴半脱位或不稳定，而静态检查时位置正常。

　　目前的婴儿髋关节 US 通常结合了这两种方法的特点（图 15.32 和图 15.33），但有些医院更喜欢 Graf 系统详细的形态学评估，而另一些则强调髋关节稳定性的动态评估。在本章末尾的附录中描述了一种流行的混合性方法。

　　无论影像科医师首选什么技术，婴儿髋关节完整的 US 评估应该包括：

- 股骨头相对于髋臼的位置。
  □ 软骨性股骨头由骨性髋臼覆盖（至少为 50%）。
- 髋臼顶的轮廓：
  □ 应为直凹或轻凹，符合软骨性股骨头的轮廓。
  □ 髋臼顶皮层和髂骨外侧皮层应以锐角相交，而不呈圆形。
- 如果髋关节脱位或半脱位，阻碍成功复位的可能因素（如前所述，枕或髋臼缘情况）。
- α 角由髋臼顶和髂骨外侧缘形成（15.31B）。
  □ 正常值等于或大于 60°，但如果没有 DDH 征象，6 个月以下婴儿可以较低（低至 50°~55°）。
- 是否有异常的髋关节松弛。
  □ 应力手法：在髋关节屈曲和内收时施加温和的后方力，类似于 Barlow 手法。
- 轻微的松弛可能是正常的。
- β 角是 Graf 系统的一部分，除非使用完整的 Graf 系统，常规不作测量或报告。
  □ β 角是指髂骨外侧线的下延伸和髋臼盂唇的下表面形成的角度（图 15.31B），正常角度小于 55°。如果股骨头外侧半脱位，β 角将大于 55°。

### 超声诊断 DDH 的局限性

- 操作者依赖。
- 大龄婴儿股骨头骨化中心阴影影响髋臼的显示。
- 刚出生的新生儿，可能出现假阳性结果。
  □ 新生儿髋关节常有一过性松弛，检查假阳性可能导致不必要的随访、父母的焦虑和过度治疗。因此，出生至少 4~6 周才进行第一次超声检查，不宜过早，以避免假阳性。例外：体检发现明显异常，如髋关节真正脱位或可疑脱位时应及时超声检查。

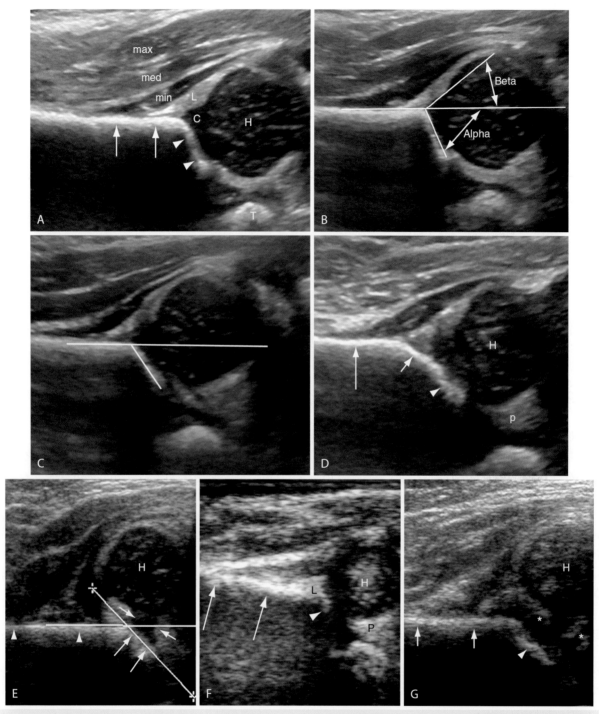

图 15.31　髋关节发育不良（DDH）超声：冠状位图像。（A）正常。髂骨外侧缘（箭）表现为带后方声阴影的回声线。注意骨性髋臼顶（箭头）、髋臼顶未骨化（软骨）部分（C）以及邻近高回声的盂唇和关节囊（L）、软骨性股骨头（H）、低回声 Y 形软骨及其深部的盆腔回声（T），另外可见臀小肌（min）、臀中肌（med）和臀大肌（max）。（B）α 角和β 角。α 角由骨性髋臼顶和髂骨外侧缘形成。β 角是由髂骨外侧线延伸和盂唇下表面形成。β 角变异较大，使用较少。（C）轻度 DDH。髋关节正常在位，但 α 角小于 60°、髋臼较浅，低回声股骨头的髋臼顶覆盖范围小于 50%。该婴儿接受了保守治疗，出生后 4 个月复查髋关节正常。（D）较严重的 DDH，髋臼顶（箭头）和髂骨外侧缘（长箭）之间形成长而浅的弧线（短箭）。注意股骨头（H）深部的高回声枕（p）。（E）严重 DDH。股骨头（H）向上外方半脱位（即朝向探头）。值得注意的是，髂骨（箭头）和陡峭的骨性髋臼顶（箭）之间的夹角很浅，并可见低回声倒缘（短箭之间）：有回声的关节囊和盂唇嵌入股骨头和髋臼之间（长箭表示髋臼顶，箭头表示髂骨外侧）。（F 和 G）不同婴儿的严重 DDH。箭表示髂骨外侧缘，箭头表示髋臼顶，H 是股骨头。枕（P）指回声组织填充于股骨头内侧的髋臼内。注意（G）图，髋臼和股骨头之间有广泛的软组织（*）

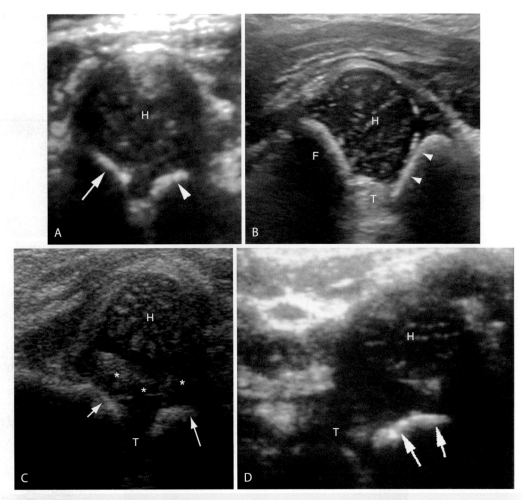

图 15.32　髋关节发育不良（DDH）的超声检查：轴位图像。（A 和 B）轴位超声图像，观察者左侧为前方。两个不同的 5 周大的女孩，（A）伸髋和（B）屈髋位显示圆形股骨头（H）、髋臼后方坐骨皮质的回声（箭头）、髋臼前方耻骨（A，箭）和 Y 形软骨内侧的高回声（T）。图（B）中，髋臼前部被已骨化的股骨近端（F）遮挡。（C）严重 DDH，与图 15.31 G 为同一婴儿。股骨头（H）向外侧移位（朝向探头），与耻骨、坐骨（箭）和 Y 形软骨（T）之间有软组织（*）嵌插分离。（D）严重的 DDH，斜横轴位图像。探头倾斜以包括髋臼中心的 Y 形软骨和半脱位的股骨头。股骨头向外上移位，位于髂骨（箭）后方

## DDH 的平片检查（图 15.33）

新生儿和出生不久的婴儿的平片仅用于病理性脱位。其他情况，直到 4 月龄、股骨头骨骺出现骨化后才开始使用平片检查。

■ 需要一个位置良好的 AP 位平片。

□ AP 位平片上，耻骨联合和尾骨应该重叠或非常接近重叠（假设两者都没有变形）。

## DDH 的 X 线评估

注意，许多这些测量值也被用于评估股骨髋臼撞击。请参见第 5 章骨盆和髋末尾的附录。

Hilgenreiner 线（记住 H-horizontal 水平线，也称为 Y-Y 线）是通过双侧髋臼 Y 形软骨顶部的连线。Y 形软骨是髂骨、坐骨和耻骨交汇处，在髋臼中心稍前方。它是由构成骨盆的三块骨的软骨形成的，因此得名。

Perkin 线垂直于 Hilgenreiner 线、通过髋臼顶外上角，记住 P-perpendicular（垂直）。股骨骨骺的骨化部分应完全或几乎完全位于这条线的内侧。两侧比较观察。股骨头骨化部分的髋臼覆盖不足仅 2~3 mm 可能就有意义。

中心 - 边缘角由 Perkin 线和髂前下棘和股骨骨骺中心连线形成。与 Perkin 线一样，它是股骨头外侧半脱位的一种测量方法，用于不同的髋关节疾病。正常的中心 - 边缘角在婴儿期约为 20°，在青春期约为 26°~30°。

髋臼角或髋臼指数：在同侧髋关节的 Y 形软骨和髂前下棘之间画一条连线。由这条线和 Hilgenreiner 线形成的夹角是髋臼角。简单有用的记忆：髋臼角应该是 30° 或更小。随着孩子发育，髋臼角通常以平均每年 2° 的速度缩小。通常女孩比男孩角度要大。

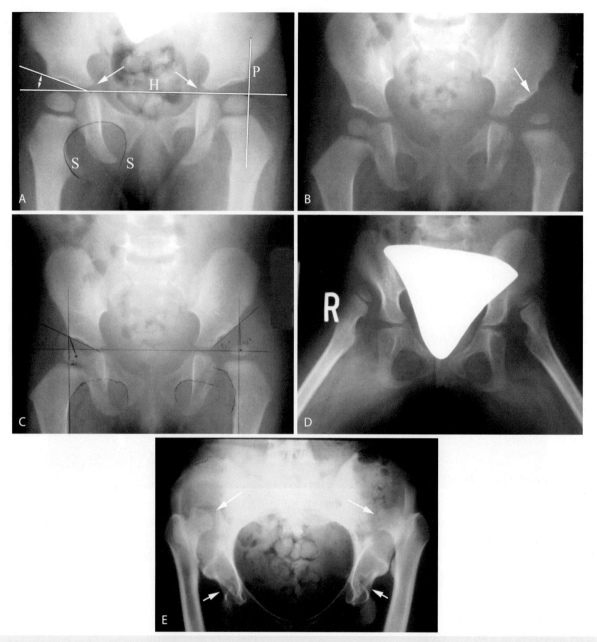

图 15.33　髋关节发育不良（DDH）的平片检查。（A）正常髋关节。箭示 Y 形软骨。双头箭表示髋臼角（髋臼指数）。注意：两侧股骨头大小对称，几乎完全被髋臼顶覆盖。髋臼角小于 30°。H，Hilgenreiner 线；P，Perkin 线；S，Shenton 线（黑色圆弧线）。（B）左侧 DDH。注意髋臼顶较浅并可见早期假髋臼（箭），左股骨头向外上方半脱位，左股骨头骨骺比正常右侧小。（C）与 B 为同一张平片，如图 A 中那样骨科医师画了测量线，并且增加了中心 - 边缘角。正常右侧髋臼角为 24°，发育不良的左髋髋臼角为 42°。右侧中心 - 边缘角 21°（正常），左侧为 -3°。注意左边的 Shenton 线不连续。（D）脑瘫患儿双侧髋关节脱位。（E）未经治疗的 DDH：患者女性，35 岁，双侧严重的 DDH 未经治疗，晚期后遗症。注意双侧股骨头上侧脱位（长箭）和发育不良的髋臼（短箭）。能够行走，但进行性髋关节疼痛，需要双髋关节置换术

值得注意的是，真正水平或接近水平的髋臼顶是异常的，通常是综合征或骨骼发育不良的一部分。

Reimers 移位指数是脑瘫儿童髋关节发育不良的一种常见测量方法，这并不是真正的 DDH，而是由肌肉失衡引起的。移位指数是股骨头骨化中心横径位于 Perkin 线外侧的百分比。

Shenton 线是沿闭孔内、上缘和股骨颈内缘的弧线。

如果股骨头发生半脱位，这条弧线就会中断或拉长。

某些 DDH 病例，患侧股骨头骨化中心较小。但也见于某些正常儿童，故无特异性。

DDH 可能直到青春期或成年后才会被发现，病变晚期常表现为早发性骨关节炎。轻度病例的影像学表现可能不明显。患侧股骨头髋臼覆盖较少，股骨头中央凹通常高于正常（中央凹高位）。

## DDH 平片检查的局限性

- 因为出生时股骨头骨骺未骨化，所以新生儿髋关节评估受限。
- 如果平片体位不当，可能导致髋臼角测量不正确。
- 缺乏动态成像。
- 电离辐射。

## 术前计划

- 手术矫正（髋臼成形术；见下文）前，有时用 CT 及三维重组评估髋臼发育不良。
- 关节造影、MRI 和 MR 关节造影可以显示股骨头、关节软骨、盂唇撕裂以及潜在的影响复位的软组织异常，如髋臼枕、盂唇/边缘部倒置、髂腰肌肌腱紧张和圆韧带冗长等。
- 骨科医师对慢性髋关节半脱位或脱位行闭合或开放复位时，常行术中关节造影（图 15.34）。

## DDH 管理

　　骨科医师的主要目标是使股骨头返回到髋臼中心并通过支架、石膏保持，或对股骨近端和髋臼进行手术矫形。

- 新生儿非常轻微的发育不良，无需治疗就可以自行痊愈。
- Pavik 吊带。
  - 用于新生儿和 6 个月内的婴儿。
  - 髋关节必须是可以复位的。
  - 保持髋关节屈曲、轻度外展和轻度外旋（图 15.35）。
  - 该位置使股骨头保持在髋臼中心，打破半脱位和发育不良的恶性循环，使髋臼正常生长。
  - 婴儿和父母容易接受。
  - 可以在吊带在位情况下进行超声检查。
  - 高成功率（图 15.36）。
  - 如果不成功，可以应用刚性支撑。
- 闭合或切开复位，然后髋关节人字形石膏固定：
  - 用于 6~18 个月大的儿童，或 Pavik 吊带失败患者。
  - 开放手术创伤更大，用于年龄较大儿童或闭合复位和石膏固定失败的病例。
  - 全身麻醉下完成。
  - 髋关节复位术中关节造影，评估复位的潜在障碍（如髋臼枕和倒置的关节缘。图 15.30 和图 15.34）。
  - 用石膏固定髋关节于屈曲和外展位。

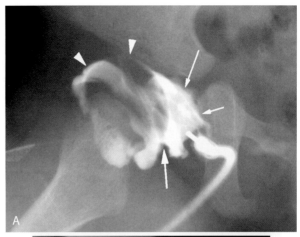

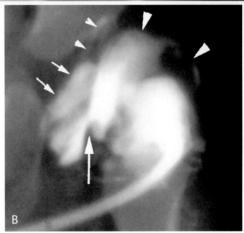

图 15.34　髋关节发育不良：关节造影术。比较图 15.30（A 和 B）两次造影图像均显示透亮的股骨头软骨（箭头）、髋臼枕形成的填盈缺损（小箭）和关节囊的沙漏形状（大箭）。（B）关节造影显示了倒置的关节缘（小箭头）

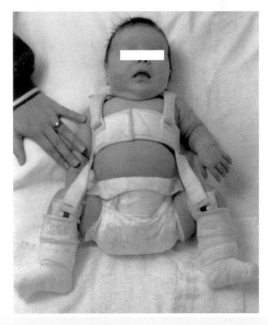

图 15.35　Pavik 吊带

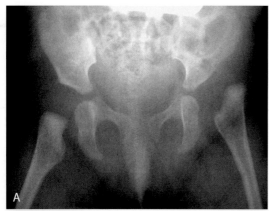

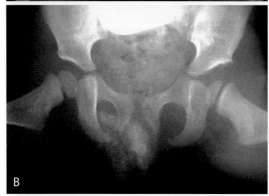

图 15.36 使用 Pavik 吊带治疗成功。出生后一周的平片（A）显示左髋关节脱位和髋臼较浅，右侧正常。大约 8 个月大时平片（B）显示左髋关节基本正常

切开或闭合复位并石膏固定后立即进行影像学检查，以确认复位满意：

- MRI 或低剂量 CT（图 15.37）。
  - CT：30 mAs，仅覆盖股骨头。

复位和石膏固定后可怕的并发症是股骨头血供应受损，随后发生骨坏死（缺血性坏死）。

- 早期识别股骨头缺血可以避免这种并发症。
- 利用注入对比剂前后的 MRI 减影技术可显示股骨头灌注减少。

- 注射对比剂后 5~10 分钟出现最大强化。

  骨坏死较后期的平片表现：

- 股骨头骨化中心延迟出现。
- 如果股骨头骨化中心已经部分出现，则不再进一步骨化。
- 后期：股骨颈变宽（髋增大）、股骨头碎裂。

### 股骨近端和（或）髋臼的手术矫正

- 用于 2 岁以上儿童、较严重的发育不良。
- 在术前评估中，有时采用 CT 三维重组。

**股骨近端手术**

- 内翻去旋转截骨术（VDRO，图 15.38）：
  - 股骨干近端截骨术使股骨颈内翻，纠正股骨前倾过度（DDH 常见的晚期并发症）。

**骨盆手术**

- 根据患者年龄、髋臼形态学特征和医师的偏好，可以有几个不同选择（图 15.39）。
- 目的都是增加髋臼对股骨头的覆盖范围。

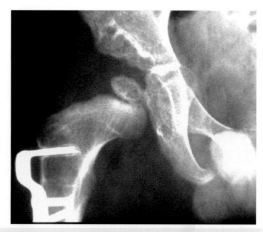

图 15.38 内翻去旋转截骨术。截骨术形成内翻状态后使用接骨板和螺钉（显示不全）固定，使股骨头更直接地进入髋臼

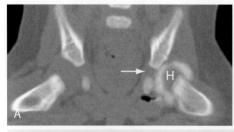
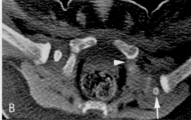
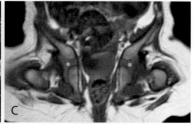

图 15.37 髋关节发育不良（DDH）：闭合复位和石膏固定后影像学检查。（A）左 DDH 复位良好。CT 造影冠状位 CT 显示左股骨头（H）靠近 Y 形软骨（箭），左侧髋臼比右侧髋臼浅。（B）左侧 DDH 复位不良。轴位 CT 图像显示左股骨头（箭）相对于 Y 形软骨（箭头）向后半脱位。右髋部正常。左股骨头骨化中心比右侧小，这是 DDH 的常见表现。（C）双侧 DDH 复位不良。通过 Y 形软骨（*）的冠状位 $T_1$ 加权 MR 图像应该同时显示两侧股骨头，但本例图像两侧股骨头均未显示。轴位图像（未展示）发现两侧股骨头后脱位

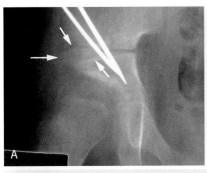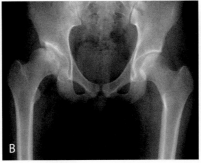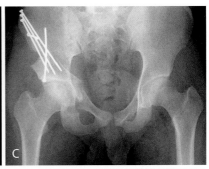

图 15.39　髋臼截骨术治疗髋关节发育不良（DDH）。（A）salter 截骨术。髂骨横行切开，插入楔形骨块（箭）固定，使髋臼顶趋于水平。（B）女性 DDH 患者伴早期继发性骨关节炎。（C）Ganz 截骨术，旋转整个髋臼以容纳股骨头

　　成人 DDH 晚期会导致早期骨关节炎。髋关节置换术可能因解剖结构的改变而复杂，有时术前需要施行 CT、MRI 或 MR 关节造影以详细计划。

## 股骨近端局灶性缺损

- 股骨近端一系列先天性缺陷（发育不全和未发育）（图 15.40）。
- 可以是双侧性。
- 股骨近端局灶性缺损常以股骨转子间区为病变中心。
- 轻度病例：股骨粗隆间小节段发育不全，股骨头和髋关节正常。发育不全的节段可能是未骨化的软骨或骨。

- 较严重病例：可能有股骨头发育不全伴髋臼发育不良，或股骨干近端缺失导致股骨头和骨干之间形成间隙（缺损），股骨整体缩短。
- 最严重病例：几乎整个股骨缺失（图 15.40）。
- 相关畸形：先天性同侧腓骨缺失和足部畸形。
- 大多数病例在出生时就很明显，因为受累下肢短小。

### 影像检查

- 平片。
- US 和 MRI 有助于描述股骨缺损和髋关节的状态。
　　治疗目的是使患肢的功能最大保留。轻度的病例不能从手术中获益。

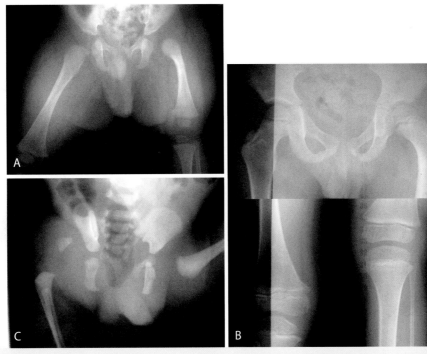

图 15.40　股骨近端局灶性缺损：不同表现型。（A）轻型病例，年龄 2 个月。注意正常的左髋臼，提示股骨头存在。（B）同一患者，4 岁。股骨近端已骨化，但长度较短且发育不良。（C）严重病例，只有股骨骨干远端，注意右侧髋臼浅，提示右股骨头缺如

### 髋内翻和髋外翻

股骨颈和股骨干形成的角度在出生时通常为150°，整个正常发育过程中慢慢减小，成人平均角度约125°。

- 髋外翻指角度增大。
- 髋内翻指角度减小。

髋内翻有以下几种类型。

### 先天性髋内翻

- 可能是由于在妊娠前三个月的肢芽损伤造成的。
- 少见。
- 类似于股骨近端局灶性缺损，两者可以并发。
- 稳定，出生后很少恶化（图 15.41）。

### 发育性（婴幼儿）髋内翻

- 股骨颈内侧骨化异常。
- 学龄前儿童，无痛性跛行。
- 可以双侧发病。
- 随着孩子发育而进展，可能导致肢体长度差异。
- 常选择手术治疗。

### 获得性髋内翻

- 儿童：股骨近端骨骺板损伤、股骨头骨骺滑脱、感染、导致骨软化的代谢性疾病（主要是佝偻病和骨软化症）、肿瘤和某些少见综合征。
- 晚发性：纤维结构不良、Paget 病。

儿童髋外翻最常见的原因是臀关节肌肉张力下降和行走能力下降，常见于神经肌肉疾病，如脑瘫和脊髓损伤（图 15.42）。

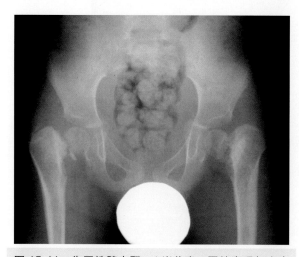

图 15.41　先天性髋内翻。4 岁儿童，平片表现与出生时相似

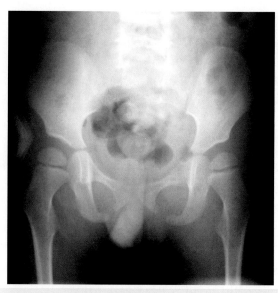

图 15.42　脑瘫患儿双侧髋外翻

# Blount 病（胫骨内翻）

- 胫骨近端干骺端内侧和后内侧生长障碍，导致以胫骨近端内侧为中心的膝内翻。
- 公认有两种分型：婴儿型和青少年型。

### 婴儿型 Blount 病

- 发病年龄为 2~5 岁。
- 进行性胫骨内翻。
- 过早行走、超重、体型大儿童或非洲裔儿童更常见，可能有遗传因素。
- 一定程度的膝内翻在 2 岁之前可以是生理性的。这对胫骨近端生长板内侧施加更大压力，导致基因易感儿童减缓、改变或完全停止局部新骨形成。
- 可以单侧，但双侧受累常见。
- 通常是进行性加重，但较轻病例可自愈。
- 严重的病例可发展为生长板骨桥。
- 影像学表现（图 15.43）：
  □ 胫骨近侧骨骺的内侧和后内侧向下倾斜，常伴有明显畸形，包括内翻和尖端向前的成角。
  □ 鸟嘴征：胫骨内侧近端变形，形似鸟嘴。
  □ 软骨的内侧骨化可以延迟或缺失。
  □ 胫骨内旋增加，可以用 CT 或 MRI 来测量。
  □ 股骨通常正常。
- 治疗包括支具和减轻胫骨内侧负重。
- 外翻截骨术用于较严重的病例。

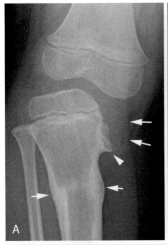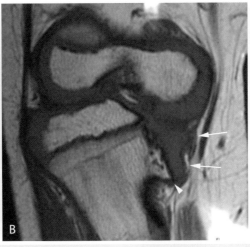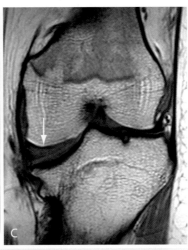

图 15.43　Blount 病。患儿，5 岁，Blount 病，平片（A）和冠状位 $T_1$ 加权 MR 图像（B）显示未骨化的软骨（箭）向下倾斜、内翻，已骨化的干骺端内侧呈鸟嘴样改变（箭头）。平片显示胫骨近端外翻截骨术愈合（短箭），该手术未能成功阻止畸形的进一步发展。（C）另一患儿年龄较大、病情较轻，内侧干骺端生长和骨化减慢，但没有停止（箭）。请注意，本例的骨骺和干骺端均可见"鸟嘴"样改变

## 青少年型 Blount 病

- 10 岁或以后发病。
- 单侧常疼痛。
- 胫骨畸形往往比婴儿型更轻。
- 由创伤或感染引起的胫骨生长板内侧损伤，通常形成生长板骨桥。
- 与婴儿型 Blount 病不同，股骨常有异常。

# 常见的先天性足部畸形

最常见的足部畸形可以直接简单描述，可以用术语，偶尔测量 3 个参数（框 15.2）：

- 后足马蹄足。
- 后足内翻或外翻。
- 前足内翻或外翻。

影像学检查：足部畸形应在前后位和侧位负重片上进行评估，婴儿可以进行模拟负重。

## 后足马蹄足

- 通过侧位负重平片进行评估。
- 跟骨相对于足底面正常呈背屈。正常情况下，胫骨纵轴和跟骨底部延长线夹角在 60°~90°（图 15.44）。
- 另一种测量方法是在侧位平片上测量跟骨倾斜角，即沿跟骨底部画线，该线正常从水平面向上倾斜 20°~30°。
- 跟骨的足底屈曲，使跟骨胫骨角大于 90°，代表后

**框 15.2　足部先天性畸形**

负重平片
后足马蹄足：跟骨跖屈
后足高弓足：跟骨过度背屈（跟胫角小于 60°）
后足内翻：跟距角小于 15°，（AP 位平片）距骨和跟骨呈平行
后足外翻：跟距角大于 40°（AP 位平片）
前足内翻：前足内翻，常伴轻微旋后。在前后位和侧位片上距骨平行
前足外翻：前足外翻，常伴旋前。侧位平片上，第一跖骨最靠足底侧
马蹄内翻足：后足马蹄足、后足内翻和前足内翻
先天性垂直距骨（摇篮底足）：距骨足底极度跖屈、舟骨背侧脱位、后足马蹄足、后足外翻背屈和前足外翻
柔性平足畸形（扁平足）：后足外翻，前足外翻，但没有马蹄足。必需负重位平片
高弓足：后足纵弓增高，前足代偿性跖屈
内收跖畸形：前足内收，后足正常

足马蹄足（图 15.44B）。

□ 后足马蹄足见于马蹄内翻足和先天性垂直距骨。

□ 与后足马蹄足相反的是后足高弓足，即跟骨过度背屈，导致跟骨 - 胫骨角小于 60°（图 15.44C），见于弓形足和痉挛性畸形。

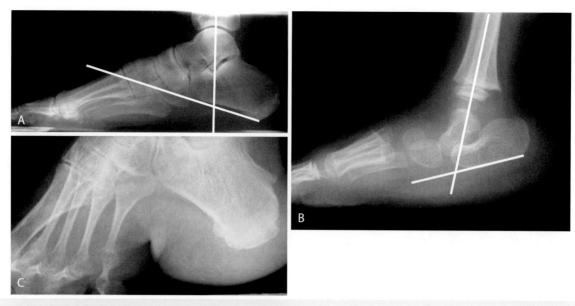

图 15.44　马蹄内翻足的评价。（A）正常跟胫角，跟骨正常背屈；（B）马蹄内翻足，跟胫角大于 90° 和跟骨跖屈；（C）后足高弓足，不正常的跟骨背屈（本例为中国裹脚女性）

## 后足内翻和外翻

- 采用负重前后位和侧位平片评估。
- 从概念上讲，距骨可以被认为是参考点，因为它可以被假定为相对于小腿是固定的。虽然这并不完全正确，但为了讨论方便，我们假设跟骨相对于固定的距骨向内侧或外侧旋转。在 AP 位平片中，跟距角是距骨和跟骨纵轴线画出来的，通常为 15°~40°（新生儿为 30°~50°）。注意，正常足中

距骨中线穿过第 1 跖骨基底部或位于其内侧，跟骨中线穿过第 4 跖骨的基底部（图 15.45）。

后足内翻：假设距骨固定，跟骨向内侧旋转，跟距角就会减小到小于 15°，在某些情况下跟距角可能会减小到接近 0°，甚至达到平行。跟距角小于 15° 就是后足内翻（图 15.45B）。在经典病例中，角度为 0°。值得注意的是，后足内翻畸形，距骨最终指向第 1 跖骨的外侧，因为整个足都向内侧旋转。

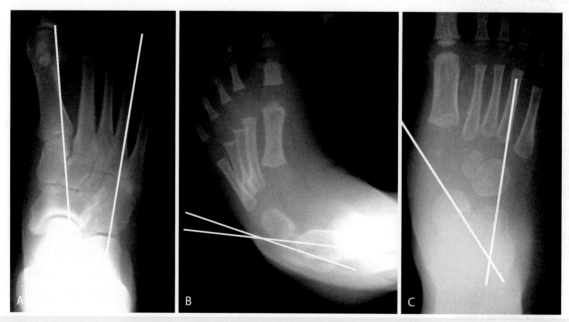

图 15.45　后足 AP 位平片评估。（A）正常 AP 位跟距角，距骨中线穿过第 1 跖骨基底部，跟骨中线穿过第 4 跖骨基底部。（B）AP 位平片评估后足内翻，跟距角减小，距骨指向第 1 跖骨基底部外侧。（C）AP 位评估后足外翻，跟距角增加，距骨指向第 1 跖骨基底部内侧

后足外翻：当跟骨相对于距骨向外侧旋转时，情况则相反。跟距角大于 40° 为后足外翻。注意，随着跟距角的增加，后足外翻畸形的距骨指向第 1 跖骨的内侧，因为跟骨和整个足部向外侧摆动（图 15.45C）。

后足内翻或外翻也在侧位平片上进行评估。通常情况下，距骨外侧角（也称为"Kite 角"）是通过距骨中线和跟骨基底线来测量的，通常为 25°～45°（新生儿为 50°）。如前所述，跟骨的背屈和距骨轻度跖屈形成该角（图 15.46）。

后足内翻，跟骨向内侧旋转，跟骨前部移动到距骨头下方的位置，距骨不能再跖屈。这导致侧位平片的跟距角的减少，两块骨接近平行（图 15.46B）。因此，在前后位和侧位片上，后足内翻畸形的跟距角减小，跟骨距骨平行。

后足外翻，跟骨外旋，如图 15.45C 所示，随着跟骨外旋，跟骨前部不再支撑距骨头，距骨可以进一步向跖，在侧位平片，距骨跖屈增加，跟距角增大（图 15.46C）。这是侧位平片上后足外翻表现。因此，后足外翻在前后位和侧位片上均有跟距角增加。

### 前足内翻和外翻

- 这是较为主观的定性评价。在前后位平片上，距骨通常向近端收敛，基底部轻微重叠（图 15.47A）。

- 前足内翻常伴轻微旋后。在 AP 位平片，前足会变窄，跖骨基底部重叠增加（图 15.47B）。
- 前足外翻常伴旋前，这种位置改变，AP 位平片上显示前足变宽，跖骨基底部重叠减少（图 15.47C）。
- 想象前足在侧位平片上的表现，通常跖骨部分重叠，第 5 跖骨在足底侧（图 15.48A）。
- 前足内翻（常伴旋后），侧位平片上跖骨排列像梯状，第 1 跖骨在足背侧，第 5 跖骨在足底侧（图 15.48B）。
- 另一方面，前足外翻（常伴旋前），跖骨在侧位片上常更容易相互重叠，第 1 跖骨位于最足底侧（图 15.48C）。

### 马蹄内翻足

- 是涉及距骨的足部畸形。
- 每 1000 个新生儿中出现 1 例，男 > 女，比例 2∶1 到 3∶1。
- 畸形足畸形的原因尚不清楚，但可能的影响因素包括韧带松弛、肌肉失调、宫内体位畸形和胎儿早期正常结构的持续存在。
- 马蹄内翻足畸形的影像学表现为后足马蹄足、后足内翻、前足内翻（图 15.49）。
- 大多数为散发病例，约 25% 的患者有阳性家族史。也与一些与罕见综合征有关。

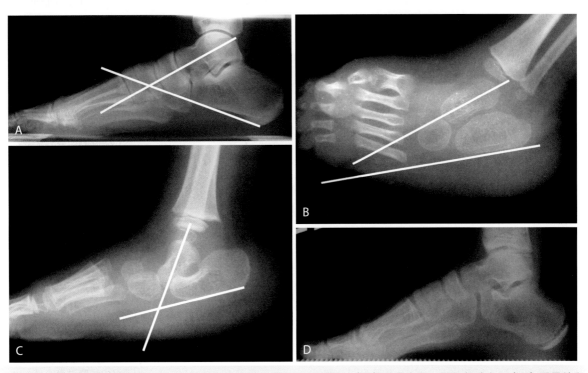

图 15.46　侧位平片评估后足。（A）后足正常，侧位跟距骨角正常。（B）后足内翻，跟距角减小。（C）后足外翻，距骨跟骨角增加。（D）高足弓（后足外翻，高足弓）

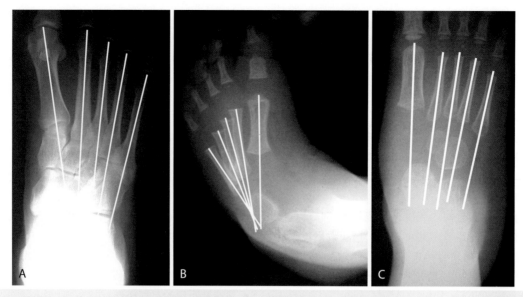

图 15.47　前足的 AP 位平片评估。（A）正常，跖骨聚拢，表现为基底部轻微的重叠。（B）前足内翻，跖骨基底部重叠增加。（C）前足外翻，跖骨基底部分离、至少重叠减少

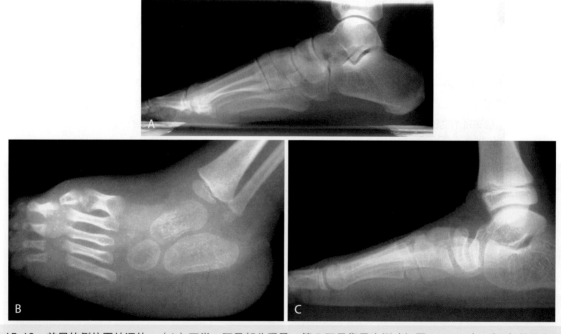

图 15.48　前足的侧位平片评估。（A）正常，跖骨部分重叠，第 5 跖骨靠足底侧（如图 15.46A）。（B）前足内翻，跖骨呈梯状结构，第 5 跖骨在足底侧（与图 15.46B 显示的图像相同。）（C）前足外翻，跖骨在侧位重叠，第 1 跖骨在最足底侧

## 先天性垂直距骨

- 距骨极度跖屈，舟骨向背侧脱位，将距骨锁定于跖屈位。
- 平片：马蹄足、后足外翻、前足背屈外翻，距骨异常伴舟骨脱位（图 15.50A 和 B）。
- 先天性垂直距骨（摇篮底足）临床表现为强直性扁平足，可孤立发生或伴发于多种综合征，常与脊髓脊膜膨出有关。

## 柔性扁平足

- 柔性扁平足（PES PLANOVALGUS）相对常见，占人口的 4%。
- 诊断的一个重要部分是它是柔性的；这种畸形只能在负重片上看到，而非负重片可以恢复正常。
- 后足外翻和前足外翻，但没有马蹄足（图 15.47C 和图 15.51）。外翻常比先天性垂直距骨轻微。

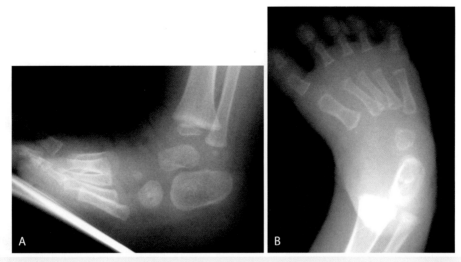

**图 15.49　马蹄内翻足。** 侧位平片（A）显示后足马蹄足。AP 位片（B）和侧位均显示后足内翻（距骨跟骨角减小，几乎平行）以及前足内翻。侧位片是通过背屈力（相当于婴儿的负重片）获得的，这使前足内翻减小。图 15.48（B）的前足外观没有施加背屈应力

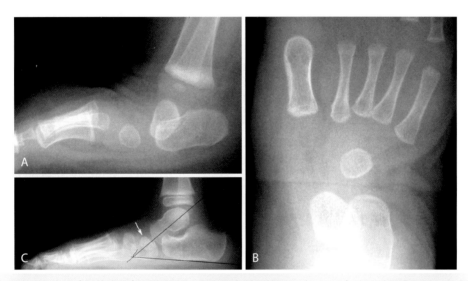

**图 15.50　先天性垂直距骨（摇篮底足）和扁平足，两者都有后足外翻。**（A 和 B）先天性垂直距骨。注意后足马蹄足和后足外翻（跟距角增加），侧位片上距骨几乎垂直。两张图均显示前足外翻。注意，舟骨位于距骨头背侧。（C）扁平足。后足外翻伴有前足外翻，类似于先天性垂直距骨，但后足不呈马蹄形、舟骨（箭）与距骨对位正常

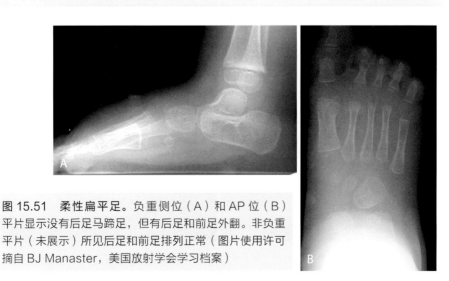

**图 15.51　柔性扁平足。** 负重侧位（A）和 AP 位（B）平片显示没有后足马蹄足，但有后足和前足外翻。非负重平片（未展示）所见后足和前足排列正常（图片使用许可摘自 BJ Manaster，美国放射学会学习档案）

## 高弓足

高弓足伴前足代偿性跖屈。见于上运动神经元病变（Friedreich 共济失调）、下运动神经元病变（脊髓灰质炎）、Volkmann 挛缩等血管缺血和 Charcot-Marie-Tooth 神经病变的患者。

## 跖骨内收

最常见的足部结构异常，出现在婴儿期，是马蹄足的 10 倍。

- 放射科医师并不经常看到它，因为通常没有进行影像学检查。
- 通常为双侧，女性比男性更常见。
- 前足内收，后足正常（图 15.52）。

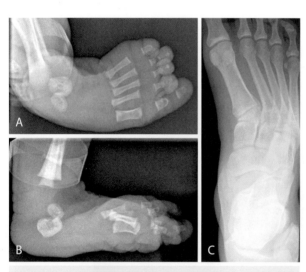

图 15.52　跖骨内收。新生儿后足排列正常和前足内收，AP 位（A）和侧位（B）平片。（C）成人轻度病例，前足内收

## 拇趾外翻畸形

- 常见、获得性。
- 第 1 跖骨内翻和拇趾外翻，常伴有第 1 跖骨头内侧的骨质增生。
- 虽然这是成人疾病，但可能部分病例开始于 10 多岁，鞋子不合脚是主要原因，女性发病数量超过男性。

其他合并后足内翻、外翻和前足畸形的足部畸形通常是由痉挛性神经肌肉疾病引起的，如脑瘫。

## 融合畸形

- 孕期骨分节失败，最常见于手腕、足和脊柱。
- 可以分为完全骨性融合、部分骨性融合、纤维或软骨融合，或形成不完全的易退变的关节。
- 临床上最常见的有临床意义的融合发生在足部和脊柱。脊柱融合（Klippel-Feil 畸形和分节畸形）已在本章前面讨论。

### 上肢融合畸形
#### 先天性腕骨融合
- 最常见的腕骨融合是月骨和三角骨融合（又称月-三角融合，图 15.53A），其次是头状骨和钩骨融合（又称为头-钩融合，图 15.53B）。
- 女：男为 2：1。
- 在美国，以非洲裔更为常见。
- 几乎没有临床症状。
- 一些罕见综合征中会出现多个腕骨融合。

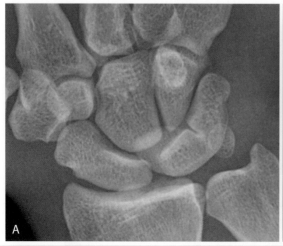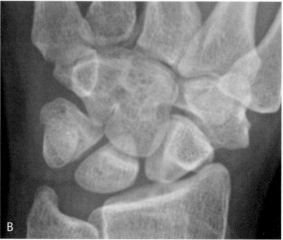

图 15.53　腕骨融合。（A）月骨 - 三角骨融合。（B）头状骨 - 钩骨融合。两者都是部分骨性融合

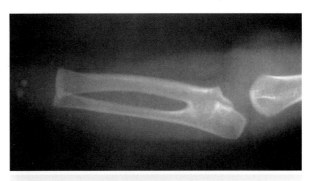

图 15.55　先天性桡尺骨融合。近端融合是典型表现

### 指 / 趾间关节粘连

- 先天性指骨间融合（图 15.54），掌骨也可能受累。也可能发生在脚趾。
- 表现较多，常有家族史。

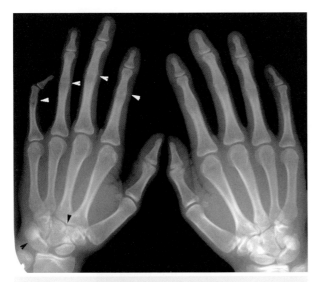

图 15.54　先天性指间关节粘连。轻症病例，仅涉及近侧指间关节（白箭头）。注意腕关节月骨 - 三角骨和小多角骨 - 头状骨融合（黑箭头）

### 先天性桡尺骨融合

- 先天性尺骨和桡骨融合（图 15.55）。
- 宫内肢体发育早期，桡骨和尺骨近端分节失败所致。
- 桡骨近端常向后移位，桡骨常向外侧弯曲。
- 可表现为孤立性畸形，也可作为家族性疾病，或与各种罕见综合征相关联，如异常核型（XXXY，XXYY）。
- 获得性桡尺骨融合可继发于创伤、手术、感染或 Caffey 病（婴儿骨皮质增生症）。

**关键概念**

**跗骨融合**

纤维、软骨或骨性融合

可以双侧

如果平片阴性或不明确，则用 CT 或 MRI 诊断以及明确治疗计划

距骨下：内侧关节突，距骨喙

跟骨 - 舟骨融合：斜位或侧位平片上的"食蚁兽嘴征"

其他融合：距舟、跟骰、骰舟融合

### 先天性跗骨融合

- 累及后足和（或）中足。
- 占 1% 的人口，其中约 25% 的患者是双侧的。
- 纤维和软骨性融合表现为骨骼相邻紧密伴皮质边缘不规则、骨畸形、硬化，液体敏感序列上可见邻近骨髓水肿。
- 很少见的情况下，跗骨融合可能被视为各种罕见综合征的一部分。
- 临床：虽然是先天性畸形，但通常到 20 岁才出现症状，此时活动量更大、更硬的骨组织替代了柔性软骨，使以前无症状的融合关节出现疼痛。
- 青少年或年轻人典型表现为距骨下运动受限、扁平足、腓肠肌缩短或持久性 / 间歇性痉挛。

**影像学检查**

- 普通平片可以显示许多联合，至少可见继发性改变。
- CT 和 MRI 的准确性都很高。
  - 双足都要检查，因为任何类型的跗骨融合都可以是双侧性的。

**跟骨 - 舟骨融合**

- 最常见的跗骨融合。
- 最好是斜位片观察，可见骨联合或异常关节。
- "食蚁兽征"：侧位片上跟骨细长的前突类似于食蚁兽的长鼻子（图 15.56）。
- 通常不需要 CT 或 MRI 进行诊断，但术前应更好地评估其解剖特征。

**距骨 - 跟骨融合（距下融合）**

- 第 2 常见的跗骨融合。
- 通常比跟舟融合更复杂（图 15.57 和图 15.58）。
- 通常发生在中间跟距小关节，即距骨和跟骨载距突之间。

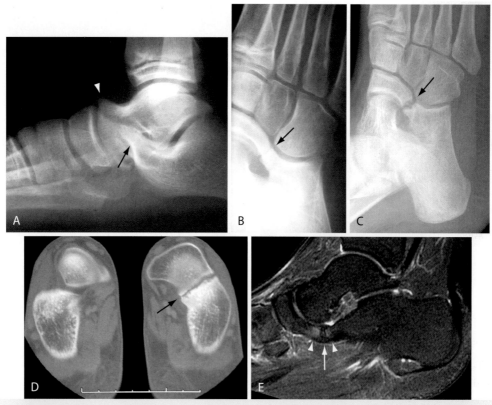

图 15.56　各种跟舟融合畸形。（A）男性，14 岁，侧位平片显示小的距骨喙（箭头）和跟骨的前突延伸（箭；"食蚁兽嘴"征）。（B）斜位平片显示跟舟骨性融合，隐约可见细微透亮线（箭）。（C-E）纤维性融合。斜位平片（C）显示跟舟关节增宽伴邻近骨皮质不规则（箭）。另一患者的 CT（D）显示左侧跟舟关节宽大且不规则（箭）。（E）另一患者的矢状位脂肪抑制 $T_2$ 加权 MR 图像所见与 D 相似。融合（箭）几乎是连续骨性的。注意邻近的骨髓水肿（箭头）

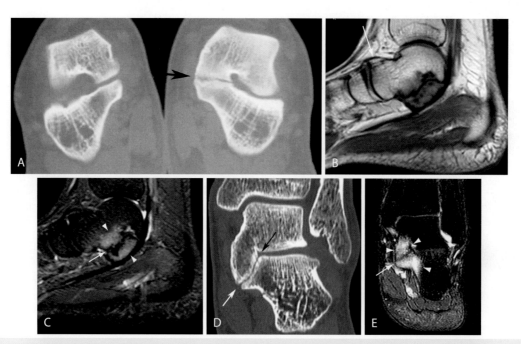

图 15.57　纤维性跟距（距下）融合。（A）左足冠状位 CT 图像显示中间小关节典型的纤维性融合（箭头），右足中间小关节正常。（B 和 C）另一患者矢状位 $T_1$ 加权（B）和脂肪抑制 $T_2$ 加权（C）MR 图像显示距骨喙（B，长箭）和不规则的中间小关节面（B 和 C，短箭）。注意 C 图中的邻近骨髓水肿（箭头）。（D）不同患者的冠状位 CT 重组图像，注意斜行的中间小关节面（箭），这是纤维性距下融合的常见表现。（E）另一患者的冠状位脂肪抑制 $T_2$ 加权 MR 图像也显示不规则、斜行的中间小关节面（箭）伴广泛的邻近骨髓水肿（箭头）

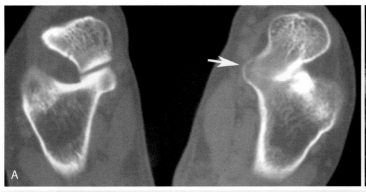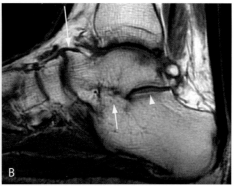

**图 15.58　距下骨性融合。**（A）左足冠状位 CT 图像显示跟距中间距下小关节骨性融合（箭），右侧正常。双侧距下关节后部小关节面（未展示）正常。（B）另一患者的矢状位 T₁ 加权 MR 图像显示跟骨和距骨之间连续的骨髓脂肪信号（短箭）。注意正常的后部小关节（箭头）和距骨喙（长箭）

- 更广泛的病例也累及后跟距小关节，但前部小关节受累少见。
- CT 和 MRI 可以明确诊断。
- 平片表现轻微。负重侧位片上通常可以看到正常的中间关节面，但可能射线倾斜而无法显示该关节，而并不是融合畸形。
- Harris（滑雪者）体位投照可以显示跟距融合，因为它清楚显示了载距突和中间小关节。
- 间接影像学征象：
  - 距骨喙是从距骨头背侧延伸的大而宽的骨刺（图 15.59）。
    - 其他后足 / 中足关节受限，导致距舟关节过度运动引起。
    - 距骨喙也可以看到与其他融合，包括跟舟融合。

  - C 字征。
    - 侧位片上连续的骨组织跨越中间小关节，类似于开口向前的字母 "C"（图 15.59）。

**其他跗骨融合**

- 也可见其他模式融合：距舟、跟骰和骰骨融合。任何一个或所有后足和后足 / 中足关节可以融合。
- 出现多处融合的明显融合，可能会出现球窝型踝关节，如 AP 位平片所示（图 15.60）。
  - 胫距关节从铰链关节转换为球窝关节时，融合后足的内外翻运动受限。

　　跗骨融合可继发于创伤或感染。

　　跗骨融合治疗是因人而异。治疗方案包括石膏固定、手术切除或关节融合术。

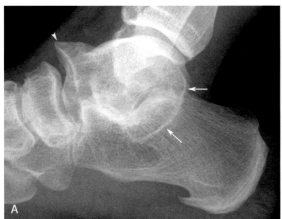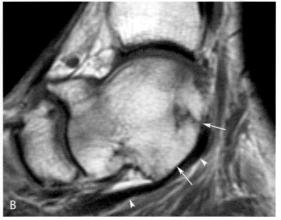

**图 15.59　距下关节融合中的距骨喙和 "C" 字征。**图中所示年轻人的距下中部及后部小关节广泛融合。（A）侧位平片示距骨远端的背侧骨刺，称为距骨喙（箭头）。片中也显示了跨越中部小关节后缘的连续骨密度影，即 "C" 字征，该征在诊断距下关节融合中并不常见、并不可靠（箭）。（B）矢状位 T₁ 加权 MR 成像示距骨与跟骨间有连续的骨髓。箭示融合的中部及后缘小关节的后缘皮质。值得注意的是拇长屈肌肌腱走行于载距突下方（箭头）。距骨喙更常见于距下关节融合，但有时两者都不存在

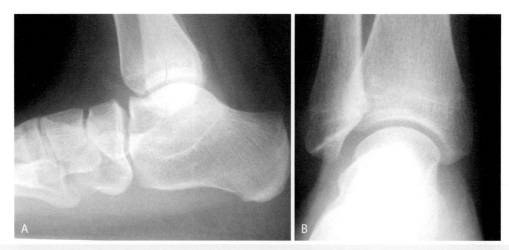

图 15.60　跗骨融合：球窝关节。AP 位（A）和侧位（B）平片示胫距关节的球形轮廓，允许球窝式运动。距骨和跟骨完全融合，没有明确的正常距下关节

## 骨骼发育不良

　　已经发现了 400 多种骨骼发育不良（或更准确的骨软骨发育不良）和综合征导致骨骼畸形和（或）损伤正常骨骼功能。许多是体质性疾病，由于骨形成或重塑错误所致。

　　近几十年来，随着遗传学和分子生物学的进步，对骨骼发育不良的理解发生了革命性的变化，并在不断发展。既往分类基于临床和放射学特征，但现在分类大多数基于受累基因、受体或蛋白质。从放射科医师的角度来看，这一新知识产生了两大主要影响：第一，减轻了对放射诊断的重视程度（尽管放射科医师仍参与疾病发生率和并发症的诊断和评估）；其次，对发育不良的分类进行了修订，修订后的分类将相同受体或蛋白质缺陷的疾病合并。

　　大多数发育不良在出生时或甚至出生前就存在，有些发育不良出生时和出生后临床表现轻微或无症状。大多数发育不良的遗传学和遗传模式（常染色体显性或隐性、X 连锁显性或隐性等）现已为人所知。精确的诊断可以为父母和兄弟姐妹提供遗传咨询。

　　发育不良的诊断从体检和脐血基因检测开始。

　　需要平片检查时，可摄取多种体位，举例如下：

- 颅骨侧位。
- 胸腰椎 AP 位和侧位。
- 正位胸片（包括双肩）。
- 骨盆和髋关节 AP 位。
- 单侧上肢 AP 位。
- 单侧下肢 AP 位。
- 手部 PA 放大摄影。

　　骨骼发育不良的平片诊断非常具有挑战性。以下是建议方法：

- 在参考某一种发育不良的放射特征前，按照位置和其他特征进行分类。
- 发育不良可能影响骨骼的全部或部分。尝试确定累及以下哪类骨骼：头骨、脊椎、胸廓、骨盆和（或）四肢。
- 如果四肢异常，进一步区分骨骺、干骺或骨干。

### 常用术语

- 如果椎骨异常，该综合征的名称可能包含前缀 "spondylo"。
- 如果四肢较短，是否成比例？如果不成比例，尝试确定缩短最严重的是肱骨和股骨（肢根缩短）、前臂和小腿（肢中部缩短）还是手和足（肢端缩短）。
- 如果骨骺异常，例如延迟骨化或碎裂成小的"点状"或不规则骨化，则该综合征可能是骨骺发育不良。
- 如果干骺端异常，特别是靠近生长板处，如增宽或变形，则该综合征可能是干骺端发育不良。
- 如果骨干异常狭窄或增宽，或伴有皮质增厚，则该综合征可能是骨干发育不良。
- 有时病变可累及一个以上区域，如脊椎骨骺发育不良。
- 手指异常：
  □ 短指 = 手指短小。
  □ 蜘蛛脚样指 = 细长的手指。
  □ 多指 = 超过 5 个手指。
  □ 并指 = 2 个或多个手指融合在一起。
  □ 侧弯指 = 冠状面畸形，通常指第 5 指外翻。
  □ 弯曲指 = 屈曲指，通常位于第 5 近端指间关节（PIP）。
- 疾病鉴别范围可能很有用，例如哪些疾病可以出现短肋骨或水平髋臼顶。

下文讨论一些常见或有特征性的骨骼发育不良。有些非常罕见，但因为 ABR 已将其列为核心考试内容，所以也加以叙述。

## 软骨发育不全

- 肢跟型短肢侏儒症。
- 目前最常见的骨骼发育不良（26 000 例活产中有 1 例）。
- 常染色体显性遗传。大多数病例是自发突变。
- 由成纤维细胞生长因子受体 3（FGFR3）突变引起。
- 导致软骨内骨形成缺陷。
- 智力正常，寿命接近正常。

### 软骨发育不全的放射学特征（图 15.61）

- 巨颅。
- 长骨短而宽，干骺端喇叭口样扩张。
- 脊椎：
  - 椎体在婴儿期呈子弹状，成年轻度变扁。

- 胸腰椎后凸。
- 过度的腰椎前凸。
- 腰椎椎管狭窄，椎弓根间距变窄，椎弓根变短。
- 骨盆：方形的髂骨翼，水平的髋臼顶，狭窄的骨盆入口，像香槟酒杯。
- 短肋骨。
- 手："三叉戟"形态，因为第 2、第 3 和第 4 指的长度相等。
- 临床症状的主要原因是椎管和枕骨大孔狭窄引起的神经功能障碍。

软骨发育不全是由成纤维细胞生长因子受体 3（FGFR3）突变引起的一组发育不良中最常见的一种。其他类型严重程度不一，但都有一些相同的影像学特征，这并不奇怪。下面举例说明 2 种类型。

- 软骨发育不良的临床和影像学特征与软骨发育不全相似，但程度明显轻于后者。值得注意的是，软骨发育不良的颅骨和骨盆受累相对较少（图 15.61E）。

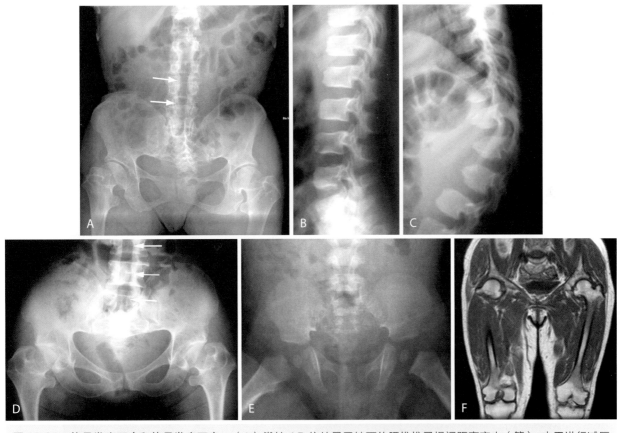

图 15.61　软骨发育不全和软骨发育不良。（A）脊柱 AP 位片显示较下的腰椎椎弓根间距离变小（箭）。由于进行减压椎板切除术以缓解椎管狭窄，因此下腰椎棘突缺失。（B）腰椎侧位片。注意椎体后部的扇形凹陷、轻微的前缘鸟嘴样凸起和短小椎弓根。（C）脊柱侧位片，更严重的发育不良。注意后凸的胸腰段伴有前缘更明显的鸟嘴样凸起。（D）成人骨盆。注意之前的腰椎椎板切除术（箭）。（E）婴儿软骨发育不良的骨盆也显示出椎弓根间距狭窄，但骨盆相对正常，因为髂骨翼的"方形"改变不明显，香槟杯征不明显。（F）成人大腿的冠状位 $T_1$ 加权 MR 图像显示长骨的"短而粗胖"的过度管状化表现（B 图由 Stephanie Spottswood, MD. 提供）

- 致死性发育不良（或侏儒症）是最严重的形式（图15.62）。

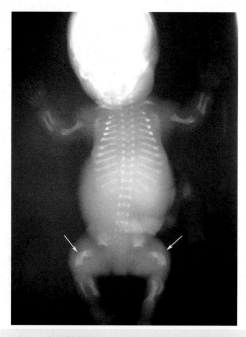

图 15.62 致死性侏儒。注意短小弯曲的股骨（箭）和扁平的 U 形椎体伴椎间盘间隙较宽。肢跟侏儒型软骨发育不全、软骨形成不全和致死性侏儒具有许多相同的形态学和影像学特征，从最轻的软骨发育不全到最重的致死性发育不全，可以被视为同一组疾病

- 致命的短肢侏儒症。
- 产前超声可能诊断。
- 由于全颅骨性融合，颅骨呈三叶草形畸形。
- 肋骨严重缩短，胸廓较小。
- 脊柱呈扁平状（扁平椎），椎体呈 U 形，椎弓根间距狭窄。由于椎间盘间隙较宽，脊柱总长度正常。
- 髂骨翼呈方形，髋臼顶部水平。四肢严重缩短，股骨弯曲（电话听筒样股骨）。

### 锁颅骨发育不全（锁骨颅骨发育障碍、骨盆锁骨颅骨发育不良）

- 由膜化骨发育异常引起。
- 常染色体显性遗传，约 1/3 的病例由自发突变引起，具有多种表达方式。
- 临床和影像学表现通常在出生时很明显，并可能在产前检测到。
- 临床表现：小脸、宽头伴眼距增宽、全身关节松弛。新生儿期后，牙齿发育不良（牙齿过多或过少，牙齿异常）、肩膀下垂和步态异常可能变得明显。
- 影像学表现反映了膜化骨发育异常（图 15.63）：
  - 颅骨：颅骨骨缝和囟门的延迟闭合，包括持续存在的额缝、wormian 骨（缝间骨，框 15.3）。

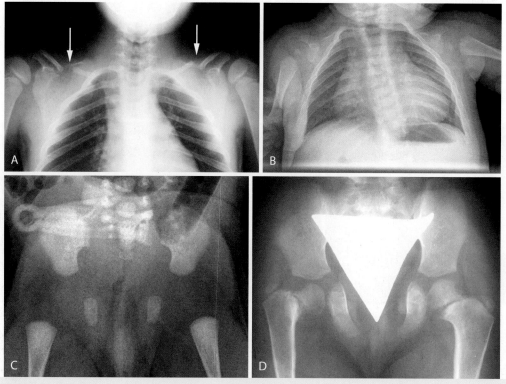

图 15.63 锁骨颅骨发育不良。（A）锁骨发育不良，中间段缺失（箭）。（B）新生儿锁骨缺失。（C）新生儿骨盆，大部分耻骨无骨化。（D）儿童骨盆见耻骨未见骨化、股骨头骨骺形态异常

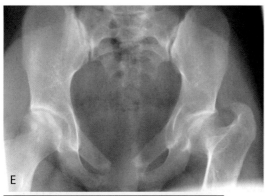

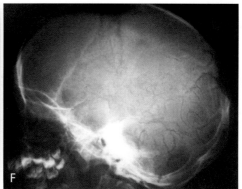

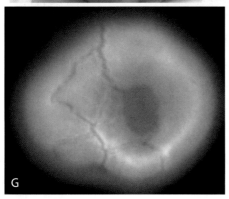

图 15.63 续　（E）成人骨盆显示耻骨联合区未见骨化，双侧髋关节发育不良伴早期继发性骨关节炎。（F）Wormian 骨（缝间骨）。（G）另一儿童头部 CT 也显示了缝间骨

---

**框 15.3　Wormian 骨（缝间骨）**

甲状腺功能减退

低磷酸酯酶症

锁骨颅骨发育不良

致密性骨发育不全

成骨不全

Zellweger 综合征（常染色体隐性遗传、癫痫发作、智力低下、微囊肾病、婴儿期死亡）

Menkes 综合征（男性，骨骼脆弱，铜代谢异常）

□ 锁骨部分或完全缺失，偶尔因骨化不连续形成明显假关节。锁骨中部或外侧 1/3 最有可能缺失，可能是因为这些部分是由膜内骨化形成的。当锁骨外侧 1/3 缺失时，可能与其他锁骨远端缺失相似（框 15.4）。

**框 15.4　锁骨远端缺失**

创伤：创伤后骨溶解（举重运动员）

转移瘤 / 骨髓瘤

感染

外科手术

类风湿性关节炎

甲状旁腺功能亢进

锁骨颅骨发育不良

□ 脊柱侧凸。

□ 髋内翻或外翻，膝内翻。

□ 耻骨联合增宽（框 15.5）。

**框 15.5　耻骨联合增宽**

创伤

转移瘤 / 骨髓瘤

感染

外科手术

甲状旁腺功能亢进

锁骨颅骨发育不良

尿道上裂 / 膀胱外翻 / 梅干腹综合征

## 成骨不全

**关键概念**

**成骨不全**

一组遗传性的脆弱性疾病，特征是骨骼脆弱并常伴骨折，常导致严重畸形

常见蓝色巩膜、骨质疏松和 wormian 骨（缝间骨）

成骨不全是一组胶原合成障碍性疾病，导致骨形成异常，骨密度减低从而容易发生骨折（图 15.64；见图 1.80）。

目前的解释是，根据具体的分类，至少有 8 个或更多的亚型。所有这些都会导致 1 型胶原蛋白数量不足和（或）质量缺陷。大多数亚型是由于常染色体显性自发突变引起。常染色体隐性突变也会发生。

骨骼表现的严重程度各不相同（图 15.64）。

- 轻度的成骨不全只有相对轻微的骨质脆弱，可能要到儿童后期或成年后才能确诊。
- 中度成骨不全导致多处骨折，可导致畸形，表现为短肢侏儒症。愈合的骨折通常会形成大量的骨痂。听骨骨折引起听力损失（框 15.6）。90% 的病例中可见灰牙（牙本质形成不全）和蓝色巩膜。可以发生颅底凹陷伴脑干压迫、动脉夹层。
- 最严重的形式导致出生前多处骨折，无法生存。

### 成骨不全与虐待儿童的鉴别诊断

婴儿或儿童多发性骨折的鉴别诊断主要包括虐待儿童和成骨不全（一些极为罕见疾病，如 Caffey 病和 Menkes 综合征，也可能类似于虐待儿童）。虐待儿童发生率高于成骨不全所有种类的总和。在完成基因检测之前，通常可以结合临床和放射学检查结果来诊断或排除成骨不全。注意，一小部分成骨不全儿童没有蓝色巩膜、牙齿异常或青少年期听力损失。

- 成骨不全骨折的表现类型和范围往往不同于虐待儿童。
- 成骨不全骨折通常累及长骨骨干，导致畸形。
- 某些骨折类型对虐待儿童具有高度特异性，包括后肋骨骨折和典型干骺端病变。见第 1 章肌肉骨骼影像检查简介。

成骨不全的治疗是支持性的，包括骨折石膏固定和内固定。双膦酸盐治疗可以提高骨密度和强度，减少骨折的发生率。

---

**框 15.6　骨痂形成过多**

糖皮质激素（外源性，库欣）

神经性关节病

先天性对疼痛不敏感

瘫痪

成骨不全

肾性骨营养不良

烧伤患者

坏血病骨膜下出血

---

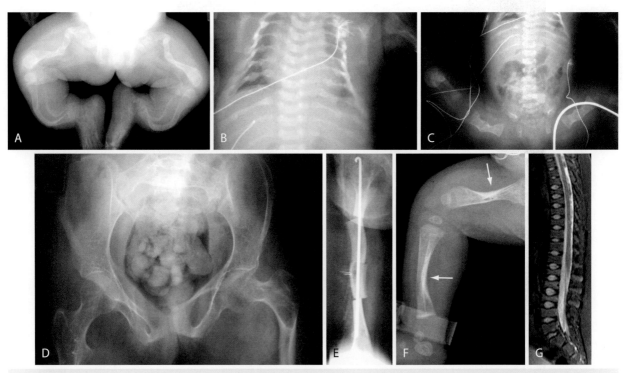

图 15.64　成骨不全。（A）3 型成骨不全，严重弯曲。（B）新生儿多处肋骨骨折。（C）与 B 图同一患者的下半身。有许多骨折，但骨骼没有弯曲。（D）较大儿童的骨盆显示骨量减少、先前骨折引起的畸形以及股骨近端纤细和变形。（E）股骨弯曲的外科治疗。多处截骨并采用髓内钉固定。（F）1 型成骨不全。股骨和胫骨畸形的新生儿（箭）。（G）矢状位反转恢复 MR 图像显示一名成骨不全的幼儿出现多处脊柱压缩骨折（E 图由 Stephanie Spottswood, MD. 提供）

## 硬化性骨发育不良

以影像学骨硬化为主要特征的一大类异质性疾病，教科书中在发育不良和综合征章节中列出了几十种。许多是由于破骨细胞在重塑过程中不能再吸收骨造成的。有些偶发的没有症状，而另一些骨骼脆弱、容易骨折。本节讨论了一些最常见或最具有特征性的硬化性骨发育不良。

骨密度弥漫性增加的其他可能原因包括肾性骨营养不良，以及不常见的骨髓纤维化、甲状腺功能减退、慢性感染（包括宫内感染，尤其是风疹和不常见的梅毒）和重金属中毒。

## 石骨症

破骨细胞功能减退引起的一组以弥漫性骨质硬化但易骨折为特征的疾病。遗传缺陷限制破骨细胞生成酸性物质的能力，而酸性物质对破骨细胞的正常功能至关重要。临床和影像学上将石骨症分为四种亚型。影像学和临床特征反映了破骨细胞功能障碍的变化（图 15.65）。

### 恶性婴儿期石骨症

- 新生儿出现。
- 常染色体隐性遗传。
- 皮质髓腔分界缺失（即皮质增厚严重，几乎没有骨髓腔）。
- 椎骨、骨盆、头骨和长骨的骨中骨征象。
- 正常骨髓成分被推移、减少。
- 全血细胞减少。
- 肝脾肿大常见。
- 治疗方法是干细胞移植；否则，将会致命。

### 常染色体显性遗传性石骨症（Albers Schönberg 病）

- 严重程度不同。
- 轻度患者直到晚年才可能由于骨折或轻度贫血，或胸片偶然发现。
- 长骨平片表现：
  - 致密骨质伴有皮质明显增厚。与婴儿型相比，皮质髓腔界限得以保留。

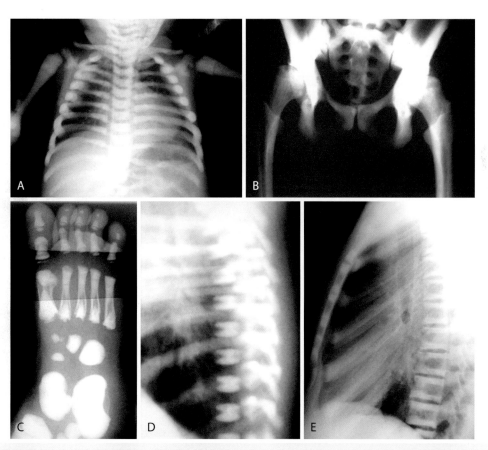

图 15.65　石骨症。（A）婴儿型石骨症。骨骼广泛致密，骨髓腔消失。（B）成人型石骨症。骨骼致密，皮质增厚，但骨髓腔存在。（C）跖骨的"骨中骨"征象，伴有弥漫性骨质硬化。（D）幼儿的"三明治椎体"。椎体终板非常致密。（E）成人的"三明治椎体"

□ 平片可见干骺端宽的致密带或骨中骨表现。注："骨中骨"的平片表现并非石骨症的特异性表现，可能被视为快速生长期间的一过性正常表现，尤其是非常年幼的儿童（图 15.66）。

□ 干骺端增宽 / 管状化不足。

□ 与病理性骨折一样，长骨骨折倾向于横行骨折。

■ 脊椎平片表现：

□ 脊柱侧凸。

□ 椎体呈"三明治"状，上下终板致密，后部血管压迹明显。

■ 其他征象：

□ 在生长过程中，颅孔周围塑形失败导致颅孔狭窄，

□ 重度类型中出现失明和听力损失。

□ 常见牙齿发育不良和感染。

### 中度隐性石骨症

■ 儿童时期发病。

■ 常染色体隐性遗传。

■ 全血细胞减少。

■ 临床和影像学特征介于婴儿型和成人型之间。

■ 罕见的。

### 肾小管酸中毒相关性石骨症

■ 大脑钙化，常有智力障碍。

■ 淋巴水肿。

■ 免疫缺陷。

### 致密成骨不全

■ 罕见的短肢侏儒症（图 15.67）。

■ 弥漫性骨硬化。

■ 长骨类似于石骨症，常见横向骨折。

■ 颅骨：wormian 骨（缝间骨；见框 15.3），前囟保存到成年。

■ 末节指骨肢端骨溶解和硬化，偶尔末节指骨碎裂。

■ 下颌角角度增加，几乎垂直。

■ 脊柱侧凸。

■ 锁骨远端可能被吸收（见框 15.4）。

■ 罕见的，常染色体隐性遗传。

■ 据说法国画家 Toulouse-Lautrec 患有致密性成骨不全症，这种疾病有时以他的名字命名。

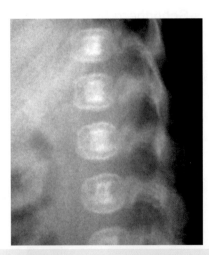

图 15.66　早产儿的胸腰椎椎体"骨中骨"是正常表现。与早产相关的营养和代谢因素常导致这种表现，最终会重塑为正常

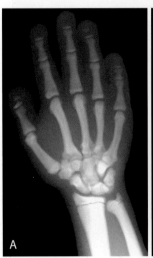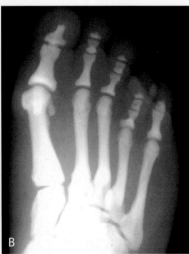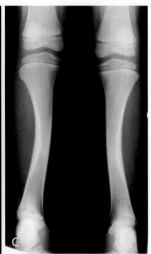

图 15.67　致密性成骨不全。（A）手、（B）足、（C）腿。注意弥漫性骨硬化；远节指骨远端短、锥形伴骨质溶解；既往的机能不全性骨折引起的轻微胫骨弯曲畸形

**蜡泪样骨病**

- 罕见，具有独特的影像学表现。
- 典型表现：致密骨沿着正常骨骼的皮质沉积，通常沿着单侧肢体的一侧，呈不规则、细长、波浪状，类似于滴落的蜡泪（图 15.68）。然而，许多病例有不同的表现，尤其是更局限的骨化或条纹状骨密度增加，类似条纹状骨病。
- 沿着生骨节（即由单个脊神经支配的骨骼部分）分布倾向。
- 新增骨通常来自骨外膜，但也可能为骨内膜。组织学上与皮质（致密）骨相似。
- 由体细胞突变引起，不可遗传。
- 虽然蜡泪样骨病患者的预期寿命没有缩短，但病情可以较明显，尤其是在儿童时期。
- 临床特征包括疼痛、进行性挛缩伴关节活动度受限和表面皮肤变化（红斑、紧绷、发亮）。
- 严重病例类似多发性关节挛缩。受累肢体可发生骺板早闭，导致生长障碍和肢体长度差异。可能需要外科矫形干预来处理这些并发症。

**骨斑点症**

- 多个骨岛聚集在关节周围（图 15.69）。
- 骨岛的数量在儿童时期可能会增加，但在骨骼成熟后趋于稳定。
- 常染色体显性遗传。
- 1/4 的患者同时患有 Buschke-Ollendorff 综合征。
  - □ 常染色体显性遗传综合征伴有大量小的皮下结缔组织痣。
  - □ 石骨症也可见于该综合征。
- 如何区分骨斑点症和多发成骨性转移：

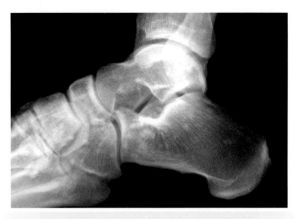

图 15.69  骨斑点症。多个骨岛以关节中心分布

- □ 骨斑点症的独特"病变"是骨岛，其特征性表现为密度均匀，与周围骨小梁连续，平行于周围骨小梁方向排列。全部骨岛表现相似。
- □ 骨斑点症的骨岛在骨骺中最多，而转移瘤累及骨骺并不常见，因为转移更常见于红骨髓。
- □ 骨岛往往比成骨性转移瘤具有更高的 CT 密度。

**条纹状骨病（Voorhoeve 病）**

- 长骨干骺端的均匀、致密、线状条纹，宽 2~3mm。
  - □ 条纹的方向平行于长骨的长轴（图 15.70）。
- 如果条纹出现在髂骨，则从髋臼以"日光散射"的方式放射。
- 临床良性。

**混合性硬化性骨发育不良**

纹状体骨病、蜡泪样骨病和（或）骨斑点症很少在同一患者中同时发病，如前所述的 Buschke-Ollendorff 综合征。

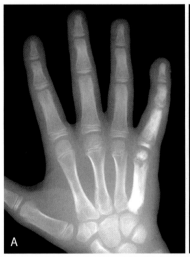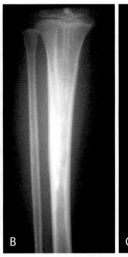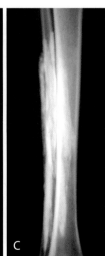

图 15.68  蜡泪样骨病。（A）手、（B 和 C）胫骨（均来自不同的患者）。注意，（A）图第 5 指骨及（B）（C）图胫骨致密新骨形成，类似于"滴落的蜡烛泪"

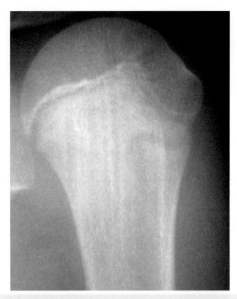

图 15.70　条纹状骨病。注意肱骨近侧干骺端的纵向排列的致密条纹

## 骨 - 甲发育不良

- 罕见的常染色体显性遗传病，伴有多种骨骼异常（指甲 - 髌骨综合征，Fong 综合征）（图 15.71）。

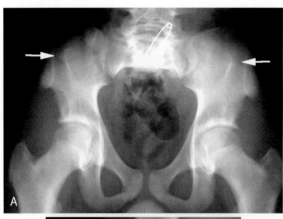

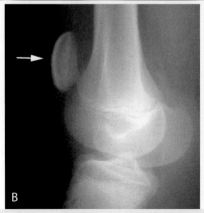

图 15.71　骨 - 甲发育不良（Fong 综合征）。（A）骨盆显示特征性的侧向髂后角（箭）。（B）膝关节侧位平片显示髌骨发育不全（箭）

- 最显著的特征是髂后角，大多数病例都存在这一具有诊断意义的表现。
- 膝发育不良，包括髌骨缺失或发育不良、股骨外侧髁发育不良、膝外翻。
- 肘部也可见发育不良，包括肱骨小头发育不良及桡骨头脱位。
- 第 5 掌骨可能较短。
- 临床特征包括指甲发育不良，尤其是拇指和示指的指甲、指侧弯（手指在冠状面上的弯曲，通常是第 5 指外翻）和肾脏疾病。

## 桡骨发育不良

先天性桡骨缺失、部分不发育或发育不全与多种综合征相关，是 VACTERL 综合征的一部分（脊椎、肛门直肠、心脏、气管食管瘘、肾脏和肢体异常）。

### Madelung 畸形（图 15.72）

- 桡骨远端异常生长导致弯曲，使桡骨远端朝向掌尺侧。
- 桡骨缩短，导致尺骨正向变异。
- 尺骨远端可能背侧脱位。
- 相关疾病：
  - 创伤（女体操运动员）最常见。
  - 多发性骨软骨瘤或内生软骨瘤。
  - Turner 综合征。
  - 可能有家族性（常染色体显性）。
  - 作为罕见的软骨骨生成障碍性骨发育不良（Léri-Weill 病）的一部分。

### Holt-Oram 综合征

- 先天性心脏病相关性（典型房间隔缺损）伴拇指或桡骨异常。
- 典型的骨骼表现是拇指有 3 节指骨（图 15.73A），但拇指异常可以从缺如到发育不全，再到叉形。
- 桡骨可能缺失、发育不良或正常。
- 常染色体显性遗传。

### TAR 综合征

- 先天性桡骨异常伴严重血小板减少症（血小板减少 - 桡骨缺失）。
- 典型的骨表现是桡骨缺失和尺骨缩短，手与前臂成 90°（图 15.73B）。
- 两侧桡骨常缺失，但拇指通常存在。
- 罕见。

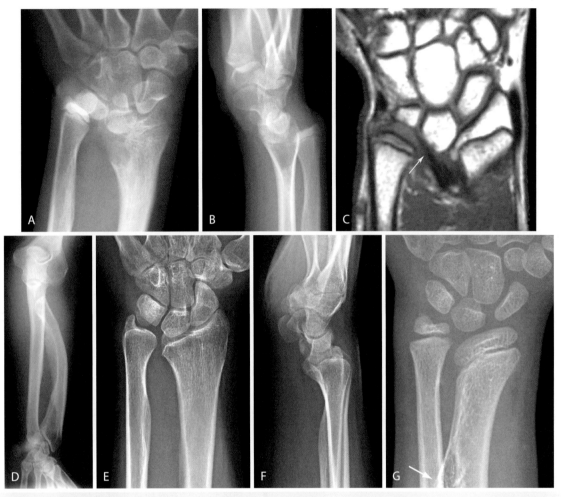

图 15.72  Madelung 畸形。Madelung 畸形儿童的 AP 位（A）和侧位（B）平片显示桡骨短，内侧缩短更严重，远端尺桡关节增宽，远端尺骨背侧半脱位。（C）冠状位 $T_1$ 加权 MR 图像。注意细长的低信号的三角形纤维软骨（箭）属于常见表现。（D）软骨骨生成障碍的年轻患者的前臂平片可见 Madelung 畸形的基本改变：桡骨远端掌内侧发育不足而导致桡骨向背外侧弯曲。（E~G）类似疾病，（E 和 F）类似于 Madelung 畸形的桡骨远端畸形，由于儿童期生长板损伤所致。PA 位（E）平片与 Madelung 畸形相似，但侧位平片（F）未发现桡骨远端典型的掌侧方向或远端尺桡关节脱位。（G）多发遗传性骨软骨瘤患儿的桡骨远端畸形。注意桡骨干内侧局部可见宽基底骨软骨瘤（箭）

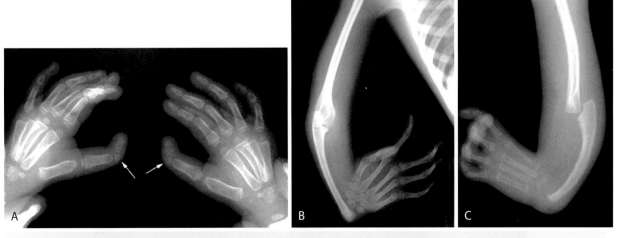

图 15.73  桡侧发育不良。（A）Holt-Oram 综合征。注意拇指 3 节指骨（箭）。（B）TAR 综合征（血小板减少 - 桡骨缺失）。桡骨缺失，拇指和舟状骨存在。（C）桡侧棒形手。与（B）相反，拇指缺失

## 桡侧棒形手

- 影像学上类似于 TAR 综合征中的畸形，但该术语通常也意味着拇指和舟状骨的缺失（图 15.73C）。

## Fanconi 贫血

- 与皮肤棕色色素沉着与儿童晚期全血细胞减少相关。大约一半的病例存在先天性桡骨畸形和拇指异常，典型的是拇指发育不全。
- 可能发生各种先天性肾脏异常。

## 结缔组织病

### 马方综合征

- 常染色体显性结缔组织疾病，外显率高，但表达可变方式多样。
- 遗传缺陷导致胶原蛋白异常。大多数病例是遗传的；有些是自发突变。
- 马方综合征患者身材高大，四肢远端长度不成比例（蜘蛛脚样指，图 15.74A）。
- 骨骼表现包括脊柱后凸畸形、关节过度活动、早期骨关节炎、髋臼内陷（图 15.74B）、$L_5$ 椎体峡部裂、硬膜扩张引起的椎体后缘扇形缺损（与正常相比，$L_5$ 椎体和 $S_1$ 椎体处尤为突出）和漏斗胸。骨密度正常。
- 重要的骨外并发症包括晶状体脱位、视网膜脱落和升主动脉近端和肺动脉中层囊性变性。心血管病变可能导致主动脉夹层或破裂、主动脉或肺动脉瓣功能不全。

## 高半胱胺酸尿症

- 常染色体隐性遗传引起的先天性代谢障碍 - 胱硫醚合成酶缺乏症。
- 同型半胱氨酸在血清和尿液中的累积。
- 通过未知机制导致胶原蛋白合成缺陷。
- 形态学和影像学与马方综合征相似。
  □ 两者均可出现脊柱侧弯、椎体后缘扇形改变、漏斗胸和蜘蛛脚样指（同时出现在马方综合征，而同型胱氨酸尿症中表现形态不一）。
- 高胱氨酸尿症和马方综合征的鉴别：
  □ 高胱氨酸尿症会导致骨质减少，从而导致椎体压缩性骨折。
  □ 马方综合征和高半胱氨酸尿症的晶状体脱位方向不同。
  □ 高半胱氨酸尿症患者也有智力障碍、癫痫发作和关节痉挛，这些在马方综合征不常见。

### Ehlers-Danlos 综合征

　　一组以常染色体显性遗传为主的疾病，每一种都是由胶原合成缺陷引起的。以下是共同点：
- 皮肤异常松弛，容易受伤和愈合不良。
- 肌肉骨骼特征与马方综合征和高半胱氨酸尿症有重叠之处。
- 活动度过大的关节在老年时容易挛缩。
- 脊柱后侧凸、椎体后缘扇贝形压迹、蜘蛛脚样指和脊椎峡部裂，以及明显的关节活动度过大导致脱位、扁平足和早期骨关节炎。
- 某些类型，大血管容易出现动脉瘤、夹层和扭曲。血管造影术很危险，因为血管很脆弱。

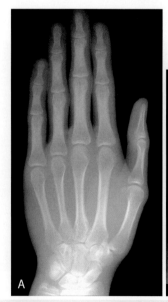
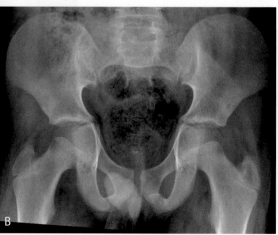

图 15.74　马方综合征。（A）手。注意细长的手指（蜘蛛脚样指）。（B）骨盆。注意轻微的双侧髋臼内陷

- 血管脆弱易出血。
  - 轻微创伤后可能发生关节积血。
  - 轻微创伤引起的皮下出血和脂肪坏死，导致皮下静脉石样钙化，尤其是前臂和小腿。
  - 这些钙化的存在结合皮肤弹性增大有助于 Ehlers-Danlos 综合征的诊断。

## 巨人症与发育不全

- 大小和形状的异常可能只影响身体的一小部分（局灶性巨人症）、整个肢体（巨肢症）或身体的一半（偏身肥大症）。
- 可能只累及一个或两个器官系统（例如，淋巴管或血管），或者可能涉及所有组织。
- 无论何种原因引起的长时间血流增加，都会导致邻近骨生长板的加速生长。潜在的原因包括血管畸形、慢性滑膜炎症（如幼年特发性关节炎）或血友病。
- 偏身肥大症是指身体的一半（或近一半）过度生长。多种综合征和恶性肿瘤与偏身性肥大有关，主要是 Beckwith-Wiedemann 综合征和肾母细胞瘤。
- 偏侧萎缩症通常是后天性疾病，由不对称的神经和神经肌肉疾病引起，导致严重的单侧肌肉萎缩。
- 偏身营养不良可认为是先天性偏侧萎缩。这种罕见疾病与胎儿宫内发育迟缓和染色体异常有关。
- 上述任何一种疾病导致双腿长度不一致可能需要整形手术干预。

### 脂瘤性营养异常性巨大发育症

- 罕见而独特的原因不明的局限性巨人症。
- 脂肪和骨膜成骨细胞过度生长。
- 手指和脚趾最常见受累。
- 已在第 12 章中讨论（图 12.17）。

### Klippel-Trénaunary 综合征

- Klippel-Trénaunary 综合征（Klippel-Trénaunay-weber 综合征）巨肢伴皮肤毛细血管瘤（葡萄酒色斑；鲜红斑痣）和扩张迂曲的表浅静脉。
- 下肢常受累（图 15.75，另见图 12.12）。
- 肢体的过度生长在青春期生长高峰最为明显。
- 据推测，持续的胎儿表浅血管系统在妊娠期间未能消退，从导致血流增加、过度生长。
- 患肢没有正常的深静脉系统。
- 由此导致的血管异常导致慢性血流增加，导致肢体过度生长。

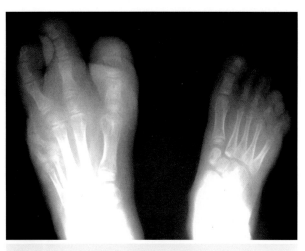

图 15.75　Klippel-Trénaunay-Weber 综合征。除了图中显示的足部过度生长外，右下肢大部分也呈过度生长的（未展示）

## 染色体异常

### 21-三体综合征

- 颈椎异常（图 15.76）。
  - 10%~20% 的病例有寰枢椎半脱位。
  - $C_1$ 后弓通常发育不全。
- 11 对肋骨。
- 胸骨柄两个骨化中心，而不是通常的单个骨化中心。
- 掌指骨缩短，由于第 5 指中节指骨短而宽而形成侧弯指（指在冠状平面上不正常成角）。
- 髂骨翼外展，髋臼顶几乎呈水平位。
- 髋关节发育不良。
- 髌骨脱位。
- 各种足部畸形。

### 18-三体综合征

- 多器官系统的异常，特别是严重的先天性心脏病。
- 产前超声可能检测到的特征性骨骼表现：
  - "摇椅底脚"。
  - 手紧握、拇指内收、第 1 掌骨短。

### Turner 综合征

- 45X0，缺失一条 X 染色体。
- 身材矮小、蹼颈，以及许多器官系统的异常，包括先天性心脏病、马蹄肾和条纹卵巢。
- 伴发主动脉根部扩张和夹层不常见，但可能是灾难性的。

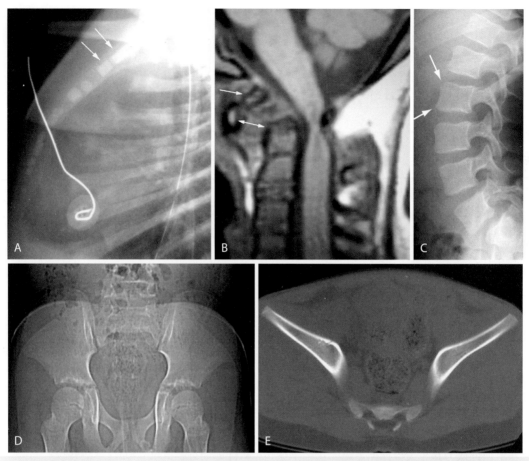

图 15.76　21- 三体综合征。（A）胸骨侧位显示多个骨化中心，包括胸骨柄两个骨化中心（箭）。（B）寰枢椎半脱位。颈部主动屈曲位的矢状位 $T_1$ 加权 MR 成像显示严重的脊髓压迫。注意终末小骨不连（箭）和 $C_1$、$C_2$ 前弓之间间隙增宽（双头箭）。在 21- 三体综合征儿童中，有 10%~20% 的儿童存在寰枢椎不稳。（C）腰椎侧位显示圆钝的椎体前缘（箭）。（D 和 E）骨盆。CT 定位（D）和轴位图像（E）显示髋臼角小，髂翼呈冠状面方向排列，在正位片上呈圆形外观，坐骨向下呈锥形

- 骨骼表现。
  - □ 第 4 掌骨短（假性甲状旁腺功能减退症和假假性甲状旁腺功能减退症也有此发现）。
  - □ 胫骨内侧平台凹陷。
  - □ 跗骨融合。
  - □ 弥漫性骨量减少。
  - □ Madelung 畸形（前面讨论过）。

## 黏多糖贮积病

黏多糖贮积病（MPSs）是由黏多糖代谢的先天缺陷引起的一组疾病，导致黏多糖（葡萄糖胺聚糖）在骨髓、脑、肝、晶状体等部位积聚。MPSs 之间的区别在于不同的临床表现、生化和遗传特征。

各种类型的 MPSs 的共同特点是身材矮小。

它们有一组共同的影像学特征：多发性骨发育障碍（图 15.77）。并非每种类型的 MPS 具备多发性骨

发育障碍的全部特征，但总是出现其中几个特征：

- 膨胀的骨骼（堆积了黏多糖）。
  - □ 长骨较短，干骺端和骨干增宽。
  - □ 肋骨较宽，呈桨状，肋椎交界处有局限性狭窄。
- 脊椎：扁椎骨（扁平椎体）有前缘喙状或刺状改变。
- 胸腰椎局部后凸畸形。
- 骨骺发育不良和延迟骨化（特别好发于 Morquio）。
- 肱骨干近端局限性缩窄。
- 扇形或"子弹形"掌骨。
- 宽阔的髂翼，髂骨下部狭窄。

以下是 4 个最常见的 MPSs 的简要概述。已经发现了另外几种类型。

### Morquio 综合征（MPS Ⅳ）

- 唯一智力正常的 MPS 类型。
- 硫酸角质素储集，干扰软骨骨化和骨形成。
- 骨骺发育不良是主要表现，表现为骨骺骨化延迟和

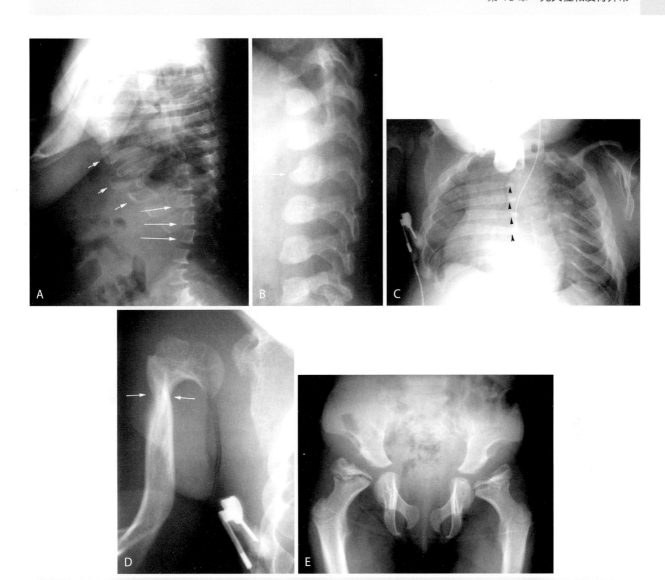

**图 15.77 多发性骨骼发育障碍。**（A）胸腰椎和肋骨侧位（MPS Ⅳ 型）可见宽大的船桨样肋骨（短箭）、胸腰椎后凸伴椎体下缘小喙状改变（长箭）。（B）胸腰椎侧位（MPS 1H 型），椎体形态与 A 图的 MPS Ⅳ 型不同，但胸腰椎交界段的椎体前后径也较小、下缘也可见喙状改变。（C）胸片（MPS Ⅳ 型）显示肋骨增宽，肋椎交界处局部缩窄（箭头）。（D）肱骨（MPS Ⅳ 型）长骨常增宽、可以弯曲，骨干近侧局限性特征性缩窄（箭）。（E）骨盆（MPS 1H 型）两侧髂骨翼下部变窄，双侧股骨头扁平，双髋发育不良

骨骺碎裂。
- 齿状突发育不全伴寰枢椎不稳，$C_2$ 膨胀，$C_1$ 后弓移位至枕骨大孔，导致脊髓受压。可能需要手术固定。
- 椎体前部中心有喙状突起。扁椎病（扁平椎体）表现可以很明显。

## Hurler 综合征（MPS 1H）
- 最严重的 MPS。
- 积累硫酸皮肤素和硫酸乙酰肝素。这些对软骨骨化没有那么大的毒性，因此与 Morquio 相比，骨骺病变轻微。
- 多发性骨发育障碍的其他表现出现早且严重，从 1 岁左右开始出现。

- 局限性胸腰椎后凸畸形周围的椎体前部下终板呈喙状。
- J 形蝶鞍。
- 部分患者存在 $C_1 \sim C_2$ 不稳定。

## Hunter 综合征（MPS Ⅱ）
- X 连锁隐性酶缺陷症（仅见于男性）。
- 与 Hurler 一样，硫酸皮肤素和硫酸肝素积聚，但临床上没有那么严重。
- 影像学特征：
  - 多发性骨发育障碍（见前文），骨骺相对不受累。
  - 巨颅伴 J 形蝶鞍。
  - 少数上颈椎不稳。

### Sanfillipo 综合征（MPS Ⅲ）

常染色体隐性酶缺陷导致硫酸乙酰肝素积聚。

已经发现的其他 MPS 类型。

其他贮积病，如黏脂贮积症和 Gaucher 病，也可具有多发性骨骼发育障碍的一些特征。与 MPSs 一样，由于这些疾病在出生时，没有异常的临床和放射学表现，随着异常代谢物的数年积累才渐渐出现。与 MPSs 一样，这些疾病的诊断主要基于临床和实验室结果。

# Gaucher 病

- 最常见的溶酶体贮积症。
- 3 种类型，都是常染色体隐性遗传的先天性代谢错误，导致被称为 Gaucher 细胞的富含脂质的巨噬细胞在网状内皮系统中积聚，包括骨髓。
- 随着时间的推移，Gaucher 细胞增大并充满骨髓腔，取代正常骨髓成分，骨髓腔压力增大，导致髓内静脉闭塞和骨坏死。
- 最常见的类型发生在儿童后期或青年期，寿命正常，最常见于德系犹太人，常通过酶替代疗法得以治愈。
- 平片表现：
  - 肝脾肿大。
  - 股骨远端扩张呈 Erlenmeyer 烧瓶样变形（图

15.78，框 13.4）。这种扩张是由骨髓浸润引起，见于 40%~50% 的患者。
  - 骨髓置换会导致全身骨质疏松，骨折和骨髓炎的风险增加。
  - 骨梗死伴局灶性硬化，偶见骨内骨改变或局灶性囊样透亮区。
  - 椎体终板可能呈 H 形骨折，如镰状细胞病所见，与骨坏死有关。
  - 股骨头坏死很常见。
  - 任何这些异常，同时有肝脾肿大时，都应该想到 Gaucher 病可能。
- MRI 表现：
  - 被浸润的骨髓内呈低 $T_1$、低 $T_2$ 信号，可呈斑片状或弥漫性。
  - 严重者，Gaucher 细胞浸润可经皮质扩展。
  - 骨坏死很常见，尤其是在股骨头。
  - MRI 可以用来监测酶替代疗法的反应。治疗成功时骨髓、肝脏和脾恢复明显，可以接近正常表现。

## 其他疾病

### 神经纤维瘤病（NF1，Von Recklinghausen 病）

- 骨骼受累很常见（图 15.79）。
- 中胚层发育不良导致骨骼脆弱，容易重塑成异常形状。
- 神经纤维瘤的外在压迫也可能导致骨骼畸形。

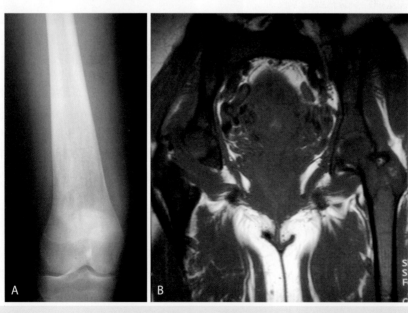

图 15.78　Gaucher 病。（A）18 岁女性 Gaucher 病患者，股骨 AP 位平片显示股骨远端干骺端增宽（Erlenmeyer 烧瓶样变形），由于骨髓腔中大量 Gaucher 细胞聚集所致，Gaucher 细胞是充满了异常代谢物（葡萄糖脑苷脂）的网状内皮细胞。注意皮质变薄，也是典型的征象。（B）另一位患者的冠状位 $T_1$ 加权像显示骨髓弥漫性低信号，也是因为 Gaucher 细胞的骨髓填充所致。MRI 对骨髓疾病的改变非常敏感，可以用来指导酶替代疗法。成功的酶替代治疗将使骨髓信号恢复正常或接近正常

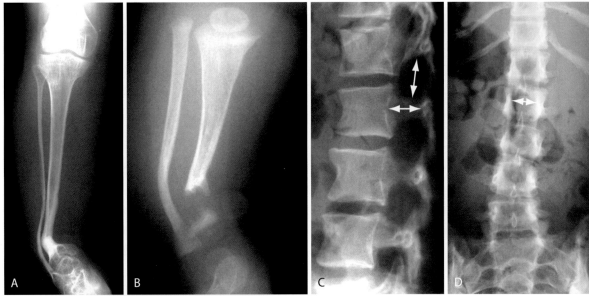

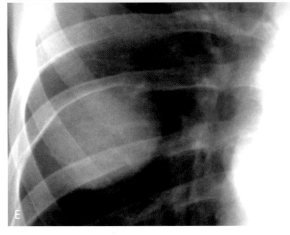

图 15.79　神经纤维肉瘤病 1 型（NF1），骨骼表现。（A）胫骨弯曲。注意胫骨和腓骨远端的特征性前外侧弯曲。（B）胫骨远端假关节。（C 和 D）硬膜囊扩张，腰椎侧位（C）和腰椎前后位（D）平片显示椎体后缘扇贝样压迹伴椎管较宽（C 中水平双头箭）、椎间孔增宽（C 中垂直双头箭）、椎弓根间距较宽（D 中双头箭）、相邻椎弓根横径较窄。还要注意（D）中的脊柱侧弯。（E）神经纤维瘤引起的肋骨压迫侵蚀（NF1 的大多数肋骨畸形是由骨骼发育不良引起的，而不是压力侵蚀），另见图 15.13

- 脊柱侧凸（见图 15.13）：
  □ 可能类似于常见的特发性脊柱侧凸。
  □ 营养不良型：短节段（4~6 个椎体），明显的胸椎后侧凸畸形。可能因假性关节而不稳定。手术固定困难，可能需要再次手术。
- 硬膜囊扩张：神经孔扩大、椎体后缘呈扇贝形改变。
- 颅骨异常包括发育不全或缺失（蝶骨、眶后上壁、乳突）、巨颅和神经纤维瘤引起的颅神经孔扩大。
- 胫骨远端前弯，通常伴有可能形成特征性锥形边缘的假性关节，可在出生时或在儿童时期发展。尽管进行了矫形固定，但这些假性关节常常难以愈合，并可能导致短腿。
- 还可以出现多发性非骨化性纤维瘤。
- 任何患者发现多发性非骨化性纤维瘤是都应提示神经纤维瘤病的诊断。
- 与邻近神经纤维瘤的外源性压迫相比，扭曲、狭窄、不规则的"带状肋骨"更能反映中胚层发育不良。
- NF1 的丛状神经纤维瘤在 T₂加权像上常出现"靶征"，

即中心为低信号，外围为高信号。

　　除 NF1 外，其他斑痣性错构瘤病的骨骼表现也很明显。

- Klippel-Trénaunay-Weber 综合征参见本章局灶性巨人症（图 15.75）和第 12 章软组织肿瘤。
- 结节性硬化症会导致手足部骨骼出现斑片状骨硬化和囊样改变（图 15.80）。这些骨骼表现无临床意义。
- 基底细胞癌和手掌皮肤小凹的 Gorlin 综合征（基底细胞痣综合征）也可见下颌骨囊肿、斑片状和骨岛状骨硬化，以及脊柱侧弯。

## 关节挛缩（先天性多关节挛缩）

- 罕见的散发性疾病，其特征是严重的关节异常，包括固定性屈曲畸形、脱位、平片上的关节囊高密度、长段脊柱侧凸（神经肌肉模式）、肌肉和软组织萎缩，以及容易发生机能不全性骨折的骨质疏松（失用）（图 15.81）。
- 可能存在马蹄内翻足和马蹄内翻手。

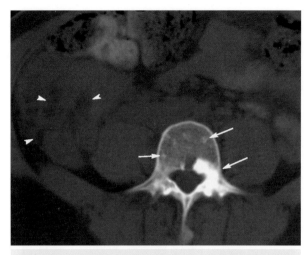

图 15.80　结节性硬化症。轴位平扫 CT 显示腰椎硬化区（箭）。右肾下极肿大伴多发脂肪密度的血管肌脂肪瘤（箭头）

- 软组织蹼可使关节固定于屈曲位。
- 下肢几乎总是受累，特别是肢体远端；上肢可能受累。
- 智力正常。
- 病因尚不清楚。可能有很多不同的原因。胎儿在子宫内运动不足可能是原因之一。一些病例与羊水过少和与之相关的胎儿运动受限有关。

## 羊膜带综合征

- 由于穿过妊娠囊的异常羊膜带缠绕胎儿而导致的先天性截肢和软组织缺陷。
- 轻重程度不一，从肢体微小缺损或局部并指，到严重的颅壁或体壁缺损（图 15.82）。
- 局部软组织收缩可能导致慢性淋巴水肿。手术通常是为了将功能损失降到最低并改善外观。

## 颈部纤维瘤病

- 婴儿胸锁乳突肌非肿瘤性、肿块样、局灶性或弥漫性增大（图 15.83）。
- 可能是出生时胸锁乳突肌受伤所致。
- 与产钳分娩有关。
- 受累的胸锁乳突肌常缩短，这可能导致斜颈。
- 影像检查显示受累肌肉呈局灶性、通常为梭形增大，但主要目的是排除其他颈部肿块，如淋巴结肿大、肿瘤、鳃裂囊肿或囊性水瘤。
- 发病常在生后 2 周左右，可以增大，数月后自行消退。
- 大多数患者理疗，被动拉伸胸锁乳突肌有效。少数顽固性斜颈需要手术治疗。

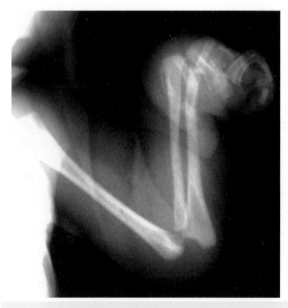

图 15.81　关节挛缩。上肢固定于该体位

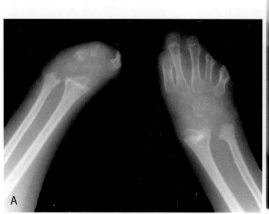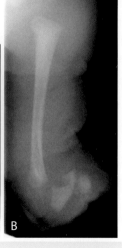

图 15.82　（A 和 B）羊膜带综合征。注意肢体的截肢

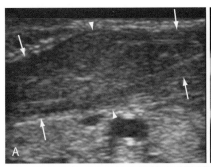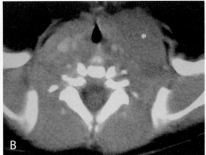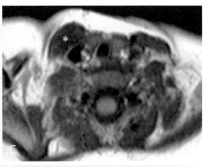

图 15.83　三个不同婴儿的颈部纤维瘤病。（A）纵向 US 图像显示胸锁乳突肌肌腹典型的局部梭形增大（箭头之间），而上方和下方肌肉正常（箭之间）。轴位 CT（B）和轴位 T₁加权 MR（C）图像显示单侧胸锁乳突肌（*）增大。受累肌肉，除了增大之外，US、CT 和 MRI 上都与正常肌肉相似（B 和 C 由 Fred Laine 博士提供）

## 脑瘫

- 由于早产、缺氧、创伤或产前损伤（如感染）造成的脑损伤。
- 发生率（1~5）：1000。
- 临床表现多种多样。
- 挛缩。
- 脊柱侧凸：长"C"形。
  - 与特发性脊柱侧凸不同的是，凸向左侧和男多于女。
  - 相对于特发性脊柱侧凸，治疗更困难，原因是发病更早、进展更快、侧凸更僵硬、脑瘫患者骨骼成熟延迟、肌肉失衡导致的骨盆倾斜、以及患者脆弱性等。
  - 较大的弧度和活动能力较差儿童的弯曲很有可能进一步加重。
- 髋部：髋外翻、髋关节发育不良、脱位（图 15.42）。
- 各种足部畸形：最常见的是后足马蹄足，也有垂直距骨等。

## Caffey 病（婴儿骨皮质增生症）

- 婴儿的骨膜新骨旺盛，尤其是在下颌骨周围（图 15.84）。
- 炎症标志物（血沉、C 反应蛋白）和碱性磷酸酶（高骨转换）升高。
- 软组织肿胀，易激惹。
- 罕见。
- 常染色体显性遗传，外显率可变。
- 自限性。
- 可能导致畸形，包括相邻受累肋骨或长骨的融合。
- 罕见的产前型是致命的。

## 先天性梅毒

- 母婴传播。
- 靶器官包括中枢神经系统、肝脏和骨骼。

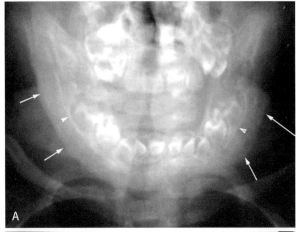
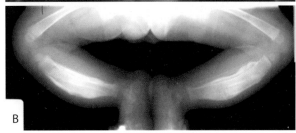

图 15.84　Caffey 病（婴儿骨皮质增生症）。（A）由于骨膜新骨形成，下颌骨明显膨胀（箭），注意下颌骨皮质（箭头）。（B）双侧胫骨内可见明显的骨膜新骨形成（B 由医学博士 L. Das Narla 提供）

- 早发型与晚发型。
- 早发型：2 岁之内发病。
  - 骨干的骨膜新骨形成（骨膜炎），通常也可见于干骺端（见第 11 章骨肿瘤鉴别诊断部分的儿童骨膜新骨形成原因一览表和图 14.60A）。
  - 与骨髓炎和愈合相关的骨密度不均匀。
  - 骺板变宽且不规则。
  - Wimberger 征：双侧干骺端多灶性溶骨区，先天性梅毒高度特异征象（不要与 Wimberger 环混淆，Wimberger 环是指坏血病的骨量减少骨骺外周的边界锐利的硬化环）。

- 迟发型：儿童和青少年。
  - 与早发型一样，表现为骨膜新骨形成和混合骨密度。
  - 骨髓炎引起的局灶性溶骨性病变。
- 骨骼软化会导致承重骨骼的骨骼变形。非常严重的病例，产前超声就可以发现骨骼畸形。
  - 胫骨前弯："军刀胫"。
  - 病理性骨折。

## 附录：婴儿髋关节发育不良的超声检查技术

### 概述

本节简要回顾婴儿髋关节的超声检查技术。本章前文已经讨论了髋关节发育不良的病理生理学和超声表现的解读。

本节所介绍的是公认的、广泛采用的婴儿髋关节超声方法。必须强调，这不是可靠诊断和随访髋关节发育不良的唯一方法，许多经验丰富的超声诊断医师采用了略有不同甚至完全不同的方法，并经受了时间的考验。例如，静态冠状图像详细测量的 Graf 系统（表15.1）在许多医院很流行，至少作为复杂检查的组成部分。如果贵单位采取了不同的做法，本文并没有批评质疑的意思。

孩子放松和安静时，扫描是最容易的。给予婴儿舒适的温度和照明，凝胶适当加温。在检查前或检查期间给孩子喂食有助于孩子放松。如果没有母乳或配方奶粉，葡萄糖水就足够了。在喂养、安抚和摆放婴儿体位方面寻求父母的帮助。当心男婴的小便尿湿鞋子，在合适的位置放上纸巾或毛巾可以避免这个尴尬。应力性检查最好留到检查结束，因为这种操作可能会刺激婴儿。

使用至少 5 MHz 的高频线阵换能器。有时会使用宽阵列换能器来获取脱位髋关节的大体图像，并能更好地显示脱位股骨头和髋臼的关系。如果患儿为维持先前脱位的髋关节复位而进行石膏固定，那么可用的窗口太小，只能使用小尺寸扇形阵列换能器。要随机应变。

如果孩子戴着 Pavlik 吊带，除非得到整形外科医师的指导，否则不要将其取下或进行应力性检查。吊带不会妨碍检查。

常规检查包括两侧髋关节。儿童卧位或斜卧位时，最容易侧方入路进行检查上方髋关节。如果使用 Graf 系统，则在伸髋位获得图像。否则，髋关节屈曲或伸展均可。

## 标志

髋关节超声的主要标志包括股骨头、Y 形软骨、髂骨外侧和髋臼顶（图 15.32 和图 15.33）。

软骨性股骨头呈圆形低回声，内部有斑点状回声。股骨头的骨化早在第三个月就开始了，表现为中心的小而圆的高回声灶，伴有后方的声影（图 15.85 和图

#### 表 15.1 婴儿髋关节发育不良的 Graf 分类

| 髋关节类型 | 骨性髋臼顶[*] | 角度[†] | α 角（°） | β 角（°） |
|---|---|---|---|---|
| Ⅰa：成熟的髋关节 | 良好 | 锐角 | ≥60 | <55 |
| Ⅰb：过渡型 | 良好 | 钝角 | ≤60 | >55 |
| Ⅱa：生理性不成熟（3 个月以下） | 足够 | 圆钝 | 50~59 | >55 |
| Ⅱb：延迟骨化（大于 3 个月） | 不足 | 圆钝 | 50~59 | >55 |
| Ⅱc：临界状态（任何年龄，正常盂唇） | 不足 | 圆钝或扁平 | 43~49 | <77 |
| Ⅱd：髋关节半脱位 | 严重不足 | 圆钝或扁平 | 43~49 | >77 |
| Ⅲa：髋关节脱位（任何年龄，髋臼顶无结构性改变） | 差 | 扁平 | <43 | >77 |
| Ⅲb：髋关节脱位（任何年龄，髋臼顶结构改变） | 差 | 扁平 | <43 | >77 |
| Ⅳ：髋关节严重脱位（任何年龄，股骨头和髋臼之间的盂唇倒置） | 差 | 扁平 | <43 | >77 |

[*] 骨性髋臼顶，覆盖股骨头。良好是指 ≥ 50%。

[†] 骨性髂骨与骨性髋臼顶交界处。

修正自 Modified from Graf R, Wilson B. Sonography of the Infant Hip and Its Therapeutic Implications. London: Chapman and Hall; 1995; and Laor T, Jarmillo D, Oestereich AE. Musculoskeletal system. In: Kirks DR, Griscom NT, eds. Practical Pediatric Imaging. 3rd ed. Philadelphia: Lippincott-Raven; 1998.

15.86）。这种骨化为股骨头中心的定位提供了一个方便的标志。对于较小的婴儿，调整探头使每幅图像上的股骨头直径最大化，这样可以保证股骨头的中心在图像中。

低回声 Y 形软骨位于髋臼中心的前上方，检查时使图像具有这个标志。将 Y 形软骨置于图像中心需要将探头从稍后方路径略向前倾斜。Y 形软骨内侧的一些回声有助于定位（图 15.85）。在轴位图像上，Y 形软骨位于前方的耻骨和后方稍长的坐骨之间。

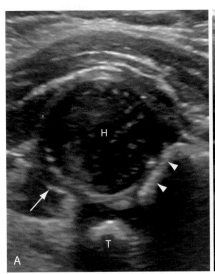
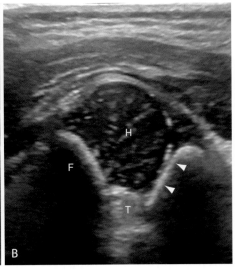

图 15.85　两个不同的女孩，均出生 5 周，轴位超声图像，图像左侧为人体前方。（A）伸髋位和（B）屈髋位可见圆形股骨头（H）、髋臼后部的坐骨皮质回声（箭头）、髋臼前部的耻骨（箭）和位于 Y 形软骨内侧的高回声（T）。（B）中髋臼前部被骨化的股骨近端（F）遮挡。使股骨头显示最大，以确保扫描穿过头部的中心

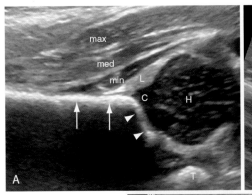
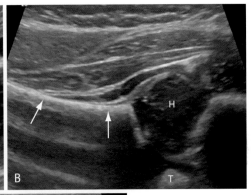
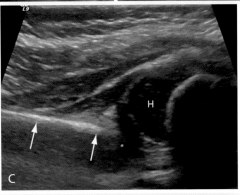

图 15.86　优化探头在冠状面中的位置。（A）标准冠状位图像显示股骨头中心（H），通过最大化股骨头的大小实现，同时显示 Y 形软骨（T）和表现为直线的髂骨外侧（长箭）。注意正常骨性髋臼顶呈直线或略凹的轮廓（箭头）。还要注意低回声髋臼软骨（C）和高回声盂唇（L）。max，臀大肌；med，臀中肌；min，臀小肌。（B）探头前移。图像足够观察，但不是最佳的。扫描层面与 Y 形软骨（T）对齐，但股骨头（H）没有显示最大，截面也不呈圆形，髂骨外侧向探头呈弯曲状（箭）。（C）探头太后移。髂骨外侧具有直线轮廓（箭），但未显示 Y 形软骨，并且股骨头显示小。该图像容易误诊为 DDH

与其他骨化骨一样，髂骨外侧皮质表现为清晰的高回声线，后方有密集的声影。髂骨外侧与骨性髋臼顶连续，髂骨外侧和髋臼顶形成的角度是 α 角，不要与股骨髋臼撞击时使用的 α 角混淆（见图 15.32）。

髋臼盂唇和相邻的关节囊在髋臼顶外侧形成一个三角形回声（见图 15.32A）。

## 图像

扫描是在冠状位和横断位上进行的。髋关节可以屈曲或伸展。

最佳的冠状位图像具有以下特征（见图 15.32 和图 15.85）：

1. 髂骨外侧皮质显示为平行于探头的直线。
2. 髋臼顶清晰显示。α 角由髂骨外侧和髋臼顶构成（见图 15.32）。
3. 股骨头的中心在图像中。
4. Y 形软骨在图像中。Y 形软骨之所以如此命名，是因为它包括髋骨三个部分：髂骨、坐骨和耻骨，是提高图像重现性的标志。Y 形软骨位于髋臼中心的正前方，因此正常对位的髋关节，股骨头位于 Y 形软骨的稍后方。欲获得股骨头中心位于 Y 形软骨上方的图像，需要稍微向后移动探头并向前成角。
5. 盂唇表现为髋臼顶外侧的三角形回声。

具有这些特征的图像在 Graf 系统中被称为标准平面，并且是该系统唯一需要的图像。

将髂骨外侧显示为平行于探头的直线通常简单明了。如果髂骨外侧轮廓凹陷，则探头太靠后（见图 15.85）。如果髂骨外侧凸向探头，则探头太靠前（见图 15.86），通常需要微调探头角度。

图像中同时显示股骨头中心和 Y 形软骨中心需要一定的技巧。一种方法是首先找到髂骨外侧，然后在保持髂骨适当对齐的同时，找到股骨头的中心。下一步是困难的部分：在保持髂骨和股骨头适当对齐的同时，找到低回声的 Y 形软骨。这些动作需要在探头滑过髋关节时不断调整角度。稍微偏离真正冠状位通常是有帮助的。

获取至少两次的冠状图像，以证明 α 角是可重现的。

施加后方半脱位应力前后进行横断位扫描。髋臼前界为耻骨回声，后界为稍长的坐骨回声，两者之间为 Y 形软骨的低回声。正常髋关节的最佳轴位图像将同时包括股骨头中心和 Y 形软骨中心。髋关节屈曲时，扫描平面与股骨平行，骨化的股骨干会掩盖一些耻骨（见图 15.85）。髋关节屈曲的常规轴位图像中包括大转子，有时包括股骨干。可以分别获得髋关节屈

曲和伸展情况下的轴位图像。也可以在髋关节屈曲内收时进行改良的 Barlow 手法。对股骨施加后向力，观察股骨头与髋臼的关系，半脱位的髋关节通过这种手法可以向后外脱位。在进行这种应力性检查时，发现将探头夹在拇指、食指和中指之间，其余手指抵住婴儿骶骨，这样帮助较大。这使得力量可以被引导到髋关节，而不是将婴儿整个向后移位。开始时要轻柔，并仔细观察。如果轻度应力没有发现明显半脱位，则用力较大一些。新生儿中，应力情况下发生 1~2 mm 的半脱位是正常的（施加多大力才够？施加的力度多少有些主观，经验是有帮助的。几位经验丰富的超声医师向其中一位作者演示了他们施加的压力大小，大多数施加力的范围在 2~5 kg，但有时更多。可以在浴室秤上练习）。

常规筛查至少需要两张冠状位图像，以证实 α 角（如果使用 Graf 系统则 β 角）是可重复测量的，另外还需要应力位和非应力位的轴位图像。记住要扫描两侧髋关节，两侧相互比较，并与任何先前的检查比较。完整的检查内容：软骨性股骨头和骨化中心（如果有的话）的大小和对称性、髋臼顶的形状（凹陷为正常，直线则正常和异常均可，波浪形为异常）、股骨头被骨性髋臼顶覆盖（至少 50% 被覆盖）、盂唇的位置（不应向内侧翻转）以及髋关节稳定性（有应力检查图像时）。

髋关节脱位的检查方法不同。如果股骨头半脱位或完全脱位，重要的观察通过改变股骨的位置是否可以改善对位，可以通过超声直接观察下移动股骨来评估。记下你所看到的，因为这些信息将有助于整形外科医师。慢性半脱位或完全脱位的髋关节可能有潜在的复位障碍，如盂唇移位、髋臼顶部软骨过度生长或髋臼深部脂肪过度生长等。

除了严重发育不良的髋关节之外，正确获得的图像解读简单直接。而婴儿髋关节超声检查需要一个较长的学习掌握过程，经验很重要、无法替代。给住院医师的建议：利用任何机会自己进行超声扫描，特别是在有经验的超声医师的指导下，可以指导你如何准确获得可重复的图像。

### 参考文献和推荐阅读

Beltran L, Rosenberg ZS, Mayo JD, et al. Imaging evaluation of developmental hip dysplasia in the young adult. AJR Am J Roentgenol.2013;200(5):1077–1088.

Dwek JR. A framework for the radiologic diagnosis of skeletal dysplasias and syndromes as revealed by molecular genetics. Pediatric Radiology. 2019;49:1576–1586.

Elgenmark O. Normal development of the ossifi c centers during infancy and childhood: clinical, roentgenologic and statistical study. Acta Pediatr . 1946;33(suppl):1–79.

Gerscovich EO. Practical approach to ultrasound of the hip in developmental dysplasia. Radiologist. 1998;5:23–33.

Graf R. Guide to Sonography of the Infant Hip. New York: Thieme; 1987.

Greenspan A. Sclerosing bone dysplasias: a target sign approach. Skeletal Radiol. 1991;20:561–583.

Greulich WW, Pyle SI. Radiographic Atlas of Skeletal Development of the Hand and Wrist. 2nd ed. Stanford: Stanford University Press; 1959.

Habermann CR, Weiss F, Shoder V, et al. MR evaluation of dural ectasia in Marfan syndrome: reassessment of the established criteria in children, adolescents and young adults. Radiology. 2005;234:535–541.

Harcke HT, Grisson LE. Performing dynamic sonography of the infant hip. AJR Am J Roentgenol. 1990;155:834–844.

Harcke HT. Screening newborns for developmental dysplasia of the hip: the role of sonography. AJR Am J Roentgenol. 1994;162:395–397.

Keats TE. Atlas of Roentgenographic Measurement. 6th ed. St. Louis: Mosby-Yearbook; 1990.

Keats TE, Anderson MW. An Atlas of Normal Roentgen Variants That May Simulate Disease. 5th ed. St. Louis: Mosby; 1992.

Keats TE, Smith TH. An Atlas of Normal Developmental Roentgen Anatomy. 2nd ed. Chicago: Year Book Medical Publishers; 1988.

Kilcoyne R, Rych S, Gloch H. Radiological measurement of congenital and acquired foot deformities. Appl Radiol. 1993:35–41: December.

Kim H, Kim SH, Kim S, et al. Scoliosis imaging: what radiologists should know. Radiographics. 2010;30(7):1823–1842.

Lachman RS. Taybi and Lachman's Radiology of Syndromes, Metabolic Disorders, and Skeletal Dysplasias. 5th ed. St. Louis: Mosby; 2006.

Laor T, Jaramillo D. MR imaging insights into skeletal maturation: what is normal? Radiology. 2009;250:28–38.

Laor T, Jaramillo D, Oestereich AE. Musculoskeletal system. In: Kirks DR, Griscom NT, eds. Practical Pediatric Imaging. Philadelphia: Lippincott-Raven; 1998.

Laor T, Zbojniewicz AM, Eismann EA, Wll EJ. Juvenile osteochondritis dissecans: is it a growth disturbance of the secondary physis of the epiphysis? AJR Am J Roentgenol. 2012;199(5):1121–1128.

Lenke LG, Betz RR, Harms J, et al. Adolescent idiopathic scoliosis: a new classifi cation to determine extent of spinal arthrodesis. J Bone Joint Surg Am. 2001;83-A(8):1169–1181.

Leone A, Cianfoni A, Cerase A, et al. Lumbar spondylolysis: a review. Skeletal Radiol. 2010;40:683-700.

Malfair, Flemming AK, Dvorak MF, et al. Radiographic evaluation of scoliosis: review. AJR Am J Roentgenol. 2010;194:S8-S22.

McAlister WH, Heman TE. Osteochondrodysplasias, dysostoses, chromosomal aberrations, mucopolysaccharidoses, and mucolipidoses. In: Resnick D, ed. Diagnosis of Bone and Joint Disorders. Philadelphia: Saunders; 1995:4163–4244.

Meyers AB. Physeal bridges: causes, diagnosis, characterization and posttreatment imaging. Pediatric Radiology. 2019;49:1595–1609.

Morvan G, Guerini H, Vuillemin V. Femoral torsion: impact of femur position on CT and stereoradiography measurements. AJR Am J Roentgenol. 2017;209(2):W93–W99.

Oestereich AE. Systematic evaluation of bone dysplasias by the paediatric radiologist. Pediatr Radiol. 2010;40(6):975–977.

Ozonoff MB. Pediatric Orthopaedic Radiology. 2nd ed. Philadelphia: Saunders; 1992.

Patel NB, Stacy GS. Musculoskeletal manifestations of neurofi bromatosis Type 1. AJR Am J Roentgenol. 2012;199(1):W99–W106.

Reimers J. The stability of the hip in children: a radiological study of the results of muscle surgery in cerebral palsy. Acta Orthop Scand Suppl. 1980;184:1–100.

Resnick D, ed. Diagnosis of Bone and Joint Disorders. Philadelphia: Saunders; 2002.

Sontag LW, Snell D, Anderson M. Rate of appearance of ossifi cation centers from birth to the age of fi ve years. Am J Dis Child. 1939;58:949–956.

Spranger JW, Brill PW, Poznanski A. Bone Dysplasias. 2nd ed. Philadelphia: Saunders; 2002.

Starr V, Ha BY, Imaging update on developmental dysplasia of the hip with the role of MRI. AJR Am J Roentgenol. 2014; 203(6): 1324–1335.

West EY, Jaramillo D. Imaging of osteochondrosis. Pediatric Radiology. 2019;49:1610–1611.

Zonoobi D, Hareendranathan A, Mostofi E, et al. Developmental hip dysplasia diagnosis at three-dimensional US: a multicenter study. Radiology: 2018; 287(3):1003–1015.

Zucker EJ, Lee EY, Restrepo R, Eisenberg RL. Hip disorders in children. AJR Am J Roentgenol. 2013;201(6):W776–W796.

# 第 16 章　肌肉骨骼介入技术

## 活检

### 概述

- 影像引导经皮活检是治疗前明确软组织和骨肿瘤组织病理学的安全有效的方法。
  - 影像引导活检通常由骨肿瘤专科医师提出申请，并与其讨论之后进行。
  - 首先评估是否需要活检，通常在影像上不能确定（或有可能）是良性时才采取。
- 原发性肌肉骨骼肿瘤的诊断和分级需要的组织通常比细针抽吸（FNA）能获取更多。
  - 芯针活检（core needle biopsy，CNB）常用于获取骨和软组织肿瘤的样本。
  - 与 FNA 不同，CNB 通常不需要病理学家在活检时评估样本是否足够用于诊断。
- 活检样本必须足够且具有代表性；对肿瘤生长活跃部分进行活检取材至关重要。
  - 磁共振成像（MRI）的强化模式和 $^{18}$F- 氟脱氧葡萄糖（$^{18}$F-FDG）正电子发射断层扫描 / 计算机断层扫描（PET-CT）的代谢特征可以识别肿瘤的活性部分，活性部分没有出血、坏死。
  - 影像引导下活检这些区域将最大限度提高诊断率。
  - 对于软组织肿块，超声彩色多普勒（US）血流有助于定位肿瘤活性部分。
- 骨病变在 MRI 或 PET-CT 上有时可能很明显，但在 CT 上可能看不到。
  - 在这种情况下，可以在 CT 引导下通过解剖标志来定位病变区域（图 16.1）。
  - 如果允许，也可以使用 MRI 引导。

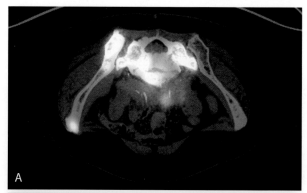

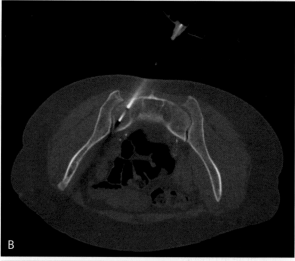

图 16.1　原发性乳腺癌患者骨转移性病变的骨活检。（A）骨盆轴位 $^{18}$F-FDG PET/CT 图像显示骶骨和髂骨 FDG 浓聚的骨转移。（B）在 CT 引导下对骶骨进行活检时获得的术中图像。骨性病变在 CT 上要细微得多，但可以根据解剖标志定位

- 良性骨病恶性转化为肉瘤罕见，通常表现为局部骨质破坏和（或）原发病变的征象发生变化。
  - 在这种情况下，活检应针对这些侵袭性或令人担忧的区域。
- 潜在恶性肌肉骨骼肿瘤的活检方案制订的一个重要因素是病变是否可能为原发性肉瘤。
  - 原发性骨和软组织肉瘤的活检需要特别注意活检路径的播散，这会影响最终的手术方案。

### 已确诊或疑诊原发性肉瘤的活检

- 如果病变已知或可能是原发性肉瘤而不是转移瘤或骨髓瘤，并且考虑保肢手术时，活检必须避免污染需要保留的组织间隙。
  - 由于必须切除整个针道作为肉瘤治愈性手术的一部分，活检计划必须考虑哪些组织需要重建。
  - 因此，必须与手术医师一起详尽评估和讨论，采用最终治疗方案可以接受的活检路径。
  - 在参考文献和推荐阅读材料中 Liu 等人的文章，为各个活检部位的最佳入路提供了极好的指导。
- 当怀疑原发性肉瘤时，优先选择 CNB 而不是 FNA。
  - 同轴技术，外套管保留在肿瘤外部，能减少但不能消除肿瘤针道播散的可能性。
- 如果可能（通常能做到），针只能进入一个解剖间室，必须避开神经血管束和关节。
- 对于骨骼未成熟的患者，应避免累及生长板。
- 活检前，行 MRI 基线检查。
  - 活检可能会导致出血，这会掩盖肿瘤的真实范围。

### 转移瘤或多发性骨髓瘤的活检

- 如果怀疑骨病变是转移瘤或多发性骨髓瘤（即发现疑似原发肿瘤或多个病灶），那用于保肢手术的组织保护原则不再适用。
- 如果穿刺困难，在活检前可以对有症状的长骨进行骨扫描、平片和（或）胸腹部和骨盆 CT 等进一步检查，可能会发现其他更容易和更安全的活检部位。
- 转移性肾细胞癌和甲状腺癌在活检后更容易出血。
  - 当怀疑此类原发性病变时，可以选择较小的活检针、较少侵袭性的活检技术或活检前栓塞。
  - 明胶海绵材料可以沿着活检路径注射，以减少活检后出血。
- FNA 可能足以诊断转移瘤或多发性骨髓瘤，但通常首选芯针活检以获得更准确的组织病理学分析。

### 特定部位相关的注意事项

　　以下列举了各个特定部位疑似原发性肉瘤进行活检时需要考虑的一些要点和技巧。

- 肩关节。
  - 活检路径尽最大可能通过三角肌前三分之一。
  - 应避开三角肌 - 胸肌间沟，以免影响使用胸大肌进行重建。
  - 应该避开三角肌后束，因为三角肌神经分布是从后到前，所以三角肌后部切除会使三角肌前部失去神经支配，最终功能丧失。
- 肱骨干。
  - 尺神经、正中神经、肌皮神经和桡神经经过上臂。
  - 当进行肱骨经皮活检时，可以通过选择前外侧入路来避开这些神经。
- 骨盆。
  - 避开臀肌，因为臀肌最常用于重建。
- 大腿。
  - 避开股直肌和其他股四头肌和肌腱，因为它们是功能性保肢手术所需的。请注意，股直肌与股四头肌其他部分位于不同的间室，如果股四头肌被污染，必须保留股直肌。
- 膝关节。
  - 避免污染关节；请记住，髌上隐窝很大，并且向髌骨近端和内外侧延伸很远。
  - 如果患者有复杂的膝后部肿块，需要超声明确肿块是否富血管并在活检时避开腘血管。
- 胫骨。
  - 最好的入路是通过前内侧皮质，因为这种入路没有重要的软组织被污染。

### 针

- 针的选择在某种程度上是个人喜好问题。
  - 大规格的空芯活检针（>18 G）通常可以获取质量更好、体积更大的活检样本。
  - 骨活检系统有各种各样的针来穿透皮质或硬化骨，包括套管针和钻头。
  - 活检针通常具有骨切割或环钻针，具有冠状圆柱形尖端并可在样本周围切割出圆柱形缺损。
  - 电池供电的钻孔系统可用于骨髓抽吸和骨活检，更易进入并减少操作时间，但与人工操作相比，这可能会降低样本质量。
- 在我们的实践中，通常骨病变至少获取 3 个针芯活检样本，软组织病变至少获取 4 个针芯活检样本，然而可能受到病变大小和可及性的限制。
  - 对于骨活检，通常使用 11 G 或 13 G 同轴活检系统，该系统由套管 - 针尖管心针、外套管和环钻 - 针尖活检针组成。
  - 对于软组织活检，通常使用 14 号弹簧加载活检系统，深部病变则使用同轴导引器。

□ 不同规格的活检装置可能由活检针长度和病变深度决定。

## 影像引导

- 用于影像引导活检的设备包括 CT、US，一些中心甚至用 MRI。
- 影像引导用于肿瘤定位并避开重要结构，整个过程中保持针可视化。
- 通过操作者偏好和"最有效性"来选择影像引导设备。
- 进针过程中超声可实时观察，常用于软组织肿块的活检。
  □ 深部的软组织病变超声观察困难，可能需要 CT 引导。
- CT 通常用于骨活检；在某些情况下，将超声与 CT 相结合有助于避开血管结构。

## 骨活检

- 选择活检入路时遵守前面描述的一般原则。
- 有软组织肿块时，选择软组织肿块较骨病变更易获取组织。
- 骨活检通常在清醒镇静下进行；用局部麻醉剂充分浸润富有神经支配的骨膜将显著减轻患者不适感。
- 如果是完全的溶骨性骨病，可能需要弹簧加载装置来获取足够的针芯样本；在这种情况下，可以通过皮质破坏区域或传统骨活检装置切开皮质处来放置同轴导引器（图 16.2）。
- 如果病变是硬化的，则必须钻穿致密的皮质才能到达病变，这可能需要很大的力量，站在凳子上利用杠杆或使用动力钻系统将事半功倍。
- 一旦活检系统位于病灶附近，则从外套管中取出管心针，并使用切骨活检针获取样本。
- 骨活检针旨在将针芯样本保存在针尖内，但有时对较软病变样本可能有困难；这种情况下，可将注射针筒连接到活检针头接口，在拔出针头时抽吸以产生负压。
- 认真对待每一个核心样本；使用封闭器小心地将其从空芯针中取出，以减少挤压伪影。
- 获取 3 个或更多骨病变样本可最大限度提高诊断率。
- 认真考虑软骨病变经皮穿刺活检的适应证，需要特别注意：
  □ 所有骨肿瘤中，软骨肉瘤最可能引起活检路径中复发，因为其生长不需要建立血供。
  □ 仅基于针芯活检样本的组织病理学和影像学很难区分软骨瘤与非典型软骨瘤或低级别软骨肉瘤。
  □ 对于疑似低级别软骨样病变，建议进行 MRI 定期随访以观察稳定性。

## 软组织活检

- 选择活检路径时，请遵守前面描述的一般原则。
- 用局部麻醉剂浸润皮肤和皮下组织直至病变边缘。
- 使用弹簧加载的活检系统可以高速推动活检槽穿透坚硬或可移动的软组织肿块（图 16.3）。
- 同轴导引器可用于更深的病变，以减少对周围组织的创伤（图 16.4）。
- 获取 4 个或更多软组织病变样本以提高诊断率。

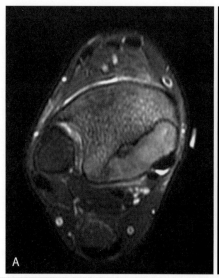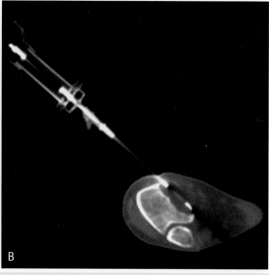

图 16.2 踝关节溶骨性骨肿瘤的骨活检。（A）踝关节脂肪抑制 T$_2$ 加权轴位图像显示胫骨远端后内侧大范围病变伴周围广泛骨髓水肿。（B）在 CT 引导下活检过程中获得的踝关节外侧卧位图像。由于病变为纯溶骨性，使用了 14 G 弹簧加载活检系统，很容易通过明显变薄的胫骨皮质。组织病理学为骨巨细胞瘤

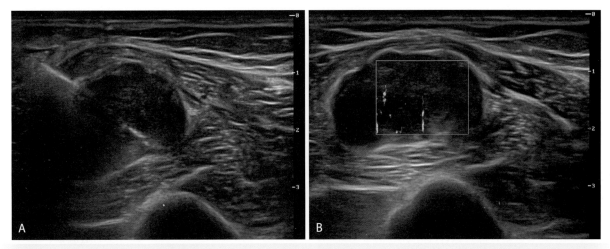

图 16.3　大腿肌肉内肿块的软组织活检。（A）轴位 US 彩色多普勒图像显示股内侧肌内有一个低回声肿块，其内有血管结构。（B）在超声引导下活检时获得的术中图像显示活检针位于肿块内。通过将活检针穿过肿瘤外缘的外套管，获取几个针芯活检样本。组织病理学符合肌内黏液瘤；该患者的活检前 MRI 如图 12.35 所示

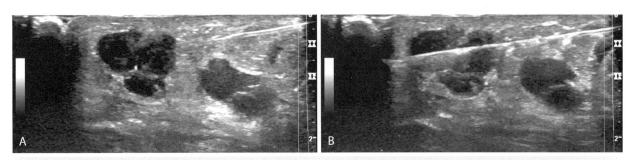

图 16.4　皮下转移性黑色素瘤的软组织活检。在 US 引导下对小的皮下低回声肿块进行活检期间获得的弹簧加载活检装置弹出前（A）和弹出后（B）图像。弹簧加载活检装置高速弹出活检槽有助于穿透小的或移动的软组织肿块

- 对于异质性病变，应从肿瘤内的多个不同部位获得样本，以获得最具代表性的组织。
- 周围神经鞘瘤在活检时会非常疼痛；当活检前影像提示这种诊断时，考虑局部麻醉阻滞或镇静。

### 样本制作

- 样本通常放置在福尔马林固定剂中或无菌容器中生理盐水湿润的纱布垫上。
- 福尔马林固定可阻碍进一步检测，如流式细胞术或细胞遗传学，当临床怀疑淋巴瘤时应避免使用。
- 骨样本先脱钙处理后病理实验室才能切片。
- 如有疑问，请在活检前咨询病理学家。

### 关节造影和抽吸术

　　关节内置针是肌肉骨骼和普通放射科医师的基本技能之一。关节注射和抽吸的关节穿刺技术相似。本节先讨论一般原则，然后是常见的关节穿刺技术。

### 一般原则

　　直接关节造影是将对比剂注入关节内的技术，该技术与传统的平片相结合，称为传统关节造影。不过传统的关节造影已很少使用，现在将直接关节造影与先进的成像方式相结合，即 MRI 和 CT。直接 MR 关节造影的应用频率远高于直接 CT 关节造影。MR 关节造影需要高场强扫描仪（1.5 或 3T）。关节内注射对比剂使关节囊扩张，并在注射后立即成像能更好地显示关节内结构。在没有放射科医师可以进行关节内注射对比剂时，使用静脉对比剂的间接 MR 关节造影也可以，缺点是关节囊没有扩张，通常认为诊断效能较差。尽管可以使用平片、CT 甚至 MRI 引导定位，但关节造影最常使用透视或超声引导下确认针的位置。相同的技术可用于皮质类固醇的关节内注射治疗疼痛。

　　怀疑化脓性关节炎时，通常由放射科医师进行关节抽吸，需要在影像引导下准确进入关节。关节的原发性化脓性关节炎是需要通过紧急手术干预的骨科急症，因此迅速进行抽吸。门诊患者也可能要求关节抽吸以评估炎症性或结晶性关节病，或评估植入假体的

潜在感染。关节抽吸的技术大体上类似于关节造影，但由于感染的滑液黏度增加，抽吸需使用更大规格的针头。具体来说，当怀疑感染时，建议使用 18 G 针头进行关节抽吸。大号针头比用于关节注射的小号针头需要更大范围的局部麻醉。使用超声引导可能有助于可靠地识别和成功抽吸关节液，特别是有分隔或低位包裹时。

## 知情同意

- 确保患者了解临床医师要求检查的原因，并逐步描述流程。
- 对于 MR 关节造影，确认患者没有 MRI 的禁忌证。
- 确认患者对对比剂没有已知的过敏反应。
- 确认患者的身份、目标关节和侧别。
- 告知患者与操作相关的风险极小，包括注射部位周围出血或瘀伤、邻近结构受损、引入感染［风险小于 1/（10 000~20 000）］以及极小的对比剂过敏反应风险（1/100 000）。
  - MR 关节造影期间的对比剂反应极为罕见，因为使用了少量对比剂，并且在注射后对比剂的全身浓度很低。
- 告知患者检查中最痛苦的部分通常就是局部麻药的注射。
  - 对于大关节的注射，关节本身的膨胀通常不痛。
    - 腕关节注射是主要例外，充分膨胀会疼痛。
    - 将麻药混入对比剂溶液可减少注射相关性不适。
  - 由于使用更大的针号和关节周围炎症，化脓性关节炎的关节抽吸通常比关节造影注射更痛。
- 除非患者有不寻常的解剖改变（例如，明显的髋臼内陷），任何标准的关节穿刺入路，针都不会靠近神经血管束，因此这些结构没有风险。

## 患者准备

- 将患者置于舒适的位置，并便于按计划的路径进行穿刺。
- 在皮肤上标记理想的进针位置；通过平片或透视引导需拍摄皮肤表面不透 X 射线的标志来定位。
- 使用无菌消毒溶液（如葡萄糖酸洗必泰和异丙醇皮肤准备溶液）清洁皮肤，并在注射部位放置无菌洞巾。
- 在计划的进针部位，用局部麻醉剂浸润皮肤和皮下组织：1%~2% 利多卡因，理想情况下用碳酸氢钠缓冲。

## 选针

- 关节注射（对比剂或止痛药）：

  - 针号越小，患者的痛苦就越少。
  - 与 22 号针头相比，25 号针头造成的组织损伤更小，疼痛也更少；然而，22 或 20 号的针头更硬，因此更容易引导。
  - 20 或 22 号针头可以更好感知和区分针尖位于关节内的低阻力与位于关节外的高阻力。
  - 25 号针头通常用于小关节（腕、手、足）。
  - 22 到 25 号针头可用于中等关节（肘、踝）。
  - 20 或 22 号针头通常用于大关节（肩、髋、膝）。

- 关节抽吸：
  - 炎性渗出液会增加关节液的黏度，可能无法流过小号针。
  - 当怀疑有关节感染时，我们通常使用 18 G 针。
  - 使用 22 G 甚至 20 G 的针可能会导致假阴性"干抽"。

- 针的长度选择依目标关节而定，根据患者的体型进行调整。

## 对比剂剂量

- 对比剂剂量取决于注射的关节（参见本章后面的特定关节）。
- 在 MR 和 CT 关节造影中实现充分关节扩张尤为重要，但自相矛盾的是，注入更多对比剂可能会导致渗漏到邻近组织和关节减压，类似于过度充气的气球，从而无法实现这一目标。
- 充分（不是最大）关节扩张是获得出色 MR 和 CT 关节造影图像的基本要求；有时，扩张轻些，显示更佳。

## MR 关节造影的对比剂

- 钆对比剂在弛豫性和 $T_1$ 缩短效应方面有所不同。
- 大多数对比剂，（1∶400）~（1∶200）的稀释系数可提供最佳成像。
- 怀疑有关节积液（如伴随肩关节脱位）或已经观察到（即穿刺进入关节后关节液自发返回针头接口），则注射对比剂之前进行关节抽吸，以避免关节过度膨胀和钆对比剂浓度不足。或者也可以使用更高浓度的钆对比剂。
- 对比剂溶液标准成分包括生理盐水、钆对比剂和麻醉剂。
  - 如使用平片或透视引导，用碘对比剂确认针进入关节内。
    - 我们更喜欢将碘剂与钆剂分开，因为如果针初始放置在关节外或仅部分位于关节内，则混合液可能会降低图像质量。
    - 一些放射科医师更喜欢将碘剂与钆剂混合，以简化程序并降低将空气引入关节的可能性。

◇ 碘化对比剂会降低 MR 图像质量，因为它会降低钆的 $T_1$ 缩短效应，并且还会导致 $T_2$ 缩短，从而导致所有序列的信号强度降低，使用 3T 扫描仪时更明显；因此，钆剂应首先用生理盐水稀释。

□ 超声引导时关节内针尖的位置可直接看到，不需要碘剂。

□ 通常将麻醉剂添加到对比溶液混合物中以减少患者不适，从而减少 MR 图像上的运动伪影。

◇ 通过注射麻醉剂前后对受累关节进行检查，有助于鉴别疼痛来源关节内或关节外。

◇ 通常使用利多卡因或罗哌卡因而不是丁哌卡因，后者被证明在体外具有软骨毒性。

■ MR 关节造影也可以在注射盐水后进行，使用 $T_2$ 加权序列而不是 $T_1$ 加权序列来凸显关节内结构。

□ 我们更喜欢钆 MR 关节造影，因为 $T_1$ 加权序列具有出色的空间和对比度分辨率。

□ 如果患者对钆过敏，生理盐水 MR 关节造影是一种可接受的替代方法。

□ 如果已知患者对碘对比剂过敏，则可以对患者预先用药，或者可以在平片或透视下由经验丰富的放射科医师根据直觉仅注射稀释的钆对比剂。

□ 超声引导也是避免使用碘对比剂的有用替代方法。

□ 如果已知患者对钆对比剂过敏，可以注射生理盐水，并通过 $T_2$ 加权序列进行盐水 MR 关节造影。

### CT 关节造影的对比剂

■ 尽管 MR 关节造影常优于 CT 关节造影，但某些情况下只能行 CT 关节造影，例如，MRI 的禁忌证、患者体型以及目标关节附近存在金属矫形材料。

■ CT 关节造影可以提供出色的空间分辨率，在某些情况下优于 MR 关节造影。

■ 在现代扫描仪上，足量高密度非离子对比剂（300 mg/mL）可提供优质图像。

■ 碘造影剂可以用麻醉剂稀释，以减少与手术相关不适，类似于 MR 关节造影。

### 注射

■ 每个关节针穿刺都有特定位置（参见本章后面各个关节）。

■ 大多数关节，平片和透视引导常使用"直接向下"入路；US 引导下入路更灵活，放射科医师更容易根据自己的偏好进行操作。

■ 应避免注入气泡，因为在 MR 关节造影时它们可能会类似或遮盖关节内小的游离体。CT 关节造影中问

题不大，但许多放射科医师仍认为应避免关节内引入气体。

■ 对于平片和透视引导的注射，通过注射少量碘对比剂溶液来确定针尖进入关节内。

□ 如果针头在关节内，对比剂通常会从针头流出，以关节独有的模式分布。

□ 如果针头在关节外，注射的对比剂将聚集在针尖周围或沿组织间隙散开。

□ 关节外的注射阻力更高，膝关节除外。

■ 如果遇到阻力并且对比剂不能自由流动，简单地尝试性将针头旋转 90° 或 180° 并尝试重复注射。

■ 如果初始针头定位不成功且关节内未见到明确的对比剂的流动，则应重新定位针头。

■ 针头处于合适位置，推荐的注射剂量因关节而异。

■ 不要过度扩张关节（例如，如果感到阻力即停止注射），因为这样做可能会导致对比剂外渗到邻近软组织中，关节内压力下降并可能混淆影像解读。

### 术后评估

■ 在患者坐起之前，对患者进行评估。

■ 关节造影偶尔会出现血管迷走神经症状；患者躺在检查床上比站立位更容易恢复。

### 肩关节

■ 主要适应证：盂唇撕裂。

■ 次要适应证：肩袖下表面和全层撕裂、肩袖修复后再撕裂、关节软骨病变。

■ 技术：

1. 患者体位：仰卧，手臂放在侧面，掌心向上（肱骨外旋）；可以用沙袋来保持手外旋。肱骨外旋是成功注射的关键。如果肱骨头不呈球形状，与患者一起努力以达到更好的体位。

2. 入路：将针穿过肱骨头内上方（喙突底部外侧）的肩袖间隙，然后垂直向下到骨表面（图 16.5 和图 16.6）。

□ 与之前流行的穿刺肩胛下肌腱的路径相比，这种方法简单、快速且几乎无痛。

□ 对于超声引导下的注射，通常首选后入路。

3. 针：20 或 22 G，长度 1.5~3.5 英寸。

4. 关节内流动：对比剂离开针头，常立即勾勒出肱骨头或首先出现在肩胛下肌上隐窝。

□ 如果造影剂没有流动，请尝试旋转针头或轻轻内旋肱骨头，直到针头前进。

5. 容积：10~15 mL。

□ 过度膨胀可能导致对比剂外渗到软组织中，通常沿着肩胛下肌减压。

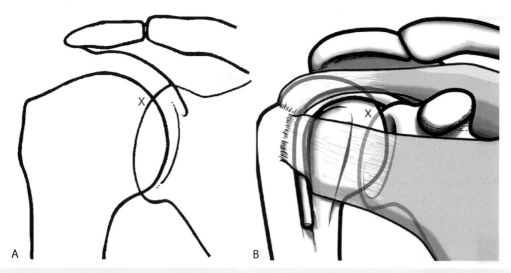

图 16.5　肩关节肩袖间隙入路注射。线条图（A）和解剖示意图（B）展示了肩关节使用肩袖间隙入路注射的针头靶点（两图中的 X）。针头垂直向下推进到骨上，避开肩胛下肌腱

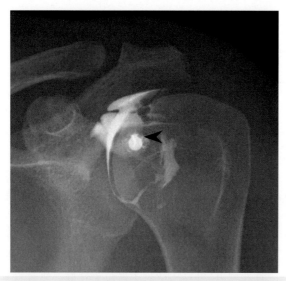

图 16.6　肩关节造影注射。注射碘对比剂后立即对肩关节行前后位拍片，以确认针位于关节内，造影剂勾勒出肱骨头并进入到关节隐窝。针通过肩袖间隙入路（箭头）垂直向下到达肱骨头上

## 肘关节

- 主要适应证：尺侧副韧带（UCL）撕裂。
- 次要适应证：桡侧副韧带（RCL）复合撕裂、关节软骨和骨软骨病变、关节内游离体。
- 技术：
  1. 患者体位：
     □ 方法 1：患者俯卧，手臂举过头顶，肘部弯曲90°，拇指向上；用卷起的毛巾或垫子抬高肘部，以提供真正的侧位并容易穿刺。
     □ 方法 2：患者坐在椅子上，手臂放在桌子上，肘部弯曲90°，拇指向上；如果患者肩外展困

难，可以使用这种方法。
  2. 入路：
     后方肱三头肌入路（首选）：
     □ 在鹰嘴近侧、内上髁和外上髁之间触及肱三头肌肌腱远端，将针平行于检查床平面推进，穿过肱三头肌肌腱，进入鹰嘴窝并到达骨表面（图16.7 和图 16.8A）。
     □ 这是最简单的方法，对患者来说几乎是无痛的，并且不会影响需要的结构显示。
     外侧肱桡关节入路：
     □ 将针头垂直于操作台，直接向下进入肱桡关节（见图 16.7 和图 16.8B）。

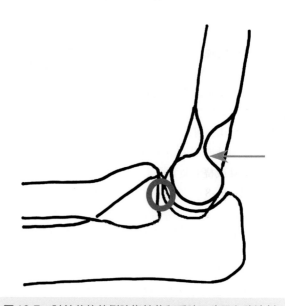

图 16.7　肘关节的外侧肱桡关节和后肱三头肌入路注射。外侧肱桡关节入路，针垂直向下推进到肱桡关节（圆圈）。后肱三头肌入路，针从肘后方进入鹰嘴窝（箭）

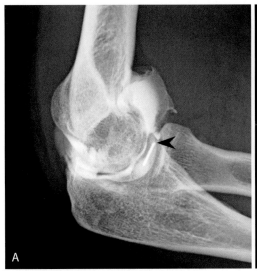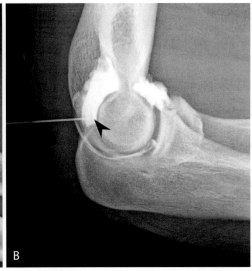

图 16.8　肘关节造影注射。（A）注射碘对比剂后立即拍摄肘关节的侧位平片，以确认针位于关节内，对比剂勾勒出尺滑车关节并延伸进入前后关节隐窝，勾勒出桡骨头。针头通过后方肱三头肌入路推进，针尖位于鹰嘴窝（箭头）。（B）另一名患者在注射碘对比剂后立即拍摄肘关节的侧位平片，对比剂勾勒出尺滑车关节并延伸到前关节隐窝。针通过外侧入路垂直向下推进，针尖位于肱桡关节（箭头）中

□ 针头进入关节时有时难以察觉，注射对比剂时可能导致 RCL 复合体和伸肌 / 伸肌总腱的医源性外渗；如果临床怀疑肘关节外侧结构损伤，应避免使用这种入路。

□ 斜后外侧（图中未显示）。

◇ 触诊这些标志：鹰嘴和外上髁。

□ 就在这些标志连线的前面可触及脂肪垫，它可以提供方便、几乎无痛的入口。即使在肥胖患者中，这个位置也极少远离关节。

◇ 肘关节弯曲 90° 并进行侧位投影（患者仰卧，同侧手放在腹部，用毛巾或类似物抬高肘部以实现真正的侧位投影）。

◇ 25 G 1.5 英寸针。用镇痛剂注射皮肤后，将针头朝桡骨头 - 肱骨小头关节推进。注入对比剂勾勒出肘关节的轮廓，确认针头放置成功。

3. 针：22~25 G，长度 1.5 英寸。

4. 关节内流动：离开针头，对比剂通常流入前后关节隐窝或桡骨颈周围。

5. 容积：6~8 mL。

□ 过度膨胀可能会导致对比剂泄漏到软组织中，通常会沿着远端三头肌溢出减压。

## 腕关节（桡腕）

■ 主要适应证：三角纤维软骨复合体（TFCC）、舟月韧带（SLL）和月三角韧带（LTL）撕裂。

■ 技术：

1. 患者体位：

□ 方法 1：患者俯卧，手臂放在头上，掌心向下，腕轻微屈曲、尺偏；这可以通过在手腕下放卷毛巾来促成。

□ 方法 2：患者仰卧，手臂侧放，掌心向下，腕轻微屈曲和尺偏（同样，使用卷毛巾）；患者肩外展困难时，可用这种方法。

2. 入路：将针放在近端舟状骨上，桡腕关节间隙的远端，自远而近轻微成角进入桡舟关节（图 16.9 和图 16.10）。

□ 自远向近端倾斜的针头可以避开桡骨远端的背侧唇。

□ 或者垂直向下穿刺桡舟关节的桡侧作为入路（图 16.9）。

□ 对于超声引导下的注射，目标是桡腕关节的背侧隐窝。

3. 针：25 G，长度 1.5 英寸。

4. 关节内流动：对比剂最初可能充满背侧或掌侧隐窝或流入尺侧或桡侧隐窝。

□ 对比剂从桡腕关节流入远端尺桡关节（DRUJ）表示 TFCC 撕裂，或流入腕中关节表示 SLL 或 LTL 撕裂。

□ 连续的透视图像捕获可以记录滑膜腔之间对比剂异常流动的部位，稍后的静态透视图像或 CT、MR 图像上可能不明显。

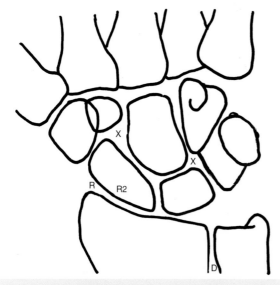

图 16.9　腕关节背侧入路注射。腕关节有三个滑膜腔，均使用背侧入路注射。标记 R 和 R2 都是桡腕关节的注射点；手腕掌心向下，微屈和尺偏，这可以通过在手腕下方放置一条卷起的毛巾或小垫子来完成。标记 X 是腕中滑膜腔可接受的注射部位。标记 D 是远端尺桡关节的注射点

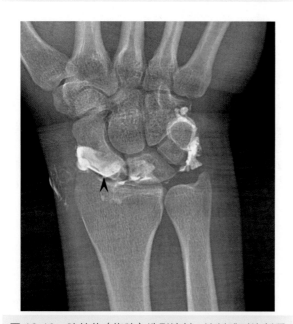

图 16.10　腕关节（桡腕）造影注射。注射碘对比剂后立即拍摄腕关节后前位平片，以确认针位于关节内，对比剂勾勒出桡腕关节的隐窝。针以轻微的自远向近成角推进，针尖位于桡舟关节内（箭头）

5. 容积：3~5 mL。
   □ 过度膨胀可能出现疼痛，并导致对比剂泄漏到软组织中，这可能会沿着针道向背侧减压或进入伸肌腱鞘，从而限制了对这些结构的评估。
6. 特别注意事项：
   □ 虽然单独桡腕关节注射通常足以诊断内在的韧

带撕裂，特别是在进行 MR 关节造影时，偶尔可能需要向腕中关节或 DRUJ 关节注射对比剂（注射部位见图 16.9）。
□ 如果怀疑有微小的单向"球阀"穿孔，或者需要观察这些关节的细节（如评估三角纤维软骨复合体中央关节盘的下表面），则可以进行这些注射。
□ 自 MRI 出现以来，很少进行腕骨间和 DRUJ 关节造影注射。

## 髋关节

- 主要适应证：髋臼盂唇撕裂、治疗性注射、关节抽吸等。
- 次要适应证：使用麻醉剂评估确定髋关节疼痛来源于关节内还是关节外、关节软骨病变和关节内游离体等。
- 技术：
1. 患者体位：仰卧，髋伸直，腿内旋；可以使用沙袋来保持足部内旋。
2. 入路：将针头垂直向下对准股骨头颈交界处的上外侧（图 16.11 和图 16.12）。
   □ 髋关节囊向远端延伸，接近转子间线；因此成功注入的范围很大。
   □ 股骨颈的中心作为穿刺目标也是一种常用的技术（图 16.11），尽管这可能会将关节囊"挤压"到骨头上，从而出现关节外渗漏或关节囊浸润的可能性增大。注射对比剂之前，稍停顿并观察关节液是否从针接口流出。如果有，去除一些关节液可以减少随后的注射疼痛。

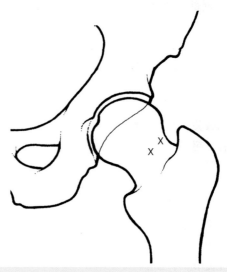

图 16.11　髋关节注射的前入路。X 标记了首选的两个注射位点

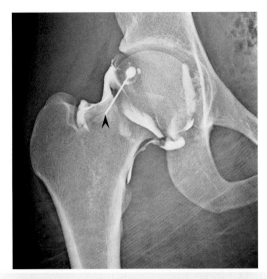

图 16.12　髋关节造影注射。注射碘对化剂后，立即拍摄髋关节前后位平片，以确认针位于关节内，对比剂以环绕方式勾勒出股骨头和颈部。针头通过前入路致骨骼上方，针尖位于股骨头颈交界的外上方（箭头）。请注意，髋关节囊（通过对比剂勾勒）向远端延伸，几乎到达转子间线

3. 针头：20 或 22G，长度 3.5 英寸（对于特别大的患者可能需要更长的针头）。

4. 关节内流动：流入关节的冗余部分，通常"环绕"股骨颈。

   □ 具体来说，它不应该在针尖周围聚集或沿着髂腰肌滑囊以上下路径的线性模式流动。

5. 容积：10~15 mL。

6. 特别注意事项：

   □ 如果将针头用于对疑似置换术后感染的髋关节进行抽吸，则可以使用直接前路到达假体股骨头或颈部。或者，可以使用前外侧入路（从大转子上方向内侧推进）到股骨头/颈部（图 16.13）；当针接触假体时，会有一种明显的"金属对金属"的感觉。

   □ 由于髋关节中的液体可能处于低垂位置（假体后面），因此在抽吸时将髋关节内旋并弯曲髋关节和膝关节，在困难的情况下可允许液体回流；或者，超声引导可用于寻找和抽吸液体。

   □ 如果最初的抽吸不成功，可以通过注入少量碘对比剂（这只有微弱的抑菌作用）来证明针位于关节内，然后用 10 mL 非抑菌盐水冲洗关节并再次尝试抽吸；重复此过程，直到液体被吸出为止。

   □ 在髋关节成功抽吸后，也可以注射碘对比剂（通常 10~15 mL 就足够了），以评估与周围软组织的异常交通或瘘管（图 16.14）。

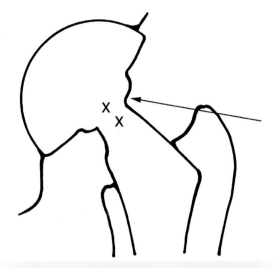

图 16.13　髋关节置换术后抽吸。如果使用前路方法，标记 X 是可接受的进针位置。箭表示前外侧入路针道，从大转子上方由外向内推进，并对准假体股骨头。当针接触假体时，会有一种明显的"金属对金属"的感觉

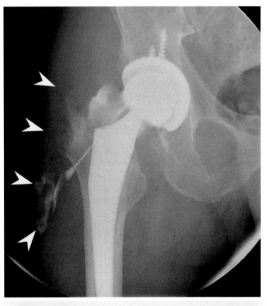

图 16.14　髋关节置换术后感染。在透视引导下从感染的髋关节假体中抽出脓液后拍摄 AP 位平片。向关节内注射碘对比剂后发现关节与大腿外侧含大量液体和气体的囊腔（箭头）有异常交通

## 膝关节

■ 主要适应证：评估术后半月板再撕裂。

■ 技术：

1. 患者位置：

   □ 方法 1：患者仰卧，膝微曲，下垫枕头，股四头肌放松。

   □ 方法 2：患者采用侧卧"跑步者"姿势，膝略弯曲。

2. 入路：

外侧髌股入路：

- □ 触及髌骨并在髌骨和股骨外侧髁之间推进针头（图 16.15A）。

内侧髌股入路：

- □ 与外侧入路方法类似；需要穿过股内斜肌，可能会更痛。

前"关节镜"入路：

- □ 类似关节镜入路的方法；针放置在髌腱内侧或外侧向头侧成角并朝向股骨滑车的中央（图 16.15B）。

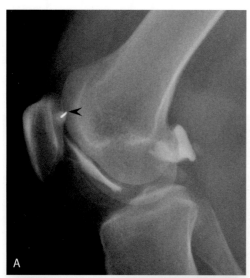
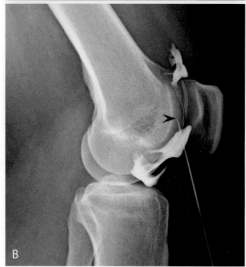

图 16.15　膝关节造影注射。（A）注射碘对比剂后立即进行的膝关节侧位透视以确认针在关节内，对比剂延伸到关节前、后隐窝。针通过髌骨和股骨髁之间的外侧髌股入路（箭头）推进。（B）另一名患者在注射碘对比剂后立即拍摄膝关节侧位平片，显示对比剂延伸到前隐窝和髌上囊。针通过前关节镜入路，针向头侧倾斜，针尖朝向滑车中央（箭头）

3. 针：20 或 22 G，长度 1.5~3.5 英寸（取决于入路）。

4. 关节内流动：离开针头，流入前、后隐窝或髌上囊。

- □ 针尖周围的对比剂聚集可能提示针头位于膝前脂肪垫之内。

5. 容积：20~30 mL。

6. 特别注意事项：

- □ 髌上囊可能非常大（轻松容纳 40~60 mL）；因此，存在关节积液时，应在注射之前尽可能多地抽吸出关节液以避免对比剂被稀释。
- □ 挤压或"轻压"髌上隐窝可能会对抽吸膝关节积液有所帮助。

### 踝关节（胫距）

- ■ 主要适应证：临床不常用；偶尔用于撞击综合征、关节软骨和骨软骨病变、关节内游离体、治疗性注射等。
- ■ 技术：

1. 患者体位：患侧卧位，踝关节侧位。

2. 入路：触诊足背动脉和前方肌腱（避开它们），将针从前入路推进到胫距关节（图 16.16 和图 16.17）。

3. 针：22~25 G，长度 1.5 英寸。

4. 关节内流动：直接流入胫距关节。

5. 容积：4~8 mL。

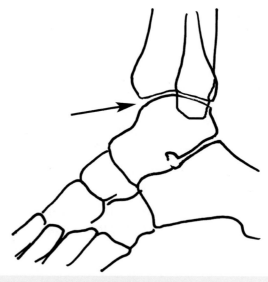

图 16.16　踝关节（胫距关节）穿刺前方路径。箭示透视下或 X 线侧位片上前方路径的针道

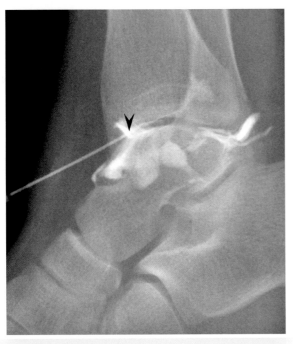

图 16.17　踝关节造影注射。注射碘对比剂后立即进行术中踝关节侧位透视成像以确认针位于关节内，显示对比剂延伸到胫距关节的隐窝。针头通过前方入路推进，尖端位于胫距关节（箭头）

**参考文献和推荐阅读**

Cerezal L, Llopis E, Canga A, et al. MR arthrography of the ankle: indications and technique. Radiol Clin North Am. 2008;46(6):973–994, v.

Dépelteau H, Bureau NJ, Cardinal E, et al. Arthrography of the shoulder: a simple fluoroscopically guided approach for targeting the rotator cuff interval. AJR Am J Roentgenol. 2004;182(2):329–332.

Espinosa LA, Jamadar DA, Jacobson JA, et al. CT-guided biopsy of bone: a radiologist's perspective. AJR Am J Roentgenol. 2008;190(5):W283–W289.

Kheterpal AB, Bunnell KM, Husseini JS, et al. Value of response to anesthetic injection during hip MR arthrography to differentiate between intra- and extra-articular pathology. Skeletal Radiol. 2020;49(4):555–561.

Lee RK, Ng AW, Griffith JF. CT-guided bone biopsy with a battery-powered drill system: preliminary results. AJR Am J Roentgenol. 2013;201(5): 1093–1095.

Liu PT, Valadez SD, Chivers FS, et al. Anatomically based guidelines for core needle biopsy of bone tumors: implications for limb-sparing surgery. Radiographics. 2007;27(1):189–205; discussion 206.

Lohman M, Borrero C, Casagranda B, et al. The posterior transtriceps approach for elbow arthrography: a forgotten technique? Skeletal Radiol. 2009;38(5):513–516.

Meek RD, Mills MK, Hanrahan CJ, et al. Pearls and pitfalls for soft tissue and bone biopsies: a cross-institutional review. Radiographics. 2020;40(1):266–290.

Oliveira MP, Lima PM, da Silva HJ, et al. Neoplasm seeding in biopsy tract of the musculoskeletal system. A systematic review. Acta Ortop Bras. 2014;22(2):106–110.

Rastogi AK, Davis KW, Ross A, et al. Fundamentals of joint injection. AJR Am J Roentgenol. 2016;207(3):484–494. doi: 10.2214/AJR.16.16243.Epub 2016 Jun 8.

Shortt CP, Morrison WB, Roberts CC, et al. Shoulder, hip, and knee arthrography needle placement using fluoroscopic guidance: practice patterns of musculoskeletal radiologists in North America. Skeletal Radiol. 2009;38(4):377–385.